Mikro-Dünnschicht-Chromatographie

4., überarbeitete Auflage

Jürgen Wolf

Mikro-Dünnschicht Chromatographie

4., überarbeitete Auflage

Jürgen Wolf

Govi

4. überarbeitete Auflage 2015

ISBN: 978-3-7741-1292-6

Apothekerhaus Eschborn, Carl-Mannich-Straße 26, 65760 Eschborn
avoxa.de; govi.de

Titelbild: Govi-Verlag
Satz: Fotosatz H. Buck, Kumhausen
Druck: Druckerei C.H. Beck, Nördlingen
Printed in Germany

Bibliografische Informationen der Deutschen Nationalbibliothek
Die Deutsche Nationalbibliothek verzeichnet diese Publikation in der Deutschen Nationalbibliografie; detaillierte bibliografische Angaben sind im Internet unter http://dnb.d-nb.de abrufbar.

Wichtiger Hinweis Bei der Erarbeitung wurde mit größter Sorgfalt vorgegangen, trotzdem können Fehler nicht mit letzter Sicherheit ausgeschlossen werden. Eine Gewährleistung gegenüber dem Benutzer ist daher ausgeschlossen. Auch vor dem Hintergrund des sich verändernden Standes der wissenschaftlichen Erkenntnisse wird auf die jeweilige Verantwortung der Angehörigen der Heilberufe beim Umgang mit den Tabellen besonders hingewiesen. Die überwiegende Verwendung der männlichen Form (z. B. Apotheker) geschieht ausschließlich aus Gründen der besseren Lesbarkeit und stellt keine Diskriminierung dar.

Vorwort zur 4. Auflage

Mit der 4. Auflage bringe ich das Projekt „Mikro-DC“ zu einem vorläufigen Abschluss. Der Umfang der Vorschriftensammlung konnte seit der letzten Auflage um 220 Stoffe und Drogen erweitert werden (siehe alphabetische Auflistung):

Allopurinol, 5-Aminolevulinsäurehydrochlorid, Amomum-Füchte, Runde Amomum-Früchte, Angelica-dahurica-Wurzel, Angelica-pubescens-Wurzel, Angelica-sinensis-Wurzel, Angelikawurzeltinktur, Arginin, Fettes Arnikaöl, Aromatische Tinktur DAB 6, Asparagin-Monohydrat, Atractylodes lancea-Wurzelstock, Atractylodes macrocephala-Wurzelstock, Bacitracin, Baikal-Helmkraut-Wurzel, Baldrianwurzelfluidextrakt, Basilikumöl, Beinwellkrauttinktur, Beinwellwurzeltinktur, Eingestellter Belladonnatrockenextrakt, Berberitzenfrüchte, Betonienkraut, Bibergeil, Birkenrinde, Bittere Tinktur DAB 6, Bittersüßstengel, Bohnenkraut, Borretschöl, Braunellenähren, Braunwurz, Breitwegerichkraut, Brennnesselblättertinktur, Brennnesselkrautfluidextrakt, Brennesselsamen, Brunnenkressekraut, Carnaubawachs, Eingestellter Cayennepfefferdickextrakt, Cetylalkohol, Cetylpalmitat, Cetylstearylalkohol, Emulgierender Cetylstearylalkohol, Chinesische-Esche-Rinde, Chinesischer-Tragant-Wurzel, Chinesisches Mutterkraut, Cimicifugawurzelstock, Clematis-armandii-Spross, Condurangowein, Cystin, Damianablätter, Dimenhydrinat, Diphenhydraminhydrochlorid, Diptamwurzel, Drynariawurzelstock, Eberwurz, Ecliptakraut, Econazolnitrat, Edelkastanienblätter, Erikablüten, Erikakraut, Estriol, Eucommiarinde, Färberdistelblüten, Färberdistelöl, Färberwaidwurzel, Süßer Fenchel, Forsythiafrüchte, Geißrautenkraut, Geraniumöl, Ginsengwurzelfluidextrakt, -tinktur, Glutamin, Goldfadenwurzelstock, Gottesgnadenkraut, Grapefruitöl, Großer-Wiesenknopf-Wurzel, Hamamelisblätterfluidextrakt, Hamamelisblättertinktur, Hamamelisrindenfluidextrakt, Hartfett, getrocknete Heidelbeeren, Hiobstränensamen, Hirtentäschelkrauttinktur, Histidin, Hopfentinktur, Hydrochlorothiazid, Ingweröl, Eingestellter Ipecacuanhafluidextrakt, Japanischer-Pagodenbaum-Blütenknospen, Jasminblüten, Johanniskrauttinktur, Jojobawachs, Kajeputöl, Kakaobutter, Kalmuswurzeltinktur, Kamillenblütentinktur, Kamillenfluidextrakt, Fettes Kamillenöl, Kerbelkraut, Ketoconazol, Klatschmohnblüten, Kolophonium, Kopoubohnenwurzel, Kletterndes Labkraut, Lapachorinde, Lauromacrogol 400, Leopardenblumenwurzelstock, Lorbeerblätter, Lorbeerfrüchte, Losartan-Kalium, Löwenzahnfluidextrakt, Löwenzahntinktur, Lysin, Macrogole, Magnolienblüten, Magnolienrinde, Maisöl, Mandarinenschale, Mandarinenschalenöl, Mandelöl, Mariendisteltinktur, Mäusedornwurzelstock, Majoranöl, Mastix, Meisterwurz, Melatonin, Melissenblätter, Melissenblätterfluidextrakt, -tinktur, Methacholiniumchlorid, Metoclopramidhydrochlorid, Miconazolnitrat, Mistelkrauttinktur, Muskatellersalbeiöl, Mutterkraut, Myrtenöl, Nachtkerzenöl, Naphazolinhydrochlorid, Natriumcetylstearylsulfat, Natriumdodccylsulfat, Notoginscngwurzcl, Octyldodccanol, Olcylolcat, Oxcdrintartrat, Patchouliöl, Pelargoniumwurzel, Langer Pfeffer, Pfefferminztinktur, Phenytoin, Poleiminzkraut, Pomeranzenblätter, Poria-cocos-Fruchtkörper, Primelwurzelfluidextrakt, Propolis-Trockenextrakt, Rapsöl, Riboflavin, Ringelblumenfluidextrakt, Rosenblütenblätter, Rosenblütenknospen, Rosenholzöl, Echtes Rosenöl, Rosmarinblättertinktur, Rosskastanienblätter, Rosskastanienrinde, Rosskastaniensamenfluidextrakt, Rosskastaniensamentinktur, Rotwurzsalbei-Wurzelstock mit Wurzeln, Hydrophile Salbe, Wasserhaltige hydrophile Salbe, Salbeiblätterfluidextrakt, Spanisches Salbeiöl, Salbutamolsulfat, Sarsaparillwurzel, Schachtelhalmkrauttinktur, Schafgarbenkrauttinktur, Schisandrafrüchte, Weiße Seifenwurzel, Selleriefrüchte, Eingestellter Sennesblättertrockenextrakt, Sesamöl, Sojaöl, Sonnenblumenblüten, Sonnenblumenöl, Spanischhopfenöl, Stachelpanaxwurzelrinde, Stechpalmenblätter, Stephania-tetrandra-Wurzel, Steviablätter, Süßholzwurzeltrockenextrakt, Sulfamethoxazol, Theriak, Threonin, Thymianfluidextrakt, Thymiankrauttinktur, Tonkabohnen, Trimethoprim, Trometamol, Ulmenrinde, Vielblütiger-Knöterich-Wurzel, Vogelbeeren, Vogelmierenkraut, Wacholderholzöl für den äußeren Gebrauch, Gebleichtes Wachs, Gelbes Wachs, Walnussschalen, Asiatisches Wassernabelkraut, Wegwartenwurzel, Weidenröschenkraut (kleinblütige Arten), schmalblättriges Weidenröschenkraut, Indischer Weihrauch, Quantifizierter Weißdornblätter-mit-Blüten-Fluidextrakt, Weizenkeimöl, Wermutöl, Wintergrünöl, Wundkleeblüten, Wurmfarnwurzelstock, Yamswurzelknollen, Yanhusuo-Lerchenspornwurzelstock, Ylang-Ylangöl, Ysopkraut, Zedernblätteröl, Zedernholzöl, Zimtblüten, Graubehaartes Zistrosenkraut, Zitronenverbenenblätter, Zypressenöl.

Wesentliche Neuerungen:

- Aufnahme von Drogen der traditionellen chinesischen Medizin, die Eingang in die Arzneibücher gefunden haben,
- Aufnahme zahlreicher neuer Drogen, Arzneistoffe und Öle,
- Aufnahme zahleicher Zubereitungen wie Tinkturen und Extrakte,
- erweiterte Verwendung der Umkehrphasenchromatographie auf RP-18-Folien, z. B. für Lipide,
- verbesserte Vorschrift für Saponindrogen, die ein Ausschütteln im Scheidetrichter überflüssig macht und die Laufzeit verkürzt,
- verbesserte Vorschrift für Drogen mit Cumarin und Cumarinderivaten, die ein Ausschütteln im Scheidetrichter überflüssig macht und Diethylether im Fließmittel vermeidet.

Diese vierte Auflage kann ich auch allen Anwendern empfehlen, die bereits eine Vorgängerversion der „Mikro-DC-Vorschriften" besitzen. Durch die vollständige Überarbeitung und erhebliche Erweiterung im Umfang ist die Vorschriftensammlung zu einem DC-Handbuch für die pharmazeutische Praxis geworden.

Bei Problemen mit einzelnen Untersuchungsvorschriften können Sie sich auch weiterhin gerne an mich wenden (Email: j.wolf@voelker-schule.de).

Osnabrück, April 2015 *Jürgen Wolf*

Vorwort zur 1. Auflage

Seit über 20 Jahren bilde ich an der Völker-Schule in Osnabrück pharmazeutisch-technische Assistenten aus. In der Abschlussprüfung fordern wir u. a. von unseren Schülern die Untersuchung von zwei Arzneistoffen auf Identität, Reinheit und Gehalt innerhalb von 5 Stunden. Um diese Zeitvorgabe einhalten zu können, braucht man nicht nur ein hervorragend organisiertes Labor, man benötigt auch Prüfvorschriften, die in kurzer Zeit zu einem guten Ergebnis führen. Auch für die Apotheken sind Zeit- und Kostenfaktor heute von großer Bedeutung.

Angeregt durch einen Artikel von Klaus Bsonek (Pharmazeutische Zeitung, 124. Jahrgang Nr. 16, 19. April 1979), Dünnschicht-Chromatographie auf kleinen Platten durchzuführen, beschäftigt mich die Mikro-DC seit 1979. Ich habe Fertigplatten verschiedener Hersteller getestet, mit unterschiedlichen Trennkammern gearbeitet und später auch das Horizontal-Verfahren geprüft. Ich entschied mich für ein Standardverfahren, das sich durch gute Reproduzierbarkeit, geringe Kosten und einen geringen Zeitaufwand auszeichnet. Nun wollte ich zeigen, dass alle DC-Vorschriften der Arzneibücher und des Deutschen Arzneimittel-Codex auch als Mikro-DC durchführbar sind. So entstand die »Serie Mikro-DC« in der Pharmazeutischen Zeitung. Sie war für zwei Jahre geplant und hat mich dann sechs Jahre in Anspruch genommen. In dieser Zeit wurden Mikro-DC-Vorschriften für mehr als 200 Drogen und für mehr als 300 Arzneistoffe und Ätherische Öle veröffentlicht. Die Zuschriften und Anrufe, die ich in dieser Zeit erhalten habe, zeigen mir, dass inzwischen in öffentlichen Apotheken, PTA-Schulen, Universitäten und in der Pharmazeutischen Industrie mit den Mikro-DC-Vorschriften gearbeitet wird. Der Govi-Verlag ermunterte mich, diese Vorschriftensammlung als Handbuch für die Praxis herauszugeben. Allen, die diese Vorschriften nutzen, wünsche ich schnelle und gute Ergebnisse sowie Freude an der analytischen Arbeit. Dem Verlag möchte ich herzlich danken für die über so viele Jahre gehende gute Zusammenarbeit.

Osnabrück, Januar 1999 *Jürgen Wolf*

Literatur

Pachaly, Peter: DC-Atlas – Dünnschichtchromatographie in der Apotheke. Wissenschaftliche Verlagsgesellschaft mbH, Stuttgart.

Rohdewald, Peter; Rücker, Gerhard; Glombitza, Karl-Werner: Apothekengerechte Prüfvorschriften. Deutscher Apotheker Verlag, Stuttgart.

Ebel, Siegfried: Handbuch der Arzneimittel-Analytik. Verlag Chemie, Weinheim-New York.

Wagner, Hildebert; Bladt, Sabine; Zgainski, Eva-Maria: Drogenanalyse. Springer-Verlag, Berlin-Heidelberg-New York.

Wagner, Hildebert; Bauer, Rudolf; Melchart, Dieter; Xiao, Pei-Gen; Staudinger, Anton: Chromatographic Fingerprint Analysis of Herbal Medcines. Springer-Verlag, Wien-New York.

Stahl, Egon; Schild, Werner: Pharmazeutische Biologie – Drogenanalyse II. Gustav Fischer Verlag, Stuttgart-New York.

Jork, Hellmut; Funk, Werner; Fischer, Walter; Wimmer, Hans: Dünnschicht-Chromatographie – Reagenzien und Nachweismethoden. VCH Verlagsgesellschaft mbH, Weinheim.

Wichtl, Max: Teedrogen und Phytopharmaka. Wissenschaftliche Verlagsgesellschaft mbH, Stuttgart.

Europäisches Arzneibuch, Govi-Verlag, Deutscher-Apotheker-Verlag.

Deutsches Arzneibuch, Govi-Verlag, Deutscher-Apotheker-Verlag.

Deutscher Arzneimittel-Codex, Govi-Verlag, Deutscher-Apotheker-Verlag.

Arzneibuch der chinesischen Medizin (Deutsch), Deutscher-Apotheker-Verlag.

Inhaltsverzeichnis

Mikro-Dünnschichtchromatographie

Die Dünnschichtchromatographie (DC) gehört zu den modernen physikalisch-chemischen Analysenmethoden. Es handelt sich um ein Stofftrennverfahren, das sich im Rahmen der Arzneibuchanalytik vor allem zur Identifizierung von Drogen und organischen Arzneistoffen eignet. Im Arzneibuch ist die DC unter »Methoden der Physik und der physikalischen Chemie« beschrieben.

Die Entwicklung der DC-Platten von 1956 bis heute läßt sich in drei Phasen einteilen:

- 1956-1966: Schicht-Selbstbereitung mit »Kieselgel G«.
- 1966-1975: DC-Fertigschichten auf Glas, Aluminium, Plastik.
- Seit 1975: HPTLC-Fertigschichten für die instrumentelle DC.

Im Apothekenlabor sollte man heute ausschließlich mit industriell hergestellten DC-Fertigplatten arbeiten. Die Vorteile der Fertigplatten gegenüber selbst beschichteten Platten sind gleichbleibende Schichtdicke, größere Haftfestigkeit, bessere Trennqualität und somit bessere Reproduzierbarkeit der Ergebnisse.

Für die Apothekenpraxis ist die Verwendung von kleinen Plattenformaten (Mikro-DC) zu empfehlen. Die Mikro-DC ist eine zeit- und materialsparende Methode und damit sehr kostengünstig. Besonders bewährt hat sich folgender Artikel:

- DC-Alufolien (5 x 7,5 cm) Kieselgel 60 F_{254} Merck Art. 1.05549.

Für die Umkehrphasenchromatographie (z.B. für Fette Öle) hat sich folgender Artikel sehr bewährt:

- DC-Alufolien (5 x 7,5 cm) Kieselgel 60 RP-18 F_{254s} Merck Artikel Nr. 1.05560.

Vorbereitung der DC-Platten

Die DC-Platten werden mit einem mittelweichen Bleistift (2B) beschriftet. Man markiert die Auftragepunkte (Startpunkte) und die vorgesehene Laufstrecke (Fließmittelfront). Hinzu kommen experimentelle Daten wie Fließmittel, Substanznamen u. a. Beim Beschriften der DC-Platten ist darauf zu achten, dass ihre Beschichtung nicht beschädigt wird.

Für Mikro-DC-Folien (5 x 7,5 cm) gilt:

- Abstand der Auftragepunkte vom unteren Rand: 0,8 cm (bei 10 ml Fließmittel).
- Abstand der Auftragepunkte von den seitlichen Rändern: wenigstens 0,55 cm.
- Abstand der Auftragepunkte untereinander: wenigstens 0,45 cm.

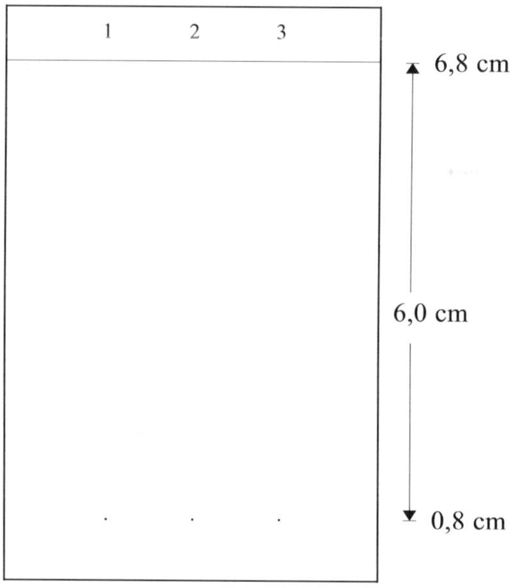

Auftragetechnik

In der Regel werden zur Mikro-DC 1 bis 10 µg Substanz aufgetragen. Die Untersuchungslösungen sind daher 0,1 bis 0,5%ig, und das Auftragevolumen beträgt 1 bis 2 µl.

Die DC-Vorschriften des Arzneibuchs lassen sich auf die Mikro-DC übertragen, wenn 20% der vorgeschriebenen Auftragemenge eingesetzt werden.

Zum Auftragen der Lösungen verwendet man Mikropipetten oder Mikrokapillaren. Schmelzpunktkapillaren sind ungeeignet, da sie kein bekanntes Auslaufvolumen besitzen und mit ihrer ausgezogenen Spitze die Beschichtung der DC-Platte beschädigen.

Um ein gutes Trennergebnis zu erzielen, muss beim punktförmigen Auftragen darauf geachtet werden, dass der Auftragefleck möglichst klein gehalten wird, denn als Folge von Diffusion ist der Substanzfleck nach der Entwicklung immer größer als am Start. Man sollte daher nie mehr als 1 µl Lösung auf einmal auftragen. Soll eine Lösung in mehreren Anteilen nacheinander auf denselben Punkt aufgetragen werden, dann muss vor jedem erneuten Auftragen das Lösungsmittel von der DC-Platte verdunstet sein, was sich mit Hilfe eines Föns beschleunigen läßt.

Für jede unterschiedliche Lösung muss eine neue (saubere) Kapillare verwendet werden. Gebrauchte Kapillaren können gereinigt werden, indem sie viermal mit reinem Lösungsmittel gefüllt und auf Zellstoff oder Filterpapier entleert werden.

Trennkammern und Entwicklung

Für die Mikro DC sind die unterschiedlichsten Gefäße als Trennkammern geeignet, z. B.

- Färbekasten nach Hellendahl,
- Weithalsglas mit Schraubverschluß,
- Becherglas mit Petrischale als Deckel.

Damit sich der Gasraum der DC-Kammer mit Fließmitteldampf sättigen kann (Kammersättigung), wird das Gefäß banderolenartig mit Filterpapier ausgekleidet.

Die Fließmittelkomponenten werden einzeln mit Meßpipetten in ein Reagenzglas pipettiert, sorgfältig gemischt und als homogene Mischung in die DC-Kammer eingefüllt. Es ist darauf zu achten, dass alle verwendeten Geräte absolut trocken sind! Das Fließmittel sollte so eingefüllt werden, dass die Filterpapierauskleidung sofort völlig durchfeuchtet ist.

Die Fließmittelmenge ist so zu bemessen, dass die Startpunkte der DC-Platte nicht in die Flüssigkeit eintauchen. In der Regel sind 10 ml Fließmittel ausreichend.

Die DC-Folie wird so in die mit Fließmittel gesättigte Kammer gestellt, dass nur ihre unbeschichtete Seite mit den beiden oberen Ecken an der Wand anliegt. Dazu können die beiden oberen Ecken leicht nach hinten geknickt werden.

Hat das Fließmittel die festgesetzte Wanderungsstrecke zurückgelegt (Entwicklung), wird die DC-Platte aus der Kammer genommen und unter dem Abzug getrocknet.

Hat die zu identifizierende Substanz eine zu kleine Strecke zurückgelegt, dann läßt sich die Trennung durch Mehrfachentwicklung verbessern. Nach jeder Entwicklung muss eine Zwischentrocknung erfolgen.

Das Fließmittel darf in der Regel nur für eine Prüfung verwendet werden. Es ist anschließend ordnungsgemäß zu entsorgen (Umweltschutz).

Nachweismethoden

Um die aufgetrennten Substanzen auf der DC-Platte nachzuweisen, eignen sich folgende Methoden:

- Beobachtung der Fluoreszenzminderung im UV-Licht bei 254 nm Wellenlänge,
- Beobachtung der Fluoreszenz im UV-Licht bei 365 nm Wellenlänge,
- Durchführung einer chemischen Farbreaktion.

Man geht immer so vor, dass man die DC-Platten zuerst bei Tageslicht, dann im UV-Licht betrachtet und die erscheinenden Flecke mit einem Bleistift einkreist. Anschließend wird eine chemische Farbreaktion vorgenommen.

Beim Arbeiten mit einer UV-Lampe ist eine UV-Schutzbrille zu tragen.

Das Besprühen der DC-Platten muss unter einem gut ziehenden Abzug erfolgen.

Zum Vernebeln der Reagenzien sind Zerstäuber geeignet, die mit Treibgasen oder komprimierter Luft als Treibmittel arbeiten (Umweltschutz), z. B. der neoLab®-Sprayer, das DC-Sprühgerät Merck, das Airbrush-System von Revell® mit Spritzpistole und Treibgasdose bzw. Kleinkompressor oder ein Glaszerstäuber, der mit einem Kleinkompressor verbunden ist.

Dokumentation

Das Chromatogramm wird auf Durchschlagpapier gezeichnet und kann in das Prüfprotokoll übertragen werden. Idealer zur Dokumentation ist die Fotografie des Chromatogramms.

Weitere Hinweise für die Praxis

Die Angabe einer Siebnummer bei der Drogenzerkleinerung dient nur zur Orientierung. Es muss nicht gesiebt werden.

Wird als Lösungsmittel Ethanol 96 % (V/V) vorgeschrieben, kann Ethanol verwendet werden, das mit Ethylmethylketon vergällt ist.

Ist ein Erhitzen zum Sieden im Wasserbad vorgeschrieben, sollte das Wasserbad nur gerade so heiß sein, dass das Lösungsmittel zum Sieden gebracht wird. Die Lösung ist unter ständigem Rühren mit einem Glasstab die vorgeschriebene Zeit auf etwa dieser Temperatur zu halten, ohne dass zuviel Lösungsmittel durch Abdestillieren verloren geht. Sonst kann nichts mehr filtriert werden.

Ist eine Filtration der Untersuchungslösung vorgeschrieben, sollte ein möglichst kleines Glattfilter verwendet werden, damit das Filterpapier nicht zuviel Lösung aufsaugt. Schon wenige Tropfen Filtrat sind für die Mikro-DC ausreichend. Um die Filtratmenge zu erhöhen, kann gegebenenfalls der Drogenrückstand im Filter mit der stumpfen Seite eines Reagenzglases ausgepresst werden.

Muss das Lösungsmittel im Wasserbad abgedampft werden, sollte man 2-3 Siedesteinchen zusetzen, um ein gleichmäßiges Sieden zu erreichen.

Soll zur Detektion eine Kammer mit Ammoniak-Dämpfen verwendet werden, kann eine Mikro-DC-Kammer mit Filtrierpapier ausgekleidet werden, das mit einigen Tropfen Ammoniak-Lösung 25% (m/m) benetzt wird.

Die Fluoreszenzfarben im UV-Licht bei 365 nm hängen auch vom jeweils verwendeten Strahler ab. Emittiert die Lampe neben UV-Strahlung auch sichtbares Licht im violetten Bereich, dann zeigt sich z. B. bei Cumarin nach Besprühen mit Kalilauge keine gelbgrüne, sondern eine blaugrüne Fluoreszenz.

Bei den Mikro-DC-Vorschriften in diesem Buch wird in der Regel auf die Dokumentation des Chromatogramms der Untersuchungslösung verzichtet. Es sollte in seinem Fleckmuster dem Chromatogramm der authentischen Vergleichsdroge bzw. Vergleichssubstanz entsprechen.

Ein Chromatogramm darf nur mit Hilfe einer Vergleichssubstanz beurteilt werden. Der alleinige Vergleich mit den Abbildungen in diesem Buch ist nicht erlaubt. Als Vergleichssubstanz kann ein Rest einer bereits untersuchten Ware oder Substanz aus einer anderen Charge verwendet werden.
Siehe auch DAC/NRF®/Allgemeine Vorschriften/Auswertung der Dünnschichtchromatogramme von Drogen und Drogenzubereitungen sowie DAC/NRF®/Alternative Identifizierung.

Die Reproduzierbarkeit der Chromatogramme ist stark abhängig von der Luftfeuchtigkeit im Labor. Daher können die Laufzeiten und Laufstrecken an verschiedenen Untersuchungstagen durchaus variieren.

Alantwurzelstock

Schicht

DC-Alufolie Kieselgel 60 F_{254} Merck Artikel Nr. 1.05549

DC-Bedingungen

- Mikro-DC, Kammersättigung
- Laufstrecke 2mal 6 cm, Zwischentrocknung durch Fönen
- Laufzeit 2mal etwa 6 Minuten

Fließmittel

- 10 ml Dichlormethan

Untersuchungslösung

1 g gepulverte Droge (Sieb 500) wird in einem Reagenzglas mit Stopfen 2 bis 3 Minuten lang mit 5 ml Dichlormethan vorsichtig geschüttelt. Anschließend wird in ein Zentrifugenglas filtriert.

Vergleichslösungen

V_1: 5 mg Thymol werden in 5 ml Methanol gelöst.

V_2: Aus authentischem Alantwurzelstock (Inula helenium) hergestellte Vergleichslösung nach Vorschrift »Untersuchungslösung«.

Auftrageart und -menge

Auf die DC-Folie werden je 1 µl der Untersuchungslösung und der Vergleichslösungen punktförmig aufgetragen.

Nachweis

1. Die DC-Folie wird unter dem Abzug durch Fönen getrocknet und im UV-Licht bei 254 nm ausgewertet.
2. Anschließend wird die DC-Folie mit reichlich Anisaldehyd-Reagenz R besprüht und nach erneutem Trocknen solange auf einer Heizplatte bei etwa 100 °C vorsichtig erhitzt, bis sich alle Zonen farblich gut entwickelt haben.

Auswertung

Das Chromatogramm der Vergleichslösung 1 zeigt im UV-Licht bei 254 nm die fluoreszenzmindernde Zone des Thymols, die nach chemischer Detektion orangerot gefärbt ist.

Im Chromatogramm der Vergleichslösung 2 (Alantwurzelstock) liegt knapp unterhalb des Thymol-Vergleichs die fluoreszenzmindernde Hauptzone. Sie ist nach chemisher Detektion intensiv blauviolett gefärbt. Darunter und darüber treten kleinere, meist rotviolett gefärbte Zonen auf.

Das Chromatogramm der Untersuchungslösung muss dem Chromatogramm der Vergleichslösung 2 entsprechen.

Dokumentation

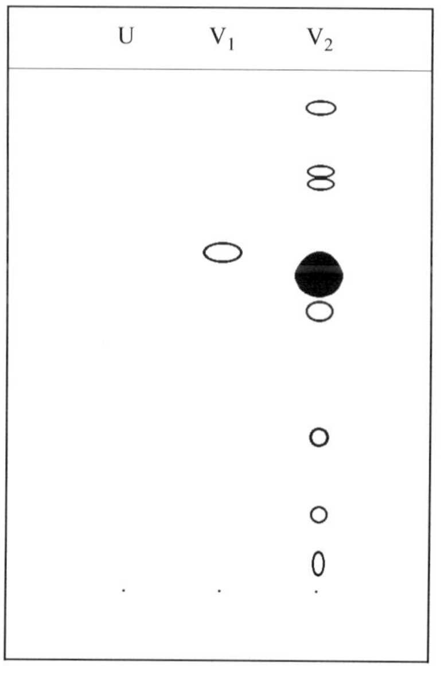

U: Untersuchungslösung
V_1: Thymol
V_2: Alantwurzelstock

Alkaloide und ihre Salze

Untersuchungssubstanzen

Atropinsulfat, Colchicin, Emetindihydrochlorid, Physostigminsalicylat, Pilocarpinhydrochlorid, Reserpin, Scopolaminhydrobromid

Schicht

DC-Alufolie Kieselgel 60 F_{254} Merck Artikel Nr. 1.05549

DC-Bedingungen

- Mikro-DC, Kammersättigung
- Laufstrecke 6 cm
- Laufzeit etwa 5 Minuten

Fließmittel

In ein trockenes Reagenzglas werden folgende Lösungsmittelmengen einpipettiert und sorgfältig gemischt:

- 9,7 ml Aceton
- 0,3 ml Ammoniak-Lösung 25% (m/m)

Untersuchungslösungen

Mit Ausnahme von Reserpin werden 10 mg Untersuchungssubstanz in 5 ml Methanol gelöst. 10 mg Reserpin werden in einem Gemisch aus 2,5 ml Methanol und 2,5 ml Dichlormethan gelöst.

Auftrageart und -menge

Auf die DC-Folie werden je 1 µl der Untersuchungslösungen punktförmig aufgetragen.

Nachweis

1. Die DC-Folie wird unter dem Abzug durch Fönen getrocknet und anschließend im UV-Licht bei 254 nm und 365 nm ausgewertet.
2. Die DC-Folie wird mit Iodplatin-Reagenz R besprüht.

Auswertung

Die Alkaloide Colchicin (2), Physostigmin (6), und Reserpin (7) zeigen im UV-Licht bei 254 nm Wellenlänge eine intensive Fluoreszenzminderung.
Im UV-Licht bei 365 nm Wellenlänge fluoresziert Reserpin (7) gelbgrün.
Nach Besprühen mit Iodplatin-Reagenz sind folgende gefärbte Zonen sichtbar:
Atropin (1) blau, Pilocarpin (3) violett, Scopolamin (4) blau, Emetin (5) rotviolett, Reserpin (7) braun. Die Zonen von Colchicin (2) und Physostigmin (6) sind nicht oder nur schwach gefärbt.
Alternativ können alle Alkaloide mit Dragendorffs Reagenz detektiert werden.

Dokumentation

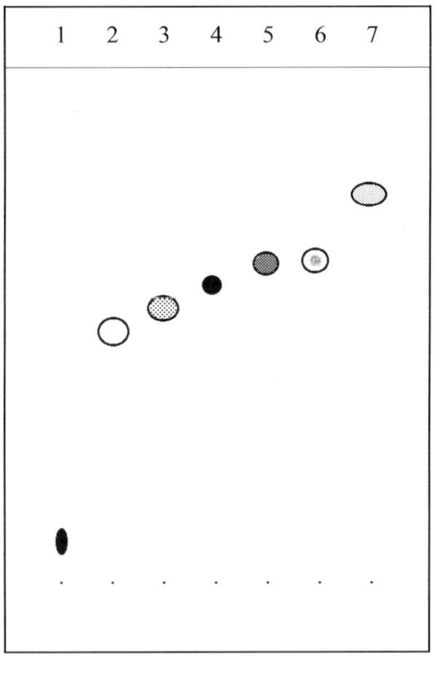

1: Atropinsulfat
2: Colchicin
3: Pilocarpinhydrochlorid
4: Scopolaminhydrobromid
5: Emetindihydrochlorid
6: Physostigminsalicylat
7: Reserpin

Alkohole

Untersuchungssubstanzen

Butanol, Ethanol, Methanol, Propanol

Schicht

DC-Alufolie Kieselgel 60 F_{254} Merck Artikel Nr. 1.05549

DC-Bedingungen

- Mikro-DC, Kammersättigung
- Laufstrecke 6 cm
- Laufzeit etwa 10 Minuten

Fließmittel

In ein trockenes Reagenzglas werden folgende Lösungsmittelmengen einpipettiert und sorgfältig gemischt:

- 8,0 ml Cyclohexan
- 1,0 ml Toluol
- 1,0 ml Ethylacetat

Untersuchungslösungen

5 mg 3,5-Dinitrobenzoylchlorid werden in ein Zentrifugenglas eingewogen und mit 5 ml des zu untersuchenden Alkohols versetzt. Anschließend wird im Wasserbad unter Umrühren bis zum Sieden erhitzt. Die auf Raumtemperatur abgekühlte Lösung dient als Untersuchungslösung.

Auftrageart und -menge

Auf die DC-Folie werden je 1 µl der Untersuchungslösungen punktförmig aufgetragen.

Nachweis

1. Die DC-Folie wird unter dem Abzug durch Fönen gründlich getrocknet und anschließend im UV-Licht bei 254 nm ausgewertet.
2. Die DC-Folie wird mit einer 0,25%igen ethanolischen Rhodamin B-Lösung besprüht.

Auswertung

1. Alle Substanzen zeigen im UV-Licht bei 254 nm Wellenlänge eine Fluoreszenzminderung. Die Rf-Werte der 3,5-Dinitrobenzoesäureester steigen mit wachsender Kettenlänge der veresterten Alkohole. 1-Propanol und Isopropylalkohol haben etwa den gleichen Rf-Wert. Dies gilt auch für 1-Butanol und Isobutanol.
2. Durch Besprühen mit Rhodamin B-Lösung erhält man blauviolette Flecke der Dinitrobenzoesäureester auf rotviolettem Untergrund. Der Kontrast ist im UV-Licht bei 365 nm sehr viel deutlicher zu sehen.

Dokumentation

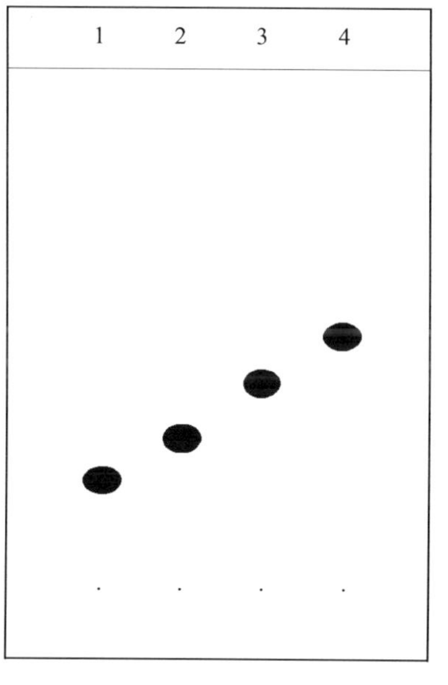

1: Methanol als Dinitrobenzoesäuremethylester
2: Ethanol als Dinitrobenzoesäureethylester
3: Propanol als Dinitrobenzoesäurepropylester
4: Butanol als Dinitrobenzoesäurebutylester

Alkylsulfate

Untersuchungssubstanzen

Natriumcetylstearylsulfat (Lanette® E), Emulgierender Cetylstearylalkohol (Lanette® N), Natriumdodecylsulfat (Natriumlaurylsulfat)

Schicht

DC-Alufolie Kieselgel 60 RP-18 F_{254s} Merck Artikel Nr. 1.05560

DC-Bedingungen

- Mikro-DC, Kammersättigung
- Laufstrecke 6 cm
- Laufzeit etwa 11 Minuten

Fließmittel

In ein trockenes Reagenzglas werden folgende Lösungsmittelmengen einpipettiert und sorgfältig gemischt:

- 4,0 ml Methanol
- 4,0 ml Aceton
- 1,5 ml Wasser

Untersuchungslösungen

5 mg Natriumcetylstearylsulfat werden in einer Mischung aus 4 ml Methanol und 1 ml Wasser gelöst.
50 mg Emulgierender Cetylstearylalkohol werden in 5 ml Methanol unter Erwärmen im Wasserbad gelöst.
5 mg Natriumdodecylsulfat werden in 5 ml Methanol gelöst.

Auftrageart und -menge

Auf die DC-Folie werden je 1 µl der Untersuchungslösungen punktförmig aufgetragen.

Nachweis

Die DC-Folie wird unter dem Abzug durch Fönen getrocknet, mit einer 10%igen Lösung (m/V) von Molybdatophosphorsäure in Ethanol 96% besprüht und nach erneutem Trocknen auf einer Heizplatte bei etwa 100 °C unter Beobachtung solange vorsichtig erhitzt, bis dunkelblaue Flecke auf gelbem Untergrund deutlich sichtbar sind.

Auswertung

Natriumcetylstearylsulfat (1) hat zwei Hauptbestandteile, die Natriumsalze der sauren Schwefelsäureester von Cetyl- und Stearylalkohol. Wir finden sie als zwei Flecke in der oberen Hälfte des Chromatogramms. Daneben kann das Gemisch in geringem Anteil freie Fettalkohole enthalten, im Chromatogramm als kleiner Fleck etwas oberhalb des Startpunkts sichtbar.

Emulgierender Cetylstearylalkohol Typ A (2) ist ein Gemisch von mind. 80% Cetylstearylalkohol und mind. 7% Natriumcetylstearylsulfat. Cetyl- und Stearylalkohol sind im Chromatogramm als intensive Doppelzone knapp oberhalb des Startpunks sichtbar. Die zwei Flecke von Natriumcetylstearylsulfat befinden sich in der oberen Hälfte.
Beim Typ B ist Natriumcetylstearylsulfat durch Natriumdodecylsulfat ersetzt.

Natriumdodecylsulfat (3) hat seine Hauptzone im oberen Drittel des Chromatogramms. Ein kleiner Fleck knapp oberhalb des Startpunktes stammt von einem geringen Anteil freier Fettalkohole, was zulässig ist.

Dokumentation

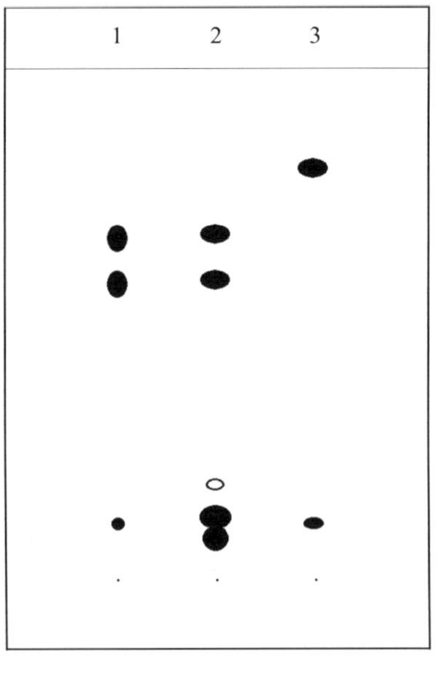

1: Natriumcetylstearylsulfat
2: Emulgierender Cetylstearylalkohol (Typ A)
3: Natriumdodecylsulfat

Allopurinol

Schicht

DC-Alufolie Kieselgel 60 F_{254} Merck Artikel Nr. 1.05549

DC-Bedingungen

- Mikro-DC, Kammersättigung
- Laufstrecke 6 cm
- Laufzeit etwa 9 Minuten

Fließmittel

In ein trockenes Reagenzglas werden folgende Lösungsmittelmengen einpipettiert und sorgfältig gemischt:

- 6,0 ml Dichlormethan
- 4,0 ml Methanol

Untersuchungslösung

5 mg Untersuchungssubstanz werden unter dem Abzug in 0,5 ml Ammoniak-Lösung 25% (m/m) gelöst. Die Lösung wird mit 4,5 ml Methanol verdünnt.

Vergleichslösung

Die Vergleichslösung wird mit authentischer Vergleichssubstanz wie die Untersuchungslösung hergestellt.

Auftrageart und -menge

Auf die DC-Folie werden je 1 µl der Untersuchungslösung und der Vergleichslösung punktförmig aufgetragen.

Nachweis

Die DC-Folie wird unter dem Abzug durch Fönen getrocknet und im UV-Licht bei 254 nm ausgewertet.

Auswertung

Das Chromatogramm der Vergleichslösung zeigt im UV-Licht bei 254 nm im oberen Drittel die deutlich fluoreszenzmindernde Zone des Allopurinols.

Das Chromatogramm der Untersuchungslösung muss dem Chromatogramm der Vergleichslösung entsprechen.

Dokumentation

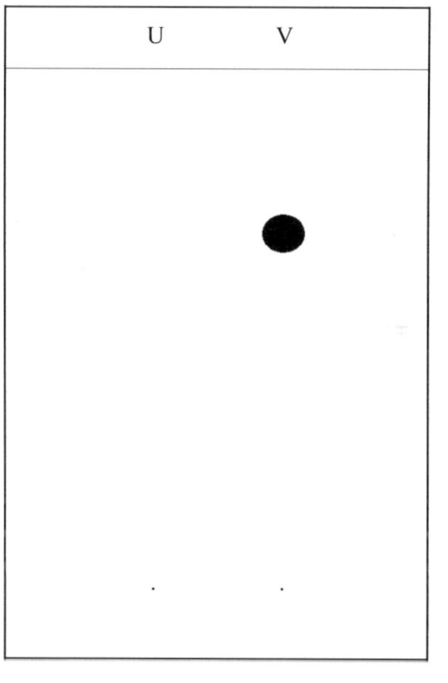

U: Untersuchungslösung
V: Allopurinol

Curaçao-Aloe, Kap-Aloe

Schicht

DC-Alufolie Kieselgel 60 F_{254} Merck Artikel Nr. 1.05549

DC-Bedingungen

- Mikro-DC, Kammersättigung
- Laufstrecke 2mal 6 cm, Zwischentrocknung durch Fönen
- Laufzeit 2mal etwa 10 Minuten

Fließmittel

In ein trockenes Reagenzglas werden folgende Lösungsmittelmengen einpipettiert und sorgfältig gemischt:

- 10,0 ml Ethylacetat
- 1,7 ml Methanol
- 1,3 ml Wasser

Untersuchungslösung

0,5 g gepulverte Droge werden mit 5 ml Methanol in einem Reagenzglas zum Sieden erhitzt (Wasserbad), einige Minuten lang extrahiert und anschließend filtriert.

Vergleichslösungen

V_1: 10 mg Aloin werden in 5 ml Methanol gelöst.

V_2: Aus authentischer Curaçao-Aloe (Aloe barbadensis) hergestellte Vergleichslösung nach Vorschrift »Untersuchungslösung«.

V_3: Aus authentischer Kap-Aloe (Aloe ferox) hergestellte Vergleichslösung nach Vorschrift »Untersuchungslösung«.

Auftrageart und -menge

Auf die DC-Folie werden je 1 µl der Untersuchungslösung und der Vergleichslösungen punktförmig aufgetragen.

Nachweis

Die DC-Folie wird unter dem Abzug mit einem Heißluftfön getrocknet und mit einer 10%igen Lösung (m/V) von Kaliumhydroxid in Ethanol 96% besprüht. Nach erneuter intensiver Trocknung mit einem Heißluftfön erfolgt die Auswertung im UV-Licht bei 365 nm.

Auswertung

Das Chromatogramm der Vergleichslösung 1 zeigt im UV-Licht bei 365 nm im mittleren Rf-Bereich die gelbbraun fluoreszierende Zone des Aloins.

In den Chromatogrammen der Vergleichslösungen 2 (Curaçao-Aloe) und 3 (Kap-Aloe) ist die Zone des Aloins ebenfalls vorhanden. Weiter unterhalb zeigen beide Chromatogramme die hellblaue Zone des Aloesins.

Direkt oberhalb der Aloesin-Zone zeigt das Chromatogramm von Kap-Aloe die gelb fluoreszierende Doppelzone der Aloinoside, die in Curaçao-Aloe fehlt.

Das Chromatogramm von Curaçao-Aloe zeigt direkt unterhalb des Aloin-Flecks eine rotviolette Zone, die in Kap-Aloe fehlt.

Das Chromatogramm der Untersuchungslösung muss dem Chromatogramm der Vergleichslösung 2 bzw. 3 in seinen charakteristischen Zonen entsprechen.

Dokumentation

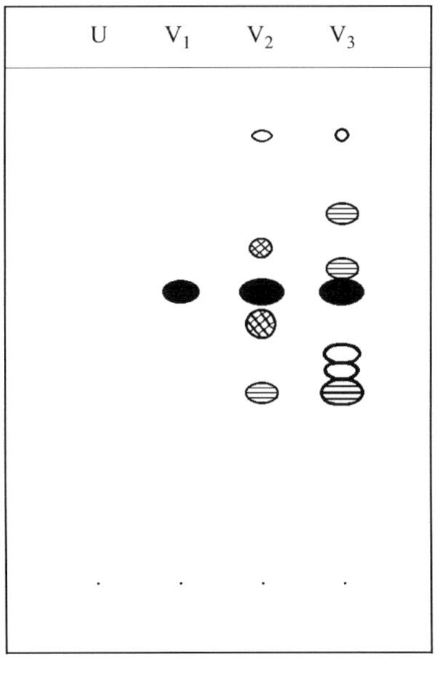

U: Untersuchungslösung

V_1: Aloin

V_2: Curaçao-Aloe

V_3: Kap-Aloe

Alpensilber(-frauen)mantelkraut

Schicht

DC-Alufolie Kieselgel 60 F_{254} Merck Artikel Nr. 1.05549

DC-Bedingungen

- Mikro-DC, Kammersättigung
- Laufstrecke 6 cm
- Laufzeit etwa 12 Minuten

Fließmittel

In ein trockenes Reagenzglas werden folgende Lösungsmittelmengen einpipettiert und sorgfältig gemischt:

- 7,8 ml Ethylacetat
- 0,6 ml Ameisensäure
- 0,6 ml Essigsäure 100%
- 1,0 ml Wasser

Untersuchungslösung

0,6 g gepulverte Droge (Sieb 500) werden mit 5 ml Methanol in einem Reagenzglas 5 Minuten lang unter ständigem Umrühren im Wasserbad erhitzt. Anschließend wird in ein Zentrifugenglas filtriert.

Vergleichslösungen

V_1: 2 mg Rutosid, 1 mg Chlorogensäure, 2 mg Hyperosid und 1 mg Kaffeesäure werden zusammen in 10 ml Methanol gelöst.

V_2: Aus authentischem Alpensilbermantelkraut (Alchemilla alpina) hergestellte Vergleichslösung nach Vorschrift »Untersuchungslösung«.

Auftrageart und -menge

Auf die DC-Folie werden je 2mal 1 µl der Untersuchungslösung und der Vergleichslösungen punktförmig aufgetragen.

Nachweis

Die DC-Folie wird unter dem Abzug mit einem Heißluftfön getrocknet und die noch warme Folie mit einer 1%igen Lösung (m/V) von Diphenylboryloxyethylamin in Ethanol reichlich besprüht. Nach erneutem Trocknen wird mit einer 5%igen Lösung (V/V) von Macrogol 400 in Ethanol besprüht und die DC-Folie zur Farbintensivierung intensiv mit heißer Luft geföntt. Die Auswertung erfolgt im UV-Licht bei 365 nm.

Auswertung

Das Chromatogramm der Vergleichslösung 1 zeigt im UV-Licht bei 365 nm mit steigenden Rf-Werten die Zonen von Rutosid, Chlorogensäure, Hyperosid und Kaffeesäure. Rutosid und Hyperosid fluoreszieren orange; Chlorogensäure und Kaffeesäure fluoreszieren hellblau.

Das Chromatogramm der Untersuchungslösung muss wie das Chromatogramm der Vergleichslösung 2 (Alpensilbermantelkraut) folgende charakteristische Zonen zeigen:
eine intensiv orange fluoreszierende Flavonoid-Zone zwischen Chlorogensäure- und Hyperosid-Vergleich sowie eine gelbgrün fluoreszierende Zone knapp oberhalb des Hyperosid-Vergleichs. Weitere, vor allem gelbgrün und blau fluoreszierende Zonen sind vorhanden. Oberhalb des Kaffeesäure-Vergleichs treten zwei rot fluoreszierende Chlorophyll-Zonen auf.

Dokumentation

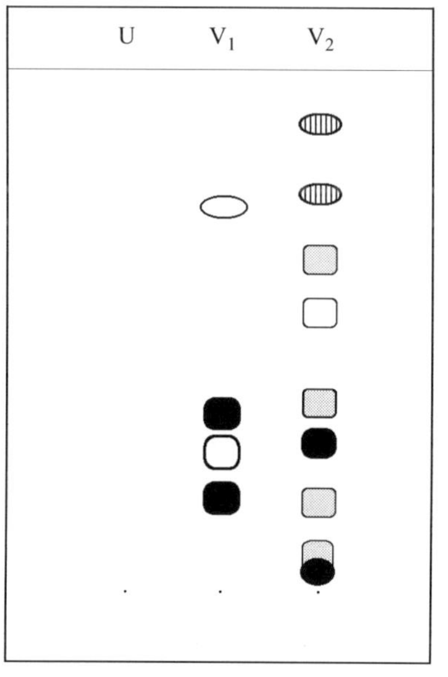

U: Untersuchungslösung

V_1: Rutosid, Chlorogens., Hyperosid, Kaffees.

V_2: Alpensilbermantelkraut

Aminoglykosid-Antibiotika

Untersuchungssubstanzen

Gentamicinsulfat, Kanamycinsulfat, Neomycinsulfat, Tobramycinsulfat

Schicht

DC-Alufolie Kieselgel 60 F_{254} Merck Artikel Nr. 1.05549

DC-Bedingungen

- Mikro-DC, Kammersättigung
- Laufstrecke 6 cm
- Laufzeit etwa 20 Minuten

Fließmittel

In ein trockenes Reagenzglas werden folgende Lösungsmittelmengen einpipettiert und sorgfältig gemischt:

- 6,0 ml Methanol
- 2,0 ml Dichlormethan
- 4,0 ml Ammoniak-Lösung 25% (m/m)

Untersuchungslösungen

50 mg Untersuchungssubstanz werden in 4 ml Wasser gelöst. Die Lösung wird mit 1 ml Methanol gemischt.

Auftrageart und -menge

Auf die DC-Folie werden je 1 µl der Untersuchungslösungen punktförmig aufgetragen.

Nachweis

Die DC-Folie wird unter dem Abzug durch Fönen getrocknet, mit Ninhydrin-Reagenz besprüht, erneut getrocknet und anschließend auf einer Heizplatte bei etwa 100 °C erhitzt.

Auswertung

Nach Besprühen mit Ninhydrin-Reagenz und anschließendem Erhitzen färben sich die Hauptflecke der Aminoglykosid-Antibiotika braunviolett.

Dokumentation

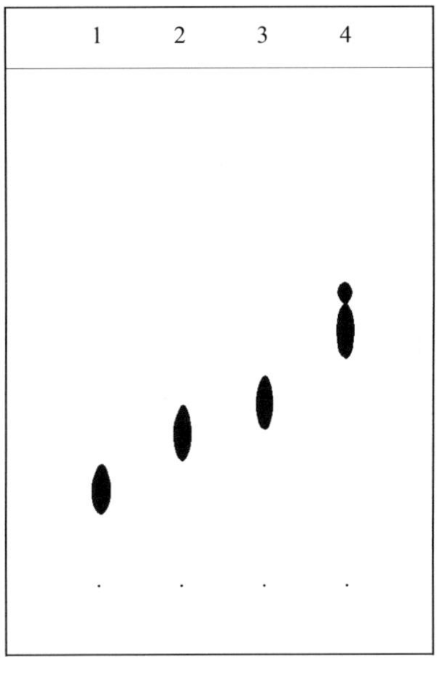

1: Neomycinsulfat
2: Kanamycinsulfat
3: Tobramycinsulfat
4: Gentamicinsulfat

5-Aminolevulinsäurehydrochlorid

Schicht
DC-Alufolie Kieselgel 60 F_{254} Merck Artikel Nr. 1.05549

DC-Bedingungen
- Mikro-DC, Kammersättigung
- Laufstrecke 6 cm
- Laufzeit etwa 28 Minuten

Fließmittel
In ein trockenes Reagenzglas werden folgende Lösungsmittelmengen einpipettiert und sorgfältig gemischt:

- 3,5 ml 1-Butanol
- 3,5 ml Aceton
- 1,0 ml Essigsäure 100%
- 2,0 ml Wasser

Untersuchungslösung
5 mg Untersuchungssubstanz werden in 5 ml Methanol gelöst.

Vergleichslösung
Die Vergleichslösung wird mit authentischem 5-Aminolevulinsäurehydrochlorid wie die Untersuchungslösung hergestellt.

Auftrageart und -menge
Auf die DC-Folie werden je 1 µl der Untersuchungslösung und der Vergleichslösung punktförmig aufgetragen.

Nachweis
Die DC-Folie wird unter dem Abzug durch Fönen getrocknet, mit Ninhydrin-Reagenz besprüht, erneut getrocknet und anschließend auf einer Heizplatte bei etwa 100 °C erhitzt.

Auswertung
Das Chromatogramm der Vergleichslösung zeigt nach chemischer Detektion etwas unterhalb der Mitte den gelbbraunen Fleck der 5-Aminolevulinsäure.

Das Chromatogramm der Untersuchungslösung muss dem Chromatogramm der Vergleichslösung entsprechen.

Dokumentation

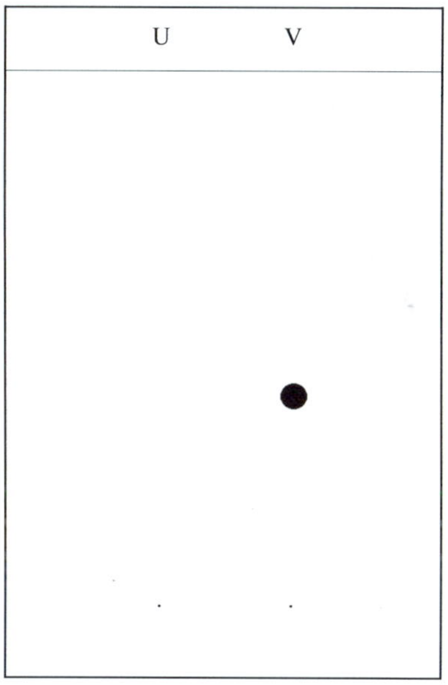

U: Untersuchungslösung
V: 5-Aminolevulinsäurehydrochlorid

Aminosäuren I

Untersuchungssubstanzen

Alanin, Asparaginsäure (= Aspartinsäure), Glutaminsäure, Glycin, Isoleucin, Leucin, Methionin, Racemisches Methionin, Phenylalanin, Prolin, Serin, Threonin, Tryptophan, Tyrosin, Valin

Schicht

DC-Alufolie Kieselgel 60 F_{254} Merck Artikel Nr. 1.05549

DC-Bedingungen

- Mikro-DC, Kammersättigung
- Laufstrecke 6 cm
- Laufzeit etwa 28 Minuten

Fließmittel

In ein trockenes Reagenzglas werden folgende Lösungsmittelmengen einpipettiert und sorgfältig gemischt:

- 3,5 ml 1-Butanol
- 3,5 ml Aceton
- 1,0 ml Essigsäure 100%
- 2,0 ml Wasser

Untersuchungslösungen

1 mg Untersuchungssubstanz wird in 1 ml Wasser gelöst. Die Lösung wird mit 9 ml Methanol verdünnt.

Auftrageart und -menge

Auf die DC-Folie werden je 1 µl der Untersuchungslösungen punktförmig aufgetragen.

Nachweis

Die DC-Folie wird unter dem Abzug durch Fönen getrocknet, mit Ninhydrin-Reagenz besprüht, erneut getrocknet und anschließend auf einer Heizplatte bei etwa 100 °C erhitzt.

Auswertung

Nach chemischer Detektion ist die Asparaginsäure-Zone (1) violett und die Prolin-Zone (3) braun gefärbt. Die übrigen Aminosäure-Zonen sind rotviolett bis rotbraun gefärbt.

Dokumentation

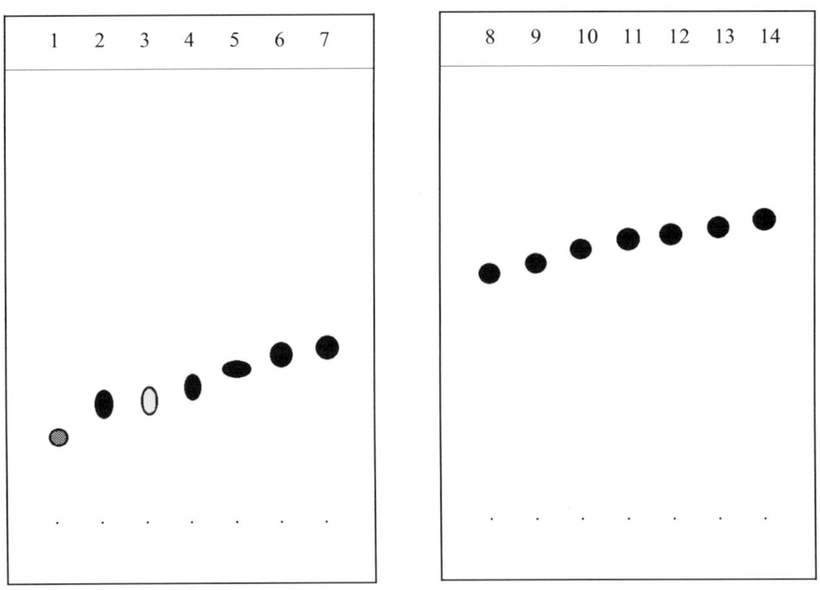

1: Asparaginsäure	5: Glutaminsäure
2: Glycin	6: Alanin
3: Prolin	7: Threonin
4: Serin	

8: Valin	12: Leucin
9: Methionin	13: Phenylalanin
10: Isoleucin	14: Tryptophan
11: Tyrosin	

Aminosäuren II

Untersuchungssubstanzen

Arginin, Asparagin-Monohydrat, Cystin, Glutamin, Histidin, Lysin-Monohydrat und die Hydrochloride der Aminosäuren

Schicht

DC-Alufolie Kieselgel 60 F_{254} Merck Artikel Nr. 1.05549

DC-Bedingungen

- Mikro-DC, Kammersättigung
- Laufstrecke 6 cm
- Laufzeit etwa 35 Minuten

Fließmittel

In ein trockenes Reagenzglas werden folgende Lösungsmittelmengen einpipettiert und sorgfältig gemischt:

- 7,0 ml 2-Propanol
- 3,0 ml Ammoniak-Lösung 25% (m/m)

Untersuchungslösungen

5 mg Untersuchungssubstanz werden in 2 ml Salzsäure 7,3% (m/V) gelöst. Die Lösung wird mit 8 ml Methanol verdünnt.

Auftrageart und -menge

Auf die DC-Folie werden je 1 µl der Untersuchungslösungen punktförmig aufgetragen.

Nachweis

Die DC-Folie wird unter dem Abzug durch Fönen getrocknet, mit Ninhydrin-Reagenz besprüht, erneut getrocknet und anschließend auf einer Heizplatte bei etwa 100 °C erhitzt.

Auswertung

Nach chemischer Detektion sind alle Aminosäure-Flecke rotbraun gefärbt.
Die Aminosäurehydrochloride unterscheiden sich im Rf-Wert nicht von den entsprechenden Aminosäuren.

Dokumentation

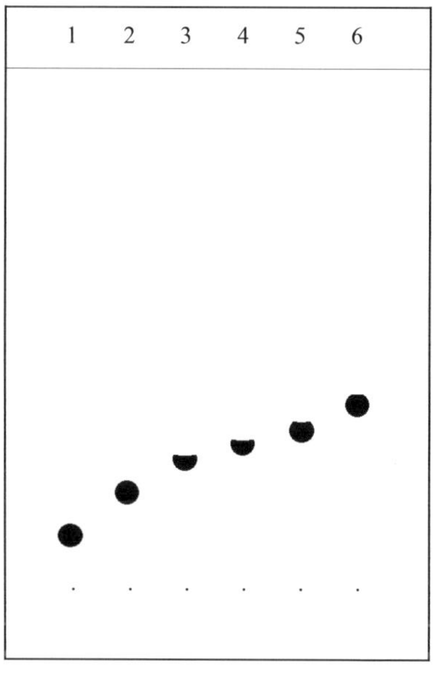

1: Arginin
2: Lysin
3: Cystin
4: Asparagin
5: Glutamin
6: Histidin

Ammi-visnaga-Früchte

Schicht

DC-Alufolie Kieselgel 60 F_{254} Merck Artikel Nr. 1.05549

DC-Bedingungen

- Mikro-DC, Kammersättigung
- Laufstrecke 2mal 6 cm, Zwischentrocknung durch Fönen
- Laufzeit 2mal etwa 6 Minuten

Fließmittel

- 10 ml Ethylacetat

Untersuchungslösung

1,0 g pulverisierte Droge (Sieb 500) wird mit 5 ml Methanol in einem Reagenzglas 5 Minuten lang unter ständigem Umrühren im Wasserbad extrahiert. Anschließend wird in ein Zentrifugenglas filtriert.

Vergleichslösungen

V_1: 5 mg Khellin werden in 2 ml Methanol gelöst.

V_2: Aus authentischen Ammi-visnaga-Früchten hergestellte Vergleichslösung nach Vorschrift »Untersuchungslösung«.

Auftrageart und -menge

Auf die DC-Folie werden je 1 µl der Untersuchungslösung und der Vergleichslösungen punktförmig aufgetragen.

Nachweis

Die DC-Folie wird unter dem Abzug durch Fönen getrocknet und im UV-Licht bei 254 nm und 365 nm ausgewertet.

Auswertung

Das Chromatogramm der Vergleichslösung 1 zeigt im UV-Licht bei 254 nm im mittleren Rf-Bereich die fluoreszenzmindernde Zone des Khellins.

Im Chromatogramm der Vergleichslösung 2 (Ammi-visnaga-Früchte) ist die fluoreszenzmindernde Zone des Khellins ebenfalls vorhanden. Direkt darunter liegt die ebenfalls fluoreszenzmindernde Zone des Visnagins. Im oberen Rf-Bereich dürfen keine eng beieinanderliegenden, stark fluoreszenzmindernden Zonen vorhanden sein (Ammi majus).
Im UV-Licht bei 365 nm fluoresziert die Zone des Khellins deutlich braungelb und die Zone des Visnagins stark hellblau. Im oberen Rf-Bereich ist eine blauviolett fluoreszierende Zone sichtbar. Weitere schwächer fluoreszierende Zonen sind vorhanden.

Das Chromatogramm der Untersuchungslösung muss dem Chromatogramm der Vergleichslösung 2 in seinen charakteristischen Zonen entsprechen.

Dokumentation

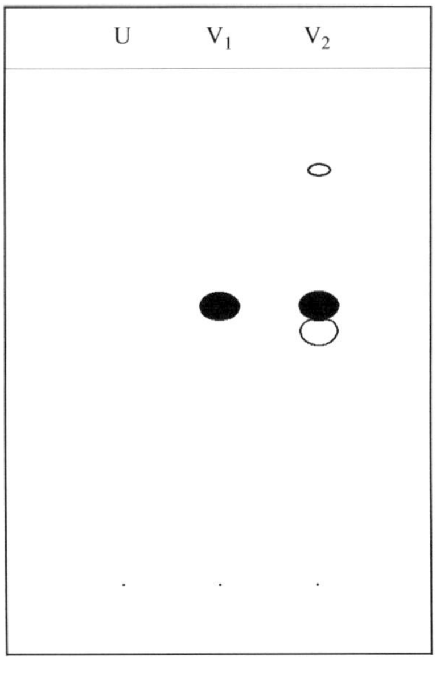

U: Untersuchungslösung
V_1: Khellin
V_2: Ammi-visnaga-Früchte

Amomum-Früchte

Schicht

DC-Alufolie Kieselgel 60 F_{254} Merck Artikel Nr. 1.05549

DC-Bedingungen

- Mikro-DC, Kammersättigung
- Laufstrecke 6 cm
- Laufzeit etwa 8 Minuten

Fließmittel

In ein trockenes Reagenzglas werden folgende Lösungsmittelmengen einpipettiert und sorgfältig gemischt:

- 9,3 ml Toluol
- 0,7 ml Ethylacetat

Untersuchungslösung

1 g gepulverte Droge (Sieb 500) wird in einem Reagenzglas mit Stopfen 2 bis 3 Minuten lang mit 5 ml Dichlormethan vorsichtig geschüttelt. Anschließend wird in ein Zentrifugenglas filtriert.

Vergleichslösungen

V_1: 10 µl Borneol, 40 µl Cineol und 20 µl Bornylacetat werden zusammen in 10 ml Toluol gelöst.

V_2: Aus authentischen Amomum-Früchten (Sha ren, Amomum villosum) hergestellte Vergleichslösung nach Vorschrift »Untersuchungslösung«.

Auftrageart und -menge

Auf die DC-Folie werden je 2mal 1 µl der Untersuchungslösung und der Vergleichslösungen punktförmig aufgetragen.

Nachweis

Die DC-Folie wird unter dem Abzug durch Fönen getrocknet und reichlich mit Anisaldehyd-Reagenz R besprüht. Nach erneutem Fönen wird auf einer Heizplatte bei etwa 100 °C solange vorsichtig erhitzt, bis sich alle Zonen farblich gut entwickelt haben.

Auswertung

Das Chromatogramm der Vergleichslösung 1 zeigt nach chemischer Detektion mit steigenden Rf-Werten die Zonen von Borneol, Cineol und Bornylacetat. Borneol und Bornylacetat sind braun gefärbt, die Cineol-Zone ist violett gefärbt.

Im Chromatogramm der Vergleichslösung 2 (Amomum-Früchte) sind Borneol und Bornylacetat vorhanden. Zusetzlich sind zahlreiche violette Zonen sichtbar.

Das Chromatogramm der Untersuchungslösung muss dem Chromatogramm der Vergleichslösung 2 in seinen charakteristischen Zonen entsprechen.

Dokumentation

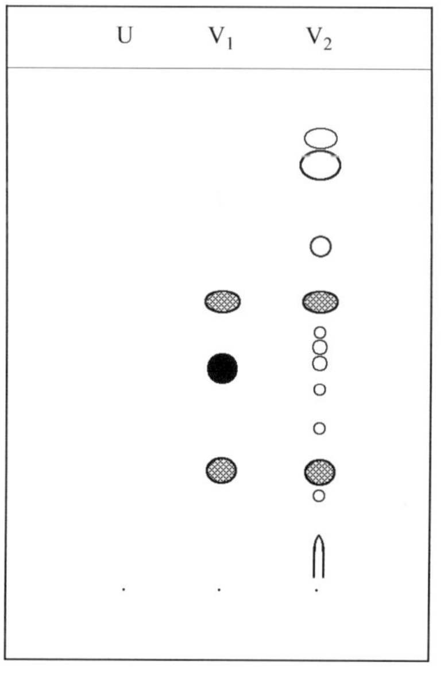

U: Untersuchungslösung
V_1: Borneol, Cineol, Bornylacetat
V_2: Amomum-Früchte

Runde Amomum-Früchte

Schicht

DC-Alufolie Kieselgel 60 F_{254} Merck Artikel Nr. 1.05549

DC-Bedingungen

- Mikro-DC, Kammersättigung
- Laufstrecke 6 cm
- Laufzeit etwa 8 Minuten

Fließmittel

In ein trockenes Reagenzglas werden folgende Lösungsmittelmengen einpipettiert und sorgfältig gemischt:

- 9,3 ml Toluol
- 0,7 ml Ethylacetat

Untersuchungslösung

1 g gepulverte Droge (Sieb 500) wird in einem Reagenzglas mit Stopfen 2 bis 3 Minuten lang mit 5 ml Dichlormethan vorsichtig geschüttelt. Anschließend wird in ein Zentrifugenglas filtriert.

Vergleichslösungen

V_1: 10 µl Borneol, 40 µl Cineol und 20 µl Bornylacetat werden zusammen in 10 ml Toluol gelöst.

V_2: Aus authentischen Runden Amomum-Früchten (Dou kou, Amomum krervanh) hergestellte Vergleichslösung nach Vorschrift »Untersuchungslösung«.

Auftrageart und -menge

Auf die DC-Folie werden je 2mal 1 µl der Untersuchungslösung und der Vergleichslösungen punktförmig aufgetragen.

Nachweis

Die DC-Folie wird unter dem Abzug durch Fönen getrocknet und reichlich mit Anisaldehyd-Reagenz R besprüht. Nach erneutem Fönen wird auf einer Heizplatte bei etwa 100 °C solange vorsichtig erhitzt, bis sich alle Zonen farblich gut entwickelt haben.

Auswertung

Das Chromatogramm der Vergleichslösung 1 zeigt nach chemischer Detektion mit steigenden Rf-Werten die Zonen von Borneol, Cineol und Bornylacetat. Borneol und Bornylacetat sind braun gefärbt, die Cineol-Zone ist violett gefärbt.

Im Chromatogramm der Vergleichslösung 2 (Runde Amomum-Früchte) ist Cineol die Hauptzone. Darunter und darüber sind weitere violette Zonen vorhanden.

Das Chromatogramm der Untersuchungslösung muss dem Chromatogramm der Vergleichslösung 2 in seinen charakteristischen Zonen entsprechen.

Dokumentation

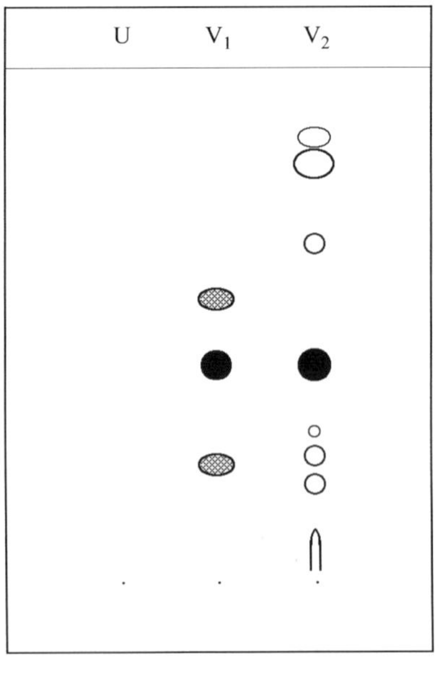

U: Untersuchungslösung
V_1: Borneol, Cineol, Bornylacetat
V_2: Runde Amomum-Früchte

Stark wirksame Analgetika

Untersuchungssubstanzen

Buprenorphinhydrochlorid, Hydromorphonhydrochlorid, Methadonhydrochlorid, Levomethadonhydrochlorid, Morphinhydrochlorid, Morphinsulfat, Pethidinhydrochlorid, Tilidinhydrochlorid, Tramadolhydrochlorid

Schicht

DC-Alufolie Kieselgel 60 F_{254} Merck Artikel Nr. 1.05549

DC-Bedingungen

- Mikro-DC, Kammersättigung
- Laufstrecke 6 cm
- Laufzeit etwa 7 Minuten

Fließmittel

In ein trockenes Reagenzglas werden folgende Lösungsmittelmengen einpipettiert und sorgfältig gemischt:

- 9,0 ml Dichlormethan
- 1,0 ml Methanol
- 0,1 ml Ammoniak-Lösung 25% (m/m)

Untersuchungslösungen

5 mg Untersuchungssubstanz werden in 5 ml Methanol gelöst.

Feste Fertigarzneimittel werden pulverisiert und mit einer entsprechenden Menge Methanol suspendiert.

Flüssige Fertigarzneimittel werden mit einer entsprechenden Menge Methanol verdünnt.

Auftrageart und -menge

Auf die DC-Folie werden je 2mal 1 µl der Untersuchungslösungen punktförmig aufgetragen.

Nachweis

1. Die DC-Folie wird unter dem Abzug durch Fönen gründlich getrocknet und anschließend im UV-Licht bei 254 nm ausgewertet.
2. Die DC-Folie wird mit Iodplatin-Reagenz R besprüht.

Auswertung

Im UV-Licht bei 254 nm zeigen alle Untersuchungssubstanzen eine zum Teil schwache Fluoreszenzminderung.

Durch Besprühen mit Iodplatin-Reagenz färben sich die Flecke aller stark wirksamen Analgetika unterschiedlich blau oder violett, zum Teil später in Braun übergehend.

Dokumentation

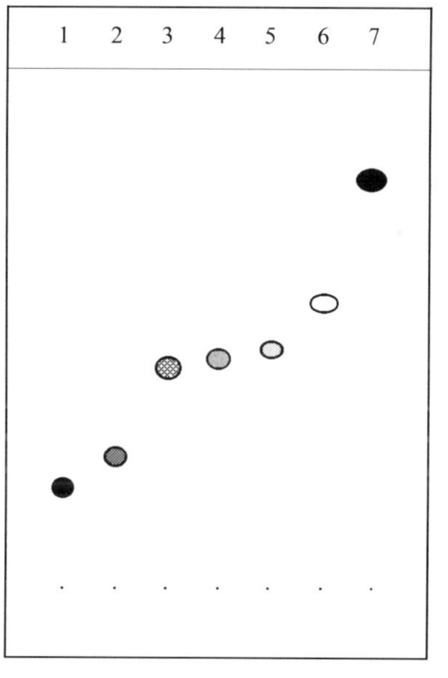

1: Morphin
2: Hydromorphon
3: Methadon/Levomethadon
4: Pethidin
5: Tramadol
6: Buprenorphin
7: Tilidin

Schwach wirksame Analgetika

Untersuchungssubstanzen

Acetylsalicylsäure, Coffein, Ibuprofen, Paracetamol, Phenazon

Schicht

DC-Alufolie Kieselgel 60 F_{254} Merck Artikel Nr. 1.05549

DC-Bedingungen

- Mikro-DC, Kammersättigung
- Laufstrecke 6 cm
- Laufzeit etwa 7 Minuten

Fließmittel

In ein trockenes Reagenzglas werden folgende Lösungsmittelmengen einpipettiert und sorgfältig gemischt:

- 8,5 ml Dichlormethan
- 1,4 ml Methanol
- 0,1 ml Ammoniak-Lösung 25% (m/m)

Untersuchungslösungen

20 mg Untersuchungssubstanz werden in 5 ml Methanol gelöst.

Auftrageart und -menge

Auf die DC-Folie werden je 1 µl der Untersuchungslösungen punktförmig aufgetragen.

Nachweis

1. Die DC-Folie wird unter dem Abzug durch Fönen gründlich getrocknet und anschließend im UV-Licht bei 254 nm ausgewertet.
2. Die DC-Folie wird mit einer 5%igen Eisen(III)-chlorid-Lösung (m/V) in Methanol 50% besprüht und anschließend auf einer Heizplatte bei etwa 100 °C einige Minuten erhitzt.

Auswertung

1. Alle Substanzen zeigen im UV-Licht bei 254 nm Wellenlänge eine Fluoreszenzminderung.
2. Nach Ansprühen mit Eisen(III)-chlorid-Lösung ist der Phenazon-Fleck braun gefärbt. Durch anschließendes längeres Erhitzen auf einer Heizplatte färben sich der Acetylsalicylsäure- und der Paracetamol-Fleck grauviolett.

Dokumentation

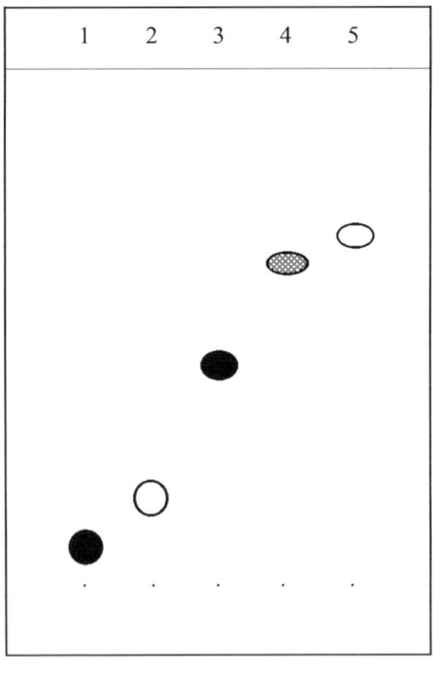

1: Acetylsalicylsäure
2: Ibuprofen
3: Paracetamol
4: Phenazon
5: Coffein

Andornkraut

Schicht

DC-Alufolie Kieselgel 60 F_{254} Merck Artikel Nr. 1.05549

DC-Bedingungen

- Mikro-DC, Kammersättigung
- Laufstrecke 2mal 6 cm, Zwischentrocknung durch Fönen
- Laufzeit 2mal etwa 7 Minuten

Fließmittel

In ein trockenes Reagenzglas werden folgende Lösungsmittelmengen einpipettiert und sorgfältig gemischt:

- 9,5 ml Toluol
- 0,5 ml Methanol

Untersuchungslösung

1,0 g gepulverte Droge (Sieb 500) wird in einem Reagenzglas mit 4 ml Methanol und 1 ml Salzsäure 7 % R versetzt und unter ständigem Umrühren in einem Wasserbad 3 Minuten lang zum Sieden erhitzt. Anschließend wird in ein Zentrifugenglas filtriert.

Vergleichslösungen

V_1: 10 mg Cholesterol werden in 5,0 ml Methanol unter Erwärmen gelöst.

V_2: Aus authentischem Andornkraut (Marrubium vulgare) hergestellte Vergleichslösung nach Vorschrift »Untersuchungslösung«.

Auftrageart und -menge

Auf die DC-Folie werden je 1 µl der Untersuchungslösung und der Vergleichslösungen punktförmig aufgetragen.

Nachweis

Die DC-Folie wird unter dem Abzug durch Fönen getrocknet und reichlich mit Vanillin-Schwefelsäure-Reagenz besprüht. Anschließend wird die DC-Folie mit einem Heißluftfön solange erhitzt, bis sich alle Zonen farblich gut entwickelt haben.

Auswertung

Das Chromatogramm der Vergleichslösung 1 zeigt nach Besprühen mit Vanillin-Schwefelsäure und intensivem Fönen mit heißer Luft im mittleren Rf-Bereich die rotviolette Zone des Cholesterols.

Das Chromatogramm der Vergleichslösung 2 (Andornkraut) zeigt zahlreiche rotviolette Zonen, die sich bei stärkerem Erhitzen z. T. nach blauviolett verfärben. Auf der Höhe des Cholesterol-Vergleichs ist die intensive Zone des Marrubiins sichtbar. Im unteren Rf-Bereich treten mehrere schwächere, eng zusammenliegende Zonen auf, und im oberen Drittel des Chromatogramms sind sehr schwache Zonen erkennbar.

Das Chromatogramm der Untersuchungslösung muss dem Chromatogramm der Vergleichslösung 2 in seinen charakteristischen Zonen entsprechen.

Dokumentation

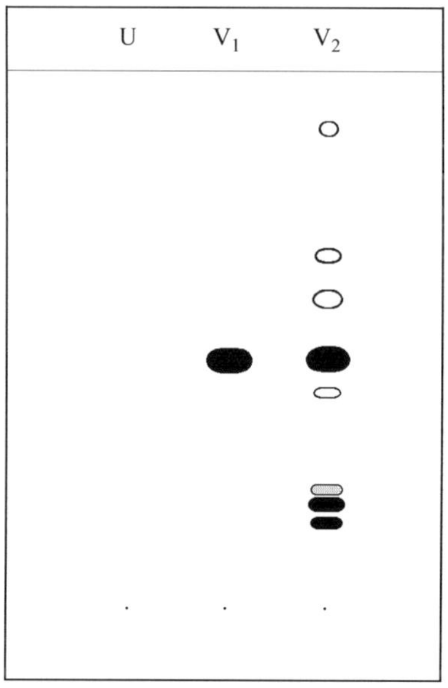

U: Untersuchungslösung
V_1: Cholesterol
V_2: Andornkraut

Angelica-dahurica-Wurzel

Schicht

DC-Alufolie Kieselgel 60 F_{254} Merck Artikel Nr. 1.05549

DC-Bedingungen

- Mikro-DC, Kammersättigung
- Laufstrecke 6 cm
- Laufzeit etwa 7 Minuten

Fließmittel

In ein trockenes Reagenzglas werden folgende Lösungsmittelmengen einpipettiert und sorgfältig gemischt:

- 8,0 ml Toluol
- 2,0 ml Ethylacetat

Untersuchungslösung

1,0 g gepulverte Droge (Sieb 500) wird in einem Reagenzglas 1 Minute lang mit 5 ml Methanol im Wasserbad unter ständigem Rühren erhitzt. Anschließend wird in ein Zentrifugenglas filtriert.

Vergleichslösungen

V_1: 2 mg Cumarin werden in 4 ml Methanol gelöst.

V_2: Aus authentischer Angelica-dahurica-Wurzel (Bai zhi, Angelica dahurica) hergestellte Vergleichslösung nach Vorschrift »Untersuchungslösung«.

Auftrageart und -menge

Auf die DC-Folie werden je 1 µl der Untersuchungslösung und der Vergleichslösungen punktförmig aufgetragen.

Nachweis

1. Die DC-Folie wird unter dem Abzug durch Fönen gründlich getrocknet und anschließend im UV-Licht bei 254 nm ausgewertet.
2. Anschließend wird die DC-Folie mit einer 10%igen Lösung (m/V) von Kaliumhydroxid in Ethanol 96% reichlich besprüht und nach erneutem Trocknen im UV-Licht bei einer Wellenlänge von 365 nm ausgewertet.

Auswertung

Das Chromatogramm der Vergleichslösung 1 zeigt im UV-Licht bei 254 nm im mittleren Rf-Bereich die fluoreszenzmindernde Zone des Cumarins, die nach Besprühen mit Kalilauge im UV-Licht bei 365 nm blaugrün fluoresziert.

Das Chromatogramm der Untersuchungslösung muss wie das Chromatogramm der Vergleichslösung 2 (Angelica-dahurica-Wurzel) folgende charakteristische Zonen zeigen: im UV-Licht bei 254 nm auf Höhe des Cumarin-Vergleichs und etwas oberhalb je eine fluoreszenzmindernde Zone. Beide Zonen zeigen nach Besprühen mit Kalilauge im UV-Licht bei 365 nm eine braune Fluoreszenz.
Im unteren Drittel ist eine schwach violett fluoreszierende Zone sichtbar.

Dokumentation

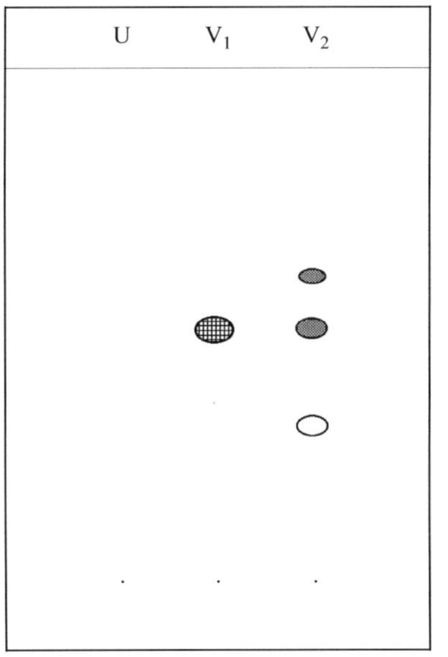

U: Untersuchungslösung

V_1: Cumarin

V_2: Angelica-dahurica-Wurzel

Angelica-pubescens-Wurzel

Schicht

DC-Alufolie Kieselgel 60 F_{254} Merck Artikel Nr. 1.05549

DC-Bedingungen

- Mikro-DC, Kammersättigung
- Laufstrecke 6 cm
- Laufzeit etwa 7 Minuten

Fließmittel

In ein trockenes Reagenzglas werden folgende Lösungsmittelmengen einpipettiert und sorgfältig gemischt:

- 8,0 ml Toluol
- 2,0 ml Ethylacetat

Untersuchungslösung

1,0 g gepulverte Droge (Sieb 500) wird in einem Reagenzglas 1 Minute lang mit 5 ml Methanol im Wasserbad unter ständigem Rühren erhitzt. Anschließend wird in ein Zentrifugenglas filtriert.

Vergleichslösungen

V_1: 2 mg Cumarin werden in 4 ml Methanol gelöst.

V_2: Aus authentischer Angelica-pubescens-Wurzel (Du huo, Angelica pubescens) hergestellte Vergleichslösung nach Vorschrift »Untersuchungslösung«.

Auftrageart und -menge

Auf die DC-Folie werden je 1 µl der Untersuchungslösung und der Vergleichslösungen punktförmig aufgetragen.

Nachweis

1. Die DC-Folie wird unter dem Abzug durch Fönen gründlich getrocknet und anschließend im UV-Licht bei 254 nm ausgewertet.
2. Anschließend wird die DC-Folie mit einer 10%igen Lösung (m/V) von Kaliumhydroxid in Ethanol 96% reichlich besprüht und nach erneutem Trocknen im UV-Licht bei einer Wellenlänge von 365 nm ausgewertet.

Auswertung

Das Chromatogramm der Vergleichslösung 1 zeigt im UV-Licht bei 254 nm im mittleren Rf-Bereich die fluoreszenzmindernde Zone des Cumarins, die nach Besprühen mit Kalilauge im UV-Licht bei 365 nm blaugrün fluoresziert.

Das Chromatogramm der Untersuchungslösung muss wie das Chromatogramm der Vergleichslösung 2 (Angelica-pubescens-Wurzel) folgende charakteristische Zonen zeigen: im UV-Licht bei 254 nm etwas oberhalb des Cumarin-Vergleichs eine Doppelzone, deren oberer Teil hellblau fluoresziert und deren unterer Teil eine Fluoreszenzminderung zeigt. Nach Besprühen mit Kalilauge zeigt diese Doppelzone im UV-Licht bei 365 nm oben eine blauviolette und unten eine blaugrüne Fluoreszenz.
Weitere fluoreszenzmindernde und fluoreszierende Zonen sind in der unteren Hälfte vorhanden.

Dokumentation

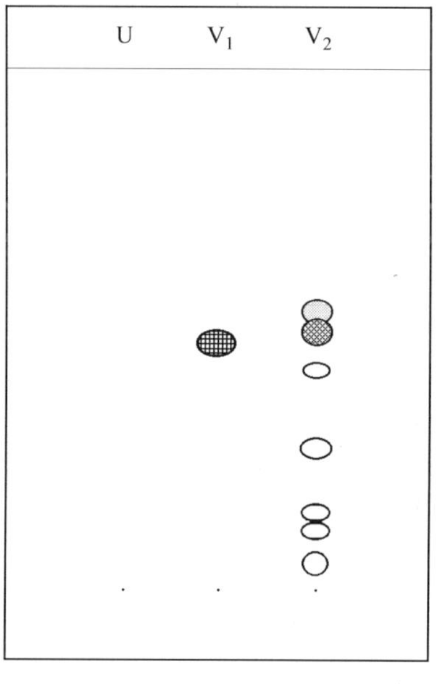

U: Untersuchungslösung
V_1: Cumarin
V_2: Angelica-pubescens-Wurzel

Angelica-sinensis-Wurzel

Schicht

DC-Alufolie Kieselgel 60 F_{254} Merck Artikel Nr. 1.05549

DC-Bedingungen

- Mikro-DC, Kammersättigung
- Laufstrecke 6 cm
- Laufzeit etwa 7 Minuten

Fließmittel

In ein trockenes Reagenzglas werden folgende Lösungsmittelmengen einpipettiert und sorgfältig gemischt:

- 8,0 ml Toluol
- 2,0 ml Ethylacetat

Untersuchungslösung

1,0 g gepulverte Droge (Sieb 500) wird in einem Reagenzglas 1 Minute lang mit 5 ml Methanol im Wasserbad unter ständigem Rühren erhitzt. Anschließend wird in ein Zentrifugenglas filtriert.

Vergleichslösungen

V_1: 2 mg Cumarin werden in 4 ml Methanol gelöst.

V_2: Aus authentischer Angelica-sinensis-Wurzel (Dang gui, Angelica sinensis) hergestellte Vergleichslösung nach Vorschrift »Untersuchungslösung«.

Auftrageart und -menge

Auf die DC-Folie werden je 1 µl der Untersuchungslösung und der Vergleichslösungen punktförmig aufgetragen.

Nachweis

Die DC-Folie wird unter dem Abzug durch Fönen gründlich getrocknet und anschließend im UV-Licht bei 254 nm und 365 nm ausgewertet.

Auswertung

Das Chromatogramm der Vergleichslösung 1 zeigt im UV-Licht bei 254 nm im mittleren Rf-Bereich die fluoreszenzmindernde Zone des Cumarins.

Das Chromatogramm der Vergleichslösung 2 (Angelica-sinensis-Wurzel) zeigt folgende charakteristische Zonen:
im UV-Licht bei 254 nm oberhalb des Cumarin-Vergleichs eine deutlich blau fluoreszierende Zone und im unteren Drittel eine schwach fluoreszenzmindernde Zone.
Beide Zonen fluoreszieren im UV-Licht bei 365 nm, wobei die obere Zone ((Z)-Ligustilid) eine intensive hellblaue Fluoreszenz zeigt.

Das Chromatogramm der Untersuchungslösung muss dem Chromatogramm der Vergleichslösung 2 in seinen charakteristischen Zonen entsprechen.

Dokumentation

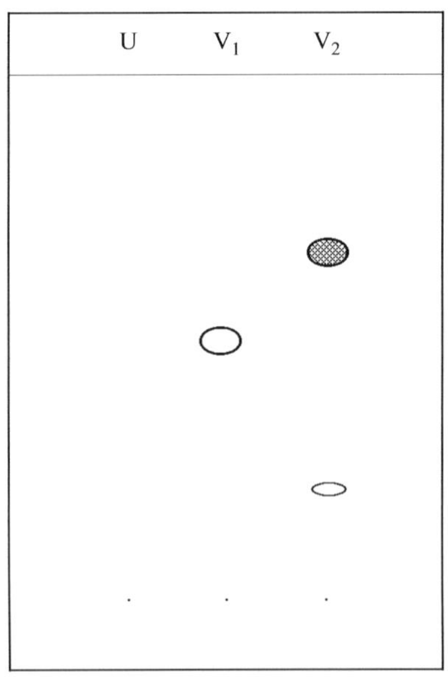

U: Untersuchungslösung
V_1: Cumarin
V_2: Angelica-sinensis-Wurzel

Angelikawurzel, Angelikawurzeltinktur

Schicht

DC-Alufolie Kieselgel 60 F_{254} Merck Artikel Nr. 1.05549

DC-Bedingungen

- Mikro-DC, Kammersättigung
- Laufstrecke 6 cm
- Laufzeit etwa 7 Minuten

Fließmittel

In ein trockenes Reagenzglas werden folgende Lösungsmittelmengen einpipettiert und sorgfältig gemischt:

- 8,0 ml Toluol
- 2,0 ml Ethylacetat

Untersuchungslösung

1,0 g gepulverte Droge (Sieb 500) wird in einem Reagenzglas 1 Minute lang mit 5 ml Methanol im Wasserbad unter ständigem Rühren erhitzt. Anschließend wird in ein Zentrifugenglas filtriert.

Angelikawurzeltinktur wird direkt zur Chromatographie verwendet.

Vergleichslösungen

V_1: 2 mg Cumarin werden in 4 ml Methanol gelöst.

V_2: Aus authentischer Angelikawurzel (Angelica archangelica) bzw. -tinktur hergestellte Vergleichslösung nach Vorschrift »Untersuchungslösung«.

Auftrageart und -menge

Auf die DC-Folie werden je 1 µl der Untersuchungslösung und der Vergleichslösungen punktförmig aufgetragen. Von Angelikatinktur werden 2mal 1 µl aufgetragen.

Nachweis

1. Die DC-Folie wird unter dem Abzug durch Fönen gründlich getrocknet und anschließend im UV-Licht bei 254 nm ausgewertet.
2. Anschließend wird die DC-Folie mit einer 10%igen Lösung (m/V) von Kaliumhydroxid in Ethanol 96% reichlich besprüht und nach erneutem Trocknen im UV-Licht bei einer Wellenlänge von 365 nm ausgewertet.

Auswertung

Das Chromatogramm der Vergleichslösung 1 zeigt im UV-Licht bei 254 nm im mittleren Rf-Bereich die fluoreszenzmindernde Zone des Cumarins, die nach Besprühen mit Kalilauge im UV-Licht bei 365 nm blaugrün fluoresziert.

Das Chromatogramm der Untersuchungslösung muss wie das Chromatogramm der Vergleichslösung 2 (Angelikawurzel bzw. -tinktur) folgende charakteristische Zonen zeigen: im UV-Licht bei 254 nm knapp oberhalb des Cumarin-Vergleichs die fluoreszenzmindernde Zone des Osthenols, die nach Besprühen mit Kalilauge im UV-Licht bei 365 nm graublau fluoresziert. Weitere Zonen, die hellblau, blauviolett und braun fluoreszieren, sind in der unteren Hälfte vorhanden.

Dokumentation

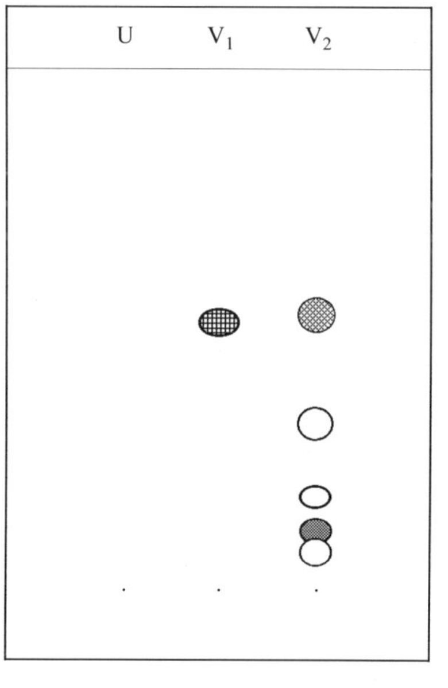

U: Untersuchungslösung
V_1: Cumarin
V_2: Angelikawurzel bzw. Angelikawurzeltinktur

Anis

Schicht

DC-Alufolie Kieselgel 60 F_{254} Merck Artikel Nr. 1.05549

DC-Bedingungen

- Mikro-DC, Kammersättigung
- Laufstrecke 6 cm
- Laufzeit etwa 8 Minuten

Fließmittel

In ein trockenes Reagenzglas werden folgende Lösungsmittelmengen einpipettiert und sorgfältig gemischt:

- 9,5 ml Toluol
- 0,5 ml Ethylacetat

Untersuchungslösung

0,5 g gepulverte Droge (Sieb 500) werden 2 bis 3 Minuten lang in einem Reagenzglas mit 5 ml Dichlormethan vorsichtig geschüttelt und anschließend in ein Zentrifugenglas filtriert. Das Dichlormethan wird auf dem Wasserbad unter dem Abzug vorsichtig abgedampft und der erkaltete Rückstand in 0,5 ml Toluol aufgenommen.

Vergleichslösungen

V_1: 100 µl Anethol, 10 µl Anisaldehyd und 0,6 ml Olivenöl werden zusammen in 10 ml Toluol gelöst.

V_2: Aus authentischem Anis (Pimpinella anisum) hergestellte Vergleichslösung nach Vorschrift »Untersuchungslösung«.

Auftrageart und -menge

Auf die DC-Folie werden je 1 µl der Untersuchungslösung und der Vergleichslösungen punktförmig aufgetragen.

Nachweis

Die DC-Folie wird unter dem Abzug durch Fönen mit heißer Luft getrocknet und im UV-Licht bei 254 nm ausgewertet.
Anschließend wird die DC-Folie mit Schwefelsäure 96% (m/m) besprüht und auf einer Heizplatte bei etwa 140 °C unter Beobachtung erhitzt.

Auswertung

Das Chromatogramm der Vergleichslösung 1 zeigt im UV-Licht bei 254 nm mit steigenden Rf-Werten die fluoreszenzmindernden Flecke des Anisaldehyds und des Anethols. Erst nach chemischer Detektion erscheint direkt unter dem Anethol-Fleck der Fleck des Triglycerids.

Im Chromatogramm der Untersuchungslösung muss wie im Chromatogramm der Vergleichslösung 2 (Anis) der intensiv fluoreszenzmindernde Fleck des Anethols sichtbar sein, während der Fleck des Anisaldehyds nur sehr schwach erkennbar ist. Etwa in der Mitte zwischen Anisaldehyd- und Anethol-Fleck muss eine weiterere fluoreszenzmindernde Zone auftreten.

Nach Besprühen mit konzentrierter Schwefelsäure und Erhitzen färbt sich der Anethol-Fleck zunächst braunviolett, dann in grauviolett übergehend. Direkt darunter ist jetzt der braun gefärbte Triglycerid-Fleck sichtbar. Zwischen dem Triglycerid- und dem Anisaldehyd-Fleck darf auch nach längerem Erhitzen kein zitronengelber Fleck auftreten (Hinweis auf Fenchel). Weitere kleine Fecke sind vorhanden.

Dokumentation

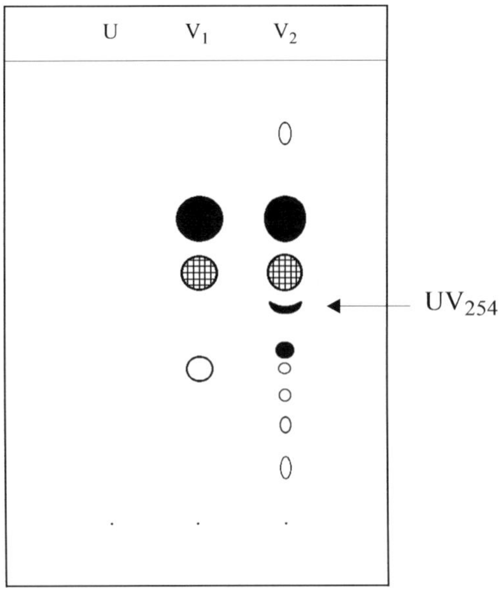

U: Untersuchungslösung
V_1: Anisaldehyd, Olivenöl, Anethol
V_2: Anis

Anisöl, Sternanisöl

Schicht

DC-Alufolie Kieselgel 60 F_{254} Merck Artikel Nr. 1.05549

DC-Bedingungen

- Mikro-DC, Kammersättigung
- Laufstrecke 6 cm
- Laufzeit etwa 8 Minuten

Fließmittel

In ein trockenes Reagenzglas werden folgende Lösungsmittelmengen einpipettiert und sorgfältig gemischt:

- 9,5 ml Toluol
- 0,5 ml Ethylacetat

Untersuchungslösung

0,15 ml (7 Tropfen) des zu untersuchenden Öls werden in 2,5 ml Toluol gelöst.

Vergleichslösungen

V_1: 100 µl Anethol und 10 µl Anisaldehyd werden in 10 ml Toluol gelöst.

V_2: Aus authentischem Anisöl und
V_3: Aus authentischem Sternanisöl hergestellte Vergleichslösungen nach Vorschrift »Untersuchungslösung«.

Auftrageart und -menge

Auf die DC-Folie werden je 1 µl der Untersuchungslösung und der Vergleichslösungen punktförmig aufgetragen.

Nachweis

Die DC-Folie wird unter dem Abzug durch Fönen mit heißer Luft getrocknet und im UV-Licht bei 254 nm ausgewertet.
Anschließend wird die DC-Folie mit Schwefelsäure 96% (m/m) besprüht und auf einer Heizplatte bei etwa 140 °C unter Beobachtung erhitzt.

Auswertung

Das Chromatogramm der Vergleichslösung 1 zeigt im UV-Licht bei 254 nm mit steigenden Rf-Werten die fluoreszenzmindernden Flecke des Anisaldehyds und des Anethols.

Im Chromatogramm der Vergleichslösung 2 (Anisöl) sind die Flecke von Anisaldehyd und Anethol vorhanden, sowie ein weiterer fluoreszenzmindernder Fleck, der etwa in der Mitte zwischen Anisaldehyd und Anethol auftritt (Pseudoisoeugenyl-2-methylbutyrat).

Im Chromatogramm der Vergleichslösung 3 (Sternanisöl) sind die Flecke von Anisaldehyd und Anethol vorhanden. Ein weiterer fluoreszenzmindernder Fleck tritt in der Regel direkt oberhalb des Anethols auf (Foeniculin).

Nach chemischer Detektion sind die Flecke unterschiedlich grau-braun-violett gefärbt.
Das Chromatogramm der Untersuchungslösung muss dem Chromatogramm von V_2 oder V_3 in seinen charakteristischen Flecken entsprechen. Im mittleren Rf-Bereich, etwas oberhalb des Anisaldehyd-Flecks, darf auch nach längerem Erhitzen kein zitronengelber Fleck (Fenchon) auftreten! Dies ist ein Hinweis auf Fenchelöl.

Dokumentation

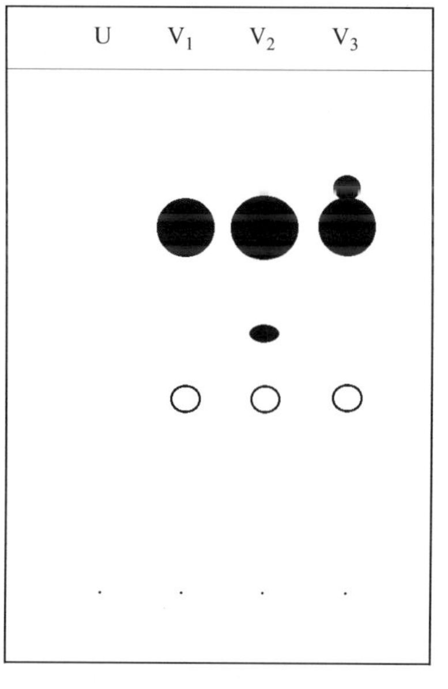

U: Untersuchungslösung
V_1: Anisaldehyd, Anethol
V_2: Anisöl
V_3: Sternanisöl

Anthocyanfarbstoffe in Drogen

Untersuchungssubstanzen

Hibiscusblüten, Kornblumenblüten, Malvenblüten, Pfingstrosenblüten, Stockrosenblüten

Schicht

DC-Alufolie Kieselgel 60 F_{254} Merck Artikel Nr. 1.05549

DC-Bedingungen

- Mikro-DC, Kammersättigung
- Laufstrecke 6 cm
- Laufzeit etwa 50 Minuten

Fließmittel

In ein trockenes Reagenzglas werden folgende Lösungsmittelmengen einpipettiert und sorgfältig gemischt:

- 5,5 ml 1-Butanol
- 3,0 ml Wasser
- 1,5 ml Essigsäure 100%

Untersuchungslösungen

1 g gepulverte Droge (Sieb 500) wird in einem Reagenzglas mit einer Mischung aus 9,5 ml Methanol und 0,5 ml Salzsäure 25% etwa 5 Minuten lang geschüttelt. Anschließend wird in ein Zentrifugenglas filtriert.

Vergleichslösung

5 mg Methylenblau werden in 10 ml Methanol gelöst.

Auftrageart und -menge

Auf die DC-Folie werden je 1 µl der Untersuchungslösungen und der Vergleichslösung punktförmig aufgetragen.

Nachweis

Die DC-Folie wird unter dem Abzug durch Fönen getrocknet und im Tageslicht ausgewertet.

Auswertung

Das Chromatogramm der Vergleichslösung zeigt im mittleren Rf-Bereich zwei blaue Zonen von Methylenblau.

Die Chromatogramme der Untersuchungslösungen zeigen etwa auf Höhe des Methylenblau-Vergleichs ihre Anthocyan-Hauptzonen. Während das Chromatogramm von Kornblumenblüten 1 Anthocyan-Zone aufweist und das Chromatogramm von Stockrosenblüten 4 Anthocyan-Zonen zeigt, besitzen die übrigen Chromatogramme jeweils 2 deutliche Anthocyan-Zonen. Eine Unterscheidung ist dennoch leicht möglich, da sich die Anthocyan-Zonen in ihren Färbungen unterscheiden. Sie sind unterschiedlich rosa-, rot-, blau- oder grauviolett gefärbt.

Dokumentation

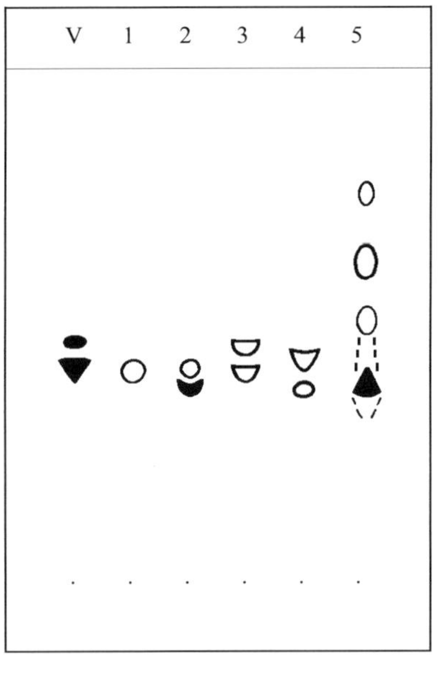

V: Methylenblau
1: Kornblumenblüten
2: Hibiscusblüten
3: Pfingstrosenblüten
4: Malvenblüten
5: Stockrosenblüten

Antiphlogistika I

Pyrazolidinderivate

Azapropazon, Bumadizon, Metamizol-Natrium, Oxyphenbutazon, Phenylbutazon, Propyphenazon

Schicht

DC-Alufolie Kieselgel 60 F_{254} Merck Artikel Nr. 1.05549

DC-Bedingungen

- Mikro-DC, Kammersättigung
- Laufstrecke 2mal 6 cm, Zwischentrocknung durch Fönen
- Laufzeit 2mal etwa 7 Minuten

Fließmittel

In ein trockenes Reagenzglas werden folgende Lösungsmittelmengen einpipettiert und sorgfältig gemischt:

- 8,5 ml Dichlormethan
- 1,4 ml Methanol
- 0,1 ml Ammoniak-Lösung 25% (m/m)

Untersuchungslösungen

10 mg Untersuchungssubstanz werden in 5 ml Methanol gelöst.

Fertigarzneimittel werden pulverisiert und in der entsprechenden Menge Methanol suspendiert.

Auftrageart und -menge

Auf die DC-Folie werden je 1 µl der Untersuchungslösungen punktförmig aufgetragen.

Nachweis

1. Die DC-Folie wird unter dem Abzug durch Fönen getrocknet und anschließend im UV-Licht bei 254 nm ausgewertet.
2. Die DC-Folie wird mit Ehrlichs Reagenz besprüht, durch Fönen getrocknet und anschließend auf einer Heizplatte unter dem Abzug bei etwa 100 °C erhitzt.

Auswertung

Im UV-Licht bei 254 nm Wellenlänge zeigen alle Substanzen eine Fluoreszenzminderung.

Nach Besprühen mit Ehrlichs Reagenz und anschließendem Erhitzen färben sich der Metamizol-Fleck (1) zitronengelb und der Bumadizon-Fleck (2) rotbraun. Die Flecke von Oxyphenbutazon (4) und Phenylbutazon (5) färben sich schwach gelb, der Propyphenazon-Fleck (6) schwach violett. Der Azapropazon-Fleck (3) färbt sich nicht.

Dokumentation

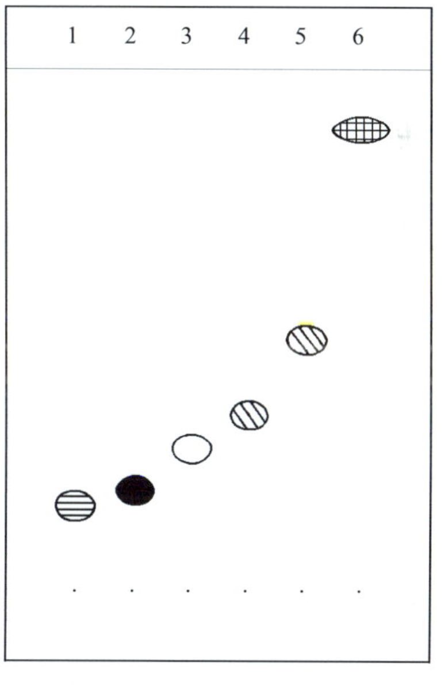

1: Metamizol-Natrium
2: Bumadizon
3: Azapropazon
4: Oxyphenbutazon
5: Phenylbutazon
6: Propyphenazon

Antiphlogistika II

Aryl- und Heteroarylcarbonsäuren

Diclofenac, Ibuprofen, Indometacin, Ketoprofen, Naproxen, Tiaprofensäure

Schicht

DC-Alufolie Kieselgel 60 F_{254} Merck Artikel Nr. 1.05549

DC-Bedingungen

- Mikro-DC, Kammersättigung
- Laufstrecke 2mal 6 cm, Zwischentrocknung durch Fönen
- Laufzeit 2mal etwa 8 Minuten

Fließmittel

In ein trockenes Reagenzglas werden folgende Lösungsmittelmengen einpipettiert und sorgfältig gemischt:

- 8,0 ml Petroleumbenzin (40–80 °C)
- 1,5 ml Essigsäure 100%
- 0,5 ml Butylacetat

Untersuchungslösungen

10 mg Untersuchungssubstanz werden in 5 ml Methanol gelöst.

Fertigarzneimittel werden pulverisiert und in der entsprechenden Menge Methanol suspendiert.

Auftrageart und -menge

Auf die DC-Folie werden je 1 µl der Untersuchungslösungen punktförmig aufgetragen.

Nachweis

1. Die DC-Folie wird unter dem Abzug durch Fönen getrocknet und anschließend im UV-Licht bei 254 nm ausgewertet.
2. Die DC-Folie wird mit einer 5%igen Eisen(III)-chlorid-Lösung (m/V) in Methanol 50% besprüht, durch Fönen getrocknet und anschließend auf einer Heizplatte bei etwa 100 °C unter Beobachtung erhitzt.

Auswertung

Im UV-Licht bei 254 nm Wellenlänge zeigen alle Substanzen eine Fluoreszenzminderung, die bei Ibuprofen (6) allerdings nur schwach ausgebildet ist.

Nach Besprühen mit Eisen(III)-chlorid-Lösung und Erhitzen färben sich die Flecke von Indometacin (2) und Naproxen (4) grauviolett. Der Fleck von Diclofenac (5) färbt sich braunviolett. Ibuprofen (6) bildet einen hellen Fleck auf gelbbraunem Untergrund.

Dokumentation

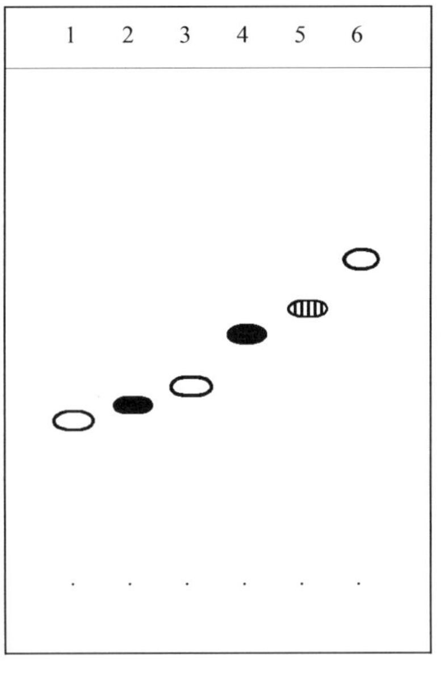

1: Tiaprofensäure
2: Indometacin
3: Ketoprofen
4: Naproxen
5: Diclofenac
6: Ibuprofen

Antiphlogistika III

Oxicame

Piroxicam, Tenoxicam

Schicht

DC-Alufolie Kieselgel 60 F_{254} Merck Artikel Nr. 1.05549

DC-Bedingungen

- Mikro-DC, Kammersättigung
- Laufstrecke 6 cm
- Laufzeit etwa 6 Minuten

Fließmittel

In ein trockenes Reagenzglas werden folgende Lösungsmittelmengen einpipettiert und sorgfältig gemischt:

- 9,0 ml Dichlormethan
- 1,0 ml Aceton
- 0,2 ml Ameisensäure

Untersuchungslösungen

10 mg Untersuchungssubstanz werden in 5 ml Methanol gelöst.

Fertigarzneimittel werden pulverisiert und in der entsprechenden Menge Methanol suspendiert.

Die Untersuchungslösungen werden sofort zur Chromatographie verwendet.

Auftrageart und -menge

Auf die DC-Folie werden je 1 µl der Untersuchungslösungen punktförmig aufgetragen.

Nachweis

1. Die DC-Folie wird unter dem Abzug durch Fönen getrocknet und anschließend im UV-Licht bei 254 nm und 365 nm ausgewertet.
2. Die DC-Folie wird mit wässriger 0,5%iger Echtblausalz B-Lösung besprüht, durch Fönen mit heißer Luft getrocknet und mit einer 10%igen Lösung von Kaliumhydroxid in Ethanol 96% nachbesprüht.

Auswertung

Im UV-Licht bei 254 nm Wellenlänge zeigen beide Substanzen eine Fluoreszenzminderung.

Im UV-Licht bei 365 nm Wellenlänge zeigt Tenoxicam (1) eine gelbe und Piroxicam (2) eine graublaue Fluoreszenz.

Durch Besprühen mit Echtblausalz B- und Kaliumhydroxid-Lösung färben sich beide Flecke rotbraun.

Dokumentation

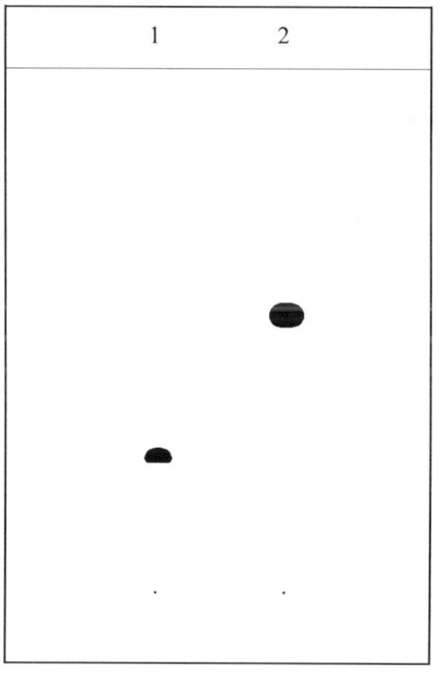

1: Tenoxicam

2: Piroxicam

Appetitzügler

Substanzen

Amfepramonhydrochlorid, Ephedrinhydrochlorid, Fenfluraminhydrochlorid, Fenproporexhydrochlorid, Mefenorexhydrochlorid, DL-Norephedrinhydrochlorid (Phenylpropanolaminhydrochlorid), D-Norpseudoephedrinhydrochlorid, L-Propylhexedrinhydrochlorid

Schicht

DC-Alufolie Kieselgel 60 F_{254} Merck Artikel Nr. 1.05549

DC-Bedingungen

- Mikro-DC, Kammersättigung
- Laufstrecke 6 cm
- Laufzeit etwa 11 Minuten

Fließmittel

In ein trockenes Reagenzglas werden folgende Lösungsmittelmengen einpipettiert und sorgfältig gemischt:

- 10,0 ml Methanol
- 0,2 ml Ammoniak-Lösung 25% (m/m)

Untersuchungslösungen

10 mg Untersuchungssubstanz werden in 5 ml Methanol gelöst.

Fertigarzneimittel werden pulverisiert und in der entsprechenden Menge Methanol suspendiert.

Auftrageart und -menge

Auf die DC-Folie werden je 2mal 1 µl der Untersuchungslösungen punktförmig aufgetragen.

Nachweis

1. Die DC-Folie wird unter dem Abzug durch Fönen getrocknet, 3 Minuten auf einer Heizplatte bei etwa 100 °C erhitzt und anschließend im UV-Licht bei 254 nm ausgewertet.
2. Die DC-Folie wird mit wässriger 0,5%iger Echtblausalz B-Lösung besprüht und durch intensives Fönen mit heißer Luft solange erhitzt, bis sich alle Flecken gefärbt haben.

Auswertung

Bis auf Levopropylhexedrin (1) zeigen alle Substanzen im UV-Licht bei 254 nm Wellenlänge eine Fluoreszenzminderung. Diese ist bei Amfepramon (8) deutlich, bei den übrigen Substanzen schwächer zu sehen.

Nach Besprühen mit Echtblausalz-B-Lösung und anschließendem Erhitzen färben sich die Flecken der Appetitzügler gelb, orangegelb oder gelbbraun. Durch Nachbesprühen mit einer 10%igen Lösung von Kaliumhydroxid in Ethanol 96% lassen sich die Färbungen weiter differenzieren.

Dokumentation

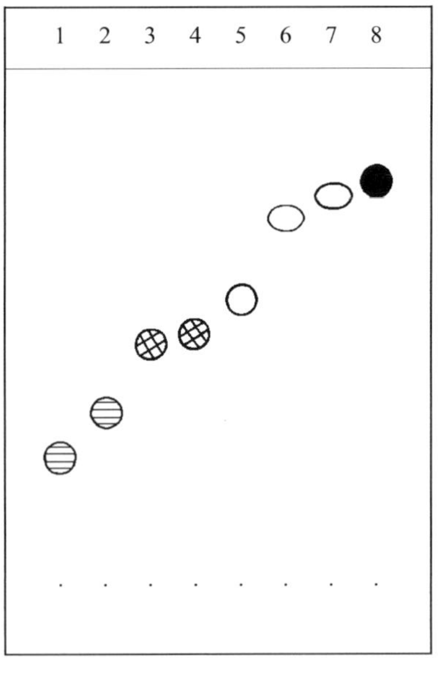

1: L-Propylhexedrin
2: Ephedrin
3: D-Norpseudoephedrin
4: DL-Norephedrin
5: Fenfluramin
6: Mefenorex
7: Fenproporex
8: Amfepramon

Arnikablüten, Arnikatinktur

Schicht

DC-Alufolie Kieselgel 60 F_{254} Merck Artikel Nr. 1.05549

DC-Bedingungen

- Mikro-DC, Kammersättigung
- Laufstrecke 6 cm
- Laufzeit etwa 12 Minuten

Fließmittel

In ein trockenes Reagenzglas werden folgende Lösungsmittelmengen einpipettiert und sorgfältig gemischt:

- 7,8 ml Ethylacetat
- 0,6 ml Ameisensäure
- 0,6 ml Essigsäure 100%
- 1,0 ml Wasser

Untersuchungslösung

0,5 g gepulverte Droge (Sieb 500) werden mit 5 ml Methanol in einem Reagenzglas 5 Minuten lang unter ständigem Umrühren im Wasserbad erhitzt. Anschließend wird in ein Zentrifugenglas filtriert.

Arnikatinktur wird direkt verwendet.

Vergleichslösungen

V_1: 2 mg Rutosid, 1 mg Chlorogensäure, 2 mg Hyperosid und 1 mg Kaffeesäure werden zusammen in 10 ml Methanol gelöst.

V_2: Aus authentischen Arnikablüten bzw. -tinktur (Arnica montana) hergestellte Vergleichslösung nach Vorschrift »Untersuchungslösung«.

Auftrageart und -menge

Auf die DC-Folie werden je 2mal 1 µl der Untersuchungslösung und der Vergleichslösungen punktförmig aufgetragen.

Nachweis

Die DC-Folie wird unter dem Abzug mit einem Heißluftfön getrocknet und die noch warme Folie mit einer 1%igen Lösung (m/V) von Diphenylboryloxyethylamin in Ethanol reichlich besprüht. Nach erneutem Trocknen wird mit einer 5%igen Lösung (V/V) von Macrogol 400 in Ethanol besprüht und die DC-Folie zur Farbintensivierung mit heißer Luft geföntt. Die Auswertung erfolgt im UV-Licht bei 365 nm.

Auswertung

Das Chromatogramm der Vergleichslösung 1 zeigt im UV-Licht bei 365 nm mit steigenden Rf-Werten die Zonen von Rutosid, Chlorogensäure, Hyperosid und Kaffeesäure. Rutosid und Hyperosid fluoreszieren orange; Chlorogensäure und Kaffeesäure fluoreszieren hellblau.

Das Chromatogramm der Untersuchungslösung muss wie das Chromatogramm von V_2 (Arnikablüten bzw. -tinktur) folgende charakteristische Zonen zeigen: eine orange fluoreszierende Zone auf der Höhe des Hyperosid-Vergleichs, eine große, intensiv hellblau fluoreszierende Doppelzone unterhalb des Kaffeesäure-Vergleichs sowie eine blau fluoreszierende Zone auf der Höhe des Chlorogensäure-Vergleichs, die von einer gelborange fluoreszierenden Zone überdeckt wird.

Auf Höhe des Rutosid-Vergleichs oder darunter dürfen keine orange oder gelbgrün fluoreszierenden Zonen auftreten (Heterotheca inuloides, Calendula officinalis).

Dokumentation

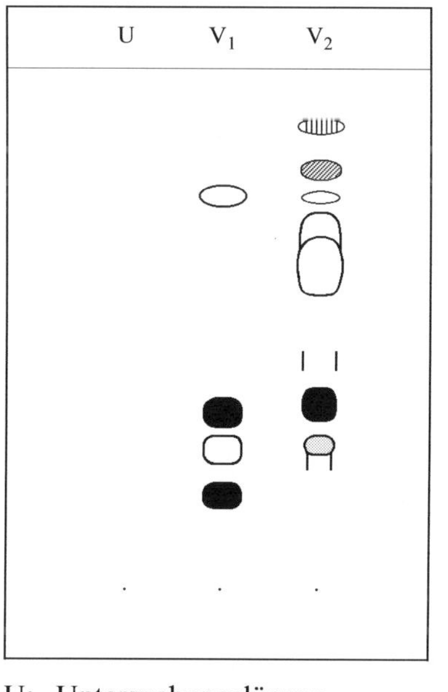

U: Untersuchungslösung

V_1: Rutosid, Chlorogens., Hyperosid, Kaffees.

V_2: Arnikablüten bzw. Arnikatinktur

Fettes Arnikaöl

Schicht

DC-Alufolie Kieselgel 60 F_{254} Merck Artikel Nr. 1.05549

DC-Bedingungen

- Mikro-DC, Kammersättigung
- Laufstrecke 6 cm
- Laufzeit etwa 12 Minuten

Fließmittel

In ein trockenes Reagenzglas werden folgende Lösungsmittelmengen einpipettiert und sorgfältig gemischt:

- 7,8 ml Ethylacetat
- 0,6 ml Ameisensäure
- 0,6 ml Essigsäure 100%
- 1,0 ml Wasser

Untersuchungslösung

10 ml des zu untersuchenden Öls wird in einem Scheidetrichter mit 10 ml Methanol kräftig geschüttelt. Nach Phasentrennung wird die untere Phase (Olivenöl) abgelassen und verworfen. Die obere Phase wird in ein 50-ml-Becherglas filtriert und auf dem Wasserbad unter dem Abzug das Methanol vollständig verdampft (Siedesteine!). Der erkaltete Rückstand wird in 0,5 ml Methanol aufgenommen.

Vergleichslösungen

V_1: 1 mg Kaffeesäure wird in 10 ml Methanol gelöst.

V_2: Aus authentischem fetten Arnikaöl hergestellte Vergleichslösung nach Vorschrift »Untersuchungslösung«.

Auftrageart und -menge

Auf die DC-Folie werden je 2mal 1 µl der Untersuchungslösung und der Vergleichslösungen punktförmig aufgetragen.

Nachweis

Die DC-Folie wird unter dem Abzug mit einem Heißluftfön getrocknet und die noch warme Folie mit einer 1%igen Lösung (m/V) von Diphenylboryloxyethylamin in Ethanol reichlich besprüht. Nach erneutem Trocknen wird mit einer 5%igen Lösung (V/V) von Macrogol 400 in Ethanol besprüht und die DC-Folie zur Farbintensivierung mit heißer Luft geföhnt. Die Auswertung erfolgt im UV-Licht bei 365 nm.

Auswertung

Das Chromatogramm der Vergleichslösung 1 zeigt im oberen Drittel die blau fluoreszierende Zone der Kaffeesäure.

Das Chromatogramm der Untersuchungslösung muss wie das Chromatogramm der Vergleichslösung 2 (fettes Arnikaöl) folgende charakteristische Zonen zeigen: auf Höhe des Kaffeesäure-Vergleichs eine schwach blau fluoreszierende Zone, direkt darunter befindet sich eine intensiv blau fluoreszierende Zone, direkt darüber eine gelb fluoreszierende Zone.

Dokumentation

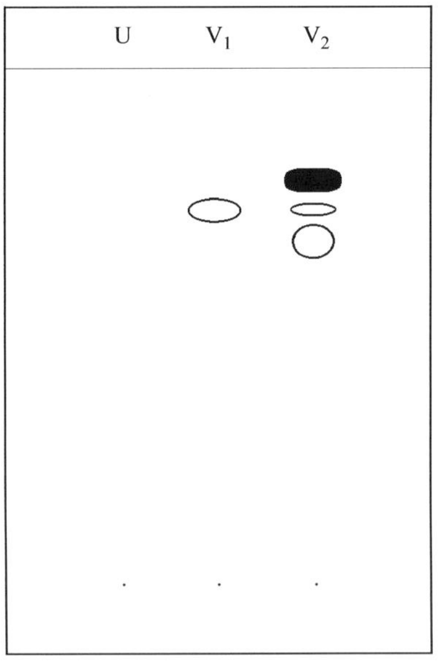

U: Untersuchungslösung
V_1: Kaffeesäure
V_2: Fettes Arnikaöl

Aromatische Tinktur DAB 6

Schicht

DC-Alufolie Kieselgel 60 F_{254} Merck Artikel Nr. 1.05549

DC-Bedingungen

- Mikro-DC, Kammersättigung
- Laufstrecke 2mal 6 cm, Zwischentrocknung durch Fönen
- Laufzeit 2mal etwa 7 Minuten

Fließmittel

- 10 ml Dichlormethan

Untersuchungslösung

Aromatische Tinktur wird direkt verwendet.

Vergleichslösungen

V_1: 25 µl Eugenol werden in 5 ml Toluol gelöst.

V_2: Authentische Aromatische Tinktur.

Auftrageart und -menge

Auf die DC-Folie werden 1 µl der Vergleichslösung 1 und je 2mal 1 µl der Untersuchungslösung und der Vergleichslösung 2 punktförmig aufgetragen.

Nachweis

1. Die DC-Folie wird unter dem Abzug durch Fönen getrocknet, und im UV-Licht bei 254 nm werden die fluoreszenzmindernden Zonen gekennzeichnet.
2. Die DC-Folie wird reichlich mit Anisaldehyd-Reagenz R besprüht und anschließend nach erneutem Trocknen solange auf einer Heizplatte bei etwa 100 °C vorsichtig erhitzt, bis sich alle Zonen farblich gut entwickelt haben.

Auswertung

Das Chromatogramm der Vergleichslösung 1 zeigt im UV-Licht bei 254 nm im mittleren Rf-Bereich die fluoreszenzmindernde Zone des Eugenols, die sich nach Besprühen mit Anisaldehyd-Reagenz und Erhitzen braunviolett oder grauviolett färbt.

Im Chromatogramm der Untersuchungslösung muss wie im Chromatogramm der Vergleichslösung 2 (Aromatische Tinktur) im UV-Licht bei 254 nm die Eugenol-Zone sichtbar sein. Weitere fluoreszenzmindernde Zonen sind vorhanden. Nach chemischer Detektion sind unterhalb der braun- oder grauvioletten Eugenol-Zone weitere unterschiedlich violett gefärbte Zonen sichtbar, von denen eine rotviolette Zone im unteren Drittel besonders auffällt. Im Bereich der Fließmittelfront ist eine weitere rotviolette Zone sichtbar.

Dokumentation

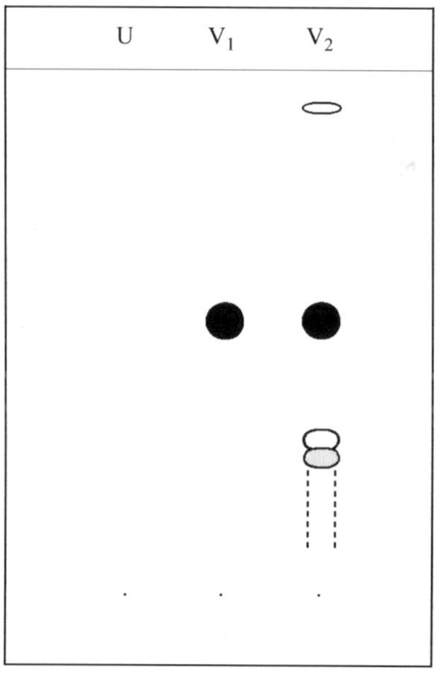

U: Untersuchungslösung
V_1: Eugenol
V_2: Aromatische Tinktur

Artischockenblätter

Schicht

DC-Alufolie Kieselgel 60 F_{254} Merck Artikel Nr. 1.05549

DC-Bedingungen

- Mikro-DC, Kammersättigung
- Laufstrecke 6 cm
- Laufzeit etwa 12 Minuten

Fließmittel

In ein trockenes Reagenzglas werden folgende Lösungsmittelmengen einpipettiert und sorgfältig gemischt:

- 7,8 ml Ethylacetat
- 0,6 ml Ameisensäure
- 0,6 ml Essigsäure
- 1,0 ml Wasser

Untersuchungslösung

0,5 g gepulverte Droge werden mit 5 ml Methanol in einem Reagenzglas 5 Minuten lang unter ständigem Umrühren im Wasserbad erhitzt. Anschließend wird in ein Zentrifugenglas filtriert.

Vergleichslösungen

V_1: 1 mg Chlorogensäure, 2 mg Hyperosid und 1 mg Kaffeesäure werden zusammen in 10 ml Methanol gelöst.

V_2: Aus authentischen Artischockenblättern (Cynara scolymus) hergestellte Vergleichslösung nach Vorschrift »Untersuchungslösung«.

Auftrageart und -menge

Auf die DC-Folie werden je 2mal 1 µl der Untersuchungslösung und der Vergleichslösungen punktförmig aufgetragen.

Nachweis

Die DC-Folie wird unter dem Abzug mit einem Heißluftfön getrocknet und die noch warme Folie mit einer 1%igen Lösung (m/V) von Diphenylboryloxyethylamin in Ethanol reichlich besprüht. Nach erneutem Trocknen wird mit einer 5%igen Lösung (V/V) von Macrogol 400 in Ethanol besprüht und die DC-Folie zur Farbintensivierung intensiv mit heißer Luft gefönt. Die Auswertung erfolgt im UV-Licht bei 365 nm.

Auswertung

Das Chromatogramm der Vergleichslösung 1 zeigt im UV-Licht bei 365 nm mit steigenden Rf-Werten die Zonen von Chlorogensäure, Hyperosid und Kaffeesäure. Hyperosid fluoresziert orange, Chlorogensäure und Kaffeesäure fluoreszieren hellblau.

Das Chromatogramm der Untersuchungslösung muss wie das Chromatogramm der Vergleichslösung 2 (Artischockenblätter) mit steigenden Rf-Werten folgende charakteristische Zonen zeigen: auf der Höhe des Chlorogensäure-Vergleichs eine hellblau fluoreszierende Zone, die eine orange fluoreszierende Zone überlagert, eine orange fluoreszierende Zone etwas oberhalb des Hyperosid-Vergleichs, eine große hellblau bis blaugrün fluoreszierende Zone zwischen Hyperosid- und Kaffeesäure-Vergleich, oberhalb des Kaffeesäure-Vergleichs zwei rot fluoreszierende Chlorophyll-Zonen.

Dokumentation

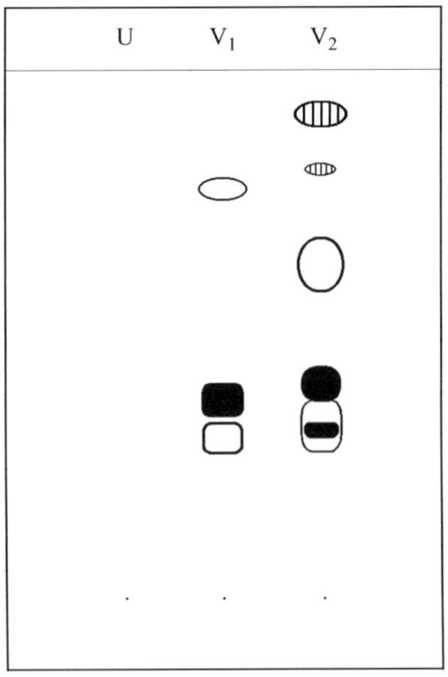

U: Untersuchungslösung
V_1: Chlorogensäure, Hyperosid, Kaffeesäure
V_2: Artischockenblätter

Artischockenkraut

Schicht

DC-Alufolie Kieselgel 60 F_{254} Merck Artikel Nr. 1.05549

DC-Bedingungen

- Mikro-DC, Kammersättigung
- Laufstrecke 6 cm
- Laufzeit etwa 12 Minuten

Fließmittel

In ein trockenes Reagenzglas werden folgende Lösungsmittelmengen einpipettiert und sorgfältig gemischt:

- 7,8 ml Ethylacetat
- 0,6 ml Ameisensäure
- 0,6 ml Essigsäure
- 1,0 ml Wasser

Untersuchungslösung

0,5 g gepulverte Droge werden mit 5 ml Methanol in einem Reagenzglas 5 Minuten lang unter ständigem Umrühren im Wasserbad erhitzt. Anschließend wird in ein Zentrifugenglas filtriert.

Vergleichslösungen

V_1: 1 mg Chlorogensäure, 2 mg Hyperosid und 1 mg Kaffeesäure werden zusammen in 10 ml Methanol gelöst.

V_2: Aus authentischem Artischockenkraut (Cynara scolymus) hergestellte Vergleichslösung nach Vorschrift »Untersuchungslösung«.

Auftrageart und -menge

Auf die DC-Folie werden je 2mal 1 µl der Untersuchungslösung und der Vergleichslösungen punktförmig aufgetragen.

Nachweis

Die DC-Folie wird unter dem Abzug mit einem Heißluftfön getrocknet und die noch warme Folie mit einer 1%igen Lösung (m/V) von Diphenylboryloxyethylamin in Ethanol reichlich besprüht. Nach erneutem Trocknen wird mit einer 5%igen Lösung (V/V) von Macrogol 400 in Ethanol besprüht und die DC-Folie zur Farbintensivierung intensiv mit heißer Luft gefönt. Die Auswertung erfolgt im UV-Licht bei 365 nm.

Auswertung

Das Chromatogramm der Vergleichslösung 1 zeigt im UV-Licht bei 365 nm mit steigenden Rf-Werten die Zonen von Chlorogensäure, Hyperosid und Kaffeesäure. Hyperosid fluoresziert orange, Chlorogensäure und Kaffeesäure fluoreszieren hellblau.

Das Chromatogramm der Untersuchungslösung muss wie das Chromatogramm der Vergleichslösung 2 (Artischockenkraut) mit steigenden Rf-Werten folgende charakteristische Zonen zeigen: eine hellblau und eine orange fluoreszierende Zone auf der Höhe des Chlorogensäure-Vergleichs, eine orange fluoreszierende Zone etwas oberhalb des Hyperosid-Vergleichs, eine große hellblau bis blaugrün fluoreszierende Zone zwischen Hyperosid- und Kaffeesäure-Vergleich, eine gelb fluoreszierende Zone auf der Höhe des Kaffeesäure-Vergleichs sowie eine rot fluoreszierende Chlorophyll-Zone mit größtem Rf-Wert.

Dokumentation

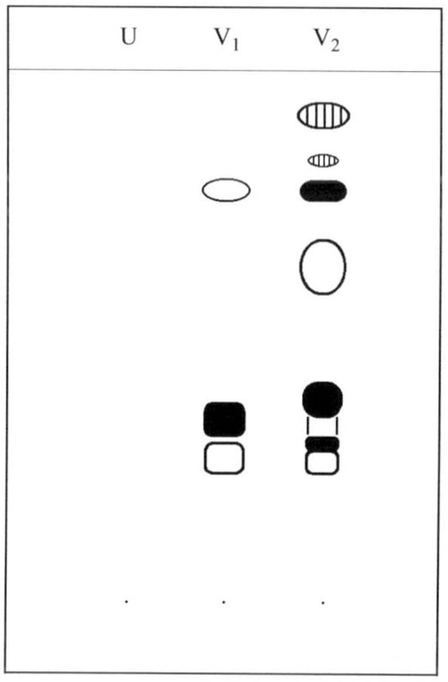

U: Untersuchungslösung

V_1: Chlorogensäure, Hyperosid, Kaffeesäure

V_2: Artischockenkraut

Atractylodes-lancea-Wurzelstock

Schicht

DC-Alufolie Kieselgel 60 F_{254} Merck Artikel Nr. 1.05549

DC-Bedingungen

- Mikro-DC, Kammersättigung
- Laufstrecke 6 cm
- Laufzeit etwa 7 Minuten

Fließmittel

In ein trockenes Reagenzglas werden folgende Lösungsmittelmengen einpipettiert und sorgfältig gemischt:

- 9,5 ml n-Heptan
- 0,5 ml Ethylacetat

Untersuchungslösung

1 g gepulverte Droge (Sieb 500) wird mit 5 ml Methanol in einem Reagenzglas 1 Minute lang unter ständigem Umrühren im Wasserbad erhitzt. Anschließend wird in ein Zentrifugenglas filtriert.

Vergleichslösungen

V_1: 10 µl Bornylacetat und 10 µl β-Caryophyllen werden zusammen in 5 ml Toluol gelöst.

V_2: Aus authentischem Atractylodes-lancea-Wurzelstock (Cang zhu, Atractylodes lancea) hergestellte Vergleichslösung nach Vorschrift »Untersuchungslösung«.

Auftrageart und -menge

Auf die DC-Folie werden je 1 µl der Untersuchungslösung und der Vergleichslösungen punktförmig aufgetragen.

Nachweis

Die DC-Folie wird unter dem Abzug durch Fönen getrocknet, mit reichlich Anisaldehyd-Reagenz R besprüht und nach erneutem Trocknen solange auf einer Heizplatte bei etwa 100 °C vorsichtig erhitzt, bis sich alle Zonen farblich gut entwickelt haben.

Auswertung

Das Chromatogramm der Vergleichslösung 1 zeigt mit steigenden Rf-Werten die braune Zone des Bornylacetats und die rotviolette Zone des Caryophyllens.

Im Chromatogramm der Untersuchungslösung muss wie im Chromatogramm der Vergleichslösung 2 (Atractylodes-lancea-Wurzelstock) im mittleren Drittel, etwas oberhalb des Bornylacetats, eine intensive graugrüne Zone auftreten. Darüber kann eine orangefarbene bis violette Zone vorhanden sein. Auf Höhe des Caryophyllen-Vergleichs befindet sich eine rosa-violette Doppelzone. Unterhalb des Bornylacetat-Vergleichs treten mehrere violette Zonen auf.

Dokumentation

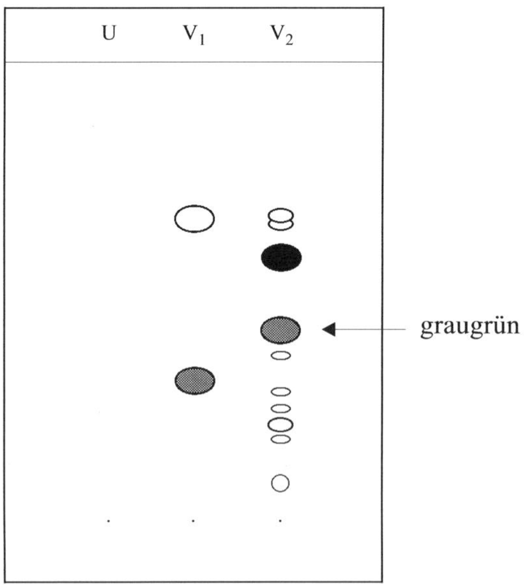

U: Untersuchungslösung

V_1: Bornylacetat, β-Caryophyllen

V_2: Atractylodes-lancea-Wurzelstock

Atractylodes-macrocephala-Wurzelstock

Schicht

DC-Alufolie Kieselgel 60 F_{254} Merck Artikel Nr. 1.05549

DC-Bedingungen

- Mikro-DC, Kammersättigung
- Laufstrecke 6 cm
- Laufzeit etwa 7 Minuten

Fließmittel

In ein trockenes Reagenzglas werden folgende Lösungsmittelmengen einpipettiert und sorgfältig gemischt:

- 9,5 ml n-Heptan
- 0,5 ml Ethylacetat

Untersuchungslösung

1 g gepulverte Droge (Sieb 500) wird mit 5 ml Methanol in einem Reagenzglas 1 Minute lang unter ständigem Umrühren im Wasserbad erhitzt. Anschließend wird in ein Zentrifugenglas filtriert.

Vergleichslösungen

V_1: 10 µl Bornylacetat und 10 µl β-Caryophyllen werden zusammen in 5 ml Toluol gelöst.

V_2: Aus authentischem Atractylodes-macrocephala-Wurzelstock (Bai zhu, Atractylodes macrocephala) hergestellte Vergleichslösung nach Vorschrift »Untersuchungslösung«.

Auftrageart und -menge

Auf die DC-Folie werden je 1 µl der Untersuchungslösung und der Vergleichslösungen punktförmig aufgetragen.

Nachweis

Die DC-Folie wird unter dem Abzug durch Fönen getrocknet, mit reichlich Anisaldehyd-Reagenz R besprüht und nach erneutem Trocknen solange auf einer Heizplatte bei etwa 100 °C vorsichtig erhitzt, bis sich alle Zonen farblich gut entwickelt haben.

Auswertung

Das Chromatogramm der Vergleichslösung 1 zeigt mit steigenden Rf-Werten die braune Zone des Bornylacetats und die rotviolette Zone des Caryophyllens.

Im Chromatogramm der Untersuchungslösung müssen wie im Chromatogramm der Vergleichslösung 2 (Atractylodes-macrocephala-Wurzelstock) folgende charakteristische Zonen auftreten: unterhalb des Caryophyllen-Vergleichs eine orangebraun gefärbte Hauptzone, unterhalb des Bornylacetat-Vergleichs eine schwächere violette Zone. Weitere schwach violett gefärbte Zonen sind vorhanden.
Im mittleren Rf-Bereich darf keine intensive graugrüne Zone auftreten (Hinweis auf Atractylodes-lancea-Wurzelstock).

Dokumentation

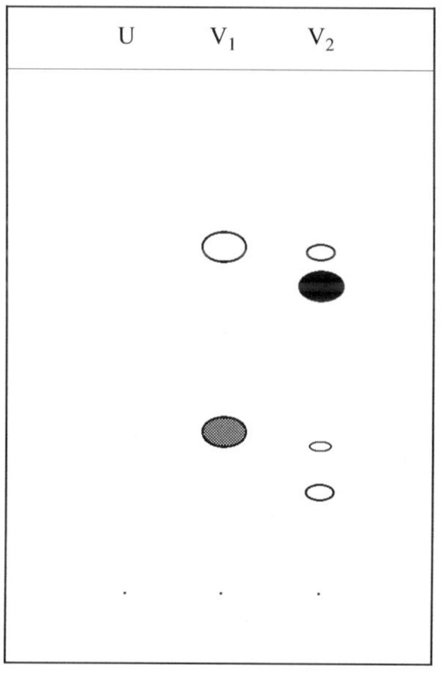

U: Untersuchungslösung

V_1: Bornylacetat, β-Caryophyllen

V_2: Atractylodes-macrocephala-Wurzelstock

Augentrostkraut

Schicht

DC-Alufolie Kieselgel 60 F_{254} Merck Artikel Nr. 1.05549

DC-Bedingungen

- Mikro-DC, Kammersättigung
- Laufstrecke 6 cm
- Laufzeit etwa 12 Minuten

Fließmittel

In ein trockenes Reagenzglas werden folgende Lösungsmittelmengen einpipettiert und sorgfältig gemischt:

- 7,8 ml Ethylacetat
- 0,6 ml Ameisensäure
- 0,6 ml Essigsäure 100%
- 1,0 ml Wasser

Untersuchungslösung

0,5 g gepulverte Droge (Sieb 500) werden mit 5 ml Methanol in einem Reagenzglas 5 Minuten lang unter ständigem Umrühren im Wasserbad erhitzt. Anschließend wird in ein Zentrifugenglas filtriert.

Vergleichslösungen

V_1: 2 mg Rutosid, 1 mg Chlorogensäure, 2 mg Hyperosid und 1 mg Kaffeesäure werden zusammen in 10 ml Methanol gelöst.

V_2: Aus authentischem Augentrostkraut (Euphrasia officinalis) hergestellte Vergleichslösung nach Vorschrift »Untersuchungslösung«.

Auftrageart und -menge

Auf die DC-Folie werden je 2mal 1 µl der Untersuchungslösung und der Vergleichslösungen punktförmig aufgetragen.

Nachweis

Die DC-Folie wird unter dem Abzug mit einem Heißluftfön getrocknet und die noch warme Folie mit einer 1%igen Lösung (m/V) von Diphenylboryloxyethylamin in Ethanol reichlich besprüht. Nach erneutem Trocknen wird mit einer 5%igen Lösung (V/V) von Macrogol 400 in Ethanol besprüht und die DC-Folie zur Farbintensivierung intensiv mit heißer Luft geföhnt. Die Auswertung erfolgt im UV-Licht bei 365 nm.

Auswertung

Das Chromatogramm der Vergleichslösung 1 zeigt im UV-Licht bei 365 nm mit steigenden Rf-Werten die Zonen von Rutosid, Chlorogensäure, Hyperosid und Kaffeesäure. Rutosid und Hyperosid fluoreszieren orange; Chlorogensäure und Kaffeesäure fluoreszieren hellblau.

Das Chromatogramm der Untersuchungslösung muss wie das Chromatogramm der Vergleichslösung 2 (Augentrostkraut) folgende charakteristische Zonen zeigen: eine orange fluoreszierende Zone auf der Höhe des Rutosid-Vergleichs, eine weitere orange fluoreszierende Zone zwischen Chlorogensäure- und Hyperosid-Vergleich sowie eine intensiv hellblau bis blaugrün fluoreszierende Zone knapp oberhalb des Hyperosid-Vergleichs. Weitere, vor allem blau fluoreszierende Nebenzonen sind vorhanden.

Dokumentation

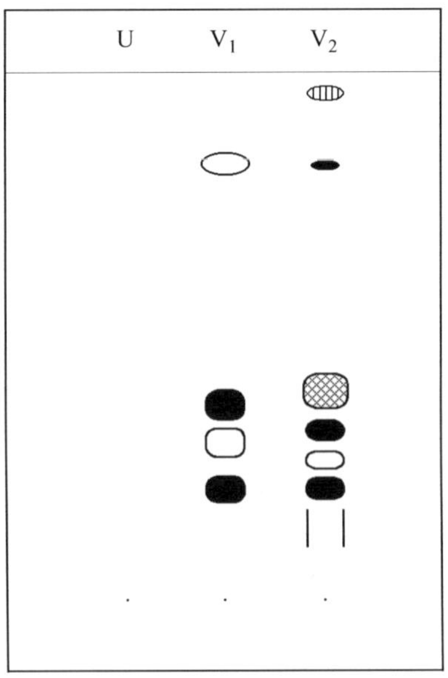

U: Untersuchungslösung
V_1: Rutosid, Chlorogens., Hyperosid, Kaffees.
V_2: Augentrostkraut

Azol-Antimykotika

Untersuchungssubstanzen
Clotrimazol, Econazolnitrat, Ketoconazol, Miconazolnitrat

Schicht
DC-Alufolie Kieselgel 60 RP-18 F_{254s} Merck Artikel Nr. 1.05560

DC-Bedingungen
- Mikro-DC, Kammersättigung
- Laufstrecke 6 cm
- Laufzeit etwa 17 Minuten

Fließmittel
In ein trockenes Reagenzglas werden folgende Lösungsmittelmengen einpipettiert und sorgfältig gemischt:

- 4,0 ml Methanol
- 4,0 ml Dioxan
- 2,0 ml Ammoniumacetat-Lsg. 15% (m/V)

Untersuchungslösungen
30 mg Untersuchungssubstanz werden in 5 ml Methanol gelöst.

Auftrageart und -menge
Auf die DC-Folie werden je 1 µl der Untersuchungslösungen punktförmig aufgetragen.

Nachweis
1. Die DC-Folie wird unter dem Abzug durch Fönen getrocknet und anschließend im UV-Licht bei 254 nm ausgewertet.
2. Die DC-Folie wird mit Iod-Dichlormethan-Lösung 0,5% (m/V) besprüht.

Auswertung
Alle Azol-Antimykotika zeigen im UV-Licht bei 254 nm Wellenlänge eine Fluoreszenzminderung.

Beim Besprühen mit Iod-Dichlormethan-Lösung färben sich alle Zonen gelbbraun.

Dokumentation

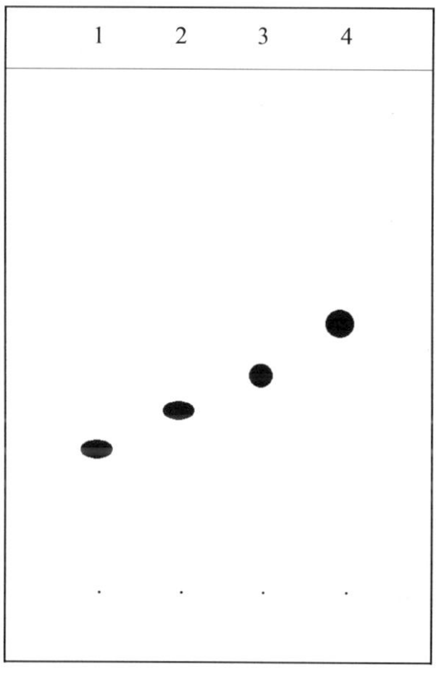

1: Miconazolnitrat
2: Econazolnitrat
3: Clotrimazol
4: Ketoconazol

Bacitracin

Schicht

DC-Alufolie Kieselgel 60 F_{254} Merck Artikel Nr. 1.05549

DC-Bedingungen

- Mikro-DC, Kammersättigung
- Laufstrecke 6 cm
- Laufzeit etwa 18 Minuten

Fließmittel

In ein trockenes Reagenzglas werden folgende Lösungsmittelmengen einpipettiert und sorgfältig gemischt:

- 3,5 ml Methanol
- 3,0 ml Dichlormethan
- 2,5 ml Ammoniak-Lösung 25% (m/m)
- 1,0 ml 1-Butanol

Untersuchungslösung

20 mg Untersuchungssubstanz werden in 5 ml Methanol gelöst.

Vergleichslösung

Die Vergleichslösung wird mit authentischer Vergleichssubstanz wie die Untersuchungslösung hergestellt.

Auftrageart und -menge

Auf die DC-Folie werden je 1 µl der Untersuchungslösung und der Vergleichslösung punktförmig aufgetragen.

Nachweis

Die DC-Folie wird unter dem Abzug durch Fönen getrocknet, mit Ninhydrin-Reagenz besprüht, erneut getrocknet und anschließend auf einer Heizplatte bei etwa 100 °C bis zum Erscheinen farbiger Flecke erhitzt.

Auswertung

Das Chromatogramm der Vergleichslösung (Bacitracin) zeigt nach chemischer Detektion in der oberen Hälfte einen braunvioletten Hauptfleck und darunter kleinere Nebenzonen.

Das Chromatogramm der Untersuchungslösung muss dem Chromatogramm der Vergleichslösung entsprechen.

Dokumentation

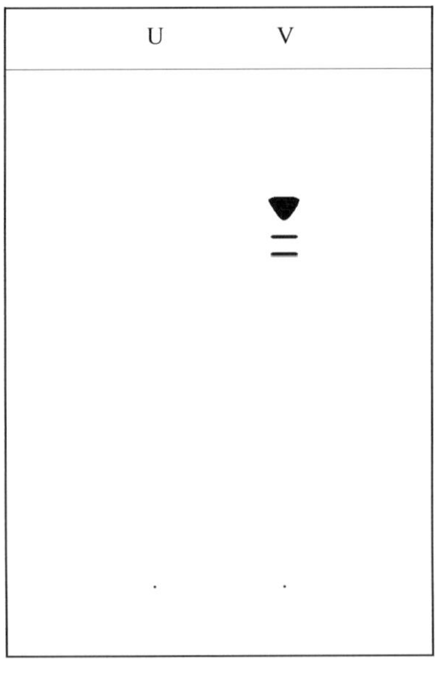

U: Untersuchungslösung

V: Bacitracin

Bärentraubenblätter

Schicht

DC-Alufolie Kieselgel 60 F_{254} Merck Artikel Nr. 1.05549

DC-Bedingungen

- Mikro-DC, Kammersättigung
- Laufstrecke 6 cm
- Laufzeit etwa 8 Minuten

Fließmittel

In ein trockenes Reagenzglas werden folgende Lösungsmittelmengen einpipettiert und sorgfältig gemischt:

- 8,8 ml Ethylacetat
- 0,6 ml Ameisensäure
- 0,6 ml Wasser

Untersuchungslösung

0,5 g gepulverte Droge (Sieb 500) werden in einem Reagenzglas mit 5 ml Methanol versetzt und 5 Minuten lang im Wasserbad vorsichtig zum Sieden erhitzt. Der noch heiße Ansatz wird in ein Zentrifugenglas filtriert und mit Methanol unter Nachspülen des Filters auf etwa 5 ml aufgefüllt.

Vergleichslösungen

V_1: 10 mg Arbutin, 5 mg Gallussäure und 5 mg Hydrochinon werden zusammen in 5 ml Methanol gelöst.

V_2: Aus authentischen Bärentraubenblättern (Arctostaphylos uva-ursi) hergestellte Vergleichslösung nach Vorschrift »Untersuchungslösung«.

Auftrageart und -menge

Auf die DC-Folie werden je 1 µl der Untersuchungslösung und der Vergleichslösungen punktförmig aufgetragen.

Nachweis

1. Die DC-Folie wird unter dem Abzug durch Fönen gründlich getrocknet und im UV-Licht bei 254 nm ausgewertet.
2. Anschließend wird die DC-Folie mit Dichlorchinonchlorimid-Lösung RN besprüht und nach erneutem Trocknen bis zur optimalen Farbentwicklung in eine Kammer mit Ammoniakdämpfen gestellt.

Auswertung

Das Chromatogramm der Vergleichslösung 1 zeigt im UV-Licht bei 254 nm mit steigenden Rf-Werten die fluoreszenzmindernden Zonen von Arbutin, Gallussäure und Hydrochinon. Durch chemische Detektion färbt sich die Arbutin-Zone blau, die beiden anderen Zonen färben sich bräunlich-grau.

Das Chromatogramm der Vergleichslösung 2 (Bärentraubenblätter) zeigt ebenfalls die Zonen von Arbutin, Gallussäure und Hydrochinon. Während Arbutin als Hauptzone deutlich hervortritt, sind die Zonen von Gallussäure und Hydrochinon nur schwach ausgebildet. Zusätzlich treten weitere Zonen auf, die sich bräunlich bis grau-blau färben.

Das Chromatogramm der Untersuchungslösung muss dem Chromatogramm von V_2 in seinen charakteristischen Zonen entsprechen.

Dokumentation

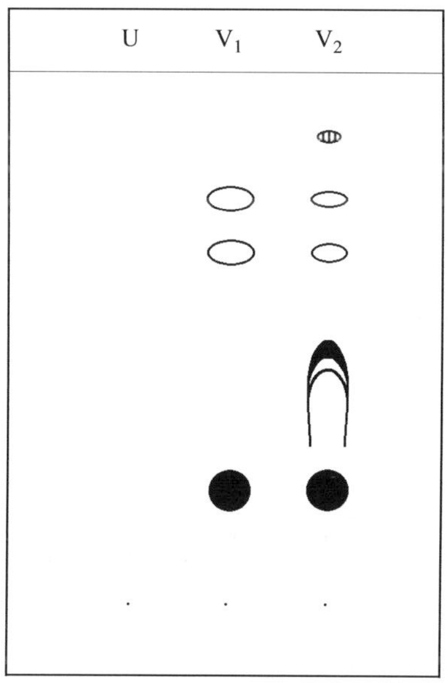

U: Untersuchungslösung
V_1: Arbutin, Gallussäure, Hydrochinon
V_2: Bärentraubenblätter

Bärentraubenblätter (DC der Flavonoide)

Schicht

DC-Alufolie Kieselgel 60 F_{254} Merck Artikel Nr. 1.05549

DC-Bedingungen

- Mikro-DC, Kammersättigung
- Laufstrecke 6 cm
- Laufzeit etwa 12 Minuten

Fließmittel

In ein trockenes Reagenzglas werden folgende Lösungsmittelmengen einpipettiert und sorgfältig gemischt:

- 7,8 ml Ethylacetat
- 0,6 ml Ameisensäure
- 0,6 ml Essigsäure 100%
- 1,0 ml Wasser

Untersuchungslösung

0,5 g gepulverte Droge (Sieb 500) werden mit 5 ml Methanol in einem Reagenzglas 5 Minuten lang unter ständigem Umrühren im Wasserbad erhitzt. Anschließend wird in ein Zentrifugenglas filtriert.

Vergleichslösungen

V_1: 2 mg Rutosid, 1 mg Chlorogensäure, 2 mg Hyperosid und 1 mg Kaffeesäure werden zusammen in 10 ml Methanol gelöst.

V_2: Aus authentischen Bärentraubenblättern (Arctostaphylos uva-ursi) hergestellte Vergleichslösung nach Vorschrift »Untersuchungslösung«.

Auftrageart und -menge

Auf die DC-Folie werden je 2mal 1 µl der Untersuchungslösung und der Vergleichslösungen punktförmig aufgetragen.

Nachweis

Die DC-Folie wird unter dem Abzug mit einem Heißluftfön getrocknet und die noch warme Folie mit einer 1%igen Lösung (m/V) von Diphenylboryloxyethylamin in Ethanol reichlich besprüht. Nach erneutem Trocknen wird mit einer 5%igen Lösung (V/V) von Macrogol 400 in Ethanol besprüht und die DC-Folie zur Farbintensivierung mit heißer Luft geföhnt. Die Auswertung erfolgt im UV-Licht bei 365 nm.

Auswertung

Das Chromatogramm der Vergleichslösung 1 zeigt im UV-Licht bei 365 nm mit steigenden Rf-Werten die Zonen von Rutosid, Chlorogensäure, Hyperosid und Kaffeesäure. Rutosid und Hyperosid fluoreszieren orange; Chlorogensäure und Kaffeesäure fluoreszieren hellblau.

Das Chromatogramm der Untersuchungslösung muss wie das Chromatogramm der Vergleichslösung 2 (Bärentraubenblätter) folgende charakteristische Zonen zeigen: eine intensiv orange fluoreszierende Hyperosid-Zone, die von zwei weiteren orange fluoreszierenden Zonen eingerahmt wird, sowie eine intensiv violett fluoreszierende Zone zwischen Hyperosid- und Kaffeesäure-Vergleich. Weitere orange, violett und rot fluoreszierende Zonen sind vorhanden.

Dokumentation

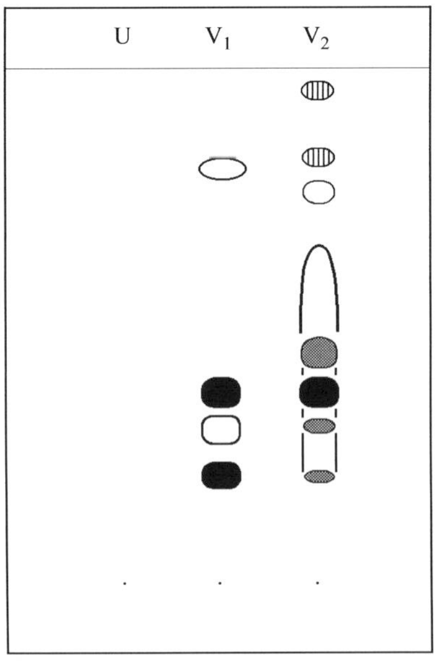

U: Untersuchungslösung
V_1: Rutosid, Chlorogens., Hyperosid, Kaffees.
V_2: Bärentraubenblätter

Bärlauchkraut

Schicht

DC-Alufolie Kieselgel 60 F_{254} Merck Artikel Nr. 1.05549

DC-Bedingungen

- Mikro-DC, Kammersättigung
- Laufstrecke 6 cm
- Laufzeit etwa 28 Minuten

Fließmittel

In ein trockenes Reagenzglas werden folgende Lösungsmittelmengen einpipettiert und sorgfältig gemischt:

- 3,5 ml 1-Butanol
- 3,5 ml Aceton
- 1,0 ml Essigsäure 100%
- 2,0 ml Wasser

Untersuchungslösung

0,5 g gepulverte Droge werden in einem Reagenzglas mit 5 ml Methanol versetzt. Nach 5 Minuten langem intensivem Schütteln wird in ein Zentrifugenglas filtriert.

Vergleichslösungen

V_1: 1 mg Alanin und 1 mg Phenylalanin werden zusammen in 1 ml Wasser gelöst. Die Lösung wird mit 9 ml Methanol verdünnt.

V_2: Aus authentischem Bärlauchkraut (Allium ursinum) hergestellte Vergleichslösung nach Vorschrift »Untersuchungslösung«.

Auftrageart und -menge

Auf die DC-Folie werden je 1 µl der Untersuchungslösung und der Vergleichslösungen punktförmig aufgetragen.

Nachweis

Die DC-Folie wird unter dem Abzug durch Fönen getrocknet, mit Ninhydrin-Reagenz besprüht und auf einer Heizplatte bei etwa 100 °C unter Beobachtung erhitzt.

Auswertung

Das Chromatogramm der Vergleichslösung 1 zeigt mit steigenden Rf-Werten die rotvioletten Zonen von Alanin und Phenylalanin.

Das Chromatogramm der Untersuchungslösung muss wie das Chromatogramm der Vergleichslösung 2 (Bärlauchkraut) ein charakteristisches Muster aus rotvioletten und braunroten Zonen zeigen, das sich über einen Bereich erstreckt, der vom Startpunkt bis zum Phenylalanin-Vergleich reicht. Die beiden intensivsten Zonen befinden sich etwa auf Höhe der Vergleichssubstanzen.

Dokumentation

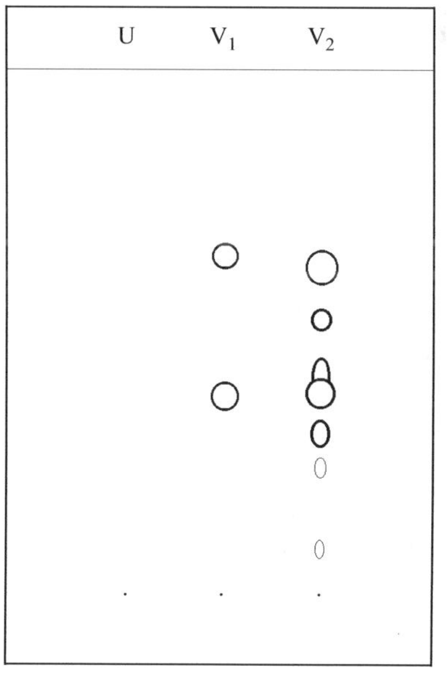

U: Untersuchungslösung

V_1: Alanin, Phenylalanin

V_2: Bärlauchkraut

Baikal-Helmkraut-Wurzel

Schicht

DC-Alufolie Kieselgel 60 F_{254} Merck Artikel Nr. 1.05549

DC-Bedingungen

- Mikro-DC, Kammersättigung
- Laufstrecke 6 cm
- Laufzeit etwa 12 Minuten

Fließmittel

In ein trockenes Reagenzglas werden folgende Lösungsmittelmengen einpipettiert und sorgfältig gemischt:

- 7,8 ml Ethylacetat
- 0,6 ml Ameisensäure
- 0,6 ml Essigsäure 100%
- 1,0 ml Wasser

Untersuchungslösung

1 g gepulverte Droge (Sieb 500) wird mit 5 ml Methanol in einem Reagenzglas 5 Minuten lang unter ständigem Umrühren im Wasserbad erhitzt. Anschließend wird in ein Zentrifugenglas filtriert.

Vergleichslösungen

V_1: 2 mg Rutosid, 1 mg Chlorogensäure, 2 mg Hyperosid und 1 mg Kaffeesäure werden zusammen in 10 ml Methanol gelöst.

V_2: Aus authentischer Baikal-Helmkraut-Wurzel (Huang qin, Scutellaria baicalensis) hergestellte Vergleichslösung nach Vorschrift »Untersuchungslösung«.

Auftrageart und -menge

Auf die DC-Folie werden je 2mal 1 µl der Untersuchungslösung und der Vergleichslösungen punktförmig aufgetragen.

Nachweis

Die DC-Folie wird unter dem Abzug mit einem Heißluftfön getrocknet und die noch warme Folie mit einer 1%igen Lösung (m/V) von Diphenylboryloxyethylamin in Ethanol reichlich besprüht. Nach erneutem Trocknen wird mit einer 5%igen Lösung (V/V) von Macrogol 400 in Ethanol besprüht und die DC-Folie zur Farbintensivierung intensiv mit heißer Luft geföntt. Die Auswertung erfolgt im UV-Licht bei 365 nm.

Auswertung

Das Chromatogramm der Vergleichslösung 1 zeigt im UV-Licht bei 365 nm mit steigenden Rf-Werten die Zonen von Rutosid, Chlorogensäure, Hyperosid und Kaffeesäure. Rutosid und Hyperosid fluoreszieren orange; Chlorogensäure und Kaffeesäure fluoreszieren hellblau.

Das Chromatogramm der Untersuchungslösung muss wie das Chromatogramm der Vergleichslösung 2 (Baikal-Helmkraut-Wurzel) mit steigenden Rf-Werten folgende charakteristische Zonen zeigen:
eine gelbbraune Zone unterhalb des Rutosid-Vergleichs, eine schwarzbraune Zone auf Höhe des Rutosid-Vergleichs, eine bläuliche Zone auf Höhe des Chlorogensäure-Vergleichs, eine gelbgrüne Zone auf Höhe des Hyperosid-Vergleichs und eine gelbgrüne Zone etwas oberhalb des Kaffeesäure-Vergleichs.

Dokumentation

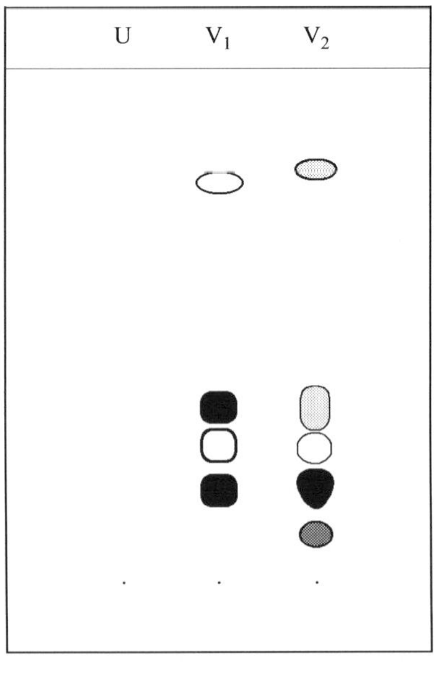

U: Untersuchungslösung
V_1: Rutosid, Chlorogens., Hyperosid, Kaffees.
V_2: Baikal-Helmkraut-Wurzel

Baldrianwurzel, Baldriantinktur

Schicht

DC-Alufolie Kieselgel 60 F_{254} Merck Artikel Nr. 1.05549

DC-Bedingungen

- Mikro-DC, Kammersättigung
- Laufstrecke 2mal 6 cm, Zwischentrocknung durch Fönen
- Laufzeit 2mal etwa 6 Minuten

Fließmittel

In ein trockenes Reagenzglas werden folgende Lösungsmittelmengen einpipettiert und sorgfältig gemischt:

- 7,0 ml n-Hexan
- 3,0 ml Ethylacetat

Untersuchungslösung

0,5 g gepulverte Droge (Sieb 500) werden 2 bis 3 Minuten lang in einem Reagenzglas mit 5 ml Dichlormethan vorsichtig geschüttelt. Anschließend wird in ein Zentrifugenglas filtriert und das Lösungsmittel auf dem Wasserbad unter dem Abzug bis zur Trockne eingedampft (Siedesteine!). Der erkaltete Rückstand wird in 0,5 ml Methanol gelöst.

5 ml Tinktur werden auf dem Wasserbad bis fast zur Trockne eingedampft; der erkaltete Rückstand wird in 1,0 ml Methanol aufgenommen.

Vergleichslösungen

V_1: 1 mg Aminoazobenzol und 1 mg Sudanrot G werden in 10 ml Methanol gelöst.

V_2: Aus authentischer Baldrianwurzel bzw. -tinktur (Valeriana officinalis) hergestellte Vergleichslösung nach Vorschrift »Untersuchungslösung«.

Auftrageart und -menge

Auf die DC-Folie werden je 2mal 1 µl der Untersuchungslösung und der Vergleichslösungen punktförmig aufgetragen.

Nachweis

Die DC-Folie wird unter dem Abzug durch Fönen getrocknet, reichlich mit Anisaldehyd-Reagenz R besprüht und nach erneutem Trocknen auf einer Heizplatte bei 100 °C vorsichtig erhitzt, bis sich alle Zonen farblich gut entwickelt haben.

Auswertung

Das Chromatogramm der Vergleichslösung 1 zeigt nach Besprühen mit Anisaldehyd-Reagenz und anschließendem Erhitzen die orangefarbenen Zone von Aminoazobenzol und darüber die rotviolette Zone von Sudanrot G.

Das Chromatogramm der Untersuchungslösung muss wie das Chromatogramm der Vergleichslösung 2 (Baldrianwurzel bzw. -tinktur) im mittleren Rf-Bereich zwischen den Rf-Werten von Aminoazobenzol und Sudanrot G die violette Zone der Valerensäure aufweisen. Oberhalb und unterhalb treten zahlreiche weitere rot- und blauviolette Zonen auf.

Dokumentation

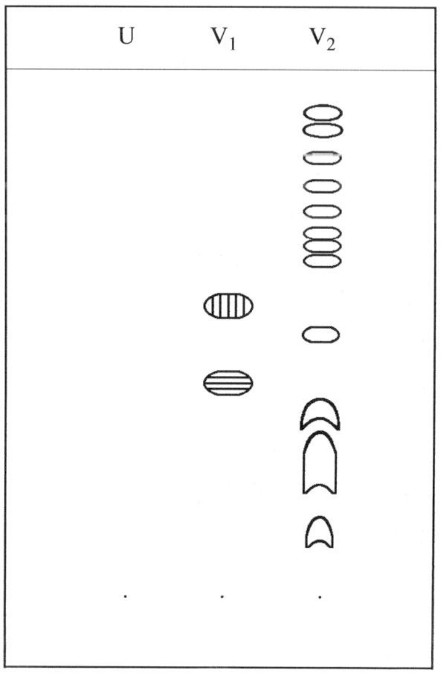

U: Untersuchungslösung

V_1: Aminoazobenzol, Sudanrot G

V_2: Baldrianwurzel bzw. -tinktur

Baldrianwurzelfluidextrakt

Schicht

DC-Alufolie Kieselgel 60 F_{254} Merck Artikel Nr. 1.05549

DC-Bedingungen

- Mikro-DC, Kammersättigung
- Laufstrecke 2mal 6 cm, Zwischentrocknung durch Fönen
- Laufzeit 2mal etwa 6 Minuten

Fließmittel

In ein trockenes Reagenzglas werden folgende Lösungsmittelmengen einpipettiert und sorgfältig gemischt:

- 7,0 ml n-Hexan
- 3,0 ml Ethylacetat

Untersuchungslösung

5 ml Fluidextrakt werden in einem Scheidetrichter mit 5 ml Dichlormethan vorsichtig geschüttelt. Nach Phasentrennung wird die untere Phase in ein 50-ml-Becherglas abgelassen, auf dem Wasserbad unter dem Abzug bis fast zur Trockne eingeengt (Siedesteine) und der erkaltete Rückstand in 1 ml Methanol aufgenommen.

Vergleichslösungen

V_1: 1 mg Aminoazobenzol und 1 mg Sudanrot G werden in 10 ml Methanol gelöst.

V_2: Aus authentischem Baldrianwurzelfluidextrakt hergestellte Vergleichslösung nach Vorschrift »Untersuchungslösung«.

Auftrageart und -menge

Auf die DC-Folie werden je 2mal 1 µl der Untersuchungslösung und der Vergleichslösungen punktförmig aufgetragen.

Nachweis

Die DC-Folie wird unter dem Abzug durch Fönen getrocknet, reichlich mit Anisaldehyd-Reagenz R besprüht und nach erneutem Trocknen auf einer Heizplatte bei 100 °C vorsichtig erhitzt, bis sich alle Zonen farblich gut entwickelt haben.

Auswertung

Das Chromatogramm der Vergleichslösung 1 zeigt nach Besprühen mit Anisaldehyd-Reagenz und anschließendem Erhitzen die orangefarbene Zone von Aminoazobenzol und darüber die rotviolette Zone von Sudanrot G.

Das Chromatogramm der Vergleichslösung 2 (Baldrianwurzelfluidextrakt) zeigt zahlreiche unterschiedlich violett gefärbte Zonen. Sie liegen zwischen Startpunkt und Aminoazobenzol-Vergleich sowie oberhalb des Sudanrot G-Vergleichs.

Das Chromatogramm der Untersuchungslösung muss dem Chromatogramm der Vergleichslösung 2 entsprechen.

Dokumentation

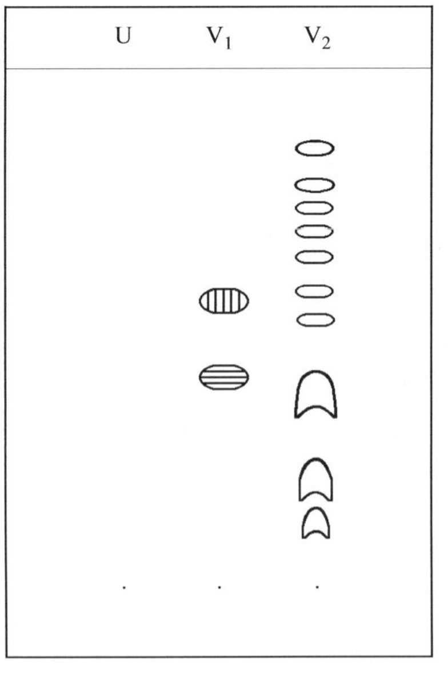

U: Untersuchungslösung

V_1: Aminoazobenzol, Sudanrot G

V_2: Baldrianwurzelfluidextrakt

Barbiturate I

Untersuchungssubstanzen

Amobarbital, Barbital, Cyclobarbital, Hexobarbital, Methylphenobarbital, Pentobarbital, Phenobarbital

Schicht

DC-Alufolie Kieselgel 60 F_{254} Merck Artikel Nr. 1.05549

DC-Bedingungen

- Mikro-DC, Kammersättigung
- Laufstrecke 6 cm
- Laufzeit etwa 14 Minuten

Fließmittel

In ein trockenes Reagenzglas werden folgende Lösungsmittelmengen einpipettiert und sorgfältig gemischt:

- 4,5 ml 2-Propanol
- 4,5 ml Dichlormethan
- 1,0 ml Ammoniak-Lösung 25% (m/m)

Untersuchungslösungen

20 mg Untersuchungssubstanz werden in 5 ml Methanol gelöst. Die Salze der Barbiturate lösen sich in Methanol 50% unter Erwärmen im Wasserbad.

Auftrageart und -menge

Auf die DC-Folie werden 1 µl der Untersuchungslösungen punktförmig aufgetragen.

Nachweis

1. Die DC-Folie wird unter dem Abzug durch Fönen getrocknet und anschließend im UV-Licht bei 254 nm ausgewertet.
2. Die DC-Folie wird mit Quecksilber(II)-Diphenylcarbazon-Lösung besprüht.

Auswertung

1. Alle Substanzen zeigen im UV-Licht bei 254 nm Wellenlänge eine Fluoreszenzminderung.
2. Nach Besprühen mit Quecksilber(II)-Diphenylcarbazon-Lösung erhält man violette Barbiturat-Flecke auf rosafarbenem Untergrund.

Dokumentation

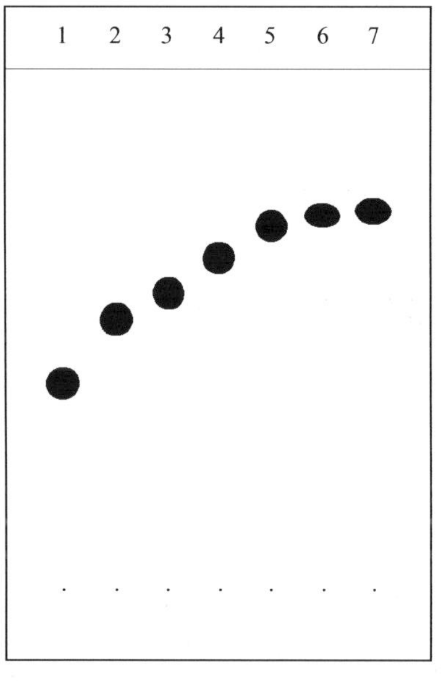

1: Phenobarbital
2: Barbital
3: Cyclobarbital
4: Methylphenobarbital
5: Amobarbital
6: Pentobarbital
7: Hexobarbital

Barbiturate II

Untersuchungssubstanzen

Amobarbital, Barbital, Cyclobarbital, Hexobarbital, Methylphenobarbital, Pentobarbital, Phenobarbital

Schicht

DC-Alufolie Kieselgel 60 F_{254} Merck Artikel Nr. 1.05549

DC-Bedingungen

- Mikro-DC, Kammersättigung
- Laufstrecke 2mal 6 cm, Zwischentrocknung durch Fönen
- Laufzeit 2mal etwa 6 Minuten

Fließmittel

In ein trockenes Reagenzglas werden folgende Lösungsmittelmengen einpipettiert und sorgfältig gemischt:

- 9,0 ml Dichlormethan
- 1,0 ml Aceton

Untersuchungslösungen

20 mg Untersuchungssubstanz werden in 5 ml Methanol gelöst. Die Salze der Barbiturate lösen sich in Methanol 50% unter Erwärmen im Wasserbad.

Auftrageart und -menge

Auf die DC-Folie werden je 1 µl der Untersuchungslösungen punktförmig aufgetragen.

Nachweis

1. Die DC-Folie wird unter dem Abzug durch Fönen getrocknet und anschließend im UV-Licht bei 254 nm ausgewertet.
2. Die DC-Folie wird mit Quecksilber(II)-Diphenylcarbazon-Lösung besprüht. Anschließend wird mit einer 10%igen Lösung (m/V) von Kaliumhydroxid in Ethanol 96% nachbesprüht und die DC-Folie auf einer Heizplatte bei etwa 100 °C erwärmt.

Auswertung

1. Alle Substanzen zeigen im UV-Licht bei 254 nm Wellenlänge eine Fluoreszenzminderung.
2. Nach Besprühen mit Quecksilber(II)-Diphenylcarbazon-Lösung erhält man rosafarbene Barbiturat-Flecke auf violettem Untergrund. Durch Nachsprühen mit methanolischer Kaliumhydroxid-Lösung und anschließendes Erwärmen hellt sich der Untergrund auf, und bis auf die N-Methylbarbiturate (4) und (7) treten die Barbiturat-Flecke violett hervor.

Dokumentation

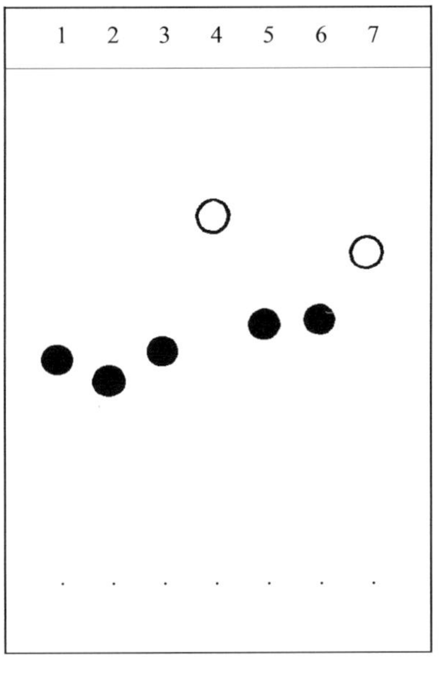

1: Phenobarbital
2: Barbital
3: Cyclobarbital
4: Methylphenobarbital
5: Amobarbital
6: Pentobarbital
7: Hexobarbital

Basilikumöl

Schicht

DC-Alufolie Kieselgel 60 F_{254} Merck Artikel Nr. 1.05549

DC-Bedingungen

- Mikro-DC, Kammersättigung
- Laufstrecke 6 cm
- Laufzeit etwa 8 Minuten

Fließmittel

In ein trockenes Reagenzglas werden folgende Lösungsmittelmengen einpipettiert und sorgfältig gemischt:

- 9,0 ml Toluol
- 1,0 ml Ethylacetat

Untersuchungslösung

0,05 ml (3 Tropfen) des zu untersuchenden Öls werden in 3 ml Toluol gelöst.

Vergleichslösungen

V_1: 20 µl Estragol (4-Allylanisol = Methylchavicol) werden in 2,5 ml Toluol gelöst.

V_2: Aus authentischem Basilikumöl (von Ocimum basilicum) hergestellte Vergleichslösung nach Vorschrift »Untersuchungslösung«.

Auftrageart und -menge

Auf die DC-Folie werden je 1 µl der Untersuchungslösung und der Vergleichslösungen punktförmig aufgetragen.

Nachweis

Die DC-Folie wird unter dem Abzug durch Fönen getrocknet und im UV-Licht bei 254 nm ausgewertet.

Anschließend wird die DC-Folie reichlich mit Anisaldehyd-Reagenz R besprüht und nach erneutem Fönen auf einer Heizplatte bei etwa 100 °C vorsichtig erhitzt, bis sich alle Zonen farblich gut entwickelt haben.

Auswertung

Das Chromatogramm der Vergleichslösung 1 zeigt im UV-Licht bei 254 nm Wellenlänge im oberen Drittel die fluoreszenzmindernde Zone des Estragols, die sich nach Besprühen mit Anisaldehyd-Reagenz und Erhitzen violett färbt.

Im Chromatogramm der Vergleichslösung 2 (Basilikumöl) tritt die Estragol-Zone als Hauptzone deutlich hervor. Darüber befindet sich eine weitere violette Zone, darunter sind kleinere Zonen vorhanden, die rosa, blau, braun oder violett gefärbt sind.

Das Chromatogramm der Untersuchungslösung muss dem Chromatogramm der Vergleichslösung 2 entsprechen.

Dokumentation

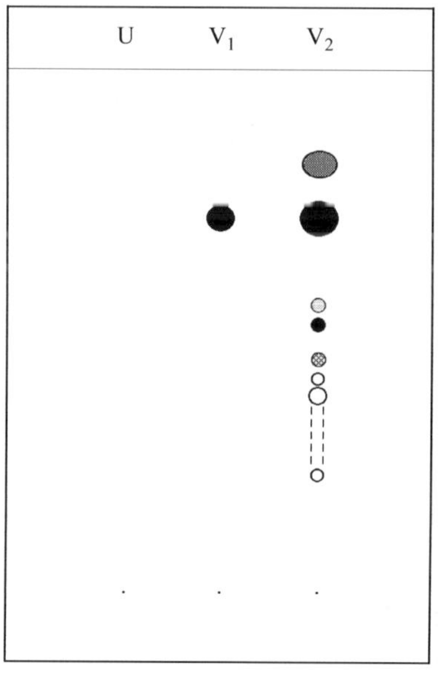

U: Untersuchungslösung

V_1: Estragol

V_2: Basilikumöl

Beifußkraut

Schicht

DC-Alufolie Kieselgel 60 F_{254} Merck Artikel Nr. 1.05549

DC-Bedingungen

- Mikro-DC, Kammersättigung
- Laufstrecke 6 cm
- Laufzeit etwa 12 Minuten

Fließmittel

In ein trockenes Reagenzglas werden folgende Lösungsmittelmengen einpipettiert und sorgfältig gemischt:

- 7,8 ml Ethylacetat
- 0,6 ml Ameisensäure
- 0,6 ml Essigsäure 100%
- 1,0 ml Wasser

Untersuchungslösung

0,6 g gepulverte Droge (Sieb 500) werden mit 5 ml Methanol in einem Reagenzglas 5 Minuten lang unter ständigem Umrühren im Wasserbad erhitzt. Anschließend wird in ein Zentrifugenglas filtriert.

Vergleichslösungen

V_1: 1 mg Chlorogensäure und 1 mg Kaffeesäure werden zusammen in 10 ml Methanol gelöst.

V_2: Aus authentischem Beifußkraut (Artemisia vulgaris) hergestellte Vergleichslösung nach Vorschrift »Untersuchungslösung«.

Auftrageart und -menge

Auf die DC-Folie werden je 2mal 1 µl der Untersuchungslösung und der Vergleichslösungen punktförmig aufgetragen.

Nachweis

Die DC-Folie wird unter dem Abzug mit einem Heißluftfön getrocknet und die noch warme Folie mit einer 1%igen Lösung (m/V) von Diphenylboryloxyethylamin in Ethanol reichlich besprüht. Nach erneutem Trocknen wird mit einer 5%igen Lösung (V/V) von Macrogol 400 in Ethanol besprüht und die DC-Folie zur Farbintensivierung mit heißer Luft geföhnt. Die Auswertung erfolgt im UV-Licht bei 365 nm.

Auswertung

Das Chromatogramm der Vergleichslösung 1 zeigt im UV-Licht bei 365 nm mit steigenden Rf-Werten die blau fluoreszierenden Zonen von Chlorogensäure und Kaffeesäure.

Im Chromatogramm der Vergleichslösung 2 (Beifußkraut) sind blau und rot fluoreszierende Zonen sichtbar. Je eine blau fluoreszierende Zone befindet sich auf der Höhe des Chlorogensäure- und des Kaffeesäure-Vergleichs. Zwei weitere Zonen liegen dazwischen, wobei die obere Zone intensiv blaugrün fluoresziert. Oberhalb der Kaffeesäure treten zwei rot fluoreszierende Chlorophyll-Zonen auf.

Das Chromatogramm der Untersuchungslösung muss dem Chromatogramm von V_2 entsprechen. Da Wermutkraut ein ähnliches Chromatogramm liefert, muss diese Verwechslung mikroskopisch ausgeschlossen werden.

Dokumentation

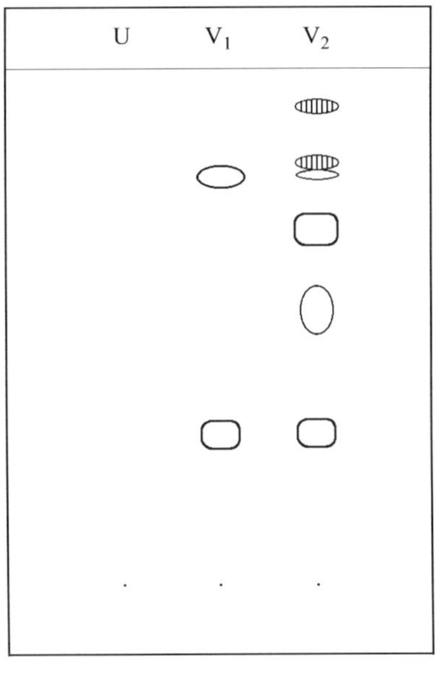

U: Untersuchungslösung
V_1: Chlorogensäure, Kaffeesäure
V_2: Beifußkraut

Beinwellkrauttinktur

Schicht
DC-Alufolie Kieselgel 60 F_{254} Merck Artikel Nr. 1.05549

DC-Bedingungen
- Mikro-DC, Kammersättigung
- Laufstrecke 2mal 6 cm, Zwischentrocknung durch Fönen
- Laufzeit 2mal etwa 10 Minuten

Fließmittel
In ein trockenes Reagenzglas werden folgende Lösungsmittelmengen einpipettiert und sorgfältig gemischt:

- 6,0 ml Ethylacetat
- 2,0 ml Toluol
- 1,5 ml Ameisensäure
- 0,5 ml Wasser

Untersuchungslösung
5 ml Tinktur werden in einem 50-ml-Becherglas auf dem Wasserbad zur Trockne eingeengt und der erkaltete Rückstand in 1 ml Methanol aufgenommen.

Vergleichslösungen
V_1: 5 mg Gallussäure werden in 5 ml Methanol gelöst.

V_2, V_3: Aus authentischer Beinwellkrauttinktur (gewonnen aus Symphytum officinale) hergestellte Vergleichslösung nach Vorschrift »Untersuchungslösung«.

Auftrageart und -menge
Auf die DC-Folie werden je 2mal 1 µl der Untersuchungslösung und der Vergleichslösungen punktförmig aufgetragen.

Nachweis
1. Die DC-Folie wird unter dem Abzug durch Fönen getrocknet und im UV-Licht bei 254 nm und 365 nm ausgewertet.
2. Die DC-Folie wird mit einer 5%igen Eisen(III)-chlorid-Lösung (m/V) in Methanol 50% besprüht.

Auswertung
Das Chromatogramm der Vergleichslösung 1 zeigt im UV-Licht bei 254 nm im oberen Drittel die fluoreszenzmindernde Zone der Gallussäure, die nach chemischer Detektion graublau gefärbt ist.

Im Chromatogramm der Vergleichslösung 2 (Beinwellkrauttinktur) sind vor allem im oberen Drittel mehrere fluoreszenzmindernde Zonen sichtbar.
Im UV-Licht bei 365 nm erscheinen drei blau fluoreszierende Zonen, eine im unteren Drittel und zwei im oberen Drittel.
Nach chemischer Detektion sind im oberen Drittel zwei Zonen graublau gefärbt.

Das Chromatogramm der Untersuchungslösung muss dem Chromatogramm der Vergleichslösung 2 entsprechen.

Dokumentation
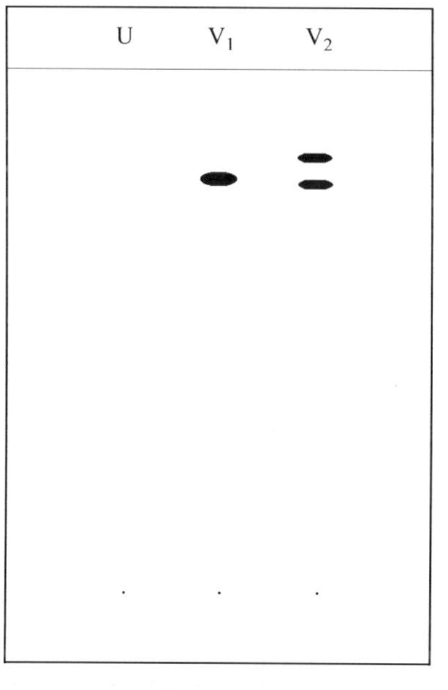

U: Untersuchungslösung
V_1: Gallussäure
V_2: Beinwellkrauttinktur

Beinwellwurzel, Beinwellwurzeltinktur

Schicht

DC-Alufolie Kieselgel 60 F_{254} Merck Artikel Nr. 1.05549

DC-Bedingungen

- Mikro-DC, Kammersättigung
- Laufstrecke 6 cm
- Laufzeit etwa 10 Minuten

Fließmittel

- 10 ml Methanol

Untersuchungslösung

1,0 g pulverisierte Droge wird mit 5 ml Methanol in einem Reagenzglas 5 Minuten lang unter ständigem Umrühren im Wasserbad extrahiert. Anschließend wird in ein Zentrifugenglas filtriert.

Beinwellwurzeltinktur wird direkt verwendet.

Vergleichslösungen

V_1: 5 mg Allantoin werden in 5 ml Methanol unter Erwärmen gelöst.

V_2: Aus authentischer Beinwellwurzel bzw. Beinwellwurzeltinktur (Symphytum officinale) hergestellte Vergleichslösung nach Vorschrift »Untersuchungslösung«.

Auftrageart und -menge

Auf die DC-Folie werden je 2mal 1 µl der Untersuchungslösung und der Vergleichslösungen punktförmig aufgetragen.

Nachweis

Die DC-Folie wird unter dem Abzug durch Fönen getrocknet und mit Ehrlichs Reagenz besprüht. Anschließend wird mit heißer Luft solange intensiv gefönt, bis gelbe Zonen sichtbar sind.

Auswertung

Das Chromatogramm der Vergleichslösung 1 zeigt nach chemischer Detektion etwas oberhalb der Mitte die gelbe Zone des Allantoins.

Im Chromatogramm der Untersuchungslösung muss wie im Chromatogramm der Vergleichslösung 2 (Beinwellwurzel bzw. Beinwellwurzeltinktur) eine deutliche Allantoin-Zone vorhanden sein.

Dokumentation

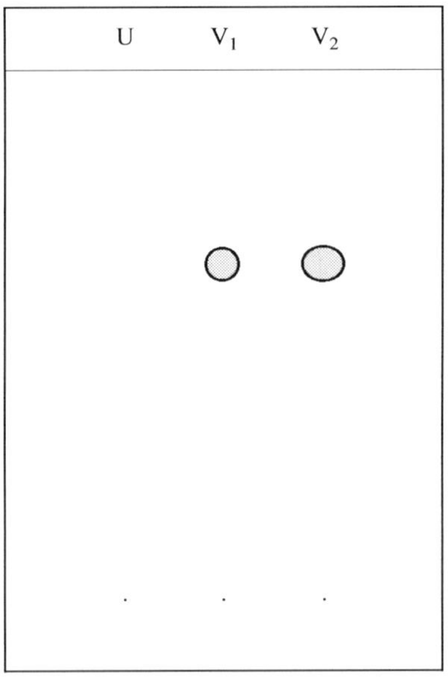

U: Untersuchungslösung
V_1: Allantoin
V_2: Beinwellwurzel bzw. Beinwellwurzeltinktur

Eingestellte Belladonnatinktur

Schicht

DC-Alufolie Kieselgel 60 F_{254} Merck Artikel Nr. 1.05549

DC-Bedingungen

- Mikro-DC, Kammersättigung
- Laufstrecke 6 cm
- Laufzeit etwa 15 Minuten

Fließmittel

In ein trockenes Reagenzglas werden folgende Lösungsmittelmengen einpipettiert und sorgfältig gemischt:

- 7,2 ml Ethylacetat
- 0,7 ml Ameisensäure
- 0,7 ml Essigsäure 100%
- 1,4 ml Wasser

Untersuchungslösung

Belladonnatinktur wird direkt verwendet.

Vergleichslösungen

V_1: 2 mg Rutosid, 1 mg Chlorogensäure und 0,5 mg Scopoletin werden zusammen in 10 ml Methanol gelöst.

V_2: Authentische Belladonnatinktur.

Auftrageart und -menge

Auf die DC-Folie werden je 2mal 1 µl der Untersuchungslösung und der Vergleichslösungen punktförmig aufgetragen.

Nachweis

Die DC-Folie wird unter dem Abzug mit einem Heißluftfön getrocknet und die noch warme Folie mit einer 1%igen Lösung (m/V) von Diphenylboryloxyethylamin in Ethanol reichlich besprüht. Nach erneutem Trocknen wird mit einer 5%igen Lösung (V/V) von Macrogol 400 in Ethanol besprüht und die DC-Folie zur Farbintensivierung intensiv mit heißer Luft geföhnt. Die Auswertung erfolgt im UV-Licht bei 365 nm.

Auswertung

Das Chromatogramm der Vergleichslösung 1 zeigt im UV-Licht bei 365 nm mit steigenden Rf-Werten die Zonen von Rutosid, Chlorogensäure und Scopoletin. Rutosid fluoresziert orange, Chlorogensäure hellblau und Scopoletin blauviolett.

Das Chromatogramm der Untersuchungslösung muss wie das Chromatogramm der Vergleichslösung 2 (Belladonnatinktur) folgende charakteristische Zonen zeigen: Die Zonen von Rutosid, Chlorogensäure und Scopoletin, mehrere gelbgrün fluoreszierende Zonen, von denen sich eine etwas oberhalb des Startpunktes befindet und eine weitere direkt unterhalb der Chlorogensäure-Zone auftritt sowie die rot fluoreszierende Chlorophyll-Zone etwas unterhalb der Front.

Dokumentation

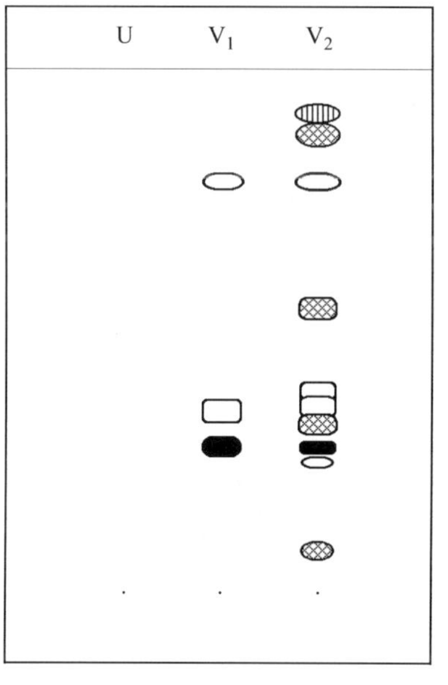

U: Untersuchungslösung

V_1: Rutosid, Chlorogensäure, Scopoletin

V_2: Belladonnatinktur

Eingestellter Belladonnatrockenextrakt

Schicht

DC-Alufolie Kieselgel 60 F_{254} Merck Artikel Nr. 1.05549

DC-Bedingungen

- Mikro-DC, Kammersättigung
- Laufstrecke 6 cm
- Laufzeit etwa 15 Minuten

Fließmittel

In ein trockenes Reagenzglas werden folgende Lösungsmittelmengen einpipettiert und sorgfältig gemischt:

- 7,2 ml Ethylacetat
- 0,7 ml Ameisensäure
- 0,7 ml Essigsäure 100%
- 1,4 ml Wasser

Untersuchungslösung

1 g Untersuchungssubstanz wird in einem Reagenzglas 2 Minuten lang mit 5 ml Methanol geschüttelt. Anschließend wird in ein Zentrifugenglas filtriert.

Vergleichslösungen

V_1: 2 mg Rutosid, 1 mg Chlorogensäure und 0,5 mg Scopoletin werden zusammen in 10 ml Methanol gelöst.

V_2: Aus authentischem Belladonnatrockenextrakt hergestellte Vergleichslösung nach Vorschrift »Untersuchungslösung«.

Auftrageart und -menge

Auf die DC-Folie werden je 1 µl der Untersuchungslösung und der Vergleichslösungen punktförmig aufgetragen.

Nachweis

Die DC-Folie wird unter dem Abzug mit einem Heißluftfön getrocknet und die noch warme Folie mit einer 1%igen Lösung (m/V) von Diphenylboryloxyethylamin in Ethanol reichlich besprüht. Nach erneutem Trocknen wird mit einer 5%igen Lösung (V/V) von Macrogol 400 in Ethanol besprüht und die DC-Folie zur Farbintensivierung intensiv mit heißer Luft gefönt. Die Auswertung erfolgt im UV-Licht bei 365 nm.

Auswertung

Das Chromatogramm der Vergleichslösung 1 zeigt im UV-Licht bei 365 nm mit steigenden Rf-Werten die Zonen von Rutosid, Chlorogensäure und Scopoletin. Rutosid fluoresziert orange, Chlorogensäure hellblau und Scopoletin blauviolett.

Das Chromatogramm der Untersuchungslösung muss wie das Chromatogramm der Vergleichslösung 2 (Belladonnatrockenextrakt) folgende charakteristische Zonen zeigen: Mit steigenden Rf-Werten direkt über dem Startpunkt eine orange, eine grün und eine blau fluoreszierende Zone; die Zone des Rutosids, darunter eine blau und darüber eine grün fluoreszierende Zone; die Zone der Chlorogensäure und die Zone des Scopoletins, dazwischen eine grün fluoreszierende Zone; unterhalb der Front drei rot fluoreszierende Chlorophyll-Zonen.

Dokumentation

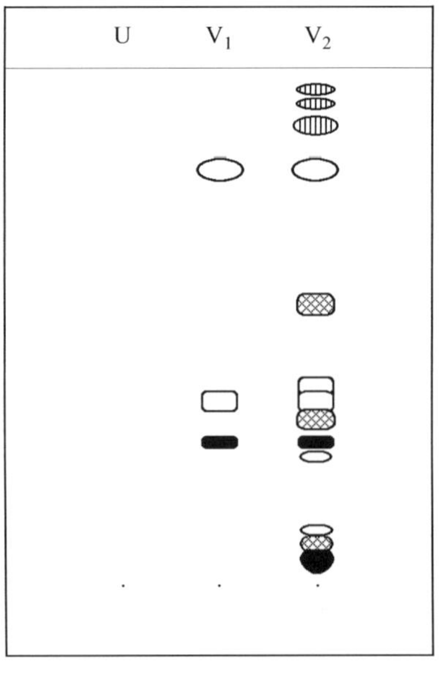

U: Untersuchungslösung
V_1: Rutosid, Chlorogensäure, Scopoletin
V_2: Belladonnatrockenextrakt

Belladonnawurzel

Schicht

DC-Alufolie Kieselgel 60 F_{254} Merck Artikel Nr. 1.05549

DC-Bedingungen

- Mikro-DC, Kammersättigung
- Laufstrecke 6 cm
- Laufzeit etwa 7 Minuten

Fließmittel

In ein trockenes Reagenzglas werden folgende Lösungsmittelmengen einpipettiert und sorgfältig gemischt:

- 9,0 ml Aceton
- 0,7 ml Wasser
- 0,3 ml Ammoniak-Lösung 25% (m/m)

Untersuchungslösung

1,0 g gepulverte Droge (Sieb 500) wird in einem Reagenzglas mit 5 ml Methanol und 4 Tropfen Ammoniak-Lösung 25% versetzt. Nach 5 Minuten langem Schütteln wird in ein Zentrifugenglas filtriert.

Vergleichslösungen

V_1: 1 mg Scopoletin und 10 mg Atropinsulfat werden zusammen in 10 ml Methanol gelöst.

V_2: Aus authentischer Belladonnawurzel (Atropa belladonna) hergestellte Vergleichslösung nach Vorschrift »Untersuchungslösung«.

Auftrageart und -menge

Auf die DC-Folie werden je 2mal 1 µl der Untersuchungslösung und der Vergleichslösungen punktförmig aufgetragen.

Nachweis

1. Die DC-Folie wird unter dem Abzug durch Fönen getrocknet und anschließend im UV-Licht bei 365 nm ausgewertet.
2. Die DC-Folie wird mit Iodplatin-Reagenz R besprüht.

Auswertung

Das Chromatogramm der Vergleichslösung 1 zeigt im UV-Licht bei 365 nm im mittleren Rf-Bereich die hellblau fluoreszierende Zone des Scopoletins. Etwas darunter erscheint nach Besprühen mit Iodplatin-Reagenz der kleine violette Fleck des Atropins.

Im Chromatogramm der Vergleichslösung 2 (Belladonnawurzel) sind die Zonen von Scopoletin und Atropin ebenfalls vorhanden.
Weitere fluoreszierende Zonen können auftreten.

Das Chromatogramm der Untersuchungslösung muss dem Chromatogramm der Vergleichslösung 2 entsprechen.

Dokumentation

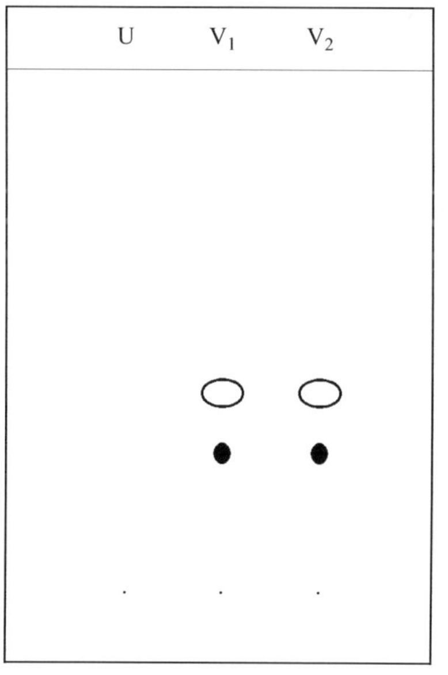

U: Untersuchungslösung
V_1: Atropinsulfat, Scopoletin
V_2: Belladonnawurzel

Benediktenkraut

Schicht

DC-Alufolie Kieselgel 60 F_{254} Merck Artikel Nr. 1.05549

DC-Bedingungen

- Mikro-DC, Kammersättigung
- Laufstrecke 6 cm
- Laufzeit etwa 7 Minuten

Fließmittel

In ein trockenes Reagenzglas werden folgende Lösungsmittelmengen einpipettiert und sorgfältig gemischt:

- 7,5 ml Toluol
- 1,0 ml Aceton
- 1,0 ml Ethylacetat
- 0,5 ml Methanol

Untersuchungslösung

0,8 g gepulverte Droge (Sieb 500) werden in einem Reagenzglas mit 5 ml Methanol versetzt. Dann wird im Wasserbad zum Sieden erhitzt und in ein Zentrifugenglas filtriert.

Vergleichslösungen

V_1: 2 mg Resorcin werden in 5 ml Methanol gelöst.

V_2: Aus authentischem Benediktenkraut (Cnicus benedictus) hergestellte Vergleichslösung nach Vorschrift »Untersuchungslösung«.

Auftrageart und -menge

Auf die DC-Folie werden 1 µl der Vergleichslösung 1 und je 4mal 1 µl der Untersuchungslösung und der Vergleichslösung 2 punktförmig aufgetragen.

Nachweis

Die DC-Folie wird unter dem Abzug durch Fönen getrocknet. Anschließend wird mit Schwefelsäure 10% in Ethanol 96% reichlich besprüht und nach erneutem Trocknen auf einer Heizplatte bei etwa 100 °C solange erhitzt, bis sich die Zone des Resorcin-Vergleichs rötlich färbt. Die Auswertung erfolgt im UV-Licht bei 365 nm.

Auswertung

Das Chromatogramm der Vergleichslösung 1 zeigt in der unteren Hälfte die rötliche Zone des Resorcins, die im UV-Licht bei 365 nm türkis fluoresziert.

Im Chromatogramm der Vergleichslösung 2 (Benediktenkraut) ist im UV-Licht bei 365 nm etwa auf der Höhe des Resorcin-Vergleichs die gelbgrün fluoreszierende Zone des Cnicins sichtbar. Darunter und vor allem darüber sind zahlreiche weitere, unterschiedlich fluoreszierende Zonen vorhanden.

Das Chromatogramm der Untersuchungslösung muss dem Chromatogramm der Vergleichslösung 2 entsprechen.

Dokumentation

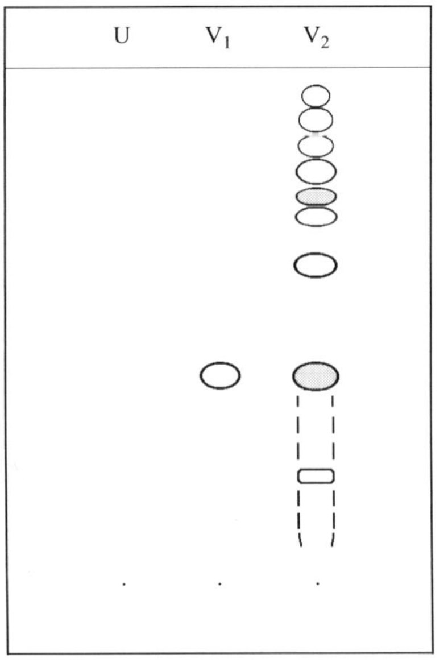

U: Untersuchungslösung
V_1: Resorcin
V_2: Benediktenkraut

Benzodiazepine

Untersuchungssubstanzen

Bromazepam, Chlordiazepoxid, Clonazepam, Diazepam, Flunitrazepam, Flurazepam, Nitrazepam, Oxazepam, Triazolam

Schicht

DC-Alufolie Kieselgel 60 F_{254} Merck Artikel Nr. 1.05549

DC-Bedingungen

- Mikro-DC, Kammersättigung
- Laufstrecke 2mal 6 cm, Zwischentrocknung durch Fönen
- Laufzeit 2mal etwa 6 Minuten

Fließmittel

In ein trockenes Reagenzglas werden folgende Lösungsmittelmengen einpipettiert und sorgfältig gemischt:

- 7,0 ml Dichlormethan
- 3,0 ml Aceton
- 0,1 ml Ammoniak-Lösung 25% (m/m)

Untersuchungslösungen

5 mg Untersuchungssubstanz werden in 5 ml Methanol gelöst.

Fertigarzneimittel werden pulverisiert und mit Methanol suspendiert. Pro 1 mg Benzodiazepin wird 1 ml Methanol zur Extraktion eingesetzt.

Auftrageart und -menge

Auf die DC-Folie werden je 1 µl der Untersuchungslösungen punktförmig aufgetragen.

Nachweis

Die DC-Folie wird unter dem Abzug durch Fönen gründlich getrocknet und anschließend im UV-Licht bei 254 nm ausgewertet.

Auswertung

Im UV-Licht bei 254 nm zeigen alle Benzodiazepine eine Fluoreszenzminderung.

Dokumentation

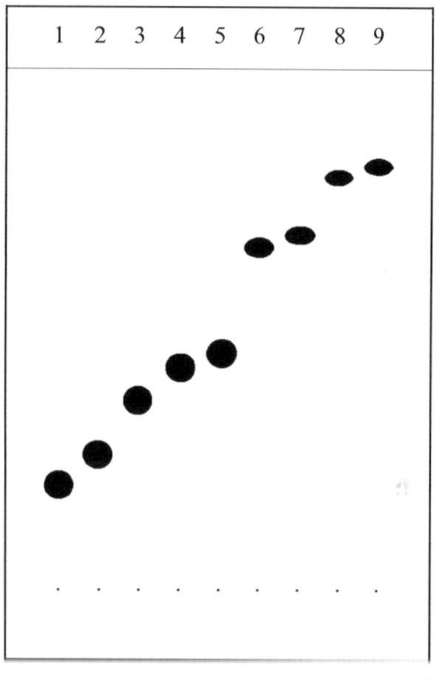

1: Triazolam
2: Chlordiazepoxid
3: Oxazepam
4: Flurazepammonohydrochlorid
5: Bromazepam
6: Nitrazepam
7: Clonazepam
8: Diazepam
9: Flunitrazepam

Benzoe, Benzoetinktur

Schicht

DC-Alufolie Kieselgel 60 F_{254} Merck Artikel Nr. 1.05549

DC-Bedingungen

- Mikro-DC, Kammersättigung
- Laufstrecke 2mal 6 cm, Zwischentrocknung durch Fönen
- Laufzeit 2mal etwa 8 Minuten

Fließmittel

In ein trockenes Reagenzglas werden folgende Lösungsmittelmengen einpipettiert und sorgfältig gemischt:

- 9,0 ml Toluol
- 1,0 ml Methanol
- 0,1 ml Essigsäure 100 %

Untersuchungslösung

0,25 g gepulverte Droge (Sieb 500) werden in einem trockenen Reagenzglas mit 5 ml Methanol 2 Minuten lang geschüttelt. Anschließend wird in ein Zentrifugenglas filtriert.

1 ml Tinktur wird mit 3 ml Methanol verdünnt.

Vergleichslösungen

V_1: 20 mg Brenzkatechin und 100 µl Eugenol werden zusammen in 10 ml Methanol gelöst.

V_2: Aus authentischer Benzoe (Styrax tonkinensis) hergestellte Vergleichslösung nach Vorschrift »Untersuchungslösung«.

V_3: Aus authentischer Benzoetinktur hergestellte Vergleichslösung nach Vorschrift »Untersuchungslösung«.

Auftrageart und -menge

Auf die DC-Folie werden je 1 µl der Untersuchungslösung und der jeweils benötigten Vergleichslösungen punktförmig aufgetragen.

Nachweis

Die DC-Folie wird unter dem Abzug durch Fönen getrocknet, anschließend mit Anisaldehyd-Reagenz R reichlich besprüht und nach erneutem Trocknen solange auf einer Heizplatte bei etwa 100 °C erhitzt, bis sich alle Zonen farblich gut entwickelt haben.

Auswertung

Das Chromatogramm der Vergleichslösung 1 zeigt im unteren Drittel die rosafarbene Zone des Brenzkatechins und im oberen Drittel die graue Zone des Eugenols.

Die Chromatogramme von Benzoe (V_2) und Benzoetinktur (V_3) zeigen im Rf-Bereich zwischen Brenzkatechin- und Eugenol-Vergleich zahlreiche unterschiedlich violett gefärbte Zonen sowie in der Mitte eine intensiv blau gefärbte Zone. Knapp unterhalb des Eugenol-Vergleichs tritt im Chromatogramm von Benzoe die große violette Zone des Coniferylbenzoats auf. Sie fehlt in der Regel im Chromatogramm von Benzoetinktur und tritt nur bei frisch hergestellter Tinktur auf. Oberhalb des Eugenol-Vergleichs darf in den Chromatogrammen von Benzoe und Benzoetinktur keine rotviolette Zone auftreten (Hinweis auf Sumatra-Benzoe).

Dokumentation

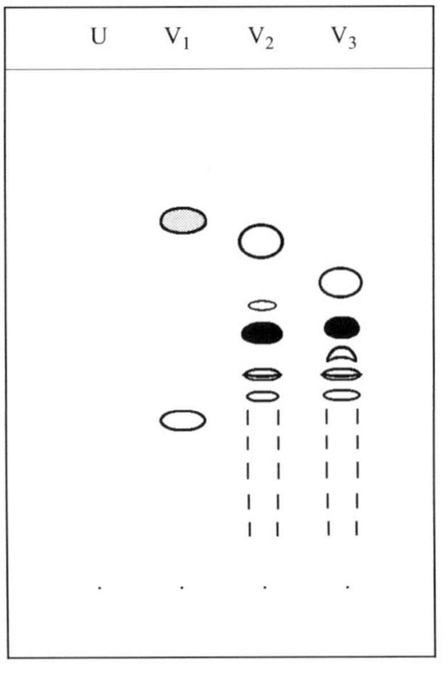

U: Untersuchungslösung
V_1: Brenzkatechin, Eugenol
V_2: Benzoe
V_3: Benzoetinktur

Berberitzenfrüchte (Sauerdornbeeren)

Schicht

DC-Alufolie Kieselgel 60 F_{254} Merck Artikel Nr. 1.05549

DC-Bedingungen

- Mikro-DC, Kammersättigung
- Laufstrecke 6 cm
- Laufzeit etwa 12 Minuten

Fließmittel

In ein trockenes Reagenzglas werden folgende Lösungsmittelmengen einpipettiert und sorgfältig gemischt:

- 8,0 ml Ethylacetat
- 1,0 ml Ameisensäure
- 1,0 ml Wasser

Untersuchungslösung

1,0 g in einer Schlagmühle zerkleinerte Droge wird in einem Reagenzglas mit 5 ml Methanol versetzt und 5 Minuten lang unter ständigem Umrühren im Wasserbad erhitzt. Anschließend wird in ein Zentrifugenglas filtriert.

Vergleichslösungen

V_1: 10 mg Chininhydrochlorid, 10 mg Chlorogensäure und 2 mg Scopoletin werden zusammen in 10 ml Methanol gelöst.

V_2: Aus authentischen Berberitzenfrüchten (Berberis vulgaris) hergestellte Vergleichslösung nach Vorschrift »Untersuchungslösung«.

Auftrageart und -menge

Auf die DC-Folie werden je 2mal 1 µl der Untersuchungslösung und der Vergleichslösungen punktförmig aufgetragen.

Nachweis

Die DC-Folie wird unter dem Abzug mit einem Heißluftfön getrocknet und die noch warme Folie mit einer 1%igen Lösung (m/V) von Diphenylboryloxyethylamin in Ethanol reichlich besprüht. Nach erneutem Trocknen wird mit einer 5%igen Lösung (V/V) von Macrogol 400 in Ethanol besprüht und die DC-Folie zur Farbintensivierung mit heißer Luft gefönt. Die Auswertung erfolgt im UV-Licht bei 365 nm.

Auswertung

Das Chromatogramm der Vergleichslösung 1 zeigt im UV-Licht bei 365 nm drei blau fluoreszierende Zonen, unten die Zone des Chininhydrochlorids, darüber die Zone der Chlorogensäure und im oberen Drittel die Zone des Scopoletins.

Im Chromatogramm der Untersuchungslösung müssen wie im Chromatogramm der Vergleichslösung 2 (Berberitzenfrüchte) im UV-Licht bei 365 nm folgende Zonen auftreten:
eine blaue Zone etwa im Bereich des Chininhydrochlorid-Vergleichs, eine intensive blaue Zone etwa in Höhe des Chlorogensäure-Vergleichs, zwischen Chlorogensäure- und Scopoletin-Vergleich drei oder vier blaue Zonen und im Bereich des Scopoletin-Vergleichs eine weitere blaue Zone.

Dokumentation

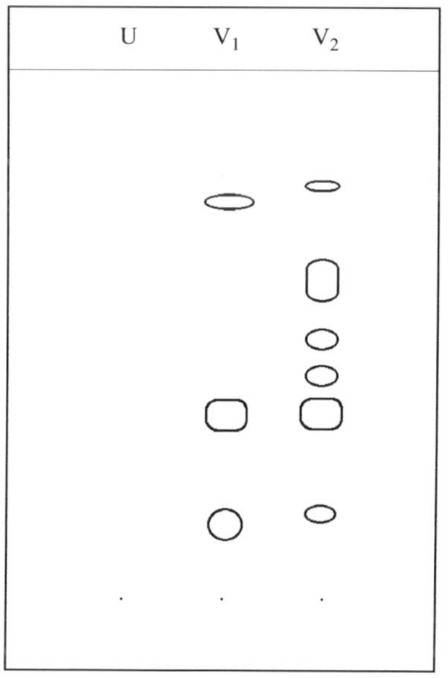

U: Untersuchungslösung
V_1: Chinin-HCl, Chlorogensäure, Scopoletin
V_2: Berberitzenfrüchte

Berberitzenwurzelrinde

Schicht

DC-Alufolie Kieselgel 60 F_{254} Merck Artikel Nr. 1.05549

DC-Bedingungen

- Mikro-DC, Kammersättigung
- Laufstrecke 6 cm
- Laufzeit etwa 12 Minuten

Fließmittel

In ein trockenes Reagenzglas werden folgende Lösungsmittelmengen einpipettiert und sorgfältig gemischt:

- 8,0 ml Ethylacetat
- 1,0 ml Ameisensäure
- 1,0 ml Wasser

Untersuchungslösung

0,5 g gepulverte Droge (Sieb 500) werden in einem Reagenzglas mit 5 ml Methanol und 2 Tropfen Ammoniak-Lösung 25% (m/m) versetzt. 2 bis 3 Minuten lang wird intensiv geschüttelt und anschließend in ein Zentrifugenglas filtriert.

Vergleichslösungen

V_1: 5 mg Berberinchlorid werden in 5 ml Methanol gelöst.

V_2: Aus authentischer Berberitzenwurzelrinde (Berberis vulgaris) hergestellte Vergleichslösung nach Vorschrift »Untersuchungslösung«.

Auftrageart und -menge

Auf die DC-Folie werden je 1 µl der Untersuchungslösung und der Vergleichslösungen punktförmig aufgetragen.

Nachweis

Die DC-Folie wird unter dem Abzug durch Fönen getrocknet und im UV-Licht bei 365 nm ausgewertet. Anschließend wird die DC-Folie mit Iodplatin-Reagenz R besprüht.

Auswertung

Das Chromatogramm der Vergleichslösung 1 zeigt etwas unterhalb der Mitte die gelbe Zone des Berberins, die im UV-Licht bei 365 nm intensiv gelbgrün fluoresziert.

Im Chromatogramm der Untersuchungslösung muss wie im Chromatogramm der Vergleichslösung 2 (Berberitzenwurzelrinde) die intensive Berberin-Zone vorhanden sein. Etwas darunter tritt eine weitere gelbgrün fluoreszierende Zone auf.
Durch Besprühen mit Iodplatin-Reagenz färben sich die gelbgrünen Zonen braun, und im unteren Rf-Bereich erscheinen mehrere violett gefärbte Zonen.

Dokumentation

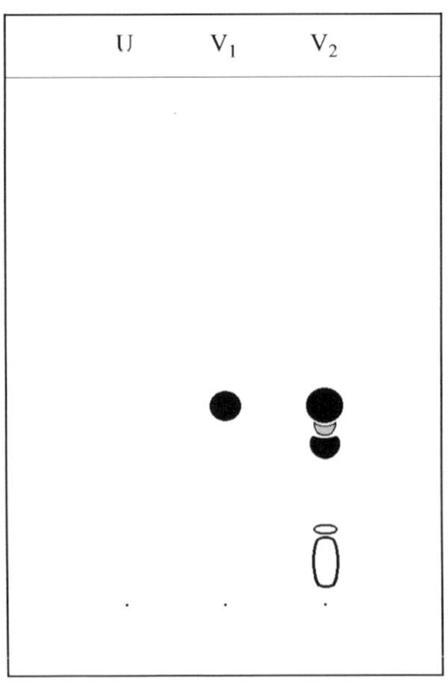

U: Untersuchungslösung
V_1: Berberinchlorid
V_2: Berberitzenwurzelrinde

Bergamottöl

Schicht

DC-Alufolie Kieselgel 60 F_{254} Merck Artikel Nr. 1.05549

DC-Bedingungen

- Mikro-DC, Kammersättigung
- Laufstrecke 2mal 6 cm, Zwischentrocknung durch Fönen
- Laufzeit 2mal etwa 7 Minuten

Fließmittel

In ein trockenes Reagenzglas werden folgende Lösungsmittelmengen einpipettiert und sorgfältig gemischt:

- 9,3 ml n-Hexan
- 0,7 ml Ethylacetat

Untersuchungslösung

0,1 ml (5 Tropfen) des zu untersuchenden Öls wird in 2,5 ml Toluol gelöst.

Vergleichslösungen

V_1: 20 µl Linalool, 10 µl Citral, 20 µl Linalylacetat und 10 mg Guajazulen werden zusammen in 10 ml Toluol gelöst.

V_2: Aus authentischem Bergamottöl (gewonnen aus Citrus aurantium ssp. bergamia) hergestellte Vergleichslösung nach Vorschrift »Untersuchungslösung«.

Auftrageart und -menge

Auf die DC-Folie werden je 1 µl der Untersuchungslösung und der Vergleichslösungen punktförmig aufgetragen.

Nachweis

1. Die DC-Folie wird unter dem Abzug getrocknet. Dann werden die fluoreszenzmindernden Zonen im UV-Licht bei 254 nm und 365 nm gekennzeichnet.
2. Anschließend wird die DC-Folie mit reichlich Anisaldehyd-Reagenz R besprüht, durch Fönen mit heißer Luft getrocknet und solange auf einer Heizplatte bei etwa 100 °C vorsichtig erhitzt, bis alle Zonen farblich gut entwickelt sind.

Auswertung

Das Chromatogramm der Vergleichslösung 1 zeigt im UV-Licht bei 254 nm in der unteren Hälfte die fluoreszenzmindernde Doppelzone des Citrals und in der oberen Hälfte die Zone des Guajazulens. Nach chemischer Detektion sind mit steigenden Rf-Werten die grauviolette Linalool-Zone, die graublaue Citral-Doppelzone, die grauviolette Linalylacetat-Zone und die orangefarbene Guajazulen-Zone sichtbar.

Das Chromatogramm der Untersuchungslösung muss wie das Chromatogramm der Vergleichslösung 2 (Bergamottöl) folgende Zonen zeigen: im UV-Licht bei 254 nm die sehr schwache, fluoreszenzmindernde Doppelzone des Citrals, im UV-Licht bei 365 nm unterhalb des Citrals eine gelb und zwei blau fluoreszierende Zonen, nach chemischer Detektion die Zonen von Linalool und Linalylacetat, wobei Linalylacetat die Hauptzone ist, sowie violette Zonen, die sich im Rf-Bereich des Guajazulens und etwas darüber befinden. Weitere unterschiedlich gefärbte Zonen sind vorhanden.

Dokumentation

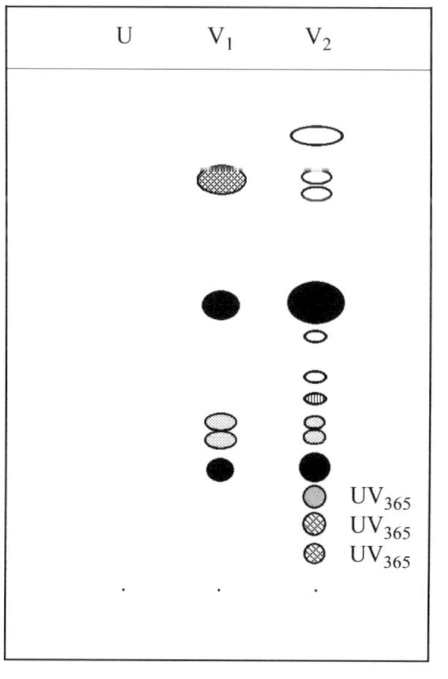

U: Untersuchungslösung

V_1: Linalool, Citral, Linalylacetat, Guajazulen

V_2: Bergamottöl

Besenginsterkraut

Schicht

DC-Alufolie Kieselgel 60 F_{254} Merck Artikel Nr. 1.05549

DC-Bedingungen

- Mikro-DC, Kammersättigung
- Laufstrecke 6 cm
- Laufzeit etwa 12 Minuten

Fließmittel

In ein trockenes Reagenzglas werden folgende Lösungsmittelmengen einpipettiert und sorgfältig gemischt:

- 7,8 ml Ethylacetat
- 0,6 ml Ameisensäure
- 0,6 ml Essigsäure 100%
- 1,0 ml Wasser

Untersuchungslösung

0,5 g gepulverte Droge (Sieb 500) werden mit 5 ml Methanol in einem Reagenzglas 5 Minuten lang unter ständigem Umrühren im Wasserbad erhitzt. Anschließend wird in ein Zentrifugenglas filtriert.

Vergleichslösungen

V_1: 2 mg Rutosid, 1 mg Chlorogensäure, 2 mg Hyperosid und 1 mg Kaffeesäure werden zusammen in 10 ml Methanol gelöst.

V_2: Aus authentischem Besenginsterkraut (Sarothamnus scoparius) hergestellte Vergleichslösung nach Vorschrift »Untersuchungslösung«.

Auftrageart und -menge

Auf die DC-Folie werden je 2mal 1 µl der Untersuchungslösung und der Vergleichslösungen punktförmig aufgetragen.

Nachweis

Die DC-Folie wird unter dem Abzug mit einem Heißluftfön getrocknet und die noch warme Folie mit einer 1%igen Lösung (m/V) von Diphenylboryloxyethylamin in Ethanol reichlich besprüht. Nach erneutem Trocknen wird mit einer 5%igen Lösung (V/V) von Macrogol 400 in Ethanol besprüht und die DC-Folie zur Farbintensivierung intensiv mit heißer Luft gefönt. Die Auswertung erfolgt im UV-Licht bei 365 nm.

Auswertung

Das Chromatogramm der Vergleichslösung 1 zeigt im UV-Licht bei 365 nm mit steigenden Rf-Werten die Zonen von Rutosid, Chlorogensäure, Hyperosid und Kaffeesäure. Rutosid und Hyperosid fluoreszieren orange; Chlorogensäure und Kaffeesäure fluoreszieren hellblau.

Im Chromatogramm der Untersuchunslösung müssen wie im Chromatogramm der Vergleichslösung 2 (Besenginsterkraut) folgende charakteristische Zonen auftreten: eine gelborange fluoreszierende Zone knapp oberhalb des Hyperosid-Vergleichs und direkt darüber zwei gelbgrün fluoreszierende Zonen. Weitere schwach blau, gelbgrün und rot fluoreszierende Zonen sind vorhanden.

Dokumentation

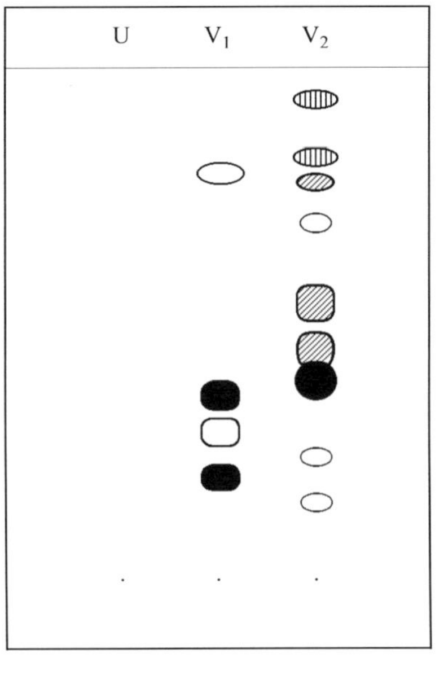

U: Untersuchungslösung

V_1: Rutosid, Chlorogens., Hyperosid, Kaffees.

V_2: Besenginsterkraut

Betonienkraut

Schicht

DC-Alufolie Kieselgel 60 F_{254} Merck Artikel Nr. 1.05549

DC-Bedingungen

- Mikro-DC, Kammersättigung
- Laufstrecke 6 cm
- Laufzeit etwa 15 Minuten

Fließmittel

In ein trockenes Reagenzglas werden folgende Lösungsmittelmengen einpipettiert und sorgfältig gemischt:

- 7,2 ml Ethylacetat
- 0,7 ml Ameisensäure
- 0,7 ml Essigsäure
- 1,4 ml Wasser

Untersuchungslösung

0,8 g gepulverte Droge (Sieb 500) werden mit 5 ml Methanol in einem Reagenzglas 5 Minuten lang unter ständigem Umrühren im Wasserbad erhitzt. Anschließend wird in ein Zentrifugenglas filtriert.

Vergleichslösungen

V_1: 2 mg Rutosid, 1 mg Chlorogensäure, 2 mg Hyperosid und 1 mg Kaffeesäure werden zusammen in 10 ml Methanol gelöst.

V_2: Aus authentischem Betonienkraut (Betonica officinalis) hergestellte Vergleichslösung nach Vorschrift »Untersuchungslösung«.

Auftrageart und -menge

Auf die DC-Folie werden je 2mal 1 µl der Untersuchungslösung und der Vergleichslösungen punktförmig aufgetragen.

Nachweis

Die DC-Folie wird unter dem Abzug mit einem Heißluftfön getrocknet und die noch warme Folie mit einer 1%igen Lösung (m/V) von Diphenylboryloxyethylamin in Ethanol reichlich besprüht. Nach erneutem Trocknen wird mit einer 5%igen Lösung (V/V) von Macrogol 400 in Ethanol besprüht und die DC-Folie zur Farbintensivierung mit heißer Luft gefönt. Die Auswertung erfolgt im UV-Licht bei 365 nm.

Auswertung

Das Chromatogramm der Vergleichslösung 1 zeigt im UV-Licht bei 365 nm mit steigenden Rf-Werten die Zonen von Rutosid, Chlorogensäure, Hyperosid und Kaffeesäure. Rutosid und Hyperosid fluoreszieren orange; Chlorogensäure und Kaffeesäure fluoreszieren hellblau.

Das Chromatogramm der Untersuchungslösung muss wie das Chromatogramm der Vergleichslösung 2 (Betonienkraut) mit steigenden Rf-Werten im UV-Licht bei 365 nm folgende charakteristische Zonen zeigen: auf Höhe des Rutosid-Vergleichs eine hellblaue Zone, darüber eine Doppelzone, die untere ist orange die obere schwach orangefarben, sowie auf Höhe des Hyperosid-Vergleichs eine gelbblaue Zone. In der oberen Hälfte treten schwach blaue und eine schwach orangefarbene Zone auf sowie zwei rot fluoreszierende Chlorophyll-Zonen oberhalb des Kaffeesäure-Vergleichs.

Dokumentation

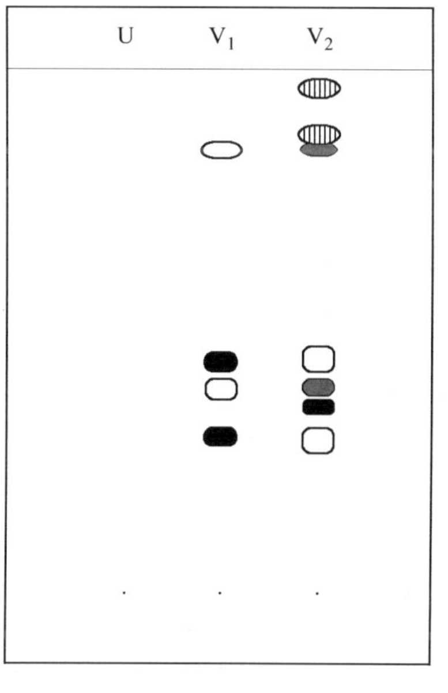

U: Untersuchungslösung

V_1: Rutosid, Chlorogens., Hyperosid, Kaffees.

V_2: Betonienkraut

Bibergeil

Schicht

DC-Alufolie Kieselgel 60 F_{254} Merck Artikel Nr. 1.05549

DC-Bedingungen

- Mikro-DC, Kammersättigung
- Laufstrecke 2mal 6 cm, Zwischentrocknung durch Fönen
- Laufzeit 2mal etwa 4 Minuten

Fließmittel

In ein trockenes Reagenzglas werden folgende Lösungsmittelmengen einpipettiert und sorgfältig gemischt:

- 9,0 ml Diethylether
- 1,0 ml n-Hexan

Untersuchungslösung

0,1 g gepulverte Droge (Sieb 500) wird 3 Minuten lang in einem Reagenzglas mit 3 ml Methanol im Wasserbad zum Sieden erhitzt. Anschließend wird in ein Zentrifugenglas filtriert.

Vergleichslösungen

V_1: 2 mg Phloroglucin und 2 mg Brenzkatechin werden zusammen in 2 ml Methanol gelöst.

V_2: Aus authentischem Bibergeil (Castor canadense) hergestellte Vergleichslösung nach Vorschrift »Untersuchungslösung«.

Auftrageart und -menge

Auf die DC-Folie werden je 1 µl der Untersuchungslösung und der Vergleichslösungen punktförmig aufgetragen.

Nachweis

Die DC-Folie wird unter dem Abzug durch Fönen getrocknet, dann reichlich mit Anisaldehyd-Reagenz R besprüht und nach erneutem Trocknen auf einer Heizplatte bei 100 °C vorsichtig erhitzt, bis sich alle Zonen farblich gut entwickelt haben.

Auswertung

Das Chromatogramm der Vergleichslösung 1 zeigt in der unteren Hälfte die gelbe Zone des Phloroglucins und in der oberen Hälfte die rotviolette Zone des Brenzkatechins.

Im Chromatogramm der Vergleichslösung 2 (Bibergeil) sind direkt oberhalb des Phloroglucin-Vergleichs zwei sehr kräftige violette Zonen sichtbar, die nicht vollständig voneinander getrennt sind. Im Bereich des Brenzkatechin-Vergleichs treten mehrere, vor allem violett gefärbte Zonen auf.

Das Chromatogramm der Untersuchungslösung muss dem Chromatogramm der Vergleichslösung 2 in seinen charakteristischen Zonen entsprechen.

Dokumentation

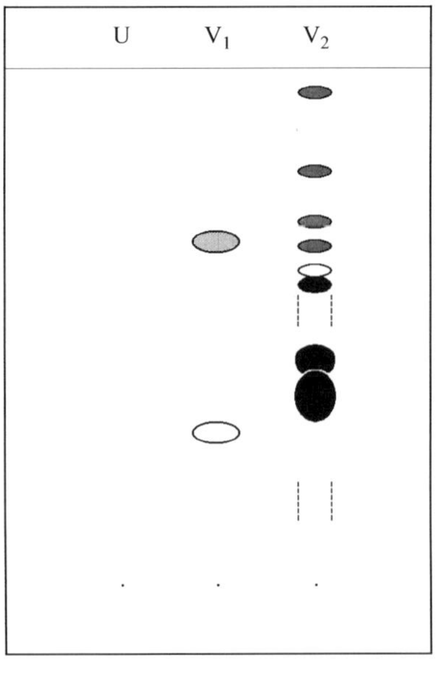

U: Untersuchungslösung

V_1: Phloroglucin, Brenzkatechin

V_2: Bibergeil

Bibernellwurzel

Schicht

DC-Alufolie Kieselgel 60 F_{254} Merck Artikel Nr. 1.05549

DC-Bedingungen

- Mikro-DC, Kammersättigung
- Laufstrecke 6 cm
- Laufzeit etwa 7 Minuten

Fließmittel

In ein trockenes Reagenzglas werden folgende Lösungsmittelmengen einpipettiert und sorgfältig gemischt:

- 8,0 ml Toluol
- 2,0 ml Ethylacetat

Untersuchungslösung

2,0 g gepulverte Droge (Sieb 500) werden in einem Reagenzglas 1 Minute lang mit 5 ml Methanol im Wasserbad unter ständigem Rühren erhitzt. Nach dem Abkühlen wird in ein Zentrifugenglas filtriert.

Vergleichslösungen

V_1: 1 mg Scopoletin und 25 mg Cumarin werden zusammen in 10 ml Methanol gelöst. 1 ml dieser Lösung wird mit 9 ml Methanol verdünnt.

V_2: Aus authentischer Bibernellwurzel (Pimpinella saxifraga oder Pimpinella major) hergestellte Vergleichslösung nach Vorschrift »Untersuchungslösung«.

Auftrageart und -menge

Auf die DC-Folie werden je 2mal 1 µl der Untersuchungslösung und der Vergleichslösungen punktförmig aufgetragen.

Nachweis

Die DC-Folie wird unter dem Abzug durch Fönen getrocknet. Anschließend wird sie mit einer 10%igen Lösung (m/V) von Kaliumhydroxid in Ethanol 96% reichlich besprüht und nach erneutem Trocknen im UV-Licht bei einer Wellenlänge von 365 nm ausgewertet.

Auswertung

Das Chromatogramm der Vergleichslösung 1 zeigt im UV-Licht bei 365 nm mit steigenden Rf-Werten die violett fluoreszierende Zone des Scopoletins und die blaugrün fluoreszierende Zone des Cumarins.

Das Chromatogramm der Untersuchungslösung muss wie das Chromatogramm der Vergleichslösung 2 (Bibernellwurzel) im UV-Licht bei 365 nm folgende Zonen zeigen: eine hellblau fluoreszierende Startzone, direkt darüber eine violett fluoreszierende Zone, die auf Höhe des Scopoletin-Vergleichs liegt, darüber zwei violett und eine blau fluoreszierende Zonen, von denen die blau fluoreszierende Zone mit dem größten Rf-Wert etwas oberhalb des Cumarin-Vergleichs liegt.

Dokumentation

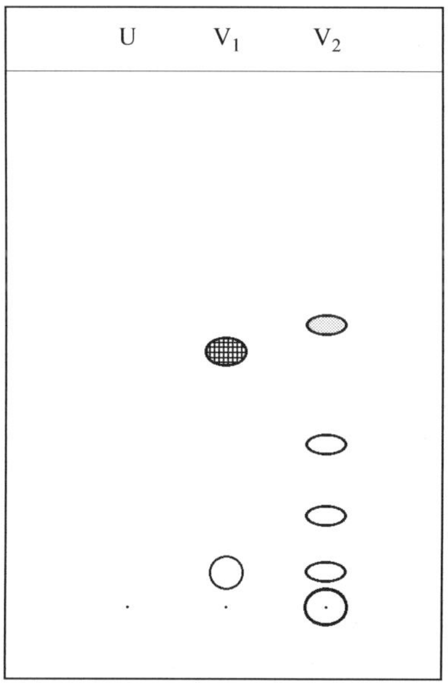

U: Untersuchungslösung
V_1: Scopoletin, Cumarin
V_2: Bibernellwurzel

Birkenblätter

Schicht

DC-Alufolie Kieselgel 60 F_{254} Merck Artikel Nr. 1.05549

DC-Bedingungen

- Mikro-DC, Kammersättigung
- Laufstrecke 6 cm
- Laufzeit etwa 12 Minuten

Fließmittel

In ein trockenes Reagenzglas werden folgende Lösungsmittelmengen einpipettiert und sorgfältig gemischt:

- 7,8 ml Ethylacetat
- 0,6 ml Ameisensäure
- 0,6 ml Essigsäure 100%
- 1,0 ml Wasser

Untersuchungslösung

0,5 g gepulverte Droge (Sieb 500) werden mit 5 ml Methanol in einem Reagenzglas 5 Minuten lang unter ständigem Umrühren im Wasserbad erhitzt. Anschließend wird in ein Zentrifugenglas filtriert.

Vergleichslösungen

V_1: 2 mg Rutosid, 1 mg Chlorogensäure, 2 mg Hyperosid und 1 mg Kaffeesäure werden zusammen in 10 ml Methanol gelöst.

V_2: Aus authentischen Birkenblättern (Betula pendula oder Betula pubescens) hergestellte Vergleichslösung nach Vorschrift »Untersuchungslösung«.

Auftrageart und -menge

Auf die DC-Folie werden je 2mal 1 µl der Untersuchungslösung und der Vergleichslösungen punktförmig aufgetragen.

Nachweis

Die DC-Folie wird unter dem Abzug mit einem Heißluftfön getrocknet und die noch warme Folie mit einer 1%igen Lösung (m/V) von Diphenylboryloxyethylamin in Ethanol reichlich besprüht. Anschließend wird mit einer 5%igen Lösung (V/V) von Macrogol 400 in Ethanol besprüht und die DC-Folie zur Farbintensivierung intensiv mit heißer Luft geföhnt. Die Auswertung erfolgt im UV-Licht bei 365 nm.

Auswertung

Das Chromatogramm der Vergleichslösung 1 zeigt im UV-Licht bei 365 nm mit steigenden Rf-Werten die Zonen von Rutosid, Chlorogensäure, Hyperosid und Kaffeesäure. Rutosid und Hyperosid fluoreszieren orange; Chlorogensäure und Kaffeesäure fluoreszieren hellblau.

Das Chromatogramm der Untersuchungslösung muss wie das Chromatogramm der Vergleichslösung 2 (Birkenblätter) folgende charakteristische Zonen zeigen: eine intensiv orange fluoreszierende Hyperosid-Zone, darunter eine weitere intensiv orange fluoreszierende Zone, die die Chlorogensäure-Zone praktisch vollständig überdeckt sowie oberhalb des Hyperosids mehrere orange fluoreszierende Zonen. Weitere blau, grüngelb und rot fluoreszierende Zonen treten auf.

Dokumentation

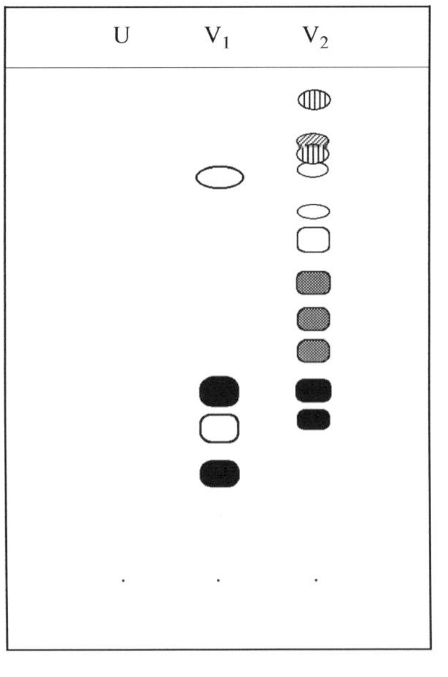

U: Untersuchungslösung
V_1: Rutosid, Chlorogens., Hyperosid, Kaffees.
V_2: Birkenblätter

Birkenrinde

Schicht

DC-Alufolie Kieselgel 60 F_{254} Merck Artikel Nr. 1.05549

DC-Bedingungen

- Mikro-DC, Kammersättigung
- Laufstrecke 6 cm
- Laufzeit etwa 9 Minuten

Fließmittel

In ein trockenes Reagenzglas werden folgende Lösungsmittelmengen einpipettiert und sorgfältig gemischt:

- 4,5 ml Ethylacetat
- 2,5 ml Methanol
- 1,9 ml Dichlormethan
- 1,1 ml Wasser

Untersuchungslösung

1,0 g gepulverte Droge (Sieb 500) wird in einem Reagenzglas 5 Minuten lang mit 5 ml Methanol im Wasserbad unter ständigem Rühren erhitzt. Nach dem Abkühlen wird in ein Zentrifugenglas filtriert.

Vergleichslösungen

V_1: 10 mg Arbutin und 5 mg Betulin werden zusammen in 5 ml Methanol gelöst.

V_2: Aus authentischer Birkenrinde (Betula pendula, Betula pubescens) hergestellte Vergleichslösung nach Vorschrift »Untersuchungslösung«.

Auftrageart und -menge

Auf die DC-Folie werden je 1 µl der Untersuchungslösung und der Vergleichslösungen punktförmig aufgetragen.

Nachweis

Die DC-Folie wird unter dem Abzug durch Fönen mit heißer Luft getrocknet, mit Anisaldehyd-Reagenz R reichlich besprüht und nach erneutem Trocknen auf einer Heizplatte bei etwa 100 °C solange vorsichtig erhitzt, bis sich alle Zonen farblich gut entwickelt haben.

Auswertung

Das Chromatogramm der Vergleichslösung 1 zeigt etwa in der Mitte die grüne Arbutin-Zone und im oberen Drittel die violette Betulin-Zone.

Das Chromatogramm der Vergleichslösung 2 (Birkenrinde) besitzt die violette Betulin-Zone als Hauptzone. Darüber sind weitere violette Zonen vorhanden. Im Bereich des Arbutin-Vergleichs treten mehrere Zonen auf, die unterschiedlich grün gefärbt sind.

Das Chromatogramm der Untersuchungslösung muss dem Chromatogramm der Vergleichslösung 2 in seinen charakteristischen Zonen entsprechen.

Dokumentation

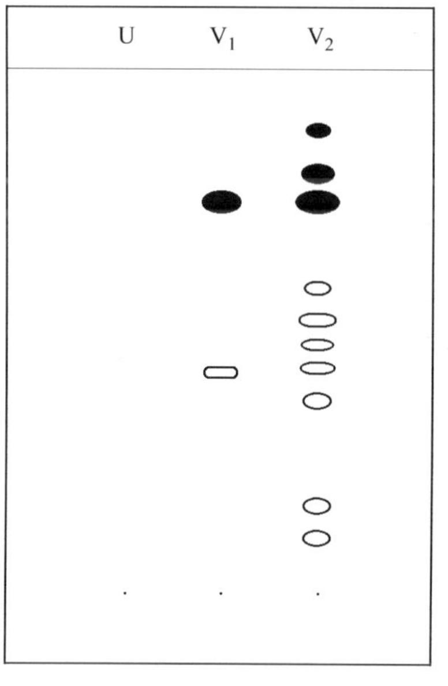

U: Untersuchungslösung
V_1: Arbutin, Betulin
V_2: Birkenrinde

Bittere Tinktur DAB 6

Schicht

DC-Alufolie Kieselgel 60 F_{254} Merck Artikel Nr. 1.05549

DC-Bedingungen

- Mikro-DC, Kammersättigung
- Laufstrecke 6 cm
- Laufzeit etwa 15 Minuten

Fließmittel

In ein trockenes Reagenzglas werden folgende Lösungsmittelmengen einpipettiert und sorgfältig gemischt:

- 7,2 ml Ethylacetat
- 0,7 ml Ameisensäure
- 0,7 ml Essigsäure 100%
- 1,4 ml Wasser

Untersuchungslösung

Bittere Tinktur wird direkt verwendet.

Vergleichslösungen

V_1: 1 ml Bitterorangenschalentinktur und 1 ml Enziantinktur werden in einem Zentrifugenglas gemischt.

V_2: Authentische Bittere Tinktur.

Auftrageart und -menge

Auf die DC-Folie werden je 2mal 1 µl der Untersuchungslösung und der Vergleichslösungen punktförmig aufgetragen.

Nachweis

1. Die DC-Folie wird unter dem Abzug durch Fönen getrocknet und im UV-Licht bei 365 nm ausgewertet.
2. Die DC-Folie wird reichlich mit Anisaldehyd-Reagenz R besprüht und anschließend nach erneutem Trocknen solange auf einer Heizplatte bei etwa 100 °C vorsichtig erhitzt, bis sich alle Zonen farblich gut entwickelt haben.

Auswertung

Die Chromatogramme der Vergleichslösungen 1 und 2 zeigen vor dem Besprühen im UV-Licht bei 365 nm mehrere violette und blaue Fluoreszenzen.
Nach Besprühen mit Anisaldehyd-Reagenz R und Erhitzen erscheint im unteren Drittel eine violette Zone, die aus Enziantinktur stammt. Darüber befindet sich eine braune Doppelzone, die aus Bitterorangenschalentinktur stammt. Weitere violette Zonen sind vorhanden.

Das Chromatogramm der Untersuchungslösung muss den Chromatogrammen der Vergleichslösungen 1 und 2 in seinen charakteristischen Zonen entsprechen.

Dokumentation

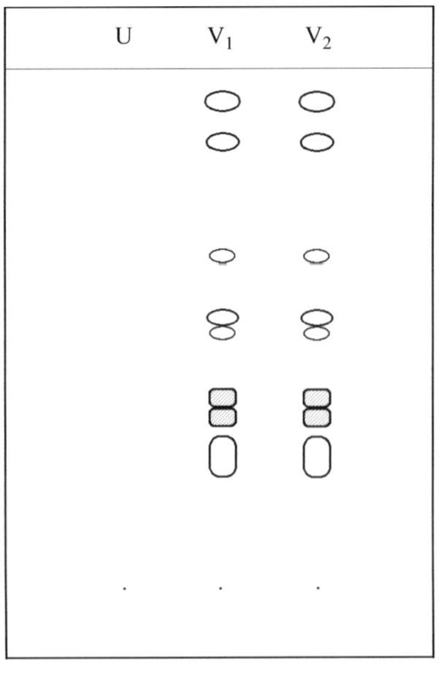

U: Untersuchungslösung
V_1: Enziantinktur, Bitterorangenschalentinktur
V_2: Bittere Tinktur

Bitterfenchelöl

Schicht

DC-Alufolie Kieselgel 60 F_{254} Merck Artikel Nr. 1.05549

DC-Bedingungen

- Mikro-DC, Kammersättigung
- Laufstrecke 6 cm
- Laufzeit etwa 8 Minuten

Fließmittel

In ein trockenes Reagenzglas werden folgende Lösungsmittelmengen einpipettiert und sorgfältig gemischt:

- 9,5 ml Toluol
- 0,5 ml Ethylacetat

Untersuchungslösung

0,15 ml (7 Tropfen) des zu untersuchenden Öls werden in 2,5 ml Toluol gelöst.

Vergleichslösungen

V_1: 100 µl Anethol und 10 µl Anisaldehyd werden in 10 ml Toluol gelöst.

V_2: Aus authentischem Bitterfenchelöl (von Foeniculum vulgare, ssp. vulgare var. vulgare) hergestellte Vergleichslösung nach Vorschrift »Untersuchungslösung«.

Auftrageart und -menge

Auf die DC-Folie werden je 1 µl der Untersuchungslösung und der Vergleichslösungen punktförmig aufgetragen.

Nachweis

Die DC-Folie wird unter dem Abzug durch Fönen mit heißer Luft getrocknet und im UV-Licht bei 254 nm ausgewertet.
Anschließend wird die DC-Folie mit Schwefelsäure 96% (m/m) besprüht und auf einer Heizplatte bei etwa 140 °C unter Beobachtung erhitzt.

Auswertung

Das Chromatogramm der Vergleichslösung 1 zeigt im UV-Licht bei 254 nm mit steigenden Rf-Werten die fluoreszenzmindernden Flecke des Anisaldehyds und des Anethols.

Im Chromatogramm der Vergleichslösung 2 (Bitterfenchelöl) sind die fluoreszenzmindernden Flecke von Anisaldehyd und Anethol ebenfalls sichtbar. Nach Besprühen mit konzentrierter Schwefelsäure und Erhitzen färbt sich der Anethol-Fleck zunächst braunviolett, später in grauviolett übergehend. Im mittleren Rf-Bereich, etwas oberhalb des Anisaldehyd-Flecks, erscheint ein zitronengelber Fleck (Fenchon). Weitere kleine Fecke sind im oberen und unteren Rf-Bereich vorhanden.

Das Chromatogramm der Untersuchungslösung muss dem Chromatogramm der Vergleichslösung 2 in seinen charakteristischen Flecken entsprechen.

Dokumentation

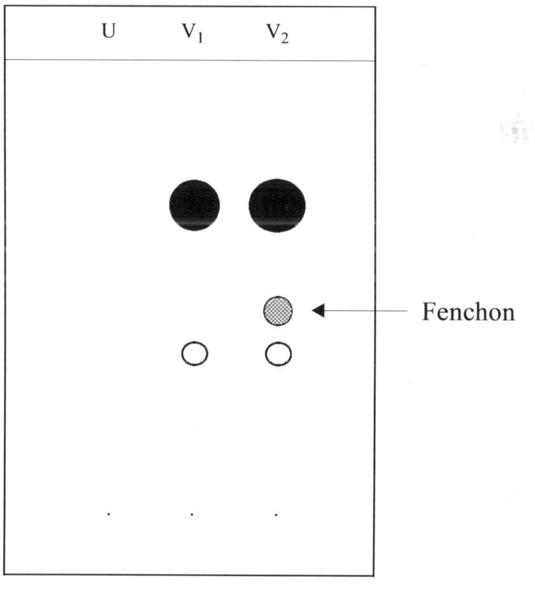

U: Untersuchungslösung
V_1: Anisaldehyd, Anethol
V_2: Bitterfenchelöl

Bitterkleeblätter

Schicht

DC-Alufolie Kieselgel 60 F_{254} Merck Artikel Nr. 1.05549

DC-Bedingungen

- Mikro-DC, Kammersättigung
- Laufstrecke 6 cm
- Laufzeit etwa 9 Minuten

Fließmittel

In ein trockenes Reagenzglas werden folgende Lösungsmittelmengen einpipettiert und sorgfältig gemischt:

- 7,7 ml Ethylacetat
- 1,5 ml Methanol
- 0,8 ml Wasser

Untersuchungslösung

1,5 g gepulverte Droge (Sieb 500) werden mit 5 ml Methanol in einem Reagenzglas 5 Minuten lang unter ständigem Umrühren im Wasserbad erhitzt. Anschließend wird in ein Zentrifugenglas filtriert.

Vergleichslösungen

V_1: 5 mg Phenacetin werden in 5 ml Methanol gelöst.

V_2: Aus authentischen Bitterkleeblättern (Menyanthes trifoliata) hergestellte Vergleichslösung nach Vorschrift »Untersuchungslösung«.

Auftrageart und -menge

Auf die DC-Folie werden je 1 µl der Untersuchungslösung und der Vergleichslösungen punktförmig aufgetragen.

Nachweis

1. Die DC-Folie wird unter dem Abzug durch Fönen getrocknet. Im UV-Licht bei 254 nm wird anschließend die Zone des Phenacetins mit Bleistift markiert.
2. Die DC-Folie wird mit Anisaldehyd-Reagenz R reichlich besprüht, durch Fönen getrocknet und auf einer Heizplatte bei etwa 100 °C vorsichtig erhitzt, bis sich alle Zonen farblich gut entwickelt haben.

Auswertung

Das Chromatogramm der Vergleichslösung 1 zeigt im UV-Licht bei 254 nm die fluoreszenzmindernde Zone des Phenacetins.

Das Chromatogramm der Vergleichslösung 2 (Bitterkleeblätter) zeigt nach chemischer Detektion zahlreiche, unterschiedlich gefärbte Zonen. Typisch sind violette Zonen im Rf-Bereich zwischen Phenacetin und der Fließmittelfront sowie eine intensiv blauviolette Zone im mittleren Rf-Bereich.

Das Chromatogramm der Untersuchungslösung muss dem Chromatogramm der Vergleichslösung 2 in seinen charakteristischen Zonen entsprechen.

Dokumentation

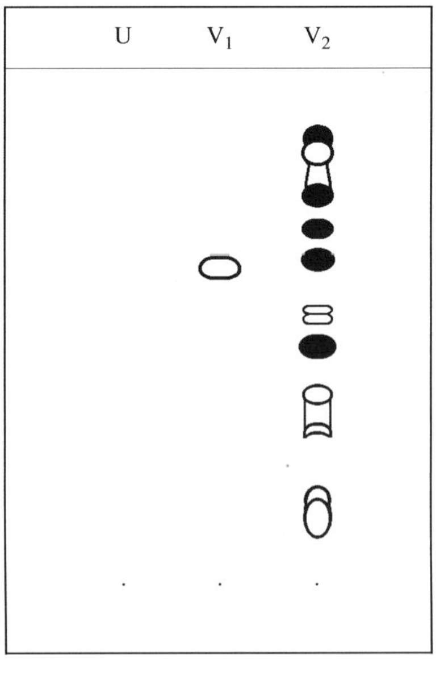

U: Untersuchungslösung
V_1: Phenacetin
V_2: Bitterkleeblätter

Bitterorangenblüten (Pomeranzenblüten)

Schicht

DC-Alufolie Kieselgel 60 F_{254} Merck Artikel Nr. 1.05549

DC-Bedingungen

- Mikro-DC, Kammersättigung
- Laufstrecke 6 cm
- Laufzeit etwa 15 Minuten

Fließmittel

In ein trockenes Reagenzglas werden folgende Lösungsmittelmengen einpipettiert und sorgfältig gemischt:

- 7,2 ml Ethylacetat
- 0,7 ml Ameisensäure
- 0,7 ml Essigsäuer 100%
- 1,4 ml Wasser

Untersuchungslösung

0,8 g gepulverte Droge (Sieb 500) werden mit 5 ml Methanol in einem Reagenzglas 10 Minuten lang unter häufigem Umrühren im Wasserbad bei mindestens 40 °C erhitzt. Anschließend wird in ein Zentrifugenglas filtriert.

Vergleichslösungen

V_1: 3 mg Rutosid und 5 mg Hesperidin werden zusammen in 10 ml Methanol gelöst.

V_2: Aus authentischen Bitterorangenblüten (Citrus aurantium ssp. aurantium) hergestellte Vergleichslösung nach Vorschrift »Untersuchungslösung«.

Auftrageart und -menge

Auf die DC-Folie werden je 2mal 1 µl der Untersuchungslösung und der Vergleichslösungen punktförmig aufgetragen.

Nachweis

Die DC-Folie wird unter dem Abzug mit einem Heißluftfön getrocknet und die noch warme Folie mit einer 1%igen Lösung (m/V) von Diphenylboryloxyethylamin in Ethanol reichlich besprüht. Nach erneutem Trocknen wird mit einer 5%igen Lösung (V/V) von Macrogol 400 in Ethanol besprüht und die DC-Folie zur Farbintensivierung mit heißer Luft gefönt. Anschließend wird die DC-Folie 10 Minuten lang mit einer UV-Lampe von 365 nm bestrahlt und dann im Tageslicht und im UV-Licht bei 365 nm ausgewertet.

Auswertung

Das Chromatogramm der Vergleichslösung 1 zeigt im Tageslicht und im UV-Licht die orangefarbene Zone des Rutosids und etwas darüber die grüngelbe Zone des Hesperidins.

Das Chromatogramm der Untersuchungslösung muss dem Chromatogramm der Vergleichslösung 2 (Bitterorangenblüten) in folgenden charakteristischen Zonen entsprechen: eine orangefarbene Zone auf Höhe des Rutosid-Vergleichs und eine grüngelbe Zone auf Höhe des Hesperidin-Vergleichs; dazwischen erscheint bei Bestrahlen mit UV-Licht von 365 nm nach wenigen Minuten oder durch Liegenlassen bei Tageslicht nach etwa einer Stunde eine rot gefärbte Zone (Neoeriocitrin).

Dokumentation

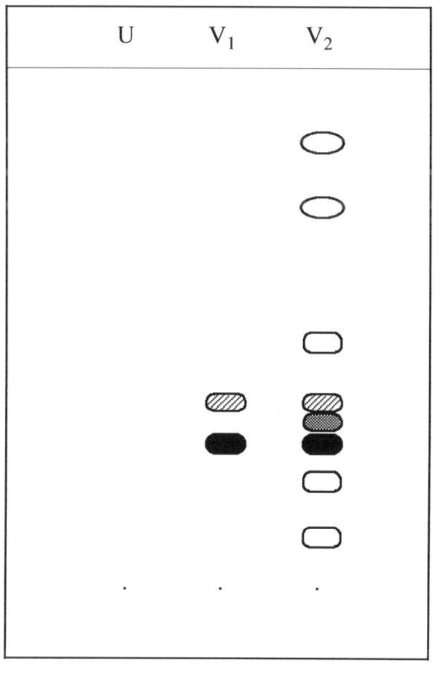

U: Untersuchungslösung
V_1: Rutosid, Hesperidin
V_2: Bitterorangenblüten

Bitterorangenschale und -tinktur

Schicht

DC-Alufolie Kieselgel 60 F_{254} Merck Artikel Nr. 1.05549

DC-Bedingungen

- Mikro-DC, Kammersättigung
- Laufstrecke 2mal 6 cm, Zwischentrocknung durch Fönen
- Laufzeit 2mal etwa 10 Minuten

Fließmittel

In ein trockenes Reagenzglas werden folgende Lösungsmittelmengen einpipettiert und sorgfältig gemischt:

- 8,8 ml Ethylacetat
- 0,6 ml Ameisensäure
- 0,6 ml Wasser

Untersuchungslösung

0,5 g gepulverte Droge (Sieb 500) werden mit 5 ml Methanol in einem Reagenzglas 5 Minuten lang unter ständigem Umrühren im Wasserbad erhitzt. Anschließend wird in ein Zentrifugenglas filtriert.
Bitterorangenschalentinktur wird direkt zur Chromatographie verwendet.

Vergleichslösungen

V_1: 2 mg Rutosid und 2 mg Hyperosid werden zusammen in 10 ml Methanol gelöst.

V_2: Aus authentischer Bitterorangenschale (Citrus aurantium ssp. aurantium) bzw. Bitterorangenschalentinktur hergestellte Vergleichslösung nach Vorschrift »Untersuchungslösung«.

Auftrageart und -menge

Auf die DC-Folie werden je 2mal 1 µl der Untersuchungslösung und der Vergleichslösungen punktförmig aufgetragen.

Nachweis

Die DC-Folie wird unter dem Abzug mit einem Heißluftfön getrocknet und die noch warme Folie mit einer 1%igen Lösung (m/V) von Diphenylboryloxyethylamin in Ethanol reichlich besprüht. Nach erneutem Trocknen wird mit einer 5%igen Lösung (V/V) von Macrogol 400 in Ethanol besprüht und die DC-Folie zur Farbintensivierung mit heißer Luft geföhnt. Die Auswertung erfolgt im UV-Licht bei 365 nm.

Auswertung

Das Chromatogramm der Vergleichslösung 1 zeigt im UV-Licht bei 365 nm zwei orangegelb fluoreszierende Flavonoid-Zonen, im unteren Rf-Bereich die des Rutosids und darüber die des Hyperosids.

Im Chromatogramm der Vergleichslösung 2 (Bitterorangenschale bzw. -tinktur) ist die gelbe Rutosid-Zone ebenfalls vorhanden. Direkt darüber befinden sich die rote Zone des Eriocitrins und die grüne Zone aus Hesperidin und Narginin. Beide Zonen sind auch im Tageslicht sichtbar. Es folgen direkt darüber und im oberen Rf-Bereich zahlreiche blauviolette Zonen.

Das Chromatogramm der Untersuchungslösung muss dem Chromatogramm der Vergleichslösung 2 in seinen charakteristischen Zonen entsprechen.

Dokumentation

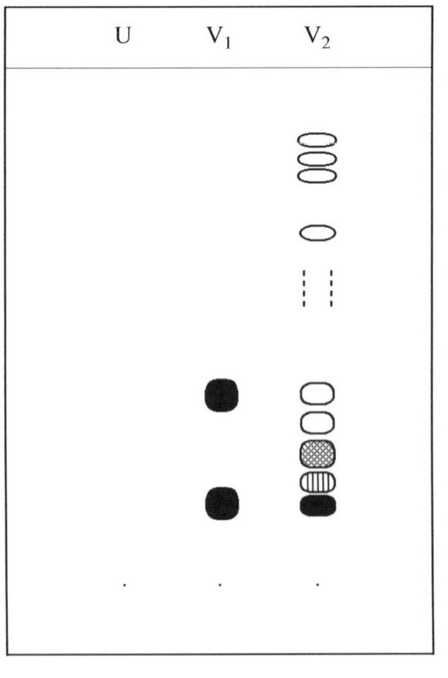

U: Untersuchungslösung
V_1: Rutosid, Hyperosid
V_2: Bitterorangenschale bzw. -tinktur

Bittersüßstengel

Schicht

DC-Alufolie Kieselgel 60 F_{254} Merck Artikel Nr. 1.05549

DC-Bedingungen

- Mikro-DC, Kammersättigung
- Laufstrecke 6 cm
- Laufzeit etwa 9 Minuten

Fließmittel

In ein trockenes Reagenzglas werden folgende Lösungsmittelmengen einpipettiert und sorgfältig gemischt:

- 4,5 ml Ethylacetat
- 2,5 ml Methanol
- 1,9 ml Dichlormethan
- 1,1 ml Wasser

Untersuchungslösung

1,0 g gepulverte Droge (Sieb 500) wird in einem Reagenzglas 5 Minuten lang mit 5 ml Methanol im Wasserbad unter ständigem Rühren erhitzt. Nach dem Abkühlen wird in ein Zentrifugenglas filtriert.

Vergleichslösungen

V_1: 4 mg Papaverinhydrochlorid werden in 2 ml Methanol gelöst.

V_2: Aus authentischen Bittersüßstengeln (Solanum dulcamara) hergestellte Vergleichslösung nach Vorschrift »Untersuchungslösung«.

Auftrageart und -menge

Auf die DC-Folie werden je 4mal 1 µl der Untersuchungslösung und der Vergleichslösung 2 sowie 1 µl der Vergleichslösung 1 punktförmig aufgetragen.

Nachweis

Die DC-Folie wird unter dem Abzug durch Fönen mit heißer Luft getrocknet und anschließend mit Iodplatin-Reagenz R besprüht.
Alternativ kann auch mit Dragendorffs Reagenz R2 besprüht werden.

Auswertung

Das Chromatogramm der Vergleichslösung 1 zeigt nach dem Ansprühen mit Iodplatin-Reagenz R in der oberen Hälfte die violette Zone des Papaverins.

Das Chromatogramm der Untersuchungslösung muss wie das Chromatogramm der Vergleichslösung 2 (Bittersüßstengel) im Bereich des Papaverinhydrochlorid-Vergleichs und darunter mehrere helle Zonen zeigen.
Wird alternativ mit Dragendorffs Reagenz R2 besprüht, färben sich die Alkaloid-Zonen braun.

Dokumentation

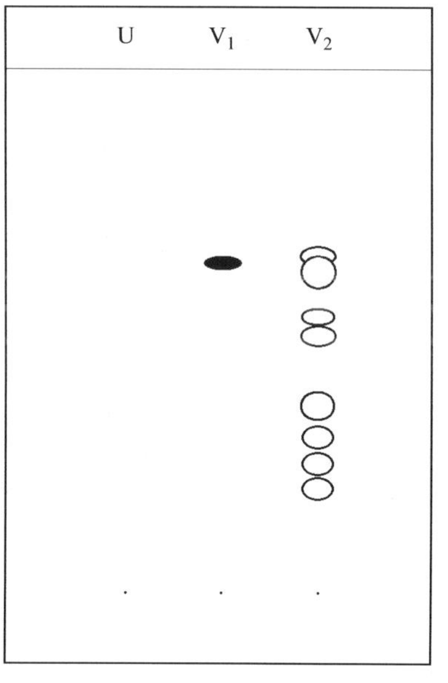

U: Untersuchungslösung
V_1: Papaverinhydrochlorid
V_2: Bittersüßstengel

Blutweiderichkraut

Schicht

DC-Alufolie Kieselgel 60 F_{254} Merck Artikel Nr. 1.05549

DC-Bedingungen

- Mikro-DC, Kammersättigung
- Laufstrecke 6 cm
- Laufzeit etwa 12 Minuten

Fließmittel

In ein trockenes Reagenzglas werden folgende Lösungsmittelmengen einpipettiert und sorgfältig gemischt:

- 7,8 ml Ethylacetat
- 0,6 ml Ameisensäure
- 0,6 ml Essigsäure 100%
- 1,0 ml Wasser

Untersuchungslösung

1 g gepulverte Droge (Sieb 500) wird mit 5 ml Methanol in einem Reagenzglas 5 Minuten lang unter ständigem Umrühren im Wasserbad erhitzt. Anschließend wird in ein Zentrifugenglas filtriert.

Vergleichslösungen

V_1: 2 mg Rutosid, 2 mg Hyperosid und 1 mg Kaffeesäure werden zusammen in 10 ml Methanol gelöst.

V_2: Aus authentischem Blutweiderichkraut (Lythrum salicaria) hergestellte Vergleichslösung nach Vorschrift »Untersuchungslösung«.

Auftrageart und -menge

Auf die DC-Folie werden je 2mal 1 µl der Untersuchungslösung und der Vergleichslösungen punktförmig aufgetragen.

Nachweis

Die DC-Folie wird unter dem Abzug mit einem Heißluftfön getrocknet und die noch warme Folie mit einer 1%igen Lösung (m/V) von Diphenylboryloxyethylamin in Ethanol reichlich besprüht. Nach erneutem Trocknen wird mit einer 5%igen Lösung (V/V) von Macrogol 400 in Ethanol besprüht und die DC-Folie zur Farbintensivierung mit heißer Luft geföhnt. Die Auswertung erfolgt im UV-Licht bei 365 nm.

Auswertung

Das Chromatogramm der Vergleichslösung 1 zeigt im UV-Licht bei 365 nm mit steigenden Rf-Werten die Zonen von Rutosid, Hyperosid und Kaffeesäure. Rutosid und Hyperosid fluoreszieren orange; Kaffeesäure fluoresziert hellblau.

Das Chromatogramm der Untersuchungslösung muss wie das Chromatogramm der Vergleichslösung 2 (Blutweiderichkraut) folgende charakteristische Zonen zeigen: zwei gelb fluoreszierende Zonen, von denen die eine etwas unterhalb und die andere knapp oberhalb des Hyperosid-Vergleichs liegt, auf Höhe des Kaffeesäure-Vergleichs und direkt darunter zwei Zonen, die gelb, blau oder grünlich fluoreszieren und darüber die beiden rot fluoreszierenden Chlorophyll-Zonen. Weitere schwächere Zonen können vorhanden sein.

Dokumentation

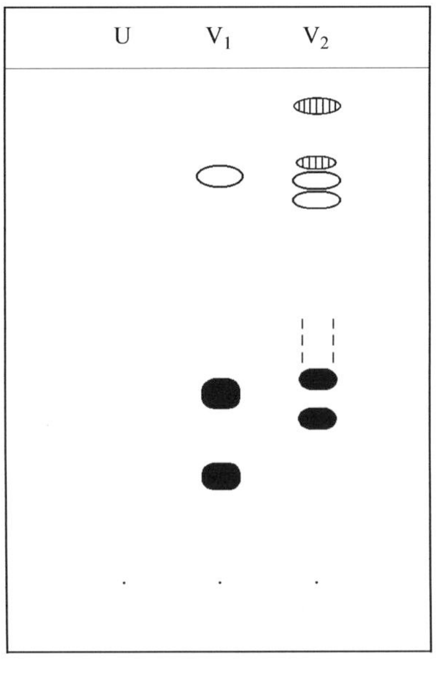

U: Untersuchungslösung
V_1: Rutosid, Hyperosid, Kaffeesäure
V_2: Blutweiderichkraut

Bockshornsamen

Schicht

DC-Alufolie Kieselgel 60 F_{254} Merck Artikel Nr. 1.05549

DC-Bedingungen

- Mikro-DC, Kammersättigung
- Laufstrecke 6 cm
- Laufzeit etwa 24 Minuten

Fließmittel

In ein trockenes Reagenzglas werden folgende Lösungsmittelmengen einpipettiert und sorgfältig gemischt:

- 7,0 ml Methanol
- 3,0 ml Wasser

Untersuchungslösung

2,0 g gepulverte Droge (Sieb 500) werden mit 5 ml Methanol in einem Reagenzglas 5 Minuten lang unter ständigem Umrühren im Wasserbad extrahiert. Anschließend wird in ein Zentrifugenglas filtriert.

Vergleichslösungen

V_1: 5,0 mg Trigonellinhydrochlorid werden in 5 ml Methanol gelöst.

V_2: Aus authentischen Bockshornsamen (Trigonella foenum-graecum) hergestellte Vergleichslösung nach Vorschrift »Untersuchungslösung«.

Auftrageart und -menge

Auf die DC-Folie werden je 2mal 1 µl der Untersuchungslösung und der Vergleichslösungen punktförmig aufgetragen.

Nachweis

1. Die DC-Folie wird unter dem Abzug getrocknet und im UV-Licht bei 254 nm ausgewertet.
2. Die DC-Folie wird mit Dragendorffs Reagenz R2 besprüht, durch Fönen getrocknet und mit 0,1 N-Schwefelsäure nachbesprüht.

Auswertung

Das Chromatogramm der Vergleichslösung 1 zeigt im UV-Licht bei 254 nm Wellenlänge den stark fluoreszenzmindernden Fleck des Trigonellins, der sich durch Besprühen mit Dragendorffs Reagenz orangerot anfärbt.

Im Chromatogramm der Vergleichslösung 2 (Bockshornsamen) ist der Fleck des Trigonellins ebenfalls vorhanden. Eine weitere fluoreszenzmindernde große Zone liegt im oberen Rf-Bereich. Nach Besprühen mit Dragendorffs Reagenz ist außer dem Trigonellin-Fleck im oberen Rf-Bereich die große, gelbbraune Zone der Triglyceride erkennbar.

Das Chromatogramm der Untersuchungslösung muss dem Chromatogramm der Vergleichslösung 2 in seinen charakteristischen Flecken entsprechen.

Dokumentation

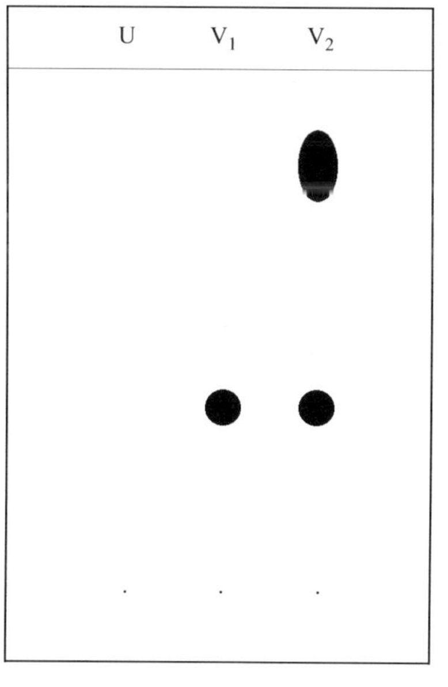

U: Untersuchungslösung
V_1: Trigonellinhydrochlorid
V_2: Bockshornsamen

Bohnenkraut

Schicht

DC-Alufolie Kieselgel 60 F_{254} Merck Artikel Nr. 1.05549

DC-Bedingungen

- Mikro-DC, Kammersättigung
- Laufstrecke 2mal 6 cm, Zwischentrocknung durch Fönen
- Laufzeit 2mal etwa 6 Minuten

Fließmittel

- 10 ml Dichlormethan

Untersuchungslösung

1 g gepulverte Droge (Sieb 500) wird 2 bis 3 Minuten lang in einem Reagenzglas mit 5 ml Dichlormethan vorsichtig geschüttelt. Anschließend wird in ein Zentrifugenglas filtriert.

Vergleichslösungen

V_1: 10 µl Carvacrol werden in 5 ml Toluol gelöst.

V_2: Aus authentischem Bohnenkraut (Satureja hortensis) hergestellte Vergleichslösung nach Vorschrift »Untersuchungslösung«.

Auftrageart und -menge

Auf die DC-Folie werden je 2mal 1 µl der Untersuchungslösung und der Vergleichslösungen punktförmig aufgetragen.

Nachweis

Die DC-Folie wird unter dem Abzug durch Fönen getrocknet, reichlich mit Anisaldehyd-Reagenz R besprüht und nach erneutem Trocknen auf einer Heizplatte bei 100 °C vorsichtig erhitzt, bis sich alle Flecke farblich gut entwickelt haben.

Auswertung

Das Chromatogramm der Vergleichslösung 1 zeigt nach Besprühen mit Anisaldehyd-Reagenz und anschließendem Erhitzen im mittleren Rf-Bereich die rotviolett gefärbte Zone des Carvacrols.

Im Chromatogramm der Vergleichslösung 2 (Dostenkraut) ist der Carvacrol-Fleck ebenfalls vorhanden. Etwas unterhalb der Fließmittelfront tritt eine violette Zone auf. In der unteren Hälfte befinden sich zahlreiche unterschiedlich gefärbte Zonen, die je nach Charge variieren können.

Das Chromatogramm der Untersuchungslösung muss dem Chromatogramm der Vergleichslösung 2 in seinen charakteristischen Zonen entsprechen.

Dokumentation

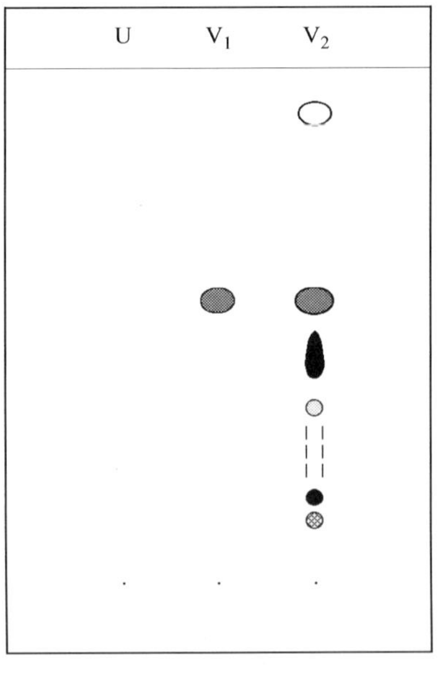

U: Untersuchungslösung

V_1: Carvacrol

V_2: Bohnenkraut

Boldoblätter

Schicht

DC-Alufolie Kieselgel 60 F_{254} Merck Artikel Nr. 1.05549

DC-Bedingungen

- Mikro-DC, Kammersättigung
- Laufstrecke 2mal 6 cm, Zwischentrocknung durch Fönen
- Laufzeit 2mal etwa 7 Minuten

Fließmittel

In ein trockenes Reagenzglas werden folgende Lösungsmittelmengen einpipettiert und sorgfältig gemischt:

- 8,0 ml Toluol
- 1,0 ml Methanol
- 1,0 ml Diethylamin

Untersuchungslösung

1,0 g gepulverte Droge (Sieb 500) werden mit 15 ml 1 N-Schwefelsäure versetzt und 15 Minuten auf dem Wasserbad unter gelegentlichem Umrühren erhitzt. Anschließend wird durch etwas Glaswolle oder Watte in einen 25 ml Meßzylinder filtriert, mit 2,0 ml Ammoniak-Lösung 25% (m/m) alkalisiert und mit Wasser unter Nachspülen des Filters auf 20 ml verdünnt.
Diese Lösung wird auf eine Extrelut®-Säule gegossen. Nach 10 Minuten eluiert man mit 40 ml Dichlormethan in ein 50-ml-Becherglas.
Die Dichlormethan-Lösung wird unter dem Abzug auf dem Wasserbad bis fast zur Trockne eingeengt und der erkaltete Rückstand in 0,5 ml Methanol aufgenommen.

Vergleichslösungen

V_1: 5 mg Boldin werden in 5 ml Methanol gelöst.

V_2: Aus authentischen Boldoblättern (Peumus boldus) hergestellte Vergleichslösung nach Vorschrift »Untersuchungslösung«.

Auftrageart und -menge

Auf die DC-Folie werden je 2mal 1 µl der Untersuchungslösung und der Vergleichslösungen punktförmig aufgetragen.

Nachweis

1. Die DC-Folie wird unter dem Abzug durch Fönen getrocknet, 3 Minuten auf einer Heizplatte bei etwa 100 °C erhitzt und im UV-Licht bei 254 nm ausgewertet.
2. Die DC-Folie wird mit Iodplatin-Reagenz R besprüht.

Auswertung

Das Chromatogramm der Vergleichslösung 1 zeigt im UV-Licht bei 254 nm Wellenlänge die fluoreszenzmindernde Zone des Boldins.

Im Chromatogramm der Vergleichslösung 2 (Boldoblätter) ist die Zone des Boldins ebenfalls vorhanden. Darunter und vor allem darüber sind weitere fluoreszenzmindernde Zonen vorhanden, die sich wie das Boldin mit Iodplatin-Reagenz anfärben lassen. Die zwei Zonen mit den höchsten Rf-Werten besitzen die stärkste Intensität.

Das Chromatogramm der Untersuchungslösung muss dem Chromatogramm von V_2 entsprechen.

Dokumentation

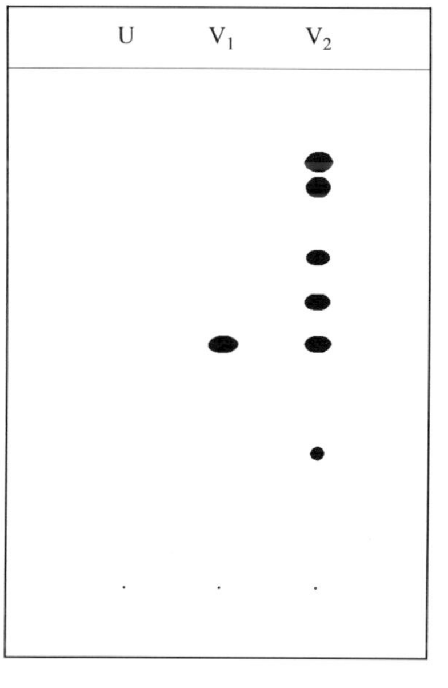

U: Untersuchungslösung
V_1: Boldin
V_2: Boldoblätter

Braunellenähren

Schicht

DC-Alufolie Kieselgel 60 F_{254} Merck Artikel Nr. 1.05549

DC-Bedingungen

- Mikro-DC, Kammersättigung
- Laufstrecke 6 cm
- Laufzeit etwa 8 Minuten

Fließmittel

In ein trockenes Reagenzglas werden folgende Lösungsmittelmengen einpipettiert und sorgfältig gemischt:

- 7,0 ml Cyclohexan
- 3,0 ml Ethylacetat
- 0,2 ml Essigsäure 100%

Untersuchungslösung

0,8 g gepulverte Droge (Sieb 500) werden mit 5 ml Methanol in einem Reagenzglas 5 Minuten lang unter ständigem Umrühren im Wasserbad erhitzt. Anschließend wird in ein Zentrifugenglas filtriert.

Vergleichslösung

V_1: 5 mg β-Sitosterol werden in 10 ml Methanol gelöst.

V_2: Aus authentischen Braunellenähren (Xia ku cao, Prunella vulgaris) hergestellte Vergleichslösung nach Vorschrift »Untersuchungslösung«.

Auftrageart und -menge

Auf die DC-Folie werden je 2mal 1 µl der Untersuchungslösung und der Vergleichslösungen punktförmig aufgetragen.

Nachweis

Die DC-Folie wird unter dem Abzug durch Fönen getrocknet, mit Schwefelsäure 10% in Ethanol 96% reichlich besprüht, erneut getrocknet und auf einer Heizplatte bei etwa 100 °C solange erhitzt, bis farbige Zonen deutlich sichtbar sind. Anschließend wird im Tageslicht und im UV-Licht bei 365 nm ausgewertet.

Auswertung

Das Chromatogramm der Vergleichslösung 1 zeigt etwas unterhalb der Mitte die violette Zone des β-Sitosterols, die im UV-Licht bei 365 nm gelbbraun fluoresziert.

Im Chromatogramm der Vergleichslösung 2 (Braunellenähren) ist etwas unterhalb des β-Sitosterol-Vergleichs die intensiv violette Zone der Ursolsäure sichtbar. Darüber und darunter befinden sich je zwei schwach violette Zonen. Im oberen Drittel mit größtem Rf-Wert tritt eine braune Zone auf. Im UV-Licht bei 365 nm fluoreszieren die violetten Zonen gelbbraun, die braune Zone fluoresziert graublau.

Das Chromatogramm der Untersuchungslösung muss dem Chromatogramm der Vergleichslösung 2 in seinen charakteristischen Zonen entsprechen.

Dokumentation

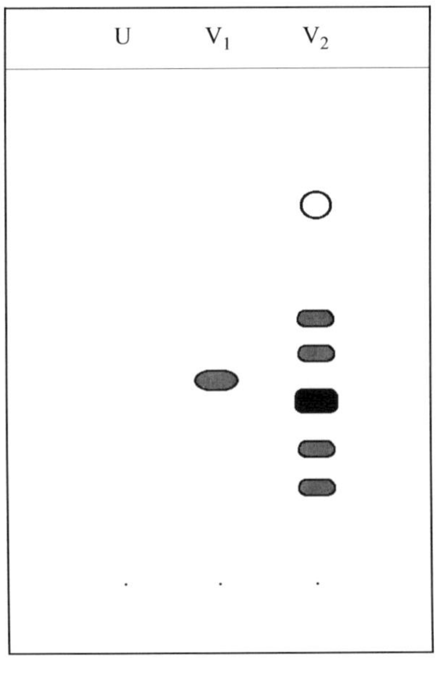

U: Untersuchungslösung
V_1: β-Sitosterol
V_2: Braunellenähren

Braunwurz

Schicht

DC-Alufolie Kieselgel 60 F_{254} Merck Artikel Nr. 1.05549

DC-Bedingungen

- Mikro-DC, Kammersättigung
- Laufstrecke 6 cm
- Laufzeit etwa 16 Minuten

Fließmittel

In ein trockenes Reagenzglas werden folgende Lösungsmittelmengen einpipettiert und sorgfältig gemischt:

- 6,0 ml Ethylacetat
- 2,0 ml Essigsäure 100%
- 2,0 ml Wasser

Untersuchungslösung

1,0 g gepulverte Droge (Sieb 500) wird mit 5 ml Methanol in einem Reagenzglas 5 Minuten lang unter ständigem Umrühren im Wasserbad erhitzt. Anschließend wird in ein Zentrifugenglas filtriert.

Vergleichslösungen

V_1: 2 mg Naphtholgelb S werden in 5 ml Methanol gelöst.

V_2: Aus authentischer Braunwurz (Scrophularia nodosa) hergestellte Vergleichslösung nach Vorschrift »Untersuchungslösung«.

Auftrageart und -menge

Auf die DC-Folie werden je 2mal 1 µl der Untersuchungslösung und der Vergleichslösungen punktförmig aufgetragen.

Nachweis

Die DC-Folie wird unter dem Abzug durch Fönen getrocknet und der Fleck von Naphtholgelb S mit Bleistift markiert. Anschließend wird die Folie mit Ehrlichs Reagenz besprüht und auf einer Heizplatte bei etwa 100 °C vorsichtig erhitzt.

Auswertung

Das Chromatogramm der Vergleichslösung 1 zeigt in der unteren Hälfte die gelbe Zone des Naphtholgelb S.

Im Chromatogramm der Vergleichslösung 2 (Braunwurz) ist nach der chemischen Detektion etwas unterhalb des Naphtholgelb S-Vergleichs die blaue Zone des Aucubins sichtbar. Darüber und darunter tritt eine graue bis graubraune Zone auf.
Weitere graubraune und blaue Zonen treten im mittleren Rf-Bereich auf.

Das Chromatogramm der Untersuchungslösung muss dem Chromatogramm der Vergleichslösung 2 entsprechen.

Dokumentation

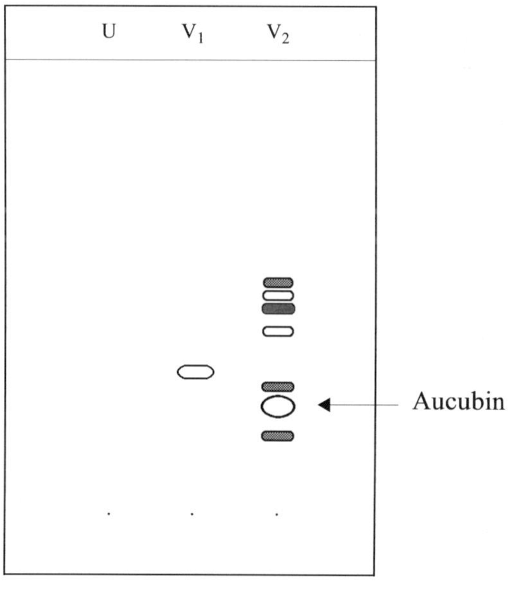

U: Untersuchungslösung
V_1: Naphtholgelb S
V_2: Braunwurz

Breitwegerichkraut

Schicht

DC-Alufolie Kieselgel 60 F_{254} Merck Artikel Nr. 1.05549

DC-Bedingungen

- Mikro-DC, Kammersättigung
- Laufstrecke 6 cm
- Laufzeit etwa 12 Minuten

Fließmittel

In ein trockenes Reagenzglas werden folgende Lösungsmittelmengen einpipettiert und sorgfältig gemischt:

- 7,8 ml Ethylacetat
- 0,6 ml Ameisensäure
- 0,6 ml Essigsäure 100%
- 1,0 ml Wasser

Untersuchungslösung

0,8 g gepulverte Droge (Sieb 500) werden mit 5 ml Methanol in einem Reagenzglas 5 Minuten lang unter ständigem Umrühren im Wasserbad erhitzt. Anschließend wird in ein Zentrifugenglas filtriert.

Vergleichslösungen

V_1: 2 mg Rutosid, 1 mg Chlorogensäure, 2 mg Hyperosid und 1 mg Kaffeesäure werden zusammen in 10 ml Methanol gelöst.

V_2: Aus authentischem Breitwegerichkraut (Plantago major) hergestellte Vergleichslösung nach Vorschrift »Untersuchungslösung«.

Auftrageart und -menge

Auf die DC-Folie werden je 2mal 1 µl der Untersuchungslösung und der Vergleichslösungen punktförmig aufgetragen.

Nachweis

Die DC-Folie wird unter dem Abzug mit einem Heißluftfön getrocknet und die noch warme Folie mit einer 1%igen Lösung (m/V) von Diphenylboryloxyethylamin in Ethanol reichlich besprüht. Nach erneutem Trocknen wird mit einer 5%igen Lösung (V/V) von Macrogol 400 in Ethanol besprüht und die DC-Folie zur Farbintensivierung mit heißer Luft geföhnt. Die Auswertung erfolgt im UV-Licht bei 365 nm.

Auswertung

Das Chromatogramm der Vergleichslösung 1 zeigt im UV-Licht bei 365 nm mit steigenden Rf-Werten die Zonen von Rutosid, Chlorogensäure, Hyperosid und Kaffeesäure. Rutosid und Hyperosid fluoreszieren orange; Chlorogensäure und Kaffeesäure fluoreszieren hellblau.

Das Chromatogramm der Untersuchungslösung muss wie das Chromatogramm der Vergleichslösung 2 (Breitwegerichkraut) folgende charakteristische Zonen zeigen: zwei türkis fluoreszierend Zonen, von denen die eine knapp oberhalb des Rutosid-Vergleichs und die andere auf Höhe des Hyperosid-Vergleichs liegt, eine orangefarbene Zone auf Höhe des Chlorogensäure-Vergleichs, eine schmale gelbe Zone auf Höhe des Kaffeesäure-Vergleichs und darüber zwei rot fluoreszierende Chlorophyll-Zonen. Weitere schwächere Zonen, die türkis oder blau fluoreszieren, sind vorhanden.

Dokumentation

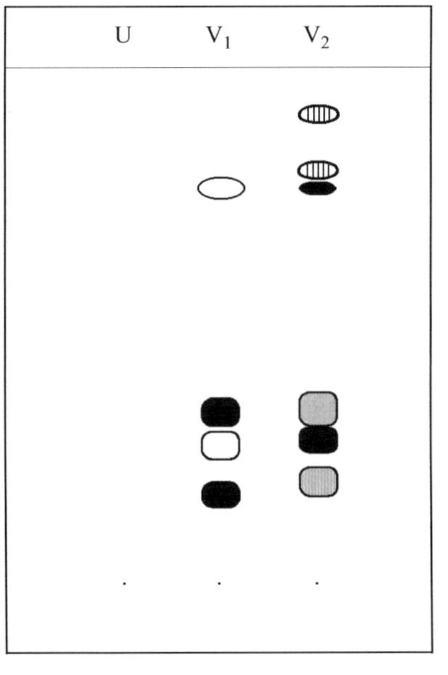

U: Untersuchungslösung

V_1: Rutosid, Chlorogens., Hyperosid, Kaffees.

V_2: Breitwegerichkraut

Brennnesselblätter, Brennnesselkraut

Schicht

DC-Alufolie Kieselgel 60 F_{254} Merck Artikel Nr. 1.05549

DC-Bedingungen

- Mikro-DC, Kammersättigung
- Laufstrecke 6 cm
- Laufzeit etwa 15 Minuten

Fließmittel

In ein trockenes Reagenzglas werden folgende Lösungsmittelmengen einpipettiert und sorgfältig gemischt:

- 7,2 ml Ethylacetat
- 0,7 ml Ameisensäure
- 0,7 ml Essigsäure 100%
- 1,4 ml Wasser

Untersuchungslösung

1 g gepulverte Droge (Sieb 500) wird mit 5 ml Methanol in einem Reagenzglas 5 Minuten lang unter ständigem Umrühren im Wasserbad erhitzt. Anschließend wird in ein Zentrifugenglas filtriert.

Vergleichslösungen

V_1: 2 mg Rutosid, 1 mg Chlorogensäure, 2 mg Hyperosid und 1 mg Kaffeesäure werden zusammen in 10 ml Methanol gelöst.

V_2: Aus authentischen Brennnesselblättern bzw. -kraut (Urtica dioica oder Urtica urens) hergestellte Vergleichslösung nach Vorschrift »Untersuchungslösung«.

Auftrageart und -menge

Auf die DC-Folie werden je 2mal 1 µl der Untersuchungslösung und der Vergleichslösungen punktförmig aufgetragen.

Nachweis

Die DC-Folie wird unter dem Abzug mit einem Heißluftfön getrocknet und die noch warme Folie mit einer 1%igen Lösung (m/V) von Diphenylboryloxyethylamin in Ethanol reichlich besprüht. Nach erneutem Trocknen wird mit einer 5%igen Lösung (V/V) von Macrogol 400 in Ethanol besprüht und die DC-Folie zur Farbintensivierung intensiv mit heißer Luft geföhnt. Die Auswertung erfolgt im UV-Licht bei 365 nm.

Auswertung

Das Chromatogramm der Vergleichslösung 1 zeigt im UV-Licht bei 365 nm mit steigenden Rf-Werten die Zonen von Rutosid, Chlorogensäure, Hyperosid und Kaffeesäure. Rutosid und Hyperosid fluoreszieren orange; Chlorogensäure und Kaffeesäure fluoreszieren hellblau.

Das Chromatogramm der Untersuchungslösung muss wie das Chromatogramm derVergleichslösung 2 (Brennnesselblätter bzw. -kraut) im UV-Licht bei 365 nm folgende charakteristische Zonen zeigen: im unteren Drittel die Zonen von Rutosid und Chlorogensäure, auf Höhe des Kaffeesäure-Vergleichs eine schwach blau fluoreszierende Zone, darunter eine schwach violette und eine intensiv hellblau fluoreszierende Zone, darüber die zwei rot fluoreszierenden Chlorophyll-Zonen.

Dokumentation

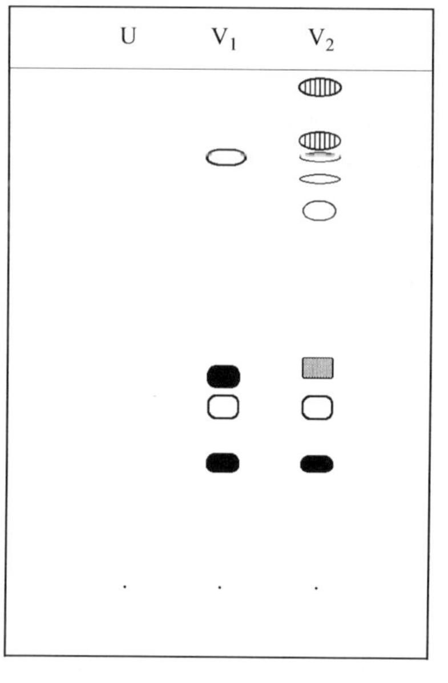

U: Untersuchungslösung

V_1: Rutosid, Chlorogens., Hyperosid, Kaffees.

V_2: Brennnesselblätter bzw. -kraut

Brennnesselblättertinktur, -krautfluidextrakt

Schicht

DC-Alufolie Kieselgel 60 F_{254} Merck Artikel Nr. 1.05549

DC-Bedingungen

- Mikro-DC, Kammersättigung
- Laufstrecke 6 cm
- Laufzeit etwa 6 Minuten

Fließmittel

In ein trockenes Reagenzglas werden folgende Lösungsmittelmengen einpipettiert und sorgfältig gemischt:

- 9,2 ml Diethylether
- 0,8 ml Methanol

Untersuchungslösung

Brennnesselblättertinktur oder Brennnesselkrautfluidextrakt werden direkt verwendet.

Vergleichslösungen

V_1: 5 mg β-Sitosterol werden in 10 ml Methanol gelöst.

V_2: Authentische Brennnesselblättertinktur bzw. Brennnesselkrautfluidextrakt.

Auftrageart und -menge

Auf die DC-Folie werden je 2mal 1 µl der Untersuchungslösung und der Vergleichslösungen punktförmig aufgetragen.

Nachweis

Die DC-Folie wird unter dem Abzug durch Fönen getrocknet und mit einer Mischung aus 1 ml einer 10%igen Lösung (m/V) von Vanillin in Ethanol 96%, 4,5 ml Phosphorsäure 85% und 4,5 ml Wasser besprüht. Nach erneutem Trocknen wird auf einer Heizplatte bei etwa 100 °C solange erhitzt, bis sich alle Flecken farblich gut entwickelt haben.

Auswertung

Das Chromatogramm der Vergleichslösung 1 zeigt nach Besprühen mit Vanillin-Phosphorsäure und Erhitzen im oberen Rf-Bereich die rotviolette Zone des β-Sitosterols.

Das Chromatogramm der Vergleichslösung 2 (Brennnesselblättertinktur bzw. Brennnesselkrautfluidextrakt) zeigt nach Detektion mit Vanillin-Phosphorsäure ebenfalls die rotviolette β-Sitosterol-Zone. Darüber und darunter befinden sich weiterere rotviolett gefärbte Zonen.

Das Chromatogramm der Untersuchungslösung muss dem Chromatogramm der Vergleichslösung 2 in seinen charakteristischen Zonen entsprechen.

Dokumentation

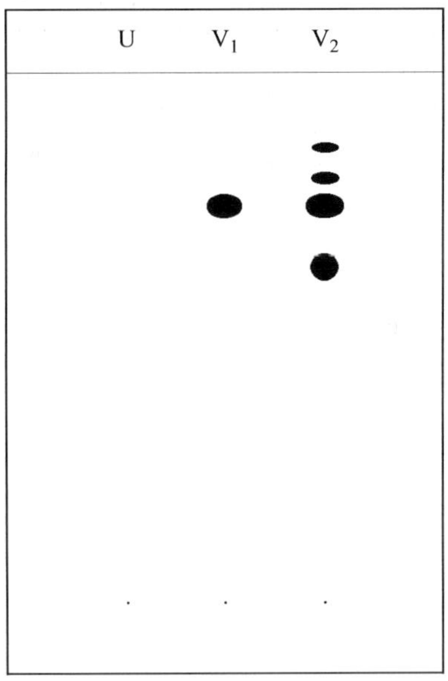

U: Untersuchungslösung

V_1: β-Sitosterol

V_2: Brennnesselblättertinktur bzw. Brennnesselkrautfluidextrakt

Brennnesselsamen, Brennnesselfrüchte

Schicht

DC-Alufolie Kieselgel 60 F_{254} Merck Artikel Nr. 1.05549

DC-Bedingungen

- Mikro-DC, Kammersättigung
- Laufstrecke 6 cm
- Laufzeit etwa 12 Minuten

Fließmittel

In ein trockenes Reagenzglas werden folgende Lösungsmittelmengen einpipettiert und sorgfältig gemischt:

- 7,8 ml Ethylacetat
- 0,6 ml Ameisensäure
- 0,6 ml Essigsäure 100%
- 1,0 ml Wasser

Untersuchungslösung

0,8 g gepulverte Droge (Sieb 500) werden mit 5 ml Methanol in einem Reagenzglas 5 Minuten lang unter ständigem Umrühren im Wasserbad erhitzt. Anschließend wird in ein Zentrifugenglas filtriert.

Vergleichslösungen

V_1: 2 mg Rutosid, 1 mg Chlorogensäure, 2 mg Hyperosid und 1 mg Kaffeesäure werden zusammen in 10 ml Methanol gelöst.

V_2: Aus authentischen Brennnesselsamen (Urtica dioica) hergestellte Vergleichslösung nach Vorschrift »Untersuchungslösung«.

Auftrageart und -menge

Auf die DC-Folie werden je 2mal 1 µl der Untersuchungslösung und der Vergleichslösungen punktförmig aufgetragen.

Nachweis

Die DC-Folie wird unter dem Abzug mit einem Heißluftfön getrocknet und die noch warme Folie mit einer 1%igen Lösung (m/V) von Diphenylboryloxyethylamin in Ethanol reichlich besprüht. Nach erneutem Trocknen wird mit einer 5%igen Lösung (V/V) von Macrogol 400 in Ethanol besprüht und die DC-Folie zur Farbintensivierung mit heißer Luft geföhnt. Die Auswertung erfolgt im UV-Licht bei 365 nm.

Auswertung

Das Chromatogramm der Vergleichslösung 1 zeigt im UV-Licht bei 365 nm mit steigenden Rf-Werten die Zonen von Rutosid, Chlorogensäure, Hyperosid und Kaffeesäure. Rutosid und Hyperosid fluoreszieren orange; Chlorogensäure und Kaffeesäure fluoreszieren hellblau.

Das Chromatogramm der Untersuchungslösung muss wie das Chromatogramm der Vergleichslösung 2 (Brennnesselsamen) im UV-Licht bei 365 nm mit steigenden Rf-Werten folgende charakteristische Zonen zeigen: eine orangefarbene Zone auf Höhe des Rutosid-Vergleichs, eine hellblaue Zone auf Höhe des Chlorogensäure-Vergleichs, eine orangefarbene Zone etwas oberhalb des Hyperosid-Vergleichs, eine hellblaue Zone unterhalb des Kaffeesäure-Vergleichs und zwei rote Chlorophyll-Zonen oberhalb des Kaffeesäure-Vergleichs.
Weitere schwächere Zonen sind vorhanden.

Dokumentation

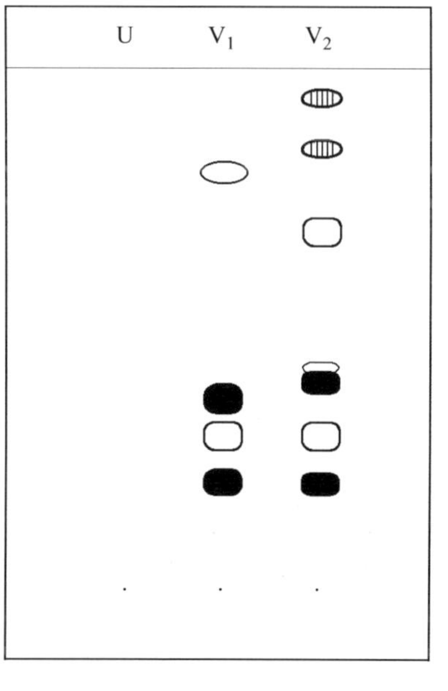

U: Untersuchungslösung
V_1: Rutosid, Chlorogens., Hyperosid, Kaffees.
V_2: Brennnesselsamen

Brennnesselwurzel, Brennnesselwurzeltinktur

Schicht

DC-Alufolie Kieselgel 60 F_{254} Merck Artikel Nr. 1.05549

DC-Bedingungen

- Mikro-DC, Kammersättigung
- Laufstrecke 6 cm
- Laufzeit etwa 6 Minuten

Fließmittel

In ein trockenes Reagenzglas werden folgende Lösungsmittelmengen einpipettiert und sorgfältig gemischt:

- 9,2 ml Diethylether
- 0,8 ml Methanol

Untersuchungslösung

1 g gepulverte Droge (Sieb 500) wird in einem Reagenzglas mit einer Mischung aus 3,5 ml Toluol, 1,0 ml Ethylacetat und 0,5 ml Methanol 5 Minuten lang im Wasserbad unter ständigem Umrühren erhitzt. Anschließend wird in ein Zentrifugenglas filtriert.

Brennnesselwurzeltinktur wird direkt verwendet.

Vergleichslösungen

V_1: 0,3 mg Scopoletin und 10 mg β-Sitosterol werden in 20 ml Methanol gelöst.

V_2: Aus authentischer Brennnesselwurzel bzw. Brennnesselwurzeltinktur (Urtica dioica oder Urtica urens) hergestellte Vergleichslösung nach Vorschrift »Untersuchungslösung«.

Auftrageart und -menge

Auf die DC-Folie werden je 2mal 1 µl der Untersuchungslösung und der Vergleichslösungen punktförmig aufgetragen.

Nachweis

Die DC-Folie wird unter dem Abzug durch Fönen getrocknet und im UV-Licht bei 365 nm ausgewertet.
Anschließend wird mit einer Mischung aus 1 ml einer 10%igen Lösung (m/V) von Vanillin in Ethanol 96%, 4,5 ml Phosphorsäure 85% und 4,5 ml Wasser besprüht. Nach erneutem Trocknen wird auf einer Heizplatte bei etwa 100 °C solange erhitzt, bis sich alle Flecken farblich gut entwickelt haben.

Auswertung

Das Chromatogramm der Vergleichslösung 1 zeigt im UV-Licht bei 365 nm im mittleren Rf-Bereich die hellblau fluoreszierenden Zone des Scopoletins. Nach chemischer Detektion erscheint im oberen Rf-Bereich die rotviolette Zone des β-Sitosterols.
Das Chromatogramm der Vergleichslösung 2 (Brennnesselwurzel bzw. -tinktur) zeigt auf Höhe des Scopoletin-Vergleichs ebenfalls eine schwach blau fluoreszierende Zone. Nach Detektion mit Vanillin-Phosphorsäure erscheint die rotviolette β-Sitosterol-Zone. Darüber und darunter befinden sich weiterere rotviolette Zonen. Die rotviolette Zone des Sitosterolglucosids tritt im unteren Rf-Bereich auf.
Das Chromatogramm der Untersuchungslösung muss dem Chromatogramm von V_2 in seinen charakteristischen Zonen entsprechen.

Dokumentation

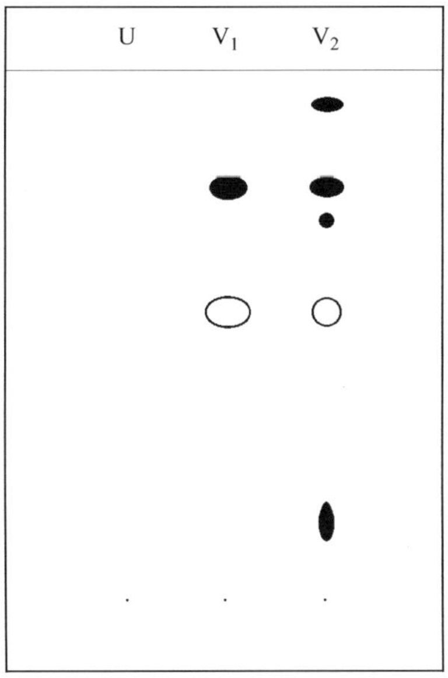

U: Untersuchungslösung
V_1: Scopoletin, β-Sitosterol
V_2: Brennnesselwurzel bzw. -tinktur

Brombeerblätter

Schicht

DC-Alufolie Kieselgel 60 F_{254} Merck Artikel Nr. 1.05549

DC-Bedingungen

- Mikro-DC, Kammersättigung
- Laufstrecke 6 cm
- Laufzeit etwa 12 Minuten

Fließmittel

In ein trockenes Reagenzglas werden folgende Lösungsmittelmengen einpipettiert und sorgfältig gemischt:

- 7,8 ml Ethylacetat
- 0,6 ml Ameisensäure
- 0,6 ml Essigsäure 100%
- 1,0 ml Wasser

Untersuchungslösung

0,5 g gepulverte Droge (Sieb 500) werden mit 5 ml Methanol in einem Reagenzglas 5 Minuten lang unter ständigem Umrühren im Wasserbad erhitzt. Anschließend wird in ein Zentrifugenglas filtriert.

Vergleichslösungen

V_1: 2 mg Rutosid, 1 mg Chlorogensäure, 2 mg Hyperosid und 1 mg Kaffeesäure werden zusammen in 10 ml Methanol gelöst.

V_2: Aus authentischen Brombeerblättern (Rubus fruticosus) hergestellte Vergleichslösung nach Vorschrift »Untersuchungslösung«.

Auftrageart und -menge

Auf die DC-Folie werden je 2mal 1 µl der Untersuchungslösung und der Vergleichslösungen punktförmig aufgetragen.

Nachweis

Die DC-Folie wird unter dem Abzug mit einem Heißluftfön getrocknet und die noch warme Folie mit einer 1%igen Lösung (m/V) von Diphenylboryloxyethylamin in Ethanol reichlich besprüht. Nach erneutem Trocknen wird mit einer 5%igen Lösung (V/V) von Macrogol 400 in Ethanol besprüht und die DC-Folie zur Farbintensivierung intensiv mit heißer Luft gefönt. Die Auswertung erfolgt im UV-Licht bei 365 nm.

Auswertung

Das Chromatogramm der Vergleichslösung 1 zeigt im UV-Licht bei 365 nm mit steigenden Rf-Werten die Zonen von Rutosid, Chlorogensäure, Hyperosid und Kaffeesäure. Rutosid und Hyperosid fluoreszieren orange; Chlorogensäure und Kaffeesäure fluoreszieren hellblau.

Das Chromatogramm der Untersuchungslösung muss wie das Chromatogramm der Vergleichslösung 2 (Brombeerblätter) folgende charakteristische Zonen zeigen: etwa auf der Höhe des Chlorogensäure-Vergleichs eine orange fluoreszierenden Zone und direkt darüber eine intensiv hellblau fluoreszierende Zone; es folgen darüber mit steigenden Rf-Werten eine gelborange fluoreszierende Zone, mehrere blau fluoreszierende Zonen sowie die zwei rot fluoreszierenden Chlorophyll-Zonen.

Dokumentation

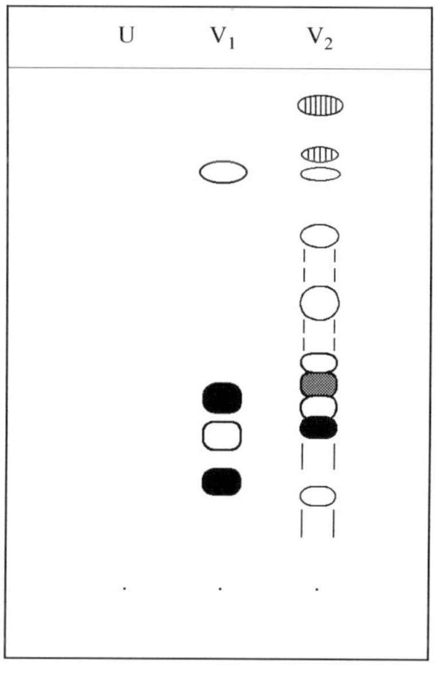

U: Untersuchungslösung

V_1: Rutosid, Chlorogens., Hyperosid, Kaffees.

V_2: Brombeerblätter

Bromureide

Untersuchungssubstanzen

Bromisoval, Carbromal

Schicht

DC-Alufolie Kieselgel 60 F_{254} Merck Artikel Nr. 1.05549

DC-Bedingungen

- Mikro-DC, Kammersättigung
- Laufstrecke 2mal 6 cm, Zwischentrocknung durch Fönen
- Laufzeit 2mal etwa 6 Minuten

Fließmittel

In ein trockenes Reagenzglas werden folgende Lösungsmittelmengen einpipettiert und sorgfältig gemischt:

- 9,0 ml Dichlormethan
- 1,0 ml Aceton

Untersuchungslösungen

40 mg Untersuchungssubstanz werden in 5 ml Methanol gelöst.

Auftrageart und -menge

Auf die DC-Folie werden je 1 µl der Untersuchungslösungen punktförmig aufgetragen.

Nachweis

1. Die DC-Folie wird unter dem Abzug durch Fönen getrocknet und anschließend im UV-Licht bei 254 nm ausgewertet.
2. Die DC-Folie wird zuerst mit einer 0,1%igen Fluorescein-Lösung in Ethanol 50% besprüht. Dann wird mit einem Gemisch aus gleichen Teilen Wasserstoffperoxid 30% und Essigsäure 100% nachbesprüht. Anschließend wird die DC-Folie auf einer Heizplatte bei etwa 100 °C solange erhitzt, bis rote Flecke deutlich sichtbar sind.

Auswertung

1. Alle Substanzen zeigen im UV-Licht bei 254 nm Wellenlänge eine schwache Fluoreszenzminderung.
2. Durch Besprühen mit Wasserstoffperoxid und Erhitzen wird aus den Bromureiden Brom freigesetzt, das mit Fluorescein zu dem Farbstoff Eosin reagiert. Es erscheinen rosafarbene Flecke auf gelbem Untergrund.

Dokumentation

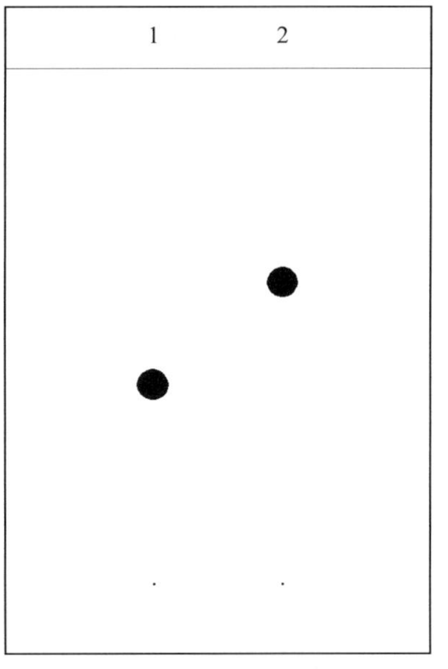

1: Bromisoval
2: Carbromal

Bruchkraut

Schicht

DC-Alufolie Kieselgel 60 F_{254} Merck Artikel Nr. 1.05549

DC-Bedingungen

- Mikro-DC, Kammersättigung
- Laufstrecke 6 cm
- Laufzeit etwa 17 Minuten

Fließmittel

In ein trockenes Reagenzglas werden folgende Lösungsmittelmengen einpipettiert und sorgfältig gemischt:

- 6,5 ml Ethylacetat
- 1,5 ml Ameisensäure
- 2,0 ml Wasser

Untersuchungslösung

0,5 g gepulverte Droge (Sieb 500) werden mit 5 ml Methanol in einem Reagenzglas 5 Minuten lang unter ständigem Umrühren im Wasserbad erhitzt. Anschließend wird in ein Zentrifugenglas filtriert.

Vergleichslösungen

V_1: 2 mg Rutosid werden in 10 ml Methanol gelöst.

V_2: Aus authentischem Bruchkraut (Herniaria glabra oder Herniaria hirsuta) hergestellte Vergleichslösung nach Vorschrift »Untersuchungslösung«.

Auftrageart und -menge

Auf die DC-Folie werden je 2mal 1 µl der Untersuchungslösung und der Vergleichslösungen punktförmig aufgetragen.

Nachweis

Die DC-Folie wird unter dem Abzug mit einem Heißluftfön getrocknet und die noch warme Folie mit einer 1%igen Lösung (m/V) von Diphenylboryloxyethylamin in Ethanol reichlich besprüht. Nach Zwischentrocknung wird das Besprühen wiederholt. Nach erneutem Trocknen wird mit einer 5%igen Lösung (V/V) von Macrogol 400 in Ethanol besprüht und die DC-Folie zur Farbintensivierung intensiv mit heißer Luft geföhnt. Die Auswertung erfolgt im UV-Licht bei 365 nm.

Auswertung

Das Chromatogramm der Vergleichslösung 1 zeigt im UV-Licht bei 365 nm den orangefarben fluoreszierenden Fleck des Rutosids.

Im Chromatogramm der Vergleichslösung 2 (Bruchkraut) ist auf der Höhe des Rutosid-Vergleichs eine orangefarbene Zone ebenfalls vorhanden. Direkt oberhalb befindet sich eine gelbgrüne Zone. Zwischen Startpunkt und Rutosid-Vergleich tritt eine weitere orangefarbene Zone auf. Verschiedenfarbig fluoreszierende Nebenzonen sind vor allem im oberen Rf-Bereich vorhanden.

Das Chromatogramm der Untersuchungslösung muss dem Chromatogramm von V_2 in seinen charakteristischen Zonen entsprechen.

Dokumentation

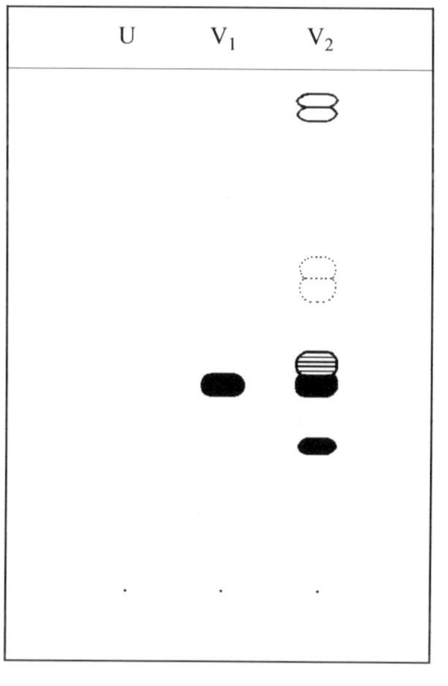

U: Untersuchungslösung
V_1: Rutosid
V_2: Bruchkraut

Brunnenkressekraut

Schicht

DC-Alufolie Kieselgel 60 F_{254} Merck Artikel Nr. 1.05549

DC-Bedingungen

- Mikro-DC, Kammersättigung
- Laufstrecke 6 cm
- Laufzeit etwa 15 Minuten

Fließmittel

In ein trockenes Reagenzglas werden folgende Lösungsmittelmengen einpipettiert und sorgfältig gemischt:

- 7,2 ml Ethylacetat
- 0,7 ml Ameisensäure
- 0,7 ml Essigsäure
- 1,4 ml Wasser

Untersuchungslösung

0,8 g gepulverte Droge (Sieb 500) werden mit 5 ml Methanol in einem Reagenzglas 5 Minuten lang unter ständigem Umrühren im Wasserbad erhitzt. Anschließend wird in ein Zentrifugenglas filtriert.

Vergleichslösungen

V_1: 2 mg Rutosid, 1 mg Chlorogensäure, 2 mg Hyperosid und 1 mg Kaffeesäure werden zusammen in 10 ml Methanol gelöst.

V_2: Aus authentischem Brunnenkressekraut (Nasturcium officinale) hergestellte Vergleichslösung nach Vorschrift »Untersuchungslösung«.

Auftrageart und -menge

Auf die DC-Folie werden je 2mal 1 µl der Untersuchungslösung und der Vergleichslösungen punktförmig aufgetragen.

Nachweis

Die DC-Folie wird unter dem Abzug mit einem Heißluftfön getrocknet und die noch warme Folie mit einer 1%igen Lösung (m/V) von Diphenylboryloxyethylamin in Ethanol reichlich besprüht. Nach erneutem Trocknen wird mit einer 5%igen Lösung (V/V) von Macrogol 400 in Ethanol besprüht und die DC-Folie zur Farbintensivierung mit heißer Luft geföhnt. Die Auswertung erfolgt im UV-Licht bei 365 nm.

Auswertung

Das Chromatogramm der Vergleichslösung 1 zeigt im UV-Licht bei 365 nm mit steigenden Rf-Werten die Zonen von Rutosid, Chlorogensäure, Hyperosid und Kaffeesäure. Rutosid und Hyperosid fluoreszieren orange; Chlorogensäure und Kaffeesäure fluoreszieren hellblau.

Das Chromatogramm der Untersuchungslösung muss wie das Chromatogramm der Vergleichslösung 2 (Brunnenkressekraut) zahlreiche orange fluoreszierende Zonen zeigen: eine Doppelzone zwischen Start und Rutosid-Vergleich, eine Doppelzone auf Höhe des Rutosid-Vergleichs und eine schwache Zone knapp oberhalb des Hyperosid-Vergleichs. Weitere, schwach gelbgrün oder blau fluoreszierende Zonen sind vorhanden; ebenso zwei rot fluoreszierende Chlorophyll-Zonen oberhalb des Kaffeesäure-Vergleichs.

Dokumentation

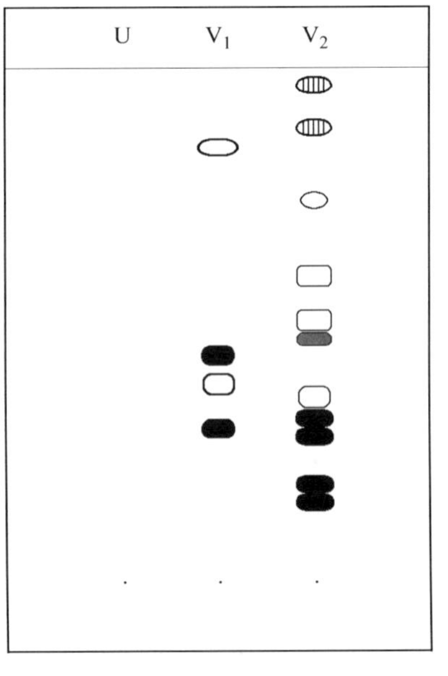

U: Untersuchungslösung

V_1: Rutosid, Chlorogens., Hyperosid, Kaffees.

V_2: Brunnenkressekraut

Buccoblätter

Schicht

DC-Alufolie Kieselgel 60 F_{254} Merck Artikel Nr. 1.05549

DC-Bedingungen

- Mikro-DC, Kammersättigung
- Laufstrecke 6 cm
- Laufzeit etwa 12 Minuten

Fließmittel

In ein trockenes Reagenzglas werden folgende Lösungsmittelmengen einpipettiert und sorgfältig gemischt:

- 7,8 ml Ethylacetat
- 0,6 ml Ameisensäure
- 0,6 ml Essigsäure 100%
- 1,0 ml Wasser

Untersuchungslösung

1,0 g gepulverte Droge (Sieb 500) wird mit 5 ml Methanol in einem Reagenzglas 5 Minuten lang unter ständigem Umrühren im Wasserbad erhitzt. Anschließend wird in ein Zentrifugenglas filtriert.

Vergleichslösungen

V_1: 2 mg Rutosid, 1 mg Chlorogensäure, 2 mg Hyperosid und 1 mg Kaffeesäure werden zusammen in 10 ml Methanol gelöst.

V_2: Aus authentischen Buccoblättern (Barosma betulina) hergestellte Vergleichslösung nach Vorschrift »Untersuchungslösung«.

Auftrageart und -menge

Auf die DC-Folie werden je 2mal 1 µl der Untersuchungslösung und der Vergleichslösungen punktförmig aufgetragen.

Nachweis

Die DC-Folie wird unter dem Abzug mit einem Heißluftfön getrocknet und die noch warme Folie mit einer 1%igen Lösung (m/V) von Diphenylboryloxyethylamin in Ethanol reichlich besprüht. Nach erneutem Trocknen wird mit einer 5%igen Lösung (V/V) von Macrogol 400 in Ethanol besprüht und die DC-Folie zur Farbintensivierung intensiv mit heißer Luft geföntt. Die Auswertung erfolgt im UV-Licht bei 365 nm.

Auswertung

Das Chromatogramm der Vergleichslösung 1 zeigt im UV-Licht bei 365 nm mit steigenden Rf-Werten die Zonen von Rutosid, Chlorogensäure, Hyperosid und Kaffeesäure. Rutosid und Hyperosid fluoreszieren orange; Chlorogensäure und Kaffeesäure fluoreszieren hellblau.

Das Chromatogramm der Untersuchungslösung muss wie das Chromatogramm der Vergleichslösung 2 (Buccoblätter) folgende charakteristische Zonen zeigen: eine intensive Rutosid-Zone, eine hellblau fluoreszierende Zone zwischen Chlorogensäure- und Hyperosid-Vergleich und direkt darüber eine orange fluoreszierende Zone. Weitere, schwächer fluoreszierende Zonen sind vorhanden. Oberhalb des Kaffeesäure-Vergleichs treten zwei rot fluoreszierende Chlorophyll-Zonen auf.

Dokumentation

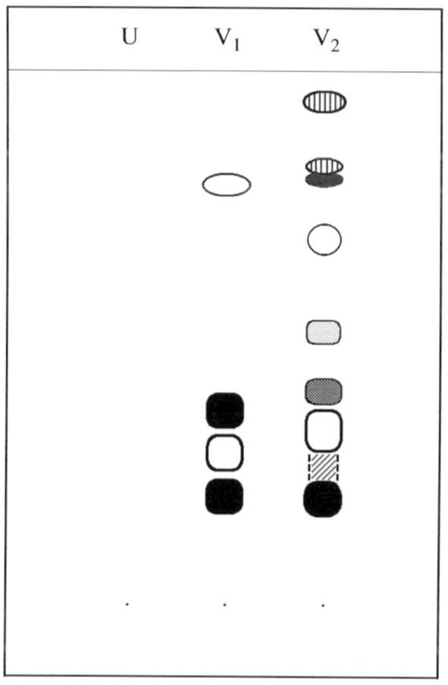

U: Untersuchungslösung
V_1: Rutosid, Chlorogens., Hyperosid, Kaffees.
V_2: Buccoblätter

Buchweizenkraut

Schicht

DC-Alufolie Kieselgel 60 F_{254} Merck Artikel Nr. 1.05549

DC-Bedingungen

- Mikro-DC, Kammersättigung
- Laufstrecke 6 cm
- Laufzeit etwa 15 Minuten

Fließmittel

In ein trockenes Reagenzglas werden folgende Lösungsmittelmengen einpipettiert und sorgfältig gemischt:

- 7,2 ml Ethylacetat
- 0,7 ml Ameisensäure
- 0,7 ml Essigsäure
- 1,4 ml Wasser

Untersuchungslösung

0,5 g gepulverte Droge (Sieb 500) werden mit 5 ml Methanol in einem Reagenzglas 5 Minuten lang unter ständigem Umrühren im Wasserbad erhitzt. Anschließend wird in ein Zentrifugenglas filtriert.

Vergleichslösungen

V_1: 2 mg Rutosid, 1 mg Chlorogensäure, 2 mg Hyperosid und 1 mg Kaffeesäure werden zusammen in 10 ml Methanol gelöst.

V_2: Aus authentischem Buchweizenkraut (Fagopyrum esculentum) hergestellte Vergleichslösung nach Vorschrift »Untersuchungslösung«.

Auftrageart und -menge

Auf die DC-Folie werden je 2mal 1 µl der Untersuchungslösung und der Vergleichslösungen punktförmig aufgetragen.

Nachweis

Die DC-Folie wird unter dem Abzug mit einem Heißluftfön getrocknet und die noch warme Folie mit einer 1%igen Lösung (m/V) von Diphenylboryloxyethylamin in Ethanol reichlich besprüht. Nach erneutem Trocknen wird mit einer 5%igen Lösung (V/V) von Macrogol 400 in Ethanol besprüht und die DC-Folie zur Farbintensivierung mit heißer Luft gefönt. Die Auswertung erfolgt im UV-Licht bei 365 nm.

Auswertung

Das Chromatogramm der Vergleichslösung 1 zeigt im UV-Licht bei 365 nm mit steigenden Rf-Werten die Zonen von Rutosid, Chlorogensäure, Hyperosid und Kaffeesäure. Rutosid und Hyperosid fluoreszieren orange; Chlorogensäure und Kaffeesäure fluoreszieren hellblau.

Das Chromatogramm der Untersuchungslösung muss wie das Chromatogramm der Vergleichslösung 2 (Buchweizenkraut) folgende charakteristische Zonen zeigen: die intensiv orange fluoreszierende Zone des Rutosids, zwei dicht übereinander liegende hellblau fluoreszierende Zonen auf der Höhe des Chlorogensäure-Vergleichs, zwei schwächer orange fluoreszierende Zonen oberhalb des Hyperosid-Vergleichs, eine orange fluoreszierende Zone oberhalb des Kaffeesäure-Vergleichs sowie eine rot fluoreszierende Chlorophyll-Zone mit größtem Rf-Wert. Weitere schwach orange und blau fluoreszierende Zonen sind vorhanden.

Dokumentation

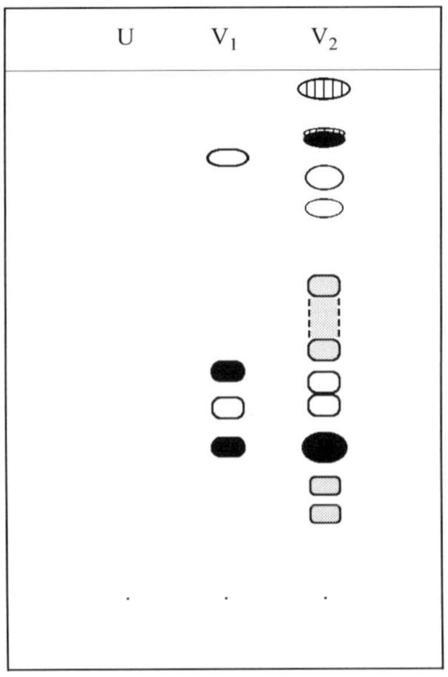

U: Untersuchungslösung
V_1: Rutosid, Chlorogens., Hyperosid, Kaffees.
V_2: Buchweizenkraut

Bufexamac

Schicht

DC-Alufolie Kieselgel 60 F_{254} Merck Artikel Nr. 1.05549

DC-Bedingungen

- Mikro-DC, Kammersättigung
- Laufstrecke 6 cm
- Laufzeit etwa 7 Minuten

Fließmittel

In ein trockenes Reagenzglas werden folgende Lösungsmittelmengen einpipettiert und sorgfältig gemischt:

- 7,0 ml Toluol
- 2,8 ml Aceton
- 0,2 ml Ameisensäure

Untersuchungslösung

10 mg Untersuchungssubstanz werden in einem Zentrifugenglas in 5 ml Methanol gelöst.

Vergleichslösung

Die Vergleichslösung wird mit authentischer Vergleichssubstanz wie die Untersuchungslösung hergestellt.

Auftrageart und -menge

Auf die DC-Folie werden je 1 µl der Untersuchungslösung und der Vergleichslösung punktförmig aufgetragen.

Nachweis

1. Die DC-Folie wird unter dem Abzug durch Fönen getrocknet und im UV-Licht bei 254 nm ausgewertet.
2. Die DC-Folie wird mit einer 5%igen Eisen(III)-chlorid-Lösung in Methanol 50% besprüht.

Auswertung

Das Chromatogramm der Vergleichslösung zeigt im UV-Licht bei 254 nm die fluoreszenzmindernde Bufexamac-Zone. Nach Besprühen mit Eisen(III)-chlorid-Lösung ist die Bufexamac-Zone violett gefärbt.

Das Chromatogramm der Untersuchungslösung muss dem Chromatogramm der Vergleichslösung entsprechen.

Dokumentation

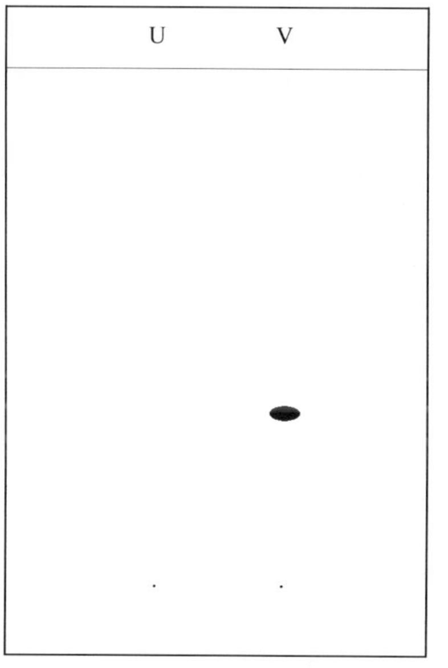

U: Untersuchungslösung

V: Bufexamac

Campher

Schicht

DC-Alufolie Kieselgel 60 F_{254} Merck Artikel Nr. 1.05549

DC-Bedingungen

- Mikro-DC, Kammersättigung
- Laufstrecke 2mal 6 cm, Zwischentrocknung durch Fönen
- Laufzeit 2mal etwa 7 Minuten

Fließmittel

In ein trockenes Reagenzglas werden folgende Lösungsmittelmengen einpipettiert und sorgfältig gemischt:

- 9,3 ml n-Hexan
- 0,7 ml Ethylacetat

Untersuchungslösung

40 mg Untersuchungssubstanz werden in 2 ml Methanol gelöst.

Vergleichslösung

Aus authentischem Campher hergestellte Vergleichslösung nach Vorschrift »Untersuchungslösung«.

Auftrageart und -menge

Auf die DC-Folie werden je 1 µl der Untersuchungslösung sowie der Vergleichslösung punktförmig aufgetragen.

Nachweis

1. Die DC-Folie wird unter dem Abzug durch Fönen getrocknet und mit Iod-Dichlormethan-Lösung 0,5% (m/V) besprüht. Das Chromatogramm wird sofort im Tageslicht und im UV-Licht bei 254 nm ausgewertet.
2. Anschließend wird die DC-Folie reichlich mit Anisaldehyd-Reagenz R besprüht, durch Fönen getrocknet und auf einer Heizplatte bei etwa 100 °C 10 Minuten lang erhitzt.

Auswertung

Das Chromatogramm der Vergleichslösung (Campher) zeigt nach Besprühen mit Iod-Dichlormethan-Lösung etwas unterhalb der Mitte die gelb gefärbte Zone des Camphers, die im UV-Licht bei 254 nm als fluoreszenzmindernde Zone deutlicher sichtbar ist.
Nach Besprühen mit Anisaldehyd-Reagenz und längerem Erhitzen färbt sich die Zone des Camphers grauviolett. Weitere, schwächer gefärbte Zonen können auftreten.

Das Chromatogramm der Untersuchungslösung muss dem Chromatogramm der Vergleichslösung entsprechen.

Dokumentation

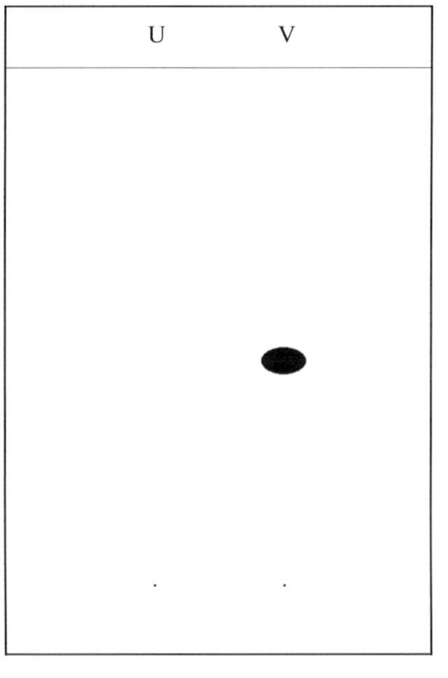

U: Untersuchungslösung
V: Campher

Carnaubawachs

Schicht

DC-Alufolie Kieselgel 60 F_{254} Merck Artikel Nr. 1.05549

DC-Bedingungen

- Mikro-DC, Kammersättigung
- Laufstrecke 6 cm
- Laufzeit etwa 6 Minuten

Fließmittel

In ein trockenes Reagenzglas werden folgende Lösungsmittelmengen einpipettiert und sorgfältig gemischt:

- 9,5 ml Dichlormethan
- 0,5 ml Ethylacetat

Untersuchungslösung

20 mg Untersuchungssubstanz werden in 2 ml Toluol unter Erwärmen gelöst. Die noch warme Lösung wird verwendet.

Vergleichslösung

V_1: 2 mg Menthol werden in 2 ml Toluol gelöst.

V_2: Aus authentischem Carnaubawachs (gewonnen aus den Blättern von Copernicia cerifera) hergestellte Vergleichslösung nach Vorschrift »Untersuchungslösung«.

Auftrageart und -menge

Auf die DC-Folie werden je 1 µl der Untersuchungslösung und der Vergleichslösungen punktförmig aufgetragen.

Nachweis

Die DC-Folie wird unter dem Abzug durch Fönen getrocknet, mit einer 10%igen Lösung (m/V) von Molybdatophosphorsäure in Ethanol 96% reichlich besprüht und auf einer Heizplatte bei etwa 100 °C solange erhitzt, bis dunkelblaue Flecke auf gelbem Untergrund deutlich sichtbar sind.

Auswertung

Das Chromatogramm der Vergleichslösung 1 zeigt im unteren Drittel den dunkelblauen Fleck des Menthols.

Im Chromatogramm der Vergleichslösung 2 (Carnaubawachs) ist auf Höhe des Menthol-Vergleichs eine intensive, etwas langgestreckte blaue Zone vorhanden. Zahlreiche kleinere blaue Zonen treten darüber auf.

Das Chromatogramm der Untersuchungslösung muss dem Chromatogramm der Vergleichslösung 2 entsprechen.

Hauptbestandteile von Carnaubawachs sind verschiedene Ester wie Cerotinsäuremyricylester und Ceratinsäutremelissylester, aliphatische Ester mit ω-Hydroxygruppen, denen die ungewöhnlichen Eigenschaften des Wachses zugeschrieben werden und langkettige Ester zweiwertiger Alkanole.

Dokumentation

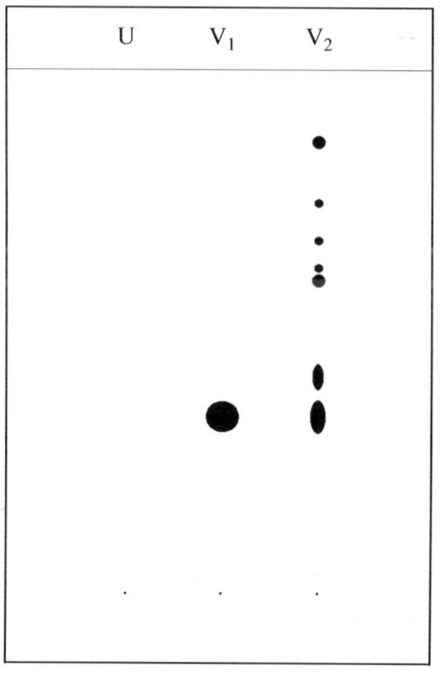

U: Untersuchungslösung
V_1: Menthol
V_2: Carnaubawachs

Cascararinde

Schicht

DC-Alufolie Kieselgel 60 F_{254} Merck Artikel Nr. 1.05549

DC-Bedingungen

- Mikro-DC, Kammersättigung
- Laufstrecke 6 cm
- Laufzeit etwa 10 Minuten

Fließmittel

In ein trockenes Reagenzglas werden folgende Lösungsmittelmengen einpipettiert und sorgfältig gemischt:

- 10,0 ml Ethylacetat
- 1,7 ml Methanol
- 1,3 ml Wasser

Untersuchungslösung

1,0 g gepulverte Droge (Sieb 500) wird mit 5 ml Methanol in einem Reagenzglas zum Sieden erhitzt (Wasserbad). Anschließend wird filtriert und das Filtrat innerhalb von 30 Minuten für die Chromatographie verwendet.

Vergleichslösungen

V_1: 10 mg Aloin werden in 5 ml Methanol gelöst.

V_2: Aus authentischer Cascararinde (Rhamnus purshianus) hergestellte Vergleichslösung nach Vorschrift »Untersuchungslösung«.

Auftrageart und -menge

Auf die DC-Folie werden je 1 µl der Untersuchungslösung und der Vergleichslösungen punktförmig aufgetragen.

Nachweis

Die DC-Folie wird unter dem Abzug mit einem Heißluftfön getrocknet und die noch warme Folie mit einer 1%igen Lösung (m/V) von Diphenylboryloxyethylamin in Ethanol reichlich besprüht. Nach erneutem Trocknen wird mit einer 5%igen Lösung (V/V) von Macrogol 400 in Ethanol besprüht und die Folie zur Farbintensivierung mit heißer Luft geföhnt. Die Auswertung erfolgt im UV-Licht bei 365 nm.

Auswertung

Das Chromatogramm der Vergleichslösung 1 zeigt im UV-Licht bei 365 nm etwa in der Mitte die gelb fluoreszierende Zone des Aloins.

Im Chromatogramm der Vergleichslösung 2 (Cascararinde) ist die gelb fluoreszierende Zone des Aloins ebenfalls vorhanden. Weitere gelb fluoreszierende Zonen treten vor allem im unteren Drittel des Chromatogramms auf (Cascaroside).

Das Chromatogramm der Untersuchungslösung muss dem Chromatogramm der Vergleichslösung 2 in seinen charakteristischen Zonen entsprechen.

Dokumentation

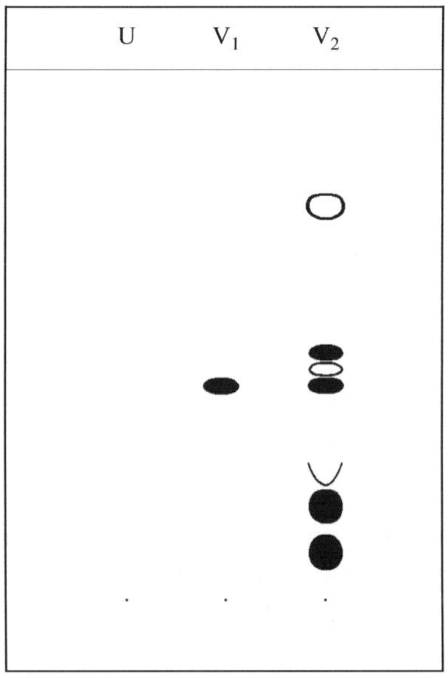

U: Untersuchungslösung
V_1: Aloin
V_2: Cascararinde

Cassiaöl

Schicht

DC-Alufolie Kieselgel 60 F_{254} Merck Artikel Nr. 1.05549

DC-Bedingungen

- Mikro-DC, Kammersättigung
- Laufstrecke 2mal 6 cm, Zwischentrocknung durch Fönen
- Laufzeit 2mal etwa 6 Minuten

Fließmittel

- 10 ml Dichlormethan

Untersuchungslösung

0,05 ml (3 Tropfen) des zu untersuchenden Öls werden in 5 ml Toluol gelöst.

Vergleichslösungen

V_1: 2 mg Cumarin und 50 µl Zimtaldehyd werden zusammen in 10 ml Toluol gelöst.

V_2: Aus authentischem Cassiaöl (von Cinnamomum aromaticum) hergestellte Vergleichslösung nach Vorschrift »Untersuchungslösung«.

Auftrageart und -menge

Auf die DC-Folie werden je 1 µl der Untersuchungslösung und der Vergleichslösungen punktförmig aufgetragen.

Nachweis

1. Die DC-Folie wird unter dem Abzug durch Fönen getrocknet und anschließend im UV-Licht bei 254 nm ausgewertet.
2. Die DC-Folie wird mit Kaliumhydroxid-Lösung 10% (m/V) in Ethanol 96% reichlich besprüht, durch Fönen getrocknet und im UV-Licht bei 365 nm ausgewertet.
3. Die DC-Folie wird anschließend mit Phloroglucin-Reagenz besprüht.

Auswertung

Das Chromatogramm der Vergleichslösung 1 zeigt im UV-Licht bei 254 nm im mittleren Rf-Bereich mit steigenden Rf-Werten die fluoreszenzmindernden Zonen von Cumarin und Zimtaldehyd. Nach Besprühen mit methanolischer Kaliumhydroxid-Lösung fluoresziert die Cumarin-Zone im UV-Licht bei 365 nm intensiv blaugrün.

Im Chromatogramm der Untersuchungslösung muss wie im Chromatogramm der Vergleichslösung 2 (Cassiaöl) Zimtaldehyd die Hauptzone bilden. Eine blaugrün fluoreszierende Cumarin-Zone kann vorhanden sein. Zwischen den Zonen von Zimtaldehyd und Cumarin kann die blau fluoreszierende Zone des o-Methoxyzimtaldehyds auftreten. Sie ist nach Besprühen mit Phloroglucin-Reagenz rotviolett gefärbt, während sich die Zimtaldehyd-Zone braun färbt.

Auch Cassiaöle ohne Cumarin und o-Methoxyzimtaldehyd sind nicht zu beanstanden.

Dokumentation

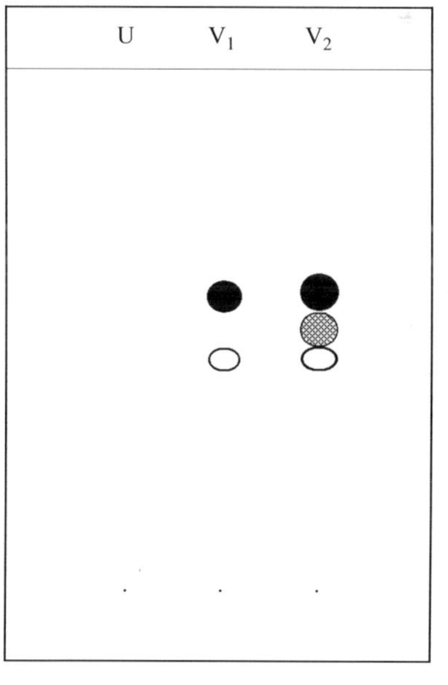

U: Untersuchungslösung
V_1: Cumarin, Zimtaldehyd
V_2: Cassiaöl

Cayennepfeffer, Cayennepfeffertinktur

Schicht

DC-Alufolie Kieselgel 60 F_{254} Merck Artikel Nr. 1.05549

DC-Bedingungen

- Mikro-DC, Kammersättigung
- Laufstrecke 2mal 6 cm, Zwischentrocknung ohne Fönen
- Laufzeit 2mal etwa 5 Minuten

Fließmittel

- 10 ml Diethylether

Untersuchungslösung

1,0 g gepulverte Droge (Sieb 500) wird mit 5 ml Dichlormethan in einem Reagenzglas mit Stopfen etwa 5 Minuten lang unter Schütteln extrahiert. Anschließend wird in ein Zentrifugenglas filtriert.

5 ml Tinktur werden auf dem Wasserbad in einem 50-ml-Becherglas zur Trockne eingedampft. Der erkaltete Rückstand wird in 1 ml Dichlormethan aufgenommen.

Vergleichslösungen

V_1: 5 mg Capsaicin werden in 5 ml Dichlormethan gelöst.

V_2: Aus authentischem Cayennepfeffer bzw. Cayennepfeffertinktur (Capsicum frutescens) hergestellte Vergleichslösung nach Vorschrift »Untersuchungslösung«.

Auftrageart und -menge

Auf die DC-Folie werden je 1 µl der Untersuchungslösung und der Vergleichslösungen punktförmig aufgetragen.

Nachweis

1. Die DC-Folie wird unter dem Abzug getrocknet. Im UV-Licht bei 254 nm werden die fluoreszenzmindernden Zonen gekennzeichnet.
2. Die DC-Folie wird mit Dichlorchinonchlorimid-Lösung RN besprüht und nach Trocknung bis zur optimalen Farbentwicklung in eine Kammer mit Ammoniak-Dämpfen gestellt.

Auswertung

Das Chromatogramm der Vergleichslösung 1 zeigt im UV-Licht bei 254 nm im mittleren Rf-Bereich die schwach fluoreszenzmindernde Zone des Capsaicins, die sich nach Besprühen mit Dichlorchinonchlorimid-Lösung und Bedampfen mit Ammoniak intensiv blau färbt.

Im Chromatogramm der Untersuchungslösung muss wie im Chromatogramm der Vergleichslösung 2 (Cayennepfeffer bzw. -tinktur) auf der Höhe des Capsaicin-Vergleichs die schwach fluoreszenzmindernde Zone der Capsaicinoide sichtbar sein, die nach Behandlung mit den Detektionsreagenzien ebenfalls intensiv blau gefärbt ist.

Siehe auch alternative Vorschrift von Cayennepfefferdickextrakt.

Dokumentation

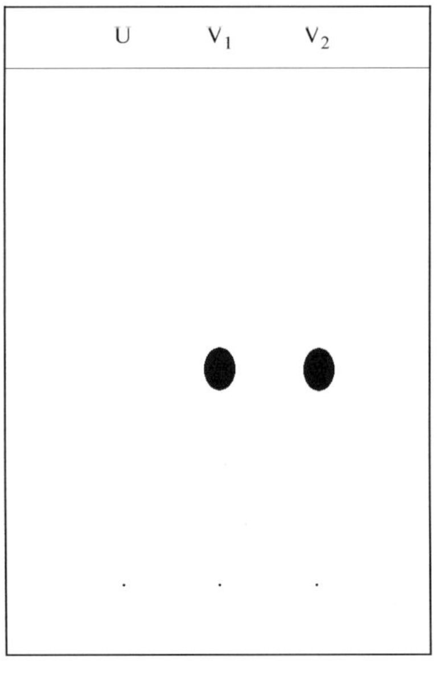

U: Untersuchungslösung
V_1: Capsaicin
V_2: Cayennepfeffer bzw. -tinktur

Eingestellter Cayennepfefferdickextrakt

Schicht

DC-Alufolie Kieselgel 60 F_{254} Merck Artikel Nr. 1.05549

DC-Bedingungen

- Mikro-DC, Kammersättigung
- Laufstrecke 2mal 6 cm, Zwischentrocknung ohne Fönen
- Laufzeit 2mal etwa 5 Minuten

Fließmittel

- 10 ml Diethylether

Untersuchungslösung

0,25 g Dickextrakt werden in einem dicht verschlossenen Zentrifugenglas mit 5 ml Dichlormethan 5 Minuten lang intensiv geschüttelt.

Vergleichslösungen

V_1: 2,5 mg Capsaicin werden in 5 ml Dichlormethan gelöst.

V_2: Aus authentischem Cayennepfefferdickextrakt hergestellte Vergleichslösung nach Vorschrift »Untersuchungslösung«.

Auftrageart und -menge

Auf die DC-Folie werden je 2mal 1 µl der Untersuchungslösung und der Vergleichslösungen punktförmig aufgetragen.

Nachweis

1. Die DC-Folie wird unter dem Abzug getrocknet. Im UV-Licht bei 254 nm werden die fluoreszenzmindernden Zonen gekennzeichnet.
2. Die DC-Folie wird mit Dichlorchinonchlorimid-Lösung RN besprüht und nach Trocknung bis zur optimalen Farbentwicklung in eine Kammer mit Ammoniak-Dämpfen gestellt.

Auswertung

Das Chromatogramm der Vergleichslösung 1 zeigt im UV-Licht bei 254 nm im mittleren Rf-Bereich die schwach fluoreszenzmindernde Zone des Capsaicins, die sich nach Besprühen mit Dichlorchinonchlorimid-Lösung und Bedampfen mit Ammoniak intensiv blau färbt.

Im Chromatogramm der Vergleichslösung 2 (Cayennepfefferdickextrakt) ist auf der Höhe des Capsaicin-Vergleichs die sehr schwach fluoreszenzmindernde Zone der Capsaicinoide sichtbar, die nach Behandlung mit den Detektionsreagenzien ebenfalls intensiv blau gefärbt ist.

Das Chromatogramm der Untersuchungslösung muss dem Chromatogramm der Vergleichslösung 2 in seiner charakteristischen Capsaicinoid-Zone entsprechen.

Dokumentation

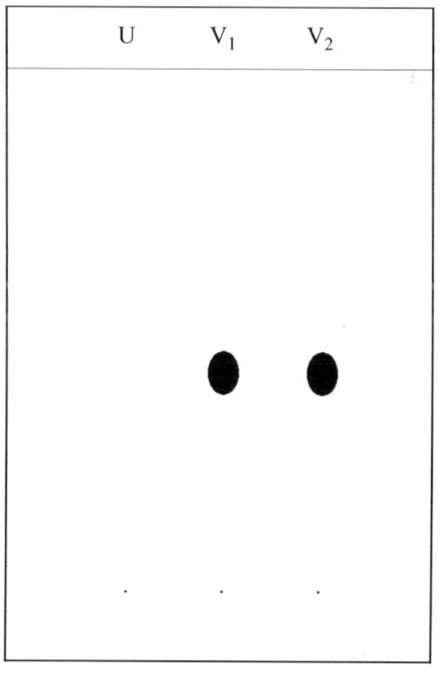

U: Untersuchungslösung

V_1: Capsaicin

V_2: Cayennepfefferdickextrakt

Eingestellter Cayennepfefferdickextrakt, altern.

Schicht

DC-Alufolie Kieselgel 60 RP-18 F_{254s} Merck Artikel Nr. 1.05560

DC-Bedingungen

- Mikro-DC, Kammersättigung
- Laufstrecke 6 cm
- Laufzeit etwa 16 Minuten

Fließmittel

- 8,0 ml Methanol
- 2,0 ml Wasser

Untersuchungslösung

0,25 g bis 0,5 g Dickextrakt werden mit Hilfe eines Glasstabes in ein Zentrifugenglas eingewogen, mit 5 ml Methanol versetzt und gründlich suspendiert. Anschließend wird in ein Zentrifugenglas filtriert.

Vergleichslösungen

V_1: 2 mg Capsaicin werden in 2 ml Methanol gelöst.

V_2: Aus authentischem Cayennepfefferdickextrakt hergestellte Vergleichslösung nach Vorschrift »Untersuchungslösung«.

Auftrageart und -menge

Auf die DC-Folie werden je 1 µl der Untersuchungslösung und der Vergleichslösungen punktförmig aufgetragen.

Nachweis

Die DC-Folie wird unter dem Abzug durch Fönen getrocknet, mit Dichlorchinonchlorimid-Lösung RN besprüht und nach erneuter Trocknung bis zur optimalen Farbentwicklung in eine Kammer mit Ammoniak-Dämpfen gestellt.

Auswertung

Das Chromatogramm der Vergleichslösung 1 zeigt nach chemischer Detektion etwa in der Mitte die blaue Zone des Capsaicins und darunter bei nicht 100% reiner Vergleichssubstanz eine weitere blaue Zone von Dihydrocapsaicin.

Im Chromatogramm der Vergleichslösung 2 (Cayennepfefferdickextrakt) sind die Zonen von Capsaicin und Dihydrocapsaicin ebenfalls vorhanden. Darunter kann eine weitere Zone auftreten, die schwächer blau gefärbt ist.

Das Chromatogramm der Untersuchungslösung muss dem Chromatogramm der Vergleichslösung 2 in seinen charakteristischen Zonen entsprechen.

Diese Methode der Umkehrphasenchromatographie kann auch für die Untersuchung von Cayennepfeffer und Cayennepfeffertinktur verwendet werden.

Dokumentation

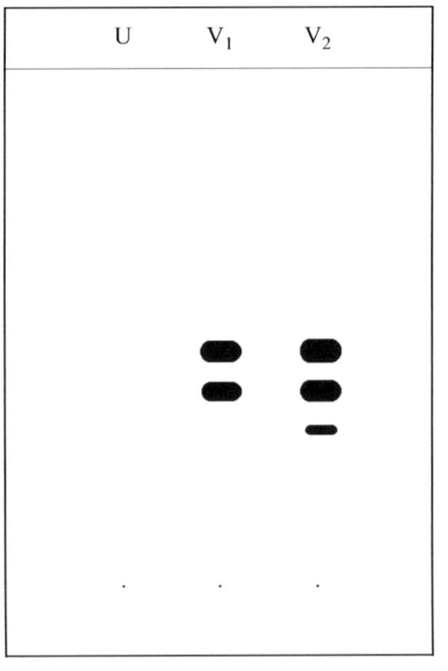

U: Untersuchungslösung

V_1: Capsaicin

V_2: Eingestellter Cayennepfefferdickextrakt

Cephalosporine

Untersuchungssubstanzen

Cefotaxim-Natrium, Cefpodoximproxetil, Cefuroximaxetil, Cephaclor, Cephadroxil, Cephalexin

Schicht

DC-Alufolie Kieselgel 60 F_{254} Merck Artikel Nr. 1.05549

DC-Bedingungen

- Mikro-DC, Kammersättigung
- Laufstrecke 6 cm
- Laufzeit etwa 18 Minuten

Fließmittel

In ein trockenes Reagenzglas werden folgende Lösungsmittelmengen einpipettiert und sorgfältig gemischt.

- 5,6 ml Ethylacetat
- 2,0 ml Ethanol 96% (V/V)
- 2,0 ml Wasser
- 0,4 ml Ameisensäure

Untersuchungslösungen

5 mg Untersuchungssubstanz werden in 5 ml Methanol gelöst.

Fertigarzneimittel werden pulverisiert und in der entsprechenden Menge Lösungsmittel suspendiert.

Auftrageart und -menge

Auf die DC-Folie werden je 1 µl der Untersuchungslösungen punktförmig aufgetragen.

Nachweis

1. Die DC-Folie wird unter dem Abzug durch Fönen getrocknet und im UV-Licht bei 254 nm ausgewertet.
2. Die DC-Folie wird mit Iod-Dichlormethan-Lösung 0,5% (m/V) besprüht und im Tageslicht ausgewertet.
3. Die DC-Folie wird mit Ninhydrin-Reagenz besprüht, durch Fönen getrocknet und auf einer Heizplatte bei etwa 100 °C solange erhitzt, bis farbige Zonen sichtbar sind.

Auswertung

Im UV-Licht bei 254 nm Wellenlänge zeigen alle Cephalosporine eine deutliche Fluoreszenzminderung.

Durch Besprühen mit Iod-Dichlormethan-Lösung färben sich die Zonen der Cephalosporine gelbbraun.

Nach Detektion mit Ninhydrin-Reagenz sind die Zonen von Cephaclor (1), Cephadroxil (2) und Cephalexin (3) gelbbraun gefärbt.

Dokumentation

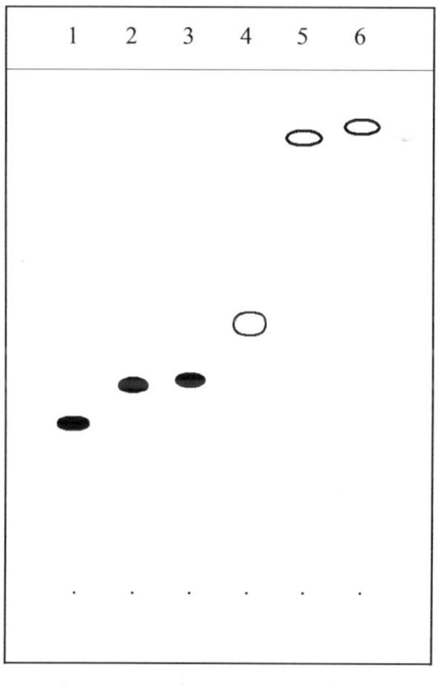

1: Cephaclor
2: Cephadroxil
3: Cephalexin
4: Cefotaxim
5: Cefpodoximproxetil
6: Cefuroximaxetil

Cetylpalmitat

Schicht

DC-Alufolie Kieselgel 60 RP-18 F_{254s} Merck Artikel Nr. 1.05560

DC-Bedingungen

- Mikro-DC, Kammersättigung
- Laufstrecke 2mal 6 cm, Zwischentrocknung durch Fönen
- Laufzeit 2mal etwa 5 Minuten

Fließmittel

In ein trockenes Reagenzglas werden folgende Lösungsmittelmengen einpipettiert und sorgfältig gemischt:

- 5,0 ml Ethylacetat
- 5,0 ml Acetonitril

Untersuchungslösung

20 mg Untersuchungssubstanz werden in 5 ml Dichlormethan gelöst.

Vergleichslösung

Aus authentischem Cetylpalmitat hergestellte Vergleichslösung nach Vorschrift »Untersuchungslösung«.

Auftrageart und -menge

0,5 cm vom unteren Plattenrand werden je 1 µl der Untersuchungslösung und der Vergleichslösung punktförmig aufgetragen.
1 cm vom unteren Plattenrand wird mit Bleistift eine Markierung angebracht und die DC-Platte unter dem Abzug mit Diethylether dreimal bis zu dieser Markierung entwickelt (z.B. DC-Kammer mit 3 ml Diethylether füllen und DC-Platte mit Hilfe einer Pinzette kurz eintauchen; nur wenige Sekunden Laufzeit! Zwischentrocknung durch Fönen). Hierdurch werden die Auftrageflecke zu schmalen Startzonen konzentriert.

Nachweis

Die DC-Platte wird unter dem Abzug durch Fönen getrocknet, mit einer 10%igen Lösung (m/V) von Molybdatophosphorsäure in Ethanol 96% besprüht und nach erneutem Trocknen auf einer Heizplatte bei etwa 100 °C unter Beobachtung solange vorsichtig erhitzt, bis dunkelblaue Flecke auf gelbem Untergrund deutlich sichtbar sind.

Auswertung

Da es sich bei Cetylpalmitat um ein Gemisch aus C_{14}- bis C_{18}-Estern der Laurin-, Myristin-, Palmitin-, und Stearinsäure handelt, zeigt das Chromatogramm der Vergleichslösung mehrere Zonen, die je nach Typ des Cetylpalmitats (15, 65, 95) unterschiedlich stark sein können.
Das Chromatogramm der Untersuchungslösung muss dem Chromatogramm der Vergleichslösung entsprechen.

Dokumentation

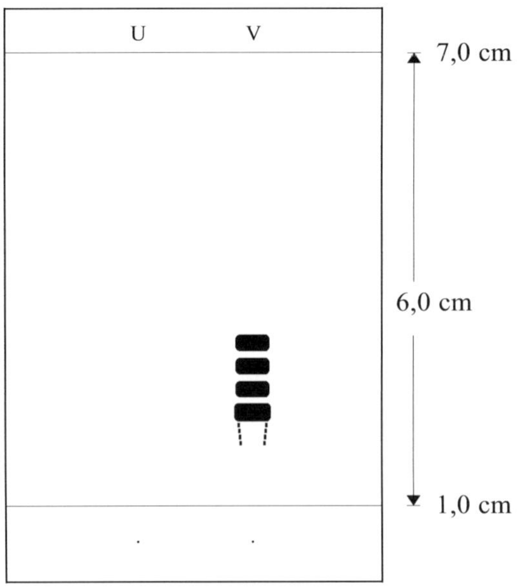

U: Untersuchungslösung
V: Cetylpalmitat 15

Chinaalkaloidsalze

Untersuchungssubstanzen

Chinidinsulfat, Chinindihydrochlorid, Chininhydrochlorid, Chininsulfat

Schicht

DC-Alufolie Kieselgel 60 F_{254} Merck Artikel Nr. 1.05549

DC-Bedingungen

- Mikro-DC, Kammersättigung
- Laufstrecke 6 cm
- Laufzeit etwa 8 Minuten

Fließmittel

In ein trockenes Reagenzglas werden folgende Lösungsmittelmengen einpipettiert und sorgfältig gemischt:

- 9,0 ml Dichlormethan
- 1,0 ml Diethylamin

Untersuchungslösungen

5 mg Untersuchungssubstanz werden in 2 ml Methanol gelöst.

Auftrageart und -menge

Auf die DC-Folie werden je 1 µl der Untersuchungslösungen punktförmig aufgetragen.

Nachweis

1. Die DC-Folie wird unter dem Abzug durch Fönen getrocknet und im UV-Licht bei 254 nm ausgewertet.
2. Die DC-Folie wird mit 5%iger ethanolischer Schwefelsäure besprüht, durch Fönen getrocknet und im UV-Licht bei 365 nm ausgewertet.

Auswertung

Im UV-Licht bei 254 nm Wellenlänge zeigen die Chinaalkaloide eine deutliche Fluoreszenzminderung.

Nach Besprühen mit ethanolischer Schwefelsäure zeigen die Flecke der Chinaalkaloide im UV-Licht bei 365 nm eine intensiv blaue Fluoreszenz. Sie haben jetzt einen größeren Umfang als im UV-Licht bei 254 nm.

Dokumentation

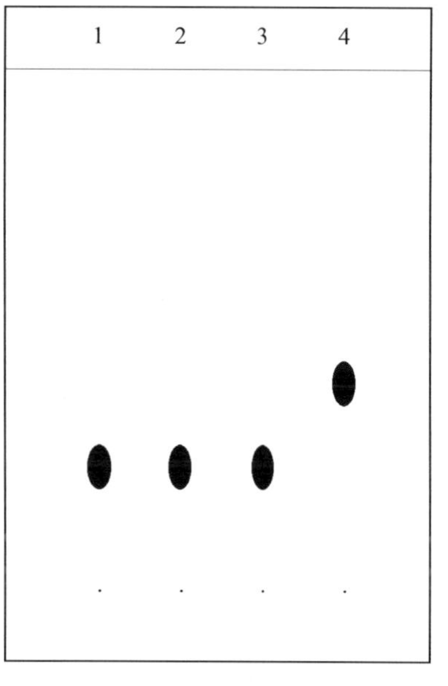

1: Chinindihydrochlorid
2: Chininhydrochlorid
3: Chininsulfat
4: Chinidinsulfat

Chinarinde

Schicht

DC-Alufolie Kieselgel 60 F_{254} Merck Artikel Nr. 1.05549

DC-Bedingungen

- Mikro-DC, Kammersättigung
- Laufstrecke 2mal 6 cm, Zwischentrocknung durch Fönen
- Laufzeit 2mal etwa 8 Minuten

Fließmittel

In ein trockenes Reagenzglas werden folgende Lösungsmittelmengen einpipettiert und sorgfältig gemischt:

- 9,0 ml Dichlormethan
- 1,0 ml Diethylamin

Untersuchungslösung

0,1 g gepulverte Droge (Sieb 500) werden in einem Zentrifugenglas mit 4 Tropfen Ammoniak-Lösung 25% und 5 ml Dichlormethan versetzt. Während 15 Minuten wird einige Male vorsichtig geschüttelt und anschließend in ein Zentrifugenglas filtriert. Das Filtrat wird unter dem Abzug zur Trockne eingedampft und der erkaltete Rückstand in 1 ml Methanol aufgenommen.

Vergleichslösungen

V_1: 35,0 mg Chinin, 20,0 mg Cinchonidin, 1,0 mg Chinidin und 20,0 mg Cinchonin werden zusammen in 10 ml Methanol gelöst.

V_2: Aus authentischer Chinarinde (Cinchona succirubra) hergestellte Vergleichslösung nach Vorschrift »Untersuchungslösung«.

Auftrageart und -menge

Auf die DC-Folie werden je 1 µl der Untersuchungslösung und der Vergleichslösungen punktförmig aufgetragen.

Nachweis

Die DC-Folie wird unter dem Abzug durch Fönen mit heißer Luft gründlich getrocknet, mit 5%iger ethanolischer Schwefelsäure besprüht und im UV-Licht bei 365 nm ausgewertet. Anschließend wird die DC-Folie mit Iodplatin-Reagenz R besprüht.

Auswertung

Das Chromatogramm der Vergleichslösung 1 zeigt wie das Chromatogramm der Vergleichslösung 2 (Chinarinde) nach Besprühen mit ethanolischer Schwefelsäure im UV-Licht bei 365 nm den intensiv hellblau fluoreszierenden Fleck des Chinins und darüber weitere blau fluoreszierende Flecke.

Nach Besprühen mit Iodplatin-Reagenz zeigen die Chromatogramme der Vergleichslösungen mit steigenden Rf-Werten die Flecke von Chinin, Cinchonidin, Chinidin und Cinchonin. Während sich die Flecke von Chinin, Chinidin und Cinchonin violett färben und später in Grauviolett übergehen, färbt sich der Fleck des Cinchonidins tiefblau.

Das Chromatogramm der Untersuchungslösung muss dem Chromatogramm der Vergleichslösung 2 in seinen charakteristischen Flecken entsprechen.

Dokumentation

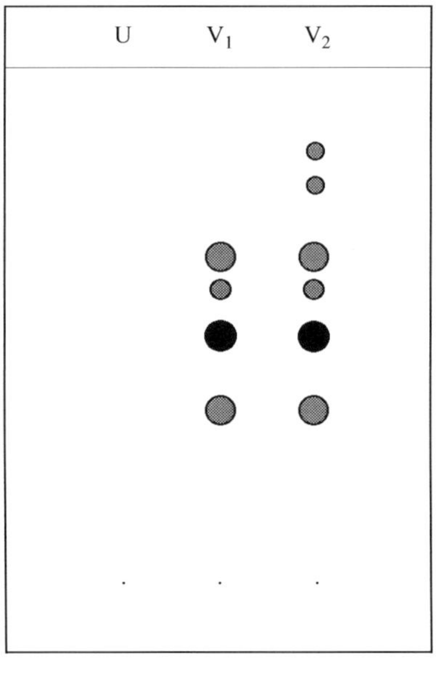

U: Untersuchungslösung
V_1: Chinin, Cinchonidin, Chinidin, Cinchonin
V_2: Chinarinde

Standardisierte Chinarindentinktur

Schicht

DC-Alufolie Kieselgel 60 F_{254} Merck Artikel Nr. 1.05549

DC-Bedingungen

- Mikro-DC, Kammersättigung
- Laufstrecke 2mal 6 cm, Zwischentrocknung durch Fönen
- Laufzeit 2mal etwa 8 Minuten

Fließmittel

In ein trockenes Reagenzglas werden folgende Lösungsmittelmengen einpipettiert und sorgfältig gemischt:

- 9,0 ml Dichlormethan
- 1,0 ml Diethylamin

Untersuchungslösung

Die Tinktur wird direkt zur Chromatographie verwendet.

Vergleichslösungen

V_1: 35,0 mg Chinin, 20,0 mg Cinchonidin, 1,0 mg Chinidin und 20,0 mg Cinchonin werden zusammen in 10 ml Methanol gelöst.

V_2: Aus authentischer Chinarindentinktur (gewonnen aus Cinchona succirubra) hergestellte Vergleichslösung nach Vorschrift »Untersuchungslösung«.

Auftrageart und -menge

Auf die DC-Folie werden je 1 µl der Untersuchungslösung und der Vergleichslösungen punktförmig aufgetragen.

Nachweis

Die DC-Folie wird unter dem Abzug durch Fönen mit heißer Luft gründlich getrocknet, mit 5%iger ethanolischer Schwefelsäure besprüht und im UV-Licht bei 365 nm ausgewertet. Anschließend wird die DC-Folie mit Iodplatin-Reagenz R besprüht.

Auswertung

Das Chromatogramm der Vergleichslösung 1 zeigt wie das Chromatogramm der Vergleichslösung 2 (Standardisierte Chinarindentinktur) nach Besprühen mit ethanolischer Schwefelsäure im UV-Licht bei 365 nm die intensiv hellblau fluoreszierende Zone des Chinins und darüber weitere blau fluoreszierende Zonen.

Nach Besprühen mit Iodplatin-Reagenz zeigen die Chromatogramme der Vergleichslösungen mit steigenden Rf-Werten die Zonen von Chinin, Cinchonidin, Chinidin und Cinchonin. Darüber treten im Chromatogramm der Vergleichslösung 2 noch zwei weitere, schwächere Zonen auf. Während sich die Zonen von Chinin, Chinidin und Cinchonin violett färben und später in Grauviolett übergehen, färbt sich die Zone des Cinchonidins tiefblau.

Das Chromatogramm der Untersuchungslösung muss dem Chromatogramm der Vergleichslösung 2 in seinen charakteristischen Zonen entsprechen.

Dokumentation

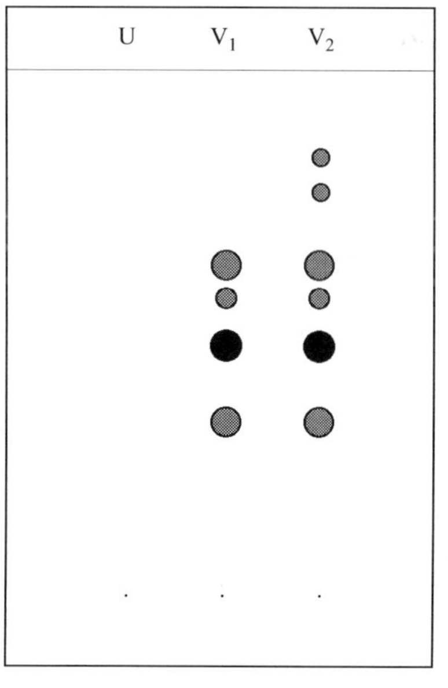

U: Untersuchungslösung

V_1: Chinin, Cinchonidin, Chinidin, Cinchonin

V_2: Standardisierte Chinarindentinktur

Zusammengesetzte Chinatinktur

Schicht

DC-Alufolie Kieselgel 60 F_{254} Merck Artikel Nr. 1.05549

DC-Bedingungen

- Mikro-DC, Kammersättigung
- Laufstrecke 6 cm
- Laufzeit etwa 17 Minuten

Fließmittel

In ein trockenes Reagenzglas werden folgende Lösungsmittelmengen einpipettiert und sorgfältig gemischt:

- 6,5 ml Ethylacetat
- 1,5 ml Ameisensäure
- 2,0 ml Wasser

Untersuchungslösung

Die Tinktur wird direkt zur Chromatographie verwendet.

Vergleichslösungen

V_1: 5 mg Chinin, 2 mg Rutosid, 1 mg Chlorogensäure und 1 mg Kaffeesäure werden zusammen in 10 ml Methanol gelöst.

V_2: Authentische Zusammengesetzte Chinatinktur.

Auftrageart und -menge

Auf die DC-Folie werden je 1 µl der Untersuchungslösung und der Vergleichslösungen punktförmig aufgetragen.

Nachweis

Die DC-Folie wird unter dem Abzug mit einem Heißluftfön getrocknet und die noch warme Folie mit einer 1%igen Lösung (m/V) von Diphenylboryloxyethylamin in Ethanol reichlich besprüht. Nach erneutem Trocknen wird mit einer 5%igen Lösung (V/V) von Macrogol 400 in Ethanol besprüht und die DC-Folie zur Farbintensivierung intensiv mit heißer Luft gefönt. Die Auswertung erfolgt im UV-Licht bei 365 nm.

Auswertung

Das Chromatogramm der Vergleichslösung 1 zeigt im UV-Licht bei 365 nm mit steigenden Rf-Werten die Zonen von Chinin, Rutosid, Chlorogensäure und Kaffeesäure. Chinin fluoresziert blauviolett, Rutosid orange; Chlorogensäure und Kaffeesäure fluoreszieren hellblau.

Das Chromatogramm der Untersuchungslösung muss wie das Chromatogramm von V_2 (Zusammengesetzte Chinatinktur) im UV-Licht bei 365 nm folgende charakteristische Zonen zeigen: Auf der Höhe des Chinin-Vergleichs die blauviolett fluoreszierende Chinin-Zone (Chinarinde), direkt darüber die orange fluoreszierende Rutosid-Zone, die rote Zone des Eriocitrins, die auch im Tageslicht sichtbar ist und eine gelbgrün fluoreszierende Zone (Pomeranzenschale), auf der Höhe des Chlorogensäure- und Kaffesäure-Vergleichs je eine hellblau fluoreszierende Zone (Chinarinde) sowie eine zitronengelb fluoreszierende Zone knapp unterhalb der Fließmittelfront (Enzianwurzel). Weitere fluoreszierende Zonen sind vorhanden.

Dokumentation

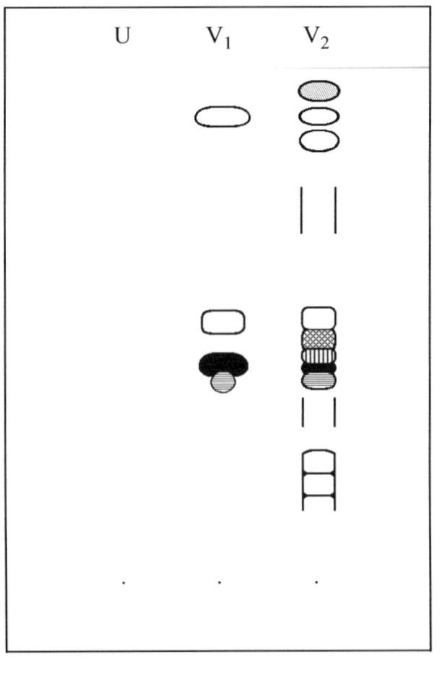

U: Untersuchungslösung
V_1: Chinin, Rutosid, Chlorogens., Kaffeesäure
V_2: Zusammengesetzte Chinatinktur

Chinesische-Esche-Rinde

Schicht

DC-Alufolie Kieselgel 60 F_{254} Merck Artikel Nr. 1.05549

DC-Bedingungen

- Mikro-DC, Kammersättigung
- Laufstrecke 6 cm
- Laufzeit etwa 11 Minuten

Fließmittel

In ein trockenes Reagenzglas werden folgende Lösungsmittelmengen einpipettiert und sorgfältig gemischt:

- 8,0 ml Ethylacetat
- 1,0 ml Ameisensäure
- 1,0 ml Wasser

Untersuchungslösung

0,5 g gepulverte Droge (Sieb 500) werden mit 5 ml Methanol in einem Reagenzglas 5 Minuten lang unter ständigem Umrühren im Wasserbad erhitzt. Anschließend wird in ein Zentrifugenglas filtriert.

Vergleichslösungen

V_1: 1 mg Aesculin wird in 10 ml Methanol gelöst.

V_2: Aus authentischer Chinesische-Esche-Rinde (Qin pi, Fraxinus rhynchophylla) hergestellte Vergleichslösung nach Vorschrift »Untersuchungslösung«.

Auftrageart und -menge

Auf die DC-Folie werden je 1 µl der Untersuchungslösung und der Vergleichslösungen punktförmig aufgetragen.

Nachweis

Die DC-Folie wird unter dem Abzug durch Fönen getrocknet und im UV-Licht bei 365 nm ausgewertet.

Auswertung

Das Chromatogramm der Vergleichslösung 1 zeigt im UV-Licht bei 365 nm in der unteren Hälfte die blau fluoreszierende Zone des Aesculins.

Im Chromatogramm der Vergleichslösung 2 (Chinesische-Esche-Rinde) tritt die blau fluoreszierende Aesculin-Zone ebenfalls auf. Etwas unterhalb ist eine weitere blau fluoreszierende Zone vorhanden. Im oberen Drittel ist die intensiv hellblau fluoreszierende Zone des Aesculetins sichtbar.

Wird anschließend mit Diphenylboryloxyethylamin-Lösung und Macrogol 400-Lösung besprüht (siehe z. B. Chinesisches Mutterkraut), lassen sicht im UV-Licht bei 365 nm die Fluoreszenzen besser differenzieren und es treten weitere grün fluoreszierende Zonen auf.

Das Chromatogramm der Untersuchungslösung muss dem Chromatogramm der Vergleichslösung 2 in seinen charakteristischen Zonen entsprechen.

Dokumentation

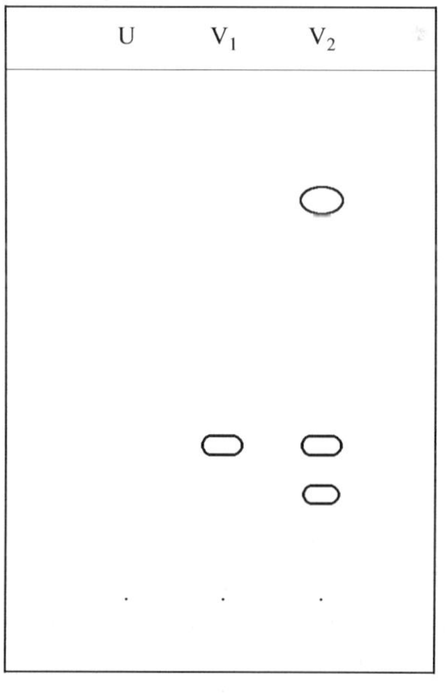

U: Untersuchungslösung

V_1: Aesculin

V_2: Chinesische-Esche-Rinde

Chinesischer-Tragant-Wurzel

Schicht

DC-Alufolie Kieselgel 60 F_{254} Merck Artikel Nr. 1.05549

DC-Bedingungen

- Mikro-DC, Kammersättigung
- Laufstrecke 6 cm
- Laufzeit etwa 9 Minuten

Fließmittel

In ein trockenes Reagenzglas werden folgende Lösungsmittelmengen einpipettiert und sorgfältig gemischt:

- 4,5 ml Ethylacetat
- 2,5 ml Methanol
- 1,9 ml Dichlormethan
- 1,1 ml Wasser

Untersuchungslösung

1,0 g gepulverte Droge (Sieb 500) wird in einem Reagenzglas 5 Minuten lang mit 5 ml Methanol im Wasserbad unter ständigem Rühren erhitzt. Nach dem Abkühlen wird in ein Zentrifugenglas filtriert.

Vergleichslösungen

V_1: 5 mg Arbutin werden in 5 ml Methanol gelöst.

V_2: Aus authentischer Chinesischer-Tragant-Wurzel (Huang qi, Astragalus mongholicus) hergestellte Vergleichslösung nach Vorschrift »Untersuchungslösung«.

Auftrageart und -menge

Auf die DC-Folie werden je 2mal 1 µl der Untersuchungslösung und der Vergleichslösungen punktförmig aufgetragen.

Nachweis

1. Die DC-Folie wird unter dem Abzug durch Fönen mit heißer Luft getrocknet und im UV-Licht bei 254 nm ausgewertet.
2. Anschließend wird die DC-Folie mit Anisaldehyd-Reagenz R reichlich besprüht, durch Fönen getrocknet und auf einer Heizplatte bei etwa 100 °C solange vorsichtig erhitzt, bis sich alle Zonen farblich gut entwickelt haben.

Auswertung

Das Chromatogramm der Vergleichslösung 1 zeigt im UV-Licht bei 254 nm die schwach fluoreszenzmindernde Zone des Arbutins, die sich nach dem Ansprühen mit Anisaldehyd-Reagenz und Erhitzen gelbbraun färbt.

Das Chromatogramm der Untersuchungslösung muss wie das Chromatogramm der Vergleichslösung 2 (Chinesischer-Tragant-Wurzel) folgende charakteristische Zonen zeigen:
im UV-Licht bei 254 nm im Bereich des Arbutin-Vergleichs sowie darunter und darüber mehrere fluoreszenzmindernde Zonen.
Nach chemischer Detektion treten auf der gesamten Laufstrecke zahlreiche violette Zonen auf, die einen charakteristischen „Fingerprint" zeigen.

Dokumentation

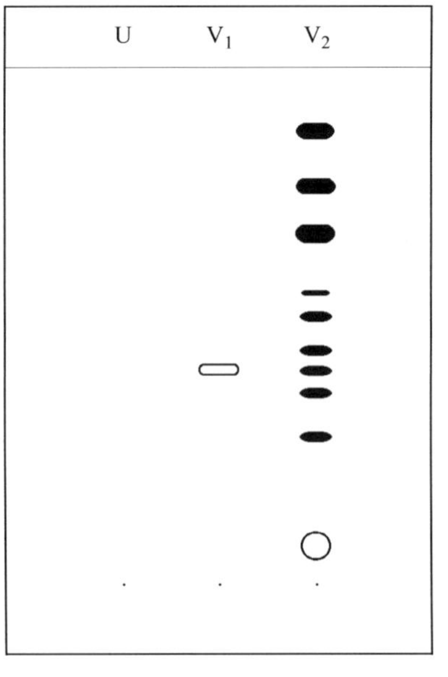

U: Untersuchungslösung
V_1: Arbutin
V_2: Chinesischer-Tragant-Wurzel

Chinesisches Mutterkraut

Schicht

DC-Alufolie Kieselgel 60 F_{254} Merck Artikel Nr. 1.05549

DC-Bedingungen

- Mikro-DC, Kammersättigung
- Laufstrecke 6 cm
- Laufzeit etwa 15 Minuten

Fließmittel

In ein trockenes Reagenzglas werden folgende Lösungsmittelmengen einpipettiert und sorgfältig gemischt:

- 7,2 ml Ethylacetat
- 0,7 ml Ameisensäure
- 0,7 ml Essigsäure
- 1,4 ml Wasser

Untersuchungslösung

0,5 g gepulverte Droge (Sieb 500) werden mit 5 ml Methanol in einem Reagenzglas 5 Minuten lang unter ständigem Umrühren im Wasserbad erhitzt. Anschließend wird in ein Zentrifugenglas filtriert.

Vergleichslösungen

V_1: 2 mg Rutosid, 1 mg Chlorogensäure, 2 mg Hyperosid und 1 mg Kaffeesäure werden zusammen in 10 ml Methanol gelöst.

V_2: Aus authentischem Chinesischem Mutterkraut (Yi mu cao, Leonurus japonicus) hergestellte Vergleichslösung nach Vorschrift »Untersuchungslösung«.

Auftrageart und -menge

Auf die DC-Folie werden je 2mal 1 µl der Untersuchungslösung und der Vergleichslösungen punktförmig aufgetragen.

Nachweis

Die DC-Folie wird unter dem Abzug mit einem Heißluftfön getrocknet und die noch warme Folie mit einer 1%igen Lösung (m/V) von Diphenylboryloxyethylamin in Ethanol reichlich besprüht. Nach erneutem Trocknen wird mit einer 5%igen Lösung (V/V) von Macrogol 400 in Ethanol besprüht und die DC-Folie zur Farbintensivierung mit heißer Luft gefönt. Die Auswertung erfolgt im UV-Licht bei 365 nm.

Auswertung

Das Chromatogramm der Vergleichslösung 1 zeigt im UV-Licht bei 365 nm mit steigenden Rf-Werten die Zonen von Rutosid, Chlorogensäure, Hyperosid und Kaffeesäure. Rutosid und Hyperosid fluoreszieren orange; Chlorogensäure und Kaffeesäure fluoreszieren hellblau.

Das Chromatogramm der Vergleichslösung 2 (Chinesisches Mutterkraut) zeigt als charakteristische Merkmale die schwach orange fluoreszierende Rutosid-Zone und eine schwach orange fluoreszierende Zone im Bereich des Hyperosid-Vergleichs.
Weitere fluoreszierende Zonen sind zwei schwach violette Zonen in der unteren Hälfte sowie zwei rote Chlorophyll-Zonen im Bereich der Front.

Das Chromatogramm der Untersuchungslösung muss dem Chromatogramm von V_2 in seinen charakteristischen Zonen entsprechen.

Dokumentation

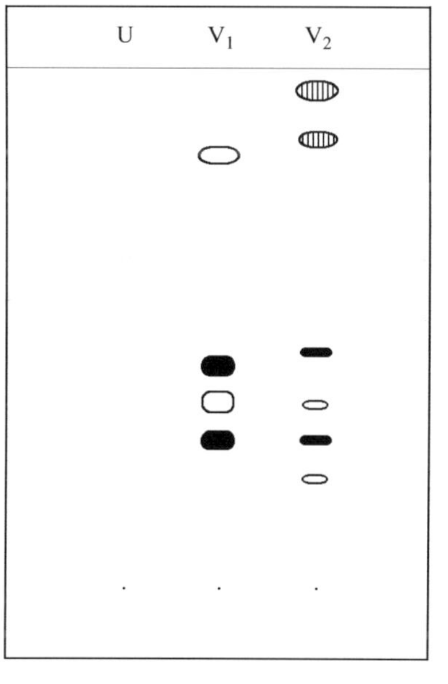

U: Untersuchungslösung

V_1: Rutosid, Chlorogens., Hyperosid, Kaffees.

V_2: Chinesisches Mutterkraut

Chloramphenicol-Derivate

Untersuchungssubstanzen

Chloramphenicol, Chloramphenicolhemisuccinat, Chloramphenicolpalmitat

Schicht

DC-Alufolie Kieselgel 60 F_{254} Merck Artikel Nr. 1.05549

DC-Bedingungen

- Mikro-DC, Kammersättigung
- Laufstrecke 6 cm
- Laufzeit etwa 8 Minuten

Fließmittel

In ein trockenes Reagenzglas werden folgende Lösungsmittelmengen einpipettiert und sorgfältig gemischt:

- 4,5 ml Cyclohexan
- 4,5 ml Ethylacetat
- 1,0 ml Methanol
- 0,1 ml Essigsäure 12 % (m/V)

Untersuchungslösungen

10 mg Untersuchungssubstanz werden in 5 ml Methanol gelöst.

Auftrageart und -menge

Auf die DC-Folie werden je 1 µl der Untersuchungslösungen punktförmig aufgetragen.

Nachweis

1. Die DC-Folie wird unter dem Abzug durch Fönen getrocknet und anschließend im UV-Licht bei 254 nm ausgewertet.
2. Die DC-Folie wird mit einer 0,1%igen wässrigen Lösung von Ammonium-8-anilinonaphthalin-1-sulfonat besprüht und durch Fönen mit heißer Luft getrocknet. Die Auswertung erfolgt im UV-Licht bei 365 nm.

Auswertung

Alle Chloramphenicol-Derivate zeigen im UV-Licht bei 254 nm Wellenlänge eine Fluoreszenzminderung.

Nach Besprühen mit Ammonium-ANS-Reagenz erscheinen die Zonen der Chloramphenicol-Derivate im UV-Licht bei 365 nm grauviolett.

Dokumentation

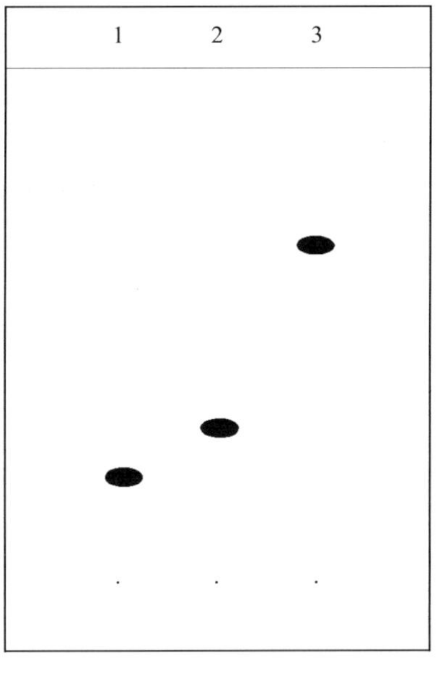

1: Chloramphenicolhemisuccinat
2: Chloramphenicol
3: Chloramphenicolpalmitat

Cimicifugawurzelstock

Schicht

DC-Alufolie Kieselgel 60 F_{254} Merck Artikel Nr. 1.05549

DC-Bedingungen

- Mikro-DC, Kammersättigung
- Laufstrecke 6 cm
- Laufzeit etwa 9 Minuten

Fließmittel

In ein trockenes Reagenzglas werden folgende Lösungsmittelmengen einpipettiert und sorgfältig gemischt:

- 4,5 ml Ethylacetat
- 2,5 ml Methanol
- 1,9 ml Dichlormethan
- 1,1 ml Wasser

Untersuchungslösung

0,5 g gepulverte Droge (Sieb 500) werden mit 5 ml Methanol in einem Reagenzglas 5 Minuten lang unter ständigem Umrühren im Wasserbad erhitzt. Anschließend wird in ein Zentrifugenglas filtriert.

Vergleichslösung

V_1: 2,5 mg Phenazon werden in 5 ml Methanol gelöst.

V_2: Aus authentischem Cimicifugawurzelstock (Sheng ma, Actaea racemosa, syn. Cimicifuga racemosa) hergestellte Vergleichslösung nach Vorschrift »Untersuchungslösung«.

Auftrageart und -menge

Auf die DC-Folie werden je 2mal 1 µl der Untersuchungslösung und der Vergleichslösungen punktförmig aufgetragen.

Nachweis

1. Die DC-Folie wird unter dem Abzug durch Fönen mit heißer Luft getrocknet und im UV-Licht bei 254 nm ausgewertet
2. Anschließend wird mit Anisaldehyd-Reagenz R reichlich besprüht und nach erneutem Trocknen auf einer Heizplatte bei etwa 100 °C bis zum Erscheinen farbiger Zonen erhitzt.

Auswertung

Das Chromatogramm der Vergleichslösung 1 zeigt im UV-Licht bei 254 nm im mittleren Rf-Bereich die fluoreszenzmindernde Zone des Phenazons.

Das Chromatogramm der Untersuchungslösung muss wie das Chromatogramm der Vergleichslösung 2 (Cimicifugawurzelstock) folgende charakteristische Zonen zeigen: eine fluoreszenzmindernde Zone etwa auf Höhe des Phenazon-Vergleichs, eine weitere fluoreszenzmindernde Zone im unteren Drittel.
Nach chemischer Detektion müssen zwei intensiv violette Zonen sichtbar sein, eine oberhalb und eine unterhalb des Phenazon-Vergleichs. Zwei grüne Zonen befinden sich im unteren Drittel, zahlreiche schwach violette Zonen treten im oberen Drittel auf.

Dokumentation

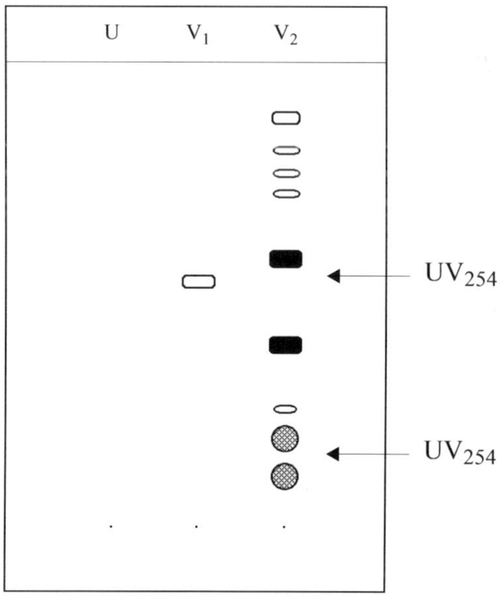

U: Untersuchungslösung
V_1: Phenazon
V_2: Cimicifugawurzelstock

Citronellöl

Schicht

DC-Alufolie Kieselgel 60 F_{254} Merck Artikel Nr. 1.05549

DC-Bedingungen

- Mikro-DC, Kammersättigung
- Laufstrecke 2mal 6 cm, Zwischentrocknung durch Fönen
- Laufzeit 2mal etwa 7 Minuten

Fließmittel

In ein trockenes Reagenzglas werden folgende Lösungsmittelmengen einpipettiert und sorgfältig gemischt:

- 9,3 ml n-Hexan
- 0,7 ml Ethylacetat

Untersuchungslösung

0,05 ml (3 Tropfen) des zu untersuchenden Öls werden in 3 ml Toluol gelöst.

Vergleichslösungen

V_1: 10 µl Geraniol und 10 µl Citronellal werden in 5 ml Toluol gelöst.

V_2: Aus authentischem Citronellöl (gewonnen aus Cymbopogon winterianus) hergestellte Vergleichslösung nach Vorschrift »Untersuchungslösung«.

Auftrageart und -menge

Auf die DC-Folie werden je 1 µl der Untersuchungslösung und der Vergleichslösungen punktförmig aufgetragen.

Nachweis

Die DC-Folie wird unter dem Abzug durch Fönen getrocknet und mit reichlich Anisaldehyd-Reagenz R besprüht. Anschließend wird nach erneutem Trocknen solange auf einer Heizplatte bei etwa 100 °C vorsichtig erhitzt, bis sich alle Zonen farblich gut entwickelt haben.

Auswertung

Das Chromatogramm der Vergleichslösung 1 zeigt nach Besprühen mit Anisaldehyd-Reagenz und Erhitzen etwas oberhalb des Starts die blauviolette Zone des Geraniols und etwa in der Mitte die violette Zone des Citronellals.

Im Chromatogramm der Vergleichslösung 2 (Citronellöl) sind Geraniol und Citronellal ebenfalls vorhanden, wobei Citronellal die Hauptzone ist. Im Rf-Bereich zwischen Geraniol und Citronellal treten kleinere, unterschiedlich gefärbte Zonen auf. Etwas unterhalb der Front befindet sich die rotviolette Zone der Terpenkohlenwasserstoffe.

Das Chromatogramm der Untersuchungslösung muss dem Chromatogramm der Vergleichslösung 2 in seinen charakteristischen Zonen entsprechen.

Dokumentation

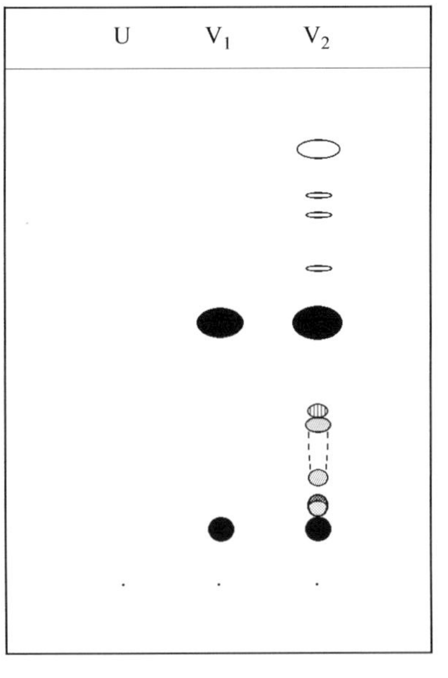

U: Untersuchungslösung
V_1: Geraniol, Citronellal
V_2: Citronellöl

Citronenöl

Schicht

DC-Alufolie Kieselgel 60 F_{254} Merck Artikel Nr. 1.05549

DC-Bedingungen

- Mikro-DC, Kammersättigung
- Laufstrecke 2mal 6 cm, Zwischentrocknung durch Fönen
- Laufzeit 2mal etwa 7 Minuten

Fließmittel

In ein trockenes Reagenzglas werden folgende Lösungsmittelmengen einpipettiert und sorgfältig gemischt:

- 9,3 ml n-Hexan
- 0,7 ml Ethylacetat

Untersuchungslösung

0,25 ml (12 Tropfen) des zu untersuchenden Öls werden in 1 ml Toluol gelöst.

Vergleichslösungen

V_1: 10 µl Citral und 10 mg Guajazulen werden zusammen in 10 ml Toluol gelöst.

V_2: Aus authentischem Citronenöl (gewonnen aus Citrus limon) hergestellte Vergleichslösung nach Vorschrift »Untersuchungslösung«.

Auftrageart und -menge

Auf die DC-Folie werden je 1 µl der Untersuchungslösung und der Vergleichslösungen punktförmig aufgetragen.

Nachweis

1. Die DC-Folie wird unter dem Abzug getrocknet. Dann werden die fluoreszenzmindernden Zonen im UV-Licht bei 254 nm sowie die fluoreszierenden Zonen im UV-Licht bei 365 nm gekennzeichnet.
2. Die DC-Folie wird mit reichlich Anisaldehyd-Reagenz R besprüht und anschließend nach erneutem Trocknen solange auf einer Heizplatte bei etwa 100 °C vorsichtig erhitzt, bis sich alle Zonen farblich gut entwickelt haben.

Auswertung

Das Chromatogramm der Vergleichslösung 1 zeigt im UV-Licht bei 254 nm in der unteren Hälfte die fluoreszenzmindernde Doppelzone des Citrals und in der oberen Hälfte die fluoreszenzmindernde Zone des Guajazulens. Nach chemischer Detektion ist die Citral-Doppelzone graublau und die Guajazulen-Zone orange gefärbt.

Das Chromatogramm der Untersuchungslösung muss wie das Chromatogramm der Vergleichslösung 2 (Citronenöl) folgende Zonen zeigen: im UV-Licht bei 254 nm die fluoreszenzmindernde Doppelzone des Citrals, im UV-Licht bei 365 nm unterhalb des Citrals eine gelb sowie zwei blau fluoreszierende Zonen, nach chemischer Detektion die graublaue Citral-Doppelzone, darunter und darüber mehrere unterschiedlich gefärbte Zonen, auf der Höhe des Guajazulen-Vergleichs und etwas darüber drei rotviolett gefärbte Zonen.

Dokumentation

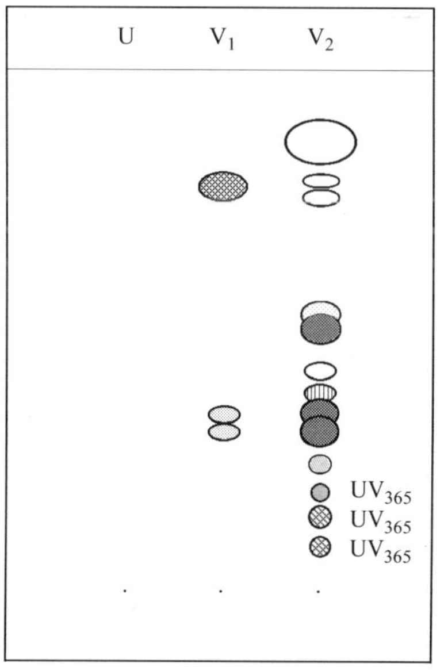

U: Untersuchungslösung
V_1: Citral, Guajazulen
V_2: Citronenöl

Clematis-armandii-Spross

Schicht

DC-Alufolie Kieselgel 60 F_{254} Merck Artikel Nr. 1.05549

DC-Bedingungen

- Mikro-DC, Kammersättigung
- Laufstrecke 6 cm
- Laufzeit etwa 7 Minuten

Fließmittel

In ein trockenes Reagenzglas werden folgende Lösungsmittelmengen einpipettiert und sorgfältig gemischt:

- 7,6 ml Toluol
- 1,9 ml Aceton
- 0,5 ml Essigsäure

Untersuchungslösung

1,0 g gepulverte Droge (Sieb 500) wird in einem Reagenzglas 5 Minuten lang mit 5 ml Methanol im Wasserbad unter ständigem Rühren erhitzt. Nach dem Abkühlen wird in ein Zentrifugenglas filtriert.

Vergleichslösungen

V_1: 1 mg Methylrot wird in 5 ml Methanol gelöst.

V_2: Aus authentischem Clematis-armandii-Spross (Chuan mu tong, Clematis armandii) hergestellte Vergleichslösung nach Vorschrift »Untersuchungslösung«.

Auftrageart und -menge

Auf die DC-Folie werden je 2mal 1 µl der Untersuchungslösung und der Vergleichslösungen punktförmig aufgetragen.

Nachweis

Die DC-Folie wird unter dem Abzug durch Fönen mit heißer Luft getrocknet, dann mit Vanillin-Schwefelsäure-Reagenz reichlich besprüht und nach erneutem Trocknen auf einer Heizplatte bei etwa 100 °C bis zum Erscheinen farbiger Zonen erhitzt.

Auswertung

Das Chromatogramm der Vergleichslösung 1 zeigt etwa in der Mitte die Methylrot-Zone.

Das Chromatogramm der Untersuchungslösung zeigt nach Detektion mit Vanillin-Schwefelsäure-Reagenz auf Höhe des Methylrot-Vergleichs eine violette Zone und direkt darüber zwei weitere violette Zone. Eine intensive violette Zone befindet sich nahe der Front; schwache Zonen sind im unteren Drittel vorhanden.

Das Chromatogramm der Untersuchungslösung muss dem Chromatogramm der Vergleichslösung 2 in seinen charakteristischen Zonen entsprechen.

Dokumentation

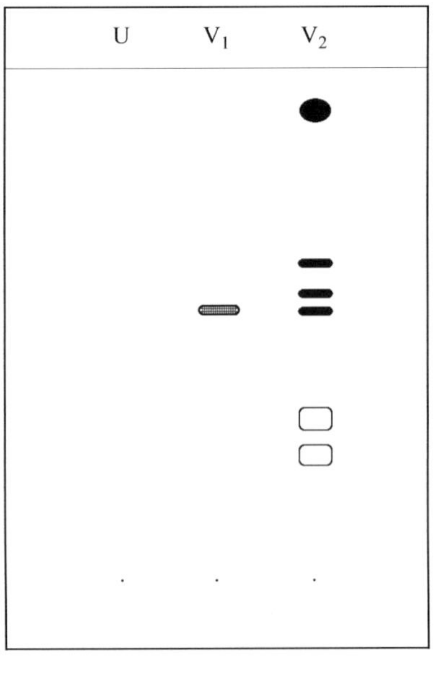

U: Untersuchungslösung
V_1: Methylrot
V_2: Clematis-armandii-Spross

Coffein-Derivate

Untersuchungssubstanzen

Coffein-Natriumbenzoat, Coffein-Natriumsalicylat, Coffein-Citrat

Schicht

DC-Alufolie Kieselgel 60 F_{254} Merck Artikel Nr. 1.05549

DC-Bedingungen

- Mikro-DC, Kammersättigung
- Laufstrecke 6 cm
- Laufzeit etwa 20 Minuten

Fließmittel

In ein trockenes Reagenzglas werden folgende Lösungsmittelmengen einpipettiert und sorgfältig gemischt:

- 4,0 ml Methanol
- 4,0 ml Ethylacetat
- 2,0 ml Ammoniak-Lösung 25% (m/m)
- 2,0 ml Wasser

Untersuchungslösungen

25 mg Untersuchungssubstanz werden in 5 ml Methanol gelöst.

Auftrageart und -menge

Auf die DC-Folie werden je 1 µl der Untersuchungslösungen punktförmig aufgetragen.

Nachweis

1. Die DC-Folie wird unter dem Abzug durch Fönen getrocknet und anschließend im UV-Licht bei 254 nm ausgewertet.
2. Die obere Hälfte der DC-Folie wird mit einer 5%igen Eisen(III)-chlorid-Lösung in Methanol 50% und die untere Hälfte mit einer 1%igen schwefelsauren Kaliumpermanganat-Lösung besprüht.

Auswertung

Alle Coffein-Derivate zeigen im UV-Licht bei 254 nm Wellenlänge knapp unterhalb der Fließmittelfront die fluoreszenzmindernden Zonen des Coffeins. Direkt darunter sind die fluoreszenzmindernde Zone des Benzoats sowie die blau fluoreszierende Zone des Salicylats sichtbar.

Durch Besprühen mit Eisen(III)-chlorid-Lösung färbt sich die Salicylat-Zone violett. Durch Besprühen mit schwefelsaurer Kaliumpermanganat-Lösung und anschließendes intensives Fönen mit heißer Luft färbt sich der Citrat-Fleck gelb.

Dokumentation

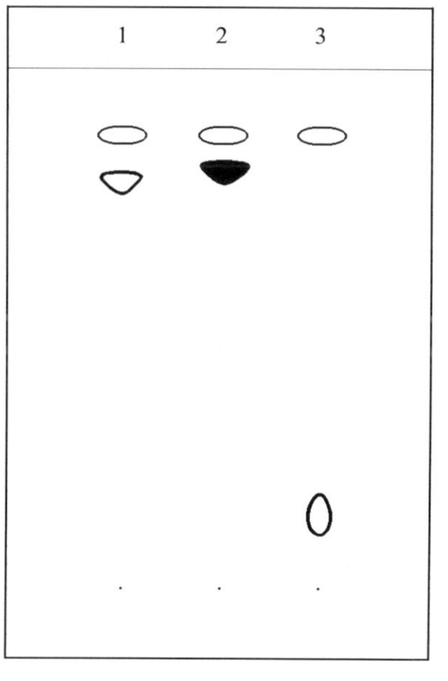

1: Coffein-Natriumbenzoat
2: Coffein-Natriumsalicylat
3: Coffein-Citrat

Condurangorinde

Schicht

DC-Alufolie Kieselgel 60 F_{254} Merck Artikel Nr. 1.05549

DC-Bedingungen

- Mikro-DC, Kammersättigung
- Laufstrecke 2mal 6 cm, Zwischentrocknung durch Fönen
- Laufzeit 2mal etwa 8 Minuten

Fließmittel

In ein trockenes Reagenzglas werden folgende Lösungsmittelmengen einpipettiert und sorgfältig gemischt:

- 8,0 ml Ethylacetat
- 1,5 ml Methanol
- 0,5 ml Wasser

Untersuchungslösung

1,0 g gepulverte Droge (Sieb 500) wird mit 5 ml Methanol in einem Reagenzglas 5 Minuten lang unter ständigem Umrühren im Wasserbad erhitzt. Anschließend wird in ein Zentrifugenglas filtricrt.

Vergleichslösung

V_1: 2,5 mg Phenazon werden in 5 ml Methanol gelöst.

V_2: Aus authentischer Condurangorinde (Marsdenia condurango) hergestellte Vergleichslösung nach Vorschrift »Untersuchungslösung«.

Auftrageart und -menge

Auf die DC-Folie werden je 1 µl der Untersuchungslösung und der Vergleichslösungen punktförmig aufgetragen.

Nachweis

1. Die DC-Folie wird unter dem Abzug durch Fönen mit heißer Luft getrocknet. Im UV-Licht bei 254 nm werden anschließend die fluoreszenzmindernden Zonen gekennzeichnet.
2. Die DC-Folie wird mit Anisaldehyd-Reagenz R reichlich besprüht, durch Fönen getrocknet und auf einer Heizplatte bei etwa 100 °C solange vorsichtig erhitzt, bis sich alle Zonen farblich gut entwickelt haben.

Auswertung

Das Chromatogramm der Vergleichslösung 1 zeigt im UV-Licht bei 254 nm im mittleren Rf-Bereich die fluoreszenzmindernde Zone des Phenazons.

Das Chromatogramm der Untersuchungslösung muss wie das Chromatogramm von V_2 folgende charakteristische Zonen zeigen: eine fluoreszenzmindernde Doppelzone knapp unterhalb des Phenazon-Vergleichs, eine weitere fluoreszenzmindernde Doppelzone im oberen Rf-Bereich sowie eine stark fluoreszenzmindernde Zone im Bereich der Front. Nach chemischer Detektion sind die beschriebenen Doppelzonen graugrün gefärbt. Die intensive Zone mit größtem Rf-Wert ist rotviolett gefärbt. In der unteren Hälfte des Chromatogramms tritt eine intensiv rotbraune Zone auf. Weitere schwächere Zonen sind vorhanden.

Dokumentation

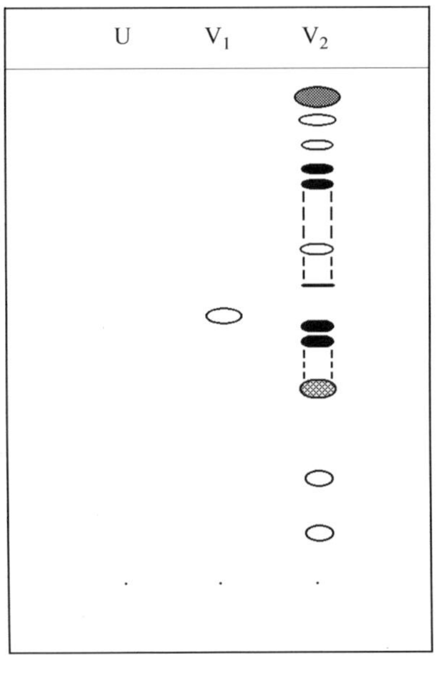

U: Untersuchungslösung
V_1: Phenazon
V_2: Condurangorinde

Condurangowein

Schicht

DC-Alufolie Kieselgel 60 F_{254} Merck Artikel Nr. 1.05549

DC-Bedingungen

- Mikro-DC, Kammersättigung
- Laufstrecke 2mal 6 cm, Zwischentrocknung durch Fönen
- Laufzeit 2mal etwa 8 Minuten

Fließmittel

In ein trockenes Reagenzglas werden folgende Lösungsmittelmengen einpipettiert und sorgfältig gemischt:

- 8,0 ml Ethylacetat
- 1,5 ml Methanol
- 0,5 ml Wasser

Untersuchungslösung

Condurangowein wird direkt zur Chromatographie verwendet.

Vergleichslösung

V_1: 2,5 mg Phenazon werden in 5 ml Methanol gelöst.

V_2: Authentischer Condurangowein DAB 6.

Auftrageart und -menge

Auf die DC-Folie werden je 1 µl der Untersuchungslösung und der Vergleichslösungen punktförmig aufgetragen.

Nachweis

1. Die DC-Folie wird unter dem Abzug durch Fönen mit heißer Luft getrocknet. Im UV-Licht bei 254 nm wird anschließend die fluoreszenzmindernde Phenazon-Zone gekennzeichnet.
2. Die DC-Folie wird mit Anisaldehyd-Reagenz R reichlich besprüht, durch Fönen getrocknet und auf einer Heizplatte bei etwa 100 °C solange vorsichtig erhitzt, bis sich alle Zonen farblich gut entwickelt haben.

Auswertung

Das Chromatogramm der Vergleichslösung 1 zeigt im UV-Licht bei 254 nm im mittleren Rf-Bereich die fluoreszenzmindernde Zone des Phenazons.

Das Chromatogramm der Untersuchungslösung muss wie das Chromatogramm der Vergleichslösung 2 (Condurangowein DAB 6) nach Detektion mit Anisaldehyd-Reagenz folgende charakteristische Zonen zeigen:
zwischen Start und Phenazon-Vergleich mit steigenden Rf-Werten eine langgezogene graugrüne Zone, eine langgezogene braunviolette Zone und eine kleine grünliche Zone. Oberhalb des Phenazon-Vergleichs treten mehrere kleine grünliche Zonen auf.

Dokumentation

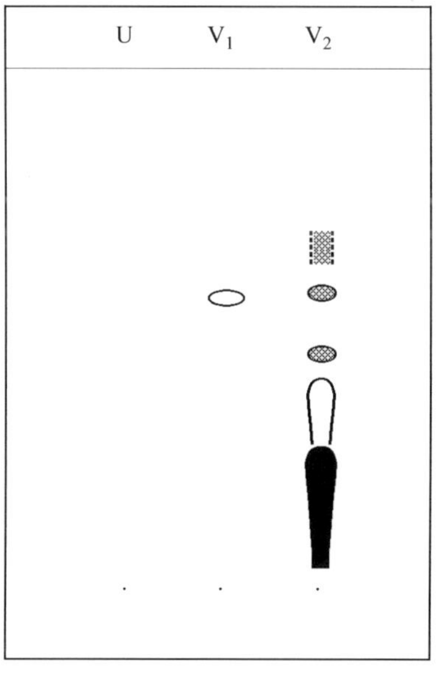

U: Untersuchungslösung

V_1: Phenazon

V_2: Condurangowein

Co-trimoxazol

Schicht

DC-Alufolie Kieselgel 60 F_{254} Merck Artikel Nr. 1.05549

DC-Bedingungen

- Mikro-DC, Kammersättigung
- Laufstrecke 6 cm
- Laufzeit etwa 9 Minuten

Fließmittel

In ein trockenes Reagenzglas werden folgende Lösungsmittelmengen einpipettiert und sorgfältig gemischt:

- 5,1 ml Dioxan
- 4,1 ml Nitromethan
- 0,5 ml Wasser
- 0,3 ml Ammoniak-Lösung 10% (m/V)

Untersuchungslösung

20 mg Untersuchungssubstanz oder eine entsprechende Menge des gepulverten Fertigarzneimittels werden in 5 ml Methanol gelöst bzw. suspendiert.

Vergleichslösung

Die Vergleichslösung wird mit authentischem Co-trimoxazol wie die Untersuchungslösung hergestellt.

Auftrageart und -menge

Auf die DC-Folie werden je 1 µl der Untersuchungslösung und der Vergleichslösung punktförmig aufgetragen.

Nachweis

1. Die DC-Folie wird unter dem Abzug durch Fönen getrocknet und anschließend im UV-Licht bei 254 nm ausgewertet.
2. Die DC-Folie wird mit Ehrlichs Reagenz besprüht und anschließend mit einem Heißluftfön getrocknet.

Auswertung

Co-trimoxazol ist eine fixe Kombination aus Trimethoprim und Sulfamethoxazol im Verhältnis 1 + 5.

Das Chromatogramm der Vergleichslösung zeigt im UV-Licht bei 254 nmden großen Sulfamethoxazol-Fleck im oberen Drittel und darunter den wesentlich kleineren Trimethoprim-Fleck.
Durch Besprühen mit Ehrlichs-Reagenz färbt sich der Sulfamethoxazol-Fleck gelb.

Das Chromatogramm der Untersuchungslösung muss dem Chromatogramm der Vergleichslösung entsprechen.

Alternativ eignet sich auch das Fließmittel für »Sulfonamide«:

- 4,0 ml Cyclohexan
- 5,0 ml Aceton
- 1,0 ml Essigsäure 100%

Dokumentation

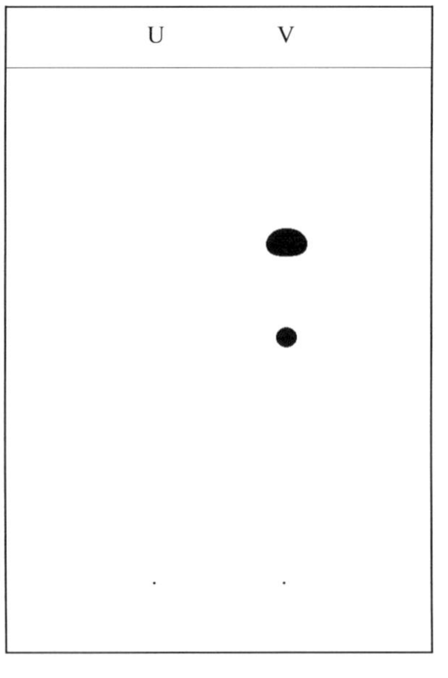

U: Untersuchungslösung
V: Trimethoprim, Sulfamethoxazol

Curcumawurzelstock

Schicht

DC-Alufolie Kieselgel 60 F_{254} Merck Artikel Nr. 1.05549

DC-Bedingungen

- Mikro-DC, Kammersättigung
- Laufstrecke 2mal 6 cm, Zwischentrocknung durch Fönen
- Laufzeit 2mal etwa 8 Minuten

Fließmittel

In ein trockenes Reagenzglas werden folgende Lösungsmittelmengen einpipettiert und sorgfältig gemischt:

- 9,4 ml Dichlormethan
- 0,5 ml Ethanol 96% (V/V)
- 0,1 ml Essigsäure 100%

Untersuchungslösung

0,5 g gepulverte Droge (Sieb 500) werden in einem Reagenzglas 5 Minuten lang mit 5 ml Methanol geschüttelt. Anschließend wird in ein Zentrifugenglas filtriert.

Vergleichslösungen

V_1: 5 mg Thymol werden in 5 ml Methanol gelöst.

V_2: Aus authentischem Curcumawurzelstock (Curcuma domestica) hergestellte Vergleichslösung nach Vorschrift »Untersuchungslösung«.

Auftrageart und -menge

Auf die DC-Folie werden je 1 µl der Untersuchungslösung und der Vergleichslösungen punktförmig aufgetragen.

Nachweis

Die DC-Folie wird unter dem Abzug durch Fönen mit heißer Luft getrocknet, dann mit Dichlorchinonchlorimid-Lösung RN besprüht, erneut getrocknet und anschließend in eine Kammer mit Ammoniak-Dämpfen gestellt.

Auswertung

Nach Bedampfen mit Ammoniak-Dämpfen aus Ammoniak-Lösung 25% erscheint im Chromatogramm der Vergleichslösung 1 die violett gefärbte Zone des Thymols.

Etwa in gleicher Höhe darf im Chromatogramm der Vergleichslösung 2 (Curcumawurzelstock) eine höchstens schwach blau gefärbte kleine Zone sichtbar sein. Darunter befinden sich zwei braune Zonen und eine grünbraune Zone der Curcumafarbstoffe.

Das Chromatogramm der Untersuchungslösung muss dem Chromatogramm der Vergleichslösung 2 in seinen charakteristischen Zonen entsprechen.

Dokumentation

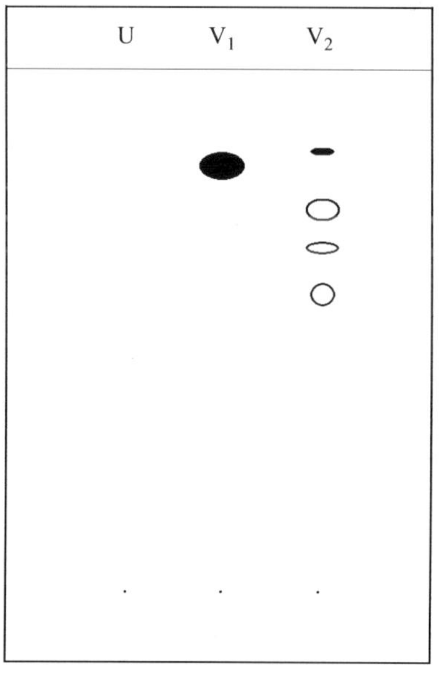

U: Untersuchungslösung
V_1: Thymol
V_2: Curcumawurzelstock

Damianablätter

Schicht

DC-Alufolie Kieselgel 60 F_{254} Merck Artikel Nr. 1.05549

DC-Bedingungen

- Mikro-DC, Kammersättigung
- Laufstrecke 6 cm
- Laufzeit etwa 8 Minuten

Fließmittel

In ein trockenes Reagenzglas werden folgende Lösungsmittelmengen einpipettiert und sorgfältig gemischt:

- 8,8 ml Ethylacetat
- 0,6 ml Ameisensäure
- 0,6 ml Wasser

Untersuchungslösung

1,0 g gepulverte Droge (Sieb 500) werden mit 5 ml Methanol in einem Reagenzglas 5 Minuten lang unter ständigem Umrühren im Wasserbad erhitzt. Anschließend wird in ein Zentrifugenglas filtriert.

Vergleichslösungen

V_1: 10 mg Arbutin, und 5 mg Hydrochinon werden zusammen in 5 ml Methanol gelöst.

V_2: Aus authentischen Damianablättern (Turnera diffusa) hergestellte Vergleichslösung nach Vorschrift »Untersuchungslösung«.

Auftrageart und -menge

Auf die DC-Folie werden je 1 µl der Untersuchungslösung und der Vergleichslösungen punktförmig aufgetragen.

Nachweis

Die DC-Folie wird unter dem Abzug durch Fönen mit heißer Luft getrocknet, dann mit Dichlorchinonchlorimid-Lösung RN besprüht, erneut getrocknet und anschließend in eine Kammer mit Ammoniak-Dämpfen gestellt.

Auswertung

Das Chromatogramm der Vergleichslösung 1 zeigt nach chemischer Detektion im unteren Drittel die blaue Zone des Arbutins und im oberen Drittel die braune Zone des Hydrochinons.

Das Chromatogramm der Vergleichslösung 2 (Damianablätter) muss ebenfalls die intensiv blaue Arbutin-Zone zeigen. Im Bereich des Hydrochinons treten mehrere gelbgrüne und schwach blaue Zonen auf. Weitere schwächere Nebenzonen sind vorhanden.

Das Chromatogramm der Untersuchungslösung muss dem Chromatogramm der Vergleichslösung 2 in seinen charakteristischen Zonen entsprechen.

Dokumentation

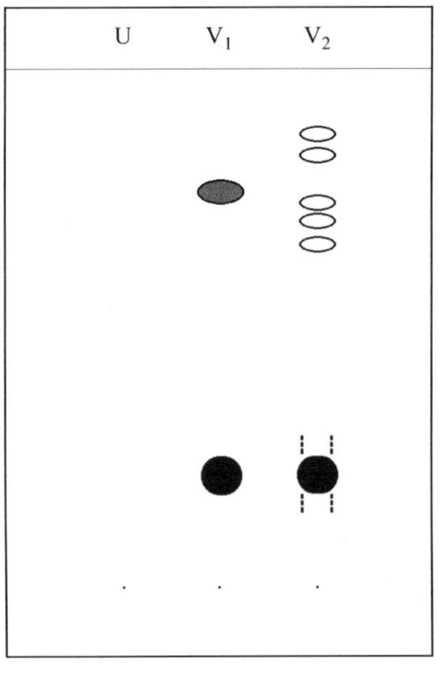

U: Untersuchungslösung

V_1: Arbutin, Hydrochinon

V_2: Damianablätter

Dexpanthenol

Schicht

DC-Alufolie Kieselgel 60 F_{254} Merck Artikel Nr. 1.05549

DC-Bedingungen

- Mikro-DC, Kammersättigung
- Laufstrecke 6 cm
- Laufzeit etwa 30 Minuten

Fließmittel

In ein trockenes Reagenzglas werden folgende Lösungsmittelmengen einpipettiert und sorgfältig gemischt:

- 5,5 ml 1-Butanol
- 2,5 ml Methanol
- 2,0 ml Ammoniak-Lösung 25% (m/m)

Untersuchungslösung

25 mg Substanz werden in 5 ml Methanol gelöst.

Vergleichslösung

Die Vergleichslösung wird mit authentischer Vergleichssubstanz wie die Untersuchungslösung hergestellt.

Auftrageart und -menge

Auf die DC-Folie werden je 1 µl der Untersuchungslösung und der Vergleichslösung punktförmig aufgetragen.

Nachweis

Die DC-Folie wird unter dem Abzug durch Fönen getrocknet und auf einer Heizplatte bei etwa 150 °C solange erhitzt, bis kein Fließmittelgeruch mehr wahrnehmbar ist. Anschließend wird mit Ninhydrin-Reagenz besprüht und nach erneutem Trocknen auf einer Heizplatte bei etwa 120 °C bis zum Erscheinen farbiger Flecke erhitzt.

Auswertung

Das Chromatogramm der Vergleichslösung zeigt nach dem Ansprühen mit Ninhydrin-Reagenz und Erhitzen im oberen Rf-Bereich die rotbraune Zone des Dexpanthenols. Im unteren Rf-Bereich kann eine wesentlich kleinere, ebenfalls rotbraune Zone von 3-Aminopropanol auftreten.

Das Chromatogramm der Untersuchungslösung muss dem Chromatogramm der Vergleichslösung entsprechen.

Dokumentation

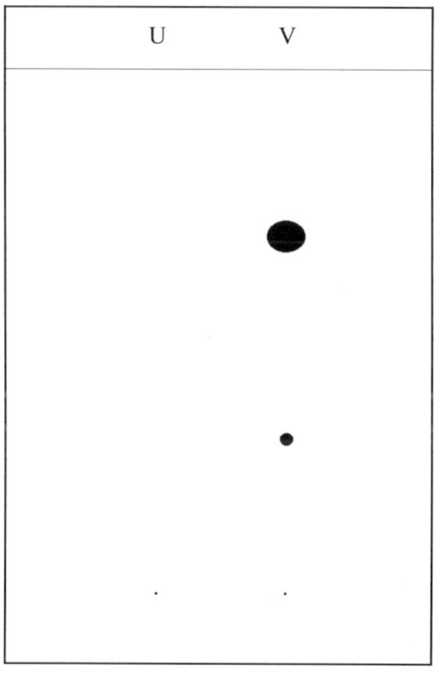

U: Untersuchungslösung

V: Dexpanthenol

Dillfrüchte

Schicht

DC-Alufolie Kieselgel 60 F_{254} Merck Artikel Nr. 1.05549

DC-Bedingungen

- Mikro-DC, Kammersättigung
- Laufstrecke 2mal 6 cm, Zwischentrocknung durch Fönen
- Laufzeit 2mal etwa 8 Minuten

Fließmittel

In ein trockenes Reagenzglas werden folgende Lösungsmittelmengen einpipettiert und sorgfältig gemischt:

- 9,7 ml Toluol
- 0,3 ml Ethylacetat

Untersuchungslösung

0,5 g frisch gepulverte Droge (Sieb 500) werden 2 bis 3 Minuten lang in einem Reagenzglas mit 5 ml Dichlormethan vorsichtig geschüttelt. Anschließend wird in ein Zentrifugenglas filtriert.

Vergleichslösungen

V_1: 25 µl Carvon und 0,1 ml Olivenöl werden zusammen in 5 ml Toluol gelöst.

V_2: Aus authentischen Dillfrüchten (Anethum graveolens) hergestellte Vergleichslösung nach Vorschrift »Untersuchungslösung«.

Auftrageart und -menge

Auf die DC-Folie werden je 1 µl der Untersuchungslösung und der Vergleichslösungen punktförmig aufgetragen.

Nachweis

Die DC-Folie wird unter dem Abzug durch Fönen getrocknet und im UV-Licht bei 254 nm ausgewertet.

Anschließend wird die DC-Folie reichlich mit Anisaldehyd-Reagenz R besprüht und nach erneutem Fönen auf einer Heizplatte bei etwa 100 °C vorsichtig erhitzt, bis sich alle Zonen farblich gut entwickelt haben.

Auswertung

Das Chromatogramm der Vergleichslösung 1 zeigt im UV-Licht bei 254 nm im mittleren Rf-Bereich die fluoreszenzmindernde Zone des Carvons. Nach Besprühen mit Anisaldehyd-Reagenz und anschließendem Erhitzen färbt sich die Carvon-Zone rotbraun. Darüber erscheint die intensiv blauviolett gefärbte Zone der Triglyceride.

Im Chromatogramm der Untersuchungslösung müssen wie im Chromatogramm der Vergleichslösung 2 (Dillfrüchte) eine deutliche Carvon-Zone und eine intensive Triglycerid-Zone sichtbar sein. Weitere kleine blau, violett oder rosa gefärbte Zonen sind vorhanden.

Dokumentation

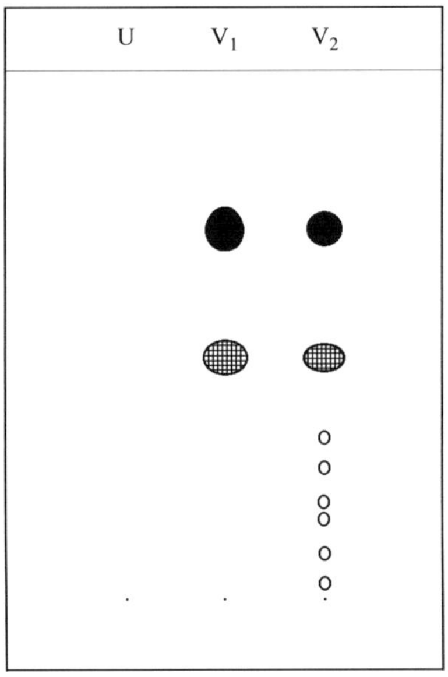

U: Untersuchungslösung
V_1: Carvon, Olivenöl
V_2: Dillfrüchte

Dillöl

Schicht

DC-Alufolie Kieselgel 60 F_{254} Merck Artikel Nr. 1.05549

DC-Bedingungen

- Mikro-DC, Kammersättigung
- Laufstrecke 2mal 6 cm, Zwischentrocknung durch Fönen
- Laufzeit 2mal etwa 8 Minuten

Fließmittel

In ein trockenes Reagenzglas werden folgende Lösungsmittelmengen einpipettiert und sorgfältig gemischt:

- 9,7 ml Toluol
- 0,3 ml Ethylacetat

Untersuchungslösung

0,05 ml (3 Tropfen) des zu untersuchenden Öls werden in 3 ml Toluol gelöst.

Vergleichslösungen

V_1: 10 µl Carvon werden in 2 ml Toluol gelöst.

V_2: Aus authentischem Dillöl (von Anethum graveolens) hergestellte Vergleichslösung nach Vorschrift »Untersuchungslösung«.

Auftrageart und -menge

Auf die DC-Folie werden je 1 µl der Untersuchungslösung und der Vergleichslösungen punktförmig aufgetragen.

Nachweis

Die DC-Folie wird unter dem Abzug durch Fönen getrocknet und im UV-Licht bei 254 nm ausgewertet.
Anschließend wird die DC-Folie reichlich mit Anisaldehyd-Reagenz R besprüht und nach erneutem Fönen auf einer Heizplatte bei etwa 100 °C vorsichtig erhitzt, bis sich alle Zonen farblich gut entwickelt haben.

Auswertung

Das Chromatogramm der Vergleichslösung 1 zeigt im UV-Licht bei 254 nm Wellenlänge im mittleren Rf-Bereich die fluoreszenzmindernde Zone des Carvons, die sich nach Besprühen mit Anisaldehyd-Reagenz und Erhitzen rotbraun färbt.

Im Chromatogramm der Vergleichslösung 2 (Dillöl) tritt die Carvon-Zone ebenfalls deutlich hervor. Darüber und vor allem darunter sind kleinere Zonen vorhanden, die violett, rosa oder blau gefärbt sind.

Das Chromatogramm der Untersuchungslösung muss dem Chromatogramm der Vergleichslösung 2 entsprechen.

Dokumentation

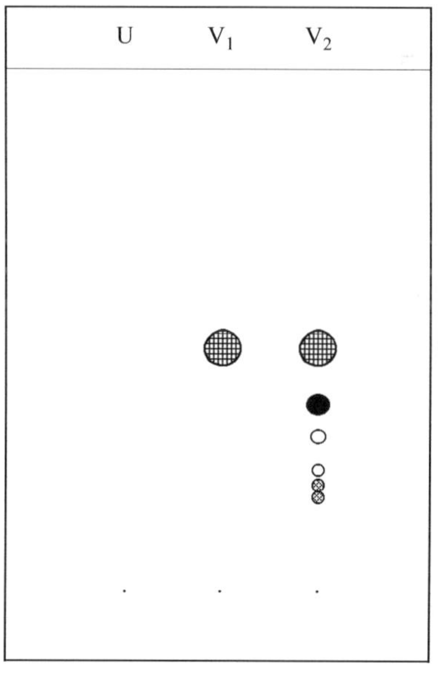

U: Untersuchungslösung
V_1: Carvon
V_2: Dillöl

Dimenhydrinat

Schicht

DC-Alufolie Kieselgel 60 F_{254} Merck Artikel Nr. 1.05549

DC-Bedingungen

- Mikro-DC, Kammersättigung
- Laufstrecke 6 cm
- Laufzeit etwa 17 Minuten

Fließmittel

In ein trockenes Reagenzglas werden folgende Lösungsmittelmengen einpipettiert und sorgfältig gemischt:

- 3,0 ml Toluol
- 6,0 ml 2-Propanol
- 1,0 ml Ammoniak-Lösung 25% (m/m)

Untersuchungslösung

5 mg Untersuchungssubstanz wird in einem Zentrifugenglas in 2 ml Methanol gelöst.

Vergleichslösung

Aus authentischem Dimenhydrinat hergestellte Vergleichslösung nach Vorschrift »Untersuchungslösung«.

Auftrageart und -menge

Auf die DC-Folie werden je 1 µl der Untersuchungslösung sowie der Vergleichslösung punktförmig aufgetragen.

Nachweis

1. Die DC-Folie wird unter dem Abzug durch Fönen getrocknet und anschließend im UV-Licht bei 254 nm ausgewertet.
2. Die DC-Folie wird mit Iodplatin-Reagenz R besprüht.
   (Eine Detektion ist auch mit Dragendorffs Reagenz R2 oder mit Ninhydrin-Reagenz möglich).

Auswertung

Im UV-Licht bei 254 nm Wellenlänge sind im Chromatogramm der Vergleichslösung (Dimenhydrinat) zwei fluoreszenzmindernde Zonen sichtbar, eine starke in der unteren Hälfte (8-Chlortheophyllin) und eine schwache in der oberen Hälfte (Diphenhydramin).

Durch Besprühen mit Iodplatin-Reagenz färbt sich der Fleck in der oberen Hälfte (Diphenhydramin) zuerst violett, später braun.
Wird alternativ mit Dragendorffs Reagenz R2 besprüht, färbt sich der Diphenhydramin-Fleck orange.
Wird alternativ mit Ninhydrin-Reagenz besprüht und die DC-Folie anschließend auf einer Heizplatte bei etwa 100°C erhitzt, färbt sich der Diphenhydramin-Fleck violett.

Das Chromatogramm der Untersuchungslösung muss dem Chromatogramm der Vergleichslösung entsprechen.

Dokumentation

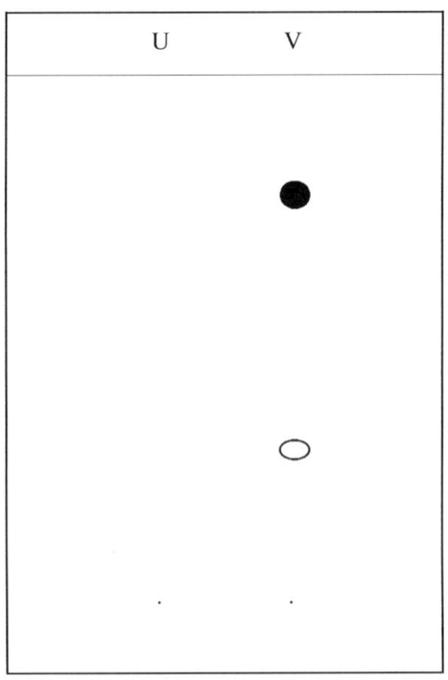

U: Untersuchungslösung
V: Dimenhydrinat
(8-Chlortheophyllin + Diphenhydramin)

Diphenhydraminhydrochlorid

Schicht

DC-Alufolie Kieselgel 60 F_{254} Merck Artikel Nr. 1.05549

DC-Bedingungen

- Mikro-DC, Kammersättigung
- Laufstrecke 6 cm
- Laufzeit etwa 17 Minuten

Fließmittel

In ein trockenes Reagenzglas werden folgende Lösungsmittelmengen einpipettiert und sorgfältig gemischt:

- 3,0 ml Toluol
- 6,0 ml 2-Propanol
- 1,0 ml Ammoniak-Lösung 25% (m/m)

Untersuchungslösung

5 mg Untersuchungssubstanz wird in einem Zentrifugenglas in 2 ml Methanol gelöst.

Vergleichslösung

Aus authentischem Diphenhydraminhydrochlorid hergestellte Vergleichslösung nach Vorschrift »Untersuchungslösung«.

Auftrageart und -menge

Auf die DC-Folie werden je 1 µl der Untersuchungslösung sowie der Vergleichslösung punktförmig aufgetragen.

Nachweis

1. Die DC-Folie wird unter dem Abzug durch Fönen getrocknet und anschließend im UV-Licht bei 254 nm ausgewertet.
2. Die DC-Folie wird mit Iodplatin-Reagenz R besprüht.
   (Eine Detektion ist auch mit Dragendorffs Reagenz R2 oder mit Ninhydrin-Reagenz möglich).

Auswertung

Im UV-Licht bei 254 nm Wellenlänge ist im Chromatogramm der Vergleichslösung (Diphenhydraminhydrochlorid) in der oberen Hälfte ein schwach fluoreszierender Fleck sichtbar.

Durch Besprühen mit Iodplatin-Reagenz färbt sich der Fleck zuerst violett, später braun.
Wird alternativ mit Dragendorffs Reagenz R2 besprüht, färbt sich der Diphenhydramin-Fleck orange.
Wird alternativ mit Ninhydrin-Reagenz besprüht und die DC-Folie anschließend auf einer Heizplatte bei etwa 100°C erhitzt, färbt sich der Diphenhydramin-Fleck violett.

Das Chromatogramm der Untersuchungslösung muss dem Chromatogramm der Vergleichslösung entsprechen.

Dokumentation

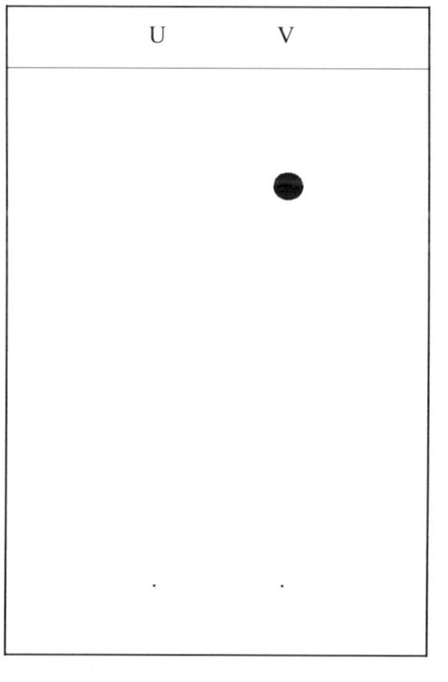

U: Untersuchungslösung
V: Diphenhydraminhydrochlorid

Diptamwurzel

Schicht

DC-Alufolie Kieselgel 60 F_{254} Merck Artikel Nr. 1.05549

DC-Bedingungen

- Mikro-DC, Kammersättigung
- Laufstrecke 6 cm
- Laufzeit etwa 7 Minuten

Fließmittel

In ein trockenes Reagenzglas werden folgende Lösungsmittelmengen einpipettiert und sorgfältig gemischt:

- 9,3 ml n-Hexan
- 0,7 ml Ethylacetat

Untersuchungslösung

1,0 g gepulverte Droge (Sieb 500) wird mit 5 ml Methanol in einem Reagenzglas 5 Minuten lang unter ständigem Umrühren im Wasserbad erhitzt. Anschließend wird in ein Zentrifugenglas filtriert.

Vergleichslösungen

V_1: 10 µl Citral werden in 10 ml Toluol gelöst.

V_2: Aus authentischer Diptamwurzel (Bai xiang pi, Dictamus albus) hergestellte Vergleichslösung nach Vorschrift »Untersuchungslösung«.

Auftrageart und -menge

Auf die DC-Folie werden je 2mal 1 µl der Untersuchungslösung und der Vergleichslösungen punktförmig aufgetragen.

Nachweis

1. Die DC-Folie wird unter dem Abzug durch Fönen getrocknet und im UV-Licht bei 254 nm ausgewertet.
2. Die DC-Folie wird mit reichlich Anisaldehyd-Reagenz R besprüht und anschließend nach erneutem Trocknen solange auf einer Heizplatte bei etwa 100 °C vorsichtig erhitzt, bis sich alle Zonen farblich gut entwickelt haben.

Auswertung

Das Chromatogramm der Vergleichslösung 1 zeigt im UV-Licht bei 254 nm etwas unterhalb der Mitte die fluoreszenzmindernde Doppelzone des Citrals, die nach chemischer Detektion graublau gefärbt ist.

Das Chromatogramm der Vergleichslösung 2 (Diptamwurzel) zeigt im UV-Licht bei 254 nm etwas unterhalb des Citral-Vergleichs eine deutlich fluoreszenzmindernde Zone (Fraxinellon), die nach chemischer Detektion braunviolett gefärbt ist. Weitere rot- und blauviolette Zonen treten auf.

Das Chromatogramm der Untersuchungslösung muss dem Chromatogramm der Vergleichslösung 2 entsprechen.

Dokumentation

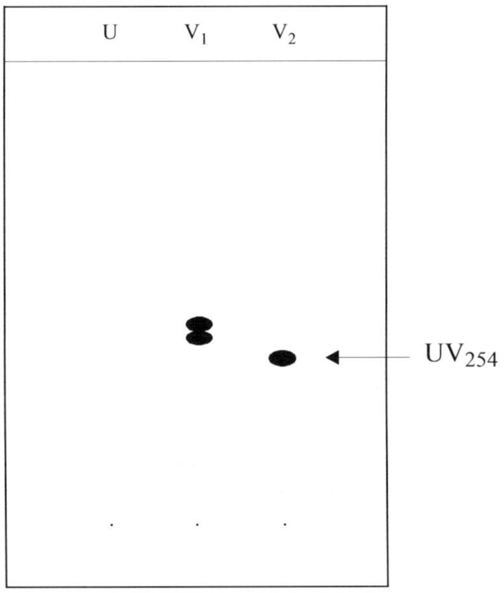

U: Untersuchungslösung
V_1: Citral
V_2: Diptamwurzel

Dithranol und Dantron

Schicht

DC-Alufolie Kieselgel 60 F_{254} Merck Artikel Nr. 1.05549

DC-Bedingungen

- Mikro-DC, Kammersättigung
- Laufstrecke 6 cm
- Laufzeit etwa 6 Minuten

Fließmittel

In ein trockenes Reagenzglas werden folgende Lösungsmittelmengen einpipettiert und sorgfältig gemischt:

- 5,0 ml Dichlormethan
- 5,0 ml n-Hexan

Untersuchungslösung

5 mg Untersuchungssubstanz werden in einem Zentrifugenglas in 5 ml Dichlormethan gelöst.

Vergleichslösungen

V_1: 5 mg Danthron werden in 5 ml Dichlormethan gelöst.

V_2: 5 mg Dithranol werden in 5 ml Dichlormethan gelöst.

Auftrageart und -menge

Auf die DC-Folie werden je 1 µl der Untersuchungslösung und der Vergleichslösung punktförmig aufgetragen.

Nachweis

1. Die DC-Folie wird unter dem Abzug durch Fönen getrocknet und im Tageslicht sowie im UV-Licht bei 254 nm ausgewertet.
2. Die DC-Folie wird in eine Kammer mit Ammoniak-Dämpfen gestellt.

Auswertung

Während die Dantron-Zone (V_1) durch ihre Orangefärbung schon im Tageslicht deutlich sichtbar ist, tritt die Dithranol-Zone (V_2) erst im UV-Licht bei 254 nm durch ihre Fluoreszenzminderung deutlich hervor. In einer Kammer mit Ammoniak-Dämpfen färbt sich die Dantron-Zone rot, die Dithranol-Zone rotbraun.

Das Chromatogramm der Untersuchungslösung muss dem Chromatogramm der zugehörigen Vergleichslösung entsprechen.

Dokumentation

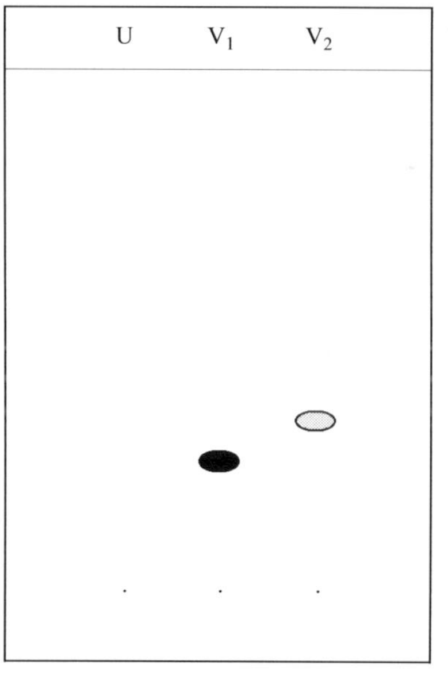

U: Untersuchungslösung

V_1: Dantron

V_2: Dithranol

Dostenkraut

Schicht

DC-Alufolie Kieselgel 60 F_{254} Merck Artikel Nr. 1.05549

DC-Bedingungen

- Mikro-DC, Kammersättigung
- Laufstrecke 2mal 6 cm, Zwischentrocknung durch Fönen
- Laufzeit 2mal etwa 6 Minuten

Fließmittel

- 10 ml Dichlormethan

Untersuchungslösung

1 g gepulverte Droge (Sieb 500) wird 2 bis 3 Minuten lang in einem Reagenzglas mit 5 ml Dichlormethan vorsichtig geschüttelt. Anschließend wird in ein Zentrifugenglas filtriert.

Vergleichslösungen

V_1: 10 µl Carvacrol werden in 5 ml Toluol gelöst.

V_2: Aus authentischem Dostenkraut (Origanum onites oder Origanum vulgare subsp. hirtum) hergestellte Vergleichslösung nach Vorschrift »Untersuchungslösung«.

Auftrageart und -menge

Auf die DC-Folie werden je 2mal 1 µl der Untersuchungslösung und der Vergleichslösungen punktförmig aufgetragen.

Nachweis

Die DC-Folie wird unter dem Abzug durch Fönen getrocknet, reichlich mit Anisaldehyd-Reagenz R besprüht und nach erneutem Trocknen auf einer Heizplatte bei 100 °C vorsichtig erhitzt, bis sich alle Flecke farblich gut entwickelt haben.

Auswertung

Das Chromatogramm der Vergleichslösung 1 zeigt nach Besprühen mit Anisaldehyd-Reagenz und anschließendem Erhitzen im mittleren Rf-Bereich die rotviolett gefärbte Zone des Carvacrols.

Im Chromatogramm der Vergleichslösung 2 (Dostenkraut) ist der Carvacrol-Fleck ebenfalls intensiv ausgebildet. Direkt darüber kann eine ziegelrote Thymol-Zone auftreten, die schwach bis intensiv ausgeprägt sein kann, evt. überdeckt von einer dunkelvioletten Zone. Unterhalb des Carvacrols befindet sich eine intensiv rosafarbene Zone. Etwas unterhalb der Fließmittelfront tritt eine violette Zone auf. In der unteren Hälfte befinden sich zahlreiche kleine, unterschiedlich gefärbte Zonen.

Das Chromatogramm der Untersuchungslösung muss dem Chromatogramm der Vergleichslösung 2 in seinen charakteristischen Zonen entsprechen.

Dokumentation

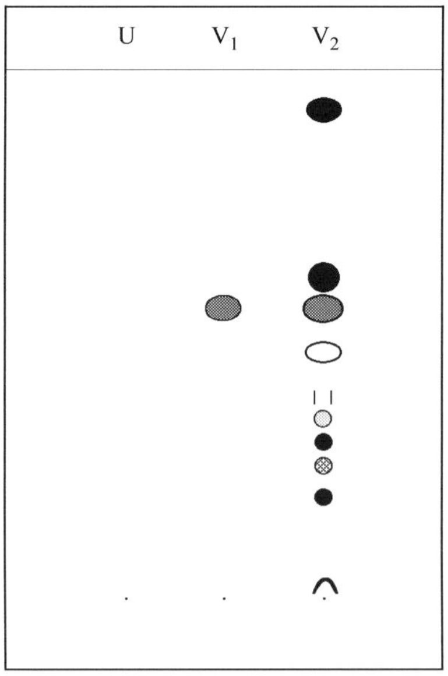

U: Untersuchungslösung

V_1: Carvacrol

V_2: Dostenkraut

Drynariawurzelstock

Schicht

DC-Alufolie Kieselgel 60 F_{254} Merck Artikel Nr. 1.05549

DC-Bedingungen

- Mikro-DC, Kammersättigung
- Laufstrecke 6 cm
- Laufzeit etwa 15 Minuten

Fließmittel

In ein trockenes Reagenzglas werden folgende Lösungsmittelmengen einpipettiert und sorgfältig gemischt:

- 7,2 ml Ethylacetat
- 0,7 ml Ameisensäure
- 0,7 ml Essigsäure
- 1,4 ml Wasser

Untersuchungslösung

0,5 g gepulverte Droge (Sieb 500) werden mit 5 ml Methanol in einem Reagenzglas 5 Minuten lang unter ständigem Umrühren im Wasserbad erhitzt. Anschließend wird in ein Zentrifugenglas filtriert.

Vergleichslösungen

V_1: 2 mg Naringin werden in 4 ml Methanol gelöst.

V_2: Aus authentischem Drynariawurzelstock (Drynaria fortunei) hergestellte Vergleichslösung nach Vorschrift »Untersuchungslösung«.

Auftrageart und -menge

Auf die DC-Folie werden je 2mal 1 µl der Untersuchungslösung und der Vergleichslösungen punktförmig aufgetragen.

Nachweis

1. Die DC-Folie wird unter dem Abzug durch Fönen mit heißer Luft getrocknet und im UV-Licht bei 254 nm ausgewertet.
2. Anschließend wird die DC-Folie mit Aluminiumchlorid-Reagenz reichlich besprüht und nach erneutem Trocknen im UV-Licht bei 365 nm ausgewertet.

Auswertung

Das Chromatogramm der Vergleichslösung 1 zeigt im UV-Licht bei 254 nm die fluoreszenzmindernde Zone des Naringins, die nach chemischer Detektion im UV-Licht bei 365 nm hellblau fluoresziert.

Das Chromatogramm der Vergleichslösung 2 (Drynariawurzelstock) muss ebenfalls die Naringin-Zone aufweisen. Knapp darunter ist im UV-Licht bei 365 nm eine weitere, schwächer fluoreszierende Zone sichtbar.

Das Chromatogramm der Untersuchungslösung muss dem Chromatogramm der Vergleichslösung 2 in seinen charakteristischen Zonen entsprechen.

Dokumentation

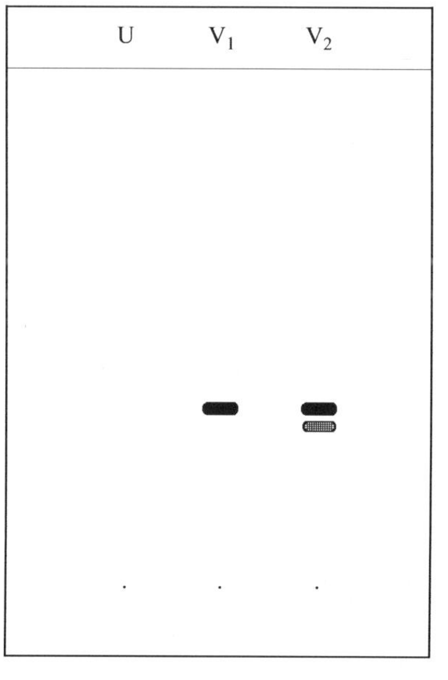

U: Untersuchungslösung
V_1: Naringin
V_2: Drynariawurzelstock

Eberrautenkraut

Schicht

DC-Alufolie Kieselgel 60 F_{254} Merck Artikel Nr. 1.05549

DC-Bedingungen

- Mikro-DC, Kammersättigung
- Laufstrecke 6 cm
- Laufzeit etwa 7 Minuten

Fließmittel

In ein trockenes Reagenzglas werden folgende Lösungsmittelmengen einpipettiert und sorgfältig gemischt:

- 8,0 ml Toluol
- 2,0 ml Ethylacetat

Untersuchungslösung

1,0 g gepulverte Droge (Sieb 500) wird in einem Reagenzglas 1 Minute lang mit 5 ml Methanol im Wasserbad unter ständigem Rühren erhitzt. Nach dem Abkühlen wird in ein Zentrifugenglas filtriert.

Vergleichslösungen

V_1: 1 mg Scopoletin und 25 mg Cumarin werden zusammen in 10 ml Methanol gelöst. 1 ml dieser Lösung wird mit 9 ml Methanol verdünnt.

V_2: Aus authentischem Eberrautenkraut (Artemisia abrotanum) hergestellte Vergleichslösung nach Vorschrift »Untersuchungslösung«.

Auftrageart und -menge

Auf die DC-Folie werden je 2mal 1 µl der Untersuchungslösung und der Vergleichslösungen punktförmig aufgetragen.

Nachweis

Die DC-Folie wird unter dem Abzug durch Fönen getrocknet. Anschließend wird sie mit einer 10%igen Lösung (m/V) von Kaliumhydroxid in Ethanol 96% reichlich besprüht und nach erneutem Trocknen im UV-Licht bei einer Wellenlänge von 365 nm ausgewertet.

Auswertung

Das Chromatogramm der Vergleichslösung 1 zeigt im UV-Licht bei 365 nm mit steigenden Rf-Werten die blau fluoreszierende Zone des Scopoletins und die blaugrün fluoreszierende Zone des Cumarins.

Das Chromatogramm der Untersuchungslösung muss wie das Chromatogramm der Vergleichslösung 2 (Eberrautenkraut) folgende Zonen zeigen: eine hellblaue Zone etwas oberhalb des Scopoletin-Vergleichs, darüber drei eng zusammenliegende Zonen, von denen die untere blauviolett, die mittlere braun und die obere grünbraun fluoresziert. Oberhalb des Cumarin-Vergleichs sind rot fluoreszierende Chlorophyll-Zonen sichtbar.

Dokumentation

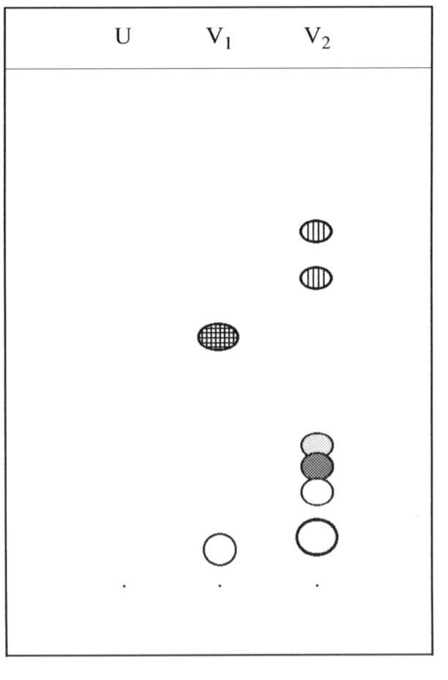

U: Untersuchungslösung
V_1: Scopoletin, Cumarin
V_2: Eberrautenkraut

Eberwurz

Schicht

DC-Alufolie Kieselgel 60 F_{254} Merck Artikel Nr. 1.05549

DC-Bedingungen

- Mikro-DC, Kammersättigung
- Laufstrecke 2mal 6 cm, Zwischentrocknung durch Fönen
- Laufzeit 2mal etwa 8 Minuten

Fließmittel

In ein trockenes Reagenzglas werden folgende Lösungsmittelmengen einpipettiert und sorgfältig gemischt:

- 9,5 ml Toluol
- 0,5 ml Ethylacetat

Untersuchungslösung

1,5 g gepulverte Droge (Sieb 500) wird 5 Minuten lang in einem trockenen Reagenzglas mit 10 ml n-Pentan geschüttelt. Anschließend wird in ein Zentrifugenglas filtriert und das Lösungsmittel im Wasserbad unter dem Abzug vollständig abgedampft (Siedesteine!).
Der erkaltete Rückstand wird in 0,5 ml Toluol aufgenommen.

Vergleichslösungen

V_1: 5 mg β-Sitosterol und 5 mg Thymol werden zusammen in 10 ml Toluol gelöst.

V_2: Aus authentischer Eberwurz (Carlina acaulis) hergestellte Vergleichslösung nach Vorschrift »Untersuchungslösung«.

Auftrageart und -menge

Auf die DC-Folie werden je 2mal 1 µl der Untersuchungslösung und der jeweils benötigten Vergleichslösungen punktförmig aufgetragen.

Nachweis

Die DC-Folie wird unter dem Abzug durch Fönen mit heißer Luft getrocknet, bis der Geruch des Toluols verschwunden ist. Anschließend wird mit Anisaldehyd-Reagenz R reichlich besprüht und nach erneutem Trocknen auf einer Heizplatte bei etwa 100 °C unter Beobachtung solange vorsichtig erhitzt, bis sich alle Flecke farblich gut entwickelt haben.

Auswertung

Das Chromatogramm der Vergleichslösung 1 zeigt nach chemischer Detektion mit steigenden Rf-Werten die violett gefärbte Zone des β-Sitosterols und die orangerote Zone des Thymols.

Das Chromatogramm der Vergleichslösung 2 (Eberwurz) zeigt auf Höhe des β-Sitosterol-Vergleichs einen kleinen violetten Fleck und auf Höhe des Thymol-Vergleichs einen kleinen rosafarbenen Fleck. Im oberen Drittel treten zwei intensiv violette Zonen auf. Dazwischen liegt eine intensive blaugrüne Zone.
Weitere violette Zonen sind vorhanden.

Das Chromatogramm der Untersuchungslösung muss dem Chromatogramm der Vergleichslösung 2 in seinen charakteristischen Zonen entsprechen.

Dokumentation

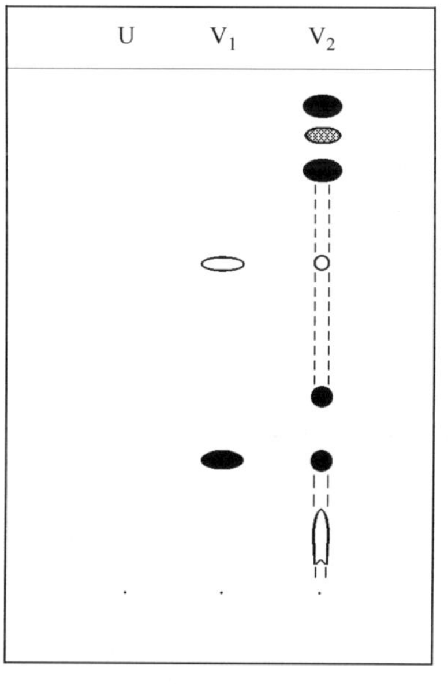

U: Untersuchungslösung
V_1: β-Sitosterol, Thymol
V_2: Eberwurz

Ecliptakraut

Schicht

DC-Alufolie Kieselgel 60 F_{254} Merck Artikel Nr. 1.05549

DC-Bedingungen

- Mikro-DC, Kammersättigung
- Laufstrecke 6 cm
- Laufzeit etwa 7 Minuten

Fließmittel

In ein trockenes Reagenzglas werden folgende Lösungsmittelmengen einpipettiert und sorgfältig gemischt:

- 6,0 ml Toluol
- 3,5 ml Aceton
- 0,5 ml Ameisensäure

Untersuchungslösung

0,8 g gepulverte Droge (Sieb 500) werden mit 5 ml Methanol in einem Reagenzglas 5 Minuten lang unter ständigem Umrühren im Wasserbad erhitzt. Anschließend wird in ein Zentrifugenglas filtriert.

Vergleichslösungen

V_1: 1 mg Kaffeesäure wird in 10 ml Methanol gelöst.

V_2: Aus authentischem Ecliptakraut (Mo han lian, Eclipta prostrata) hergestellte Vergleichslösung nach Vorschrift »Untersuchungslösung«.

Auftrageart und -menge

Auf die DC-Folie werden je 2mal 1 µl der Untersuchungslösung und der Vergleichslösungen punktförmig aufgetragen.

Nachweis

Die DC-Folie wird unter dem Abzug mit einem Heißluftfön getrocknet und die noch warme Folie mit einer 1%igen Lösung (m/V) von Diphenylboryloxyethylamin in Ethanol reichlich besprüht. Nach erneutem Trocknen wird mit einer 5%igen Lösung (V/V) von Macrogol 400 in Ethanol besprüht und die DC-Folie zur Farbintensivierung intensiv mit heißer Luft geföntt. Die Auswertung erfolgt im UV-Licht bei 365 nm.

Auswertung

Das Chromatogramm der Vergleichslösung 1 zeigt im UV-Licht bei 365 nm etwa in der Mitte die blau fluoreszierende Zone der Kaffeesäure.

Im Chromatogramm der Vergleichslösung 2 (Ecliptakraut) ist etwas oberhalb des Kaffesäure-Vergleichs eine hell gelbgrün fluoreszierende Zone sichtbar. Darüber treten mehrere rot, violett und gelbgrün fluoreszierende Zonen auf. Etwas unterhalb des Kaffeesäure-Vergleichs ist eine schwach graublau fluoreszierende Zone sichtbar. Eine ähnlich schwach graublau fluoreszierende Zone befindet sich im unteren Drittel.

Das Chromatogramm der Untersuchungslösung muss dem Chromatogramm der Vergleichslösung 2 entsprechen.

Dokumentation

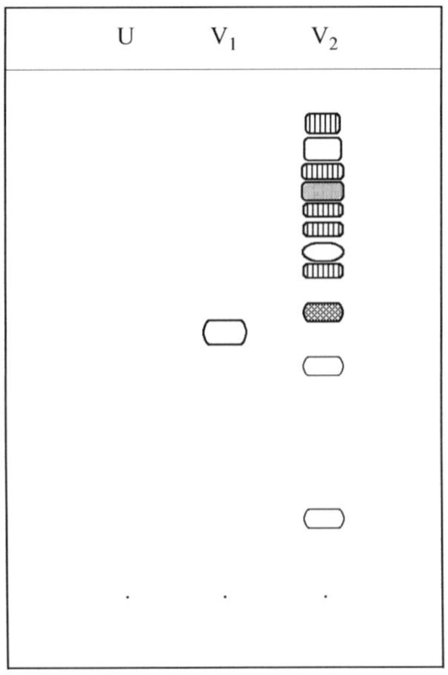

U: Untersuchungslösung
V_1: Kaffeesäure
V_2: Ecliptakraut

Edelkastanienblätter

Schicht

DC-Alufolie Kieselgel 60 F_{254} Merck Artikel Nr. 1.05549

DC-Bedingungen

- Mikro-DC, Kammersättigung
- Laufstrecke 6 cm
- Laufzeit etwa 15 Minuten

Fließmittel

In ein trockenes Reagenzglas werden folgende Lösungsmittelmengen einpipettiert und sorgfältig gemischt:

- 7,2 ml Ethylacetat
- 0,7 ml Ameisensäure
- 0,7 ml Essigsäure
- 1,4 ml Wasser

Untersuchungslösung

1,0 g gepulverte Droge (Sieb 500) wird mit 5 ml Methanol in einem Reagenzglas 5 Minuten lang unter ständigem Umrühren im Wasserbad erhitzt. Anschließend wird in ein Zentrifugenglas filtriert.

Vergleichslösungen

V_1: 2 mg Rutosid, 2 mg Hyperosid und 1 mg Kaffeesäure werden zusammen in 10 ml Methanol gelöst.

V_2: Aus authentischen Edelkastanienblättern (Castanea sativa) hergestellte Vergleichslösung nach Vorschrift »Untersuchungslösung«.

Auftrageart und -menge

Auf die DC-Folie werden je 2mal 1 µl der Untersuchungslösung und der Vergleichslösungen punktförmig aufgetragen.

Nachweis

Die DC-Folie wird unter dem Abzug mit einem Heißluftfön getrocknet und die noch warme Folie mit einer 1%igen Lösung (m/V) von Diphenylboryloxyethylamin in Ethanol reichlich besprüht. Nach erneutem Trocknen wird mit einer 5%igen Lösung (V/V) von Macrogol 400 in Ethanol besprüht und die DC-Folie zur Farbintensivierung mit heißer Luft geföhnt. Die Auswertung erfolgt im UV-Licht bei 365 nm.

Auswertung

Das Chromatogramm der Vergleichslösung 1 zeigt im UV-Licht bei 365 nm mit steigenden Rf-Werten die Zonen von Rutosid, Hyperosid und Kaffeesäure. Rutosid und Hyperosid fluoreszieren orange; Kaffeesäure fluoresziert hellblau.

Das Chromatogramm der Vergleichslösung 2 (Edelkastanienblätter) zeigt als charakteristische Merkmale im Bereich des Hyperosid-Vergleichs zwei bis drei orange fluoreszierende Zonen und direkt darüber eine gelbgrün fluoreszierende Zone. Weitere orange und schwach blau fluoreszierende Nebenzonen sind vorhanden, ebenso die zwei rot fluoreszierenden Chlorophyll-Zonen oberhalb des Kaffeesäure-Vergleichs.

Das Chromatogramm der Untersuchungslösung muss dem Chromatogramm der Vergleichslösung 2 in seinen charakteristischen Zonen entsprechen.

Dokumentation

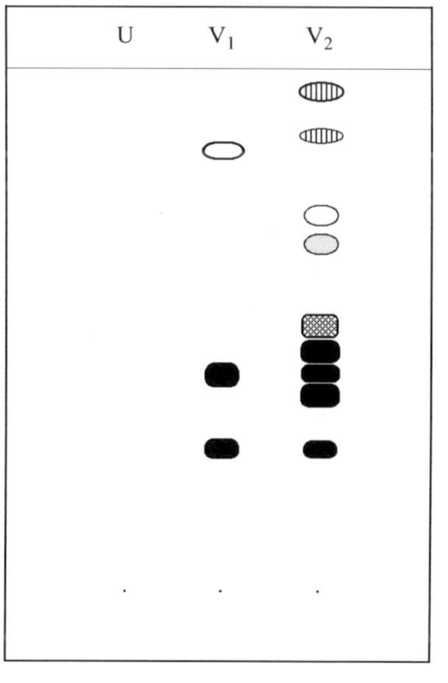

U: Untersuchungslösung
V_1: Rutosid, Hyperosid, Kaffeesäure
V_2: Edelkastanienblätter

Efeublätter

Schicht

DC-Alufolie Kieselgel 60 F_{254} Merck Artikel Nr. 1.05549

DC-Bedingungen

- Mikro-DC, Kammersättigung
- Laufstrecke 6 cm
- Laufzeit etwa 50 Minuten

Fließmittel

In ein trockenes Reagenzglas werden folgende Lösungsmittelmengen einpipettiert und sorgfältig gemischt:

- 6,6 ml 1-Butanol
- 1,7 ml Essigsäure 100%
- 1,7 ml Wasser

Untersuchungslösung

1,0 g gepulverte Droge (Sieb 500) wird in einem Reagenzglas 5 Minuten lang mit 5 ml Methanol im Wasserbad unter ständigem Rühren erhitzt. Nach dem Abkühlen wird in ein Zentrifugenglas filtriert.

Vergleichslösungen

V_1: 5 mg Aescin und 5 mg Khellin werden in 5 ml Methanol gelöst.

V_2: Aus authentischen Efeublättern (Hedera helix) hergestellte Vergleichslösung nach Vorschrift »Untersuchungslösung«.

Auftrageart und -menge

Auf die DC-Folie werden je 1 µl der Untersuchungslösung und der Vergleichslösungen punktförmig aufgetragen.

Nachweis

Die DC-Folie wird unter dem Abzug durch Fönen getrocknet und auf einer Heizplatte bei etwa 100 °C bis zum Verschwinden des Fließmittelgeruchs erhitzt. Anschließend wird mit Schwefelsäure 10% in Ethanol 96% besprüht und auf einer Heizplatte bei etwa 100 °C solange erhitzt, bis alle Zonen farblich gut entwickelt sind.

Auswertung

Das Chromatogramm der Vergleichslösung 1 zeigt nach der Detektion im unteren Drittel die violette Zone des Aescins und im oberen Drittel die gelbe Zone des Khellins.

Das Chromatogramm der Vergleichslösung 2 (Efeublätter) zeigt direkt unterhalb des Aescin-Vergleichs eine rotbraune Hauptzone. Zwischen Aescin- und Khellin-Vergleich folgen mit steigenden Rf-Werten eine braun-violette Doppelzone, eine gelbbraune und zwei weitere violette Zonen.

Das Chromatogramm der Untersuchungslösung muss dem Chromatogramm der Vergleichslösung 2 in seinen charakteristischen Zonen entsprechen.

Dokumentation

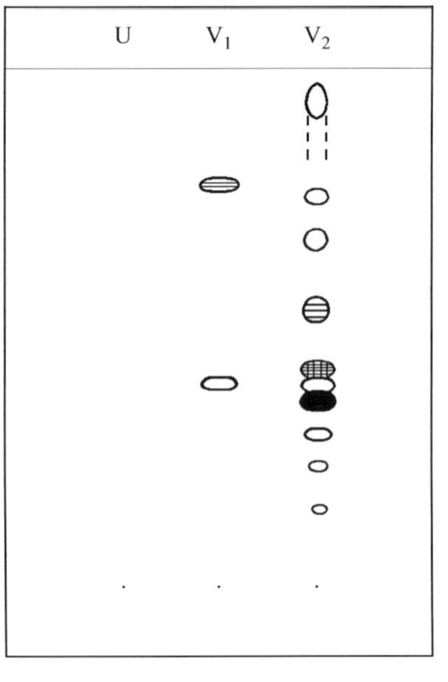

U: Untersuchungslösung
V_1: Aescin, Khellin
V_2: Efeublätter

Ehrenpreiskraut

Schicht

DC-Alufolie Kieselgel 60 F_{254} Merck Artikel Nr. 1.05549

DC-Bedingungen

- Mikro-DC, Kammersättigung
- Laufstrecke 6 cm
- Laufzeit etwa 12 Minuten

Fließmittel

In ein trockenes Reagenzglas werden folgende Lösungsmittelmengen einpipettiert und sorgfältig gemischt:

- 7,8 ml Ethylacetat
- 0,6 ml Ameisensäure
- 0,6 ml Essigsäure 100%
- 1,0 ml Wasser

Untersuchungslösung

0,5 g gepulverte Droge (Sieb 500) werden mit 5 ml Methanol in einem Reagenzglas 5 Minuten lang unter ständigem Umrühren im Wasserbad erhitzt. Anschließend wird in ein Zentrifugenglas filtriert.

Vergleichslösungen

V_1: 2 mg Rutosid, 1 mg Chlorogensäure, 2 mg Hyperosid und 1 mg Kaffeesäure werden zusammen in 10 ml Methanol gelöst.

V_2: Aus authentischem Ehrenpreiskraut (Veronica officinalis) hergestellte Vergleichslösung nach Vorschrift »Untersuchungslösung«.

Auftrageart und -menge

Auf die DC-Folie werden je 2mal 1 µl der Untersuchungslösung und der Vergleichslösungen punktförmig aufgetragen.

Nachweis

Die DC-Folie wird unter dem Abzug mit einem Heißluftfön getrocknet und die noch warme Folie mit einer 1%igen Lösung (m/V) von Diphenylboryloxyethylamin in Ethanol reichlich besprüht. Nach erneutem Trocknen wird mit einer 5%igen Lösung (V/V) von Macrogol 400 in Ethanol besprüht und die DC-Folie zur Farbintensivierung mit heißer Luft geföhnt. Die Auswertung erfolgt im UV-Licht bei 365 nm.

Auswertung

Das Chromatogramm der Vergleichslösung 1 zeigt im UV-Licht bei 365 nm mit steigenden Rf-Werten die Zonen von Rutosid, Chlorogensäure, Hyperosid und Kaffeesäure. Rutosid und Hyperosid fluoreszieren orange; Chlorogensäure und Kaffeesäure fluoreszieren hellblau.

Im Chromatogramm der Vergleichslösung 2 (Ehrenpreiskraut) ist unterhalb des Rutosid-Vergleichs und knapp oberhalb des Hyperosid-Vergleichs je eine intensiv hellblau bis blaugrün fluoreszierende Zone sichtbar. Auf der Höhe des Kaffeesäure-Vergleichs tritt eine gelb fluoreszierende Zone auf. Weitere Nebenzonen sind vorhanden.

Das Chromatogramm der Untersuchungslösung muss dem Chromatogramm der Vergleichslösung 2 in seinen charakteristischen Zonen entsprechen.

Dokumentation

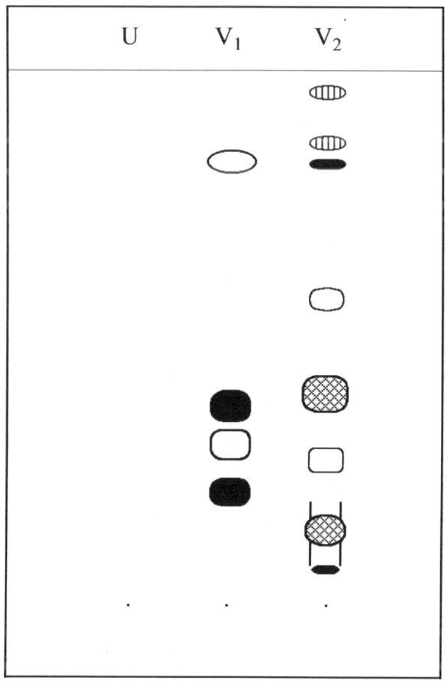

U: Untersuchungslösung

V_1: Rutosid, Chlorogens., Hyperosid, Kaffees.

V_2: Ehrenpreiskraut

Eibischblätter

Schicht

DC-Alufolie Kieselgel 60 F_{254} Merck Artikel Nr. 1.05549

DC-Bedingungen

- Mikro-DC, Kammersättigung
- Laufstrecke 6 cm
- Laufzeit etwa 15 Minuten

Fließmittel

In ein trockenes Reagenzglas werden folgende Lösungsmittelmengen einpipettiert und sorgfältig gemischt:

- 7,2 ml Ethylacetat
- 0,7 ml Ameisensäure
- 0,7 ml Essigsäure
- 1,4 ml Wasser

Untersuchungslösung

1 g gepulverte Droge (Sieb 500) wird mit 10 ml Methanol in einem Reagenzglas 5 Minuten lang unter ständigem Umrühren im Wasserbad erhitzt. Anschließend wird in ein Zentrifugenglas filtriert und das Filtrat unter dem Abzug im Wasserbad auf etwa 1 ml eingeengt.

Vergleichslösungen

V_1: 2 mg Rutosid, 1 mg Chlorogensäure, 2 mg Hyperosid und 1 mg Kaffeesäure werden zusammen in 10 ml Methanol gelöst.

V_2: Aus authentischen Eibischblättern (Althaea officinalis) hergestellte Vergleichslösung nach Vorschrift »Untersuchungslösung«.

Auftrageart und -menge

Auf die DC-Folie werden je 2mal 1 µl der Untersuchungslösung und der Vergleichslösungen punktförmig aufgetragen.

Nachweis

Die DC-Folie wird unter dem Abzug mit einem Heißluftfön getrocknet und die noch warme Folie mit einer 1%igen Lösung (m/V) von Diphenylboryloxyethylamin in Ethanol reichlich besprüht. Nach erneutem Trocknen wird mit einer 5%igen Lösung (V/V) von Macrogol 400 in Ethanol besprüht und die DC-Folie zur Farbintensivierung mit heißer Luft gefönt. Die Auswertung erfolgt im UV-Licht bei 365 nm.

Auswertung

Das Chromatogramm der Vergleichslösung 1 zeigt im UV-Licht bei 365 nm mit steigenden Rf-Werten die Zonen von Rutosid, Chlorogensäure, Hyperosid und Kaffeesäure. Rutosid und Hyperosid fluoreszieren orange; Chlorogensäure und Kaffeesäure fluoreszieren hellblau.

Das Chromatogramm der Vergleichslösung 2 (Eibischblätter) zeigt als charakteristische Merkmale eine gelb fluoreszierende Zone unterhalb des Rutosid-Vergleichs und eine grüngelbe Zone unterhalb des Kaffesäurevergleichs. Weitere schwächer gelb, grüngelb oder blau fluoreszierende Zonen sind vorhanden, ebenso die zwei rot fluoreszierenden Chlorophyll-Zonen direkt unterhalb der Fließmittelfront.

Das Chromatogramm der Untersuchungslösung muss dem Chromatogramm der Vergleichslösung 2 in seinen charakteristischen Zonen entsprechen.

Dokumentation

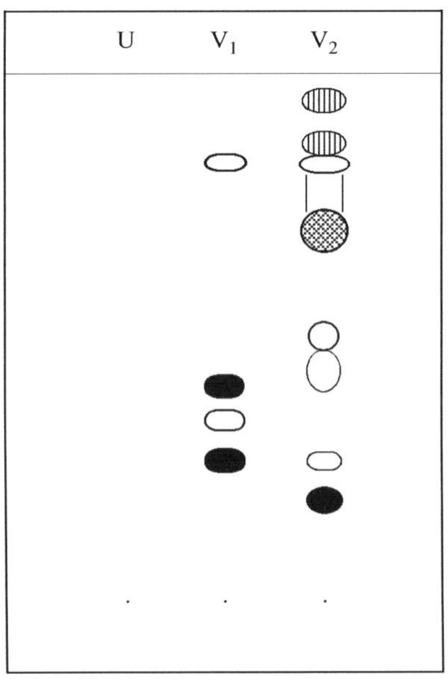

U: Untersuchungslösung
V_1: Rutosid, Chlorogens., Hyperosid, Kaffees.
V_2: Eibischblätter

Eisenkraut

Schicht

DC-Alufolie Kieselgel 60 F_{254} Merck Artikel Nr. 1.05549

DC-Bedingungen

- Mikro-DC, Kammersättigung
- Laufstrecke 6 cm
- Laufzeit etwa 9 Minuten

Fließmittel

In ein trockenes Reagenzglas werden folgende Lösungsmittelmengen einpipettiert und sorgfältig gemischt:

- 7,0 ml Ethylacetat
- 2,0 ml Methanol
- 1,0 ml Wasser

Untersuchungslösung

1,0 g gepulverte Droge (Sieb 500) werden mit 5 ml Methanol in einem Reagenzglas 5 Minuten lang unter ständigem Umrühren im Wasserbad erhitzt. Anschließend wird in ein Zentrifugenglas filtriert.

Vergleichslösungen

V_1: 2 mg Phenazon werden in 4 ml Methanol gelöst.

V_2: Aus authentischem Eisenkraut (Verbena officinalis) hergestellte Vergleichslösung nach Vorschrift »Untersuchungslösung«.

Auftrageart und -menge

Auf die DC-Folie werden je 2mal 1 µl der Untersuchungslösung und der Vergleichslösungen punktförmig aufgetragen.

Nachweis

1. Die DC-Folie wird unter dem Abzug durch Fönen getrocknet und anschließend im UV-Licht bei 254 nm ausgewertet.
2. Die DC-Folie wird reichlich mit Anisaldehyd-Reagenz R besprüht und anschließend nach erneutem Trocknen auf einer Heizplatte bei etwa 130 °C solange erhitzt, bis sich alle Zonen farblich gut entwickelt haben.

Auswertung

Das Chromatogramm der Vergleichslösung 1 zeigt im UV-Licht bei 254 nm etwa in der Mitte die fluoreszenzmindernde Zone des Phenazons.

Im Chromatogramm der Vergleichslösung 2 (Eisenkraut) liegt auf Höhe des Phenazon-Vergleichs die fluoreszenzmindernde Zone des Verbenalins. Darunter und darüber sind weitere fluoreszenzmindernde Zonen erkennbar. Nach Detektion mit Anisaldehyd-Reagenz ist die Verbenalin-Zone grauviolett gefärbt. Direkt darüber liegt eine braune Zone. Mit steigenden Rf-Werten folgen weitere, vor allem violett gefärbte Zonen.

Das Chromatogramm der Untersuchungslösung muss dem Chromatogramm der Vergleichslösung 2 in seinen charakteristischen Zonen entsprechen.

Dokumentation

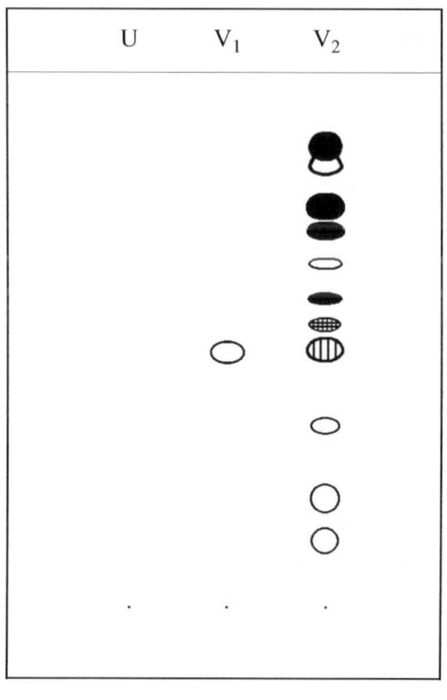

U: Untersuchungslösung

V_1: Phenazon

V_2: Eisenkraut

Enzianwurzel, Enziantinktur

Schicht

DC-Alufolie Kieselgel 60 F_{254} Merck Artikel Nr. 1.05549

DC-Bedingungen

- Mikro-DC, Kammersättigung
- Laufstrecke 2mal 6 cm, Zwischentrocknung durch Fönen
- Laufzeit 2mal etwa 6 Minuten

Fließmittel

In ein trockenes Reagenzglas werden folgende Lösungsmittelmengen einpipettiert und sorgfältig gemischt:

- 7,0 ml Aceton
- 3,0 ml Dichlormethan
- 0,2 ml Wasser

Untersuchungslösung

2,0 g gepulverte Droge (Sieb 500) werden mit 5 ml Methanol in einem Reagenzglas 5 Minuten lang intensiv geschüttelt. Anschließend wird in ein Zentrifugenglas filtriert.

Enziantinktur wird direkt zur Chromatographie verwendet.

Vergleichslösungen

V_1: 2 mg Phenazon werden in 4 ml Methanol gelöst.

V_2: Aus authentischer Enzianwurzel (Gentiana lutea) bzw. -tinktur hergestellte Vergleichslösung nach Vorschrift »Untersuchungslösung«.

Auftrageart und -menge

Auf die DC-Folie werden je 2mal 1 µl der Untersuchungslösung und der Vergleichslösungen punktförmig aufgetragen.

Nachweis

1. Die DC-Folie wird unter dem Abzug durch Fönen getrocknet und anschließend im UV-Licht bei 254 nm ausgewertet.
2. Die DC-Folie wird mit einer frisch hergestellten 0,2%igen wässrigen Lösung von Echtrotsalz B besprüht und nach 10 Minuten im Tageslicht ausgewertet. Anschließend wird die DC-Folie in eine Kammer mit Ammoniakdämpfen gestellt.

Auswertung

Im UV-Licht bei 254 nm zeigt das Chromatogramm der Vergleichslösung 1 im mittleren Rf-Bereich die fluoreszenzmindernde Zone des Phenazons. Sie wird mit Bleistift markiert.

Das Chromatogramm von V_2 (Enzianwurzel bzw. -tinktur) zeigt fluoreszenzmindernde Zonen im unteren und oberen Rf-Bereich. Nach Besprühen mit Echtrotsalz B-Lösung zeigt das Chromatogramm mehrere orangerote Zonen. Auf der Höhe des Phenazons ist die orangerote Zone des Amarogentins sichtbar. Wesentlich intensiver ist die Zone des Gentisins, die sich mit dem größten Rf-Wert knapp unterhalb der Fließmittelfront befindet. Auch im unteren Rf-Bereich sind orangerote Zonen sichtbar. Durch Bedampfen mit Ammoniak intensivieren sich die Färbungen.

Das Chromatogramm der Untersuchungslösung muss dem Chromatogramm von V_2 in seinen charakteristischen Zonen entsprechen.

Dokumentation

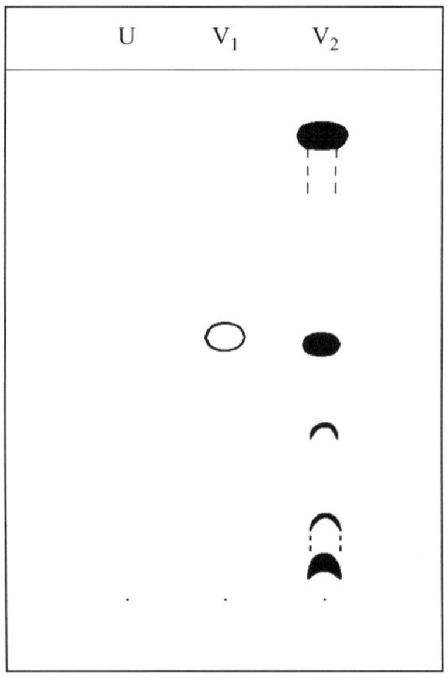

U: Untersuchungslösung
V_1: Phenazon
V_2: Enzianwurzel bzw. Enziantinktur

Ephedrakraut

Schicht

DC-Alufolie Kieselgel 60 F_{254} Merck Artikel Nr. 1.05549

DC-Bedingungen

- Mikro-DC, Kammersättigung
- Laufstrecke 2mal 6 cm, Zwischentrocknung durch Fönen
- Laufzeit 2mal etwa 11 Minuten

Fließmittel

In ein trockenes Reagenzglas werden folgende Lösungsmittelmengen einpipettiert und sorgfältig gemischt:

- 10,0 ml Methanol
- 0,2 ml Ammoniak-Lösung 25% (m/m)

Untersuchungslösung

1,0 g gepulverte Droge (Sieb 500) wird in einem Reagenzglas mit 5 ml Methanol und 4 Tropfen Ammoniak-Lösung 25% versetzt. Nach 5 Minuten langem Schütteln wird in ein Zentrifugenglas filtriert.

Vergleichslösungen

V_1: 10 mg Ephedrinhydrochlorid und 5 mg Norephedrinhydrochlorid werden in 5 ml Methanol gelöst.

V_2: Aus authentischem Ephedrakraut (ma huang, Ephedra sinica, Ephedra intermedia oder Ephedra equisetina) hergestellte Vergleichslösung nach Vorschrift »Untersuchungslösung«.

Auftrageart und -menge

Auf die DC-Folie werden je 1 µl der Untersuchungslösung und der Vergleichslösungen punktförmig aufgetragen.

Nachweis

Die DC-Folie wird unter dem Abzug durch Fönen getrocknet und auf einer Heizplatte bei etwa 100 °C 5 Minuten lang erhitzt. Anschließend wird die DC-Folie mit Ninhydrin-Reagenz besprüht und auf einer Heizplatte bei etwa 100 °C solange erhitzt, bis sich alle Flecken farblich gut entwickelt haben.

Auswertung

Das Chromatogramm der Vergleichslösung 1 zeigt im mittleren Rf-Bereich den rotvioletten Fleck des Ephedrins und darüber den gleichfarbigen Fleck des Norephedrins.

Im Chromatogramm der Vergleichslösung 2 (Ephedrakraut) ist der Fleck des Ephedrins als Hauptalkaloid ebenfalls deutlich sichtbar. Direkt darüber, nur unvollständig vom Ephedrin getrennt, befindet sich die gleichfarbige Zone des Pseudoephedrins. Weiter oberhalb liegt die kleinere, rotviolette Zone aus Norephedrin und Norpseudoephedrin. Weitere Zonen dürfen nicht vorhanden sein.

Das Chromatogramm der Untersuchungslösung muss dem Chromatogramm der Vergleichslösung 2 entsprechen.

Dokumentation

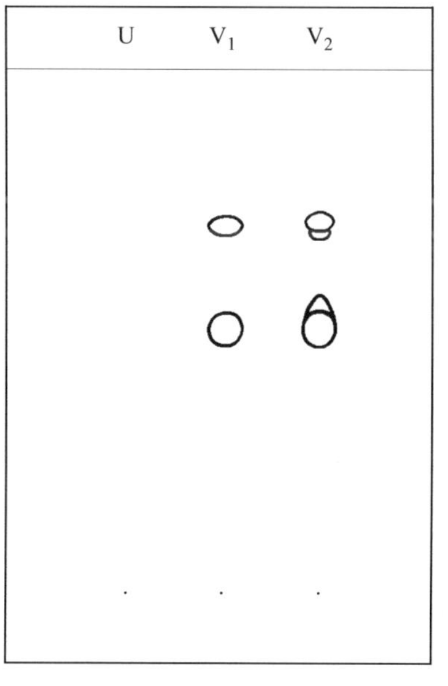

U: Untersuchungslösung

V_1: Ephedrin, Norephedrin

V_2: Ephedrakraut

Erdbeerblätter

Schicht

DC-Alufolie Kieselgel 60 F_{254} Merck Artikel Nr. 1.05549

DC-Bedingungen

- Mikro-DC, Kammersättigung
- Laufstrecke 6 cm
- Laufzeit etwa 15 Minuten

Fließmittel

In ein trockenes Reagenzglas werden folgende Lösungsmittelmengen einpipettiert und sorgfältig gemischt:

- 7,2 ml Ethylacetat
- 0,7 ml Ameisensäure
- 0,7 ml Essigsäure
- 1,4 ml Wasser

Untersuchungslösung

0,5 g gepulverte Droge (Sieb 500) werden mit 5 ml Methanol in einem Reagenzglas 5 Minuten lang unter ständigem Umrühren im Wasserbad erhitzt. Anschließend wird in ein Zentrifugenglas filtriert.

Vergleichslösungen

V_1: 2 mg Rutosid, 1 mg Chlorogensäure, 2 mg Hyperosid und 1 mg Kaffeesäure werden zusammen in 10 ml Methanol gelöst.

V_2: Aus authentischen Erdbeerblättern (Fragaria-Arten) hergestellte Vergleichslösung nach Vorschrift »Untersuchungslösung«.

Auftrageart und -menge

Auf die DC-Folie werden je 2mal 1 µl der Untersuchungslösung und der Vergleichslösungen punktförmig aufgetragen.

Nachweis

Die DC-Folie wird unter dem Abzug mit einem Heißluftfön getrocknet und die noch warme Folie mit einer 1%igen Lösung (m/V) von Diphenylboryloxyethylamin in Ethanol reichlich besprüht. Nach erneutem Trocknen wird mit einer 5%igen Lösung (V/V) von Macrogol 400 in Ethanol besprüht und die DC-Folie zur Farbintensivierung mit heißer Luft gefönt. Die Auswertung erfolgt im UV-Licht bei 365 nm.

Auswertung

Das Chromatogramm der Vergleichslösung 1 zeigt im UV-Licht bei 365 nm mit steigenden Rf-Werten die Zonen von Rutosid, Chlorogensäure, Hyperosid und Kaffeesäure. Rutosid und Hyperosid fluoreszieren orange; Chlorogensäure und Kaffeesäure fluoreszieren hellblau.

Das Chromatogramm der Vergleichslösung 2 (Erdbeerblätter) zeigt als charakteristische Merkmale eine bis drei orange fluoreszierende Zonen unterhalb des Rutosid-Vergleichs, eine gelbgrün fluoreszierende Zone auf der Höhe des Rutosid-Vergleichs und eine intensiv orange fluoreszierende Zone etwas oberhalb des Chlorogensäure-Vergleichs. Weitere, vor allem blau fluoreszierende Nebenzonen sind vorhanden.

Das Chromatogramm der Untersuchungslösung muss dem Chromatogramm der Vergleichslösung 2 in seinen charakteristischen Zonen entsprechen.

Dokumentation

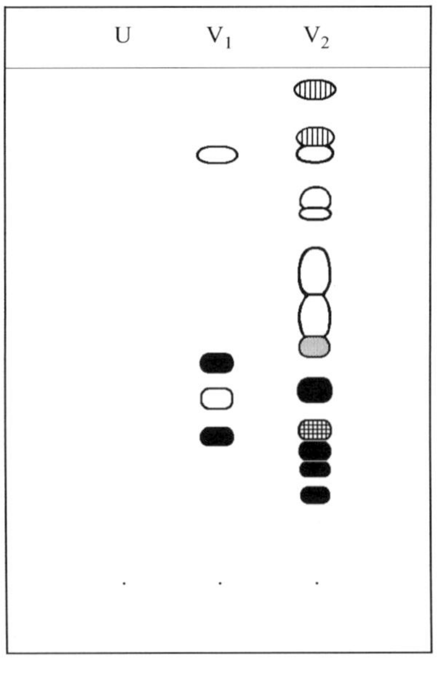

U: Untersuchungslösung
V_1: Rutosid, Chlorogens., Hyperosid, Kaffees.
V_2: Erdbeerblätter

Erdrauchkraut

Schicht

DC-Alufolie Kieselgel 60 F_{254} Merck Artikel Nr. 1.05549

DC-Bedingungen

- Mikro-DC, Kammersättigung
- Laufstrecke 6 cm
- Laufzeit etwa 7 Minuten

Fließmittel

In ein trockenes Reagenzglas werden folgende Lösungsmittelmengen einpipettiert und sorgfältig gemischt:

- 7,0 ml Dichlormethan
- 2,0 ml Cyclohexan
- 1,0 ml Diethylamin

Untersuchungslösung

4,0 g gepulverte Droge (Sieb 500) werden mit 40 ml 0,1 N-Schwefelsäure 15 Minuten lang geschüttelt. Anschließend wird durch etwas Glaswolle oder Watte in einen 25 ml Meßzylinder filtriert. 18 ml Filtrat werden mit 2 ml Ammoniak-Lösung 25% (m/m) gemischt.
Diese Lösung wird auf eine Extrelut®-Säule gegossen. Nach Einsickern in die Säule eluiert man mit 40 ml Dichlormethan in ein 50-ml-Becherglas.
Das Dichlormethan wird unter dem Abzug auf dem Wasserbad vollständig abgedampft und der erkaltete Rückstand in 0,5 ml Methanol aufgenommen.

Vergleichslösungen

V_1: 5 mg Noscapinhydrochlorid werden in 5 ml Methanol gelöst.

V_2: Aus authentischem Erdrauchkraut (Fumaria officinalis) hergestellte Vergleichslösung nach Vorschrift »Untersuchungslösung«.

Auftrageart und -menge

Auf die DC-Folie werden je 2mal 1 µl der Untersuchungslösung und der Vergleichslösungen punktförmig aufgetragen.

Nachweis

1. Die DC-Folie wird unter dem Abzug durch Fönen getrocknet und solange auf einer Heizplatte bei etwa 100 °C erhitzt, bis kein Fließmittelgeruch mehr wahrnehmbar ist. Anschließend wird im UV-Licht bei 254 nm ausgewertet.
2. Die DC-Folie wird mit Iodplatin-Reagenz R besprüht.

Auswertung

Das Chromatogramm der Vergleichslösung 1 zeigt im UV-Licht bei 254 nm Wellenlänge die fluoreszenzmindernde Zone des Noscapins.

Im Chromatogramm der Untersuchungslösung muss wie im Chromatogramm von V_2 (Erdrauchkraut) etwa auf der Höhe des Noscapin-Vergleichs die stark fluoreszenzmindernde Zone des Hauptalkaloids Protopin sichtbar sein. Darunter treten im mittleren Rf-Bereich drei weitere fluoreszenzmindernde Zonen auf sowie einige schwächere Zonen etwas oberhalb des Starts. Durch Besprühen mit Iodplatin-Reagenz färben sich die Alkaloid-Zonen braun-violett.

Dokumentation

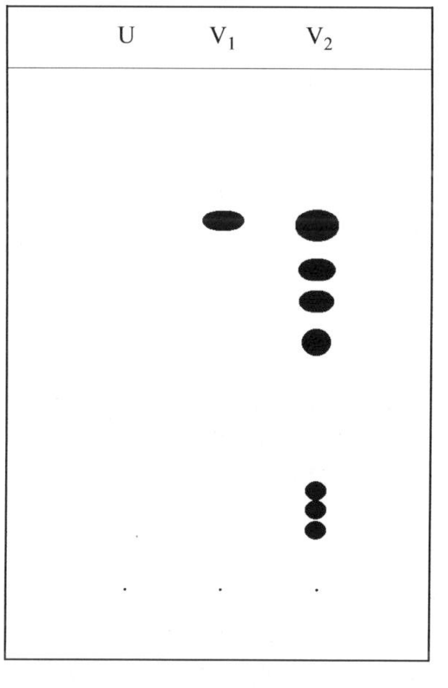

U: Untersuchungslösung
V_1: Noscapin
V_2: Erdrauchkraut

Erikablüten, Erikakraut

Schicht

DC-Alufolie Kieselgel 60 F_{254} Merck Artikel Nr. 1.05549

DC-Bedingungen

- Mikro-DC, Kammersättigung
- Laufstrecke 6 cm
- Laufzeit etwa 12 Minuten

Fließmittel

In ein trockenes Reagenzglas werden folgende Lösungsmittelmengen einpipettiert und sorgfältig gemischt:

- 7,8 ml Ethylacetat
- 0,6 ml Ameisensäure
- 0,6 ml Essigsäure 100%
- 1,0 ml Wasser

Untersuchungslösung

0,8 g gepulverte Droge (Sieb 500) werden mit 5 ml Methanol in einem Reagenzglas 5 Minuten lang unter ständigem Umrühren im Wasserbad erhitzt. Anschließend wird in ein Zentrifugenglas filtriert.

Vergleichslösungen

V_1: 2 mg Rutosid, 1 mg Chlorogensäure, 2 mg Hyperosid und 1 mg Kaffeesäure werden zusammen in 10 ml Methanol gelöst.

V_2: Aus authentischen Erikablüten bzw. -kraut (Calluna vulgaris) hergestellte Vergleichslösung nach Vorschrift »Untersuchungslösung«.

Auftrageart und -menge

Auf die DC-Folie werden je 2mal 1 µl der Untersuchungslösung und der Vergleichslösungen punktförmig aufgetragen.

Nachweis

Die DC-Folie wird unter dem Abzug mit einem Heißluftfön getrocknet und die noch warme Folie mit einer 1%igen Lösung (m/V) von Diphenylboryloxyethylamin in Ethanol reichlich besprüht. Nach erneutem Trocknen wird mit einer 5%igen Lösung (V/V) von Macrogol 400 in Ethanol besprüht und die DC-Folie zur Farbintensivierung mit heißer Luft geföont. Die Auswertung erfolgt im UV-Licht bei 365 nm.

Auswertung

Das Chromatogramm der Vergleichslösung 1 zeigt im UV-Licht bei 365 nm mit steigenden Rf-Werten die Zonen von Rutosid, Chlorogensäure, Hyperosid und Kaffeesäure. Rutosid und Hyperosid fluoreszieren orange; Chlorogensäure und Kaffeesäure fluoreszieren hellblau.

Das Chromatogramm der Untersuchungslösung muss wie das Chromatogramm von V_2 (Erikablüten bzw. -kraut) folgende charakteristische Zonen zeigen: im Tageslicht vor dem Besprühen zwei violette Zonen im unteren Drittel sowie eine grüne Chlorophyll-Zone etwas unterhalb der Front; nach chemischer Detektion im UV-Licht bei 365 nm mit steigenden Rf-Werten zwei orangefarbene Zonen unterhalb des Rutosid-Vergleichs, eine blaue Zone auf Höhe des Chlorogensäure-Vergleichs, zwei orangefarbene Zonen im Bereich des Hyperosid-Vergleichs, darüber eine gelbgrüne und eine orangefarbene Zone; in der oberen Hälfte sind orangefarbene und blaue Zonen sowie die rote Chlorophyll-Zone sichtbar.

Dokumentation

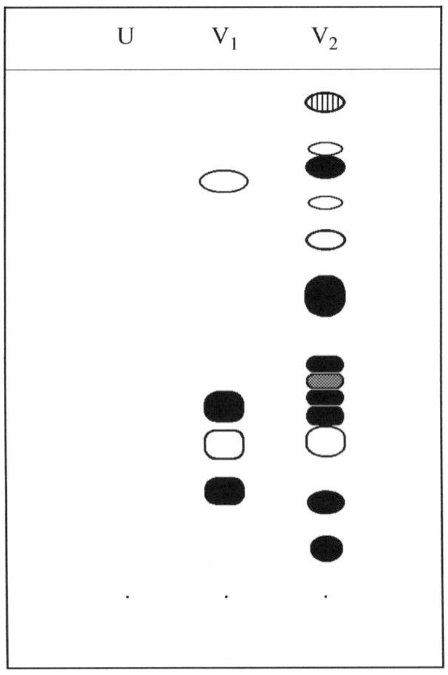

U: Untersuchungslösung

V_1: Rutosid, Chlorogens., Hyperosid, Kaffees.

V_2: Erikablüten bzw. Erikakraut

Eschenblätter

Schicht

DC-Alufolie Kieselgel 60 F_{254} Merck Artikel Nr. 1.05549

DC-Bedingungen

- Mikro-DC, Kammersättigung
- Laufstrecke 2mal 6 cm, Zwischentrocknung durch Fönen
- Laufzeit 2mal etwa 10 Minuten

Fließmittel

In ein trockenes Reagenzglas werden folgende Lösungsmittelmengen einpipettiert und sorgfältig gemischt:

- 8,0 ml Ethylacetat
- 1,0 ml Ameisensäure
- 1,0 ml Wasser

Untersuchungslösung

0,8 g gepulverte Droge (Sieb 500) werden mit 5 ml Methanol in einem Reagenzglas 10 Minuten lang unter häufigem Umrühren im Wasserbad bei 40 °C erhitzt. Anschließend wird in ein Zentrifugenglas filtriert.

Vergleichslösungen

V_1: 2 mg Rutosid und 1 mg Chlorogensäure werden zusammen in 10 ml Methanol gelöst.

V_2: Aus authentischen Eschenblättern (Fraxinus excelsior oder Fraxinus oxyphylla) hergestellte Vergleichslösung nach Vorschrift »Untersuchungslösung«.

Auftrageart und -menge

Auf die DC-Folie werden je 2mal 1 µl der Untersuchungslösung und der Vergleichslösungen punktförmig aufgetragen.

Nachweis

Die DC-Folie wird unter dem Abzug mit einem Heißluftfön getrocknet und die noch warme Folie mit einer 1%igen Lösung (m/V) von Diphenylboryloxyethylamin in Ethanol reichlich besprüht. Nach erneutem Trocknen wird mit einer 5%igen Lösung (V/V) von Macrogol 400 in Ethanol besprüht und die DC-Folie zur Farbintensivierung mit heißer Luft gefönt. Die Auswertung erfolgt im UV-Licht bei 365 nm.

Auswertung

Das Chromatogramm der Vergleichslösung 1 zeigt im UV-Licht bei 365 nm mit steigenden Rf-Werten die orange fluoreszierende Zone des Rutosids und die blau fluoreszierende Zone der Chlorogensäure.

Das Chromatogramm der Vergleichslösung 2 (Eschenblätter) zeigt als charakteristische Merkmale die orange fluoreszierende Zone des Rutosids, die blau fluoreszierende Zone der Chlorogensäure und direkt darüber die intensiv hellblau fluoreszierende Zone des Acteosids. Weitere schwächere Zonen sind vorhanden.

Das Chromatogramm der Untersuchungslösung muss dem Chromatogramm der Vergleichslösung 2 in seinen charakteristischen Zonen entsprechen. Wenn Fraxinus ornus vorliegt, zeigt das Chromatogramm der Untersuchungslösung keine Zonen von Rutosid, Chlorogensäure und Acteosid!

Dokumentation

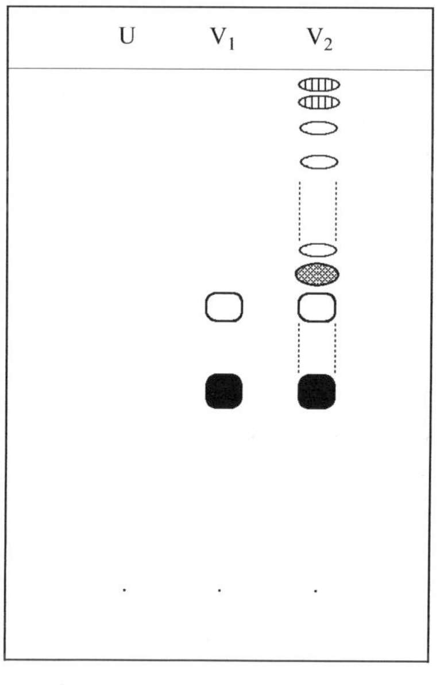

U: Untersuchungslösung

V_1: Rutosid, Chlorogensäure

V_2: Eschenblätter

Aromatische Ester

Untersuchungssubstanzen

Benzylbenzoat, Benzylmandelat, Benzylnicotinat, Methylnicotinat, Methylsalicylat, Phenylsalicylat

Schicht

DC-Alufolie Kieselgel 60 F_{254} Merck Artikel Nr. 1.05549

DC-Bedingungen

- Mikro-DC, Kammersättigung
- Laufstrecke 6 cm
- Laufzeit etwa 6 Minuten

Fließmittel

In ein trockenes Reagenzglas werden folgende Lösungsmittelmengen einpipettiert und sorgfältig gemischt:

- 9,5 ml Dichlormethan
- 0,5 ml Methanol

Untersuchungslösungen

10 mg Untersuchungssubstanz werden in 5 ml Methanol gelöst.

Auftrageart und -menge

Auf die DC-Folie werden je 1 µl der Untersuchungslösungen punktförmig aufgetragen.

Nachweis

1. Die DC-Folie wird unter dem Abzug durch Fönen getrocknet und anschließend im UV-Licht bei 254 nm ausgewertet.
2. Die DC-Folie wird mit einer 5%igen Eisen(III)-chlorid-Lösung (m/V) in Methanol 50% besprüht und anschließend auf einer Heizplatte bei etwa 100 °C einige Minuten erhitzt.

Auswertung

Alle aromatischen Ester zeigen im UV-Licht bei 254 nm Wellenlänge eine Fluoreszenzminderung, die bei Benzylmandelat (3) sehr schwach, bei Phenylsalicylat (6) sehr intensiv ist.

Nach chemischer Detektion sind die Zonen von Methylsalicylat (4) und Phenylsalicylat (6) violett gefärbt.

Dokumentation

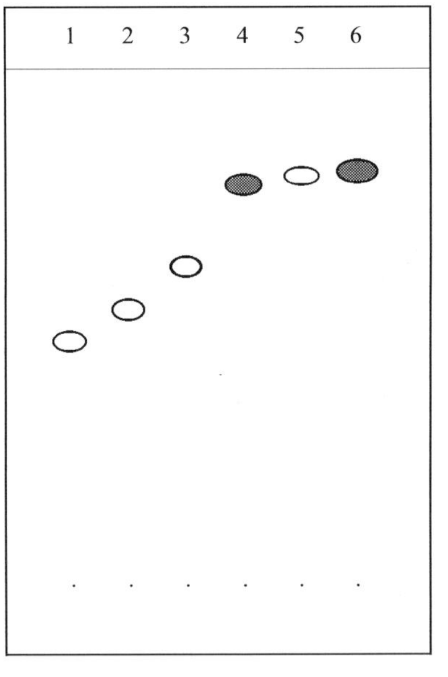

1: Methylnicotinat
2: Benzylnicotinat
3: Benzylmandelat
4: Methylsalicylat
5: Benzylbenzoat
6: Phenylsalicylat

Estriol

Schicht

DC-Alufolie Kieselgel 60 F_{254} Merck Artikel Nr. 1.05549

DC-Bedingungen

- Mikro-DC, Kammersättigung
- Laufstrecke 6 cm
- Laufzeit etwa 7 Minuten

Fließmittel

In ein trockenes Reagenzglas werden folgende Lösungsmittelmengen einpipettiert und sorgfältig gemischt:

- 8,0 ml Toluol
- 2,0 ml Ethanol 96% (V/V)

Untersuchungslösung

1 mg Untersuchungssubstanz wird in einem Zentrifugenglas in 1 ml Methanol gelöst.

Vergleichslösung

Aus authentischem Estriol hergestellte Vergleichslösung nach Vorschrift »Untersuchungslösung«.

Auftrageart und -menge

Auf die DC-Folie werden je 1 µl der Untersuchungslösung sowie der Vergleichslösung punktförmig aufgetragen.

Nachweis

1. Die DC-Folie wird unter dem Abzug durch Fönen getrocknet und anschließend im UV-Licht bei 254 nm ausgewertet.
2. Die DC-Folie wird mit 5%iger ethanolischer Schwefelsäure besprüht und auf einer Heizplatte bei etwa 120 °C einige Minuten lang erhitzt, bis farbige Flecke erscheinen. Die Auswertung erfolgt im Tageslicht und im UV-Licht bei 365 nm.

Auswertung

Im UV-Licht bei 254 nm Wellenlänge zeigt der Estriol-Fleck eine schwache Fluoreszenzminderung.

Durch Besprühen mit ethanolischer Schwefelsäure und anschließendes Erhitzen färbt sich die Zone des Estriols rotviolett und zeigt im UV-Licht bei 365 nm eine orangefarbene Fluoreszenz.

Das Chromatogramm der Untersuchungslösung muss dem Chromatogramm der Vergleichslösung entsprechen.

Dokumentation

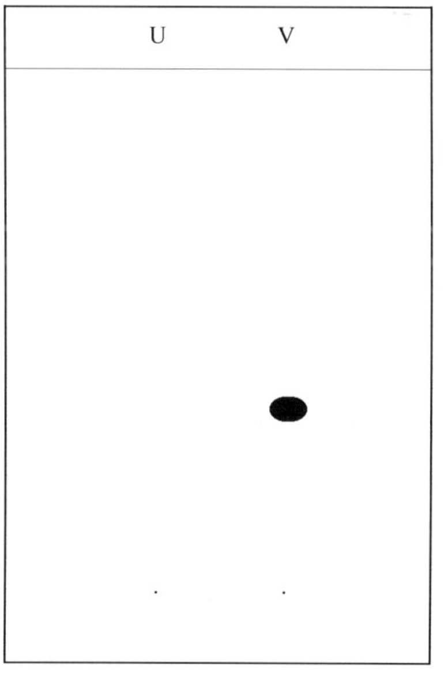

U: Untersuchungslösung

V: Estriol

Eucalyptusblätter

Schicht

DC-Alufolie Kieselgel 60 F_{254} Merck Artikel Nr. 1.05549

DC-Bedingungen

- Mikro-DC, Kammersättigung
- Laufstrecke 2mal 6 cm, Zwischentrocknung durch Fönen
- Laufzeit 2mal etwa 7 Minuten

Fließmittel

In ein trockenes Reagenzglas werden folgende Lösungsmittelmengen einpipettiert und sorgfältig gemischt:

- 9,3 ml n-Hexan
- 0,7 ml Ethylacetat

Untersuchungslösung

0,5 g gepulverte Droge (Sieb 500) werden in einem Reagenzglas 3 Minuten lang mit 5 ml Dichlormethan geschüttelt. Anschließend wird in ein Zentrifugenglas filtriert.

Vergleichslösungen

V_1: 10 µl Cineol und 4 mg Guajazulen werden zusammen in 10 ml Dichlormethan gelöst.

V_2: Aus authentischen Eucalyptusblättern (Eucalyptus globulus) hergestellte Vergleichslösung nach Vorschrift »Untersuchungslösung«.

Auftrageart und -menge

Auf die DC-Folie werden je 4mal 1 µl der Untersuchungslösung und der Vergleichslösungen punktförmig aufgetragen.

Nachweis

Die DC-Folie wird unter dem Abzug durch Fönen getrocknet und mit Anisaldehyd-Reagenz R reichlich besprüht. Nach erneutem Trocknen wird auf einer Heizplatte bei etwa 100 °C bis zum Erscheinen farbiger Flecke vorsichtig erhitzt.

Auswertung

Das Chromatogramm der Vergleichslösung 1 zeigt im mittleren Rf-Bereich den braungrauen bis dunkelblauen Fleck des Cineols und nahe der Fließmittelfront den orangeroten Fleck des Guajazulens.

Im Chromatogramm der Vergleichslösung 2 (Eucalyptusblätter) ist ein Cineol-Fleck in ähnlicher Größe und Intensität vorhanden. Ein Guajazulen-Fleck tritt nicht auf. Oberhalb erscheint dafür ein intensiv violetter Kohlenwasserstoff-Fleck. Im unteren Drittel des Chromatogramms befinden sich einige blauviolette, weniger intensive Flecke.

Das Chromatogramm der Untersuchungslösung muss dem Chromatogramm der Vergleichslösung 2 in seinen charakteristischen Flecken entsprechen. Im unteren Drittel des Chromatogramms darf kein stark gelb- bis orangefarbener Fleck (Piperiton) zu sehen sein.

Dokumentation

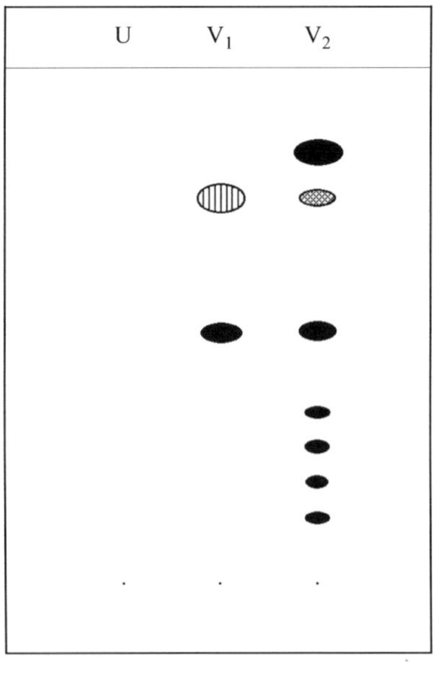

U: Untersuchungslösung
V_1: Cineol, Guajazulen
V_2: Eucalyptusblätter

Eucalyptusöl

Schicht

DC-Alufolie Kieselgel 60 F_{254} Merck Artikel Nr. 1.05549

DC-Bedingungen

- Mikro-DC, Kammersättigung
- Laufstrecke 2mal 6 cm, Zwischentrocknung durch Fönen
- Laufzeit 2mal etwa 8 Minuten

Fließmittel

In ein trockenes Reagenzglas werden folgende Lösungsmittelmengen einpipettiert und sorgfältig gemischt:

- 9,0 ml Toluol
- 1,0 ml Ethylacetat

Untersuchungslösung

0,05 ml (3 Tropfen) des zu untersuchenden Öls werden in 5 ml Toluol gelöst.

Vergleichslösungen

V_1: 20 µl Cineol werden in 2 ml Toluol gelöst.

V_2: Aus authentischem Eucalyptusöl hergestellte Vergleichslösung nach Vorschrift »Untersuchungslösung«.

Auftrageart und -menge

Auf die DC-Folie werden je 1 µl der Untersuchungslösung und der Vergleichslösungen punktförmig aufgetragen.

Nachweis

Die DC-Folie wird unter dem Abzug durch Fönen getrocknet und mit reichlich Anisaldehyd-Reagenz R besprüht. Anschließend wird nach erneutem Trocknen solange auf einer Heizplatte bei etwa 100 °C vorsichtig erhitzt, bis sich alle Flecke farblich gut entwickelt haben.

Auswertung

Das Chromatogramm der Vergleichslösung 1 zeigt nach Besprühen mit Anisaldehyd-Reagenz und Erhitzen den zunächst braunen Fleck des Cineols, der bei weiterem Erhitzen eine violette Farbe annimmt.

Im Chromatogramm der Vergleichslösung 2 (Eucalyptusöl) ist Cineol als Hauptfleck vorhanden. Unterhalb können noch weitere, allerdings sehr kleine Flecke auftreten.

Das Chromatogramm der Untersuchungslösung muss dem Chromatogramm der Vergleichslösung 2 entsprechen. Oberhalb des Cineol-Flecks darf kein weiterer brauner Fleck (Citronellal) auftreten. Der Citronellal-Fleck ist ein Hinweis auf fremde Eucalyptusöle.

Dokumentation

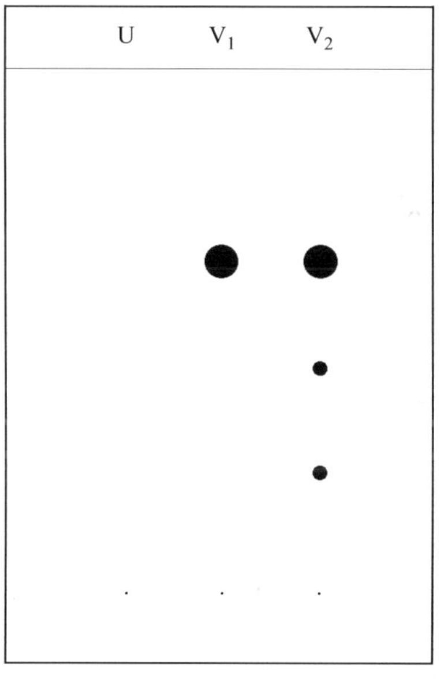

U: Untersuchungslösung

V_1: Cineol

V_2: Eucalyptusöl

Eucommiarinde (Chinesische Guttapercharinde)

Schicht

DC-Alufolie Kieselgel 60 F_{254} Merck Artikel Nr. 1.05549

DC-Bedingungen

- Mikro-DC, Kammersättigung
- Laufstrecke 6 cm
- Laufzeit etwa 7 Minuten

Fließmittel

In ein trockenes Reagenzglas werden folgende Lösungsmittelmengen einpipettiert und sorgfältig gemischt:

- 6,5 ml Toluol
- 3,5 ml Ethylacetat
- 0,1 ml Ameisensäure

Untersuchungslösung

0,8 g gepulverte Droge (Sieb 500) werden mit 5 ml Methanol in einem Reagenzglas 5 Minuten lang unter ständigem Umrühren im Wasserbad erhitzt. Anschließend wird in ein Zentrifugenglas filtriert.

Vergleichslösungen

V_1: 5 mg β-Sitosterol werden in 10 ml Methanol gelöst.

V_2: Aus authentischer Eucommiarinde (Du zhong, Eucommia ulmoides) hergestellte Vergleichslösung nach Vorschrift »Untersuchungslösung«.

Auftrageart und -menge

Auf die DC-Folie werden je 2mal 1 µl der Untersuchungslösung und der Vergleichslösungen punktförmig aufgetragen.

Nachweis

Die DC-Folie wird unter dem Abzug durch Fönen getrocknet und mit Anisaldehyd-Reagenz R reichlich besprüht. Nach erneutem Trocknen wird auf einer Heizplatte bei etwa 100 °C bis zum Erscheinen farbiger Flecke vorsichtig erhitzt.

Auswertung

Das Chromatogramm der Vergleichslösung 1 zeigt nach chemischer Detektion etwa in der Mitte die rotviolette Zone des β-Sitosterols.

Im Chromatogramm der Vergleichslösung 2 (Eucommiarinde) ist auf Höhe des β-Sitosterols ebenfalls eine rotviolette Zone sichtbar. Darunter und darüber sind weitere rotviolette Zonen unterschiedlicher Intensität vorhanden.

Das Chromatogramm der Untersuchungslösung muss dem Chromatogramm der Vergleichslösung 2 entsprechen.

Dokumentation

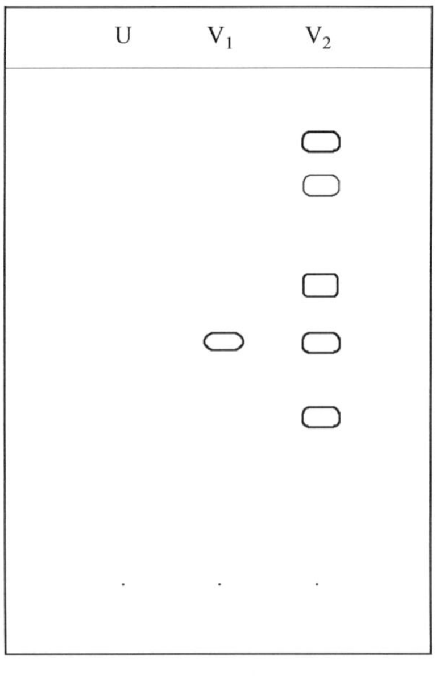

U: Untersuchungslösung
V_1: β-Sitosterol
V_2: Eucommiarinde

Färberdistelblüten (Saflorblüten)

Schicht

DC-Alufolie Kieselgel 60 F_{254} Merck Artikel Nr. 1.05549

DC-Bedingungen

- Mikro-DC, Kammersättigung
- Laufstrecke 6 cm
- Laufzeit etwa 15 Minuten

Fließmittel

In ein trockenes Reagenzglas werden folgende Lösungsmittelmengen einpipettiert und sorgfältig gemischt:

- 7,2 ml Ethylacetat
- 0,7 ml Ameisensäure
- 0,7 ml Essigsäure 100%
- 1,4 ml Wasser

Untersuchungslösung

1,0 g gepulverte Droge (Sieb 500) wird mit 5 ml Methanol in einem Reagenzglas 5 Minuten lang unter ständigem Umrühren im Wasserbad erhitzt. Anschließend wird in ein Zentrifugenglas filtriert.

Vergleichslösung

V_1: 2 mg Rutosid, 1 mg Chlorogensäure, 2 mg Hyperosid und 1 mg Kaffeesäure werden zusammen in 10 ml Methanol gelöst.

V_2: Aus authentischen Färberdistelblüten (Hong hua, Carthamus tinctorius) hergestellte Vergleichslösung nach Vorschrift »Untersuchungslösung«.

Auftrageart und -menge

Auf die DC-Folie werden je 2mal 1 µl der Untersuchungslösung und der Vergleichslösungen punktförmig aufgetragen.

Nachweis

Die DC-Folie wird unter dem Abzug mit einem Heißluftfön getrocknet und die noch warme Folie mit einer 1%igen Lösung (m/V) von Diphenylboryloxyethylamin in Ethanol reichlich besprüht. Nach erneutem Trocknen wird mit einer 5%igen Lösung (V/V) von Macrogol 400 in Ethanol besprüht und die DC-Folie zur Farbintensivierung mit heißer Luft geföhnt. Die Auswertung erfolgt im Tageslicht und im UV-Licht bei 365 nm.

Auswertung

Das Chromatogramm der Vergleichslösung 1 zeigt im UV-Licht bei 365 nm mit steigenden Rf-Werten die Zonen von Rutosid, Chlorogensäure, Hyperosid und Kaffeesäure. Rutosid und Hyperosid fluoreszieren orange; Chlorogensäure und Kaffeesäure fluoreszieren hellblau.

Im Chromatogramm der Vergleichslösung 2 (Färberdistelblüten) ist im Tageslicht direkt über dem Startpunkt eine intensive gelbgrüne Zone sichtbar. Darüber tritt zwischen Startpunkt und Rutosid-Vergleich eine charakteristische rote Zone auf, die im UV-Licht bei 365 nm eine gelbe Fluoreszenz zeigt. Darüber sind im UV-Licht zahlreiche grün, gelb und blau fluoreszierende Zonen sichtbar.

Das Chromatogramm der Untersuchungslösung muss dem Chromatogramm der Vergleichslösung 2 in seinen charakteristischen Zonen entsprechen.

Dokumentation

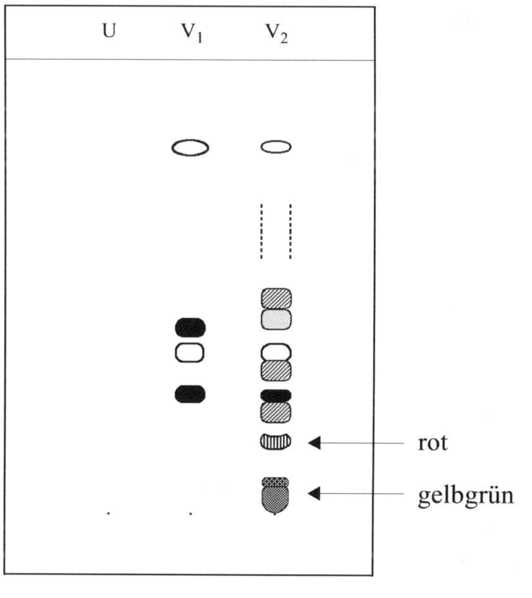

U: Untersuchungslösung

V_1: Rutosid, Chlorogens., Hyperosid, Kaffees.

V_2: Färberdistelblüten

Färberginsterkraut

Schicht

DC-Alufolie Kieselgel 60 F_{254} Merck Artikel Nr. 1.05549

DC-Bedingungen

- Mikro-DC, Kammersättigung
- Laufstrecke 6 cm
- Laufzeit etwa 12 Minuten

Fließmittel

In ein trockenes Reagenzglas werden folgende Lösungsmittelmengen einpipettiert und sorgfältig gemischt:

- 7,8 ml Ethylacetat
- 0,6 ml Ameisensäure
- 0,6 ml Essigsäure 100%
- 1,0 ml Wasser

Untersuchungslösung

0,5 g gepulverte Droge (Sieb 500) werden mit 5 ml Methanol in einem Reagenzglas 5 Minuten lang unter ständigem Umrühren im Wasserbad erhitzt. Anschließend wird in ein Zentrifugenglas filtriert.

Vergleichslösungen

V_1: 2 mg Hyperosid und 1 mg Kaffeesäure werden zusammen in 10 ml Methanol gelöst.

V_2: Aus authentischem Färberginsterkraut (Genista tinctoria) hergestellte Vergleichslösung nach Vorschrift »Untersuchungslösung«.

Auftrageart und -menge

Auf die DC-Folie werden je 2mal 1 µl der Untersuchungslösung und der Vergleichslösungen punktförmig aufgetragen.

Nachweis

Die DC-Folie wird unter dem Abzug mit einem Heißluftfön getrocknet und die noch warme Folie mit einer 1%igen Lösung (m/V) von Diphenylboryloxyethylamin in Ethanol reichlich besprüht. Nach erneutem Trocknen wird mit einer 5%igen Lösung (V/V) von Macrogol 400 in Ethanol besprüht und die DC-Folie zur Farbintensivierung mit heißer Luft geföhnt. Die Auswertung erfolgt im UV-Licht bei 365 nm.

Auswertung

Das Chromatogramm der Vergleichslösung 1 zeigt im UV-Licht bei 365 nm mit steigenden Rf-Werten die Zonen von Hyperosid und Kaffeesäure. Hyperosid fluoresziert orange; Kaffeesäure fluoresziert hellblau.

Das Chromatogramm der Vergleichslösung 2 (Färberginsterkraut) zeigt im UV-Licht bei 365 nm knapp oberhalb des Hyperosid-Vergleichs eine intensiv orange fluoreszierende Zone. Eine gelb fluoreszierende Zone befindet sich auf der Höhe des Kaffeesäure-Vergleichs. Schwächer fluoreszierende gelbbraune, gelbgrüne und blaue Zonen sind vorhanden.

Das Chromatogramm der Untersuchungslösung muss dem Chromatogramm der Vergleichslösung 2 entsprechen.

Dokumentation

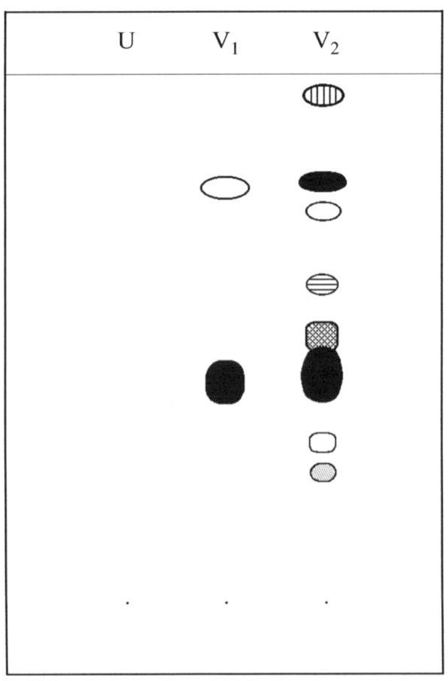

U: Untersuchungslösung
V_1: Hyperosid, Kaffeesäure
V_2: Färberginsterkraut

Färberwaidwurzel

Schicht

DC-Alufolie Kieselgel 60 F_{254} Merck Artikel Nr. 1.05549

DC-Bedingungen

- Mikro-DC, Kammersättigung
- Laufstrecke 6 cm
- Laufzeit etwa 7 Minuten

Fließmittel

In ein trockenes Reagenzglas werden folgende Lösungsmittelmengen einpipettiert und sorgfältig gemischt:

- 7,5 ml Acetonitril
- 2,0 ml Wasser
- 0,5 ml Ameisensäure

Untersuchungslösung

1,0 g gepulverte Droge (Sieb 500) wird mit 5 ml Methanol in einem Reagenzglas 5 Minuten lang unter ständigem Umrühren im Wasserbad erhitzt. Anschließend wird in ein Zentrifugenglas filtriert.

Vergleichslösungen

V_1: 5 mg Arginin werden in 5 ml Wasser gelöst und mit Methanol zu 10 ml verdünnt.

V_2: Aus authentischer Färberwaidwurzel (Ban lan gen, Isatis indigotina) hergestellte Vergleichslösung nach Vorschrift »Untersuchungslösung«.

Auftrageart und -menge

Auf die DC-Folie werden je 1 µl der Untersuchungslösung und der Vergleichslösungen punktförmig aufgetragen.

Nachweis

Die DC-Folie wird unter dem Abzug durch intensives Fönen getrocknet, mit Ninhydrin-Reagenz besprüht, erneut getrocknet und anschließend auf einer Heizplatte bei etwa 100 °C solange erhitzt, bis farbige Zonen deutlich sichtbar sind.

Auswertung

Das Chromatogramm der Vergleichslösung 1 zeigt nach der Detektion im unteren Drittel die orangebraune Zone des Arginins.

Das Chromatogramm der Vergleichslösung 2 (Färberwaidwurzel) zeigt ebenfalls die orangebraune Ninhydrin-Zone. Mit steigenden Rf-Werten folgen eine gelbbraune und drei rotviolette Zonen.

Das Chromatogramm der Untersuchungslösung muss dem Chromatogramm der Vergleichslösung 2 in seinen Zonen entsprechen.

Dokumentation

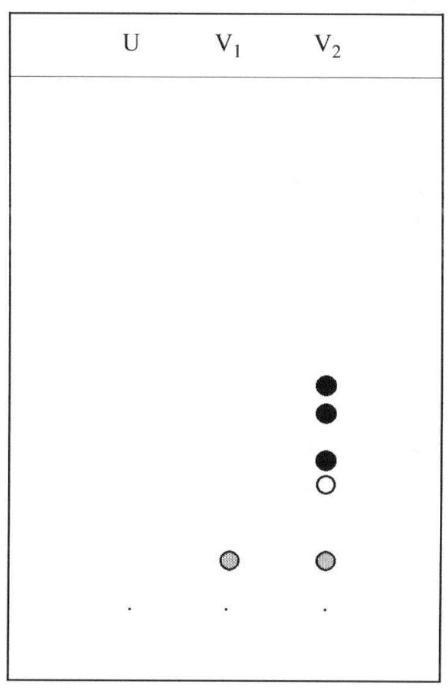

U: Untersuchungslösung
V_1: Arginin
V_2: Färberwaidwurzel

Farbstoffe in Lebensmitteln oder Arzneimitteln

Untersuchungssubstanzen

Bonbons, Gummibären, Smarties®, Hustensaft, Gelatinekapseln

Schicht

DC-Fertigfolien POLYGRAM® CEL 300, Macherey-Nagel Art.-Nr. 801011

DC-Bedingungen

- Mikro-DC, Kammersättigung
- Laufstrecke 6 cm
- Laufzeit etwa 20 Minuten

Fließmittel

In ein trockenes Reagenzglas werden folgende Lösungsmittelmengen einpipettiert und sorgfältig gemischt:

- 8,0 ml Natriumcitrat-Lösung 2,5% (m/V)
- 2,0 ml Ammoniak-Lösung 25% (m/m)
- 1,2 ml Methanol

Untersuchungslösungen

5 g der jeweiligen Untersuchungssubstanz werden in einem Gemisch aus 50 ml Wasser und 1 ml Essigsäure 12% R unter Erwärmen gelöst. Zu der Lösung gibt man etwa 200 mg entfettete, möglichst ungebleichte Schafswolle und erhitzt schnell zum Sieden.
Nach etwa 5 Minuten wird die gefärbte Schafswolle herausgenommen, zunächst unter fließendem Leitungswasser, dann mit heißem Wasser gründlich ausgewaschen und in ein 50-ml-Becherglas überführt.
Man gibt 3 ml Methanol und 5 ml Ammoniak-Lösung 10% R hinzu und erhitzt einige Minuten lang auf dem siedenden Wasserbad. Wenn sich der größte Teil des Farbstoffs gelöst hat, nimmt man die Schafswolle heraus und engt die Lösung auf dem Wasserbad auf etwa 0,5 ml ein.

Vergleichslösung

Testfarbstoffgemisch 3, Macherey-Nagel, Art.-Nr. 814003, 7 Lebensmittelfarbstoffe.

Auftrageart und -menge

Auf die DC-Folie werden je 1 µl der jeweiligen Untersuchungslösung sowie der Vergleichslösung punktförmig aufgetragen.

Nachweis

Die DC-Folie wird unter dem Abzug durch Fönen getrocknet und das Chromatogramm im Tageslicht ausgewertet.

Auswertung

Das Chromatogramm der Vergleichslösung (Testfarbstoffgemisch) zeigt mit steigenden Rf-Werten folgende Farbstoff-Flecke: Erythrosin (E 127) (Hauptfleck), Erythrosin Nebenfleck 1, Erythrosin Nebenfleck 2, Brilliantschwarz BN (E 151), Echtrot E, Naphtholrot S (E 123), Gelborange S (E 110), Brilliantponceau 4 RC (E 124), Tartrazin (E 102).

Weist ein Farbstoff der Untersuchungslösung den gleichen Rf-Wert sowie die gleiche Farbe wie ein Testfarbstoff der Vergleichslösung auf, dann sind beide Farbstoffe identisch.

Dokumentation

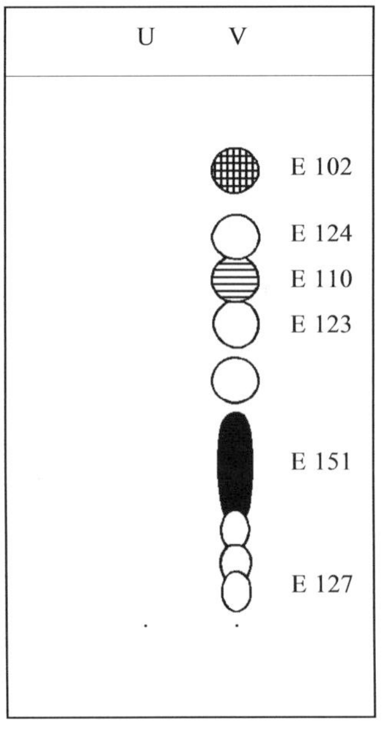

U: Untersuchungslösung
V: Testfarbstoffgemisch

Lipophile Farbstoffe

Untersuchungssubstanzen
Dimethylgelb, Indophenolblau, Sudan III (Prüfung des Trennvermögens der Kieselgel-Schicht)

Schicht
DC-Alufolie Kieselgel 60 F_{254} Merck Artikel Nr. 1.05549

DC-Bedingungen
- Mikro-DC, Kammersättigung
- Laufstrecke 6 cm
- Laufzeit etwa 7 Minuten

Fließmittel
- 10 ml Toluol

Untersuchungslösung
Je 1,0 mg Dimethylgelb R, Indophenolblau R und Sudan III R werden in Toluol zu 10 ml gelöst (lipophiles Farbstoffgemisch).

Auftrageart und -menge
Auf die DC-Folie werden 1 µl, 2 µl und 4 µl der Untersuchungslösung punktförmig aufgetragen.

Nachweis
Die DC-Folie wird unter dem Abzug durch Fönen getrocknet und das Chromatogramm im Tageslicht ausgewertet.

Auswertung
Das Chromatogramm muss auf allen drei Bahnen jeweils drei gut voneinander getrennte Farbstoff-Flecke aufweisen.

Mit steigenden Rf-Werten zeigt das Chromatogramm die Flecke des Indophenolblau, des Sudan III und des Dimethylgelb.

Dokumentation

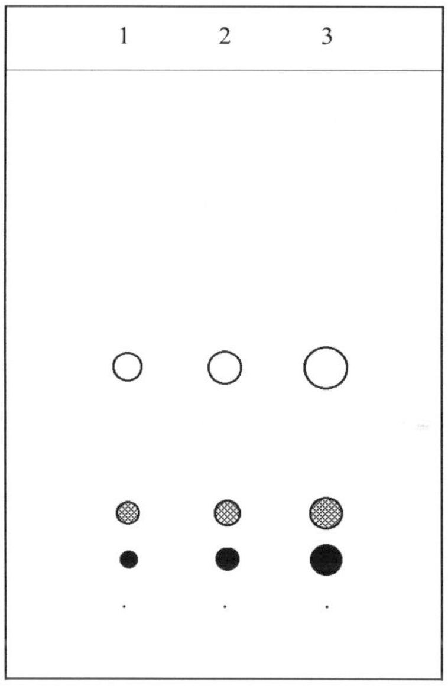

1: Lipophiles Farbstoffgemisch 1 µl
2: Lipophiles Farbstoffgemisch 2 µl
3: Lipophiles Farbstoffgemisch 4 µl

Farnwurzel, Farnextrakt

Schicht

DC-Alufolie Kieselgel 60 F_{254} Merck Artikel Nr. 1.05549

DC-Bedingungen

- Mikro-DC, Kammersättigung
- Laufstrecke 6 cm
- Laufzeit etwa 7 Minuten

Fließmittel

In ein trockenes Reagenzglas werden folgende Lösungsmittelmengen einpipettiert und sorgfältig gemischt:

- 8,5 ml Dichlormethan
- 1,4 ml Methanol
- 0,1 ml Essigsäure 100%

Untersuchungslösungen

1,0 g gepulverte Droge wird mit 5 ml Methanol in einem Reagenzglas 5 Minuten lang unter ständigem Umrühren im Wasserbad erhitzt. Anschließend wird in ein Zentrifugenglas filtriert.

2 Tropfen Farnextrakt werden in 1 ml Methanol gelöst.

Vergleichslösungen

V_1: 2 mg Phloroglucin und 2 mg Resorcin werden zusammen in 5 ml Methanol gelöst.

V_2: Aus authentischer Farnwurzel (Dryopteris filix-mas) bzw. authentischem Farnextrakt hergestellte Vergleichslösung nach Vorschrift »Untersuchungslösung«.

Auftrageart und -menge

Auf die DC-Folie werden 1 µl der Vergleichslösung 1 und je 2mal 1 µl der Untersuchungslösung und der Vergleichslösung 2 punktförmig aufgetragen.

Nachweis

Die DC-Folie wird unter dem Abzug durch Fönen getrocknet und mit einer frisch hergestellten 0,5%igen wässrigen Echtblausalz B-Lösung besprüht. Nach erneutem Trocknen wird mit Kaliumhydroxid-Lösung 10% (m/V) in Ethanol 96% nachbesprüht.

Auswertung

Im Chromatogramm der Vergleichslösung 1 sind nach chemischer Detektion mit steigenden Rf-Werten die blauviolette Zone von Phloroglucin und die rotviolette Zone von Resorcin sichtbar.

Im Chromatogramm der Untersuchungslösung müssen wie im Chromatogramm der Vergleichslösung 2 (Farnwurzel bzw. Farnextrakt) mehrere rotbraun oder rotviolett gefärbte Zonen sichtbar sein, die Butanonphloroglucide. Im Rf-Bereich des Phloroglucin-Vergleichs befindet sich eine Zone, die übrigen treten oberhalb des Resorcin-Vergleichs auf.

Dokumentation

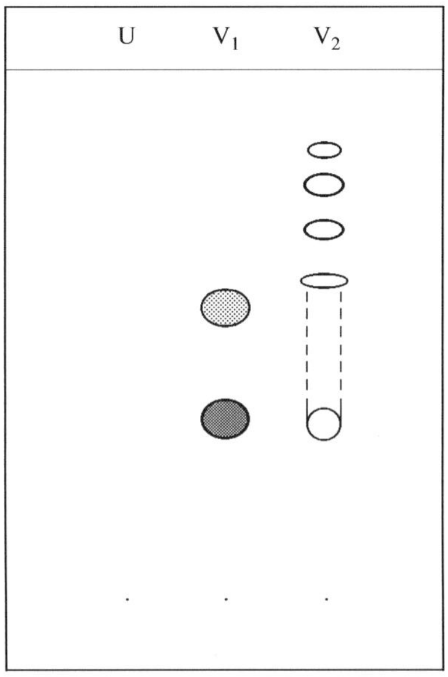

U: Untersuchungslösung

V_1: Phloroglucin, Resorcin

V_2: Farnwurzel bzw. Farnextrakt

Faulbaumrinde

Schicht

DC-Alufolie Kieselgel 60 F_{254} Merck Artikel Nr. 1.05549

DC-Bedingungen

- Mikro-DC, Kammersättigung
- Laufstrecke 6 cm
- Laufzeit etwa 10 Minuten

Fließmittel

In ein trockenes Reagenzglas werden folgende Lösungsmittelmengen einpipettiert und sorgfältig gemischt:

- 10,0 ml Ethylacetat
- 1,7 ml Methanol
- 1,3 ml Wasser

Untersuchungslösung

1,0 g gepulverte Droge (Sieb 500) wird mit 5 ml Methanol in einem Reagenzglas zum Sieden erhitzt (Wasserbad). Anschließend wird filtriert und das Filtrat innerhalb von 30 Minuten für die Chromatographie verwendet.

Vergleichslösungen

V_1: 10 mg Aloin werden in 5 ml Methanol gelöst.

V_2: Aus authentischer Faulbaumrinde (Rhamnus frangula) hergestellte Vergleichslösung nach Vorschrift »Untersuchungslösung«.

Auftrageart und -menge

Auf die DC-Folie werden je 1 µl der Untersuchungslösung und der Vergleichslösungen punktförmig aufgetragen.

Nachweis

Die DC-Folie wird unter dem Abzug durch Fönen getrocknet und mit Kaliumhydroxid-Lösung 10% (m/V) in Ethanol 96% besprüht. Nach erneutem Trocknen wird die DC-Folie auf einer Heizplatte bei etwa 100 °C 5 Minuten lang erhitzt. Die Auswertung erfolgt im Tageslicht und im UV-Licht bei 365 nm.

Auswertung

Das Chromatogramm der Vergleichslösung 1 zeigt etwa in der Mitte die rotbraune Zone des Aloins.

Im Chromatogramm der Vergleichslösung 2 (Faulbaumrinde) fehlt die Aloin-Zone. Zwischen Startpunkt und Aloin-Vergleich tritt die große rote Zone der Glukofranguline auf. Oberhalb des Aloin-Vergleichs sind mehrere rot gefärbte Zonen sichtbar.

Das Chromatogramm der Untersuchungslösung muss dem Chromatogramm der Vergleichslösung 2 in seinen charakteristischen Zonen entsprechen. Im UV-Licht bei 365 nm dürfen in der unteren Hälfte des Chromatogramms keine intensiv gelb, grüngelb oder blauviolett fluoreszierenden Zonen auftreten (Hinweis auf andere Rhamnus-Arten).

Dokumentation

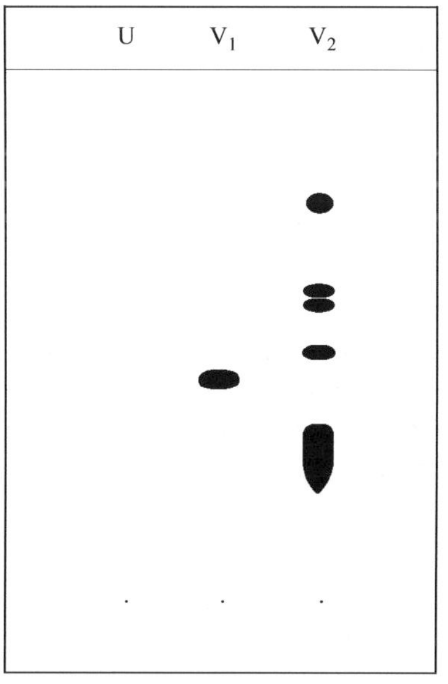

U: Untersuchungslösung

V_1: Aloin

V_2: Faulbaumrinde

Bitterer Fenchel

Schicht

DC-Alufolie Kieselgel 60 F_{254} Merck Artikel Nr. 1.05549

DC-Bedingungen

- Mikro-DC, Kammersättigung
- Laufstrecke 6 cm
- Laufzeit etwa 8 Minuten

Fließmittel

In ein trockenes Reagenzglas werden folgende Lösungsmittelmengen einpipettiert und sorgfältig gemischt:

- 9,5 ml Toluol
- 0,5 ml Ethylacetat

Untersuchungslösung

0,5 g gepulverte Droge (Sieb 500) werden 2 bis 3 Minuten lang in einem Reagenzglas mit 5 ml Dichlormethan vorsichtig geschüttelt und anschließend in ein Zentrifugenglas filtriert. Das Dichlormethan wird auf dem Wasserbad unter dem Abzug vorsichtig abgedampft und der erkaltete Rückstand in 0,5 ml Toluol aufgenommen.

Vergleichslösungen

V_1: 100 µl Anethol, 10 µl Anisaldehyd und 0,6 ml Olivenöl werden zusammen in 10 ml Toluol gelöst.

V_2: Aus authentischem Bitteren Fenchel (Foeniculum vulgare ssp. vulgare var. vulgare) hergestellte Vergleichslösung nach Vorschrift »Untersuchungslösung«.

Auftrageart und -menge

Auf die DC-Folie werden je 1 µl der Untersuchungslösung und der Vergleichslösungen punktförmig aufgetragen.

Nachweis

Die DC-Folie wird unter dem Abzug durch Fönen mit heißer Luft getrocknet und im UV-Licht bei 254 nm ausgewertet.

Anschließend wird die DC-Folie mit Schwefelsäure 96% (m/m) besprüht und auf einer Heizplatte bei etwa 140 °C unter Beobachtung erhitzt.

Auswertung

Das Chromatogramm der Vergleichslösung 1 zeigt im UV-Licht bei 254 nm mit steigenden Rf-Werten die fluoreszenzmindernden Flecke des Anisaldehyds und des Anethols. Erst nach chemischer Detektion erscheint direkt unter dem Anethol-Fleck der Fleck des Triglycerids.

Im Chromatogramm der Untersuchungslösung muss wie im Chromatogramm der Vergleichslösung 2 (Bitterer Fenchel) der intensiv fluoreszenzmindernde Fleck des Anethols sichtbar sein, während der Fleck des Anisaldehyds nur sehr schwach erkennbar ist. Nach Besprühen mit konzentrierter Schwefelsäure und Erhitzen färbt sich der Anethol-Fleck zunächst braunviolett, dann in grauviolett übergehend. Direkt darunter ist jetzt der braun gefärbte Triglycerid-Fleck sichtbar. Zwischen dem Triglycerid- und dem Anisaldehyd-Fleck muss ein zitronengelber Fleck auftreten (Fenchon). Weitere kleine Fecke sind vorhanden.

Dokumentation

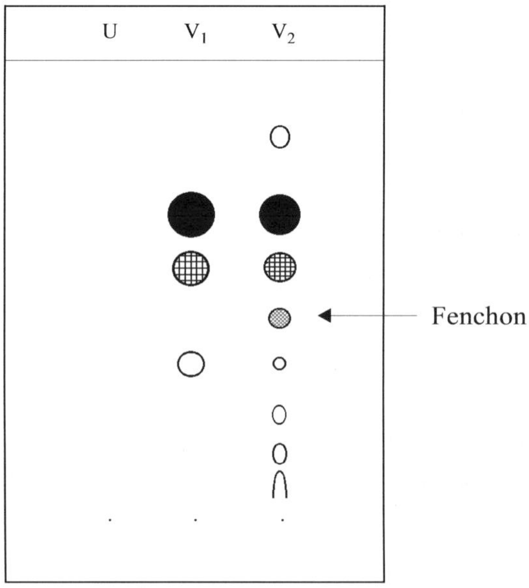

U: Untersuchungslösung

V_1: Anisaldehyd, Olivenöl, Anethol

V_2: Bitterer Fenchel

Süßer Fenchel

Schicht

DC-Alufolie Kieselgel 60 F_{254} Merck Artikel Nr. 1.05549

DC-Bedingungen

- Mikro-DC, Kammersättigung
- Laufstrecke 6 cm
- Laufzeit etwa 8 Minuten

Fließmittel

In ein trockenes Reagenzglas werden folgende Lösungsmittelmengen einpipettiert und sorgfältig gemischt:

- 9,5 ml Toluol
- 0,5 ml Ethylacetat

Untersuchungslösung

0,5 g gepulverte Droge (Sieb 500) werden 2 bis 3 Minuten lang in einem Reagenzglas mit 5 ml Dichlormethan vorsichtig geschüttelt und anschließend in ein Zentrifugenglas filtriert. Das Dichlormethan wird auf dem Wasserbad unter dem Abzug vorsichtig abgedampft und der erkaltete Rückstand in 0,5 ml Toluol aufgenommen.

Vergleichslösungen

V_1: 100 µl Anethol, 10 µl Anisaldehyd und 0,6 ml Olivenöl werden zusammen in 10 ml Toluol gelöst.

V_2: Aus authentischem Süßen Fenchel (Foeniculum vulgare ssp. vulgare var. dulce) hergestellte Vergleichslösung nach Vorschrift »Untersuchungslösung«.

Auftrageart und -menge

Auf die DC-Folie werden je 1 µl der Untersuchungslösung und der Vergleichslösungen punktförmig aufgetragen.

Nachweis

Die DC-Folie wird unter dem Abzug durch Fönen mit heißer Luft getrocknet und im UV-Licht bei 254 nm ausgewertet.

Anschließend wird die DC-Folie mit Schwefelsäure 96% (m/m) besprüht und auf einer Heizplatte bei etwa 140 °C unter Beobachtung erhitzt.

Auswertung

Das Chromatogramm der Vergleichslösung 1 zeigt im UV-Licht bei 254 nm mit steigenden Rf-Werten die fluoreszenzmindernden Flecke des Anisaldehyds und des Anethols. Erst nach chemischer Detektion erscheint direkt unter dem Anethol-Fleck der Fleck des Triglycerids.

Im Chromatogramm der Untersuchungslösung muss wie im Chromatogramm der Vergleichslösung 2 (Süßer Fenchel) der intensiv fluoreszenzmindernde Fleck des Anethols sichtbar sein, während der Fleck des Anisaldehyds nur sehr schwach erkennbar ist. Nach Besprühen mit konzentrierter Schwefelsäure und Erhitzen färbt sich der Anethol-Fleck zunächst braunviolett, dann in grauviolett übergehend. Direkt darunter ist jetzt der braun gefärbte Triglycerid-Fleck sichtbar. Zwischen dem Triglycerid- und dem Anisaldehyd-Fleck darf kein zitronengelber Fleck auftreten (Fenchon)!

Dokumentation

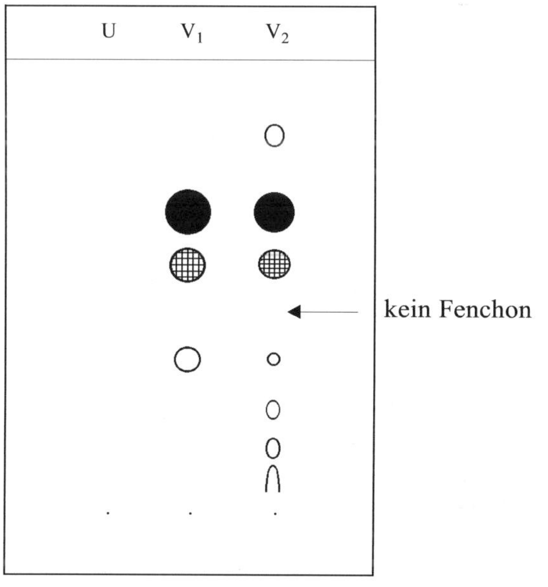

U: Untersuchungslösung
V_1: Anisaldehyd, Olivenöl, Anethol
V_2: Süßer Fenchel

Fettalkohole

Untersuchungssubstanzen

Cetylalkohol, Cetylstearylalkohol (Lanette® O), Octyldodecanol

Schicht

DC-Alufolie Kieselgel 60 RP-18 F_{254s} Merck Artikel Nr. 1.05560

DC-Bedingungen

- Mikro-DC, Kammersättigung
- Laufstrecke 2mal 6 cm, Zwischentrocknung durch Fönen
- Laufzeit 2mal etwa 5 Minuten

Fließmittel

In ein trockenes Reagenzglas werden folgende Lösungsmittelmengen einpipettiert und sorgfältig gemischt:

- 5,0 ml Ethylacetat
- 5,0 ml Acetonitril

Untersuchungslösung

20 mg Untersuchungssubstanz werden in 5 ml Dichlormethan gelöst.

Auftrageart und -menge

Auf die DC-Folie werden je 1 µl der Untersuchungslösungen punktförmig aufgetragen.

Nachweis

Die DC-Platte wird unter dem Abzug durch Fönen getrocknet, mit einer 10%igen Lösung (m/V) von Molybdatophosphorsäure in Ethanol 96% besprüht und nach erneutem Trocknen auf einer Heizplatte bei etwa 100 °C unter Beobachtung solange vorsichtig erhitzt, bis dunkelblaue Flecke auf gelbem Untergrund deutlich sichtbar sind.

Auswertung

Da Cetylalkohol (1) mindestens 95 % Hexadecan-1-ol enthalten muss, zeigt das Chromatogramm einen großen Fleck etwas oberhalb der Mitte.

Cetylstearylalkohol (2) ist ein Gemisch fester aliphatischer Alkohole mit in der Regel 20-35 % Cetylalkohol und 50-70 % Stearylalkohol. Das Chromatogramm zeigt daher mindestens zwei Flecke, von denen der untere (Stearylalkohol) etwas größer ist.

Octyldodecanol (3) besteht aus gesättigten, flüssigen Fettalkoholen mit einem Gehalt von mindestens 90 Prozent 2-Octyldodecan-1-ol. Das Chromatogramm zeigt daher einen Hauptfleck etwa auf Höhe des Cetylalkohols und direkt darüber einen wesentlich kleineren Fleck.

Dokumentation

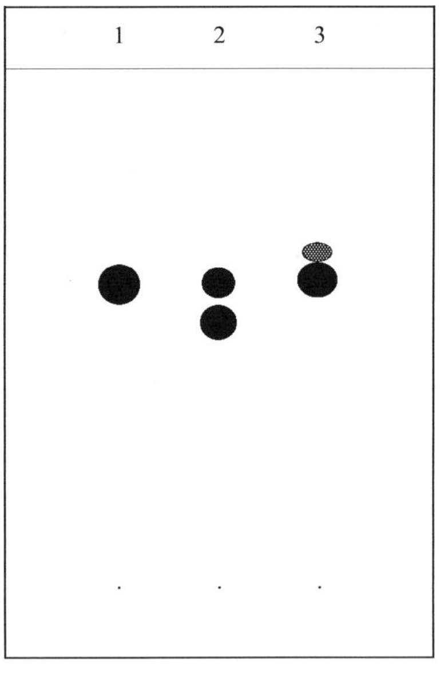

1: Cetylalkohol
2: Cetylstearylalkohol
3: Octyldodecanol

Fette Öle

Untersuchungssubstanzen

Borretschöl, Erdnussöl, Färberdistelöl, Leinöl, Maisöl, Mandelöl, Nachtkerzenöl, Olivenöl, Rapsöl, Rizinusöl, Sesamöl, Sojaöl, Sonnenblumenöl, Weizenkeimöl

Schicht

DC-Alufolie Kieselgel 60 RP-18 F_{254s} Merck Artikel Nr. 1.05560

DC-Bedingungen

- Mikro-DC, Kammersättigung
- Laufstrecke 2mal 6 cm, Zwischentrocknung durch Fönen
- Laufzeit 2mal etwa 5 Minuten

Fließmittel

In ein trockenes Reagenzglas werden folgende Lösungsmittelmengen einpipettiert und sorgfältig gemischt:

- 5,0 ml Ethylacetat
- 5,0 ml Acetonitril

Es kann auch das Fließmittel des Europäischen Arzneibuchs verwendet werden (20 Volumteile Dichlormethan R, 40 Volumteile Essigsäure 99% R und 50 Volumteile Aceton R).
Die Trennung der Zonen ist allerdings etwas schlechter.

Untersuchungslösungen

20 mg Untersuchungssubstanz (etwa 1 Tropfen) werden in 5 ml Dichlormethan gelöst.

Auftrageart und -menge

0,5 cm vom unteren Plattenrand werden je 1 µl der Untersuchungslösungen punktförmig aufgetragen.
1 cm vom unteren Plattenrand wird mit Bleistift eine Markierung angebracht und die DC-Platte unter dem Abzug mit Diethylether dreimal bis zu dieser Markierung entwickelt (z.B. DC-Kammer mit 3 ml Diethylether füllen und DC-Platte mit Hilfe einer Pinzette kurz eintauchen; nur wenige Sekunden Laufzeit! Zwischentrocknung durch Fönen). Hierdurch werden die Auftrageflecke zu schmalen Startzonen konzentriert.

Nachweis

Die DC-Platte wird unter dem Abzug durch Fönen getrocknet, mit einer 10%igen Lösung (m/V) von Molybdatophosphorsäure in Ethanol 96% besprüht und nach erneutem Trocknen auf einer Heizplatte bei etwa 100 °C unter Beobachtung solange vorsichtig erhitzt, bis dunkelblaue Flecke auf gelbem Untergrund deutlich sichtbar sind.

Auswertung

Fette sind Gemenge gemischter Triglyceride und lassen sich dünnschichtchromatographisch in ihre Triglyceridfraktionen auftrennen. Die Chromatogramme sind typische Fleckmuster, die durch die Zahl der Flecke, ihre Intensität und ihre Laufstrecken charakterisiert sind (Abbildungen siehe nächste Seite).

Nicht alle Fette lassen sich dünnschichtchromatographisch sicher unterscheiden. So sind nur geringe Unterschiede zu erkennen zwischen den Chromatogrammen von Färberdistelöl Typ I (6) und Sonnenblumenöl (7) sowie zwischen den Chromatogrammen von Sojaöl (9) und Weizenkeimöl (10).

Dokumentation

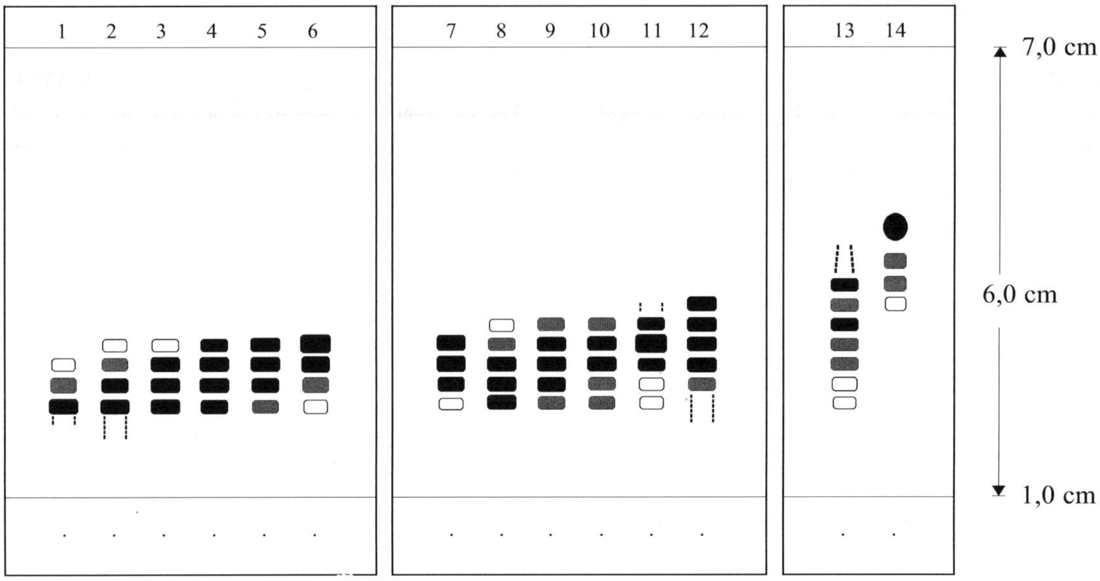

1: Olivenöl
2: Erdnussöl
3: Mandelöl
4: Sesamöl
5: Maisöl
6: Färberdistelöl (Typ I)
7: Sonnenblumenöl
8: Rapsöl
9: Sojaöl
10: Weizenkeimöl
11: Nachtkerzenöl
12: Borretschöl
13: Leinöl
14: Rizinusöl

Frauenmantelkraut

Schicht

DC-Alufolie Kieselgel 60 F_{254} Merck Artikel Nr. 1.05549

DC-Bedingungen

- Mikro-DC, Kammersättigung
- Laufstrecke 2mal 6 cm, Zwischentrocknung durch Fönen
- Laufzeit 2mal etwa 10 Minuten

Fließmittel

In ein trockenes Reagenzglas werden folgende Lösungsmittelmengen einpipettiert und sorgfältig gemischt:

- 8,8 ml Ethylacetat
- 0,6 ml Ameisensäure
- 0,6 ml Wasser

Untersuchungslösung

0,5 g gepulverte Droge (Sieb 500) werden mit 5 ml Methanol in einem Reagenzglas 5 Minuten lang unter ständigem Umrühren im Wasserbad erhitzt. Anschließend wird in ein Zentrifugenglas filtriert.

Vergleichslösungen

V_1: 2 mg Rutosid, 1 mg Chlorogensäure, 2 mg Hyperosid und 1 mg Kaffeesäure werden zusammen in 10 ml Methanol gelöst.

V_2: Aus authentischem Frauenmantelkraut (Alchemilla xanthochlora) hergestellte Vergleichslösung nach Vorschrift »Untersuchungslösung«.

Auftrageart und -menge

Auf die DC-Folie werden je 2mal 1 µl der Untersuchungslösung und der Vergleichslösungen punktförmig aufgetragen.

Nachweis

Die DC-Folie wird unter dem Abzug mit einem Heißluftfön getrocknet und die noch warme Folie mit einer 1%igen Lösung (m/V) von Diphenylboryloxyethylamin in Ethanol reichlich besprüht. Nach erneutem Trocknen wird mit einer 5%igen Lösung (V/V) von Macrogol 400 in Ethanol besprüht und die DC-Folie zur Farbintensivierung intensiv mit heißer Luft gefönt. Die Auswertung erfolgt im UV-Licht bei 365 nm.

Auswertung

Das Chromatogramm der Vergleichslösung 1 zeigt im UV-Licht bei 365 nm mit steigenden Rf-Werten die Zonen von Rutosid, Chlorogensäure, Hyperosid und Kaffeesäure. Rutosid und Hyperosid fluoreszieren orange; Chlorogensäure und Kaffeesäure fluoreszieren hellblau.

Das Chromatogramm der Vergleichslösung 2 (Frauenmantelkraut) zeigt eine intensiv orange fluoreszierende Zone auf Höhe des Chlorogensäure-Vergleichs. Darüber sind einige schwach orange oder gelbgrün fluoreszierende Zonen sowie eine große hellblau fluoreszierende Zone sichtbar. Weitere schwach fluoreszierende Zonen sind vorhanden.

Das Chromatogramm der Untersuchungslösung muss dem Chromatogramm der Vergleichslösung 2 in seinen charakteristischen Zonen entsprechen.

Dokumentation

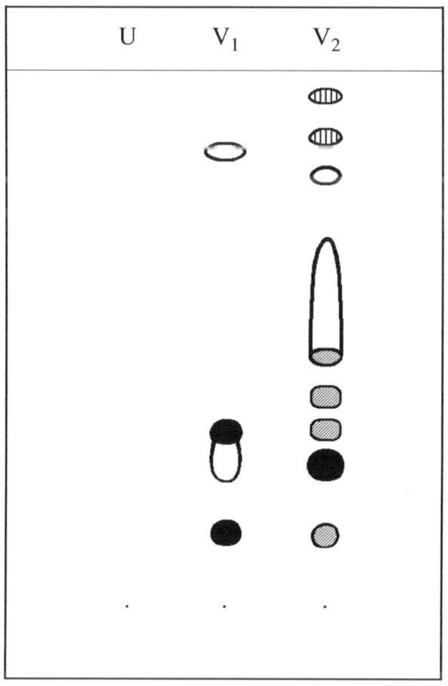

U: Untersuchungslösung

V_1: Rutosid, Chlorogens., Hyperosid, Kaffees.

V_2: Frauenmantelkraut

Forsythiafrüchte

Schicht

DC-Alufolie Kieselgel 60 F_{254} Merck Artikel Nr. 1.05549

DC-Bedingungen

- Mikro-DC, Kammersättigung
- Laufstrecke 6 cm
- Laufzeit etwa 15 Minuten

Fließmittel

In ein trockenes Reagenzglas werden folgende Lösungsmittelmengen einpipettiert und sorgfältig gemischt:

- 7,2 ml Ethylacetat
- 0,7 ml Ameisensäure
- 0,7 ml Essigsäure 100%
- 1,4 ml Wasser

Untersuchungslösung

0,5 g gepulverte Droge (Sieb 500) werden mit 5 ml Methanol in einem Reagenzglas 5 Minuten lang unter ständigem Umrühren im Wasserbad erhitzt. Anschließend wird in ein Zentrifugenglas filtriert.

Vergleichslösung

V_1: 2 mg Rutosid, 1 mg Chlorogensäure, 2 mg Hyperosid und 1 mg Kaffeesäure werden zusammen in 10 ml Methanol gelöst.

V_2: Aus authentischen Forsythiafrüchten (Lian qiao, Forsythia suspenda) hergestellte Vergleichslösung nach Vorschrift »Untersuchungslösung«.

Auftrageart und -menge

Auf die DC-Folie werden je 2mal 1 µl der Untersuchungslösung und der Vergleichslösungen punktförmig aufgetragen.

Nachweis

Die DC-Folie wird unter dem Abzug mit einem Heißluftfön getrocknet und die noch warme Folie mit einer 1%igen Lösung (m/V) von Diphenylboryloxyethylamin in Ethanol reichlich besprüht. Nach erneutem Trocknen wird mit einer 5%igen Lösung (V/V) von Macrogol 400 in Ethanol besprüht und die DC-Folie zur Farbintensivierung mit heißer Luft gefönt. Die Auswertung erfolgt im UV-Licht bei 365 nm.

Auswertung

Das Chromatogramm der Vergleichslösung 1 zeigt im UV-Licht bei 365 nm mit steigenden Rf-Werten die Zonen von Rutosid, Chlorogensäure, Hyperosid und Kaffeesäure. Rutosid und Hyperosid fluoreszieren orange; Chlorogensäure und Kaffeesäure fluoreszieren hellblau.

Das Chromatogramm der Vergleichslösung 2 (Forsythiafrüchte) zeigt als charakteristische Merkmale die orange fluoreszierende Rutosid-Zone sowie direkt darüber und auf Höhe des Hyperosid-Vergleichs je eine intensiv blau fluoreszierende Zone.
Eine schwach violett fluoreszierende Zone befindet sich im Bereich des Kaffeesäure-Vergleichs und eine rot fluoreszierende Chlorophyllzone im Bereich der Front.

Das Chromatogramm der Untersuchungslösung muss dem Chromatogramm der Vergleichslösung 2 in seinen charakteristischen Zonen entsprechen.

Dokumentation

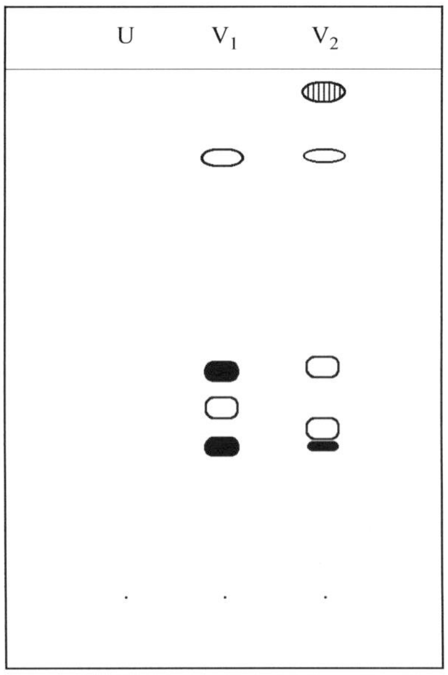

U: Untersuchungslösung

V_1: Rutosid, Chlorogens., Hyperosid, Kaffees.

V_2: Forsythiafrüchte

Fumarsäureester und ihre Salze

Untersuchungssubstanzen
Fumarsäurediethylester, Fumarsäuredimethylester, Fumarsäuremonoethylester, Ethylhydrogenfumarat-Calcium, Ethylhydrogenfumarat-Magnesium, Ethylhydrogenfumarat-Zink

Schicht
DC-Alufolie Kieselgel 60 F_{254} Merck Artikel Nr. 1.05549

DC-Bedingungen
- Mikro-DC, Kammersättigung
- Laufstrecke 6 cm
- Laufzeit etwa 8 Minuten

Fließmittel
In ein trockenes Reagenzglas werden folgende Lösungsmittelmengen einpipettiert und sorgfältig gemischt:

- 5,5 ml Toluol
- 4,0 ml Ethylacetat
- 0,5 ml Essigsäure 100%

Untersuchungslösungen
10 mg Untersuchungssubstanz werden in 1 ml Wasser gelöst. Die Lösung wird mit 1 ml Aceton gemischt.

Auftragsart und -menge
Auf die DC-Folie werden je 1 µl der Untersuchungslösungen punktförmig aufgetragen.

Nachweis
1. Die DC-Folie wird unter dem Abzug durch Fönen getrocknet und im UV-Licht bei 254 nm ausgewertet.
2. Die DC-Folie wird mit 1%iger schwefelsaurer Kaliumpermanganat-Lösung besprüht.

Auswertung
Im UV-Licht bei 254 nm Wellenlänge zeigt das Chromatogramm mit steigenden Rf-Werten die fluoreszenzmindernden Zonen von Fumarsäuremonoethylester, Fumarsäuredimethylester und Fumarsäurediethylester.

Nach Besprühen mit schwefelsaurer Kaliumpermanganat-Lösung sind die Fumarsäureester als gelbe Zonen auf violettem Untergrund sichtbar.

Dokumentation

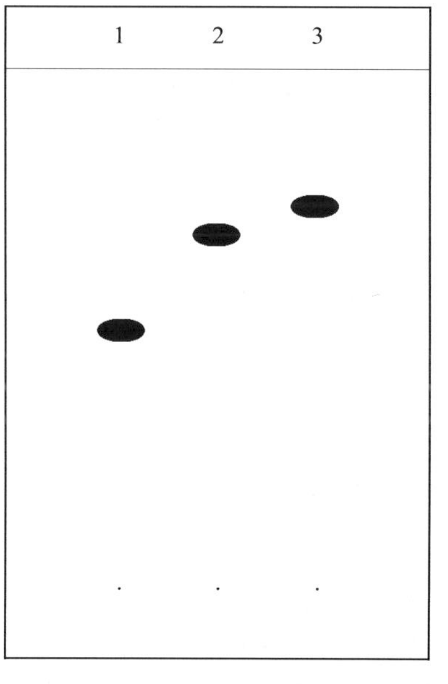

1: Fumarsäuremonoethylester bzw. Ethylhydrogenfumarat-Salze
2: Fumarsäuredimethylester
3: Fumarsäurediethylester

Gänseblümchen

Schicht

DC-Alufolie Kieselgel 60 F_{254} Merck Artikel Nr. 1.05549

DC-Bedingungen

- Mikro-DC, Kammersättigung
- Laufstrecke 6 cm
- Laufzeit etwa 12 Minuten

Fließmittel

In ein trockenes Reagenzglas werden folgende Lösungsmittelmengen einpipettiert und sorgfältig gemischt:

- 7,8 ml Ethylacetat
- 0,6 ml Ameisensäure
- 0,6 ml Essigsäure
- 1,0 ml Wasser

Untersuchungslösung

0,5 g gepulverte Droge (Sieb 500) werden mit 5 ml Methanol in einem Reagenzglas 5 Minuten lang unter ständigem Umrühren im Wasserbad erhitzt. Anschließend wird in ein Zentrifugenglas filtriert.

Vergleichslösungen

V_1: 2 mg Rutosid, 1 mg Chlorogensäure, 2 mg Hyperosid und 1 mg Kaffeesäure werden zusammen in 10 ml Methanol gelöst.

V_2: Aus authentischen Gänseblümchen (Bellis perennis) hergestellte Vergleichslösung nach Vorschrift »Untersuchungslösung«.

Auftrageart und -menge

Auf die DC-Folie werden je 2mal 1 µl der Untersuchungslösung und der Vergleichslösungen punktförmig aufgetragen.

Nachweis

Die DC-Folie wird unter dem Abzug mit einem Heißluftfön getrocknet und die noch warme Folie mit einer 1%igen Lösung (m/V) von Diphenylboryloxyethylamin in Ethanol reichlich besprüht. Nach erneutem Trocknen wird mit einer 5%igen Lösung (V/V) von Macrogol 400 in Ethanol besprüht und die DC-Folie zur Farbintensivierung mit heißer Luft geföhnt. Die Auswertung erfolgt im UV-Licht bei 365 nm.

Auswertung

Das Chromatogramm der Vergleichslösung 1 zeigt im UV-Licht bei 365 nm mit steigenden Rf-Werten die Zonen von Rutosid, Chlorogensäure, Hyperosid und Kaffeesäure. Rutosid und Hyperosid fluoreszieren orange; Chlorogensäure und Kaffeesäure fluoreszieren hellblau.

Das Chromatogramm der Untersuchungslösung muss wie das Chromatogramm der Vergleichslösung 2 (Gänseblümchen) mit steigenden Rf-Werten im UV-Licht bei 365 nm folgende fluoreszierende Zonen zeigen: eine schwach orangefarbene Zone auf der Höhe des Rutosid-Vergleichs, darüber eine intensiv hellblaue Zone, eine orangefarbene und eine gelbgrüne Zone knapp oberhalb des Hyperosid-Vergleichs, darüber eine schwach orangefarbene und eine intensiv hellblaue Zone, eine blaue Zone auf der Höhe des Kaffeesäure-Vergleichs, darüber eine schmale orangefarbene und eine größere gelbgrüne Zone sowie die rote Chlorophyll-Zone.

Dokumentation

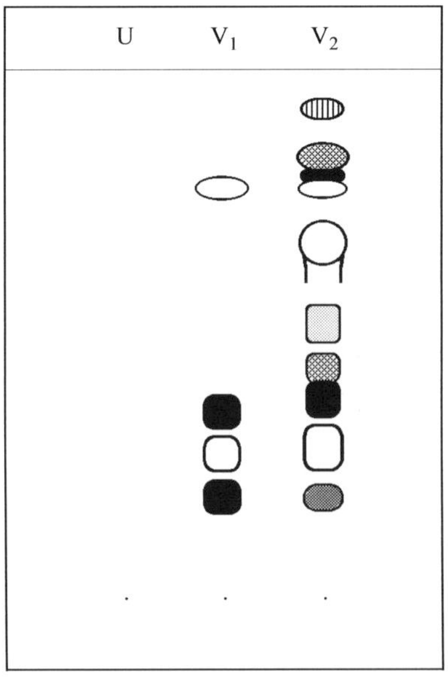

U: Untersuchungslösung

V_1: Rutosid, Chlorogens., Hyperosid, Kaffees.

V_2: Gänseblümchen

Gänsefingerkraut

Schicht

DC-Alufolie Kieselgel 60 F_{254} Merck Artikel Nr. 1.05549

DC-Bedingungen

- Mikro-DC, Kammersättigung
- Laufstrecke 6 cm
- Laufzeit etwa 15 Minuten

Fließmittel

In ein trockenes Reagenzglas werden folgende Lösungsmittelmengen einpipettiert und sorgfältig gemischt:

- 7,2 ml Ethylacetat
- 0,7 ml Ameisensäure
- 0,7 ml Essigsäure 100%
- 1,4 ml Wasser

Untersuchungslösung

1,0 g gepulverte Droge wird mit 8 ml Methanol in einem Reagenzglas etwa 5 Minuten lang unter ständigem Umrühren im Wasserbad erhitzt. Anschließend wird in ein Zentrifugenglas filtriert.

Vergleichslösungen

V_1: 2 mg Rutosid, 1 mg Chlorogensäure, 2 mg Hyperosid und 1 mg Kaffeesäure werden zusammen in 10 ml Methanol gelöst.

V_2: Aus authentischem Gänsefingerkraut (Potentilla anserina) hergestellte Vergleichslösung nach Vorschrift »Untersuchungslösung«.

Auftrageart und -menge

Auf die DC-Folie werden 2mal 1 µl der Vergleichslösung 1 und je 4mal 1 µl der Untersuchungslösung und der Vergleichslösung 2 punktförmig aufgetragen.

Nachweis

Die DC-Folie wird unter dem Abzug mit einem Heißluftfön getrocknet und die noch warme Folie mit einer 1%igen Lösung (m/V) von Diphenylboryloxyethylamin in Ethanol reichlich besprüht. Nach erneutem Trocknen wird mit einer 5%igen Lösung (V/V) von Macrogol 400 in Ethanol besprüht und die DC-Folie zur Farbintensivierung mit heißer Luft gefönt. Die Auswertung erfolgt im UV-Licht bei 365 nm.

Auswertung

Das Chromatogramm der Vergleichslösung 1 zeigt im UV-Licht bei 365 nm mit steigenden Rf-Werten die Zonen von Rutosid, Chlorogensäure, Hyperosid und Kaffeesäure. Rutosid und Hyperosid fluoreszieren orange; Chlorogensäure und Kaffeesäure fluoreszieren hellblau.

Das Chromatogramm der Vergleichslösung 2 (Gänsefingerkraut) zeigt orange, grüngelb, blau und rot fluoreszierende Zonen. Die intensivste orange fluoreszierende Zone liegt knapp oberhalb des Chlorogensäure-Vergleichs. Die meisten Zonen fluoreszieren relativ schwach.

Das Chromatogramm der Untersuchungslösung muss dem Chromatogramm der Vergleichslösung 2 in seinem charakteristischen Fleckmuster entsprechen.

Dokumentation

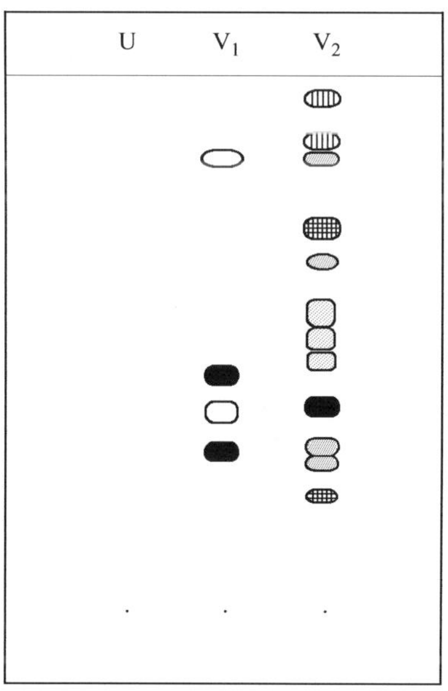

U: Untersuchungslösung

V_1: Rutosid, Chlorogens., Hyperosid, Kaffees.

V_2: Gänsefingerkraut

Galgant

Schicht

DC-Alufolie Kieselgel 60 F_{254} Merck Artikel Nr. 1.05549

DC-Bedingungen

- Mikro-DC, Kammersättigung
- Laufstrecke 2mal 6 cm, Zwischentrocknung durch Fönen
- Laufzeit 2mal etwa 7 Minuten

Fließmittel

In ein trockenes Reagenzglas werden folgende Lösungsmittelmengen einpipettiert und sorgfältig gemischt:

- 9,5 ml Toluol
- 0,5 ml Methanol

Untersuchungslösung

1,0 g gepulverte Droge (Sieb 500) werden 2 bis 3 Minuten lang in einem Reagenzglas mit 5 ml Toluol geschüttelt. Anschließend wird in ein Zentrifugenglas filtriert.

Vergleichslösungen

V_1: 10 µl Cineol werden in 10 ml Toluol gelöst.

V_2: Aus authentischem Galgant (Alpinia officinarum) hergestellte Vergleichslösung nach Vorschrift »Untersuchungslösung«.

Auftrageart und -menge

Auf die DC-Folie werden je 2mal 1 µl der Untersuchungslösung und der Vergleichslösungen punktförmig aufgetragen.

Nachweis

Die DC-Folie wird unter dem Abzug durch Fönen getrocknet und dann reichlich mit Anisaldehyd-Reagenz R besprüht. Nach erneutem Trocknen wird auf einer Heizplatte bei etwa 100 °C solange erhitzt, bis sich alle Flecken farblich gut entwickelt haben.

Auswertung

Das Chromatogramm der Vergleichslösung 1 zeigt nach chemischer Detektion im oberen Drittel die violette Zone des Cineols.

Im Chromatogramm der Vergleichslösung 2 (Galgant) ist die violette Cineol-Zone ebenfalls vorhanden. Sehr charakteristisch ist ein Muster aus unterschiedlich gefärbten Flecken in der unteren Hälfte des Chromatogramms. In der Mitte dieses Fleckmusters befindet sich ein gelber Fleck, der oben von einer blauen und unten von einer violetten Zone eingerahmt wird.

Das Chromatogramm der Untersuchungslösung muss dem Chromatogramm der Vergleichslösung 2 in seinen charakteristischen Zonen entsprechen.

Dokumentation

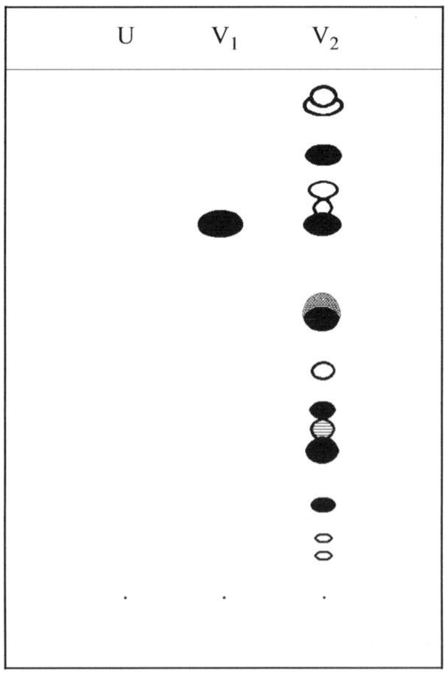

U: Untersuchungslösung

V_1: Cineol

V_2: Galgant

Gallensäuren

Untersuchungssubstanzen

Chenodeoxycholsäure, Cholsäure, Desoxycholsäure, Dehydrocholsäure, Lithocholsäure, Glykocholsäure, Taurocholsäure

Schicht

DC-Alufolie Kieselgel 60 F_{254} Merck Artikel Nr. 1.05549

DC-Bedingungen

- Mikro-DC, Kammersättigung
- **Konjugierte Gallensäuren:**
  Laufstrecke 6 cm,
  Laufzeit etwa 45 Minuten
- **Freie Gallensäuren:**
  Laufstrecke 2mal 6 cm,
  Zwischentrocknung durch Fönen,
  Laufzeit 2mal etwa 8 Minuten

Fließmittel

In ein trockenes Reagenzglas werden folgende Lösungsmittelmengen einpipettiert und sorgfältig gemischt:

Fließmittel I für konjugierte Gallensäuren

- 10,0 ml 1-Butanol
- 1,0 ml Essigsäure 100%
- 1,0 ml Wasser

Fließmittel II für freie Gallensäuren

- 8,0 ml Toluol
- 2,0 ml Essigsäure 100%

Untersuchungslösungen

10 mg Untersuchungssubstanz werden in 5 ml Methanol gelöst.

Fertigarzneimittel werden pulverisiert und mit der entsprechenden Menge Methanol suspendiert.

Auftrageart und -menge

Auf die DC-Folie werden je 1 µl der Untersuchungslösungen punktförmig aufgetragen.

Nachweis

Die DC-Folie wird unter dem Abzug durch Fönen getrocknet, mit Anisaldehyd-Reagenz R besprüht und anschließend auf einer Heizplatte bei etwa 100 °C vorsichtig erhitzt, bis sich alle Flecke farblich gut entwickelt haben.

Dokumentation

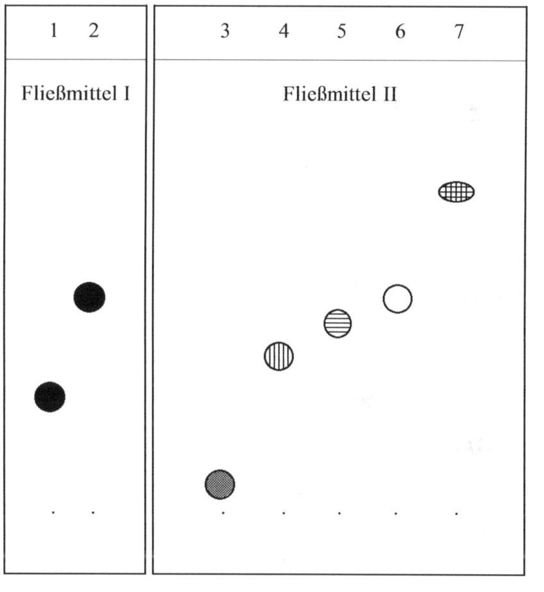

Auswertung

Nach Besprühen mit Anisaldehyd-Reagenz und Erhitzen zeigen die Flecke der Gallensäuren folgende Färbungen:

1 Taurocholsäure: Blaufärbung
2 Glykocholsäure: Blaufärbung
3 Cholsäure: Graufärbung
4 Chenodeoxycholsäure: Blauviolettfärbung
5 Desoxycholsäure: Braunviolettfärbung
6 Dehydrocholsäure: Gelborangefärbung
7 Lithocholsäure: Rotviolettfärbung

Geißrautenkraut

Schicht

DC-Alufolie Kieselgel 60 F_{254} Merck Artikel Nr. 1.05549

DC-Bedingungen

- Mikro-DC, Kammersättigung
- Laufstrecke 6 cm
- Laufzeit etwa 15 Minuten

Fließmittel

In ein trockenes Reagenzglas werden folgende Lösungsmittelmengen einpipettiert und sorgfältig gemischt:

- 7,2 ml Ethylacetat
- 0,7 ml Ameisensäure
- 0,7 ml Essigsäure
- 1,4 ml Wasser

Untersuchungslösung

1,0 g gepulverte Droge (Sieb 500) wird mit 5 ml Methanol in einem Reagenzglas 5 Minuten lang unter ständigem Umrühren im Wasserbad erhitzt. Anschließend wird in ein Zentrifugenglas filtriert.

Vergleichslösungen

V_1: 2 mg Rutosid, 1 mg Chlorogensäure, 2 mg Hyperosid und 1 mg Kaffeesäure werden zusammen in 10 ml Methanol gelöst.

V_2: Aus authentischem Geißrautenkraut (Galega officinalis) hergestellte Vergleichslösung nach Vorschrift »Untersuchungslösung«.

Auftrageart und -menge

Auf die DC-Folie werden je 2mal 1 µl der Untersuchungslösung und der Vergleichslösungen punktförmig aufgetragen.

Nachweis

Die DC-Folie wird unter dem Abzug mit einem Heißluftfön getrocknet und die noch warme Folie mit einer 1%igen Lösung (m/V) von Diphenylboryloxyethylamin in Ethanol reichlich besprüht. Nach erneutem Trocknen wird mit einer 5%igen Lösung (V/V) von Macrogol 400 in Ethanol besprüht und die DC-Folie zur Farbintensivierung mit heißer Luft geföhnt. Die Auswertung erfolgt im UV-Licht bei 365 nm.

Auswertung

Das Chromatogramm der Vergleichslösung 1 zeigt im UV-Licht bei 365 nm mit steigenden Rf-Werten die Zonen von Rutosid, Chlorogensäure, Hyperosid und Kaffeesäure. Rutosid und Hyperosid fluoreszieren orange; Chlorogensäure und Kaffeesäure fluoreszieren hellblau.

Das Chromatogramm der Untersuchungslösung muss wie das Chromatogramm der Vergleichslösung 2 (Geißrautenkraut) folgende charakteristische Zonen zeigen: auf Höhe des Rutosid-Vergleichs eine Doppelzone, die oben grüngelb und unten orange fluoresziert, ebenso fluoreszierende Doppelzonen zwischen Startpunkt und Rutosid-Vergleich sowie zwischen Hyperosid- und Kaffeesäure-Vergleich.
Weitere blau und orange fluoreszierende Zonen sind im Bereich des Hyperosid-Vergleichs vorhanden, ebenso die intensiv rot fluoreszierenden Chlorophyll-Zonen zwischen Kaffesäure-Vergleich und der Fließmittelfront.

Dokumentation

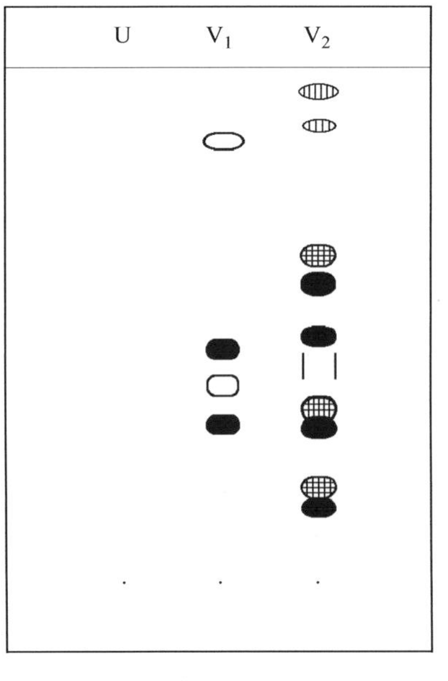

U: Untersuchungslösung
V_1: Rutosid, Chlorogens., Hyperosid, Kaffees.
V_2: Geißrautenkraut

Javanische Gelbwurz

Schicht

DC-Alufolie Kieselgel 60 F_{254} Merck Artikel Nr. 1.05549

DC-Bedingungen

- Mikro-DC, Kammersättigung
- Laufstrecke 2mal 6 cm, Zwischentrocknung durch Fönen
- Laufzeit 2mal etwa 8 Minuten

Fließmittel

In ein trockenes Reagenzglas werden folgende Lösungsmittelmengen einpipettiert und sorgfältig gemischt:

- 9,4 ml Dichlormethan
- 0,5 ml Ethanol 96% (V/V)
- 0,1 ml Essigsäure 100%

Untersuchungslösung

0,5 g gepulverte Droge (Sieb 500) werden in einem Reagenzglas 5 Minuten lang mit 5 ml Methanol geschüttelt. Anschließend wird in ein Zentrifugenglas filtriert.

Vergleichslösungen

V_1: 5 mg Thymol werden in 5 ml Methanol gelöst.

V_2: Aus authentischer Javanischer Gelbwurz (Curcuma xanthorrhiza) hergestellte Vergleichslösung nach Vorschrift »Untersuchungslösung«.

Auftrageart und -menge

Auf die DC-Folie werden je 1 µl der Untersuchungslösung und der Vergleichslösungen punktförmig aufgetragen.

Nachweis

Die DC-Folie wird unter dem Abzug durch Fönen mit heißer Luft getrocknet, dann mit Dichlorchinonchlorimid-Lösung RN besprüht, erneut getrocknet und anschließend in eine Kammer mit Ammoniak-Dämpfen gestellt.

Auswertung

Nach Bedampfen mit Ammoniak-Dämpfen aus Ammoniak-Lösung 25% erscheint im Chromatogramm der Vergleichslösung 1 die violett gefärbte Zone des Thymols.

Etwa in gleicher Höhe tritt im Chromatogramm der Vergleichslösung 2 (Javanische Gelbwurz) die blau gefärbte Zone des Xanthorrhizols intensiv und dauerhaft hervor. Darunter befinden sich die zwei braun gefärbten Zonen der Curcumafarbstoffe.

Das Chromatogramm der Untersuchungslösung muss dem Chromatogramm der Vergleichslösung 2 in seinen charakteristischen Zonen entsprechen. Unterhalb der zwei braun gefärbten Zonen der Curcumafarbstoffe darf keine zusätzliche, grünbraun gefärbte Zone auftreten.

Dokumentation

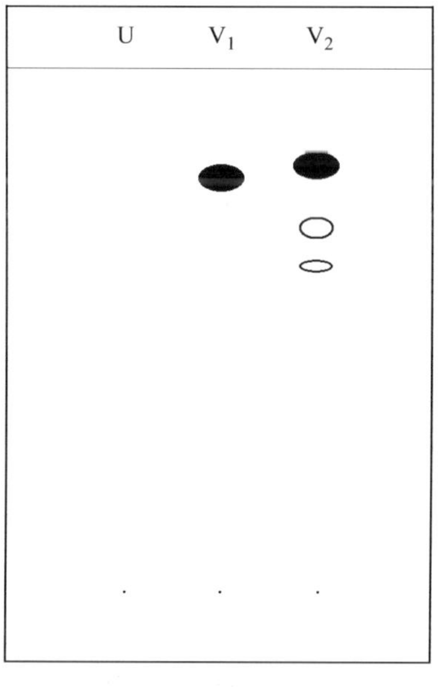

U: Untersuchungslösung
V_1: Thymol
V_2: Javanische Gelbwurz

Kanadische Gelbwurz (Hydrastiswurzelstock)

Schicht

DC-Alufolie Kieselgel 60 F_{254} Merck Artikel Nr. 1.05549

DC-Bedingungen

- Mikro-DC, Kammersättigung
- Laufstrecke 6 cm
- Laufzeit etwa 12 Minuten

Fließmittel

In ein trockenes Reagenzglas werden folgende Lösungsmittelmengen einpipettiert und sorgfältig gemischt:

- 8,0 ml Ethylacetat
- 1,0 ml Ameisensäure
- 1,0 ml Wasser

Untersuchungslösung

0,5 g gepulverte Droge (Sieb 500) werden in einem Reagenzglas mit 5 ml Methanol und 2 Tropfen Ammoniak-Lösung 25% (m/m) versetzt. 2 bis 3 Minuten lang wird intensiv geschüttelt und anschließend in ein Zentrifugenglas filtriert.

Vergleichslösungen

V_1: 5 mg Berberinchlorid werden in 5 ml Methanol gelöst.

V_2: Aus authentischer Kanadischer Gelbwurz (Hydrastis canadensis) hergestellte Vergleichslösung nach Vorschrift »Untersuchungslösung«.

Auftrageart und -menge

Auf die DC-Folie werden je 1 µl der Untersuchungslösung und der Vergleichslösungen punktförmig aufgetragen.

Nachweis

Die DC-Folie wird unter dem Abzug durch Fönen getrocknet und im UV-Licht bei 365 nm ausgewertet.

Anschließend wird die DC-Folie mit Iodplatin-Reagenz R besprüht.

Auswertung

Das Chromatogramm der Vergleichslösung 1 zeigt etwas unterhalb der Mitte die gelbe Zone des Berberins, die im UV-Licht bei 365 nm intensiv zitronengelb fluoresziert.

Im Chromatogramm der Untersuchungslösung muss wie im Chromatogramm der Vergleichslösung 2 (Kanadische Gelbwurz) die intensive Berberin-Zone vorhanden sein. Durch Besprühen mit Iodplatin-Reagenz färbt sich die Berberin-Zone braun. Etwas darunter erscheint zusätzlich eine violett gefärbte Zone.

Dokumentation

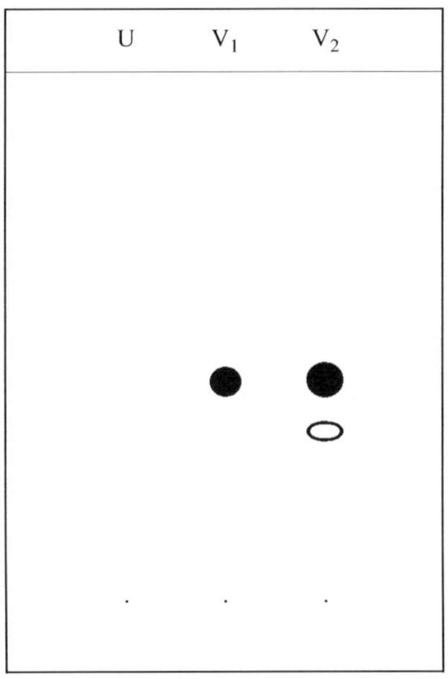

U: Untersuchungslösung
V_1: Berberinchlorid
V_2: Kanadische Gelbwurz

Gentamicinsulfat

Schicht

DC-Alufolie Kieselgel 60 F_{254} Merck Artikel Nr. 1.05549

DC-Bedingungen

- Mikro-DC, Kammersättigung
- Laufstrecke 2mal 6 cm, Zwischentrocknung durch Fönen
- Laufzeit 2mal etwa 8 Minuten

Fließmittel

In einen Scheidetrichter werden folgende Lösungsmittelmengen einpipettiert und sorgfältig geschüttelt:

- 20,0 ml Dichlormethan
- 20,0 ml Methanol
- 20,0 ml Ammoniak-Lösung 25% (m/m)

Nach Phasentrennung wird die untere Phase abgelassen und hiervon 10 ml als Fließmittel verwendet.

Untersuchungslösung

25 mg Untersuchungssubstanz werden in 2 ml Wasser gelöst und mit 1 ml Methanol versetzt.

Vergleichslösung

Die Vergleichslösung wird mit authentischer Vergleichssubstanz wie die Untersuchungslösung hergestellt.

Auftrageart und -menge

Auf die DC-Folie werden je 2mal 1 µl der Untersuchungslösung und der Vergleichslösung punktförmig aufgetragen.

Nachweis

Die DC-Folie wird unter dem Abzug durch Fönen mit heißer Luft getrocknet, mit Ninhydrin-Reagenz besprüht und nach erneutem Trocknen auf einer Heizplatte bei etwa 100 °C bis zum Erscheinen farbiger Flecke erhitzt.

Auswertung

Das Chromatogramm der Vergleichslösung zeigt nach dem Ansprühen mit Ninhydrin-Reagenz und Erhitzen drei Hauptflecke. Die beiden oberen sind blauviolett und der darunterliegende ist braunviolett gefärbt. Weiter unterhalb können schwächer gefärbte Nebenflecke auftreten.

Das Chromatogramm der Untersuchungslösung muss dem Chromatogramm der Vergleichslösung in seinen drei Hauptflecken entsprechen.

Dokumentation

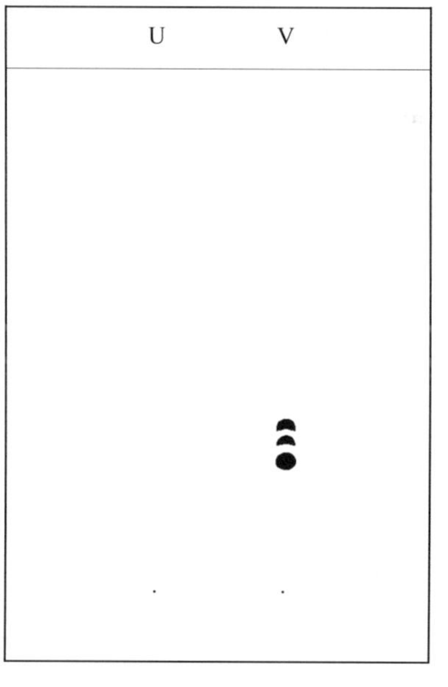

U: Untersuchungslösung
V: Gentamicinsulfat

Geraniumöl, echtes

Schicht

DC-Alufolie Kieselgel 60 F_{254} Merck Artikel Nr. 1.05549

DC-Bedingungen

- Mikro-DC, Kammersättigung
- Laufstrecke 6 cm
- Laufzeit etwa 8 Minuten

Fließmittel

In ein trockenes Reagenzglas werden folgende Lösungsmittelmengen einpipettiert und sorgfältig gemischt:

- 9,3 ml Toluol
- 0,7 ml Ethylacetat

Untersuchungslösung

2 Tropfen des zu untersuchenden Öls werden in 2 ml Toluol gelöst.

Vergleichslösungen

V_1: 20 µl Geraniol und 10 µl Citral werden zusammen in 10 ml Toluol gelöst.

V_2: Aus authentischem Geraniumöl (gewonnen von Pelargonium graveolens) hergestellte Vergleichslösung nach Vorschrift »Untersuchungslösung«.

Auftrageart und -menge

Auf die DC-Folie werden je 1 µl der Untersuchungslösung und der Vergleichslösungen punktförmig aufgetragen.

Nachweis

1. Die DC-Folie wird unter dem Abzug durch Fönen getrocknet und im UV-Licht bei 254 nm ausgewertet.
2. Die DC-Folie wird reichlich mit Anisaldehyd-Reagenz R besprüht und anschließend nach erneutem Trocknen solange auf einer Heizplatte bei etwa 100 °C vorsichtig erhitzt, bis sich alle Zonen farblich gut entwickelt haben.

Auswertung

Das Chromatogramm der Vergleichslösung 1 zeigt im UV-Licht bei 254 nm im mittleren Rf-Bereich die fluoreszenzmindernde Zone des Citrals. Nach Besprühen mit Anisaldehyd-Reagenz und Erhitzen sind etwas oberhalb des Starts die blauviolette Zone des Geraniols und darüber die grauviolette Zone des Citrals sichtbar.

Im Chromatogramm der Vergleichslösung 2 (Geraniumöl) sind Geraniol und Citral ebenfalls vorhanden, wobei Geraniol die Hauptzone ist. Weitere, unterschiedlich violett gefärbte Zonen sind vorhanden.

Das Chromatogramm der Untersuchungslösung muss dem Chromatogramm der Vergleichslösung 2 in seinen charakteristischen Zonen entsprechen.

Dokumentation

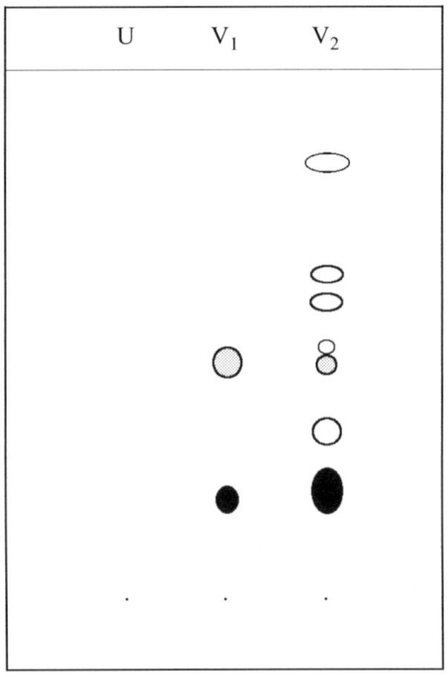

U: Untersuchungslösung

V_1: Geraniol, Citral

V_2: Geraniumöl

Gewürznelken

Schicht

DC-Alufolie Kieselgel 60 F_{254} Merck Artikel Nr. 1.05549

DC-Bedingungen

- Mikro-DC, Kammersättigung
- Laufstrecke 3mal 6 cm, Zwischentrocknung durch Fönen
- Laufzeit 3mal etwa 7 Minuten

Fließmittel

- 10 ml Toluol

Untersuchungslösung

0,5 g gepulverte Droge (Sieb 500) werden mit 5 ml Dichlormethan in einem Reagenzglas mit Stopfen etwa 5 Minuten lang unter Schütteln extrahiert. Anschließend wird in ein Zentrifugenglas filtriert.

Vergleichslösungen

V_1: 25 µl Eugenol und 10 µl Acetyleugenol werden zusammen in 5 ml Toluol gelöst.

V_2: Aus authentischen Gewürznelken (Syzygium aromaticum) hergestellte Vergleichslösung nach Vorschrift »Untersuchungslösung«.

Auftrageart und -menge

Auf die DC-Folie werden je 1 µl der Untersuchungslösung und der Vergleichslösungen punktförmig aufgetragen.

Nachweis

1. Die DC-Folie wird unter dem Abzug durch Fönen getrocknet, und im UV-Licht bei 254 nm werden die fluoreszenzmindernden Zonen gekennzeichnet.
2. Die DC-Folie wird reichlich mit Anisaldehyd-Reagenz R besprüht und anschließend nach erneutem Trocknen solange auf einer Heizplatte bei etwa 100 °C vorsichtig erhitzt, bis sich alle Zonen farblich gut entwickelt haben.

Auswertung

Das Chromatogramm der Vergleichslösung 1 zeigt im UV-Licht bei 254 nm mit steigenden Rf-Werten die fluoreszenzmindernden Zonen von Acetyleugenol und Eugenol, die sich nach Besprühen mit Anisaldehyd-Reagenz und Erhitzen grauviolett färben.

Im Chromatogramm der Vergleichslösung 2 (Gewürznelken) sind im UV-Licht bei 254 nm die Eugenol-Zone und darunter die kleinere Zone des Acetyleugenols sichtbar.
Nach Besprühen mit Anisaldehyd-Reagenz und Erhitzen sind beide Zonen grauviolett gefärbt, wobei die Acetyleugenol-Zone eine rotviolette Zone (Caryophyllenepoxid) zum Teil überdeckt. Im Bereich der Fließmittelfront ist die rotviolette Zone des Caryophyllens sichtbar.

Das Chromatogramm der Untersuchungslösung muss dem Chromatogramm der Vergleichslösung 2 in seinen charakteristischen Zonen entsprechen.

Dokumentation

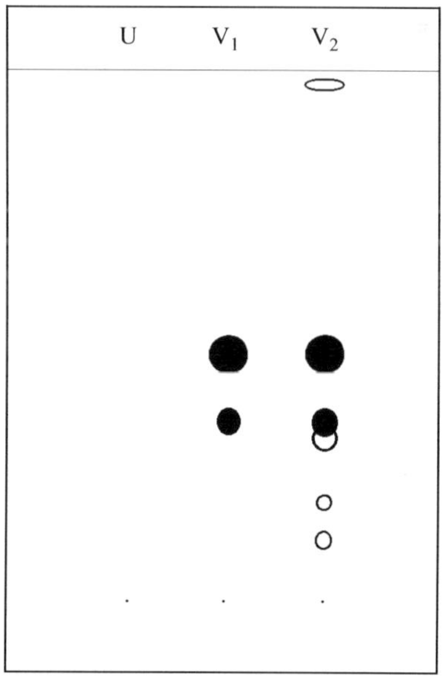

U: Untersuchungslösung
V_1: Acetyleugenol, Eugenol
V_2: Gewürznelken

Ginkgoblätter

Schicht

DC-Alufolie Kieselgel 60 F_{254} Merck Artikel Nr. 1.05549

DC-Bedingungen

- Mikro-DC, Kammersättigung
- Laufstrecke 6 cm
- Laufzeit etwa 13 Minuten

Fließmittel

In ein trockenes Reagenzglas werden folgende Lösungsmittelmengen einpipettiert und sorgfältig gemischt:

- 5,0 ml Ethylacetat
- 2,0 ml Ethylmethylketon
- 0,8 ml Ameisensäure
- 1,0 ml Wasser

Untersuchungslösung

1,0 g gepulverte Droge (Sieb 500) wird mit 5 ml Methanol in einem Reagenzglas 5 Minuten lang unter ständigem Umrühren im Wasserbad erhitzt. Anschließend wird in ein Zentrifugenglas filtriert.

Vergleichslösungen

V_1: 2 mg Rutosid, 1 mg Chlorogensäure, 2 mg Hyperosid und 1 mg Kaffeesäure werden zusammen in 10 ml Methanol gelöst.

V_2: Aus authentischen Ginkgoblättern (Ginkgo biloba) hergestellte Vergleichslösung nach Vorschrift »Untersuchungslösung«.

Auftrageart und -menge

Auf die DC-Folie werden je 2mal 1 µl der Untersuchungslösung und der Vergleichslösungen punktförmig aufgetragen.

Nachweis

Die DC-Folie wird unter dem Abzug mit einem Heißluftfön getrocknet und die noch warme Folie mit einer 1%igen Lösung (m/V) von Diphenylboryloxyethylamin in Ethanol reichlich besprüht. Nach erneutem Trocknen wird mit einer 5%igen Lösung (V/V) von Macrogol 400 in Ethanol besprüht und die DC-Folie zur Farbintensivierung intensiv mit heißer Luft geföint. Die Auswertung erfolgt im UV-Licht bei 365 nm.

Auswertung

Das Chromatogramm der Vergleichslösung 1 zeigt im UV-Licht bei 365 nm mit steigenden Rf-Werten die Zonen von Rutosid, Chlorogensäure, Hyperosid und Kaffeesäure. Rutosid und Hyperosid fluoreszieren orange; Chlorogensäure und Kaffeesäure fluoreszieren hellblau.

Das Chromatogramm der Untersuchungslösung muss wie das Chromatogramm von V_2 (Ginkgoblätter) im UV-Licht bei 365 nm mit steigenden Rf-Werten folgende Zonen zeigen: knapp unterhalb des Rutosid-Vergleichs eine orange fluoreszierende Zone, zwischen Rutosid- und Chlorogensäure-Vergleich zwei grün fluoreszierende Zonen, etwa auf der Höhe des Chlorogensäure-Vergleichs eine orange und eine hellblau fluoreszierende Zone, oberhalb des Kaffeesäure-Vergleichs eine gelbgrün fluoreszierende Zone und die rot fluoreszierende Chlorophyll-Zone. Weitere schwächer orange, grün und gelbgrün fluoreszierende Zonen sind vorhanden.

Dokumentation

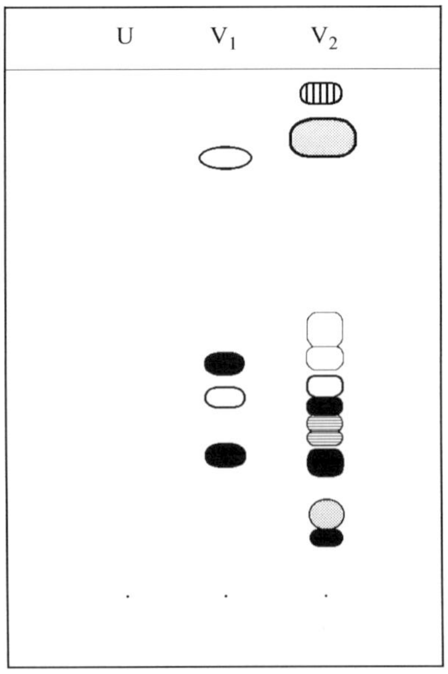

U: Untersuchungslösung

V_1: Rutosid, Chlorogens., Hyperosid, Kaffees.

V_2: Ginkgoblätter

Ginsengwurzel

Schicht

DC-Alufolie Kieselgel 60 F_{254} Merck Artikel Nr. 1.05549

DC-Bedingungen

- Mikro-DC, Kammersättigung
- Laufstrecke 6 cm
- Laufzeit etwa 9 Minuten

Fließmittel

In ein trockenes Reagenzglas werden folgende Lösungsmittelmengen einpipettiert und sorgfältig gemischt:

- 4,5 ml Ethylacetat
- 2,5 ml Methanol
- 1,9 ml Dichlormethan
- 1,1 ml Wasser

Untersuchungslösung

1,0 g gepulverte Droge (Sieb 500) wird in einem Reagenzglas 5 Minuten lang mit 5 ml Methanol im Wasserbad unter ständigem Rühren erhitzt. Nach dem Abkühlen wird in ein Zentrifugenglas filtriert.

Vergleichslösungen

V_1: 5 mg Aescin und 10 mg Arbutin werden zusammen in 5 ml Methanol gelöst.

V_2: Aus authentischer Ginsengwurzel (Panax ginseng) hergestellte Vergleichslösung nach Vorschrift »Untersuchungslösung«.

Auftrageart und -menge

Auf die DC-Folie werden je 1 µl der Untersuchungslösung und der Vergleichslösungen punktförmig aufgetragen.

Nachweis

Die DC-Folie wird unter dem Abzug durch Fönen mit heißer Luft getrocknet, mit Schwefelsäure 10% in Ethanol 96% reichlich besprüht und nach erneutem Trocknen auf einer Heizplatte bei etwa 100 °C bis zum Erscheinen farbiger Zonen erhitzt.

Auswertung

Das Chromatogramm der Vergleichslösung 1 zeigt nach dem Ansprühen mit ethanolischer Schwefelsäure und Erhitzen im unteren Drittel die graue Zone des Aescins und darüber die gelbbraune Zone des Arbutins.

Das Chromatogramm der Untersuchungslösung muss wie das Chromatogramm der Vergleichslösung 2 (Ginsengwurzel) folgende charakteristische Zonen zeigen: zwischen Aescin- und Arbutin-Vergleich drei bis vier violette Zonen, unterhalb des Aescin-Vergleichs vier dicht zusammenliegende violette Zonen ähnlicher Größe.
Etwas oberhalb des Arbutin-Vergleichs (siehe Pfeil) darf keine deutlich violette Zone auftreten (Hinweis auf Panax pseudoginseng).
Im oberen Rf-Bereich sind weitere schwächere Zonen vorhanden.

Dokumentation

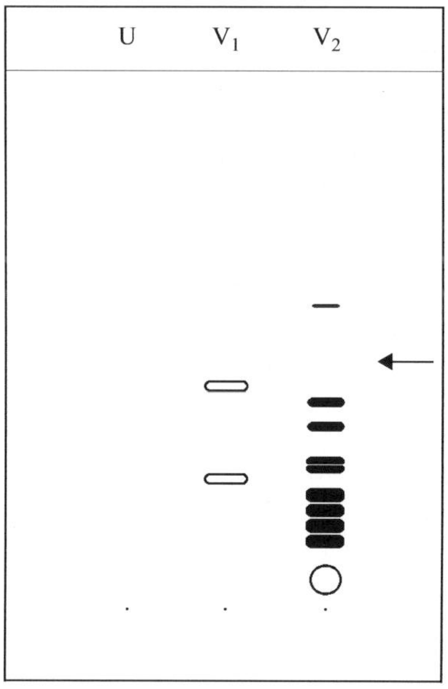

U: Untersuchungslösung
V_1: Aescin, Arbutin
V_2: Ginsengwurzel

Ginsengwurzeltinktur, Ginsengwurzelfluidextrakt

Schicht

DC-Alufolie Kieselgel 60 F_{254} Merck Artikel Nr. 1.05549

DC-Bedingungen

- Mikro-DC, Kammersättigung
- Laufstrecke 6 cm
- Laufzeit etwa 9 Minuten

Fließmittel

In ein trockenes Reagenzglas werden folgende Lösungsmittelmengen einpipettiert und sorgfältig gemischt:

- 4,5 ml Ethylacetat
- 2,5 ml Methanol
- 1,9 ml Dichlormethan
- 1,1 ml Wasser

Untersuchungslösung

Ginsengwurzeltinktur wird direkt zur Chromatographie verwendet.

1 ml Ginsengwurzelfluidextrakt wird mit 2 ml Methanol gemischt und das Gemisch in ein Zentrifugenglas filtriert.

Vergleichslösungen

V_1: 5 mg Aescin und 10 mg Arbutin werden zusammen in 5 ml Methanol gelöst.

V_2: Aus authentischer Ginsengwurzeltinktur bzw. Ginsengwurzelfluidextrakt (gewonnen aus Panax ginseng) hergestellte Vergleichslösung nach Vorschrift »Untersuchungslösung«.

Auftrageart und -menge

Auf die DC-Folie werden je 1 µl der Untersuchungslösung und der Vergleichslösungen punktförmig aufgetragen.

Nachweis

Die DC-Folie wird unter dem Abzug durch Fönen mit heißer Luft getrocknet, mit Schwefelsäure 10% in Ethanol 96% reichlich besprüht und nach erneutem Trocknen auf einer Heizplatte bei etwa 100 °C bis zum Erscheinen farbiger Zonen erhitzt.

Auswertung

Das Chromatogramm der Vergleichslösung 1 zeigt nach dem Ansprühen mit ethanolischer Schwefelsäure und Erhitzen im unteren Drittel die graue Zone des Aescins und darüber die gelbbraune Zone des Arbutins.

Das Chromatogramm der Untersuchungslösung muss wie das Chromatogramm der Vergleichslösung 2 (Ginsengwurzeltinktur bzw. Ginsengwurzelfluidextrakt) folgende charakteristische Zonen zeigen: zwischen Aescin- und Arbutin-Vergleich drei bis vier violette Zonen, unterhalb des Aescin-Vergleichs vier dicht zusammenliegende violette Zonen ähnlicher Größe. Etwas oberhalb des Arbutin-Vergleichs darf keine deutlich violette Zone auftreten (Hinweis auf Panax pseudoginseng).
Im oberen Rf-Bereich sind weitere schwächere Zonen vorhanden.

Dokumentation

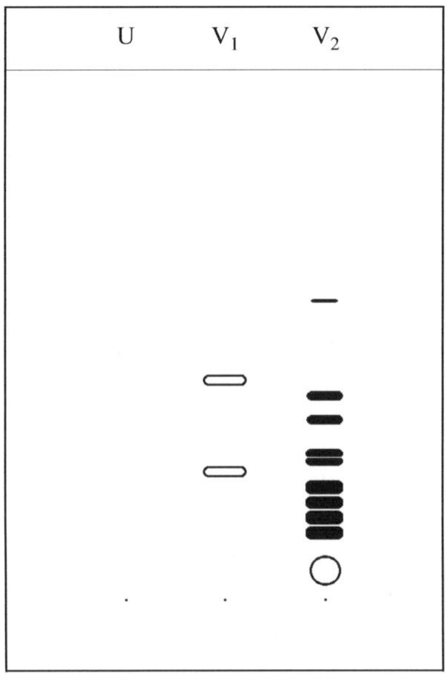

U: Untersuchungslösung
V_1: Aescin, Arbutin
V_2: Ginsengwurzeltinktur bzw. Ginsengwurzelfluidextrakt

Glucocorticoide

Untersuchungssubstanzen

Cortison, Dexamethason, Hydrocortison, Prednisolon, Prednison, Triamcinolon

Schicht

DC-Alufolie Kieselgel 60 F_{254} Merck Artikel Nr. 1.05549

DC-Bedingungen

- Mikro-DC, Kammersättigung
- Laufstrecke 2mal 6 cm, Zwischentrocknung durch Fönen
- Laufzeit 2mal etwa 7 Minuten

Fließmittel

In ein trockenes Reagenzglas werden folgende Lösungsmittelmengen einpipettiert und sorgfältig gemischt:

- 7,5 ml Dichlormethan
- 2,5 ml Aceton

Untersuchungslösungen

2 mg Untersuchungssubstanz werden in 2 ml Methanol gelöst.

Auftrageart und -menge

Auf die DC-Folie werden je 1 µl der Untersuchungslösungen punktförmig aufgetragen.

Nachweis

1. Die DC-Folie wird unter dem Abzug durch Fönen getrocknet und anschließend im UV-Licht bei 254 nm ausgewertet.
2. Die DC-Folie wird mit 5%iger ethanolischer Schwefelsäure besprüht, durch Fönen getrocknet und auf einer Heizplatte bei etwa 120 °C einige Minuten lang erhitzt.

Auswertung

Alle Substanzen zeigen im UV-Licht bei 254 nm Wellenlänge eine Fluoreszenzminderung.

Durch Besprühen mit ethanolischer Schwefelsäure und anschließendes Erhitzen färben sich die meisten Glucocorticoide unterschiedlich braun bis grauviolett.

Dokumentation

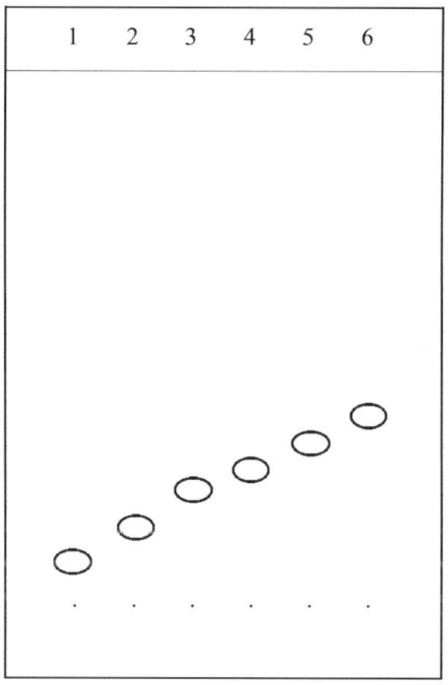

1: Triamcinolon
2: Prednisolon
3: Hydrocortison
4: Dexamethason
5: Prednison
6: Cortison

Glucocorticoidderivate

Untersuchungssubstanzen

Betamethason-17-valerat, Budenosid, Clobetasol-17-propionat, Cortisonacetat, Dexamethasonacetat, Hydrocortisonacetat, Mometasonfuroat, Prednicarbat, Prednisolonacetat, Prednisolondihydrogenphosphat, Prednisonacetat, Triamcinolonacetonid

Schicht

DC-Alufolie Kieselgel 60 F_{254} Merck Artikel Nr. 1.05549

DC-Bedingungen

- Mikro-DC, Kammersättigung
- Laufstrecke 6 cm
- Laufzeit etwa 7 Minuten

Fließmittel

In ein trockenes Reagenzglas werden folgende Lösungsmittelmengen einpipettiert und sorgfältig gemischt:

- 7,5 ml Dichlormethan
- 2,5 ml Aceton

Untersuchungslösungen

2 mg Untersuchungssubstanz werden in 2 ml Methanol gelöst.

Auftrageart und -menge

Auf die DC-Folie werden je 1 µl der Untersuchungslösungen punktförmig aufgetragen.

Nachweis

1. Die DC-Folie wird unter dem Abzug durch Fönen getrocknet und anschließend im UV-Licht bei 254 nm ausgewertet.
2. Die DC-Folie wird mit 5%iger ethanolischer Schwefelsäure besprüht und auf einer Heizplatte bei etwa 120 °C einige Minuten lang erhitzt.

Auswertung

Alle Substanzen zeigen im UV-Licht bei 254 nm Wellenlänge eine Fluoreszenzminderung.
Durch Besprühen mit ethanolischer Schwefelsäure und anschließendes Erhitzen färben sich die meisten Glucocorticoide unterschiedlich braun bis grauviolett.

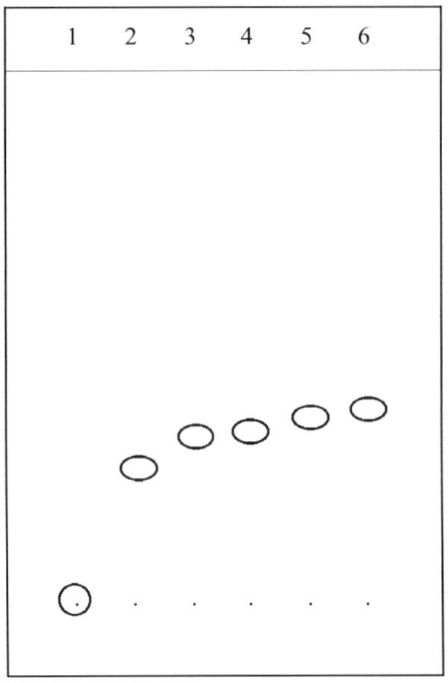

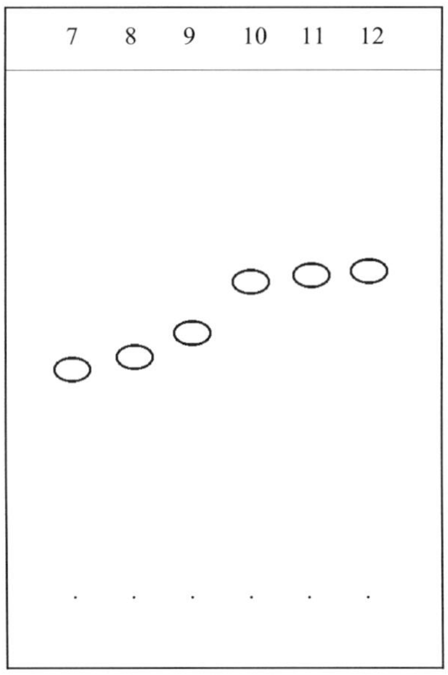

1: Prednisolondihydrogenphosphat
2: Triamcinolonacetonid
3: Prednisolonacetat
4: Budenosid
5: Betamethason-17-valerat
6: Hydrocortisonacetat
7: Prednisonacetat
8: Dexamethasonacetat
9: Cortisonacetat
10: Prednicarbat
11: Mometasonfuroat
12: Clobetasol-17-propionat

Goldrutenkraut

Schicht

DC-Alufolie Kieselgel 60 F_{254} Merck Artikel Nr. 1.05549

DC-Bedingungen

- Mikro-DC, Kammersättigung
- Laufstrecke 6 cm
- Laufzeit etwa 12 Minuten

Fließmittel

In ein trockenes Reagenzglas werden folgende Lösungsmittelmengen einpipettiert und sorgfältig gemischt:

- 7,8 ml Ethylacetat
- 0,6 ml Ameisensäure
- 0,6 ml Essigsäure 100%
- 1,0 ml Wasser

Untersuchungslösung

0,5 g gepulverte Droge (Sieb 500) werden mit 5 ml Methanol in einem Reagenzglas 5 Minuten lang unter ständigem Umrühren im Wasserbad erhitzt. Anschließend wird in ein Zentrifugenglas filtriert.

Vergleichslösungen

V_1: 2 mg Rutosid, 1 mg Chlorogensäure, 2 mg Hyperosid und 1 mg Kaffeesäure werden zusammen in 10 ml Methanol gelöst.

V_2, V_3: Aus authentischem Riesengoldrutenkraut (Solidago gigantea) oder Kanadischem Goldrutenkraut (Solidago canadensis) hergestellte Vergleichslösung nach Vorschrift »Untersuchungslösung«.

Auftrageart und -menge

Auf die DC-Folie werden je 2mal 1 µl der Untersuchungslösung und der Vergleichslösungen punktförmig aufgetragen.

Nachweis

Die DC-Folie wird unter dem Abzug mit einem Heißluftfön getrocknet und die noch warme Folie mit einer 1%igen Lösung (m/V) von Diphenylboryloxyethylamin in Ethanol reichlich besprüht. Nach erneutem Trocknen wird mit einer 5%igen Lösung (V/V) von Macrogol 400 in Ethanol besprüht und die DC-Folie zur Farbintensivierung intensiv mit heißer Luft gefönt. Die Auswertung erfolgt im UV-Licht bei 365 nm.

Auswertung

Das Chromatogramm der Vergleichslösung 1 zeigt im UV-Licht bei 365 nm mit steigenden Rf-Werten die Zonen von Rutosid, Chlorogensäure, Hyperosid und Kaffeesäure. Rutosid und Hyperosid fluoreszieren orange; Chlorogensäure und Kaffeesäure fluoreszieren hellblau.
Im Chromatogramm der Untersuchungslösung müssen wie in den Chromatogrammen von V_2 (Riesengoldrutenkraut) oder V_3 (Kanadisches Goldrutenkraut) die Zonen von Rutosid, Chlorogensäure und Hyperosid vorhanden sein. Während Riesengoldrutenkraut darüber drei weitere orange fluoreszierende Zonen aufweist, von denen die oberste (Quercitrin) besonders intensiv ist, ist für Kanadisches Goldrutenkraut die intensive Rutosid-Zone und direkt darüber eine gelbgrün fluoreszierende Zone charakteristisch.

Dokumentation

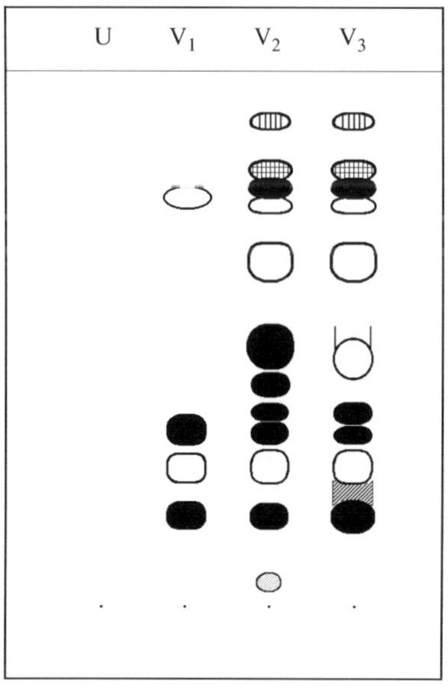

U: Untersuchungslösung
V_1: Rutosid, Chlorogens., Hyperosid, Kaffees.
V_2: Riesengoldrutenkraut
V_3: Kanadisches Goldrutenkraut

Echtes Goldrutenkraut

Schicht

DC-Alufolie Kieselgel 60 F_{254} Merck Artikel Nr. 1.05549

DC-Bedingungen

- Mikro-DC, Kammersättigung
- Laufstrecke 6 cm
- Laufzeit etwa 12 Minuten

Fließmittel

In ein trockenes Reagenzglas werden folgende Lösungsmittelmengen einpipettiert und sorgfältig gemischt:

- 7,8 ml Ethylacetat
- 0,6 ml Ameisensäure
- 0,6 ml Essigsäure 100%
- 1,0 ml Wasser

Untersuchungslösung

0,5 g gepulverte Droge (Sieb 500) werden mit 5 ml Methanol in einem Reagenzglas 5 Minuten lang unter ständigem Umrühren im Wasserbad erhitzt. Anschließend wird in ein Zentrifugenglas filtriert.

Vergleichslösungen

V_1: 2 mg Rutosid, 1 mg Chlorogensäure, 2 mg Hyperosid und 1 mg Kaffeesäure werden zusammen in 10 ml Methanol gelöst.

V_2: Aus authentischem Echtem Goldrutenkraut (Solidago virgaurea) hergestellte Vergleichslösung nach Vorschrift »Untersuchungslösung«.

Auftrageart und -menge

Auf die DC-Folie werden je 2mal 1 µl der Untersuchungslösung und der Vergleichslösungen punktförmig aufgetragen.

Nachweis

Die DC-Folie wird unter dem Abzug mit einem Heißluftfön getrocknet und die noch warme Folie mit einer 1%igen Lösung (m/V) von Diphenylboryloxyethylamin in Ethanol reichlich besprüht. Nach erneutem Trocknen wird mit einer 5%igen Lösung (V/V) von Macrogol 400 in Ethanol besprüht und die DC-Folie zur Farbintensivierung mit heißer Luft gefönt. Die Auswertung erfolgt im UV-Licht bei 365 nm.

Auswertung

Das Chromatogramm der Vergleichslösung 1 zeigt im UV-Licht bei 365 nm mit steigenden Rf-Werten die Zonen von Rutosid, Chlorogensäure, Hyperosid und Kaffeesäure. Rutosid und Hyperosid fluoreszieren orange; Chlorogensäure und Kaffeesäure fluoreszieren hellblau.

Im Chromatogramm der Vergleichslösung 2 (Echtes Goldrutenkraut) sind die Zonen von Rutosid, Chlorogensäure und Hyperosid ebenfalls vorhanden. Im Rf-Bereich zwischen Hyperosid- und Kaffeesäure-Vergleich befinden sich schwächer orange fluoreszierende Zonen sowie zwei hellblau fluoreszierende Zonen. Weitere fluoreszierende Zonen befinden sich im oberen Rf-Bereich.

Das Chromatogramm der Untersuchungslösung muss dem Chromatogramm der Vergleichslösung 2 in seinem charakteristischen Fleckmuster entsprechen.

Dokumentation

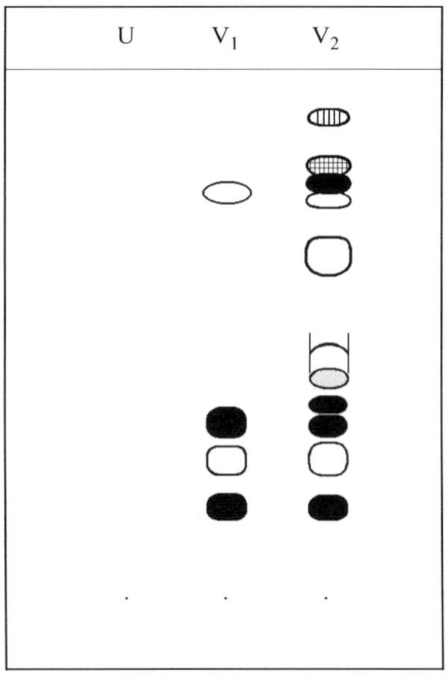

U: Untersuchungslösung

V_1: Rutosid, Chlorogens., Hyperosid, Kaffees.

V_2: Echtes Goldrutenkraut

Goldfadenwurzelstock

Schicht

DC-Alufolie Kieselgel 60 F_{254} Merck Artikel Nr. 1.05549

DC-Bedingungen

- Mikro-DC, Kammersättigung
- Laufstrecke 6 cm
- Laufzeit etwa 12 Minuten

Fließmittel

In ein trockenes Reagenzglas werden folgende Lösungsmittelmengen einpipettiert und sorgfältig gemischt:

- 8,0 ml Ethylacetat
- 1,0 ml Ameisensäure
- 1,0 ml Wasser

Untersuchungslösung

0,5 g gepulverte Droge (Sieb 500) werden in einem Reagenzglas mit 5 ml Methanol und 2 Tropfen Ammoniak-Lösung 25% (m/m) versetzt. 2 bis 3 Minuten lang wird intensiv geschüttelt und anschließend in ein Zentrifugenglas filtriert.

Vergleichslösungen

V_1: 5 mg Berberinchlorid werden in 5 ml Methanol gelöst.

V_2: Aus authentischem Goldfadenwurzelstock (Huang lian, Coptis chinensis) hergestellte Vergleichslösung nach Vorschrift »Untersuchungslösung«.

Auftrageart und -menge

Auf die DC-Folie werden je 1 µl der Untersuchungslösung und der Vergleichslösungen punktförmig aufgetragen.

Nachweis

Die DC-Folie wird unter dem Abzug durch Fönen getrocknet und im UV-Licht bei 365 nm ausgewertet. Anschließend wird die DC-Folie mit Iodplatin-Reagenz R besprüht.

Auswertung

Das Chromatogramm der Vergleichslösung 1 zeigt etwas unterhalb der Mitte die gelbe Zone des Berberins, die im UV-Licht bei 365 nm intensiv gelbgrün fluoresziert.

Im Chromatogramm der Vergleichslösung 2 (Goldfadenwurzelstock) ist die Berberin-Zone ebenfalls vorhanden. Direkt darunter treten zwei gelbe Zonen auf, die im UV-Licht bei 365 nm intensiv gelb fluoreszieren. Eine weitere gelbgrün fluoreszierende Zone wird durch die mittlere gelbe Zone zum größten Teil überdeckt. Durch Besprühen mit Iodplatin-Reagenz färben sich alle Zonen braun.

Das Chromatogramm der Untersuchungslösung muss dem Chromatogramm der Vergleichslösung 2 in seinen charakteristischen Zonen entsprechen.

Dokumentation

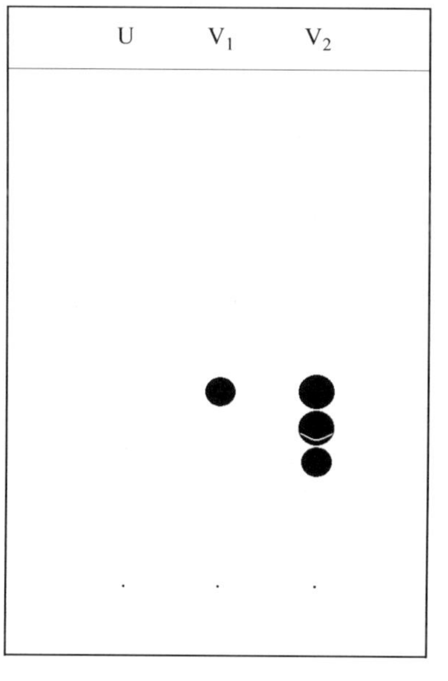

U: Untersuchungslösung
V_1: Berberinchlorid
V_2: Goldfadenwurzelstock

Gottesgnadenkraut

Schicht

DC-Alufolie Kieselgel 60 F_{254} Merck Artikel Nr. 1.05549

DC-Bedingungen

- Mikro-DC, Kammersättigung
- Laufstrecke 6 cm
- Laufzeit etwa 15 Minuten

Fließmittel

In ein trockenes Reagenzglas werden folgende Lösungsmittelmengen einpipettiert und sorgfältig gemischt:

- 7,2 ml Ethylacetat
- 0,7 ml Ameisensäure
- 0,7 ml Essigsäure
- 1,4 ml Wasser

Untersuchungslösung

0,8 g gepulverte Droge (Sieb 500) werden mit 5 ml Methanol in einem Reagenzglas 5 Minuten lang unter ständigem Umrühren im Wasserbad erhitzt. Anschließend wird in ein Zentrifugenglas filtriert.

Vergleichslösungen

V_1: 2 mg Rutosid, 2 mg Hyperosid und 1 mg Kaffeesäure werden zusammen in 10 ml Methanol gelöst.

V_2: Aus authentischem Gottesgnadenkraut (Gratiola officinalis) hergestellte Vergleichslösung nach Vorschrift »Untersuchungslösung«.

Auftrageart und -menge

Auf die DC-Folie werden je 2mal 1 µl der Untersuchungslösung und der Vergleichslösungen punktförmig aufgetragen.

Nachweis

Die DC-Folie wird unter dem Abzug mit einem Heißluftfön getrocknet und die noch warme Folie mit einer 1%igen Lösung (m/V) von Diphenylboryloxyethylamin in Ethanol reichlich besprüht. Nach erneutem Trocknen wird mit einer 5%igen Lösung (V/V) von Macrogol 400 in Ethanol besprüht und die DC-Folie zur Farbintensivierung mit heißer Luft geföhnt. Die Auswertung erfolgt im UV-Licht bei 365 nm.

Auswertung

Das Chromatogramm der Vergleichslösung 1 zeigt im UV-Licht bei 365 nm mit steigenden Rf-Werten die Zonen von Rutosid, Hyperosid und Kaffeesäure. Rutosid und Hyperosid fluoreszieren orange; Kaffeesäure fluoresziert hellblau.

Das Chromatogramm der Vergleichslösung 2 (Gottesgnadenkraut) zeigt als charakteristische Merkmale zwei intensiv hellblau fluoreszierende Zonen, eine liegt unterhalb des Rutosid-Vergleichs, die andere knapp oberhalb des Hyperosid-Vergleichs. Auf Höhe des Kaffeesäure-Vergleichs befindet sich eine schwach blau fluoreszierende Zone, darüber zwei rot fluoreszierende Chlorophyll-Zonen. Schwächere Nebenzonen sind vorhanden.

Das Chromatogramm der Untersuchungslösung muss dem Chromatogramm der Vergleichslösung 2 in seinen charakteristischen Zonen entsprechen.

Dokumentation

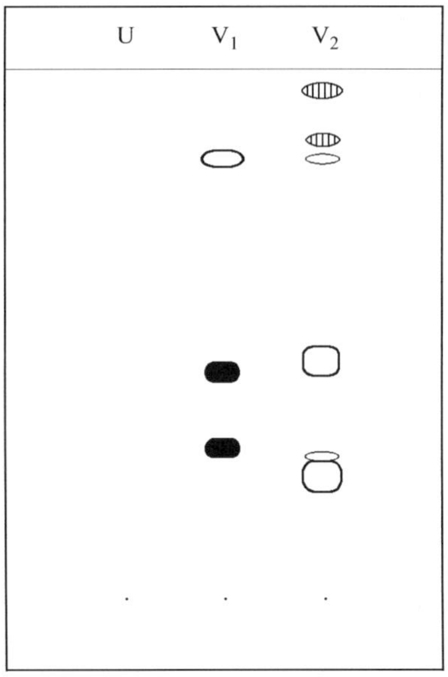

U: Untersuchungslösung
V_1: Rutosid, Hyperosid, Kaffeesäure
V_2: Gottesgnadenkraut

Grapefruitöl, naturidentisch

Schicht

DC-Alufolie Kieselgel 60 F_{254} Merck Artikel Nr. 1.05549

DC-Bedingungen

- Mikro-DC, Kammersättigung
- Laufstrecke 2mal 6 cm, Zwischentrocknung durch Fönen
- Laufzeit 2mal etwa 7 Minuten

Fließmittel

In ein trockenes Reagenzglas werden folgende Lösungsmittelmengen einpipettiert und sorgfältig gemischt:

- 9,3 ml n-Hexan
- 0,7 ml Ethylacetat

Untersuchungslösung

0,5 ml des zu untersuchenden Öls werden in 2 ml Toluol gelöst.

Vergleichslösungen

V_1: 10 µl Citral und 10 mg Guajazulen werden zusammen in 10 ml Toluol gelöst.

V_2: Aus authentischem naturidentischem Grapefruitöl (Hauptinhaltsstoffe: Orangenöl, Bitterorangenöl, Citral) hergestellte Vergleichslösung nach Vorschrift »Untersuchungslösung«.

Auftrageart und -menge

Auf die DC-Folie werden je 1 µl der Untersuchungslösung und der Vergleichslösungen punktförmig aufgetragen.

Nachweis

1. Die DC-Folie wird unter dem Abzug durch Fönen getrocknet und die fluoreszenzmindernden Zonen im UV-Licht bei 254 nm gekennzeichnet.
2. Anschließend wird die DC-Folie mit reichlich Anisaldehyd-Reagenz R besprüht und nach erneutem Trocknen solange auf einer Heizplatte bei etwa 100 °C vorsichtig erhitzt, bis alle Zonen farblich gut entwickelt sind.

Auswertung

Das Chromatogramm der Vergleichslösung 1 zeigt im UV-Licht bei 254 nm Wellenlänge in der unteren Hälfte die fluoreszenzmindernde Doppelzone des Citrals und in der oberen Hälfte die fluoreszenzmindernde Zone des Guajazulens. Nach chemischer Detektion sind im Tageslicht die graublaue Citral-Doppelzone und die orangefarbene Guajazulen-Zone sichtbar.

Das Chromatogramm der Vergleichslösung 2 (Grapefruitöl, naturidentisch) zeigt folgende Zonen: die Doppelzone des Citrals und eine große rotviolette Zone oberhalb des Guajazulen-Vergleichs.
Zahlreiche weitere, unterschiedlich violett gefärbte Zonen sind im mittleren und unteren Rf-Bereich vorhanden.

Das Chromatogramm der Untersuchungslösung muss dem Chromatogramm der Vergleichslösung 2 in seinen charakteristischen Zonen entsprechen.

Dokumentation

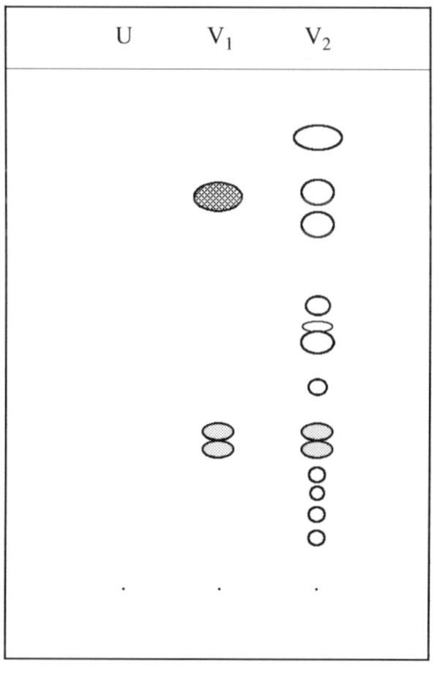

U: Untersuchungslösung
V_1: Citral, Guajazulen
V_2: Grapfruitöl, naturidentisch

Gundelrebenkraut

Schicht

DC-Alufolie Kieselgel 60 F_{254} Merck Artikel Nr. 1.05549

DC-Bedingungen

- Mikro-DC, Kammersättigung
- Laufstrecke 6 cm
- Laufzeit etwa 7 Minuten

Fließmittel

In ein trockenes Reagenzglas werden folgende Lösungsmittelmengen einpipettiert und sorgfältig gemischt:

- 8,0 ml Toluol
- 1,5 ml Ethylacetat
- 0,5 ml Methanol

Untersuchungslösung

2,0 g gepulverte Droge (Sieb 500) werden 2 bis 3 Minuten lang in einem Reagenzglas mit 5 ml n-Hexan geschüttelt. Anschließend wird in ein Zentrifugenglas filtriert.

Vergleichslösungen

V_1: 2 mg Menthol, 2 mg Brenzkatechin und 2 mg Guajazulen werden in 5 ml Toluol gelöst.

V_2: Aus authentischem Gundelrebenkraut (Glechoma hederacea) hergestellte Vergleichslösung nach Vorschrift »Untersuchungslösung«.

Auftrageart und -menge

Auf die DC-Folie werden je 2mal 1 µl der Untersuchungslösung und der Vergleichslösungen punktförmig aufgetragen.

Nachweis

Die DC-Folie wird unter dem Abzug durch Fönen getrocknet, dann reichlich mit Anisaldehyd-Reagenz R besprüht und nach erneutem Trocknen auf einer Heizplatte bei 100 °C vorsichtig erhitzt, bis sich alle Flecke farblich gut entwickelt haben.

Auswertung

Das Chromatogramm der Vergleichslösung 1 zeigt mit steigenden Rf-Werten die rosafarbene Zone des Brenzkatechins, die blauviolette Zone des Menthols und die orangefarbene Zone des Guajazulens.

Im Chromatogramm der Vergleichslösung 2 (Gundelrebenkraut) ist oberhalb des Guajazulen-Vergleichs eine intensiv rotviolette Zone sichtbar. Darunter befindet sich eine grüne Zone. Auf der Höhe des Menthol-Vergleichs befinden sich zwei violette Zonen; darüber sind zwei weitere violette Zonen sichtbar. Etwa auf der Höhe des Brenzkatechin-Vergleichs befindet sich eine große grauviolette Zone. Weitere kleinere violette Zonen sind vorhanden.

Das Chromatogramm der Untersuchungslösung muss dem Chromatogramm von V_2 in seinen charakteristischen Zonen entsprechen.

Dokumentation

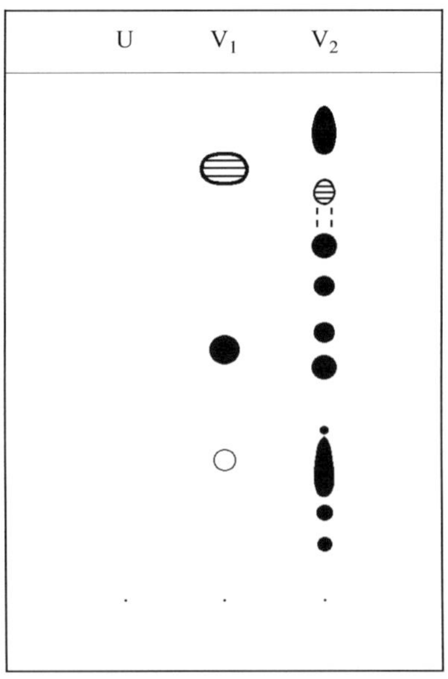

U: Untersuchungslösung
V_1: Brenzkatechin, Menthol, Guajazulen
V_2: Gundelrebenkraut

Hagebuttenschalen

Schicht

DC-Alufolie Kieselgel 60 F_{254} Merck Artikel Nr. 1.05549

DC-Bedingungen

- Mikro-DC, Kammersättigung
- Laufstrecke 6 cm
- Laufzeit etwa 6 Minuten

Fließmittel

In ein trockenes Reagenzglas werden folgende Lösungsmittelmengen einpipettiert und sorgfältig gemischt.

- 5,0 ml Ethylacetat
- 5,0 ml n-Hexan

Untersuchungslösung

1,0 g gepulverte Droge (Sieb 500) wird mit 5 ml Methanol in einem Reagenzglas 5 Minuten lang unter ständigem Umrühren im Wasserbad extrahiert. Anschließend wird in ein Zentrifugenglas filtriert.

Vergleichslösungen

V_1: 1 mg Sudanrot G wird in 10 ml Methanol gelöst.

V_2: Aus authentischen Hagebuttenschalen (Rosa-Arten) hergestellte Vergleichslösung nach Vorschrift »Untersuchungslösung«.

Auftrageart und -menge

Auf die DC-Folie werden je 3mal 1 µl der Untersuchungslösung und der Vergleichslösungen punktförmig aufgetragen.

Nachweis

Die DC-Folie wird unter dem Abzug durch Fönen getrocknet und im Tageslicht betrachtet. Anschließend wird die DC-Folie mit reichlich Anisaldehyd-Reagenz R besprüht und nach erneutem Trocknen solange auf einer Heizplatte bei etwa 100 °C vorsichtig erhitzt, bis sich alle Zonen farblich gut entwickelt haben.

Auswertung

Das Chromatogramm der Vergleichslösung 1 zeigt im Tageslicht die rote Zone des Sudanrot G.

Im Chromatogramm der Vergleichslösung 2 (Hagebuttenschalen) dürfen einschließlich des Startpunktes bei Betrachten im Tageslicht ausschließlich gelb gefärbte Zonen sichtbar sein. Nach Detektion mit Anisaldehyd-Reagenz ist im Chromatogramm der Hagebuttenschalen oberhalb des Sudanrot G-Vergleichs ein deutlich grauviolett gefärbter Fleck sichtbar. Etwas unterhalb des Sudanrot G-Vergleichs sind im mittleren Rf-Bereich drei unmittelbar beieinanderliegende Zonen erkennbar, von denen die mittlere rosaviolett gefärbt ist. Die darüberliegende Zone ist blauviolett, die darunterliegende violett gefärbt. Das Chromatogramm zeigt weitere, weniger intensiv gefärbte Zonen.

Das Chromatogramm der Untersuchungslösung muss dem Chromatogramm der Vergleichslösung 2 in seinen charakteristischen Zonen entsprechen.

Dokumentation

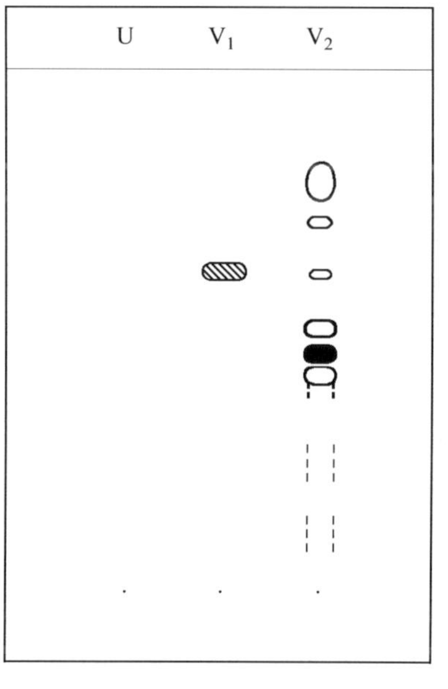

U: Untersuchungslösung
V_1: Sudanrot G
V_2: Hagebuttenschalen

Halogenide

Untersuchungssubstanzen
Bromid, Chlorid, Iodid, Thiocyanat

Schicht
DC-Alufolie Kieselgel 60 F_{254} Merck Artikel Nr. 1.05549

DC-Bedingungen
- Mikro-DC, Kammersättigung
- Laufstrecke 6 cm
- Laufzeit etwa 15 Minuten

Fließmittel
In ein trockenes Reagenzglas werden folgende Lösungsmittelmengen einpipettiert und sorgfältig gemischt:

- 6,5 ml Aceton
- 2,0 ml 1-Butanol
- 1,0 ml Ammoniak-Lösung 25% (m/m)
- 0,5 ml Wasser

Untersuchungslösungen
100 mg Untersuchungssubstanz werden in 5 ml Wasser gelöst.

Auftrageart und -menge
Auf die DC-Folie werden je 1 µl der Untersuchungslösungen punktförmig aufgetragen.

Nachweis
1. Die DC-Folie wird unter dem Abzug durch Fönen gründlich getrocknet, bis kein Geruch nach Butanol mehr wahrnehmbar ist und anschließend im UV-Licht bei 254 nm ausgewertet.
2. Die DC-Folie wird mit einer 1%igen wässrigen Kaliumhexacyanoferrat(II)-Lösung besprüht, durch Fönen getrocknet, anschließend mit einer 1%igen ethanolischen Lösung von α,α-Dipyridyl nachbesprüht und dann auf einer Heizplatte bei etwa 105 °C solange erhitzt, bis rote Flecke deutlich sichtbar sind.

   Alternativ kann die DC-Folie mit einer 1%igen wässrigen Silbernitrat-Lösung besprüht, durch Fönen getrocknet, anschließend mit UV-Licht von 254 nm Wellenlänge etwa 1 Minute lang bestrahlt und im Tageslicht ausgewertet werden.

Auswertung
Alle Halogenide zeigen eine schwache Fluoreszenzminderung im UV-Licht bei 254 nm Wellenlänge.

Durch Besprühen mit Kaliumhexacyanoferrat(II)-Lösung und α,α-Dipyridyl-Lösung sind alle Halogenid-Flecke nach dem Erhitzen rot gefärbt.
Wird alternativ mit Silbernitrat-Lösung besprüht, dann färbt sich der Fleck des Iodids sofort gelb. Nach Einwirkung von UV-Licht ist der Fleck des Chlorids grau gefärbt, während die Flecke von Bromid und Thiocyanat weiß sind. Durch Nachbesprühen mit einer 0,1%igen ethanolischen Lösung von Bromkresolpurpur, die tropfenweise mit verdünnter Ammoniak-Lösung bis zum Farbumschlag versetzt wurde, ist die Abgrenzung der einzelnen Flecke noch besser zu erkennen.

Dokumentation

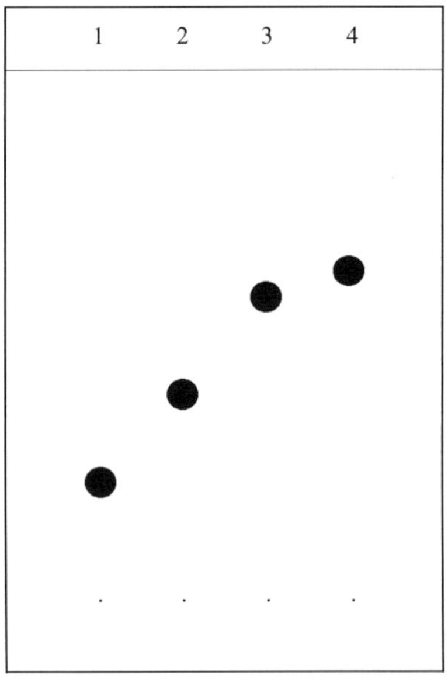

1: Chlorid
2: Bromid
3: Iodid
4: Thiocyanat

Hamamelisblätter, Hamamelisblättertinktur

Schicht

DC-Alufolie Kieselgel 60 F_{254} Merck Artikel Nr. 1.05549

DC-Bedingungen

- Mikro-DC, Kammersättigung
- Laufstrecke 2mal 6 cm, Zwischentrocknung durch Fönen
- Laufzeit 2mal etwa 10 Minuten

Fließmittel

In ein trockenes Reagenzglas werden folgende Lösungsmittelmengen einpipettiert und sorgfältig gemischt:

- 6,0 ml Ethylacetat
- 2,0 ml Toluol
- 1,5 ml Ameisensäure
- 0,5 ml Wasser

Untersuchungslösung

1,0 g gepulverte Droge (Sieb 500) wird mit 5 ml Methanol in einem Reagenzglas 5 Minuten lang unter ständigem Umrühren im Wasserbad erhitzt. Anschließend wird in ein Zentrifugenglas filtriert.

Hamamelisblättertinktur wird direkt verwendet.

Vergleichslösungen

V_1: 5 mg β-Hamamelitannin und 5 mg Gallussäure werden zusammen in 5 ml Methanol gelöst.

V_2, V_3: Aus authentischen Hamamelisblättern bzw. authentischer Hamamelisblättertinktur (Hamamelis virginiana) hergestellte Vergleichslösung nach Vorschrift »Untersuchungslösung«.

Auftrageart und -menge

Auf die DC-Folie werden je 2mal 1 µl der Untersuchungslösung und der Vergleichslösungen punktförmig aufgetragen.

Nachweis

1. Die DC-Folie wird unter dem Abzug durch Fönen getrocknet und im UV-Licht bei 254 nm ausgewertet.
2. Die DC-Folie wird mit einer 5%igen Eisen(III)-chlorid-Lösung (m/V) in Methanol 50% besprüht.

Auswertung

Das Chromatogramm der Vergleichslösung 1 zeigt im UV-Licht bei 254 nm zwei fluoreszenzmindernde Zonen, im mittleren Rf-Bereich die Zone des β-Hamamelitannins und darüber die Zone der Gallussäure. Nach chemischer Detektion sind beide Zonen graublau gefärbt.

Im Chromatogramm der Untersuchungslösung müssen wie im Chromatogramm der V_2 (Hamamelisblätter) bzw. V_3 (Hamamelisblättertinktur) zahlreiche fluoreszenzmindernde Zonen auftreten, u. a. β-Hamamelitannin und Gallussäure. Die intensivste befindet sich direkt unterhalb der β-Hamamelitannin-Zone.
Nach chemischer Detektion sind die Zonen graublau bis schwarzblau gefärbt.
Im Chromatogramm der Hamamelisblätter (V_2) ist an der Front eine grüne Chlorophyll-Zone sichtbar.

Dokumentation

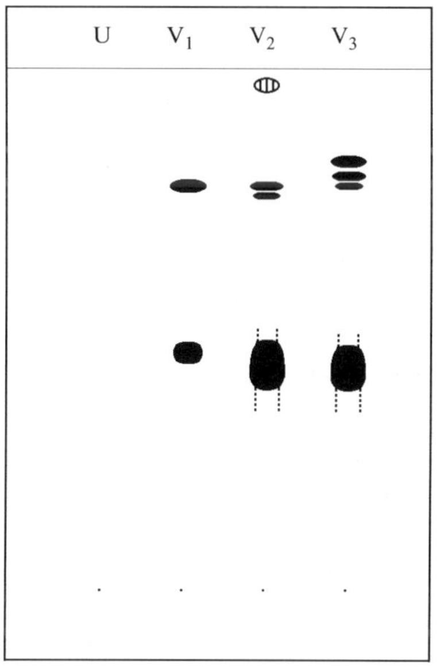

U: Untersuchungslösung
V_1: β-Hamamelitannin, Gallussäure
V_2: Hamamelisblätter, V_3: H.-tinktur

Hamamelisblätter-, Hamamelisrindenfluidextrakt

Schicht

DC-Alufolie Kieselgel 60 F_{254} Merck Artikel Nr. 1.05549

DC-Bedingungen

- Mikro-DC, Kammersättigung
- Laufstrecke 2mal 6 cm, Zwischentrocknung durch Fönen
- Laufzeit 2mal etwa 10 Minuten

Fließmittel

In ein trockenes Reagenzglas werden folgende Lösungsmittelmengen einpipettiert und sorgfältig gemischt:

- 6,0 ml Ethylacetat
- 2,0 ml Toluol
- 1,5 ml Ameisensäure
- 0,5 ml Wasser

Untersuchungslösung

1 ml Fluidextrakt wird mit 3 ml Methanol in einem Reagenzglas intensiv geschüttelt. Anschließend wird in ein Zentrifugenglas filtriert.

Vergleichslösungen

V_1: 5 mg β-Hamamelitannin und 5 mg Gallussäure werden zusammen in 5 ml Methanol gelöst.

V_2, V_3: Aus authentischem Hamamelisblätterfluidextrakt bzw. Hamamelisrindenfluidextrakt hergestellte Vergleichslösung nach Vorschrift »Untersuchungslösung«.

Auftrageart und -menge

Auf die DC-Folie werden je 2mal 1 µl der Untersuchungslösung und der Vergleichslösungen punktförmig aufgetragen.

Nachweis

1. Die DC-Folie wird unter dem Abzug durch Fönen getrocknet und im UV-Licht bei 254 nm ausgewertet.
2. Die DC-Folie wird mit einer 5%igen Eisen(III)-chlorid-Lösung (m/V) in Methanol 50% besprüht.

Auswertung

Das Chromatogramm der Vergleichslösung 1 zeigt im UV-Licht bei 254 nm zwei fluoreszenzmindernde Zonen, im mittleren Rf-Bereich die Zone des β-Hamamelitannins und darüber die Zone der Gallussäure. Nach chemischer Detektion sind beide Zonen graublau gefärbt.

Im Chromatogramm der Untersuchungslösung müssen wie im Chromatogramm der V_2 (Hamamelisblätterfluidextrakt) bzw. V_3 (Hamamelisrindenfluidextrakt) zahlreiche fluoreszenzmindernde Zonen auftreten, u.a. β-Hamamelitannin und Gallussäure. Die intensivste befindet sich direkt unterhalb der β-Hamamelitannin-Zone.
Nach chemischer Detektion sind die Zonen graublau bis schwarzblau gefärbt.

Dokumentation

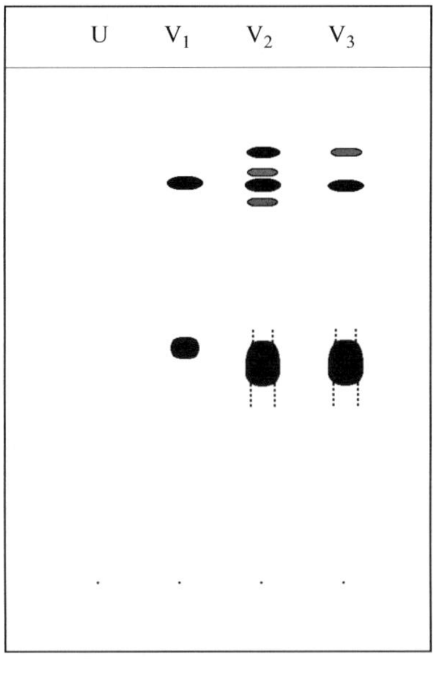

U: Untersuchungslösung
V_1: β-Hamamelitannin, Gallussäure
V_2: Hamamelisblätterfluidextrakt
V_3: Hamamelisrindenfluidextrakt

Hamamelisrinde

Schicht
DC-Alufolie Kieselgel 60 F_{254} Merck Artikel Nr. 1.05549

DC-Bedingungen
- Mikro-DC, Kammersättigung
- Laufstrecke 2mal 6 cm, Zwischentrocknung durch Fönen
- Laufzeit 2mal etwa 10 Minuten

Fließmittel
In ein trockenes Reagenzglas werden folgende Lösungsmittelmengen einpipettiert und sorgfältig gemischt:

- 6,0 ml Ethylacetat
- 2,0 ml Toluol
- 1,5 ml Ameisensäure
- 0,5 ml Wasser

Untersuchungslösung
1,0 g gepulverte Droge (Sieb 500) wird mit 5 ml Methanol in einem Reagenzglas 5 Minuten lang unter ständigem Umrühren im Wasserbad erhitzt. Anschließend wird in ein Zentrifugenglas filtriert.

Vergleichslösungen
V_1: 5 mg β-Hamamelitannin und 5 mg Gallussäure werden zusammen in 5 ml Methanol gelöst.

V_2, V_3: Aus authentischer Hamamelisrinde (Hamamelis virginiana) hergestellte Vergleichslösung nach Vorschrift »Untersuchungslösung«.

Auftrageart und -menge
Auf die DC-Folie werden je 2mal 1 µl der Untersuchungslösung und der Vergleichslösungen punktförmig aufgetragen.

Nachweis
1. Die DC-Folie wird unter dem Abzug durch Fönen getrocknet und im UV-Licht bei 254 nm und 365 nm ausgewertet.
2. Die DC-Folie wird mit einer 5%igen Eisen(III)-chlorid-Lösung (m/V) in Methanol 50% besprüht.

Auswertung
Das Chromatogramm der Vergleichslösung 1 zeigt im UV-Licht bei 254 nm zwei fluoreszenzmindernde Zonen, im mittleren Rf-Bereich die Zone des β-Hamamelitannins und darüber die Zone der Gallussäure. Nach chemischer Detektion sind beide Zonen graublau gefärbt.

Im Chromatogramm der Untersuchungslösung muss wie im Chromatogramm der Vergleichslösung 2 (Hamamelisrinde) β-Hamamelitannin als Hauptzone auftreten. Neben Gallussäure sind weitere fluoreszenzmindernde Zonen vorhanden. Im unteren Drittel sind im UV-Licht bei 365 nm zwei blau fluoreszierende Zonen sichtbar.
Nach chemischer Detektion tritt neben blaugrauen Zonen die intensiv schwarzblaue Zone des β-Hamamelitannins deutlich hervor.
Eine grüne Chlorophyll-Zone im Bereich der Front darf nicht vorhanden sein!

Dokumentation

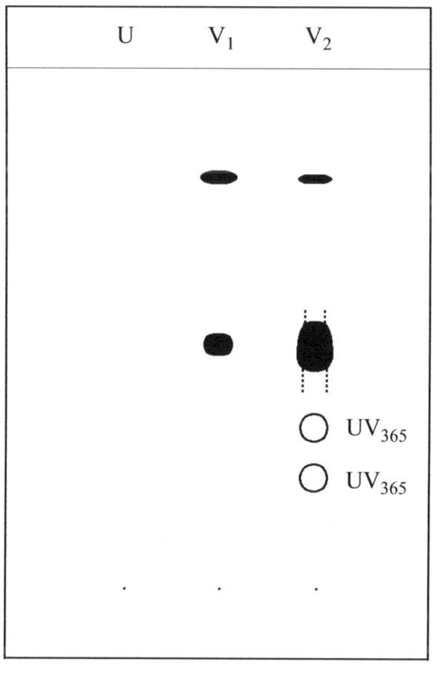

U: Untersuchungslösung

V_1: β-Hamamelitannin, Gallussäure

V_2: Hamamelisrinde

Hartfett

Schicht

DC-Alufolie Kieselgel 60 F_{254} Merck Artikel Nr. 1.05549

DC-Bedingungen

- Mikro-DC, Kammersättigung
- Laufstrecke 6 cm
- Laufzeit etwa 6 Minuten

Fließmittel

In ein trockenes Reagenzglas werden folgende Lösungsmittelmengen einpipettiert und sorgfältig gemischt:

- 9,0 ml Dichlormethan
- 1,0 ml Diethylether

Untersuchungslösung

100 mg Untersuchungssubstanz werden in 4 ml Dichlormethan gelöst.

Vergleichslösung

Die Vergleichslösung wird mit authentischer Vergleichssubstanz wie die Untersuchungslösung hergestellt.

Auftrageart und -menge

Auf die DC-Folie werden je 1 µl der Untersuchungslösung und der Vergleichslösung punktförmig aufgetragen.

Nachweis

Die DC-Folie wird unter dem Abzug durch Fönen getrocknet und mit einer 0,1%igen wässrigen Lösung von Ammonium-8-anilinonapthalin-1-sulfonat besprüht. Anschließend wird mit heißer Luft erneut getrocknet und das Chromatogramm im UV-Licht bei 365 nm ausgewertet. Es sind gelbgrün fluoreszierende Flecke sichtbar.

Alternativ kann die DC-Folie mit einer 10%igen Lösung (m/V) von Molybdatophosphorsäure in Ethanol 96% besprüht und auf einer Heizplatte bei etwa 160 °C (Stufe 3) solange erhitzt werden, bis dunkelblaue Flecke auf gelbem Untergrund deutlich sichtbar sind.

Auswertung

Hartfett ist ein Gemisch aus Mono-, Di- und Triglyceriden gesättigter Fettsäuren, wobei Triglyceride klar dominieren und Monoglyceride nur einen geringen Anteil haben.
Das Chromatogramm der Vergleichslösung zeigt daher im oberen Drittel den größten Fleck der Triglyceride und etwa in der Mitte den Fleck der Diglyceride. Darunter sind wesentlich schwächere Zonen sichtbar.

Das Chromatogramm der Untersuchungslösung muss dem Chromatogramm der Vergleichslösung in seinen charakteristischen Flecken entsprechen.

Dokumentation

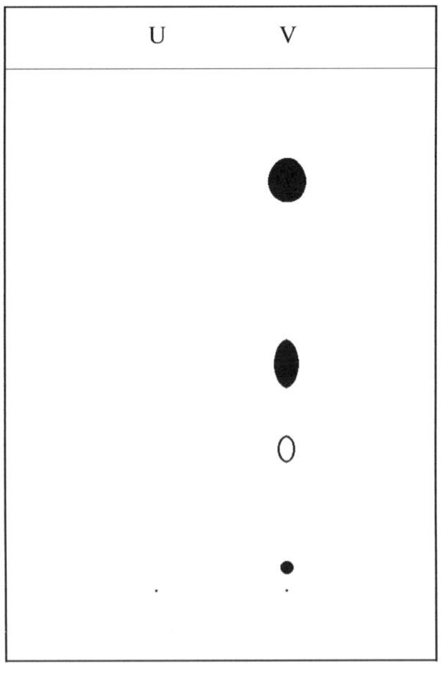

U: Untersuchungslösung
V: Hartfett

Haschisch

Schicht

DC-Alufolie Kieselgel 60 F_{254} Merck Artikel Nr. 1.05549

DC-Bedingungen

- Mikro-DC, ohne Kammersättigung
- Laufstrecke 2mal 6 cm, Zwischentrocknung durch Fönen
- Laufzeit 2mal etwa 9 Minuten

Fließmittel

In ein trockenes Reagenzglas werden folgende Lösungsmittelmengen einpipettiert und sorgfältig gemischt:

- 8,0 ml Petroleumbenzin (40–80 °C)
- 2,0 ml Diethylether

Untersuchungslösung

0,1 g Droge wird etwa 5 Minuten lang in einem Reagenzglas mit 5 ml Dichlormethan geschüttelt. Anschließend wird in ein Zentrifugenglas filtriert, das Lösungsmittel auf dem Wasserbad unter dem Abzug bis zur Trockne eingedampft (Siedesteine!) und der erkaltete Rückstand in 0,5 ml Toluol gelöst.

Vergleichslösungen

V_1: 5 mg Thymol werden in 5 ml Toluol gelöst.

V_2: Aus authentischem Haschisch (Cannabis sativa var. indica) hergestellte Vergleichslösung nach Vorschrift »Untersuchungslösung«.

Auftrageart und -menge

Auf die DC-Folie werden je 1 µl der Untersuchungslösung und der Vergleichslösungen punktförmig aufgetragen.

Nachweis

1. Die DC-Folie wird unter dem Abzug durch Fönen getrocknet und im UV-Licht bei 254 nm ausgewertet.
2. Die DC-Folie wird mit wässriger 0,5%iger Echtblausalz B-Lösung besprüht und durch Fönen getrocknet.

Auswertung

Das Chromatogramm der Vergleichslösung 1 zeigt im UV-Licht bei 254 nm Wellenlänge die fluoreszenzmindernde Zone des Thymols, die sich durch Besprühen mit Echtblausalz B-Lösung gelbbraun färbt.

Im Chromatogramm der Vergleichslösung 2 (Haschisch) sind im UV-Licht bei 254 nm im Rf-Bereich oberhalb des Thymol-Vergleichs die fluoreszenzmindernden Zonen der Cannabis-Phenole sichtbar. Weitere fluoreszenzmindernde Zonen sind vor allem im unteren Rf-Bereich vorhanden. Durch Besprühen mit Echtblausalz B-Lösung ist knapp oberhalb des Thymol-Vergleichs die blauviolette Zone des Cannabinols (CBN) sichtbar. Darüber befindet sich die orangerot-braune Zone des Cannabidiols (CBD). Zwischen CBN und CBD kann die scharlachrote Zone des Tetrahydrocannabinols (THC, Dronabinol) auftreten. Weitere gefärbte Zonen sind vor allem im unteren Rf-Bereich vorhanden.

Das Chromatogramm der Untersuchungslösung muss dem Chromatogramm von V_2 in seinen charakteristischen Zonen entsprechen.

Dokumentation

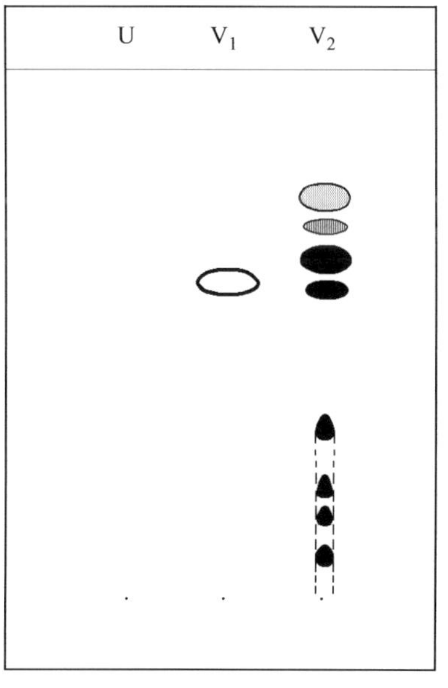

U: Untersuchungslösung
V_1: Thymol
V_2: Haschisch

Hauhechelwurzel

Schicht

DC-Alufolie Kieselgel 60 F_{254} Merck Artikel Nr. 1.05549

DC-Bedingungen

- Mikro-DC, Kammersättigung
- Laufstrecke 2mal 6 cm, Zwischentrocknung durch Fönen
- Laufzeit 2mal etwa 7 Minuten

Fließmittel

In ein trockenes Reagenzglas werden folgende Lösungsmittelmengen einpipettiert und sorgfältig gemischt:

- 4,5 ml Toluol
- 4,5 ml Dichlormethan
- 1,0 ml Ethanol 96 % (V/V)

Untersuchungslösung

1 g gepulverte Droge (Sieb 500) wird in einem Reagenzglas mit 5 ml Methanol 5 Minuten lang im Wasserbad unter ständigem Umrühren erhitzt. Anschließend wird in ein Zentrifugenglas filtriert.

Vergleichslösungen

V_1: 1 mg Resorcin und 5 mg Vanillin werden zusammen in 5 ml Methanol gelöst.

V_2: Aus authentischer Hauhechelwurzel (Ononis spinosa) hergestellte Vergleichslösung nach Vorschrift »Untersuchungslösung«.

Auftrageart und -menge

Auf die DC-Folie werden je 2mal 1 µl der Untersuchungslösung und der Vergleichslösungen punktförmig aufgetragen.

Nachweis

1. Die DC-Folie wird unter dem Abzug durch Fönen getrocknet und im UV-Licht bei 254 und 365 nm ausgewertet.
2. Anschließend wird die DC-Folie mit reichlich Anisaldehyd-Reagenz R besprüht und nach erneutem Trocknen solange auf einer Heizplatte bei etwa 100 °C vorsichtig erhitzt, bis sich alle Zonen farblich gut entwickelt haben.

Auswertung

Das Chromatogramm der Vergleichslösung 1 zeigt im UV-Licht bei 254 nm zwei fluoreszenzmindernde Zonen, im mittleren Rf-Bereich die Zone des Resorcins und darüber die Zone des Vanillins. Nach chemischer Detektion ist die Resorcin-Zone orangerot gefärbt.

Im Chromatogramm der Vergleichslösung 2 (Hauhechelwurzel) sind im UV-Licht bei 365 nm mehrere fluoreszierende Zonen sichtbar. Auf der Höhe des Resorcin-Vergleichs tritt eine intensiv hellblau fluoreszierende Zone besonders hervor. Nach chemischer Detektion ist im Tageslicht im Rf-Bereich zwischen Resorcin und Vanillin die rotviolette Zone des Onocols deutlich sichtbar. Weitere violett, blau oder braun gefärbte Zonen sind vorhanden.

Das Chromatogramm der Untersuchungslösung muss dem Chromatogramm von V_2 in seinen charakteristischen Zonen entsprechen.

Dokumentation

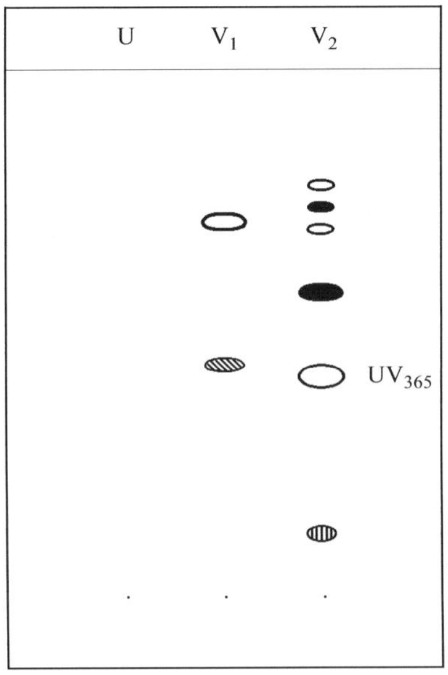

U: Untersuchungslösung
V_1: Resorcin, Vanillin
V_2: Hauhechelwurzel

Heidelbeerblätter

Schicht

DC-Alufolie Kieselgel 60 F_{254} Merck Artikel Nr. 1.05549

DC-Bedingungen

- Mikro-DC, Kammersättigung
- Laufstrecke 2mal 6 cm, Zwischentrocknung durch Fönen
- Laufzeit 2mal etwa 10 Minuten

Fließmittel

In ein trockenes Reagenzglas werden folgende Lösungsmittelmengen einpipettiert und sorgfältig gemischt:

- 8,8 ml Ethylacetat
- 0,6 ml Ameisensäure
- 0,6 ml Wasser

Untersuchungslösung

0,5 g gepulverte Droge (Sieb 500) werden mit 5 ml Methanol in einem Reagenzglas 5 Minuten lang unter ständigem Umrühren im Wasserbad erhitzt. Anschließend wird in ein Zentrifugenglas filtriert.

Vergleichslösungen

V_1: 2 mg Rutosid, 1 mg Chlorogensäure, 2 mg Hyperosid und 1 mg Kaffeesäure werden zusammen in 10 ml Methanol gelöst.

V_2: Aus authentischen Heidelbeerblättern (Vaccinium myrtillus) hergestellte Vergleichslösung nach Vorschrift »Untersuchungslösung«.

Auftrageart und -menge

Auf die DC-Folie werden je 2mal 1 µl der Untersuchungslösung und der Vergleichslösungen punktförmig aufgetragen.

Nachweis

Die DC-Folie wird unter dem Abzug mit einem Heißluftfön getrocknet und die noch warme Folie mit einer 1%igen Lösung (m/V) von Diphenylboryloxyethylamin in Ethanol reichlich besprüht. Nach Zwischentrocknung wird das Besprühen wiederholt. Nach erneutem Trocknen wird mit einer 5%igen Lösung (V/V) von Macrogol 400 in Ethanol besprüht und die DC-Folie zur Farbintensivierung mit heißer Luft gefönt. Die Auswertung erfolgt im UV-Licht bei 365 nm.

Auswertung

Das Chromatogramm der Vergleichslösung 1 zeigt im UV-Licht bei 365 nm mit steigenden Rf-Werten die Zonen von Rutosid, Chlorogensäure, Hyperosid und Kaffeesäure. Rutosid und Hyperosid fluoreszieren orange; Chlorogensäure und Kaffeesäure fluoreszieren hellblau.

Im Chromatogramm der Vergleichslösung 2 (Heidelbeerblätter) sind Rutosid, Hyperosid und Kaffesäure ebenfalls vorhanden. Etwa auf der Höhe des Chlorogensäure-Vergleichs liegt eine stark hellblau fluoreszierende Zone, die von einer orange fluoreszierenden Zone teilweise überdeckt wird. Weitere orange und blau fluoreszierende Zonen sind vorhanden.

Das Chromatogramm der Untersuchungslösung muss dem Chromatogramm von V_2 in seinen charakteristischen Zonen entsprechen.

Dokumentation

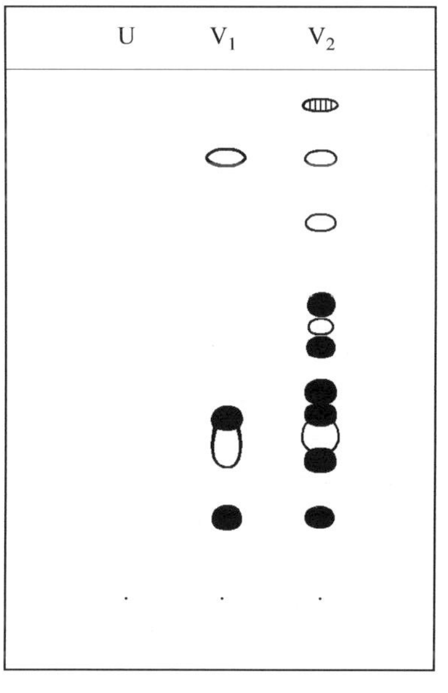

U: Untersuchungslösung

V_1: Rutosid, Chlorogens., Hyperosid, Kaffees.

V_2: Heidelbeerblätter

Getrocknete Heidelbeeren

Schicht

DC-Alufolie Kieselgel 60 F_{254} Merck Artikel Nr. 1.05549

DC-Bedingungen

- Mikro-DC, Kammersättigung
- Laufstrecke 6 cm
- Laufzeit etwa 40 Minuten

Fließmittel

In ein trockenes Reagenzglas werden folgende Lösungsmittelmengen einpipettiert und sorgfältig gemischt:

- 6,5 ml 1-Butanol
- 1,6 ml Ameisensäure
- 1,9 ml Wasser

Untersuchungslösung

1,0 g gepulverte Droge (Sieb 500) wird in einem Reagenzglas 5 Minuten lang mit 10 ml Methanol geschüttelt. Anschließend wird in ein Zentrifugenglas filtriert.

Vergleichslösungen

V_1: 5 mg Methylenblau werden in 10 ml Methanol gelöst.

V_2: Aus authentischen getrockneten Heidelbeeren (Vaccinium myrtillus) hergestellte Vergleichslösung nach Vorschrift »Untersuchungslösung«.

Auftrageart und -menge

Auf die DC-Folie werden je 1 µl der Untersuchungslösung und der Vergleichslösungen punktförmig aufgetragen.

Nachweis

Die DC-Folie wird unter dem Abzug durch Fönen mit heißer Luft getrocknet und im Tageslicht ausgewertet.

Auswertung

Das Chromatogramm der Vergleichslösung 1 zeigt im mittleren Rf-Bereich zwei blaue Zonen von Methylenblau.

Das Chromatogramm der Vergleichslösung 2 (getrocknete Heidelbeeren) zeigt knapp oberhalb des Methylenblau-Hauptflecks eine blauviolette Zone und direkt darüber eine rotviolette Zone.

Das Chromatogramm der Untersuchungslösung muss dem Chromatogramm der Vergleichslösung 2 in seinen charakteristischen Zonen entsprechen.

Dokumentation

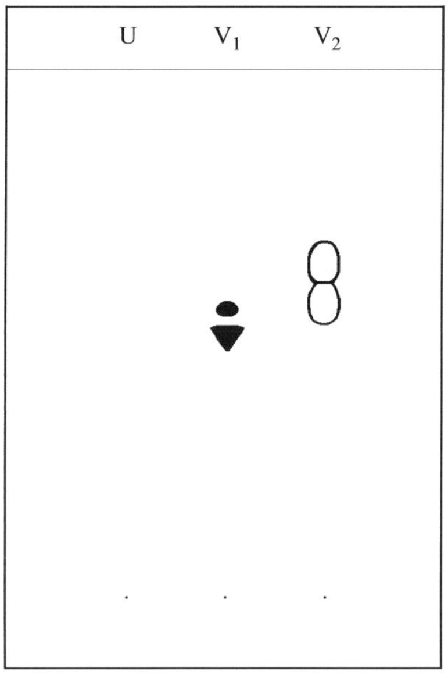

U: Untersuchungslösung

V_1: Methylenblau

V_2: Getrocknete Heidelbeeren

Hennablätter

Schicht

DC-Alufolie Kieselgel 60 F_{254} Merck Artikel Nr. 1.05549

DC-Bedingungen

- Mikro-DC, Kammersättigung
- Laufstrecke 6 cm
- Laufzeit etwa 8 Minuten

Fließmittel

In ein trockenes Reagenzglas werden folgende Lösungsmittelmengen einpipettiert und sorgfältig gemischt:

- 8,0 ml Ethylacetat
- 2,0 ml Methanol
- 0,5 ml Ammoniak-Lösung 25% (m/m)

Untersuchungslösung

1,0 g gepulverte Droge (Sieb 500) wird mit 5 ml Methanol in einem Reagenzglas 5 Minuten lang unter ständigem Umrühren im Wasserbad erhitzt. Anschließend wird in ein Zentrifugenglas filtriert.

Vergleichslösungen

V_1: 5 mg Lawson (2-Hydroxy-1,4-naphthochinon) werden in 5 ml Methanol gelöst.

V_2: Aus authentischen Hennablättern (Lawsonia inermis) hergestellte Vergleichslösung nach Vorschrift »Untersuchungslösung«.

Auftrageart und -menge

Auf die DC-Folie werden je 2mal 1 µl der Untersuchungslösung und der Vergleichslösungen punktförmig aufgetragen.

Nachweis

Die DC-Folie wird unter dem Abzug durch Fönen getrocknet und im Tageslicht ausgewertet.

Auswertung

Das Chromatogramm der Vergleichslösung 1 zeigt im unteren Drittel die orangegelbe Zone des Lawsons.

Im Chromatogramm der Untersuchungslösung muss wie im Chromatogramm der Vergleichslösung 2 (Hennablätter) die orangegelbe Lawson-Zone auftreten. Direkt darunter liegt eine grünliche Zone. Eine intensiv grüne Chlorophyll-Zone befindet sich im oberen Rf-Bereich.

Dokumentation

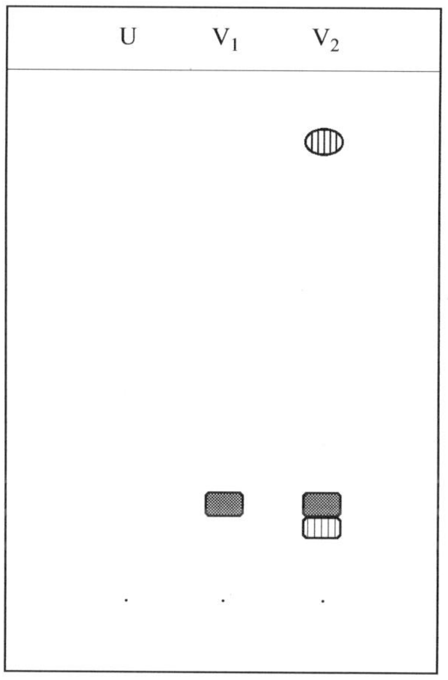

U: Untersuchungslösung

V_1: Lawson

V_2: Hennablätter

Herbstzeitlosensamen

Schicht
DC-Alufolie Kieselgel 60 F_{254} Merck Artikel Nr. 1.05549

DC-Bedingungen
- Mikro-DC, Kammersättigung
- Laufstrecke 6 cm
- Laufzeit etwa 6 Minuten

Fließmittel
In ein trockenes Reagenzglas werden folgende Lösungsmittelmengen einpipettiert und sorgfältig gemischt:

- 5,0 ml Dichlormethan
- 4,0 ml Aceton
- 1,0 ml Diethylamin

Untersuchungslösung
0,5 g gepulverte Droge (Sieb 500) werden in einem Reagenzglas mit 10 ml Dichlormethan und 4 Tropfen Ammoniak-Lösung 25% (m/m) versetzt und unter gelegentlichem Umschütteln 30 Minuten stehengelassen. Anschließend wird in ein 50-ml-Becherglas filtriert, das Filtrat auf dem Wasserbad unter dem Abzug bis fast zur Trockne eingeengt und der erkaltete Rückstand in 1 ml Methanol aufgenommen.

Vergleichslösungen
V_1: 10 mg Colchicin werden in 5 ml Methanol gelöst.

V_2: Aus authentischen Herbstzeitlosensamen (Colchicum autumnale) hergestellte Vergleichslösung nach Vorschrift »Untersuchungslösung«.

Auftrageart und -menge
Auf die DC-Folie werden je 1 µl der Untersuchungslösung und der Vergleichslösungen punktförmig aufgetragen.

Nachweis
1. Die DC-Folie wird unter dem Abzug durch Fönen mit heißer Luft gründlich getrocknet und im UV-Licht bei 254 nm und 365 nm ausgewertet.
2. Die DC-Folie wird mit Dragendorffs Reagenz R2 besprüht.

Auswertung
Das Chromatogramm der Vergleichslösung 1 zeigt im UV-Licht bei 254 nm Wellenlänge den fluoreszenzmindernden Fleck des Colchicins, der bei 365 nm Wellenlänge bläulichgelb fluoresziert. Durch Besprühen mit Dragendorffs Reagenz nimmt der Colchicin-Fleck eine Orangefärbung an, die schnell vergänglich ist.

Im Chromatogramm der Vergleichslösung 2 (authentische Herbstzeitlosensamen) ist der Fleck des Colchicins als Hauptalkaloid ebenfalls deutlich nachweisbar. Kleinere Flecke von Nebenalkaloiden sind vorhanden.

Das Chromatogramm der Untersuchungslösung muss dem Chromatogramm der Vergleichslösung 2 entsprechen.

Dokumentation

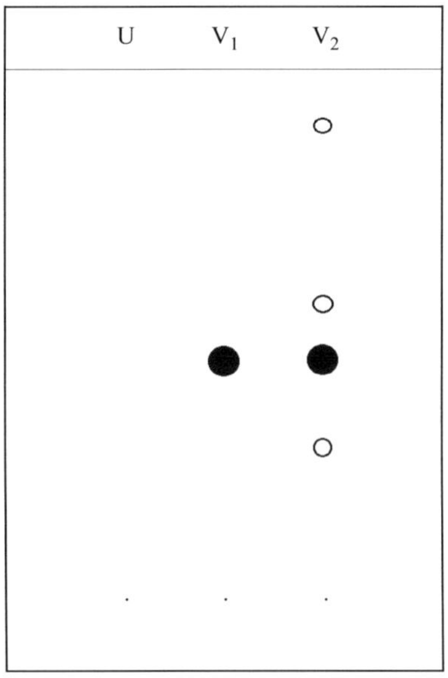

U: Untersuchungslösung
V_1: Colchicin
V_2: Herbstzeitlosensamen

Herzgespannkraut

Schicht

DC-Alufolie Kieselgel 60 F_{254} Merck Artikel Nr. 1.05549

DC-Bedingungen

- Mikro-DC, Kammersättigung
- Laufstrecke 6 cm
- Laufzeit etwa 20 Minuten

Fließmittel

In ein trockenes Reagenzglas werden folgende Lösungsmittelmengen einpipettiert und sorgfältig gemischt:

- 6,0 ml Ethylacetat
- 2,0 ml Essigsäure 100%
- 2,0 ml Wasser

Untersuchungslösung

1 g gepulverte Droge (Sieb 500) wird mit 5 ml Methanol in einem Reagenzglas 5 Minuten lang unter ständigem Umrühren im Wasserbad erhitzt. Anschließend wird in ein Zentrifugenglas filtriert.

Vergleichslösungen

V_1: 2 mg Naphtholgelb S werden in 5 ml Methanol gelöst.

V_2: Aus authentischem Herzgespannkraut (Leonurus cardiaca) hergestellte Vergleichslösung nach Vorschrift »Untersuchungslösung«.

Auftrageart und -menge

Auf die DC-Folie werden je 2mal 1 µl der Untersuchungslösung und der Vergleichslösungen punktförmig aufgetragen.

Nachweis

Die DC-Folie wird unter dem Abzug durch Fönen getrocknet und der Fleck von Naphtholgelb S mit Bleistift markiert. Anschließend wird die Folie mit Ehrlichs Reagenz beprüht und auf einer Heizplatte bei etwa 100 °C erhitzt.

Auswertung

Das Chromatogramm der Vergleichslösung 1 zeigt im mittleren Rf-Bereich die gelbe Zone des Naphtholgelb S.

Das Chromatogramm der Vergleichslösung 2 (Herzgespannkraut) zeigt 2 bis 3 graublaue Zonen (Iridoide), von denen die untere Zone etwa auf der Höhe des Naphtholgelb S-Vergleichs liegt. Etwas oberhalb dieser 2 bis 3 Zonen ist eine große weiße Zone zu erkennen. Weitere, schwächer gefärbte Zonen sind vorhanden.

Das Chromatogramm der Untersuchungslösung muss dem Chromatogramm der Vergleichslösung 2 in seinen charakteristischen Zonen entsprechen.

Dokumentation

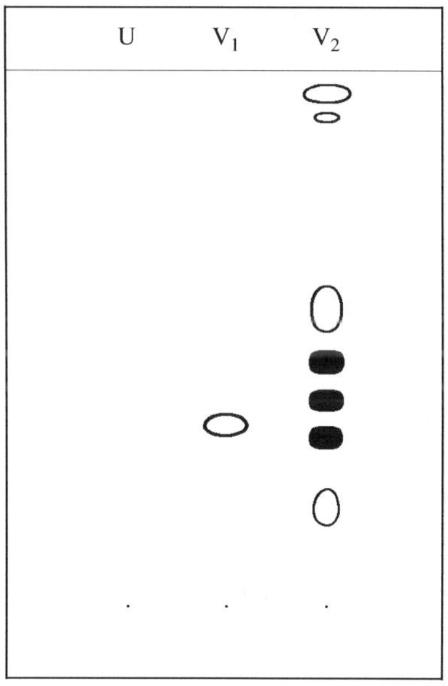

U: Untersuchungslösung

V_1: Naphtholgelb S

V_2: Herzgespannkraut

Himbeerblätter

Schicht
DC-Alufolie Kieselgel 60 F_{254} Merck Artikel Nr. 1.05549

DC-Bedingungen
- Mikro-DC, Kammersättigung
- Laufstrecke 6 cm
- Laufzeit etwa 12 Minuten

Fließmittel
In ein trockenes Reagenzglas werden folgende Lösungsmittelmengen einpipettiert und sorgfältig gemischt:

- 7,8 ml Ethylacetat
- 0,6 ml Ameisensäure
- 0,6 ml Essigsäure 100%
- 1,0 ml Wasser

Untersuchungslösung
0,5 g gepulverte Droge (Sieb 500) werden mit 5 ml Methanol in einem Reagenzglas 5 Minuten lang unter ständigem Umrühren im Wasserbad erhitzt. Anschließend wird in ein Zentrifugenglas filtriert.

Vergleichslösungen
V_1: 2 mg Rutosid, 1 mg Chlorogensäure, 2 mg Hyperosid und 1 mg Kaffeesäure werden zusammen in 10 ml Methanol gelöst.

V_2: Aus authentischen Himbeerblättern (Rubus idaeus) hergestellte Vergleichslösung nach Vorschrift »Untersuchungslösung«.

Auftrageart und -menge
Auf die DC-Folie werden je 2mal 1 µl der Untersuchungslösung und der Vergleichslösungen punktförmig aufgetragen.

Nachweis
Die DC-Folie wird unter dem Abzug mit einem Heißluftfön getrocknet und die noch warme Folie mit einer 1%igen Lösung (m/V) von Diphenylboryloxyethylamin in Ethanol reichlich besprüht. Nach erneutem Trocknen wird mit einer 5%igen Lösung (V/V) von Macrogol 400 in Ethanol besprüht und die DC-Folie zur Farbintensivierung mit heißer Luft gefönt. Die Auswertung erfolgt im UV-Licht bei 365 nm.

Auswertung
Das Chromatogramm der Vergleichslösung 1 zeigt im UV-Licht bei 365 nm mit steigenden Rf-Werten die Zonen von Rutosid, Chlorogensäure, Hyperosid und Kaffeesäure. Rutosid und Hyperosid fluoreszieren orange; Chlorogensäure und Kaffeesäure fluoreszieren hellblau.

Das Chromatogramm der Untersuchungslösung muss wie das Chromatogramm der Vergleichslösung 2 (Himbeerblätter) folgende charakteristische Zonen zeigen: zwei orange fluoreszierende Zonen knapp unterhalb des Rutosid-Vergleichs, eine intensiv orange fluoreszierende Zone etwa auf der Höhe des Chlorogensäure-Vergleichs und eine weitere orange fluoreszierende Zone auf Höhe des Hyperosid-Vergleichs. Darüber treten mehrere blau fluoreszierende Zonen auf sowie die zwei rot fluoreszierenden Chlorophyll-Zonen im Frontbereich.

Dokumentation

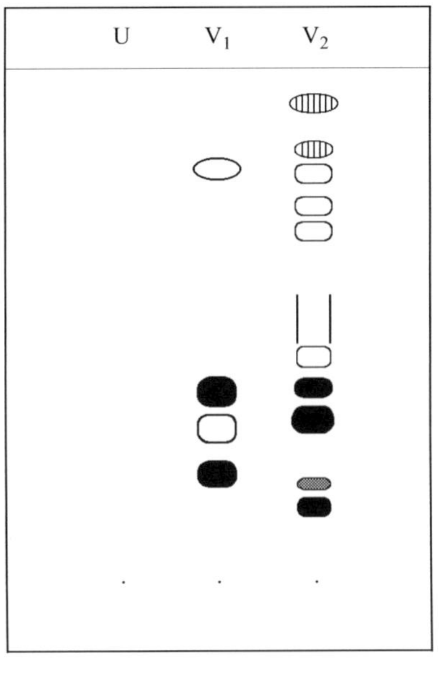

U: Untersuchungslösung
V_1: Rutosid, Chlorogens., Hyperosid, Kaffees.
V_2: Himbeerblätter

Hiobstränensamen

Schicht

DC-Alufolie Kieselgel 60 RP-18 F_{254s} Merck Artikel Nr. 1.05560

DC-Bedingungen

- Mikro-DC, Kammersättigung
- Laufstrecke 6 cm
- Laufzeit etwa 9 Minuten

Fließmittel

- 5,0 ml Aceton
- 4,0 ml Essigsäure 100%
- 2,0 ml Dichlormethan

Untersuchungslösung

1,0 g gepulverte Droge (500) wird in einem Reagenzglas mit Stopfen 2 bis 3 Minuten lang mit 5 ml Dichlormethan vorsichtig geschüttelt. Anschließend wird in ein Zentrifugenglas filtriert.

Vergleichslösungen

V_1: 5 mg Ölsäure werden in 5 ml Methanol gelöst.

V_2: Aus authentischen Hiobstränensamen (Yi yi ren, Coix lacryma-jobi subsp. ma-yuen) hergestellte Vergleichslösung nach Vorschrift »Untersuchungslösung«.

Auftrageart und -menge

Auf die DC-Folie werden je 1 µl der Untersuchungslösung und der Vergleichslösungen punktförmig aufgetragen.

Nachweis

Die DC-Folie wird unter dem Abzug durch Fönen getrocknet, mit einer 10%igen Lösung (m/V) von Molybdatophosphorsäure in Ethanol 96% besprüht und nach erneutem Trocknen auf einer Heizplatte bei etwa 100 °C unter Beobachtung solange vorsichtig erhitzt, bis dunkelblaue Flecke auf gelbem Untergrund deutlich sichtbar sind.

Auswertung

Das Chromatogramm der Vergleichslösung 1 zeigt nach chemischer Detektion im oberen Drittel die blaue Zone der Ölsäure.

Im Chromatogramm der Vergleichslösung 2 (Hiobstränensamen) ist die Zone der Ölsäure ebenfalls vorhanden. Direkt darüber befindet sich eine Zone ähnlicher Intensität, etwas darunter treten zwei schwächere Zonen auf. Die intensivsten dunkelblauen Zonen befinden sich am Beginn des mittleren Drittels. Hier liegen drei intensive Zonen direkt übereinander.

Das Chromatogramm der Untersuchungslösung muss dem Chromatogramm der Vergleichslösung 2 in seinen charakteristischen Zonen entsprechen.

Dokumentation

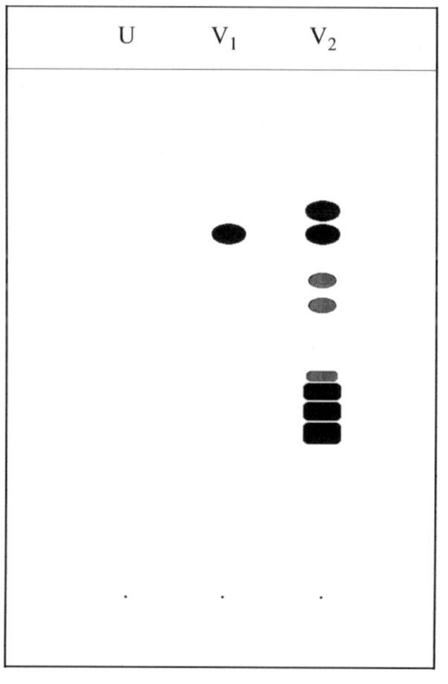

U: Untersuchungslösung
V_1: Ölsäure
V_2: Hiobstränensamen

Hirtentäschelkraut, Hirtentäschelkrauttinktur

Schicht

DC-Alufolie Kieselgel 60 F_{254} Merck Artikel Nr. 1.05549

DC-Bedingungen

- Mikro-DC, Kammersättigung
- Laufstrecke 6 cm
- Laufzeit etwa 29 Minuten

Fließmittel

In ein trockenes Reagenzglas werden folgende Lösungsmittelmengen einpipettiert und sorgfältig gemischt:

- 3,5 ml 1-Butanol
- 3,5 ml Aceton
- 1,0 ml Essigsäure 100%
- 2,0 ml Wasser

Untersuchungslösung

1,0 g gepulverte Droge (Sieb 500) wird mit einem Gemisch aus 4 ml Methanol und 4 ml Wasser in einem Reagenzglas 5 Minuten lang unter ständigem Umrühren im Wasserbad erhitzt. Anschließend wird in ein Zentrifugenglas filtriert.

Hirtentäschelkrauttinktur wird direkt verwendet.

Vergleichslösungen

V_1: 2 mg Leucin und 2 mg Threonin werden zusammen in 5 ml Wasser gelöst und mit Methanol zu 10 ml verdünnt.

V_2: Aus authentischem Hirtentäschelkraut bzw. -tinktur (Capsella bursa pastoris) hergestellte Vergleichslösung nach Vorschrift »Untersuchungslösung«.

Auftrageart und -menge

Auf die DC-Folie werden je 1 µl der Untersuchungslösung und der Vergleichslösungen punktförmig aufgetragen.

Nachweis

Die DC-Folie wird unter dem Abzug durch Fönen getrocknet, mit Ninhydrin-Reagenz besprüht, erneut getrocknet und anschließend auf einer Heizplatte bei etwa 100 °C solange erhitzt, bis farbige Zonen deutlich sichtbar sind.

Auswertung

Das Chromatogramm der Vergleichslösung 1 zeigt nach der Detektion mit steigenden Rf-Werten die rotvioletten Zonen von Threonin und Leucin.

Das Chromatogramm der Untersuchungslösung muss wie das Chromatogramm der Vergleichslösung 2 (Hirtentäschelkraut bzw. -tinktur) folgende Zonen zeigen:
die rotvioletten Zonen von Threonin und Leucin, im Rf-Bereich zwischen Threonin und Leucin zwei weitere rotviolette Zonen, direkt unterhalb des Threonins eine rotviolette Zone, direkt darunter die gelbbraune Zone des Prolins. Weitere schwächer rotviolett gefärbte Zonen sind vorhanden.

Dokumentation

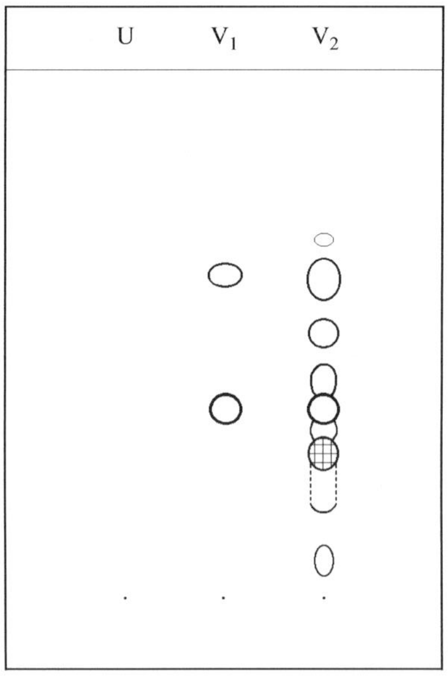

U: Untersuchungslösung

V_1: Threonin, Leucin

V_2: Hirtentäschelkraut bzw. -tinktur

Hohlzahnkraut

Schicht

DC-Alufolie Kieselgel 60 F_{254} Merck Artikel Nr. 1.05549

DC-Bedingungen

- Mikro-DC, Kammersättigung
- Laufstrecke 6 cm
- Laufzeit etwa 12 Minuten

Fließmittel

In ein trockenes Reagenzglas werden folgende Lösungsmittelmengen einpipettiert und sorgfältig gemischt:

- 7,8 ml Ethylacetat
- 0,6 ml Ameisensäure
- 0,6 ml Essigsäure 100%
- 1,0 ml Wasser

Untersuchungslösung

0,6 g gepulverte Droge (Sieb 500) werden mit 5 ml Methanol in einem Reagenzglas 5 Minuten lang unter ständigem Umrühren im Wasserbad erhitzt. Anschließend wird in ein Zentrifugenglas filtriert.

Vergleichslösungen

V_1: 2 mg Rutosid, 1 mg Chlorogensäure, 2 mg Hyperosid und 1 mg Kaffeesäure werden zusammen in 10 ml Methanol gelöst.

V_2: Aus authentischem Hohlzahnkraut (Galeopsis segetum) hergestellte Vergleichslösung nach Vorschrift »Untersuchungslösung«.

Auftrageart und -menge

Auf die DC-Folie werden je 2mal 1 µl der Untersuchungslösung und der Vergleichslösungen punktförmig aufgetragen.

Nachweis

Die DC-Folie wird unter dem Abzug mit einem Heißluftfön getrocknet und die noch warme Folie mit einer 1%igen Lösung (m/V) von Diphenylboryloxyethylamin in Ethanol reichlich besprüht. Nach erneutem Trocknen wird mit einer 5%igen Lösung (V/V) von Macrogol 400 in Ethanol besprüht und die DC-Folie zur Farbintensivierung mit heißer Luft geföhnt. Die Auswertung erfolgt im UV-Licht bei 365 nm.

Auswertung

Das Chromatogramm der Vergleichslösung 1 zeigt im UV-Licht bei 365 nm mit steigenden Rf-Werten die Zonen von Rutosid, Chlorogensäure, Hyperosid und Kaffeesäure. Rutosid und Hyperosid fluoreszieren orange; Chlorogensäure und Kaffeesäure fluoreszieren blau.

Das Chromatogramm der Untersuchungslösung muss wie das Chromatogramm der Vergleichslösung 2 (Hohlzahnkraut) folgende charakteristische Zonen zeigen: etwa auf der Höhe des Chlorogensäure-Vergleichs eine blau fluoreszierende Zone, auf der Höhe des Hyperosid-Vergleichs eine hellblau fluoreszierende Zone und direkt darüber eine gelb fluoreszierende Zone. Weitere, schwächer fluoreszierende Zonen sind vorhanden. Oberhalb des Kaffeesäure-Vergleichs sind zwei rot fluoreszierende Chlorophyll-Zonen sichtbar.

Dokumentation

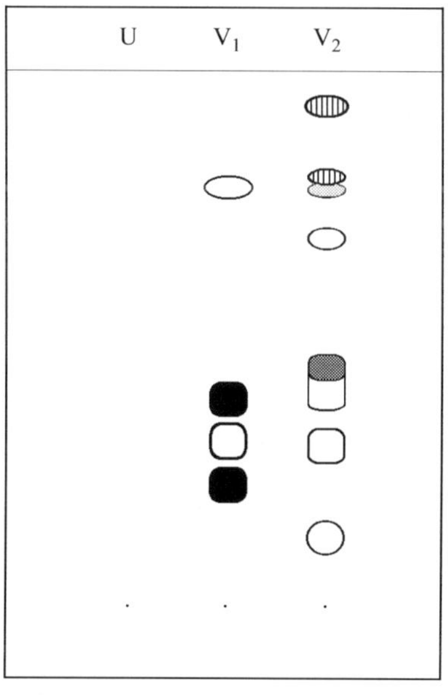

U: Untersuchungslösung

V_1: Rutosid, Chlorogens., Hyperosid, Kaffees.

V_2: Hohlzahnkraut

Holunderblüten

Schicht

DC-Alufolie Kieselgel 60 F_{254} Merck Artikel Nr. 1.05549

DC-Bedingungen

- Mikro-DC, Kammersättigung
- Laufstrecke 6 cm
- Laufzeit etwa 12 Minuten

Fließmittel

In ein trockenes Reagenzglas werden folgende Lösungsmittelmengen einpipettiert und sorgfältig gemischt:

- 7,8 ml Ethylacetat
- 0,6 ml Ameisensäure
- 0,6 ml Essigsäure 100%
- 1,0 ml Wasser

Untersuchungslösung

0,5 g gepulverte Droge (Sieb 500) werden mit 5 ml Methanol in einem Reagenzglas 5 Minuten lang unter ständigem Umrühren im Wasserbad erhitzt. Anschließend wird in ein Zentrifugenglas filtriert.

Vergleichslösungen

V_1: 2 mg Rutosid, 1 mg Chlorogensäure, 2 mg Hyperosid und 1 mg Kaffeesäure werden zusammen in 10 ml Methanol gelöst.

V_2: Aus authentischen Holunderblüten (Sambucus nigra) hergestellte Vergleichslösung nach Vorschrift »Untersuchungslösung«.

Auftrageart und -menge

Auf die DC-Folie werden je 2mal 1 µl der Untersuchungslösung und der Vergleichslösungen punktförmig aufgetragen.

Nachweis

Die DC-Folie wird unter dem Abzug mit einem Heißluftfön getrocknet und die noch warme Folie mit einer 1%igen Lösung (m/V) von Diphenylboryloxyethylamin in Ethanol reichlich besprüht. Nach erneutem Trocknen wird mit einer 5%igen Lösung (V/V) von Macrogol 400 in Ethanol besprüht und die DC-Folie zur Farbintensivierung mit heißer Luft geföont. Die Auswertung erfolgt im UV-Licht bei 365 nm.

Auswertung

Das Chromatogramm der Vergleichslösung 1 zeigt im UV-Licht bei 365 nm mit steigenden Rf-Werten die Zonen von Rutosid, Chlorogensäure, Hyperosid und Kaffeesäure. Rutosid und Hyperosid fluoreszieren orange; Chlorogensäure und Kaffeesäure fluoreszieren hellblau.

Das Chromatogramm der Untersuchungslösung muss wie das Chromatogramm der Vergleichslösung 2 (Holunderblüten) folgende charakteristische Zonen zeigen: eine intensive Rutosid-Zone, eine hellblau fluoreszierende Zone auf der Höhe des Chlorogensäure-Vergleichs und eine orange fluoreszierende Zone, die knapp oberhalb des Hyperosid-Vergleichs auftritt. Weitere blau fluoreszierende Zonen befinden sich im Rf-Bereich zwischen Hyperosid- und Kaffeesäure-Vergleich.

Dokumentation

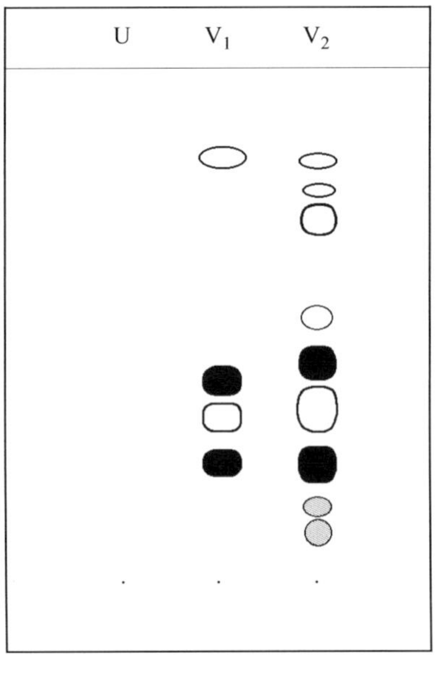

U: Untersuchungslösung

V_1: Rutosid, Chlorogens., Hyperosid, Kaffees.

V_2: Holunderblüten

Hopfenzapfen

Schicht

DC-Alufolie Kieselgel 60 F_{254} Merck Artikel Nr. 1.05549

DC-Bedingungen

- Mikro-DC, Kammersättigung
- Laufstrecke 2mal 6 cm, Zwischentrocknung durch Fönen
- Laufzeit 2mal etwa 7 Minuten

Fließmittel

In ein trockenes Reagenzglas werden folgende Lösungsmittelmengen einpipettiert und sorgfältig gemischt:

- 6,0 ml Cyclohexan
- 3,8 ml Ethylacetat
- 0,2 ml Essigsäure 100%

Untersuchungslösung

1,0 g frisch gepulverte Droge (Sieb 500) wird in einem Reagenzglas mit Stopfen etwa 10 Minuten lang mit 8 ml Methanol 70% geschüttelt. Anschließend wird in ein Zentrifugenglas filtriert und das Filtrat sofort zur Chromatographie verwendet.

Vergleichslösungen

V_1: 1,0 mg Sudan I RN, 2,0 mg Curcumin und 2,0 mg Dimethylaminobenzaldehyd werden in 10 ml Methanol gelöst.

V_2: Aus authentischen Hopfenzapfen (Humulus lupulus) hergestellte Vergleichslösung nach Vorschrift »Untersuchungslösung«.

Auftrageart und -menge

Auf die DC-Folie werden 2mal 1 µl von V_1 und je 4mal 1 µl von Untersuchungslösung und V_2 punktförmig aufgetragen.

Nachweis

1. Die DC-Folie wird unter dem Abzug durch Fönen getrocknet und im UV-Licht bei 254 nm und 365 nm ausgewertet.
2. Die DC-Folie wird anschließend mit Molybdatophosphorsäure-Lösung 10% (m/V) in Ethanol 96% besprüht und auf einer Heizplatte bei etwa 100 °C erhitzt.

Auswertung

Das Chromatogramm der Vergleichslösung 1 zeigt im UV-Licht bei 254 nm im unteren Rf-Bereich die Zone des Curcumins, darüber die Zone des Dimethylaminobenzaldehyds und mit größtem Rf-Wert die Zone von Sudan I.

Im Chromatogramm der Vergleichslösung 2 (Hopfenzapfen) befindet sich knapp oberhalb des Sudans I die fluoreszenzmindernde Zone der Lupulone, knapp unterhalb des Dimethylaminobenzaldehyds die fluoreszenzmindernde Zone der Humulone und auf der Höhe des Curcumins die fluoreszenzmindernde Zone des Xanthohumols. Im UV-Licht bei 365 nm fluoreszieren die Lupulone hellblau, die Humulone gelblich und das Xanthohumol dunkelbraun. Nach chemischer Detektion ist die Zone des Xanthohumols orangebraun gefärbt. Darüber sind mehrere blau gefärbte Zonen vorhanden.

Die Chromatogramme von Untersuchungslösung und Vergleichslösung 2 müssen in ihren charakteristischen Zonen übereinstimmen.

Dokumentation

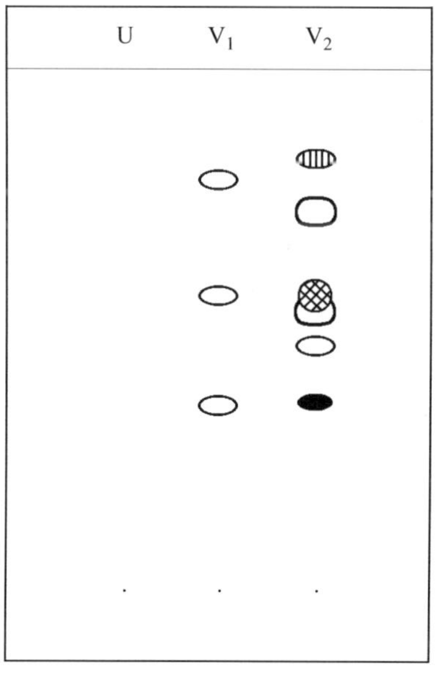

U: Untersuchungslösung

V_1: Curcumin, Dimethylaminobenzaldehyd, Sudan I

V_2: Hopfenzapfen

Hopfenzapfen, Hopfentinktur (DC der Flavonoide)

Schicht

DC-Alufolie Kieselgel 60 F_{254} Merck Artikel Nr. 1.05549

DC-Bedingungen

- Mikro-DC, Kammersättigung
- Laufstrecke 6 cm
- Laufzeit etwa 12 Minuten

Fließmittel

In ein trockenes Reagenzglas werden folgende Lösungsmittelmengen einpipettiert und sorgfältig gemischt:

- 7,8 ml Ethylacetat
- 0,6 ml Ameisensäure
- 0,6 ml Essigsäure 100%
- 1,0 ml Wasser

Untersuchungslösungen

1 g gepulverte Droge (Sieb 500) wird mit 5 ml Methanol in einem Reagenzglas 5 Minuten lang unter ständigem Umrühren im Wasserbad erhitzt. Anschließend wird in ein Zentrifugenglas filtriert.

Hopfentinktur wird direkt verwendet.

Vergleichslösungen

V_1: 2 mg Rutosid, 1 mg Chlorogensäure, 2 mg Hyperosid und 1 mg Kaffeesäure werden zusammen in 10 ml Methanol gelöst.

V_2: Aus authentischen Hopfenzapfen bzw. Hopfentinktur (Humulus lupulus) hergestellte Vergleichslösung nach Vorschrift »Untersuchungslösung«.

Auftrageart und -menge

Auf die DC-Folie werden je 2mal 1 µl der Untersuchungslösung und der Vergleichslösungen punktförmig aufgetragen.

Nachweis

Die DC-Folie wird unter dem Abzug mit einem Heißluftfön getrocknet und die noch warme Folie mit einer 1%igen Lösung (m/V) von Diphenylboryloxyethylamin in Ethanol reichlich besprüht. Nach erneutem Trocknen wird mit einer 5%igen Lösung (V/V) von Macrogol 400 in Ethanol besprüht und die DC-Folie zur Farbintensivierung intensiv mit heißer Luft geföhnt. Die Auswertung erfolgt im UV-Licht bei 365 nm.

Auswertung

Das Chromatogramm der Vergleichslösung 1 zeigt im UV-Licht bei 365 nm mit steigenden Rf-Werten die Zonen von Rutosid, Chlorogensäure, Hyperosid und Kaffeesäure. Rutosid und Hyperosid fluoreszieren orange; Chlorogensäure und Kaffeesäure fluoreszieren hellblau.

Das Chromatogramm der Untersuchungslösung muss wie das Chromatogramm der Vergleichslösung 2 (Hopfenzapfen bzw. -tinktur) folgende charakteristische Zonen zeigen: die Zone des Rutosids, eine blau fluoreszierende Zone zwischen Chlorogensäure- und Hyperosid-Vergleich, eine orange fluoreszierende Zone knapp oberhalb des Hyperosid-Vergleichs sowie direkt darüber eine schwach gelbgrün fluoreszierende Zone. Weitere schwächere Zonen sind vorhanden.

Dokumentation

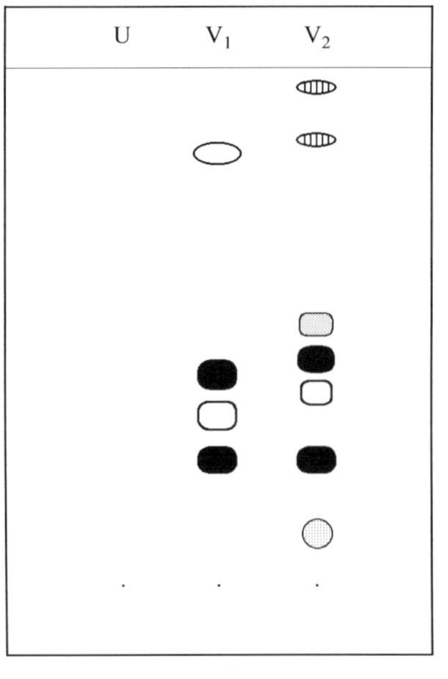

U: Untersuchungslösung

V_1: Rutosid, Chlorogens., Hyperosid, Kaffees.

V_2: Hopfenzapfen bzw. Hopfentinktur

Huflattichblätter

Schicht
DC-Alufolie Kieselgel 60 F_{254} Merck Artikel Nr. 1.05549

DC-Bedingungen
- Mikro-DC, Kammersättigung
- Laufstrecke 6 cm
- Laufzeit etwa 12 Minuten

Fließmittel
In ein trockenes Reagenzglas werden folgende Lösungsmittelmengen einpipettiert und sorgfältig gemischt:

- 7,8 ml Ethylacetat
- 0,6 ml Ameisensäure
- 0,6 ml Essigsäure 100%
- 1,0 ml Wasser

Untersuchungslösung
0,5 g gepulverte Droge (Sieb 500) werden mit 5 ml Methanol in einem Reagenzglas 5 Minuten lang unter ständigem Umrühren im Wasserbad erhitzt. Anschließend wird in ein Zentrifugenglas filtriert.

Vergleichslösungen
V_1: 2 mg Rutosid, 1 mg Chlorogensäure, 2 mg Hyperosid und 1 mg Kaffeesäure werden zusammen in 10 ml Methanol gelöst.

V_2: Aus authentischen Huflattichblättern (Tussilago farfara) hergestellte Vergleichslösung nach Vorschrift »Untersuchungslösung«.

Auftrageart und -menge
Auf die DC-Folie werden je 2mal 1 µl der Untersuchungslösung und der Vergleichslösungen punktförmig aufgetragen.

Nachweis
Die DC-Folie wird unter dem Abzug mit einem Heißluftfön getrocknet und die noch warme Folie mit einer 1%igen Lösung (m/V) von Diphenylboryloxyethylamin in Ethanol reichlich besprüht. Nach erneutem Trocknen wird mit einer 5%igen Lösung (V/V) von Macrogol 400 in Ethanol besprüht und die DC-Folie zur Farbintensivierung mit heißer Luft gefönt. Die Auswertung erfolgt im UV-Licht bei 365 nm.

Auswertung
Das Chromatogramm der Vergleichslösung 1 zeigt im UV-Licht bei 365 nm mit steigenden Rf-Werten die Zonen von Rutosid, Chlorogensäure, Hyperosid und Kaffeesäure. Rutosid und Hyperosid fluoreszieren orange; Chlorogensäure und Kaffeesäure fluoreszieren hellblau.

Das Chromatogramm der Untersuchungslösung muss wie das Chromatogramm von V_2 (Huflattichblätter) folgende charakteristische Zonen zeigen: eine hellblau fluoreszierende Zone auf der Höhe des Chlorogensäure-Vergleichs, eine orange fluoreszierende Zone knapp oberhalb des Hyperosid-Vergleichs und darüber mit steigenden Rf-Werten eine grüngelb fluoreszierende Zone sowie zwei intensiv blaugrün fluoreszierende Zonen, von denen die Zone mit dem kleineren Rf-Wert auch im Tageslicht als Hauptzone hervortritt. Weitere schwächer fluoreszierende Zonen sind vorhanden.

Dokumentation

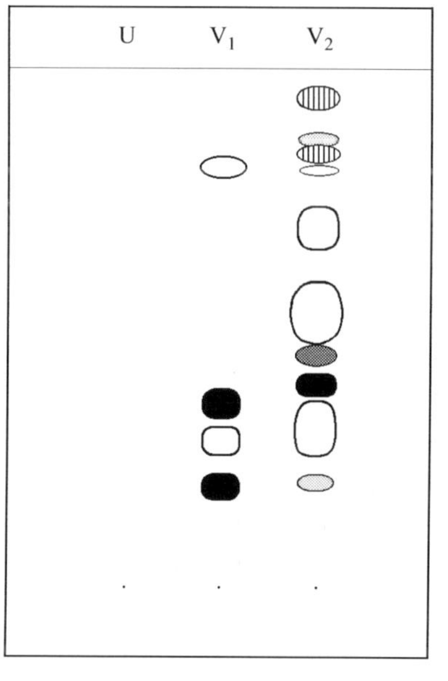

U: Untersuchungslösung

V_1: Rutosid, Chlorogens., Hyperosid, Kaffees.

V_2: Huflattichblätter

Huflattichblüten

Schicht

DC-Alufolie Kieselgel 60 F_{254} Merck Artikel Nr. 1.05549

DC-Bedingungen

- Mikro-DC, Kammersättigung
- Laufstrecke 6 cm
- Laufzeit etwa 12 Minuten

Fließmittel

In ein trockenes Reagenzglas werden folgende Lösungsmittelmengen einpipettiert und sorgfältig gemischt:

- 7,8 ml Ethylacetat
- 0,6 ml Ameisensäure
- 0,6 ml Essigsäure 100%
- 1,0 ml Wasser

Untersuchungslösung

0,5 g gepulverte Droge (Sieb 500) werden mit 5 ml Methanol in einem Reagenzglas 5 Minuten lang unter ständigem Umrühren im Wasserbad erhitzt. Anschließend wird in ein Zentrifugenglas filtriert.

Vergleichslösungen

V_1: 2 mg Rutosid, 1 mg Chlorogensäure, 2 mg Hyperosid und 1 mg Kaffeesäure werden zusammen in 10 ml Methanol gelöst.

V_2: Aus authentischen Huflattichblüten (Tussilago farfara) hergestellte Vergleichslösung nach Vorschrift »Untersuchungslösung«.

Auftrageart und -menge

Auf die DC-Folie werden je 2mal 1 µl der Untersuchungslösung und der Vergleichslösungen punktförmig aufgetragen.

Nachweis

Die DC-Folie wird unter dem Abzug mit einem Heißluftfön getrocknet und die noch warme Folie mit einer 1%igen Lösung (m/V) von Diphenylboryloxyethylamin in Ethanol reichlich besprüht. Nach erneutem Trocknen wird mit einer 5%igen Lösung (V/V) von Macrogol 400 in Ethanol besprüht und die DC-Folie zur Farbintensivierung mit heißer Luft geföhnt. Die Auswertung erfolgt im UV-Licht bei 365 nm.

Auswertung

Das Chromatogramm der Vergleichslösung 1 zeigt im UV-Licht bei 365 nm mit steigenden Rf-Werten die Zonen von Rutosid, Chlorogensäure, Hyperosid und Kaffeesäure. Rutosid und Hyperosid fluoreszieren orange; Chlorogensäure und Kaffeesäure fluoreszieren hellblau.

Das Chromatogramm der Untersuchungslösung muss wie das Chromatogramm der Vergleichslösung 2 (Huflattichblüten) folgende charakteristische Zonen zeigen: die orange fluoreszierende Rutosid-Zone, eine hellblau fluoreszierende Zone auf der Höhe des Chlorogensäure-Vergleichs, zwei orange fluoreszierende Zonen knapp oberhalb des Hyperosid-Vergleichs, darüber zwei intensiv blaugrün fluoreszierende Zonen und die blau fluoreszierende Zone der Kaffeesäure.

Dokumentation

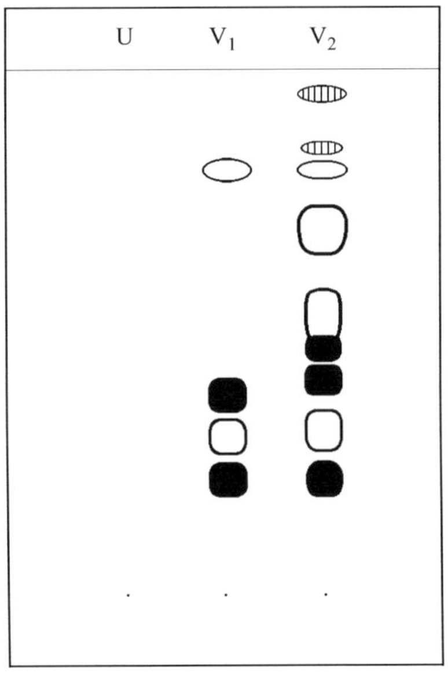

U: Untersuchungslösung
V_1: Rutosid, Chlorogens., Hyperosid, Kaffees.
V_2: Huflattichblüten

Hydrochlorothiazid

Schicht

DC-Alufolie Kieselgel 60 F_{254} Merck Artikel Nr. 1.05549

DC-Bedingungen

- Mikro-DC, Kammersättigung
- Laufstrecke 6 cm
- Laufzeit etwa 6 Minuten

Fließmittel

- 10 ml Ethylacetat

Untersuchungslösung

10 mg Untersuchungssubstanz werden in 5 ml Aceton gelöst.

Vergleichslösung

Die Vergleichslösung wird mit authentischer Vergleichssubstanz wie die Untersuchungslösung hergestellt.

Auftrageart und -menge

Auf die DC-Folie werden je 1 µl der Untersuchungslösung und der Vergleichslösung punktförmig aufgetragen.

Nachweis

1. Die DC-Folie wird unter dem Abzug durch Fönen getrocknet und im UV-Licht bei 254 nm ausgewertet.
2. Die DC-Folie wird mit 1%iger schwefelsaurer Kaliumpermanganat-Lösung besprüht und sehr intensiv längere Zeit mit heißer Luft gefönt.

Auswertung

Das Chromatogramm der Untersuchungslösung muss wie das Chromatogramm der Vergleichslösung im UV-Licht bei 254 nm den fluoreszenzmindernden Fleck des Hydrochlorothiazids zeigen.
Nach Besprühen mit schwefelsaurer Kaliumpermanganat-Lösung und intensives Fönen mit heißer Luft ist ein hellgelber Fleck auf violettem Untergrund sichtbar.

Dokumentation

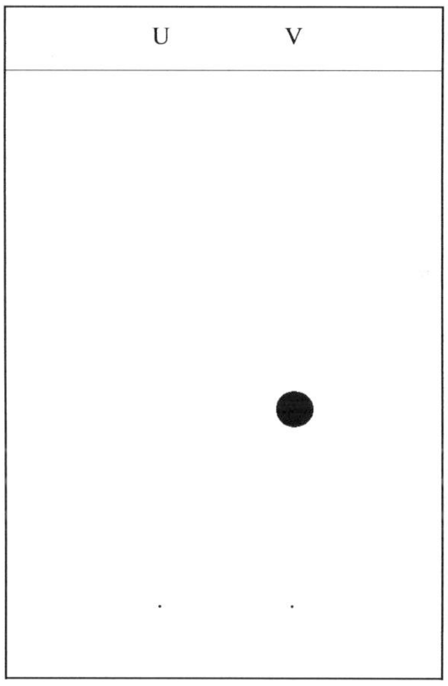

U: Untersuchungslösung
V: Hydrochlorothiazid

Ingweröl

Schicht
DC-Alufolie Kieselgel 60 F_{254} Merck Artikel Nr. 1.05549

DC-Bedingungen
- Mikro-DC, Kammersättigung
- Laufstrecke 2mal 6 cm, Zwischentrocknung durch Fönen
- Laufzeit 2mal etwa 6 Minuten

Fließmittel
- 10 ml Dichlormethan

Untersuchungslösung
0,1 ml (5 Tropfen) des zu untersuchenden Öls werden in 1 ml Toluol gelöst.

Vergleichslösungen
V_1: 5 mg Borneol, 20 µl Cineol und 10 mg Guajazulen werden in 5 ml Toluol gelöst.

V_2: Aus authentischem Ingweröl hergestellte Vergleichslösung nach Vorschrift »Untersuchungslösung«.

Auftrageart und -menge
Auf die DC-Folie werden je 1 µl der Untersuchungslösung und der Vergleichslösungen punktförmig aufgetragen.

Nachweis
Die DC-Folie wird unter dem Abzug durch Fönen getrocknet und mit reichlich Anisaldehyd-Reagenz R besprüht. Anschließend wird nach erneutem Trocknen solange auf einer Heizplatte bei etwa 100 °C vorsichtig erhitzt, bis sich alle Zonen farblich gut entwickelt haben.

Auswertung
Das Chromatogramm der Vergleichslösung 1 zeigt nach Besprühen mit Anisaldehyd-Reagenz und Erhitzen mit steigenden Rf-Werten die grünbraune Zone des Borneols, die violette Zone des Cineols und die rote Zone des Guajazulens.

Im Chromatogramm der Vergleichslösung 2 (Ingweröl) sind die Zonen von Borneol und Cineol ebenfalls vorhanden. Etwas oberhalb des Cineols ist im mittleren Rf-Bereich eine auffällige blaugrüne Zone sichtbar. Auf Höhe des Guajazulen-Vergleichs tritt knapp unterhalb der Front eine große, insentiv violette Zone auf. Weitere Zonen sind vorhanden.

Das Chromatogramm der Untersuchungslösung muss dem Chromatogramm der Vergleichslösung 2 in seinen charakteristischen Zonen entsprechen.

Dokumentation

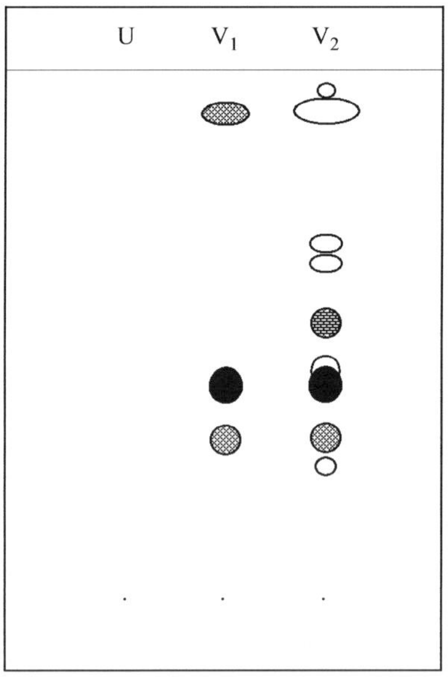

U: Untersuchungslösung
V_1: Borneol, Cineol, Guajazulen
V_2: Ingweröl

Ingwerwurzelstock, Ingwertinktur

Schicht

DC-Alufolie Kieselgel 60 F_{254} Merck Artikel Nr. 1.05549

DC-Bedingungen

- Mikro-DC, ohne Kammersättigung
- Laufstrecke 2mal 6 cm, Zwischentrocknung durch Fönen
- Laufzeit 2mal etwa 7 Minuten

Fließmittel

In ein trockenes Reagenzglas werden folgende Lösungsmittelmengen einpipettiert und sorgfältig gemischt:

- 4,0 ml Heptan
- 6,0 ml Diethylether

Untersuchungslösung

1 g gepulverte Droge (Sieb 500) wird in einem Reagenzglas mit Stopfen 5 Minuten lang mit 5 ml Diethylether vorsichtig geschüttelt. Anschließend wird in ein Zentrifugenglas filtriert.

Ingwertinktur wird direkt verwendet.

Vergleichslösungen

V_1: 5 mg Capsaicin, 5 mg Vanillin und 10 µl Eugenol werden zusammen in 10 ml Methanol gelöst.

V_2: Aus authentischem Ingwerwurzelstock bzw. Ingwertinktur (Zingiber officinale) hergestellte Vergleichslösung nach Vorschrift »Untersuchungslösung«.

Auftrageart und -menge

Auf die DC-Folie werden je 2mal 1 µl der Untersuchungslösung und der Vergleichslösungen punktförmig aufgetragen.

Nachweis

Die DC-Folie wird unter dem Abzug durch Fönen getrocknet und das Chromatogramm im UV-Licht bei 254 nm ausgewertet.
Anschließend wird die DC-Folie mit Vanillin-Schwefelsäure-Reagenz reichlich besprüht, durch Fönen mit heißer Luft getrocknet und solange auf einer Heizplatte bei etwa 100 °C vorsichtig erhitzt, bis alle Zonen farblich gut entwickelt sind.

Auswertung

Das Chromatogramm der Vergleichslösung 1 zeigt im UV-Licht bei 254 nm im mittleren Rf-Bereich die fluoreszenzmindernde Zone des Vanillins, im oberen Rf-Bereich die des Eugenols und im unteren Rf-Bereich die nur sehr schwach fluoreszenzmindernde Zone des Capsaicins. Nach chemischer Detektion ist die Capsaicin-Zone graublau und die Eugenol-Zone braunviolett gefärbt.
Im Chromatogramm der Vergleichslösung 2 (Ingwer bzw. Ingwertinktur) tritt zwischen Capsaicin- und Vanillin-Vergleich die fluoreszenzmindernde Doppelzone der Gingerole auf. Zwischen Vanillin- und Eugenol-Vergleich ist die fluoreszenzmindernde Doppelzone der Shogaole sichtbar. Nach chemischer Detektion müssen die Gingerole intensiver violett gefärbt sein als die Shogaole. Weiter Zonen sind vorhanden.

Das Chromatogramm der Untersuchungslösung muss dem Chromatogramm der Vergleichslösung 2 in seinen charakteristischen Zonen entsprechen.

Dokumentation

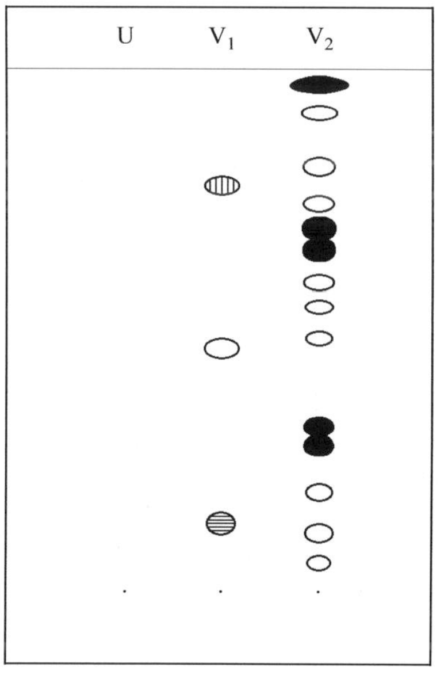

U: Untersuchungslösung
V_1: Capsaicin, Vanillin, Eugenol
V_2: Ingwerwurzelstock bzw. Ingwertinktur

Ipecacuanhafluidextrakt, -tinktur, eingestellt

Schicht

DC-Alufolie Kieselgel 60 F_{254} Merck Artikel Nr. 1.05549

DC-Bedingungen

- Mikro-DC, Kammersättigung
- Laufstrecke 6 cm
- Laufzeit ca. 8 Minuten

Fließmittel

In ein trockenes Reagenzglas werden folgende Lösungsmittelmengen einpipettiert und gründlich gemischt:

- 7,0 ml Dichlormethan
- 2,0 ml Ethylacetat
- 1,0 ml Diethylamin

Untersuchungslösung

5 Tropfen Ipecacuanhafluidextrakt werden in 2 ml Methanol gelöst.

1 ml Ipecacuanhatinktur wird mit 2 ml Methanol gemischt.

Vergleichslösungen

V_1: 2,5 mg Emetindihydrochlorid und 3,0 mg Cephaelinhydrobromid werden zusammen in 5 ml Methanol gelöst.

V_2: Aus authentischem Ipecacuanhafluidextrakt bzw. authentischer Ipecacuanhatinktur (gewonnen aus Cephaelis ipecacuanha oder Cephaelis acuminata) hergestellte Vergleichslösung nach Vorschrift »Untersuchungslösung«.

Auftrageart und -menge

Auf die DC-Folie werden je 1 µl der Untersuchungslösung und der Vergleichslösungen punktförmig aufgetragen.

Nachweis

Die DC-Folie wird unter dem Abzug durch Fönen mit heißer Luft gründlich getrocknet, mit Iod-Dichlormethan-Lösung 0,5% (m/V) besprüht und dann solange mit einem Fön erhitzt, bis die farbigen Flecke von Emetin und Cephaelin sichtbar sind. Anschließend wird das Chromatogramm im UV-Licht bei 365 nm ausgewertet.

Auswertung

Nach Besprühen mit Iod-Dichlormethan und Erhitzen zeigen die Chromatogramme der Vergleichslösungen den zitronengelben Fleck des Emetins und den darunterliegenden braunen Fleck des Cephaelins.

Im UV-Licht bei 365 nm zeigt der Emetin-Fleck eine intensiv gelbe und der Cephaelin-Fleck eine hellblaue Fluoreszenz.

Das Chromatogramm der Untersuchungslösung muss wie die Chromatogramme der Vergleichslösungen die Flecken von Emetin und Cephaelin aufweisen.

Dokumentation

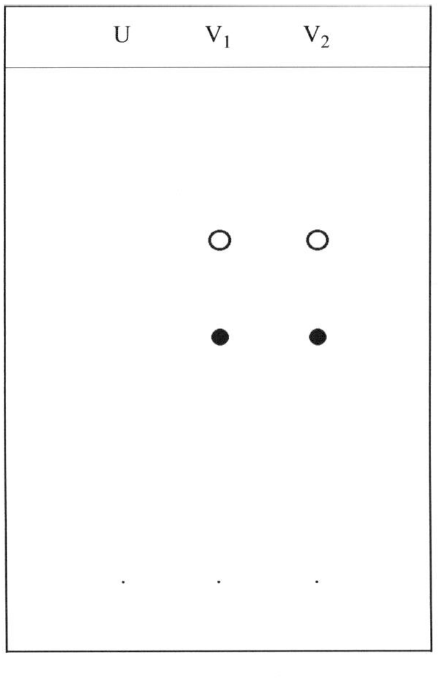

U: Untersuchungslösung
V_1: Cephaelin, Emetin
V_2: Ipecacuanhafluidextrakt bzw. -tinktur

Ipecacuanhawurzel

Schicht

DC-Alufolie Kieselgel 60 F_{254} Merck Artikel Nr. 1.05549

DC-Bedingungen

- Mikro-DC, Kammersättigung
- Laufstrecke 6 cm
- Laufzeit ca. 8 Minuten

Fließmittel

In ein trockenes Reagenzglas werden folgende Lösungsmittelmengen einpipettiert und gründlich gemischt:

- 7,0 ml Dichlormethan
- 2,0 ml Ethylacetat
- 1,0 ml Diethylamin

Untersuchungslösung

0,2 g gepulverte Droge (Sieb 500) werden in einem Zentrifugenglas mit 4 Tropfen Ammoniak-Lösung 25% und 5 ml Dichlormethan versetzt. Während 15 Minuten wird einige Male vorsichtig geschüttelt und anschließend in ein Zentrifugenglas filtriert.

Vergleichslösungen

V_1: 2,5 mg Emetindihydrochlorid und 3,0 mg Cephaelinhydrobromid werden zusammen in 10 ml Methanol gelöst.

V_2: Aus authentischer Ipecacuanhawurzel (Cephaelis ipecacuanha oder Cephaelis acuminata) hergestellte Vergleichslösung nach Vorschrift »Untersuchungslösung«.

Auftrageart und -menge

Auf die DC-Folie werden je 2mal 1 µl der Untersuchungslösung und der Vergleichslösungen punktförmig aufgetragen.

Nachweis

Die DC-Folie wird unter dem Abzug durch Fönen mit heißer Luft gründlich getrocknet, mit Iod-Dichlormethan-Lösung 0,5% (m/V) besprüht und dann solange mit einem Fön erhitzt, bis die farbigen Flecke von Emetin und Cephaelin sichtbar sind. Anschließend wird das Chromat^{2}€amm im UV-Licht bei 365 nm ausgewertet.

Auswertung

Nach Besprühen mit Iod-Dichlormethan und Erhitzen zeigen die Chromatogramme der Vergleichslösungen den zitronengelben Fleck des Emetins und den darunterliegenden braunen Fleck des Cephaelins.

Im UV-Licht bei 365 nm zeigt der Emetin-Fleck eine intensiv gelbe und der Cephaelin-Fleck eine hellblaue Fluoreszenz.

Das Chromatogramm der Untersuchungslösung muss wie die Chromatogramme der Vergleichslösungen die Flecken von Emetin und Cephaelin aufweisen.

Dokumentation

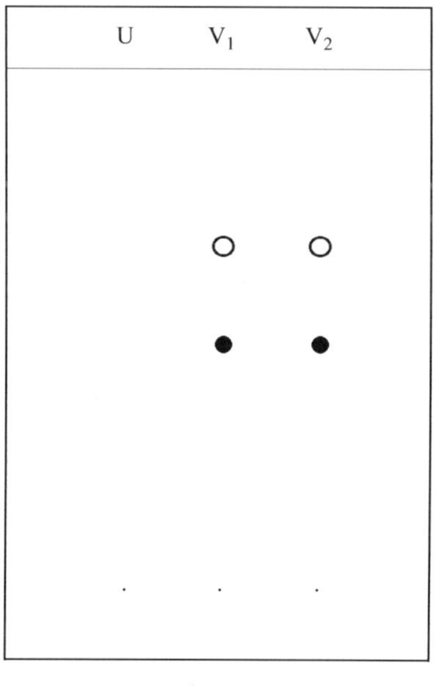

U: Untersuchungslösung
V_1: Cephaelin, Emetin
V_2: Ipecacuanhawurzel

Isländisches Moos / Isländische Flechte

Schicht

DC-Alufolie Kieselgel 60 F_{254} Merck Artikel Nr. 1.05549

DC-Bedingungen

- Mikro-DC, Kammersättigung
- Laufstrecke 6 cm
- Laufzeit etwa 8 Minuten

Fließmittel

In ein trockenes Reagenzglas werden folgende Lösungsmittelmengen einpipettiert und sorgfältig gemischt:

- 8,0 ml Dichlormethan
- 1,0 ml Methanol
- 1,0 ml Essigsäure 100%

Untersuchungslösung

0,5 g gepulverte Droge (Sieb 500) werden mit 5 ml Methanol in einem Reagenzglas 3 Minuten lang unter ständigem Umrühren im Wasserbad erhitzt. Anschließend wird in ein Zentrifugenglas filtriert.

Vergleichslösungen

V_1: 1 mg Kaffeesäure wird in 5 ml Methanol gelöst.

V_2: Aus authentischem Isländischem Moos (Cetraria islandica) hergestellte Vergleichslösung nach Vorschrift »Untersuchungslösung«.

Auftrageart und -menge

Auf die DC-Folie werden je 1 µl der Untersuchungslösung und der Vergleichslösungen punktförmig aufgetragen.

Nachweis

Die DC-Folie wird unter dem Abzug durch Fönen getrocknet und im UV-Licht bei 254 nm ausgewertet.

Anschließend wird die DC-Folie mit einer 0,1%igen Lösung von p-Phenylendiamin in Ethanol 96% (V/V) besprüht.

Auswertung

Das Chromatogramm der Vergleichslösung 1 zeigt im UV-Licht bei 254 nm im mittleren RF-Bereich die schwach fluoreszenzmindernde Zone der Kaffeesäure.

Das Chromatogramm der Vergleichslösung 2 (Isländisches Moos) zeigt etwas unterhalb des Kaffeesäure-Vergleichs die relativ große, stark fluoreszenzmindernde Zone der Fumarprotocetrarsäure, die sich durch Besprühen mit p-Phenylendiamin-Lösung ockergelb färbt.

Das Chromatogramm der Untersuchungslösung muss dem Chromatogramm der Vergleichslösung 2 entsprechen.

Dokumentation

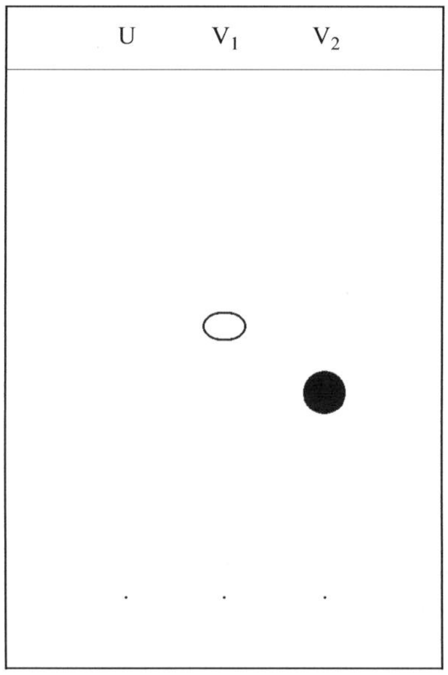

U: Untersuchungslösung

V_1: Kaffeesäure

V_2: Isländisches Moos

Japanischer-Pagodenbaum-Blütenknospen

Schicht

DC-Alufolie Kieselgel 60 F_{254} Merck Artikel Nr. 1.05549

DC-Bedingungen

- Mikro-DC, Kammersättigung
- Laufstrecke 6 cm
- Laufzeit etwa 15 Minuten

Fließmittel

In ein trockenes Reagenzglas werden folgende Lösungsmittelmengen einpipettiert und sorgfältig gemischt:

- 7,2 ml Ethylacetat
- 0,7 ml Ameisensäure
- 0,7 ml Essigsäure 100%
- 1,4 ml Wasser

Untersuchungslösung

0,5 g gepulverte Droge (Sieb 500) werden mit 5 ml Methanol in einem Reagenzglas 5 Minuten lang unter ständigem Umrühren im Wasserbad erhitzt. Anschließend wird in ein Zentrifugenglas filtriert.

Vergleichslösung

V_1: 2 mg Rutosid werden in 10 ml Methanol gelöst.

V_2: Aus authentischen Japanischer-Pagodenbaum-Blütenknospen (Huai hua, Styphnolobium japonicum, syn.: Sophora japonica) hergestellte Vergleichslösung nach Vorschrift »Untersuchungslösung«.

Auftrageart und -menge

Auf die DC-Folie werden je 1 µl der Untersuchungslösung und der Vergleichslösungen punktförmig aufgetragen.

Nachweis

Die DC-Folie wird unter dem Abzug mit einem Heißluftfön getrocknet und die noch warme Folie mit einer 1%igen Lösung (m/V) von Diphenylboryloxyethylamin in Ethanol reichlich besprüht. Nach erneutem Trocknen wird mit einer 5%igen Lösung (V/V) von Macrogol 400 in Ethanol besprüht und die DC-Folie zur Farbintensivierung mit heißer Luft geföhnt. Die Auswertung erfolgt im UV-Licht bei 365 nm.

Auswertung

Das Chromatogramm der Vergleichslösung 1 zeigt im UV-Licht bei 365 nm die orange fluoreszierende Zone des Rutosids.

Im Chromatogramm der Vergleichslösung 2 (Japanischer-Pagodenbaum-Blütenknospen) ist Rutosid die Hauptzone. Direkt darüber befindet sich eine grüngelb fluoreszierende Doppelzone. Darunter sind mehrere orange fluoreszierende Zonen sichtbar. Weitere orange fluoreszierende Zonen sind im mittleren und oberen Rf-Bereich vorhanden.

Das Chromatogramm der Untersuchungslösung muss dem Chromatogramm von V_2 in seinen charakteristischen Zonen entsprechen.

Dokumentation

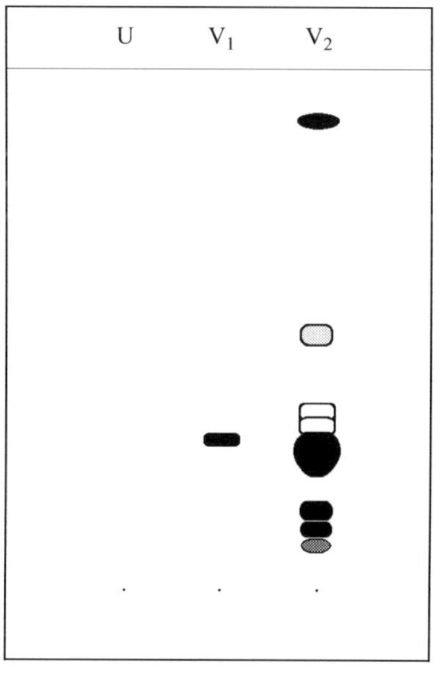

U: Untersuchungslösung
V_1: Rutosid
V_2: Japanischer-Pagodenbaum-Blütenknospen

Jasminblüten

Schicht

DC-Alufolie Kieselgel 60 F_{254} Merck Artikel Nr. 1.05549

DC-Bedingungen

- Mikro-DC, Kammersättigung
- Laufstrecke 6 cm
- Laufzeit etwa 15 Minuten

Fließmittel

In ein trockenes Reagenzglas werden folgende Lösungsmittelmengen einpipettiert und sorgfältig gemischt:

- 7,2 ml Ethylacetat
- 0,7 ml Ameisensäure
- 0,7 ml Essigsäure
- 1,4 ml Wasser

Untersuchungslösung

0,8 g gepulverte Droge (Sieb 500) werden mit 5 ml Methanol in einem Reagenzglas 5 Minuten lang unter ständigem Umrühren im Wasserbad erhitzt. Anschließend wird in ein Zentrifugenglas filtriert.

Vergleichslösungen

V_1: 2 mg Rutosid, 2 mg Hyperosid und 1 mg Kaffeesäure werden zusammen in 10 ml Methanol gelöst.

V_2: Aus authentischen Jasminblüten (Jasminum officinalis, Jasminum grandiflorum) hergestellte Vergleichslösung nach Vorschrift »Untersuchungslösung«.

Auftrageart und -menge

Auf die DC-Folie werden je 2mal 1 µl der Untersuchungslösung und der Vergleichslösungen punktförmig aufgetragen.

Nachweis

Die DC-Folie wird unter dem Abzug mit einem Heißluftfön getrocknet und die noch warme Folie mit einer 1%igen Lösung (m/V) von Diphenylboryloxyethylamin in Ethanol reichlich besprüht. Nach erneutem Trocknen wird mit einer 5%igen Lösung (V/V) von Macrogol 400 in Ethanol besprüht und die DC-Folie zur Farbintensivierung mit heißer Luft gefönt. Die Auswertung erfolgt im UV-Licht bei 365 nm.

Auswertung

Das Chromatogramm der Vergleichslösung 1 zeigt im UV-Licht bei 365 nm mit steigenden Rf-Werten die Zonen von Rutosid, Hyperosid und Kaffeesäure. Rutosid und Hyperosid fluoreszieren orange; Kaffeesäure fluoresziert hellblau.

Das Chromatogramm der Vergleichslösung 2 (Jasminblüten) zeigt folgende charakteristische Merkmale: zwischen Start und Rutosid-Vergleich eine Doppelzone die unten intensiv orange und oben gelbgrün fluoresziert, je eine orange fluoreszierende Zone auf Höhe von Rutosid- und Hyperosid-Vergleich. Es treten weitere schwach gelbgrün, blau oder orange fluoreszierende Zonen auf sowie zwei rot fluoreszierende Chlorophyll-Zonen etwas unterhalb der Front.

Das Chromatogramm der Untersuchungslösung muss dem Chromatogramm der Vergleichslösung 2 in seinen charakteristischen Zonen entsprechen.

Dokumentation

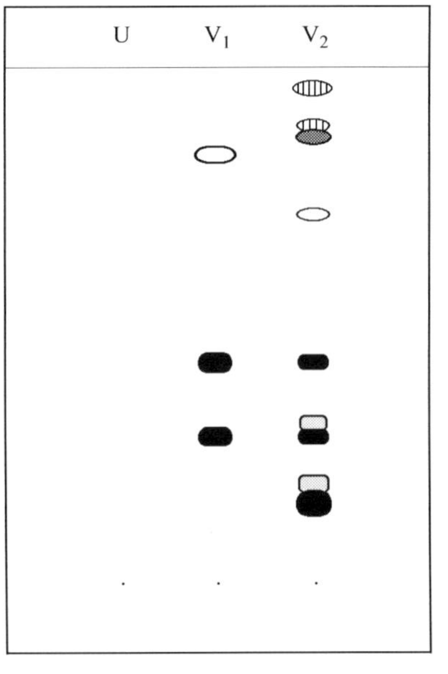

U: Untersuchungslösung

V_1: Rutosid, Hyperosid, Kaffeesäure

V_2: Jasminblüten

Johanniskraut, Johanniskrauttinktur

Schicht

DC-Alufolie Kieselgel 60 F_{254} Merck Artikel Nr. 1.05549

DC-Bedingungen

- Mikro-DC, Kammersättigung
- Laufstrecke 6 cm
- Laufzeit etwa 12 Minuten

Fließmittel

In ein trockenes Reagenzglas werden folgende Lösungsmittelmengen einpipettiert und sorgfältig gemischt:

- 7,8 ml Ethylacetat
- 0,6 ml Ameisensäure
- 0,6 ml Essigsäure 100%
- 1,0 ml Wasser

Untersuchungslösung

0,5 g gepulverte Droge (Sieb 500) werden mit 5 ml Methanol in einem Reagenzglas 5 Minuten lang unter ständigem Umrühren im Wasserbad erhitzt. Anschließend wird in ein Zentrifugenglas filtriert.

Johanniskrauttinktur wird direkt verwendet.

Vergleichslösungen

V_1: 2 mg Rutosid, 1 mg Chlorogensäure, 2 mg Hyperosid und 1 mg Kaffeesäure werden zusammen in 10 ml Methanol gelöst.

V_2: Aus authentischem Johanniskraut bzw. -tinktur (Hypericum perforatum) hergestellte Vergleichslösung nach Vorschrift »Untersuchungslösung«.

Auftrageart und -menge

Auf die DC-Folie werden je 2mal 1 µl der Untersuchungslösung und der Vergleichslösungen punktförmig aufgetragen.

Nachweis

Die DC-Folie wird unter dem Abzug mit einem Heißluftfön getrocknet und die noch warme Folie mit einer 1%igen Lösung (m/V) von Diphenylboryloxyethylamin in Ethanol reichlich besprüht. Nach erneutem Trocknen wird mit einer 5%igen Lösung (V/V) von Macrogol 400 in Ethanol besprüht und die DC-Folie zur Farbintensivierung mit heißer Luft geföhnt. Die Auswertung erfolgt im UV-Licht bei 365 nm.

Auswertung

Das Chromatogramm der Vergleichslösung 1 zeigt im UV-Licht bei 365 nm mit steigenden Rf-Werten die Zonen von Rutosid, Chlorogensäure, Hyperosid und Kaffeesäure. Rutosid und Hyperosid fluoreszieren orange; Chlorogensäure und Kaffeesäure fluoreszieren hellblau.

Das Chromatogramm der Untersuchungslösung muss wie das Chromatogramm der Vergleichslösung 2 (Johanniskraut bzw. -tinktur) folgende charakteristische Zonen zeigen:
je eine intensiv orange fluoreszierende Zone auf der Höhe des Rutosid- und Hyperosid-Vergleichs, zwischen Hyperosid- und Kaffeesäure-Vergleich mit steigenden Rf-Werten drei orange fluoreszierende Zonen sowie die rot fluoreszierende Doppelzone der Hypericine, die schon vor dem Besprühen im Tageslicht sichtbar ist. Weitere orange, blau und rot fluoreszierende Zonen sind vorhanden.

Dokumentation

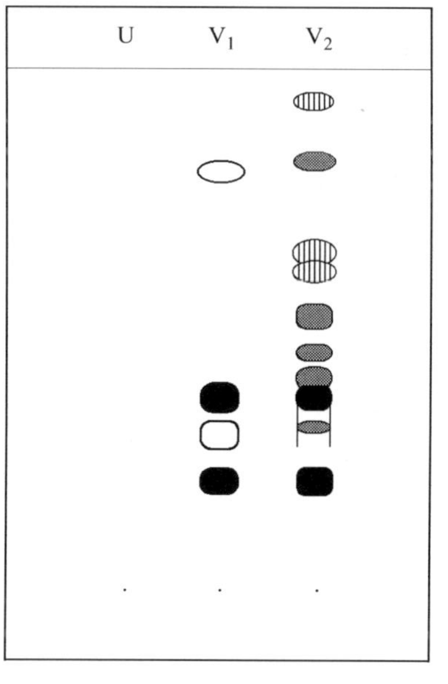

U: Untersuchungslösung
V_1: Rutosid, Chlorogens., Hyperosid, Kaffees.
V_2: Johanniskraut bzw. Johanniskrauttinktur

Jojobawachs

Schicht

DC-Alufolie Kieselgel 60 F_{254} Merck Artikel Nr. 1.05549

DC-Bedingungen

- Mikro-DC, Kammersättigung
- Laufstrecke 6 cm
- Laufzeit etwa 8 Minuten

Fließmittel

In ein trockenes Reagenzglas werden folgende Lösungsmittelmengen einpipettiert und sorgfältig gemischt:

- 9,5 ml Toluol
- 0,5 ml Ethylacetat

Untersuchungslösung

20 mg Untersuchungssubstanz werden in 2 ml Toluol gelöst.

Vergleichslösung

Die Vergleichslösung wird mit authentischem Jojobawachs, gewonnen aus den reifen Samen von Simmondsia chinensis, wie die Untersuchungslösung hergestellt.

Auftrageart und -menge

Auf die DC-Folie werden je 1 µl der Untersuchungslösung und der Vergleichslösung punktförmig aufgetragen.

Nachweis

Die DC-Folie wird unter dem Abzug durch Fönen getrocknet und mit einer 0,1%igen wässrigen Lösung von Ammonium-8-anilinonapthalin-1-sulfonat besprüht. Anschließend wird mit heißer Luft erneut getrocknet und das Chromatogramm im UV-Licht bei 365 nm ausgewertet. Es sind gelbgrün fluoreszierende Flecke sichtbar.

Alternativ kann die DC-Folie mit einer 10%igen Lösung (m/V) von Molybdatophosphorsäure in Ethanol 96% besprüht und auf einer Heizplatte bei etwa 100 °C solange erhitzt werden, bis dunkelblaue Flecke auf gelbem Untergrund deutlich sichtbar sind.

Alternativ kann die DC-Folie auch mit Vanillin-Schwefelsäure-Reagenz besprüht und auf einer Heizplatte bei etwa 130 °C bis zur deutlichen Farbentwicklung erhitzt werden.

Auswertung

Jojobawachs ist ein Gemisch aus C_{38}- bis C_{44}-Estern, wobei C_{42}-Ester mit einem Anteil von 50 Prozent dominieren.

Das Chromatogramm der Vergleichslösung zeigt einen Hauptfleck im oberen Drittel. Weitere kleine Flecken können vorhanden sein.

Das Chromatogramm der Untersuchungslösung muss dem Chromatogramm der Vergleichslösung entsprechen.

Dokumentation

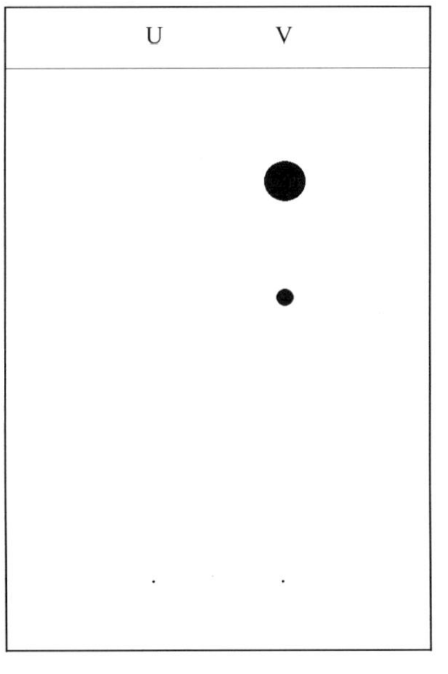

U: Untersuchungslösung
V: Jojobawachs

Kajeputöl, naturidentisch

Schicht

DC-Alufolie Kieselgel 60 F_{254} Merck Artikel Nr. 1.05549

DC-Bedingungen

- Mikro-DC, Kammersättigung
- Laufstrecke 2mal 6 cm, Zwischentrocknung durch Fönen
- Laufzeit 2mal etwa 8 Minuten

Fließmittel

In ein trockenes Reagenzglas werden folgende Lösungsmittelmengen einpipettiert und sorgfältig gemischt:

- 9,0 ml Toluol
- 1,0 ml Ethylacetat

Untersuchungslösung

0,05 ml (3 Tropfen) des zu untersuchenden Öls werden in 5 ml Toluol gelöst.

Vergleichslösungen

V_1: 10 µl α-Terpineol und 20 µl Cineol werden zusammen in 5 ml Toluol gelöst.

V_2: Aus authentischem naturidentischem Kajeputöl (Hauptinhaltsstoffe: Eucalyptusöl, Limonen, Pinen) hergestellte Vergleichslösung nach Vorschrift »Untersuchungslösung«.

Auftrageart und -menge

Auf die DC-Folie werden je 1 µl der Untersuchungslösung und der Vergleichslösungen punktförmig aufgetragen.

Nachweis

Die DC-Folie wird unter dem Abzug durch Fönen getrocknet und mit reichlich Anisaldehyd-Reagenz R besprüht. Anschließend wird nach erneutem Trocknen solange auf einer Heizplatte bei etwa 100 °C vorsichtig erhitzt, bis sich alle Flecke farblich gut entwickelt haben.

Auswertung

Das Chromatogramm der Vergleichslösung 1 zeigt nach Besprühen mit Anisaldehyd-Reagenz und Erhitzen mit steigenden Rf-Werten die violetten Zonen von α-Terpineol und Cineol.

Im Chromatogramm der Vergleichslösung 2 (Kajeputölöl) sind die Zonen von Cineol und α-Terpineol als Hauptzonen ebenfalls vorhanden. Weitere kleine violette Zonen sind vorhanden.

Das Chromatogramm der Untersuchungslösung muss dem Chromatogramm der Vergleichslösung 2 entsprechen.

Dokumentation

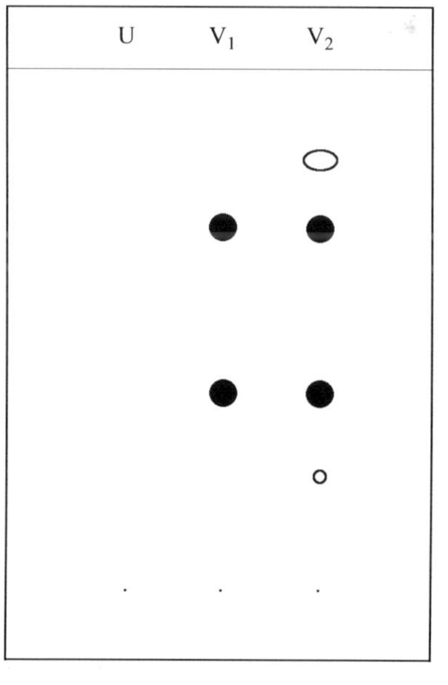

U: Untersuchungslösung
V_1: α-Terpineol, Cineol
V_2: Kajeputöl

Kakaobutter

Schicht

DC-Alufolie Kieselgel 60 RP-18 F_{254s} Merck Artikel Nr. 1.05560

DC-Bedingungen

- Mikro-DC, Kammersättigung
- Laufstrecke 2mal 6 cm, Zwischentrocknung durch Fönen
- Laufzeit 2mal etwa 5 Minuten

Fließmittel

In ein trockenes Reagenzglas werden folgende Lösungsmittelmengen einpipettiert und sorgfältig gemischt:

- 5,0 ml Ethylacetat
- 5,0 ml Acetonitril

Untersuchungslösung

20 mg Untersuchungssubstanz werden in 5 ml Dichlormethan gelöst.

Vergleichslösung

Aus authentischer Kakaobutter, gewonnen aus den Samen von Theobroma cacao, hergestellte Vergleichslösung nach Vorschrift »Untersuchungslösung«.

Auftrageart und -menge

0,5 cm vom unteren Plattenrand werden je 1 µl der Untersuchungslösung und der Vergleichslösung punktförmig aufgetragen.
1 cm vom unteren Plattenrand wird mit Bleistift eine Markierung angebracht und die DC-Platte unter dem Abzug mit Diethylether dreimal bis zu dieser Markierung entwickelt (z.B. DC-Kammer mit 3 ml Diethylether füllen und DC-Platte mit Hilfe einer Pinzette kurz eintauchen; nur wenige Sekunden Laufzeit! Zwischentrocknung durch Fönen). Hierdurch werden die Auftrageflecke zu schmalen Startzonen konzentriert.

Nachweis

Die DC-Platte wird unter dem Abzug durch Fönen getrocknet, mit einer 10%igen Lösung (m/V) von Molybdatophosphorsäure in Ethanol 96% besprüht und nach erneutem Trocknen auf einer Heizplatte bei etwa 100 °C unter Beobachtung solange vorsichtig erhitzt, bis dunkelblaue Flecke auf gelbem Untergrund deutlich sichtbar sind.

Auswertung

Das Chromatogramm der Untersuchungslösung muss wie das Chromatogramm der Vergleichslösung im unteren Drittel drei dicht zusammenliegende Zonen zeigen.

Dokumentation

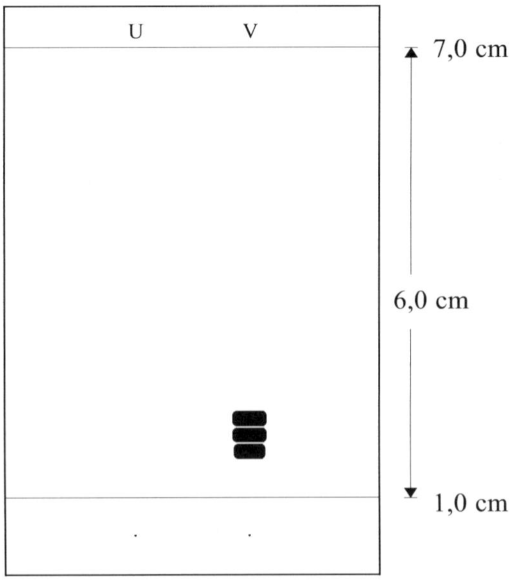

U: Untersuchungslösung
V: Kakaobutter

Kalmusöl

Schicht

DC-Alufolie Kieselgel 60 F_{254} Merck Artikel Nr. 1.05549

DC-Bedingungen

- Mikro-DC, Kammersättigung
- Laufstrecke 6 cm
- Laufzeit etwa 8 Minuten

Fließmittel

In ein trockenes Reagenzglas werden folgende Lösungsmittelmengen einpipettiert und sorgfältig gemischt:

- 9,5 ml Toluol
- 0,5 ml Ethylacetat

Untersuchungslösung

0,05 ml (3 Tropfen) des zu untersuchenden Öls werden in 3 ml Toluol gelöst.

Vergleichslösungen

V_1: 10 µl Linalool und 10 µl Eugenol werden zusammen in 5 ml Toluol gelöst.

V_2: 20 µl β-Asaron werden in 10 ml Toluol gelöst.

V_3: Aus authentischem Kalmusöl (gewonnen aus Acorus calamus) hergestellte Vergleichslösung nach Vorschrift »Untersuchungslösung«.

Auftrageart und -menge

Auf die DC-Folie werden je 1 µl der Untersuchungslösung und der Vergleichslösungen punktförmig aufgetragen.

Nachweis

1. Die DC-Folie wird unter dem Abzug getrocknet. Dann werden die fluoreszenzmindernden Zonen im UV-Licht bei 254 nm gekennzeichnet.
2. Anschließend wird die DC-Folie mit reichlich Vanillin-Schwefelsäure-Reagenz besprüht, durch Fönen mit heißer Luft getrocknet und solange auf einer Heizplatte bei etwa 100 °C vorsichtig erhitzt, bis alle Zonen farblich gut entwickelt sind.

Auswertung

Die Chromatogramme der Vergleichslösungen 1 und 2 zeigen im UV-Licht bei 254 nm je eine fluoreszenzmindernde Zone, die Zone des Eugenols und die Zone des β-Asarons. Nach chemischer Detektion ist die Eugenol-Zone braun gefärbt, darunter befindet sich im Chromatogramm der Vergleichslösung 1 die blaue Zone des Linalools. Die Zone des β-Asarons ist rotviolett gefärbt und liegt im Rf-Bereich zwischen den Zonen von Linalool und Eugenol.

Das Chromatogramm der Untersuchungslösung zeigt wie das Chromatogramm der Vergleichslösung 3 (Kalmusöl europäischer Herkunft) im UV-Licht bei 254 nm die fluoreszenzmindernde Zone des β-Asarons. Darüber sind weitere fluoreszenzmindernde Zonen sichtbar. Nach chemischer Detektion sind oberhalb der intensiv rotvioletten β-Asaron-Zone eine weitere rotviolette sowie mehrere unterschiedlich blau gefärbte Zonen sichtbar. Etwas unterhalb der Front befindet sich eine violette Zone. Auch im unteren Drittel des Chromatogramms sind farbige Zonen vorhanden.

Dokumentation

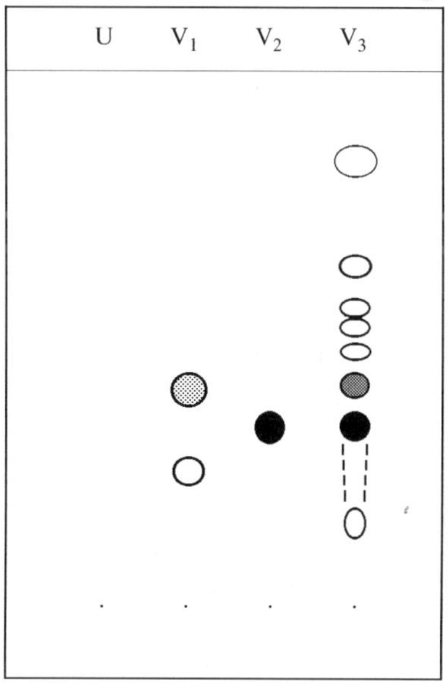

U: Untersuchungslösung

V_1: Linalool, Eugenol

V_2: β-Asaron

V_3: Kalmusöl

Kalmuswurzelstock

Schicht

DC-Alufolie Kieselgel 60 F_{254} Merck Artikel Nr. 1.05549

DC-Bedingungen

- Mikro-DC, Kammersättigung
- Laufstrecke 6 cm
- Laufzeit etwa 8 Minuten

Fließmittel

In ein trockenes Reagenzglas werden folgende Lösungsmittelmengen einpipettiert und sorgfältig gemischt:

- 9,5 ml Toluol
- 0,5 ml Ethylacetat

Untersuchungslösung

1 g gepulverte Droge (Sieb 500) wird 2 bis 3 Minuten lang in einem Reagenzglas mit 5 ml Dichlormethan vorsichtig geschüttelt. Anschließend wird in ein Zentrifugenglas filtriert.

Vergleichslösungen

V_1: 10 µl Linalool und 10 µl Eugenol werden zusammen in 5 ml Toluol gelöst.

V_2: 10 µl β-Asaron werden in 5 ml Toluol gelöst.

V_3: Aus authentischem Kalmuswurzelstock (Acorus calamus) hergestellte Vergleichslösung nach Vorschrift »Untersuchungslösung«.

Auftrageart und -menge

Auf die DC-Folie werden je 1 µl der Untersuchungslösung und der Vergleichslösungen punktförmig aufgetragen.

Nachweis

Die DC-Folie wird unter dem Abzug getrocknet. Dann werden die fluoreszenzmindernden Zonen im UV-Licht bei 254 nm gekennzeichnet. Anschließend wird die DC-Folie mit Vanillin-Schwefelsäure-Reagenz reichlich besprüht, durch Fönen mit heißer Luft getrocknet und solange auf einer Heizplatte bei etwa 100 °C vorsichtig erhitzt, bis alle Zonen farblich gut entwickelt sind.

Auswertung

Die Chromatogramme der Vergleichslösungen 1 und 2 zeigen im UV-Licht bei 254 nm je eine fluoreszenzmindernde Zone, die Zone des Eugenols und die Zone des β-Asarons. Nach chemischer Detektion ist die Eugenol-Zone braun gefärbt, darunter befindet sich im Chromatogramm der Vergleichslösung 1 die blaue Zone des Linalools. Die Zone des β-Asarons ist rotviolett gefärbt und liegt im Rf-Bereich zwischen den Zonen von Linalool und Eugenol.

Das Chromatogramm der Untersuchungslösung zeigt wie das Chromatogramm der Vergleichslösung 3 (Kalmuswurzelstock europäischer Herkunft) im UV-Licht bei 254 nm die fluoreszenzmindernde Zone des β-Asarons. Darüber und darunter sind weitere fluoreszenzmindernde Zonen sichtbar. Nach chemischer Detektion sind oberhalb der intensiv rotvioletten β-Asaron-Zone eine weitere rotviolette sowie mehrere unterschiedlich blau gefärbte Zonen sichtbar. Etwas unterhalb der Front befindet sich eine violette Zone. Auch im unteren Drittel des Chromatogramms sind farbige Zonen vorhanden.

Dokumentation

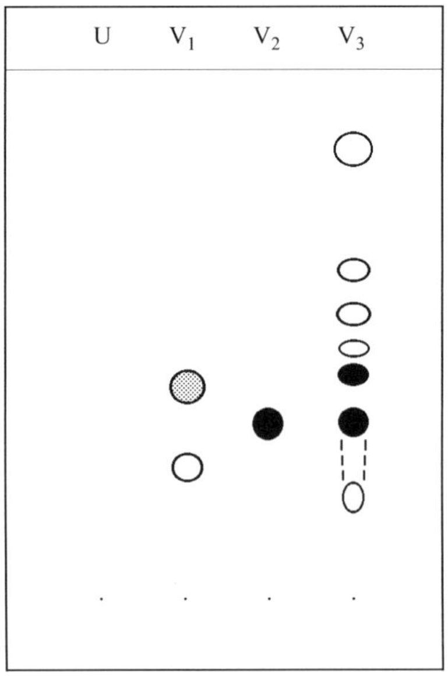

U: Untersuchungslösung

V_1: Linalool, Eugenol

V_2: β-Asaron

V_3: Kalmuswurzelstock

Kalmuswurzeltinktur

Schicht

DC-Alufolie Kieselgel 60 F_{254} Merck Artikel Nr. 1.05549

DC-Bedingungen

- Mikro-DC, Kammersättigung
- Laufstrecke 6 cm
- Laufzeit etwa 8 Minuten

Fließmittel

In ein trockenes Reagenzglas werden folgende Lösungsmittelmengen einpipettiert und sorgfältig gemischt:

- 9,5 ml Toluol
- 0,5 ml Ethylacetat

Untersuchungslösung

Kalmustinktur wird direkt verwendet.

Vergleichslösungen

V_1: 10 µl β-Asaron werden in 5 ml Toluol gelöst.
Alternativ können auch Linalool und Eugenol als Vergleichssubstanzen verwendet werden (siehe Kalmuswurzelstock).

V_2: Authentische Kalmuswurzeltinktur (hergestellt aus Kalmuswurzelstock).

Auftrageart und -menge

Auf die DC-Folie werden 1 µl der Vergleichslösung 1 und je 2mal 1 µl der Untersuchungslösung und der Vergleichslösung 2 punktförmig aufgetragen.

Nachweis

Die DC-Folie wird unter dem Abzug getrocknet. Dann werden die fluoreszenzmindernden Zonen im UV-Licht bei 254 nm gekennzeichnet. Anschließend wird die DC-Folie mit Vanillin-Schwefelsäure-Reagenz reichlich besprüht, durch Fönen mit heißer Luft getrocknet und solange auf einer Heizplatte bei etwa 100 °C vorsichtig erhitzt, bis alle Zonen farblich gut entwickelt sind.

Auswertung

Das Chromatogramm der Vergleichslösung 1 zeigt im UV-Licht bei 254 nm die fluoreszenzmindernde Zone des β-Asarons. Nach chemischer Detektion ist sie rotviolett gefärbt.

Das Chromatogramm der Vergleichslösung 2 (Kalmuswurzeltinktur aus Kalmuswurzelstock europäischer Herkunft) zeigt im UV-Licht bei 254 nm ebenfalls die fluoreszenzmindernde Zone des β-Asarons. Darüber und darunter sind weitere fluoreszenzmindernde Zonen sichtbar. Nach chemischer Detektion sind außer der intensiv rotvioletten β-Asaron-Zone und schwächeren rotvioletten Zonen im unteren und oberen Rf-Bereich mehrere intensiv blau gefärbte Zonen sichtbar.

Das Chromatogramm der Untersuchungslösung muss dem Chromatogramm der Vergleichslösung 2 in seinen charakteristischen Zonen entsprechen.

Dokumentation

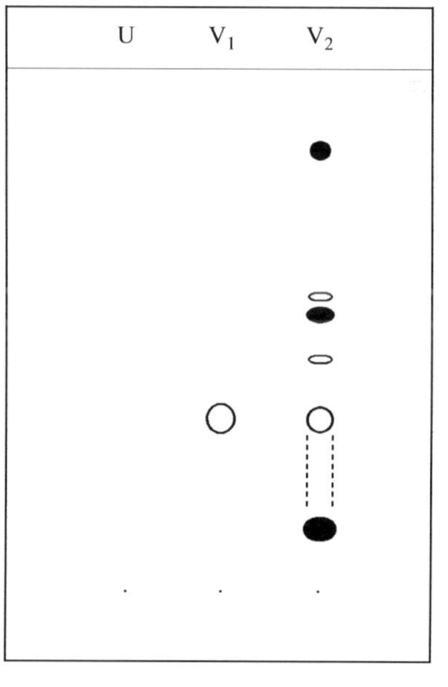

U: Untersuchungslösung
V_1: β-Asaron
V_2: Kalmuswurzeltinktur

Römische Kamille

Schicht

DC-Alufolie Kieselgel 60 F_{254} Merck Artikel Nr. 1.05549

DC-Bedingungen

- Mikro-DC, Kammersättigung
- Laufstrecke 6 cm
- Laufzeit etwa 12 Minuten

Fließmittel

In ein trockenes Reagenzglas werden folgende Lösungsmittelmengen einpipettiert und sorgfältig gemischt:

- 7,8 ml Ethylacetat
- 0,6 ml Ameisensäure
- 0,6 ml Essigsäure 100%
- 1,0 ml Wasser

Untersuchungslösung

0,5 g gepulverte Droge (Sieb 500) werden mit 5 ml Methanol in einem Reagenzglas 5 Minuten lang unter ständigem Umrühren im Wasserbad erhitzt. Anschließend wird in ein Zentrifugenglas filtriert.

Vergleichslösungen

V_1: 2 mg Rutosid, 1 mg Chlorogensäure, 2 mg Hyperosid und 1 mg Kaffeesäure werden zusammen in 10 ml Methanol gelöst.

V_2: Aus authentischer Römischer Kamille (Chamaemelum nobile) hergestellte Vergleichslösung nach Vorschrift »Untersuchungslösung«.

Auftrageart und -menge

Auf die DC-Folie werden je 2mal 1 µl der Untersuchungslösung und der Vergleichslösungen punktförmig aufgetragen.

Nachweis

Die DC-Folie wird unter dem Abzug mit einem Heißluftfön getrocknet und die noch warme Folie mit einer 1%igen Lösung (m/V) von Diphenylboryloxyethylamin in Ethanol reichlich besprüht. Nach erneutem Trocknen wird mit einer 5%igen Lösung (V/V) von Macrogol 400 in Ethanol besprüht und die DC-Folie zur Farbintensivierung mit heißer Luft geföhnt. Die Auswertung erfolgt im UV-Licht bei 365 nm.

Auswertung

Das Chromatogramm der Vergleichslösung 1 zeigt im UV-Licht bei 365 nm mit steigenden Rf-Werten die Zonen von Rutosid, Chlorogensäure, Hyperosid und Kaffeesäure. Rutosid und Hyperosid fluoreszieren orange; Chlorogensäure und Kaffeesäure fluoreszieren hellblau.

Das Chromatogramm von V_2 (Römische Kamille) zeigt eine hellblau fluoreszierende Zone auf der Höhe des Chlorogensäure-Vergleichs und eine orange fluoreszierende Zone knapp oberhalb des Hyperosid-Vergleichs; darüber folgen mit steigenden Rf-Werten eine gelbgrün fluoreszierende Zone sowie drei blaugrün fluoreszierende Zonen. Auf der Höhe des Kaffeesäure-Vergleichs befindet sich eine Doppelzone, die unten gelb und oben grüngelb fluoresziert.

Das Chromatogramm der Untersuchungslösung muss dem Chromatogramm von V_2 in seinen charakteristischen Zonen entsprechen.

Dokumentation

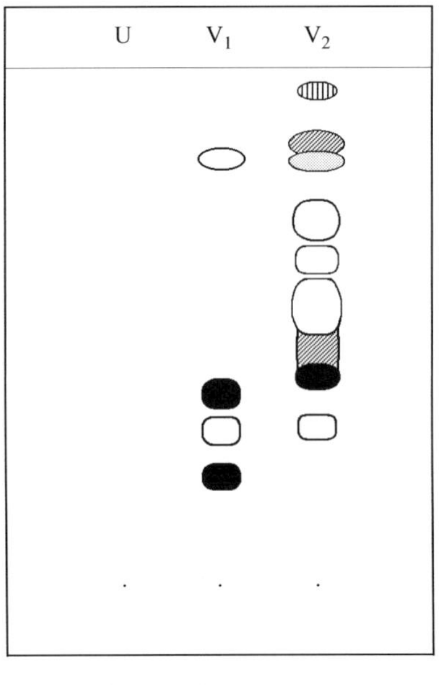

U: Untersuchungslösung
V_1: Rutosid, Chlorogens., Hyperosid, Kaffees.
V_2: Römische Kamille

Kamillenblüten

Schicht

DC-Alufolie Kieselgel 60 F_{254} Merck Artikel Nr. 1.05549

DC-Bedingungen

- Mikro-DC, Kammersättigung
- Laufstrecke 2mal 6 cm, Zwischentrocknung durch Fönen
- Laufzeit 2mal etwa 6 Minuten

Fließmittel

- 10 ml Dichlormethan

Untersuchungslösung

1,0 g gepulverte Droge (Sieb 500) wird 2 bis 3 Minuten lang in einem Reagenzglas mit 5 ml Dichlormethan geschüttelt. Anschließend wird durch ein möglichst kleines Filter in ein Zentrifugenglas filtriert. Wenige Tropfen Filtrat sind als Untersuchungslösung für die Mikro-DC ausreichend.

Vergleichslösungen

V_1: 10 µl Bornylacetat werden in 10 ml Toluol gelöst.

V_2: Aus authentischen Kamillenblüten (Matricaria recutita) hergestellte Vergleichslösung nach Vorschrift »Untersuchungslösung«.

Auftrageart und -menge

Auf die DC-Folie werden je 2mal 1 µl der Untersuchungslösung und der Vergleichslösungen punktförmig aufgetragen.

Nachweis

Die DC-Folie wird unter dem Abzug durch Fönen getrocknet und im UV-Licht bei 254 nm Wellenlänge betrachtet. Anschließend wird die DC-Folie reichlich mit Anisaldehyd-Reagenz R besprüht und nach erneutem Trocknen auf einer Heizplatte bei 100 °C vorsichtig erhitzt, bis sich alle Flecke farblich gut entwickelt haben.

Auswertung

Das Chromatogramm der Vergleichslösung 1 zeigt nach Besprühen mit Anisaldehyd-Reagenz und anschließendem Erhitzen die braungelbe bis graue Zone des Bornylacetats.

Das Chromatogramm der Vergleichslösung 2 (Kamillenblüten) zeigt im UV-Licht bei 254 nm im oberen Drittel die fluoreszenzmindernde Doppelzone der En-In-Dicycloether. Diese Zone färbt sich nach Besprühen mit Anisaldehyd-Reagenz und Erhitzen braun. Ihr Rf-Wert ist etwas größer als der des Bornylacetat-Vergleichs. Im Chromatogramm sind weitere charakteristische Zonen vorhanden, z. B. die blauviolette Zone des Matrizins im Startbereich, direkt darüber die gelbbraune Zone der Bisaboloÿloxide und im Frontbereich die rotvioletten Zonen der Terpenkohlenwasserstoffe.

Das Chromatogramm der Untersuchungslösung muss dem Chromatogramm der Vergleichslösung 2 in seinen charakteristischen Zonen entsprechen.

Dokumentation

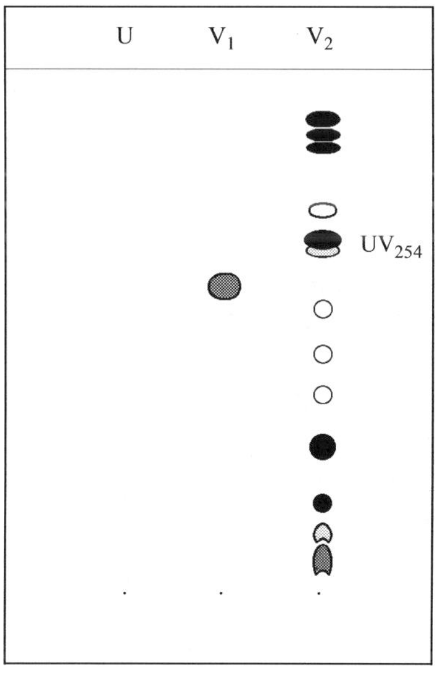

U: Untersuchungslösung

V_1: Bornylacetat

V_2: Kamillenblüten

Kamillenfluidextrakt, Kamillenblütentinktur

Schicht

DC-Alufolie Kieselgel 60 F_{254} Merck Artikel Nr. 1.05549

DC-Bedingungen

- Mikro-DC, Kammersättigung
- Laufstrecke 2mal 6 cm, Zwischentrocknung durch Fönen
- Laufzeit 2mal etwa 6 Minuten

Fließmittel

- 10 ml Dichlormethan

Untersuchungslösung

Kamillenfluidextrakt oder Kamillenblütentinktur werden direkt verwendet.

Vergleichslösungen

V_1: 10 µl Bornylacetat werden in 10 ml Toluol gelöst.

V_2: Authentischer Kamillenfluidextrakt bzw. authentische Kamillenblütentinktur.

Auftrageart und -menge

Auf die DC-Folie werden je 2mal 1 µl der Untersuchungslösung und der Vergleichslösungen punktförmig aufgetragen.

Nachweis

Die DC-Folie wird unter dem Abzug durch Fönen getrocknet und im UV-Licht bei 254 nm Wellenlänge betrachtet. Anschließend wird die DC-Folie reichlich mit Anisaldehyd-Reagenz R besprüht und nach erneutem Trocknen auf einer Heizplatte bei 100 °C vorsichtig erhitzt, bis sich alle Flecke farblich gut entwickelt haben.

Auswertung

Das Chromatogramm der Vergleichslösung 1 zeigt nach Besprühen mit Anisaldehyd-Reagenz und anschließendem Erhitzen die braungelbe bis graue Zone des Bornylacetats.

Das Chromatogramm der Vergleichslösung 2 (Kamillenfluidextrakt bzw. Kamillenblütentinktur) zeigt im UV-Licht bei 254 nm im oberen Drittel die fluoreszenzmindernde Doppelzone der En-In-Dicycloether. Diese Zone färbt sich nach Besprühen mit Anisaldehyd-Reagenz und Erhitzen braun. Ihr Rf-Wert ist etwas größer als der des Bornylacetat-Vergleichs. Im Chromatogramm sind weitere charakteristische Zonen vorhanden, z. B. die blauviolette Zone des Matrizins im Startbereich und direkt darüber die gelbbraune Zone der Bisabololoxide. Weitere violette Zonen sind vorhanden.

Das Chromatogramm der Untersuchungslösung muss dem Chromatogramm der Vergleichslösung 2 in seinen charakteristischen Zonen entsprechen.

Dokumentation

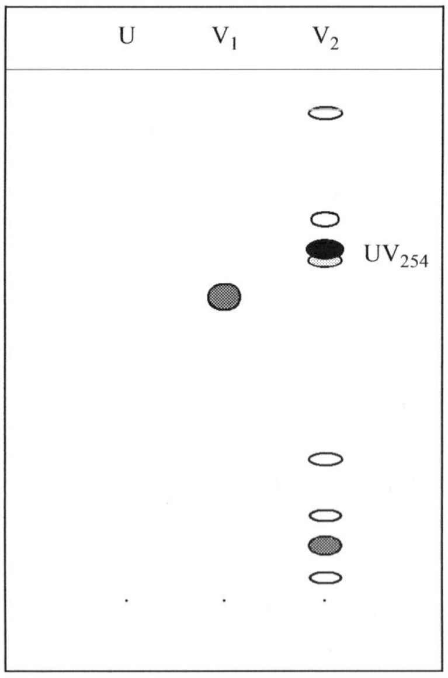

U: Untersuchungslösung
V_1: Bornylacetat
V_2: Kamillenfluidextrakt bzw. Kamillenblütentinktur

Kamillenöl

Schicht

DC-Alufolie Kieselgel 60 F_{254} Merck Artikel Nr. 1.05549

DC-Bedingungen

- Mikro-DC, Kammersättigung
- Laufstrecke 2mal 6 cm, Zwischentrocknung durch Fönen
- Laufzeit 2mal etwa 6 Minuten

Fließmittel

- 10 ml Dichlormethan

Untersuchungslösung

0,1 ml (5 Tropfen) des zu untersuchenden Öls wird in 2,5 ml Toluol gelöst.

Vergleichslösungen

V_1: 10 µl Linalylacetat und 5 mg Guajazulen werden zusammen in 10 ml Toluol gelöst.

V_2: Aus authentischem Kamillenöl (gewonnen aus Matricaria recutita) hergestellte Vergleichslösung nach Vorschrift »Untersuchungslösung«.

Auftrageart und -menge

Auf die DC-Folie werden je 1 µl der Untersuchungslösung und der Vergleichslösungen punktförmig aufgetragen.

Nachweis

1. Die DC-Folie wird unter dem Abzug getrocknet. Dann werden die fluoreszenzmindernden Zonen im UV-Licht bei 254 nm gekennzeichnet.
2. Anschließend wird die DC-Folie mit reichlich Vanillin-Schwefelsäure-Reagenz besprüht, durch Fönen mit heißer Luft getrocknet und solange auf einer Heizplatte bei etwa 100 °C vorsichtig erhitzt, bis alle Zonen farblich gut entwickelt sind.

Auswertung

Das Chromatogramm der Vergleichslösung 1 zeigt schon im Tageslicht nahe der Front die blaue Zone des Guajazulens. Nach chemischer Detektion ist die Zone des Guajazulens rotviolett gefärbt. Unterhalb befindet sich die blaue Zone des Linalylacetats.

Das Chromatogramm der Untersuchungslösung muss wie das Chromatogramm der Vergleichslösung 2 (Kamillenöl) folgende charakteristische Zonen zeigen: im Tageslicht auf der Höhe des Guajazulens die blaue Zone des Chamazulens, im UV-Licht bei 254 nm im oberen Drittel die fluoreszenzmindernde Doppelzone der En-In-Dicycloether sowie oberhalb die fluoreszenzmindernde Zone des Chamazulens, nach chemischer Detektion etwas oberhalb des Starts die olivgrüne Zone der Bisabololoxide, darüber mehrere unterschiedlich violett gefärbte Zonen, etwas oberhalb des Linalylacetats die braune Zone der En-In-Dicycloether, auf der Höhe des Guajazulen-Vergleichs die rotviolette Zone des Chamazulens, die schon beim Fönen mit heißer Luft auftritt und nach weiterem Erhitzen von der blauen Zone des Farnesens fast vollständig überlagert wird. Weitere schwächer gefärbte Zonen sind vorhanden.

Dokumentation

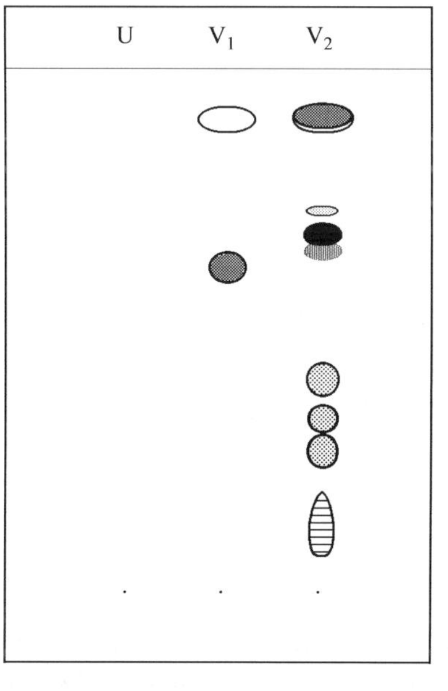

U: Untersuchungslösung

V_1: Linalylacetat, Guajazulen

V_2: Kamillenöl

Fettes Kamillenöl

Schicht

DC-Alufolie Kieselgel 60 F_{254} Merck Artikel Nr. 1.05549

DC-Bedingungen

- Mikro-DC, Kammersättigung
- Laufstrecke 2mal 6 cm, Zwischentrocknung durch Fönen
- Laufzeit 2mal etwa 6 Minuten

Fließmittel

- 10 ml Dichlormethan

Untersuchungslösung

10 ml des zu untersuchenden Öls wird in einem Scheidetrichter mit 10 ml Methanol kräftig geschüttelt. Nach Phasentrennung wird die untere Phase (Erdnussöl) abgelassen und verworfen. Die obere Phase wird in ein 50 ml Becherlas filtriert und auf dem Wasserbad unter dem Abzug zur Trockne eingeengt (Siedesteine!). Der erkaltete Rückstand wird in 0,5 ml Methanol aufgenommen.

Vergleichslösungen

V_1: 10 µl Bornylacetat werden in 10 ml Toluol gelöst.

V_2: Aus authentischem fetten Kamillenöl hergestellte Vergleichslösung nach Vorschrift »Untersuchungslösung«.

Auftrageart und -menge

Auf die DC-Folie werden je 2mal 1 µl der Untersuchungslösung und der Vergleichslösungen punktförmig aufgetragen.

Nachweis

Die DC-Folie wird unter dem Abzug durch Fönen getrocknet und im UV-Licht bei 254 nm Wellenlänge betrachtet. Anschließend wird die DC-Folie reichlich mit Anisaldehyd-Reagenz R besprüht und nach erneutem Trocknen auf einer Heizplatte bei 100 °C vorsichtig erhitzt, bis sich alle Flecke farblich gut entwickelt haben.

Auswertung

Das Chromatogramm der Vergleichslösung 1 zeigt nach Besprühen mit Anisaldehyd-Reagenz und anschließendem Erhitzen die braungelbe bis graue Zone des Bornylacetats.

Das Chromatogramm der Vergleichslösung 2 (fettes Kamillenöl) zeigt vor dem Besprühen im UV-Licht bei 254 nm im oberen Drittel die fluoreszenzmindernde Zone der En-In-Dicycloether. Diese Zone färbt sich nach Besprühen mit Anisaldehyd-Reagenz und Erhitzen braun. Ihr Rf-Wert ist etwas größer als der des Bornylacetat-Vergleichs. Im Chromatogramm sind über die gesamte Laufstrecke verteilt zahlreiche violette Zonen sichtbar.

Das Chromatogramm der Untersuchungslösung muss dem Chromatogramm der Vergleichslösung 2 in seinen charakteristischen Zonen entsprechen.

Dokumentation

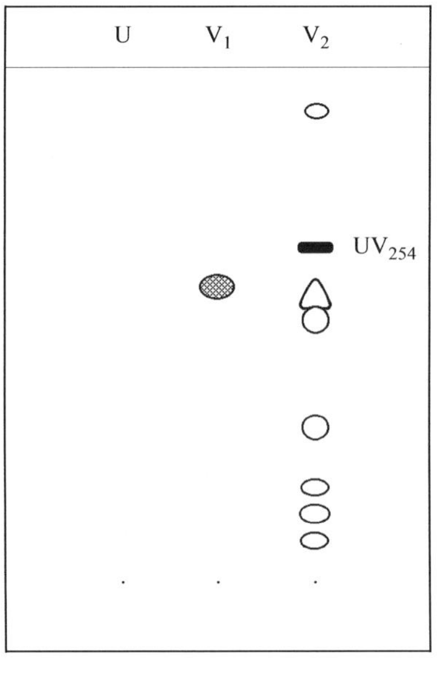

U: Untersuchungslösung
V_1: Bornylacetat
V_2: Fettes Kamillenöl

Kardamomenfrüchte

Schicht

DC-Alufolie Kieselgel 60 F_{254} Merck Artikel Nr. 1.05549

DC-Bedingungen

- Mikro-DC, Kammersättigung
- Laufstrecke 6 cm
- Laufzeit etwa 8 Minuten

Fließmittel

In ein trockenes Reagenzglas werden folgende Lösungsmittelmengen einpipettiert und sorgfältig gemischt:

- 9,3 ml Toluol
- 0,7 ml Ethylacetat

Untersuchungslösung

1 g gepulverte Samen (Sieb 500) wird in einem Reagenzglas mit Stopfen 2 bis 3 Minuten lang mit 5 ml Dichlormethan vorsichtig geschüttelt. Anschließend wird in ein Zentrifugenglas filtriert.

Vergleichslösungen

V_1: 5 µl α-Terpineol, 10 µl Linalool und 20 µl Cineol werden zusammen in 10 ml Toluol gelöst.

V_2: Aus authentischem Kardamomen (Elettaria cardamomum) hergestellte Vergleichslösung nach Vorschrift »Untersuchungslösung«.

Auftrageart und -menge

Auf die DC-Folie werden je 2mal 1 µl der Untersuchungslösung und der Vergleichslösungen punktförmig aufgetragen.

Nachweis

Die DC-Folie wird unter dem Abzug durch Fönen getrocknet und reichlich mit Vanillin-Schwefelsäure-Reagenz besprüht. Nach erneutem Fönen wird auf einer Heizplatte bei etwa 100 °C solange vorsichtig erhitzt, bis sich alle Zonen farblich gut entwickelt haben.

Auswertung

Das Chromatogramm der Vergleichslösung 1 zeigt mit steigenden Rf-Werten die blau gefärbten Zonen von α-Terpineol, Linalool und Cineol.

Im Chromatogramm der Vergleichslösung 2 (Kardamomenfrüchte) sind die Zonen von α-Terpineol, Linalool und Cineol ebenfalls vorhanden. Oberhalb des Cineols befindet sich die relativ große, intensiv blau gefärbte Zone des α-Terpinylacetats. Weitere schwächere Zonen treten auf.

Das Chromatogramm der Untersuchungslösung muss dem Chromatogramm der Vergleichslösung 2 in seinen charakteristischen Zonen entsprechen.

Dokumentation

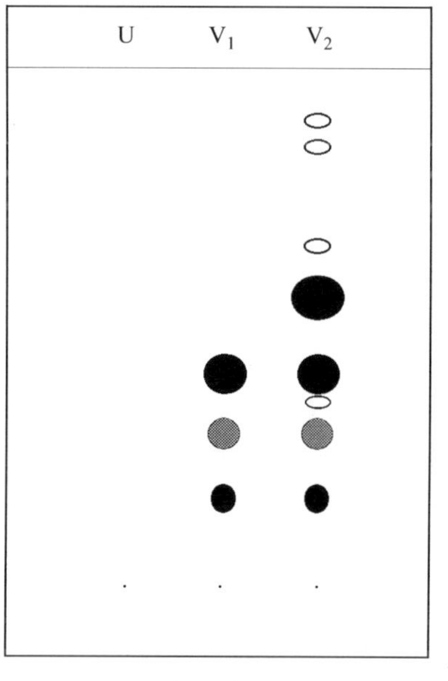

U: Untersuchungslösung
V_1: α-Terpineol, Linalool, Cineol
V_2: Kardamomenfrüchte

Kardamomenöl

Schicht

DC-Alufolie Kieselgel 60 F_{254} Merck Artikel Nr. 1.05549

DC-Bedingungen

- Mikro-DC, Kammersättigung
- Laufstrecke 6 cm
- Laufzeit etwa 8 Minuten

Fließmittel

In ein trockenes Reagenzglas werden folgende Lösungsmittelmengen einpipettiert und sorgfältig gemischt:

- 9,3 ml Toluol
- 0,7 ml Ethylacetat

Untersuchungslösung

0,05 ml (3 Tropfen) des zu untersuchenden Öls werden in 6 ml Toluol gelöst.

Vergleichslösungen

V_1: 5 µl α-Terpineol, 10 µl Linalool und 20 µl Cineol werden zusammen in 10 ml Toluol gelöst.

V_2: Aus authentischem Kardamomenöl (gewonnen aus Elettaria cardamomum) hergestellte Vergleichslösung nach Vorschrift »Untersuchungslösung«.

Auftrageart und -menge

Auf die DC-Folie werden je 2mal 1 µl der Untersuchungslösung und der Vergleichslösungen punktförmig aufgetragen.

Nachweis

Die DC-Folie wird unter dem Abzug durch Fönen getrocknet und reichlich mit Vanillin-Schwefelsäure-Reagenz besprüht. Nach erneutem Fönen wird auf einer Heizplatte bei etwa 100 °C solange vorsichtig erhitzt, bis sich alle Zonen farblich gut entwickelt haben.

Auswertung

Das Chromatogramm der Vergleichslösung 1 zeigt mit steigenden Rf-Werten die blau gefärbten Zonen von α-Terpineol, Linalool und Cineol.

Im Chromatogramm der Vergleichslösung 2 (Kardamomenöl) sind die Zonen von α-Terpineol, Linalool und Cineol ebenfalls vorhanden. Oberhalb des Cineols befindet sich die relativ große, intensiv blau gefärbte Zone des α-Terpinylacetats. Weitere schwächere Zonen treten auf.

Das Chromatogramm der Untersuchungslösung muss dem Chromatogramm der Vergleichslösung 2 in seinen charakteristischen Zonen entsprechen.

Dokumentation

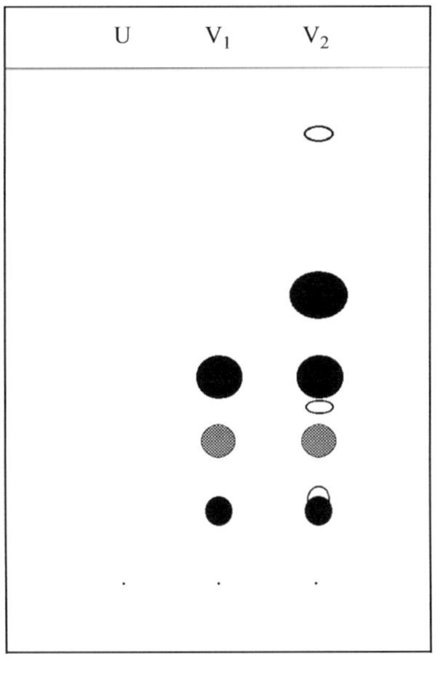

U: Untersuchungslösung
V_1: α-Terpineol, Linalool, Cineol
V_2: Kardamomenöl

Kava-Kava-Wurzelstock

Schicht

DC-Alufolie Kieselgel 60 F_{254} Merck Artikel Nr. 1.05549

DC-Bedingungen

- Mikro-DC, ohne Kammersättigung
- Laufstrecke 4mal 6 cm, Zwischentrocknung durch Fönen
- Laufzeit 4mal etwa 9 Minuten

Fließmittel

In ein trockenes Reagenzglas werden folgende Lösungsmittelmengen einpipettiert und sorgfältig gemischt:

- 8,0 ml n-Hexan
- 4,0 ml Ethylacetat

Untersuchungslösung

1 g gepulverte Droge (Sieb 500) wird in einem Reagenzglas mit 5 ml Dichlormethan 5 Minuten lang vorsichtig geschüttelt. Anschließend wird in ein Zentrifugenglas filtriert.

Vergleichslösungen

V_1: 2 mg Kavain werden in 2 ml Dichlormethan gelöst.

V_2: Aus authentischem Kava-Kava-Wurzelstock (Piper methysticum) hergestellte Vergleichslösung nach Vorschrift »Untersuchungslösung«.

Auftrageart und -menge

Auf die DC-Folie werden je 1 µl der Untersuchungslösung und der Vergleichslösungen punktförmig aufgetragen.

Nachweis

1. Die DC-Folie wird unter dem Abzug durch Fönen getrocknet und im UV-Licht bei 254 nm ausgewertet.
2. Anschließend wird die DC-Folie mit reichlich Anisaldehyd-Reagenz R besprüht und nach erneutem Trocknen solange auf einer Heizplatte bei etwa 100 °C vorsichtig erhitzt, bis sich alle Flecke farblich gut entwickelt haben.

Auswertung

Das Chromatogramm der Vergleichslösung 1 zeigt im UV-Licht bei 254 nm im mittleren Rf-Bereich die fluoreszenzmindernde Zone des Kavains. Nach chemischer Detektion ist die Kavain-Zone rot gefärbt.

Im Chromatogramm der Vergleichslösung 2 (Kava-Kava-Wurzelstock) ist die Kavain-Zone ebenfalls vorhanden. Oberhalb und unterhalb sind weitere fluoreszenzmindernde Zonen sichtbar. Nach chemischer Detektion ist direkt oberhalb der roten Kavain-Zone eine grüne Zone sichtbar. Direkt unterhalb der Kavain-Zone treten zwei Zonen auf, von denen die untere violettgrau und die obere blaugrau gefärbt ist. Weitere gefärbte Zonen sind vorhanden.

Das Chromatogramm der Untersuchungslösung muss dem Chromatogramm der Vergleichslösung 2 in seinen charakteristischen Zonen entsprechen.

Dokumentation

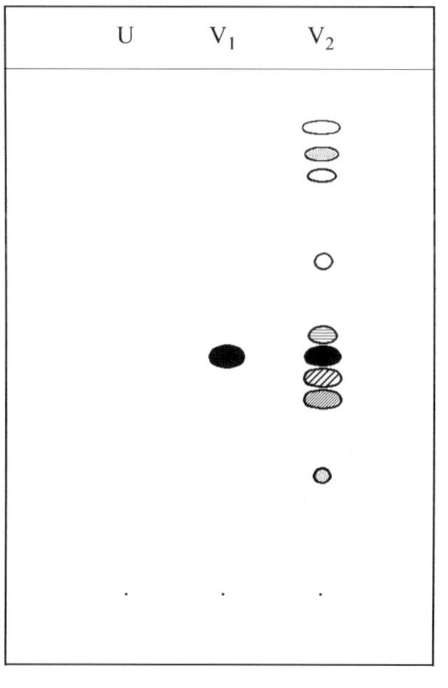

U: Untersuchungslösung
V_1: Kavain
V_2: Kava-Kava-Wurzelstock

Kerbelkraut

Schicht

DC-Alufolie Kieselgel 60 F_{254} Merck Artikel Nr. 1.05549

DC-Bedingungen

- Mikro-DC, Kammersättigung
- Laufstrecke 6 cm
- Laufzeit etwa 12 Minuten

Fließmittel

In ein trockenes Reagenzglas werden folgende Lösungsmittelmengen einpipettiert und sorgfältig gemischt:

- 7,8 ml Ethylacetat
- 0,6 ml Ameisensäure
- 0,6 ml Essigsäure 100%
- 1,0 ml Wasser

Untersuchungslösung

0,8 g gepulverte Droge (Sieb 500) werden mit 5 ml Methanol in einem Reagenzglas 5 Minuten lang unter ständigem Umrühren im Wasserbad erhitzt. Anschließend wird in ein Zentrifugenglas filtriert.

Vergleichslösungen

V_1: 2 mg Rutosid, 1 mg Chlorogensäure, 2 mg Hyperosid und 1 mg Kaffeesäure werden zusammen in 10 ml Methanol gelöst.

V_2: Aus authentischem Kerbelkraut (Anthriscus cerefolium) hergestellte Vergleichslösung nach Vorschrift »Untersuchungslösung«.

Auftrageart und -menge

Auf die DC-Folie werden je 2mal 1 µl der Untersuchungslösung und der Vergleichslösungen punktförmig aufgetragen.

Nachweis

Die DC-Folie wird unter dem Abzug mit einem Heißluftfön getrocknet und die noch warme Folie mit einer 1%igen Lösung (m/V) von Diphenylboryloxyethylamin in Ethanol reichlich besprüht. Nach erneutem Trocknen wird mit einer 5%igen Lösung (V/V) von Macrogol 400 in Ethanol besprüht und die DC-Folie zur Farbintensivierung mit heißer Luft gefönt. Die Auswertung erfolgt im UV-Licht bei 365 nm.

Auswertung

Das Chromatogramm der Vergleichslösung 1 zeigt im UV-Licht bei 365 nm mit steigenden Rf-Werten die Zonen von Rutosid, Chlorogensäure, Hyperosid und Kaffeesäure. Rutosid und Hyperosid fluoreszieren orange; Chlorogensäure und Kaffeesäure fluoreszieren hellblau.

Das Chromatogramm der Untersuchungslösung muss wie das Chromatogramm der Vergleichslösung 2 (Kerbelkraut) im UV-Licht bei 365 nm folgende charakteristische Zonen zeigen: eine schwach hellblaue Zone auf Höhe des Chlorogensäure-Vergleichs, eine schwach orangefarbene Zone etwas oberhalb des Hyperosid-Vergleichs, zwei hellblaue Zonen zwischen Hyperosid- und Kaffeesäure-Vergleich und zwei rote Chlorophyll-Zonen oberhalb des Kaffeesäure-Vergleichs. Bei gerebelter Ware ist zusätzlich eine gelbrün fluoreszierende Zone etwas oberhalb des Rutosid-Vergleichs vorhanden.

Dokumentation

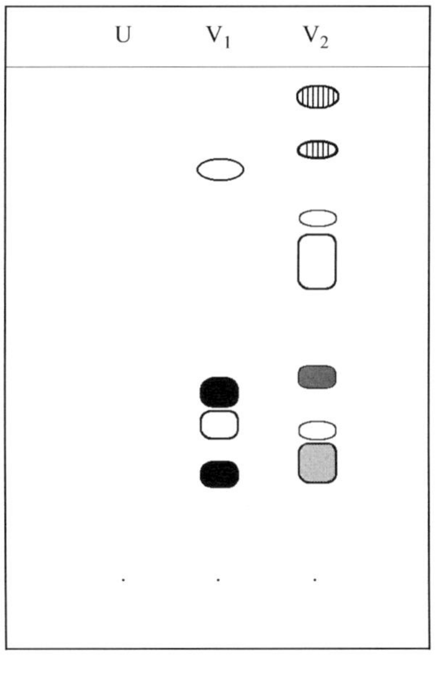

U: Untersuchungslösung
V_1: Rutosid, Chlorogens., Hyperosid, Kaffees.
V_2: Kerbelkraut

Klatschmohnblüten

Schicht
DC-Alufolie Kieselgel 60 F_{254} Merck Artikel Nr. 1.05549

DC-Bedingungen
- Mikro-DC, Kammersättigung
- Laufstrecke 6 cm
- Laufzeit etwa 40 Minuten

Fließmittel
In ein trockenes Reagenzglas werden folgende Lösungsmittelmengen einpipettiert und sorgfältig gemischt:

- 6,5 ml 1-Butanol
- 1,6 ml Ameisensäure
- 1,9 ml Wasser

Untersuchungslösung
1,5 g gepulverte Droge (Sieb 500) werden 5 Minuten lang in einem Reagenzglas mit 5 ml Methanol geschüttelt. Anschließend wird in ein Zentrifugenglas filtriert.

Vergleichslösungen
V_1: 5 mg Methylenblau werden in 5 ml Methanol gelöst.

V_2: Aus authentischen Klatschmohnblüten (Papaver rhoeas) hergestellte Vergleichslösung nach Vorschrift »Untersuchungslösung«.

Auftrageart und -menge
Auf die DC-Folie werden je 2mal 1 µl der Untersuchungslösung und der Vergleichslösungen punktförmig aufgetragen.

Nachweis
Die DC-Folie wird unter dem Abzug durch intensives Fönen getrocknet, zuerst im UV-Licht bei 254 nm und dann im Tageslicht ausgewertet.

Auswertung
Das Chromatogramm der Vergleichslösung 1 zeigt etwa in der Mitte die blauen Zonen des Methylenblaus.

Im Chromatogramm der Vergleichslösung 2 (Klatschmohnblüten) sind auf Höhe des Methylenblaus drei fluoreszenzmindernde Zonen sichtbar; zwei weitere treten im Bereich zwischen Methylenblau und der Front auf.
Im Tageslicht sind diese Zonen durch ihre Färbung erkennbar: auf Höhe des Methylenblaus zwei violette Zonen und darunter eine gelbe Zone. Die beiden Zonen im oberen Drittel sind gelb gefärbt.

Das Chromatogramm der Untersuchungslösung muss dem Chromatogramm der Vergleichslösung 2 in seinen charakteristischen Zonen entsprechen.

Dokumentation

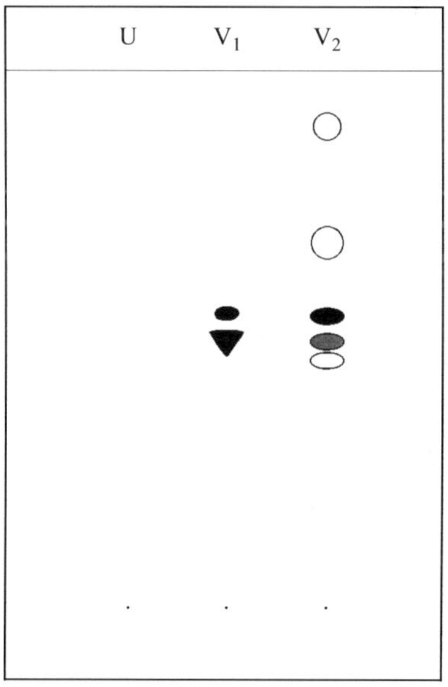

U: Untersuchungslösung
V_1: Methylenblau
V_2: Klatschmohnblüten

Klettenwurzel

Schicht

DC-Alufolie Kieselgel 60 F_{254} Merck Artikel Nr. 1.05549

DC-Bedingungen

- Mikro-DC, Kammersättigung
- Laufstrecke 6 cm
- Laufzeit etwa 6 Minuten

Fließmittel

In ein trockenes Reagenzglas werden folgende Lösungsmittelmengen einpipettiert und sorgfältig gemischt:

- 9,8 ml Dichlormethan
- 0,2 ml Ethanol 96 % (V/V)

Untersuchungslösung

1,5 g gepulverte Droge (Sieb 500) werden in einem Reagenzglas mit 5 ml Methanol 5 Minuten lang im Wasserbad unter ständigem Umrühren erhitzt. Anschließend wird in ein Zentrifugenglas filtriert.

Vergleichslösungen

V_1: 1 mg Scopoletin wird in 10 ml Methanol gelöst. 1 ml dieser Lösung wird mit 9 ml Methanol verdünnt.

V_2: Aus authentischer Klettenwurzel (Arctium-Arten) hergestellte Vergleichslösung nach Vorschrift »Untersuchungslösung«.

Auftrageart und -menge

Auf die DC-Folie werden je 2mal 1 µl der Untersuchungslösung und der Vergleichslösungen punktförmig aufgetragen.

Nachweis

Die DC-Folie wird unter dem Abzug durch Fönen getrocknet und anschließend mit Kaliumhydroxid-Lösung 10 % (m/V) in Methanol besprüht. Nach erneutem Trocknen wird im UV-Licht bei 365 nm ausgewertet.

Auswertung

Das Chromatogramm der Vergleichslösung 1 zeigt im UV-Licht bei 365 nm die hellblau fluoreszierende Zone des Scopoletins.

Das Chromatogramm der Vergleichslösung 2 (Klettenwurzel) zeigt oberhalb des Scopoletin-Vergleichs zwei deutlich sichtbare blaugrün fluoreszierende Zonen. Schwächer blau fluoreszierende Zonen sind vorhanden. Auf der Höhe des Scopoletin-Vergleichs darf keine hellblau fluoreszierende Zone sichtbar sein (Hinweis auf Belladonnawurzel).

Das Chromatogramm der Untersuchungslösung muss dem Chromatogramm der Vergleichslösung 2 in seinen charakteristischen Zonen entsprechen.

Dokumentation

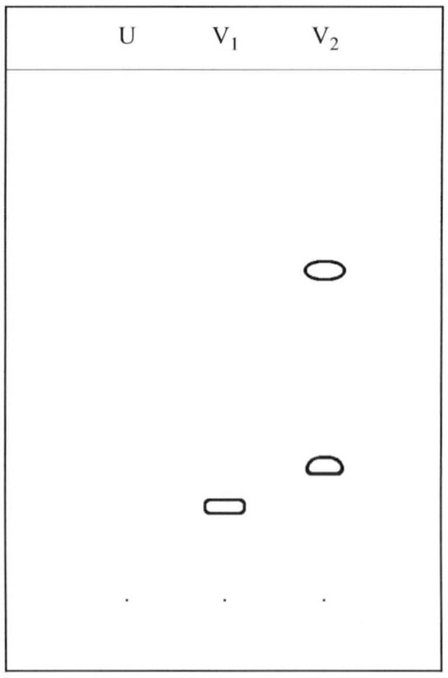

U: Untersuchungslösung
V_1: Scopoletin
V_2: Klettenwurzel

Königskerzenblüten (Wollblumen)

Schicht

DC-Alufolie Kieselgel 60 F_{254} Merck Artikel Nr. 1.05549

DC-Bedingungen

- Mikro-DC, Kammersättigung
- Laufstrecke 6 cm
- Laufzeit etwa 12 Minuten

Fließmittel

In ein trockenes Reagenzglas werden folgende Lösungsmittelmengen einpipettiert und sorgfältig gemischt:

- 7,8 ml Ethylacetat
- 0,6 ml Ameisensäure
- 0,6 ml Essigsäure 100%
- 1,0 ml Wasser

Untersuchungslösung

0,5 g gepulverte Droge (Sieb 500) werden mit 5 ml Methanol in einem Reagenzglas 5 Minuten lang unter ständigem Umrühren im Wasserbad erhitzt. Anschließend wird in ein Zentrifugenglas filtriert.

Vergleichslösungen

V_1: 2 mg Rutosid, 2 mg Hyperosid und 1 mg Kaffeesäure werden zusammen in 10 ml Methanol gelöst.

V_2: Aus authentischen Königskerzenblüten (Verbascum thapsus, V. densiflorum, V. phlomoides) hergestellte Vergleichslösung nach Vorschrift »Untersuchungslösung«.

Auftrageart und -menge

Auf die DC-Folie werden je 2mal 1 µl der Untersuchungslösung und der Vergleichslösungen punktförmig aufgetragen.

Nachweis

Die DC-Folie wird unter dem Abzug mit einem Heißluftfön getrocknet und die noch warme Folie mit einer 1%igen Lösung (m/V) von Diphenylboryloxyethylamin in Ethanol reichlich besprüht. Nach erneutem Trocknen wird mit einer 5%igen Lösung (V/V) von Macrogol 400 in Ethanol besprüht und die DC-Folie zur Farbintensivierung mit heißer Luft geföhnt. Die Auswertung erfolgt im UV-Licht bei 365 nm.

Auswertung

Das Chromatogramm der Vergleichslösung 1 zeigt im UV-Licht bei 365 nm mit steigenden Rf-Werten die Zonen von Rutosid, Hyperosid und Kaffeesäure. Rutosid und Hyperosid fluoreszieren orange; Kaffeesäure fluoresziert hellblau.

Das Chromatogramm der Untersuchungslösung muss wie das Chromatogramm der Vergleichslösung 2 (Königskerzenblüten) folgende charakteristische Zonen zeigen: auf Höhe des Rutosid-Vergleichs eine Doppelzone, die unten orange und darüber intensiv grünlich fluoresziert, auf Höhe des Kaffeesäure-Vergleichs eine gelb fluoreszierende Zone, zwischen Hyperosid- und Kaffeesäure-Vergleich mehrere bläulich und grünlich fluoreszierende Zonen.

Dokumentation

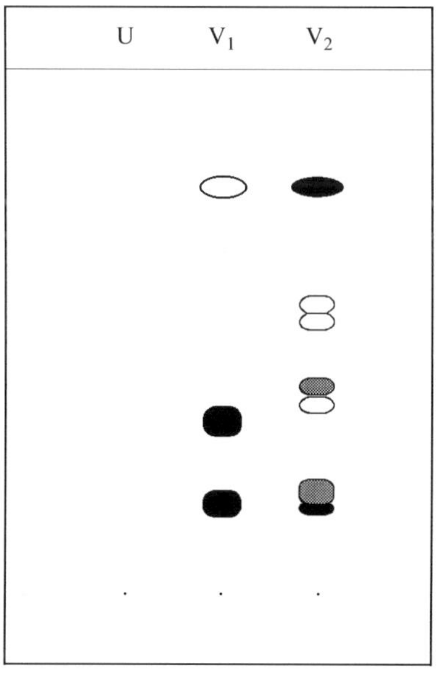

U: Untersuchungslösung
V_1: Rutosid, Hyperosid, Kaffeesäure
V_2: Königskerzenblüten

Kokablätter

Schicht

DC-Alufolie Kieselgel 60 F_{254} Merck Artikel Nr. 1.05549

DC-Bedingungen

- Mikro-DC, Kammersättigung
- Laufstrecke 6 cm
- Laufzeit etwa 7 Minuten

Fließmittel

In ein trockenes Reagenzglas werden folgende Lösungsmittelmengen einpipettiert und sorgfältig gemischt:

- 7,5 ml Cyclohexan
- 1,5 ml Toluol
- 1,0 ml Diethylamin

Untersuchungslösung

1,0 g gepulverte Droge (Sieb 500) wird in einem Reagenzglas mit 5 ml Methanol und 4 Tropfen Ammoniak-Lösung 25% versetzt. Nach 5 Minuten langem Schütteln wird in ein Zentrifugenglas filtriert.

Vergleichslösungen

V_1: 10 mg Kokainhydrochlorid werden in 5 ml Methanol gelöst.

V_2: Aus authentischen Kokablättern (Erythroxylum coca) hergestellte Vergleichslösung nach Vorschrift »Untersuchungslösung«.

Auftrageart und -menge

Auf die DC-Folie werden je 2mal 1 µl der Untersuchungslösung und der Vergleichslösungen punktförmig aufgetragen.

Nachweis

1. Die DC-Folie wird unter dem Abzug durch Fönen mit heißer Luft solange getrocknet, bis der Fließmittelgeruch kaum noch wahrnehmbar ist. Anschließend wird im UV-Licht bei 254 nm ausgewertet.
2. Die DC-Folie wird mit Iodplatin-Reagenz R besprüht.

Auswertung

Das Chromatogramm der Vergleichslösung 1 zeigt im UV-Licht bei 254 nm Wellenlänge im mittleren Rf-Bereich die fluoreszenzmindernde Zone des Kokains, die nach Besprühen mit Iodplatin-Reagenz violett gefärbt ist.

Im Chromatogramm der Vergleichslösung 2 (Kokablätter) ist die Zone des Kokains als Hauptalkaloid ebenfalls deutlich sichtbar. Darunter befinden sich zahlreiche Zonen von Blattfarbstoffen. Kleinere Nebenalkaloid-Zonen können vorhanden sein.

Das Chromatogramm der Untersuchungslösung muss dem Chromatogramm der Vergleichslösung 2 entsprechen.

Dokumentation

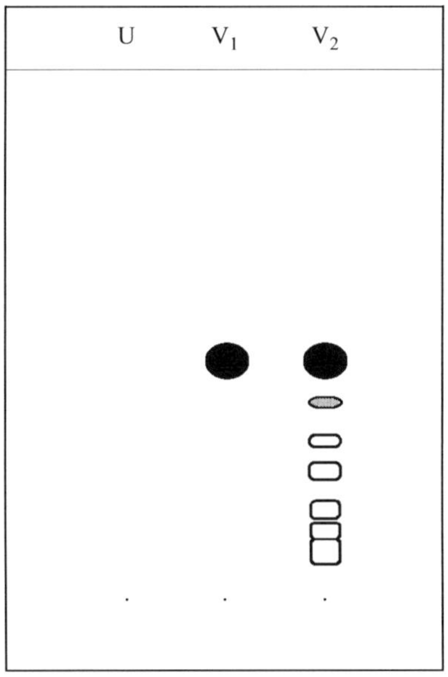

U: Untersuchungslösung
V_1: Kokain
V_2: Kokablätter

Kolombowurzel

Schicht
DC-Alufolie Kieselgel 60 F_{254} Merck Artikel Nr. 1.05549

DC-Bedingungen
- Mikro-DC, Kammersättigung
- Laufstrecke 6 cm
- Laufzeit etwa 12 Minuten

Fließmittel
In ein trockenes Reagenzglas werden folgende Lösungsmittelmengen einpipettiert und sorgfältig gemischt:

- 8,0 ml Ethylacetat
- 1,0 ml Ameisensäure
- 1,0 ml Wasser

Untersuchungslösung
1,0 g gepulverte Droge (Sieb 500) wird in einem Reagenzglas mit 5 ml Methanol und 2 Tropfen Ammoniak-Lösung 25% (m/m) versetzt. 2 bis 3 Minuten lang wird intensiv geschüttelt und anschließend in ein Zentrifugenglas filtriert.

Vergleichslösungen
V_1: 5 mg Berberinchlorid werden in 5 ml Methanol gelöst.

V_2: Aus authentischer Kolombowurzel (Jatrorrhiza palmata) hergestellte Vergleichslösung nach Vorschrift »Untersuchungslösung«.

Auftrageart und -menge
Auf die DC-Folie werden je 1 µl der Untersuchungslösung und der Vergleichslösungen punktförmig aufgetragen.

Nachweis
Die DC-Folie wird unter dem Abzug durch Fönen getrocknet und im UV-Licht bei 365 nm ausgewertet.

Auswertung
Das Chromatogramm der Vergleichslösung 1 zeigt etwas unterhalb der Mitte den gelben Fleck des Berberins, der im UV-Licht bei 365 nm intensiv zitronengelb fluoresziert.

Im Chromatogramm der Untersuchungslösung müssen wie im Chromatogramm der Vergleichslösung 2 (Kolombowurzel) knapp unterhalb des Berberin-Vergleichs zwei gelbe Zonen sichtbar sein, von denen die untere im UV-Licht bei 365 nm intensiv zitronengelb fluoresziert.

Dokumentation

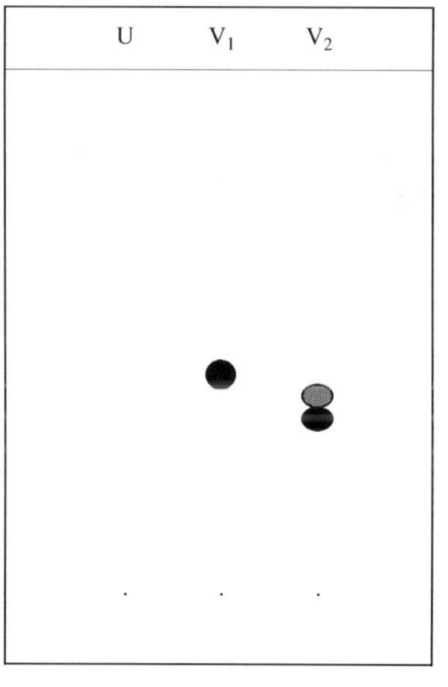

U: Untersuchungslösung
V_1: Berberinchlorid
V_2: Kolombowurzel

Kolophonium

Schicht

DC-Alufolie Kieselgel 60 F_{254} Merck Artikel Nr. 1.05549

DC-Bedingungen

- Mikro-DC, Kammersättigung
- Laufstrecke 2mal 6 cm, Zwischentrocknung durch Fönen
- Laufzeit 2mal etwa 6 Minuten

Fließmittel

- 10 ml Dichlormethan

Untersuchungslösung

0,5 g gepulverte Droge (Sieb 500) werden in 5 ml Methanol gelöst.

Vergleichslösungen

V_1: 20 µl Linalool und 10 mg Thymol werden zusammen in 10 ml Methanol gelöst.

V_2: Aus authentischem Kolophonium (aus dem Harz von Pinus-Arten) hergestellte Vergleichslösung nach Vorschrift »Untersuchungslösung«.

Auftrageart und -menge

Auf die DC-Folie werden je 1 µl der Untersuchungslösung und der Vergleichslösungen punktförmig aufgetragen.

Nachweis

Die DC-Folie wird unter dem Abzug durch Fönen getrocknet, anschließend mit reichlich Anisaldehyd-Reagenz R besprüht und nach erneutem Trocknen solange auf einer Heizplatte bei etwa 100 °C vorsichtig erhitzt, bis sich alle Zonen farblich gut entwickelt haben.

Auswertung

Das Chromatogramm der Vergleichslösung 1 zeigt nach chemischer Detektion in der unteren Hälfte die violette Zone des Linalools und in der oberen Hälfte die orangefarbene Zone des Thymols.

Das Chromatogramm der Vergleichslösung 2 (Mastix) zeigt folgende Zonen: zwischen Startpunkt und Linalool-Vergleich eine lang ausgedehnte violette Zone, zwischen Linalool- und Thymol-Vergleich mehrere violette bis rotviolette Zonen, oberhalb des Thymol-Vergleichs eine violette und eine rotviolette Zone.

Das Chromatogramm der Untersuchungslösung muss dem Chromatogramm der Vergleichslösung 2 entsprechen.

Dokumentation

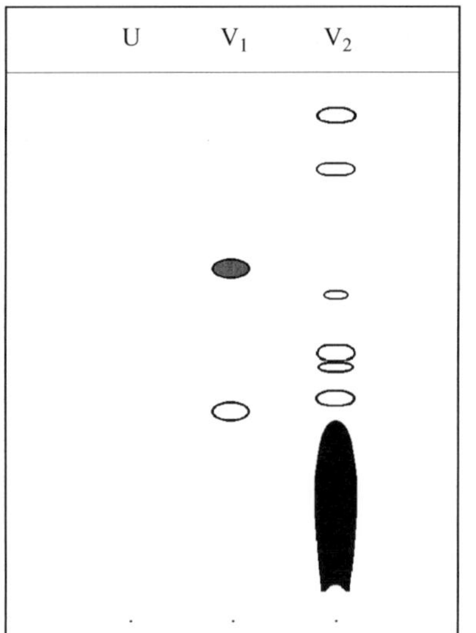

U: Untersuchungslösung
V_1: Linalool, Thymol
V_2: Kolophonium

Konservierungsmittel, Konserviertes Wasser

Untersuchungssubstanzen

4-Hydroxybenzoesäurebutylester, 4-Hydroxybenzoesäureethylester, 4-Hydroxybenzoesäuremethylester, 4-Hydroxybenzoesäurepropylester, Natriummethyl-4-hydroxybenzoat, Natriumpropyl-4-hydroxybenzoat, Konserviertes Wasser

Schicht

DC-Alufolie Kieselgel 60 F_{254} Merck Artikel Nr. 1.05549

DC-Bedingungen

- Mikro-DC, Kammersättigung
- Laufstrecke 2mal 6 cm, Zwischentrocknung durch Fönen
- Laufzeit 2mal etwa 12 Minuten

Fließmittel

In ein trockenes Reagenzglas werden folgende Lösungsmittelmengen einpipettiert und sorgfältig gemischt:

- 8,0 ml n-Pentan
- 2,0 ml Essigsäure 100%

Untersuchungslösungen

Feststoffe: 2 mg Untersuchungssubstanz werden in 10 ml Methanol gelöst.

Konserviertes Wasser: 5 ml konserviertes Wasser werden mit 0,5 ml Schwefelsäure 10% und 15 ml entmineralisiertem Wasser versetzt und auf eine Extrelut®-Säule gegossen. Nach 10 Minuten eluiert man mit 40 ml peroxidfreiem Diethylether in ein 50-ml-Becherglas. Das Eluat wird unter dem Abzug auf dem Wasserbad bis zur Trockne eingeengt und der erkaltete Rückstand in 5 ml Methanol aufgenommen.

Auftrageart und -menge

Auf die DC-Folie werden je 1 µl der Untersuchungslösungen punktförmig aufgetragen.

Nachweis

Die DC-Folie wird unter dem Abzug durch Fönen getrocknet und anschließend im UV-Licht bei 254 nm ausgewertet.

Auswertung

Alle 4-Hydroxybenzoesäureester zeigen im UV-Licht bei 254 nm Wellenlänge eine intensive Fluoreszenzminderung.

Dokumentation

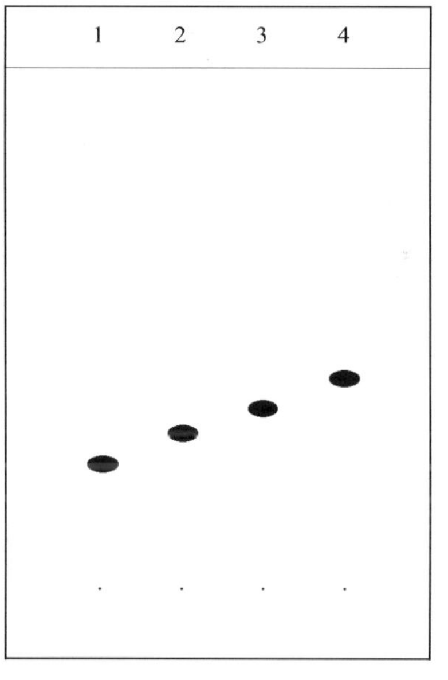

1: Methyl-4-hydroxybenzoat bzw. Na-Salz
2: Ethyl-4-hydroxybenzoat
3: Propyl-4-hydroxybenzoat bzw. Na-Salz
4: Butyl-4-hydroxybenzoat

Kopoubohnenwurzel

Schicht

DC-Alufolie Kieselgel 60 F_{254} Merck Artikel Nr. 1.05549

DC-Bedingungen

- Mikro-DC, Kammersättigung
- Laufstrecke 6 cm
- Laufzeit etwa 9 Minuten

Fließmittel

In ein trockenes Reagenzglas werden folgende Lösungsmittelmengen einpipettiert und sorgfältig gemischt:

- 4,5 ml Ethylacetat
- 2,5 ml Methanol
- 1,9 ml Dichlormethan
- 1,1 ml Wasser

Untersuchungslösung

1,0 g gepulverte Droge (Sieb 500) wird in einem Reagenzglas 5 Minuten lang mit 5 ml Methanol im Wasserbad unter ständigem Rühren erhitzt. Nach dem Abkühlen wird in ein Zentrifugenglas filtriert.

Vergleichslösungen

V_1: 10 mg Arbutin werden in 5 ml Methanol gelöst.

V_2: Aus authentischer Kopoubohnenwurzel (Ge gen, Pueraria lobata) hergestellte Vergleichslösung nach Vorschrift »Untersuchungslösung«.

Auftrageart und -menge

Auf die DC-Folie werden je 1 µl der Untersuchungslösung und der Vergleichslösungen punktförmig aufgetragen.

Nachweis

1. Die DC-Folie wird unter dem Abzug durch Fönen mit heißer Luft getrocknet und im UV-Licht bei 254 nm ausgewertet.
2. Anschließend wird die DC-Folie mit Anisaldehyd-Reagenz R reichlich besprüht, durch Fönen getrocknet und auf einer Heizplatte bei etwa 100 °C solange vorsichtig erhitzt, bis sich alle Zonen farblich gut entwickelt haben.

Auswertung

Das Chromatogramm der Vergleichslösung 1 zeigt im UV-Licht bei 254 nm die schwach fluoreszenzmindernde Zone des Arbutins, die sich nach dem Ansprühen mit Anisaldehyd-Reagenz und Erhitzen gelbbraun färbt.

Das Chromatogramm der Untersuchungslösung muss wie das Chromatogramm der Vergleichslösung 2 (Kopoubohnenwurzel) folgende charakteristische Zonen zeigen: im UV-Licht bei 254 nm auf Höhe des Arbutin-Vergleichs eine intensiv fluoreszenzmindernde Zone, darüber und vor allem darunter treten zahlreiche weitere fluoreszenzmindernde Zonen auf.
Nach chemischer Detektion sind im Bereich des Arbutin-Vergleichs mehrere braune und gelbe Zonen sichtbar. Im oberen Rf-Bereich sind violette Zonen vorhanden.

Dokumentation

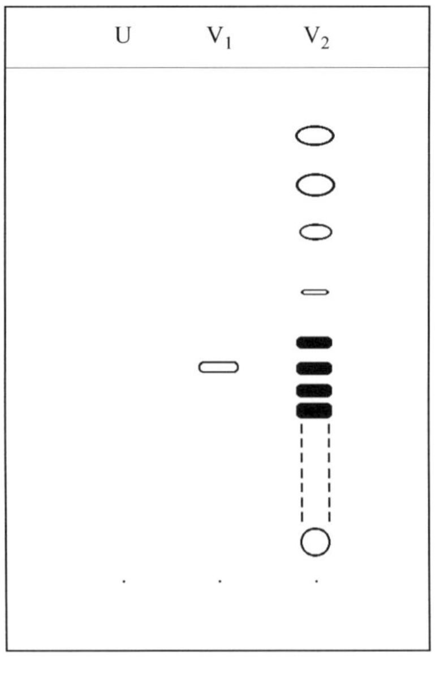

U: Untersuchungslösung
V_1: Arbutin
V_2: Kopoubohnenwurzel

Koriander

Schicht

DC-Alufolie Kieselgel 60 F_{254} Merck Artikel Nr. 1.05549

DC-Bedingungen

- Mikro-DC, Kammersättigung
- Laufstrecke 6 cm
- Laufzeit etwa 8 Minuten

Fließmittel

In ein trockenes Reagenzglas werden folgende Lösungsmittelmengen einpipettiert und sorgfältig gemischt:

- 9,3 ml Toluol
- 0,7 ml Ethylacetat

Untersuchungslösung

0,5 g frisch gepulverte Droge (Sieb 500) werden 2 bis 3 Minuten lang in einem Reagenzglas mit 5 ml Dichlormethan vorsichtig geschüttelt. Anschließend wird in ein Zentrifugenglas filtriert.

Vergleichslösungen

V_1: 10 µl Linalool und 0,1 ml Olivenöl werden zusammen in 5 ml Toluol gelöst.

V_2: Aus authentischem Koriander (Coriandrum sativum) hergestellte Vergleichslösung nach Vorschrift »Untersuchungslösung«.

Auftrageart und -menge

Auf die DC-Folie werden je 1 µl der Untersuchungslösung und der Vergleichslösungen punktförmig aufgetragen.

Nachweis

Die DC-Folie wird unter dem Abzug durch Fönen getrocknet und mit reichlich Anisaldehyd-Reagenz R besprüht. Anschließend wird nach erneutem Fönen solange auf einer Heizplatte bei etwa 100 °C vorsichtig erhitzt, bis sich alle Zonen farblich gut entwickelt haben.

Auswertung

Das Chromatogramm der Vergleichslösung 1 zeigt nach dem Besprühen mit Anisaldehyd-Reagenz und anschließendem Erhitzen die grauviolett gefärbte Zone des Linalools und darüber die intensiv blauviolett gefärbte Zone der Triglyceride.

Im Chromatogramm der Vergleichslösung 2 (Koriander) sind die Linalool-Zone und die Triglycerid-Zone ebenfalls vorhanden. Weitere kleinere violette Zonen treten auf.

Das Chromatogramm der Untersuchungslösung muss dem Chromatogramm der Vergleichslösung 2 in seinen charakteristischen Zonen entsprechen.

Dokumentation

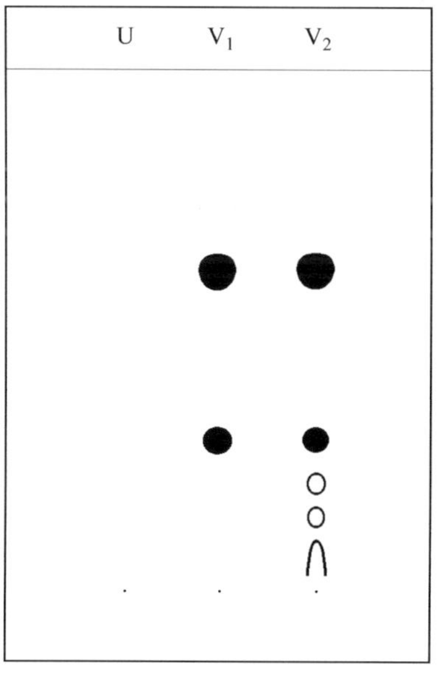

U: Untersuchungslösung
V_1: Linalool, Olivenöl
V_2: Koriander

Korianderöl

Schicht

DC-Alufolie Kieselgel 60 F_{254} Merck Artikel Nr. 1.05549

DC-Bedingungen

- Mikro-DC, Kammersättigung
- Laufstrecke 6 cm
- Laufzeit etwa 8 Minuten

Fließmittel

In ein trockenes Reagenzglas werden folgende Lösungsmittelmengen einpipettiert und sorgfältig gemischt:

- 9,3 ml Toluol
- 0,7 ml Ethylacetat

Untersuchungslösung

0,05 ml (3 Tropfen) des zu untersuchenden Öls werden in 3 ml Toluol gelöst.

Vergleichslösungen

V_1: 100 µl Linalool werden in 10 ml Toluol gelöst.

V_2: Aus authentischem Korianderöl (gewonnen aus Coriandrum sativum) hergestellte Vergleichslösung nach Vorschrift »Untersuchungslösung«.

Auftrageart und -menge

Auf die DC-Folie werden je 1 µl der Untersuchungslösung und der Vergleichslösungen punktförmig aufgetragen.

Nachweis

Die DC-Folie wird unter dem Abzug durch Fönen getrocknet und mit reichlich Anisaldehyd-Reagenz R besprüht. Anschließend wird nach erneutem Fönen solange auf einer Heizplatte bei etwa 100 °C vorsichtig erhitzt, bis sich alle Zonen farblich gut entwickelt haben.

Auswertung

Das Chromatogramm der Vergleichslösung 1 zeigt nach dem Besprühen mit Anisaldehyd-Reagenz und anschließendem Erhitzen die grauviolett gefärbte Zone des Linalools.

Im Chromatogramm der Vergleichslösung 2 (Korianderöl) ist die grauviolette Linalool-Zone als Hauptzone vorhanden. Darüber und darunter sind kleinere violette Zonen sichtbar.

Das Chromatogramm der Untersuchungslösung muss dem Chromatogramm der Vergleichslösung 2 entsprechen.

Dokumentation

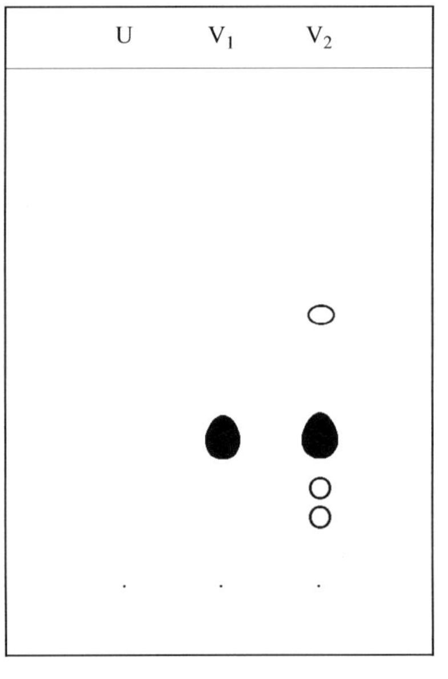

U: Untersuchungslösung

V_1: Linalool

V_2: Korianderöl

Krauseminzblätter

Schicht

DC-Alufolie Kieselgel 60 F_{254} Merck Artikel Nr. 1.05549

DC-Bedingungen

- Mikro-DC, Kammersättigung
- Laufstrecke 2mal 6 cm, Zwischentrocknung durch Fönen
- Laufzeit 2mal etwa 7 Minuten

Fließmittel

In ein trockenes Reagenzglas werden folgende Lösungsmittelmengen einpipettiert und sorgfältig gemischt:

- 9,3 ml n-Hexan
- 0,7 ml Ethylacetat

Untersuchungslösung

2,0 g gepulverte Droge (Sieb 500) werden 2 bis 3 Minuten lang in einem Reagenzglas mit 5 ml n-Hexan geschüttelt. Anschließend wird in ein Zentrifugenglas filtriert.

Vergleichslösungen

V_1: 10 µl Carvon werden in 10 ml Toluol gelöst.

V_2: Aus authentischen Krauseminzblättern (Mentha crispa) hergestellte Vergleichslösung nach Vorschrift »Untersuchungslösung«.

Auftrageart und -menge

Auf die DC-Folie werden 1 µl der Vergleichslösung 1 und je 3mal 1 µl der Untersuchungslösung sowie der Vergleichslösung 2 punktförmig aufgetragen.

Nachweis

1. Die DC-Folie wird getrocknet und im UV-Licht bei 254 nm ausgewertet.
2. Anschließend wird die DC-Folie reichlich mit Anisaldehyd-Reagenz R besprüht, durch Fönen getrocknet und auf einer Heizplatte bei etwa 100 °C vorsichtig erhitzt, bis sich alle Zonen farblich gut entwickelt haben.

Auswertung

Das Chromatogramm der Vergleichslösung 1 zeigt im mittleren Rf-Bereich die fluoreszenzmindernde Zone des Carvons, die nach chemischer Detektion braun gefärbt ist.

Das Chromatogramm der Untersuchungslösung muss wie das Chromatogramm der Vergleichslösung 2 (Krauseminzblätter) eine deutliche Carvon-Zone zeigen. Außerdem sind im oberen und unteren Rf-Bereich mehrere unterschiedlich violett gefärbte Zonen vorhanden.

Dokumentation

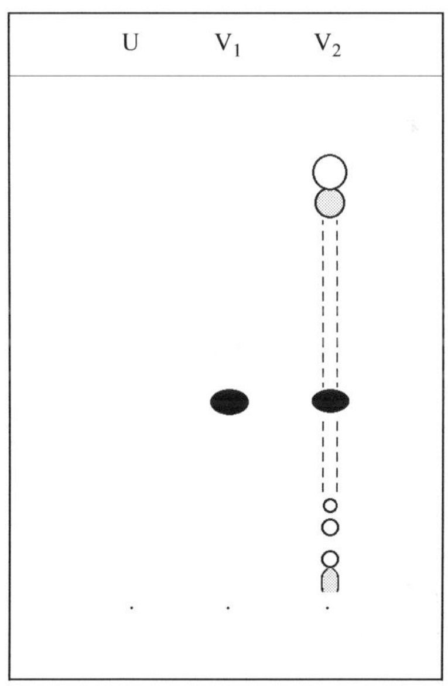

U: Untersuchungslösung

V_1: Carvon

V_2: Krauseminzblätter

Krauseminzöl

Schicht

DC-Alufolie Kieselgel 60 F_{254} Merck Artikel Nr. 1.05549

DC-Bedingungen

- Mikro-DC, Kammersättigung
- Laufstrecke 2mal 6 cm, Zwischentrocknung durch Fönen
- Laufzeit 2mal etwa 7 Minuten

Fließmittel

In ein trockenes Reagenzglas werden folgende Lösungsmittelmengen einpipettiert und sorgfältig gemischt:

- 9,3 ml n-Hexan
- 0,7 ml Ethylacetat

Untersuchungslösung

0,05 ml (3 Tropfen) des zu untersuchenden Öls werden in 3 ml Toluol gelöst.

Vergleichslösungen

V_1: 20 µl Carvon werden in 2 ml Toluol gelöst.

V_2: Aus authentischem Krauseminzöl (gewonnen aus Mentha crispa) hergestellte Vergleichslösung nach Vorschrift »Untersuchungslösung«.

Auftrageart und -menge

Auf die DC-Folie werden je 1 µl der Untersuchungslösung und der Vergleichslösungen punktförmig aufgetragen.

Nachweis

1. Die DC-Folie wird unter dem Abzug durch Fönen getrocknet und im UV-Licht bei 254 nm ausgewertet.
2. Anschließend wird die DC-Folie reichlich mit Anisaldehyd-Reagenz R besprüht, durch Fönen getrocknet und auf einer Heizplatte bei etwa 100 °C vorsichtig erhitzt, bis sich alle Zonen farblich gut entwickelt haben.

Auswertung

Das Chromatogramm der Vergleichslösung 1 zeigt im mittleren Rf-Bereich die fluoreszenzmindernde Zone des Carvons, die nach chemischer Detektion rotbraun gefärbt ist.

Das Chromatogramm der Vergleichslösung 2 (Krauseminzöl) enthält Carvon als Hauptbestandteil. Im oberen Rf-Bereich ist die rotviolette Zone der Kohlenwasserstoffe sichtbar. Weitere blau, violett und rotviolett gefärbte Zonen sind vorhanden.

Das Chromatogramm der Untersuchungslösung muss dem Chromatogramm der Vergleichslösung 2 entsprechen.

Dokumentation

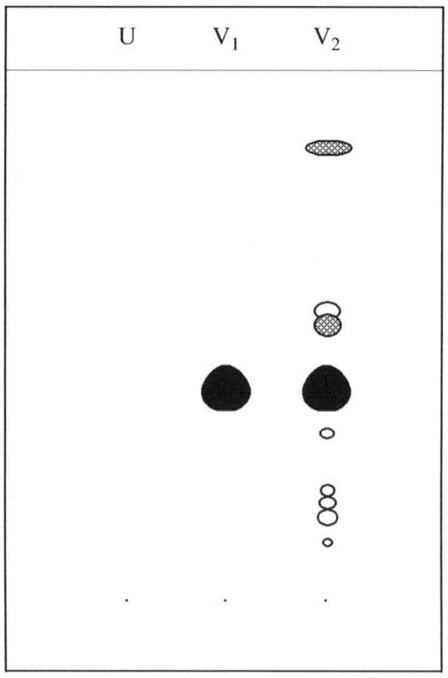

U: Untersuchungslösung
V_1: Carvon
V_2: Krauseminzöl

Kreuzdornbeeren

Schicht

DC-Alufolie Kieselgel 60 F_{254} Merck Artikel Nr. 1.05549

DC-Bedingungen

- Mikro-DC, Kammersättigung
- Laufstrecke 6 cm
- Laufzeit etwa 10 Minuten

Fließmittel

In ein trockenes Reagenzglas werden folgende Lösungsmittelmengen einpipettiert und sorgfältig gemischt:

- 10,0 ml Ethylacetat
- 1,7 ml Methanol
- 1,3 ml Wasser

Untersuchungslösung

1,0 g gepulverte Droge (Sieb 500) wird mit 5 ml Methanol in einem Reagenzglas zum Sieden erhitzt (Wasserbad). Anschließend wird filtriert und das Filtrat innerhalb von 30 Minuten für die Chromatographie verwendet.

Vergleichslösungen

V_1: 10 mg Aloin werden in 5 ml Methanol gelöst.

V_2: Aus authentischen Kreuzdornbeeren (Rhamnus catharticus) hergestellte Vergleichslösung nach Vorschrift »Untersuchungslösung«.

Auftrageart und -menge

Auf die DC-Folie werden je 1 µl der Untersuchungslösung und der Vergleichslösungen punktförmig aufgetragen.

Nachweis

Die DC-Folie wird unter dem Abzug durch Fönen getrocknet und mit Kaliumhydroxid-Lösung 10% (m/V) in Ethanol 96% besprüht. Nach erneutem Trocknen wird die DC-Folie auf einer Heizplatte bei etwa 100 °C 5 Minuten lang erhitzt. Die Auswertung erfolgt im Tageslicht.

Auswertung

Das Chromatogramm der Vergleichslösung 1 zeigt etwa in der Mitte die rotbraune Zone des Aloins.

Im Chromatogramm der Vergleichslösung 2 (Kreuzdornbeeren) fehlt die Aloin-Zone. Oberhalb des Aloin-Vergleichs sind mehrere rote Zonen sichtbar, mit größtem Rf-Wert die intensive Zone des Frangula-Emodins und in der Mitte zwischen Aloin-Vergleich und Frangula-Emodin die deutliche Zone des Frangulins. Zwischen Startpunkt und Aloin-Vergleich tritt eine intensiv gelbgrüne Zone auf. Weitere schwächere gelbgrüne Zonen sind vorhanden.

Das Chromatogramm der Untersuchungslösung muss dem Chromatogramm der Vergleichslösung 2 in seinen charakteristischen Zonen entsprechen.

Dokumentation

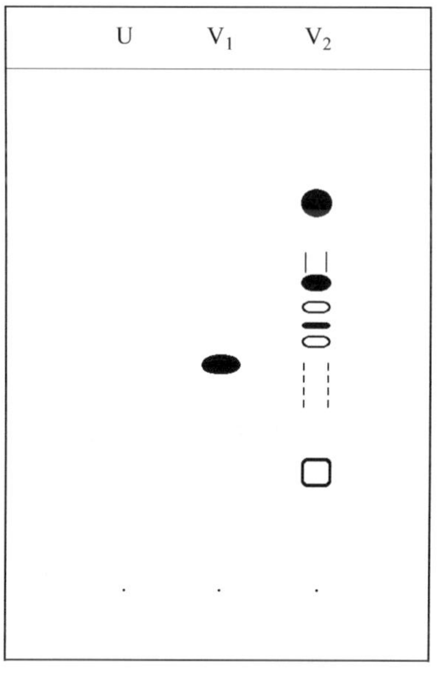

U: Untersuchungslösung
V_1: Aloin
V_2: Kreuzdornbeeren

Kreuzkümmel

Schicht

DC-Alufolie Kieselgel 60 F_{254} Merck Artikel Nr. 1.05549

DC-Bedingungen

- Mikro-DC, Kammersättigung
- Laufstrecke 6 cm
- Laufzeit etwa 8 Minuten (Zweifachentwicklung verbessert die Auftrenung)

Fließmittel

In ein trockenes Reagenzglas werden folgende Lösungsmittelmengen einpipettiert und sorgfältig gemischt:

- 9,7 ml Toluol
- 0,3 ml Ethylacetat

Untersuchungslösung

1,0 g frisch gepulverte Droge (Sieb 500) wird 2 bis 3 Minuten lang in einem Reagenzglas mit 4 ml Methanol geschüttelt. Anschließend wird in ein Zentrifugenglas filtriert.

Vergleichslösungen

V_1: 10 µl Anisaldehyd werden in 2 ml Toluol gelöst.
Falls vorhanden, sollte Cuminaldehyd statt Anisaldehyd als V_1 verwendet werden.

V_2: Aus authentischem Kreuzkümmel (Cuminum cyminum) hergestellte Vergleichslösung nach Vorschrift »Untersuchungslösung«.

Auftrageart und -menge

Auf die DC-Folie werden je 1 µl der Untersuchungslösung und der Vergleichslösungen punktförmig aufgetragen.

Nachweis

Die DC-Folie wird unter dem Abzug durch Fönen getrocknet und im UV-Licht bei 254 nm ausgewertet.
Anschließend wird die DC-Folie mit Dinitrophenylhydrazin-Reagenz R besprüht und durch Fönen mit heißer Luft getrocknet.

Auswertung

Das Chromatogramm der Vergleichslösung 1 zeigt im UV-Licht bei 254 nm in der unteren Hälfte die fluoreszenzmindernde Zone des Anisaldehyds. Nach Besprühen mit Dinitrophenylhydrazin-Reagenz und Fönen mit heißer Luft ist die Anisaldehyd-Zone gelborange gefärbt.

Im Chromatogramm der Untersuchungslösung müssen wie im Chromatogramm der Vergleichslösung 2 (Kreuzkümmel) etwas oberhalb des Anisaldehyd-Vergleichs zwei dicht zusammenliegende, intensiv fluoreszenzmindernde Zonen auftreten, die nach chemischer Detektion gelborange gefärbt sind. Es handelt sich um zwei für Kreuzkümmel typische Aldehyde, wobei Cuminaldehyd die oberste Zone bildet. Schwächere Zonen treten in der unteren Hälfte des Chromatogramms auf.

Dokumentation

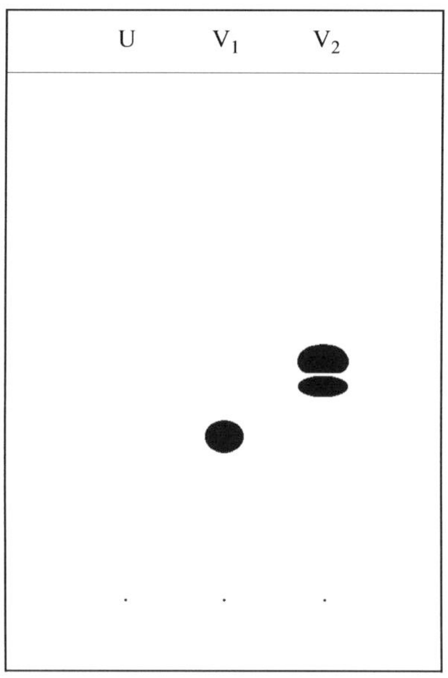

U: Untersuchungslösung
V_1: Anisaldehyd
V_2: Kreuzkümmel

Kubeben

Schicht

DC-Alufolie Kieselgel 60 F_{254} Merck Artikel Nr. 1.05549

DC-Bedingungen

- Mikro-DC, Kammersättigung
- Laufstrecke 6 cm
- Laufzeit etwa 7 Minuten

Fließmittel

In ein trockenes Reagenzglas werden folgende Lösungsmittelmengen einpipettiert und sorgfältig gemischt:

- 7,0 ml Toluol
- 3,0 ml Ethylacetat

Untersuchungslösung

1,0 g gepulverte Droge (Sieb 500) wird mit 5 ml Methanol in einem Reagenzglas 5 Minuten lang unter ständigem Umrühren im Wasserbad erhitzt. Anschließend wird in ein Zentrifugenglas filtriert.

Vergleichslösungen

V_1: 20 µl Geraniol werden in 5 ml Methanol gelöst.

V_2: Aus authentischen Cubeben (Piper cubeba) hergestellte Vergleichslösung nach Vorschrift »Untersuchungslösung«.

Auftrageart und -menge

Auf die DC-Folie werden je 1 µl der Untersuchungslösung und der Vergleichslösungen punktförmig aufgetragen.

Nachweis

Die DC-Folie wird unter dem Abzug durch Fönen getrocknet und mit Schwefelsäure 96% (m/m) besprüht.

Alternativ kann auch mit Schwefelsäure 10% in Ethanol 96% besprüht werden. Die DC-Folie muss dann auf einer Heizplatte bei etwa 120 °C unter Beobachtung erhitzt werden, bis farbige Zonen sichtbar sind.

Auswertung

Das Chromatogramm der Vergleichslösung 1 zeigt nach Besprühen mit konzentrierter Schwefelsäure im mittleren Rf-Bereich die orangefarbene Zone des Geraniols.

Im Chromatogramm der Vergleichslösung 2 (Kubeben) ist knapp unterhalb des Geraniol-Vergleichs die intensiv rotviolette Zone des Cubebins sichtbar. Darüber befinden sich unterschiedlich braun gefärbte Zonen, darunter treten schwächer rot- und blauviolett gefärbte Zonen auf.

Das Chromatogramm der Untersuchungslösung muss dem Chromatogramm der Vergleichslösung 2 entsprechen.

Dokumentation

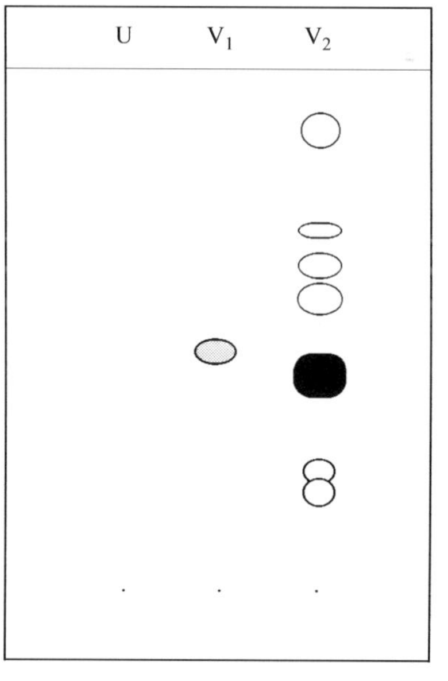

U: Untersuchungslösung
V_1: Geraniol
V_2: Kubeben

Kümmel

Schicht

DC-Alufolie Kieselgel 60 F_{254} Merck Artikel Nr. 1.05549

DC-Bedingungen

- Mikro-DC, Kammersättigung
- Laufstrecke 2mal 6 cm, Zwischentrocknung durch Fönen
- Laufzeit 2mal etwa 8 Minuten

Fließmittel

In ein trockenes Reagenzglas werden folgende Lösungsmittelmengen einpipettiert und sorgfältig gemischt:

- 9,7 ml Toluol
- 0,3 ml Ethylacetat

Untersuchungslösung

0,5 g frisch gepulverte Droge (Sieb 500) werden 2 bis 3 Minuten lang in einem Reagenzglas mit 5 ml Dichlormethan vorsichtig geschüttelt. Anschließend wird in ein Zentrifugenglas filtriert.

Vergleichslösungen

V_1: 25 µl Carvon und 0,1 ml Olivenöl werden zusammen in 5 ml Toluol gelöst.

V_2: Aus authentischem Kümmel (Carum carvi) hergestellte Vergleichslösung nach Vorschrift »Untersuchungslösung«.

Auftrageart und -menge

Auf die DC-Folie werden je 1 µl der Untersuchungslösung und der Vergleichslösungen punktförmig aufgetragen.

Nachweis

Die DC-Folie wird unter dem Abzug durch Fönen getrocknet und im UV-Licht bei 254 nm ausgewertet.

Anschließend wird die DC-Folie reichlich mit Anisaldehyd-Reagenz R besprüht und nach erneutem Fönen auf einer Heizplatte bei etwa 100 °C vorsichtig erhitzt, bis sich alle Zonen farblich gut entwickelt haben.

Auswertung

Das Chromatogramm der Vergleichslösung 1 zeigt im UV-Licht bei 254 nm im mittleren Rf-Bereich die fluoreszenzmindernde Zone des Carvons. Nach Besprühen mit Anisaldehyd-Reagenz und anschließendem Erhitzen färbt sich die Carvon-Zone rotbraun. Darüber erscheint die intensiv blauviolett gefärbte Zone der Triglyceride.

Im Chromatogramm der Untersuchungslösung müssen wie im Chromatogramm der Vergleichslösung 2 (Kümmel) eine deutliche Carvon-Zone und eine intensive Triglycerid-Zone sichtbar sein. Weitere kleine blau, violett oder rosa gefärbte Zonen sind vorhanden.

Dokumentation

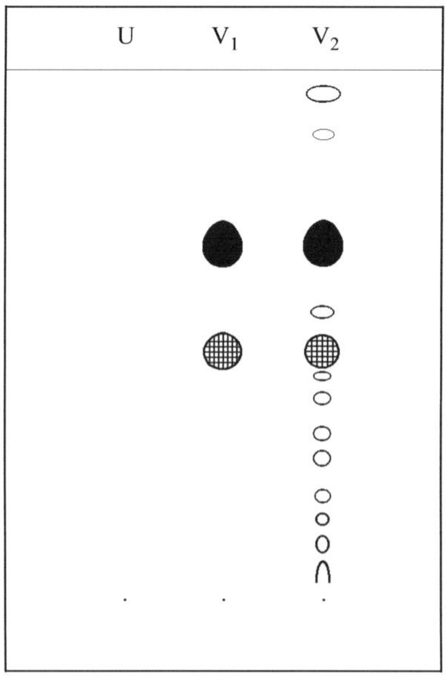

U: Untersuchungslösung
V_1: Carvon, Olivenöl
V_2: Kümmel

Kümmelöl

Schicht

DC-Alufolie Kieselgel 60 F_{254} Merck Artikel Nr. 1.05549

DC-Bedingungen

- Mikro-DC, Kammersättigung
- Laufstrecke 2mal 6 cm, Zwischentrocknung durch Fönen
- Laufzeit 2mal etwa 8 Minuten

Fließmittel

In ein trockenes Reagenzglas werden folgende Lösungsmittelmengen einpipettiert und sorgfältig gemischt:

- 9,7 ml Toluol
- 0,3 ml Ethylacetat

Untersuchungslösung

0,05 ml (3 Tropfen) des zu untersuchenden Öls werden in 3 ml Toluol gelöst.

Vergleichslösungen

V_1: 10 µl Carvon werden in 2 ml Toluol gelöst.

V_2: Aus authentischem Kümmelöl (von Carum carvi) hergestellte Vergleichslösung nach Vorschrift »Untersuchungslösung«.

Auftrageart und -menge

Auf die DC-Folie werden je 1 µl der Untersuchungslösung und der Vergleichslösungen punktförmig aufgetragen.

Nachweis

Die DC-Folie wird unter dem Abzug durch Fönen getrocknet und im UV-Licht bei 254 nm ausgewertet.

Anschließend wird die DC-Folie reichlich mit Anisaldehyd-Reagenz R besprüht und nach erneutem Fönen auf einer Heizplatte bei etwa 100 °C vorsichtig erhitzt, bis sich alle Zonen farblich gut entwickelt haben.

Auswertung

Das Chromatogramm der Vergleichslösung 1 zeigt im UV-Licht bei 254 nm Wellenlänge im mittleren Rf-Bereich die fluoreszenzmindernde Zone des Carvons, die sich nach Besprühen mit Anisaldehyd-Reagenz und Erhitzen rotbraun färbt.

Im Chromatogramm der Vergleichslösung 2 (Kümmelöl) tritt die Carvon-Zone ebenfalls deutlich hervor. Darüber und darunter sind kleinere Zonen vorhanden, die rosa, blau oder violett gefärbt sind.

Das Chromatogramm der Untersuchungslösung muss dem Chromatogramm der Vergleichslösung 2 entsprechen.

Dokumentation

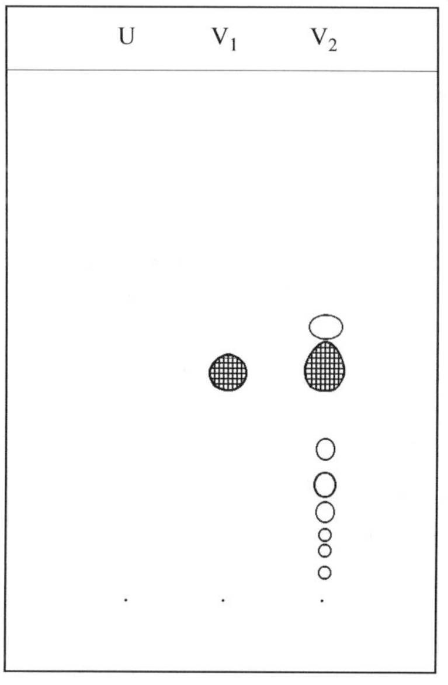

U: Untersuchungslösung

V_1: Carvon

V_2: Kümmelöl

Kürbissamen

Schicht

DC-Alufolie Kieselgel 60 F_{254} Merck Artikel Nr. 1.05549

DC-Bedingungen

- Mikro-DC, Kammersättigung
- Laufstrecke 6 cm
- Laufzeit etwa 6 Minuten

Fließmittel

In ein trockenes Reagenzglas werden folgende Lösungsmittelmengen einpipettiert und sorgfältig gemischt:

- 9,5 ml Dichlormethan
- 0,5 ml Ethanol 96% (V/V)

Untersuchungslösung

1,0 g gepulverte Droge (Sieb 500) wird in einem Reagenzglas mit 5 ml Methanol 5 Minuten lang im Wasserbad unter ständigem Umrühren erhitzt. Anschließend wird in ein Zentrifugenglas filtriert.

Vergleichslösungen

V_1: 2,5 mg β-Sitosterol werden in 5 ml Methanol gelöst.

V_2: Aus authentischen Kürbissamen (Cucurbita pepo) hergestellte Vergleichslösung nach Vorschrift »Untersuchungslösung«.

Auftrageart und -menge

Auf die DC-Folie werden je 1 µl der Untersuchungslösung und der Vergleichslösungen punktförmig aufgetragen.

Nachweis

Die DC-Folie wird unter dem Abzug durch Fönen getrocknet und anschließend mit einer Mischung aus 1 ml einer 10%igen Lösung (m/V) von Vanillin in Ethanol 96%, 4,5 ml Phosphorsäure 85% und 4,5 ml Wasser besprüht. Nach erneutem Trocknen wird auf einer Heizplatte bei etwa 100 °C solange erhitzt, bis sich alle Zonen farblich gut entwickelt haben.

Auswertung

Das Chromatogramm der Vergleichslösung 1 zeigt nach chemischer Detektion etwas unterhalb der Mitte die violette Zone des β-Sitosterols.

Im Chromatogramm der Vergleichslösung 2 (Kürbissamen) ist etwa auf Höhe des β-Sitosterol-Vergleichs eine violette Zone von Phytosterinen sichtbar. Etwas darunter liegt die violette Zone der Linolsäure. Weitere gefärbte Zonen sind vorhanden. Eine intensiv violette Zone liegt mit größtem Rf-Wert etwas unterhalb der Fließmittelfront.

Das Chromatogramm der Untersuchungslösung muss dem Chromatogramm der Vergleichslösung 2 in seinen charakteristischen Zonen entsprechen.

Dokumentation

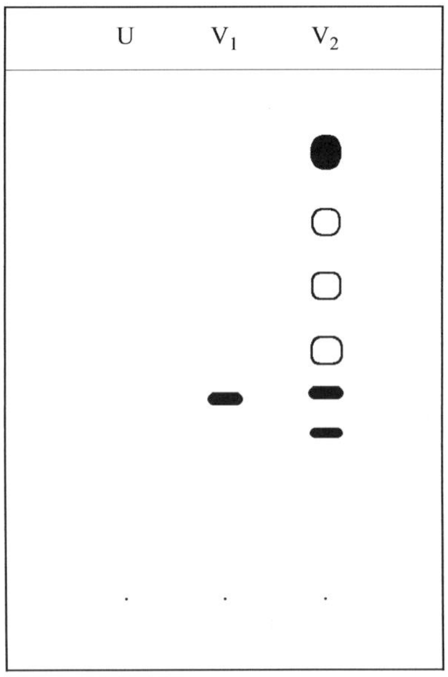

U: Untersuchungslösung
V_1: β-Sitosterol
V_2: Kürbissamen

Echtes Labkraut

Schicht

DC-Alufolie Kieselgel 60 F_{254} Merck Artikel Nr. 1.05549

DC-Bedingungen

- Mikro-DC, Kammersättigung
- Laufstrecke 2mal 6 cm, Zwischentrocknung durch Fönen
- Laufzeit 2mal etwa 10 Minuten

Fließmittel

In ein trockenes Reagenzglas werden folgende Lösungsmittelmengen einpipettiert und sorgfältig gemischt:

- 8,0 ml Ethylacetat
- 1,0 ml Ameisensäure
- 1,0 ml Wasser

Untersuchungslösung

0,5 g gepulverte Droge (Sieb 500) werden mit 5 ml Methanol in einem Reagenzglas 5 Minuten lang unter ständigem Umrühren im Wasserbad erhitzt. Anschließend wird in ein Zentrifugenglas filtriert.

Vergleichslösungen

V_1: 2 mg Rutosid und 2 mg Hyperosid werden zusammen in 10 ml Methanol gelöst.

V_2: Aus authentischem echtem Labkraut (Galium verum) hergestellte Vergleichslösung nach Vorschrift »Untersuchungslösung«.

Auftrageart und -menge

Auf die DC-Folie werden je 2mal 1 µl der Untersuchungslösung und der Vergleichslösungen punktförmig aufgetragen.

Nachweis

Die DC-Folie wird unter dem Abzug durch Fönen getrocknet und mit 5%iger ethanolischer Schwefelsäure besprüht. Nach erneutem Trocknen wird die DC-Folie auf einer Heizplatte bei etwa 100 °C bis zur optimalen Farbentwicklung der Zonen erhitzt.

Auswertung

Das Chromatogramm der Vergleichslösung 1 zeigt nach chemischer Detektion im Tageslicht zwei gelb gefärbte Zonen. Die untere Zone bildet das Rutosid, darüber befindet sich die Zone des Hyperosids.

Im Chromatogramm der Vergleichslösung 2 (Echtes Labkraut) ist die Rutosid-Zone ebenfalls vorhanden. Unterhalb befinden sich zwei blaue und eine graue Zone, die nur unvollständig voneinander getrennt sind. Oberhalb ist eine blaue Zone sichtbar (Asperulosid). Knapp unterhalb des Hyperosid-Vergleichs tritt eine blaue und knapp oberhalb tritt eine gelbe Zone auf. Im oberen Rf-Bereich sind außer einer rotvioletten und einer gelben Zone weitere schwächere Nebenzonen sichtbar.

Das Chromatogramm der Untersuchungslösung muss dem Chromatogramm der Vergleichslösung 2 in seinen charakteristischen Zonen entsprechen.

Dokumentation

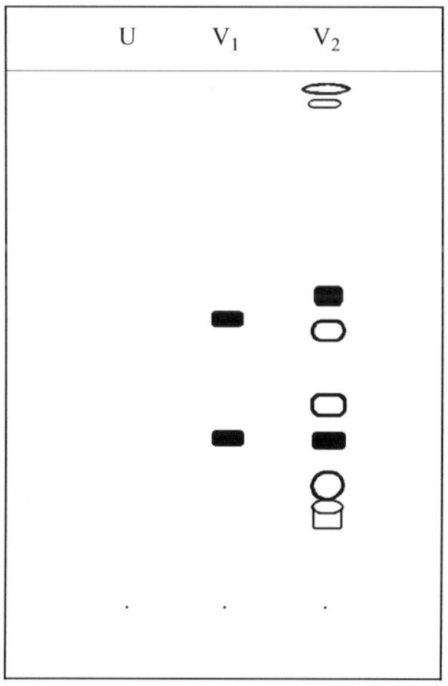

U: Untersuchungslösung

V_1: Rutosid, Hyperosid

V_2: Echtes Labkraut

Kletterndes Labkraut

Schicht

DC-Alufolie Kieselgel 60 F_{254} Merck Artikel Nr. 1.05549

DC-Bedingungen

- Mikro-DC, Kammersättigung
- Laufstrecke 6 cm
- Laufzeit etwa 42 Minuten

Fließmittel

In ein trockenes Reagenzglas werden folgende Lösungsmittelmengen einpipettiert und sorgfältig gemischt:

- 8,0 ml 2-Propanol
- 1,5 ml Wasser
- 0,5 ml Ameisensäure

Untersuchungslösung

0,8 g gepulverte Droge (Sieb 500) werden in einem Reagenzglas 5 Minuten lang mit 5 ml Methanol im Wasserbad unter ständigem Rühren erhitzt. Nach dem Abkühlen wird in ein Zentrifugenglas filtriert.

Vergleichslösungen

V_1: 1 mg Scopoletin und 20 mg Papaverinhydrochlorid werden zusammen in 10 ml Methanol gelöst.

V_2: Aus authentischem Kletterndem Labkraut (Galium aparine) hergestellte Vergleichslösung nach Vorschrift »Untersuchungslösung«.

Auftrageart und -menge

Auf die DC-Folie werden 1 µl der Vergleichslösung 1 und je 2mal 1 µl der Untersuchungslösung und der Vergleichslösung 2 punktförmig aufgetragen.

Nachweis

Die DC-Folie wird unter dem Abzug durch Fönen getrocknet und im UV-Licht bei 254 nm und 365 nm ausgewertet.
Anschließend wird die DC-Folie reichlich mit Anisaldehyd-Reagenz R besprüht und nach erneutem Fönen auf einer Heizplatte bei etwa 100 °C vorsichtig erhitzt, bis sich alle Zonen farblich gut entwickelt haben.

Auswertung

Das Chromatogramm der Vergleichslösung 1 zeigt im UV-Licht bei 254 nm in der Mitte die fluoreszenzmindernde Zone des Papaverinhydrochlorids und im oberen Drittel die blau fluoreszierende Zone des Scopoletins. Die blaue Fluoreszenz ist im UV-Licht bei 365 nm deutlich intensiver.

Im Chromatogramm der Untersuchungslösung müssen wie im Chromatogramm der Vergleichslösung 2 (Kletterndes Labkraut) zwischen den beiden Vergleichssubstanzen ein bis zwei fluoreszenzmindernde Zonen auftreten.
Nach chemischer Detektion müssen folgende Zonen im Tageslicht sichtbar sein: eine grüne Zone im Bereich des Papaverinhydrochlorid-Vergleichs, eine blaue Zone zwischen den beiden Vergleichssubstanzen sowie braunviolette Zonen oberhalb und unterhalb des Scopoletin-Vergleichs.

Dokumentation

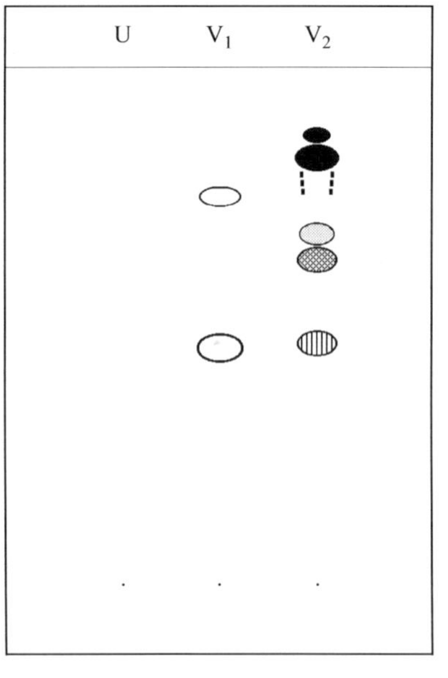

U: Untersuchungslösung
V_1: Papaverinhydrochlorid, Scopoletin
V_2: Kletterndes Labkraut

Lapachorinde

Schicht

DC-Alufolie Kieselgel 60 F_{254} Merck Artikel Nr. 1.05549

DC-Bedingungen

- Mikro-DC, Kammersättigung
- Laufstrecke 6 cm
- Laufzeit etwa 6 Minuten

Fließmittel

In ein trockenes Reagenzglas werden folgende Lösungsmittelmengen einpipettiert und sorgfältig gemischt:

- 7,0 ml Toluol
- 3,0 ml Ethylacetat
- 0,1 ml Ameisensäure

Untersuchungslösung

1,0 g gepulverte Droge (Sieb 500) wird in einem Reagenzglas mit 5 ml Methanol 5 Minuten lang im Wasserbad unter ständigem Umrühren erhitzt. Anschließend wird in ein Zentrifugenglas filtriert.

Vergleichslösungen

V_1: 5 mg Lawson (2-Hydroxy-1,4-naphthochinon) werden in 5 ml Methanol gelöst.

V_2: Aus authentischer Lapachorinde (Tabebuia impetiginosa) hergestellte Vergleichslösung nach Vorschrift »Untersuchungslösung«.

Auftrageart und -menge

Auf die DC-Folie werden je 1 µl der Untersuchungslösung und der Vergleichslösungen punktförmig aufgetragen.

Nachweis

1. Die DC-Folie wird unter dem Abzug durch Fönen getrocknet und im UV-Licht bei 254 nm ausgewertet.
2. Anschließend wird die DC-Folie mit Echtblausalz B-Lösung 0,5% (m/V) besprüht und nach erneutem Fönen mit Kaliumhydroxid-Lösung 10% (m/V) in Ethanol 96% nachbesprüht.

Auswertung

Das Chromatogramm der Vergleichslösung 1 zeigt schon im Tageslicht etwas unterhalb der Mitte die gelbbraune Zone des Lawsons, die auch im UV-Licht bei 254 nm erkennbar ist.

Im Chromatogramm der Vergleichslösung 2 (Lapachorinde) sind im UV-Licht bei 254 nm auf Höhe des Lawson-Vergleichs und etwas darunter drei fluoreszenzmindernde Zonen sichtbar. Nach chemischer Detektion erscheint knapp oberhalb des Lawson-Vergleichs eine rotviolette Zone. Darüber und darunter sind braune Zonen sichtbar.

Das Chromatogramm der Untersuchungslösung muss dem Chromatogramm der Vergleichslösung 2 in seinen charakteristischen Zonen entsprechen.

Dokumentation

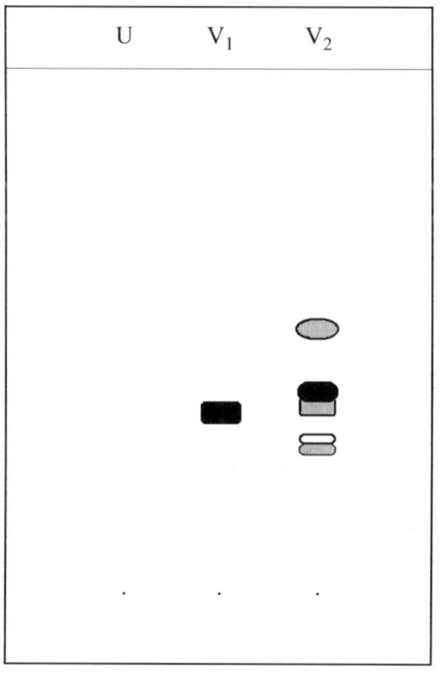

U: Untersuchungslösung

V_1: Lawson

V_2: Lapachorinde

Lauromacrogol 400

Schicht

DC-Alufolie Kieselgel 60 F_{254} Merck Artikel Nr. 1.05549

DC-Bedingungen

- Mikro-DC, Kammersättigung
- Laufstrecke 6 cm
- Laufzeit etwa 7 Minuten

Fließmittel

In ein trockenes Reagenzglas werden folgende Lösungsmittelmengen einpipettiert und sorgfältig gemischt:

- 8,0 ml Ethylmethylketon
- 1,0 ml Aceton
- 1,5 ml Wasser

Untersuchungslösung

20 mg Untersuchungssubstanz werden in 2 ml Methanol gelöst.

Vergleichslösung

Die Vergleichslösung wird mit authentischer Vergleichssubstanz wie die Untersuchungslösung hergestellt.

Auftrageart und -menge

Auf die DC-Folie werden je 2mal 1 µl der Untersuchungslösung und der Vergleichslösung punktförmig aufgetragen.

Nachweis

Die DC-Folie wird unter dem Abzug durch Fönen getrocknet und mit Dragendorffs Reagenz R2 besprüht.

Auswertung

Lauromacrogol 400 ist ein Gemisch von Laurylalkohol-Monoethern verschiedener Macrogole. Das Chromatogramm der Vergleichslösung zeigt daher in der unteren Hälfte 10 bis 15 orangefarbene Zonen auf gelbem Untergrund.

Das Chromatogramm der Untersuchungslösung muss dem Chromatogramm der Vergleichslösung in seinen charakteristischen Flecken entsprechen.

Dokumentation

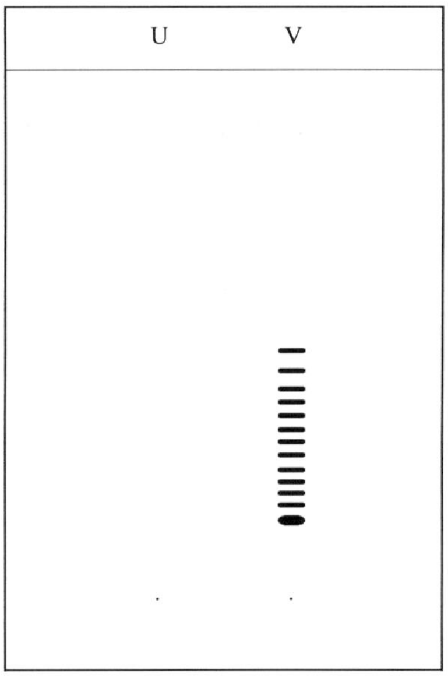

U: Untersuchungslösung
V: Lauromacrogol 400 (Polydocanol 600, Thesit®)

Lavendelblüten

Schicht

DC-Alufolie Kieselgel 60 F_{254} Merck Artikel Nr. 1.05549

DC-Bedingungen

- Mikro-DC, Kammersättigung
- Laufstrecke 6 cm
- Laufzeit etwa 8 Minuten

Fließmittel

In ein trockenes Reagenzglas werden folgende Lösungsmittelmengen einpipettiert und sorgfältig gemischt:

- 9,3 ml Toluol
- 0,7 ml Ethylacetat

Untersuchungslösung

1,0 g gepulverte Droge (Sieb 500) wird 2 bis 3 Minuten lang in einem Reagenzglas mit 4 ml Dichlormethan geschüttelt. Anschließend wird durch ein möglichst kleines Filterpapier in ein Zentrifugenglas filtriert. Wenige Tropfen Filtrat sind für die Mikro-DC ausreichend.

Vergleichslösungen

V_1: 10 µl Linalylacetat werden in 10 ml Toluol gelöst.

V_2: Aus authentischen Lavendelblüten (Lavandula angustifolia) hergestellte Vergleichslösung nach Vorschrift »Untersuchungslösung«.

Auftrageart und -menge

Auf die DC-Folie werden je 2mal 1 µl der Untersuchungslösung und der Vergleichslösungen punktförmig aufgetragen.

Nachweis

Die DC-Folie wird unter dem Abzug durch Fönen getrocknet, reichlich mit Anisaldehyd-Reagenz R besprüht und nach erneutem Fönen auf einer Heizplatte bei etwa 100 °C vorsichtig erhitzt, bis sich alle Zonen farblich gut entwickelt haben.

Auswertung

Das Chromatogramm der Vergleichslösung 1 zeigt nach Besprühen mit Anisaldehyd-Reagenz und anschließendem Erhitzen die grauviolett gefärbte Zone des Linalylacetats.

Im Chromatogramm der Vergleichslösung 2 (Lavendelblüten) ist die Zone des Linalylacetats ebenfalls vorhanden. Etwas darunter tritt im mittleren Rf-Bereich die intensiv rosafarbene Zone des Caryophyllenepoxids auf. In der unteren Hälfte sind zahlreiche kleinere Zonen sichtbar, u. a. die grünbraune Zone des Borneols. Eine größere rotviolette Zone befindet sich im oberen Rf-Bereich.

Das Chromatogramm der Untersuchungslösung muss dem Chromatogramm der Vergleichslösung 2 in seinen charakteristischen Zonen entsprechen.

Dokumentation

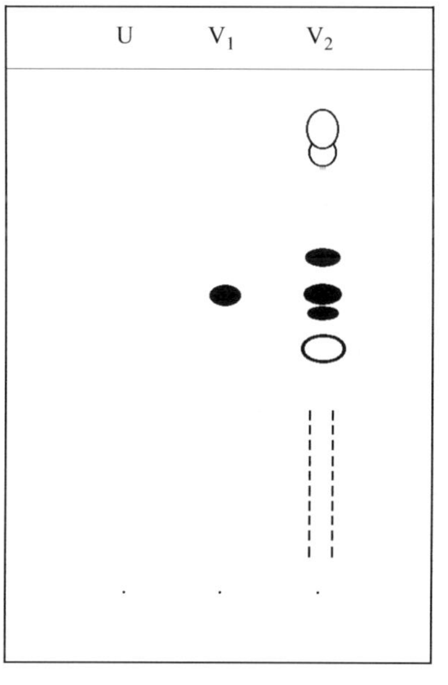

U: Untersuchungslösung

V_1: Linalylacetat

V_2: Lavendelblüten

Lavendelöl

Schicht

DC-Alufolie Kieselgel 60 F_{254} Merck Artikel Nr. 1.05549

DC-Bedingungen

- Mikro-DC, Kammersättigung
- Laufstrecke 6 cm
- Laufzeit etwa 8 Minuten

Fließmittel

In ein trockenes Reagenzglas werden folgende Lösungsmittelmengen einpipettiert und sorgfältig gemischt:

- 9,3 ml Toluol
- 0,7 ml Ethylacetat

Untersuchungslösung

0,05 ml (3 Tropfen) des zu untersuchenden Öls werden in 3 ml Toluol gelöst.

Vergleichslösungen

V_1: 10 µl Linalool, 20 µl Cineol und 10 µl Linalylacetat werden zusammen in 10 ml Toluol gelöst.

V_2: Aus authentischem Lavendelöl (gewonnen aus Lavandula angustifolia) hergestellte Vergleichslösung nach Vorschrift »Untersuchungslösung«.

Auftrageart und -menge

Auf die DC-Folie werden je 1 µl der Untersuchungslösung und der Vergleichslösungen punktförmig aufgetragen.

Nachweis

Die DC-Folie wird unter dem Abzug durch Fönen getrocknet und mit reichlich Anisaldehyd-Reagenz R besprüht. Anschließend wird nach erneutem Trocknen solange auf einer Heizplatte bei etwa 100 °C vorsichtig erhitzt, bis sich alle Zonen farblich gut entwickelt haben.

Auswertung

Das Chromatogramm der Vergleichslösung 1 zeigt nach Besprühen mit Anisaldehyd-Reagenz und Erhitzen mit steigenden Rf-Werten die grauviolett gefärbte Zone des Linalools, die violett gefärbte Zone des Cineols und die grauviolett gefärbte Zone des Linalylacetats.

Im Chromatogramm der Vergleichslösung 2 (Lavendelöl) sind die Zonen des Linalools und des Linalylacetats als Hauptzonen vorhanden. Die Cineol-Zone ist sehr schwach. Direkt darüber befindet sich die rosafarbene Zone des Caryophyllenepoxids. Unterhalb der Linalool-Zone tritt die grünbraune Zone des Borneols auf. Darunter befinden sich violette Zonen. Eine rotviolette Zone ist im oberen Rf-Bereich sichtbar.

Das Chromatogramm der Untersuchungslösung muss dem Chromatogramm der Vergleichslösung 2 in seinen charakteristischen Zonen entsprechen.

Dokumentation

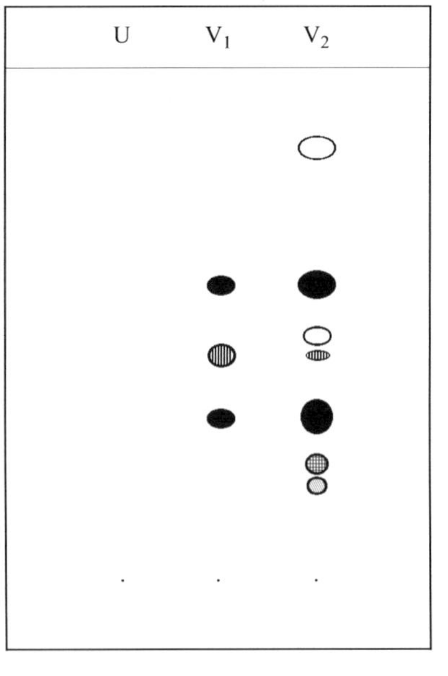

U: Untersuchungslösung
V_1: Linalool, Cineol, Linalylacetat
V_2: Lavendelöl

Lemongras

Schicht

DC-Alufolie Kieselgel 60 F_{254} Merck Artikel Nr. 1.05549

DC-Bedingungen

- Mikro-DC, Kammersättigung
- Laufstrecke 2mal 6 cm, Zwischentrocknung durch Fönen
- Laufzeit 2mal etwa 7 Minuten

Fließmittel

In ein trockenes Reagenzglas werden folgende Lösungsmittelmengen einpipettiert und sorgfältig gemischt:

- 9,3 ml n-Hexan
- 0,7 ml Ethylacetat

Untersuchungslösung

2,0 g gepulverte Droge (Sieb 500) werden 2 bis 3 Minuten lang in einem Reagenzglas mit 5 ml n-Hexan geschüttelt. Anschließend wird in ein Zentrifugenglas filtriert.

Vergleichslösungen

V_1: 10 µl Citral und 10 mg Guajazulen werden zusammen in 10 ml Toluol gelöst.

V_2: Aus authentischem Lemongras (Cymbopogon citratus oder Cymbopogon flexuosus) hergestellte Vergleichslösung nach Vorschrift »Untersuchungslösung«.

Auftrageart und -menge

Auf die DC-Folie werden 1 µl der Vergleichslösung 1 sowie je 2mal 1 µl der Untersuchungslösung und der Vergleichslösung 2 punktförmig aufgetragen.

Nachweis

1. Die DC-Folie wird getrocknet und im UV-Licht bei 254 nm ausgewertet.
2. Anschließend wird die DC-Folie reichlich mit Anisaldehyd-Reagenz R besprüht, durch Fönen getrocknet und auf einer Heizplatte bei etwa 100 °C vorsichtig erhitzt, bis sich alle Zonen farblich gut entwickelt haben.

Auswertung

Das Chromatogramm der Vergleichslösung 1 zeigt im UV-Licht bei 254 nm in der unteren Hälfte die fluoreszenzmindernde Doppelzone des Citrals und in der oberen Hälfte die fluoreszenzmindernde Zone des Guajazulens. Nach chemischer Detektion ist die Citral-Doppelzone graublau und die Guajazulen-Zone orange gefärbt.

Das Chromatogramm der Vergleichslösung 2 (Lemongras) zeigt als charakteristisches Merkmal die intensive Citral-Doppelzone. Auf Höhe des Guajazulen-Vergleichs befinden sich mehrere rotviolette Zonen, die kaum voneinander getrennt sind. Weitere schwächere Zonen sind vorhanden.

Dokumentation

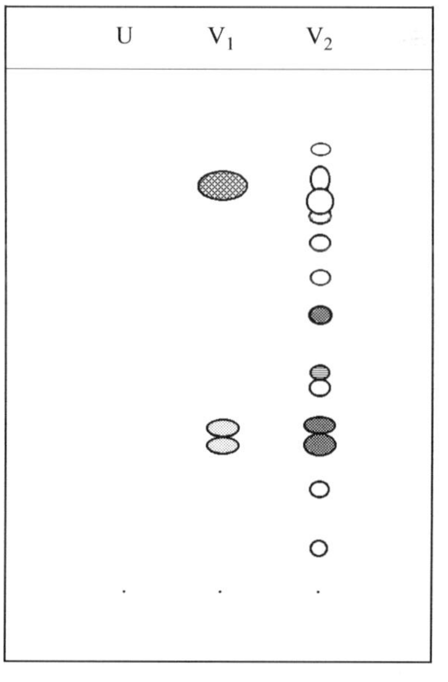

U: Untersuchungslösung

V_1: Citral, Guajazulen

V_2: Lemongras

Leopardenblumenwurzelstock

Schicht

DC-Alufolie Kieselgel 60 F_{254} Merck Artikel Nr. 1.05549

DC-Bedingungen

- Mikro-DC, Kammersättigung
- Laufstrecke 6 cm
- Laufzeit etwa 8 Minuten

Fließmittel

In ein trockenes Reagenzglas werden folgende Lösungsmittelmengen einpipettiert und sorgfältig gemischt:

- 8,0 ml Ethylacetat
- 2,0 ml Cyclohexan
- 1,0 ml Essigsäure 100%

Untersuchungslösung

0,5 g gepulverte Droge (Sieb 500) werden mit 5 ml Methanol in einem Reagenzglas 5 Minuten lang unter ständigem Umrühren im Wasserbad erhitzt. Anschließend wird in ein Zentrifugenglas filtriert.

Vergleichslösungen

V_1: 2 mg Cumarin werden in 4 ml Methanol gelöst.

V_2: Aus authentischem Leopardenblumenwurzelstock (She gan, Iris domestica = Belcamcanda chinensis) hergestellte Vergleichslösung nach Vorschrift »Untersuchungslösung«.

Auftrageart und -menge

Auf die DC-Folie werden je 1 µl der Untersuchungslösung und der Vergleichslösungen punktförmig aufgetragen.

Nachweis

Die DC-Folie wird unter dem Abzug durch Fönen gründlich getrocknet und anschließend im UV-Licht bei 254 nm ausgewertet.

Auswertung

Das Chromatogramm der Vergleichslösung 1 zeigt im UV-Licht bei 254 nm in der oberen Hälfte die fluoreszenzmindernde Zone des Cumarins.

Im Chromatogramm der Vergleichslösung 2 (Leopardenblumenwurzelstock) ist im UV-Licht bei 254 nm im Bereich des Cumarin-Vergleichs eine intensiv fluoreszenzmindernde Zone sichtbar. Darunter und darüber tritt jeweils eine weitere fluoreszenzmindernde Zone auf.

Das Chromatogramm der Untersuchungslösung muss dem Chromatogramm der Vergleichslösung 2 in seinen charakteristischen Zonen entsprechen.

Dokumentation

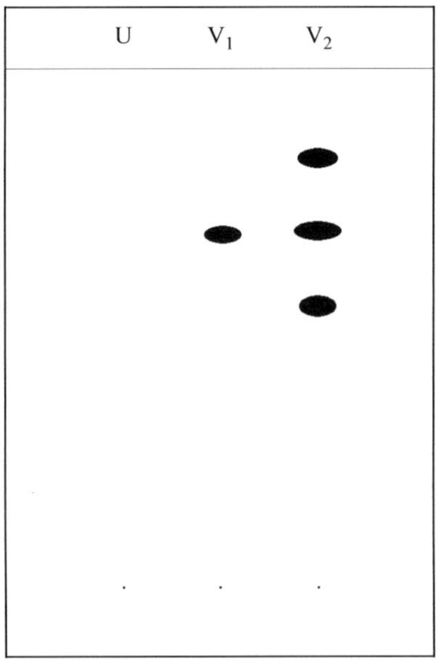

U: Untersuchungslösung

V_1: Cumarin

V_2: Leopardenblumenwurzelstock

Liebstöckelwurzel

Schicht
DC-Alufolie Kieselgel 60 F_{254} Merck Artikel Nr. 1.05549

DC-Bedingungen
- Mikro-DC, Kammersättigung
- Laufstrecke 6 cm
- Laufzeit etwa 7 Minuten

Fließmittel
In ein trockenes Reagenzglas werden folgende Lösungsmittelmengen einpipettiert und sorgfältig gemischt:

- 8,0 ml Toluol
- 2,0 ml Ethylacetat

Untersuchungslösung
1,0 g gepulverte Droge (Sieb 500) wird in einem Reagenzglas 1 Minute lang mit 5 ml Methanol im Wasserbad unter ständigem Rühren erhitzt. Nach dem Abkühlen wird in ein Zentrifugenglas filtriert.

Vergleichslösungen
V_1: 1 mg Cumarin wird in 4 ml Methanol gelöst.

V_2: Aus authentischer Liebstöckelwurzel (Levisticum officinale) hergestellte Vergleichslösung nach Vorschrift »Untersuchungslösung«.

Auftrageart und -menge
Auf die DC-Folie werden je 2mal 1 µl der Untersuchungslösung und der Vergleichslösungen punktförmig aufgetragen.

Nachweis
1. Die DC-Folie wird unter dem Abzug durch Fönen gründlich getrocknet und anschließend im UV-Licht bei 254 nm ausgewertet.
2. Anschließend wird die DC-Folie mit einer 10%igen Lösung (m/V) von Kaliumhydroxid in Ethanol 96% reichlich besprüht und nach erneutem Trocknen im UV-Licht bei einer Wellenlänge von 365 nm ausgewertet.

Auswertung
Das Chromatogramm der Vergleichslösung 1 zeigt im UV-Licht bei 254 nm im mittleren Rf-Bereich die fluoreszenzmindernde Zone des Cumarins, die nach Besprühen mit Kalilauge im UV-Licht bei 365 nm blaugrün fluoresziert.

Das Chromatogramm der Untersuchungslösung muss wie das Chromatogramm der Vergleichslösung 2 (Liebstöckelwurzel) folgende charakteristische Zonen zeigen: im UV-Licht bei 254 nm oberhalb des Cumarin-Vergleichs die fluoreszenzmindernde Zone des Ligustilids, die nach Besprühen mit Kalilauge im UV-Licht bei 365 nm graublau fluoresziert.
Weitere schwächere Zonen, die braun oder blau fluoreszieren, sind darunter vorhanden.

Dokumentation

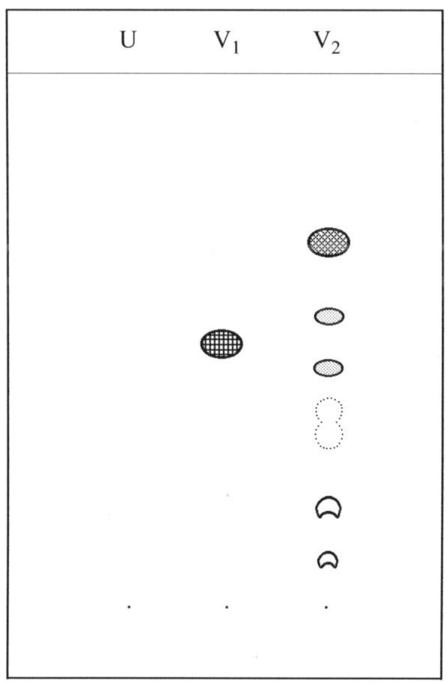

U: Untersuchungslösung
V_1: Cumarin
V_2: Liebstöckelwurzel

Lincosamid-Antibiotika

Untersuchungssubstanzen

Clindamycinhydrochlorid, Lincomycinhydrochlorid-Monohydrat

Schicht

DC-Alufolie Kieselgel 60 F_{254} Merck Artikel Nr. 1.05549

DC-Bedingungen

- Mikro-DC, Kammersättigung
- Laufstrecke 6 cm
- Laufzeit etwa 7 Minuten

Fließmittel

In ein trockenes Reagenzglas werden folgende Lösungsmittelmengen einpipettiert und sorgfältig gemischt:

- 7,0 ml Ethylmethylketon
- 2,0 ml Aceton
- 1,0 ml Wasser

Untersuchungslösungen

10 mg Untersuchungssubstanz werden in 5 ml Methanol gelöst.

Fertigarzneimittel werden pulverisiert und in der entsprechenden Menge Methanol suspendiert.

Auftrageart und -menge

Auf die DC-Folie werden je 1 µl der Untersuchungslösungen punktförmig aufgetragen.

Nachweis

Die DC-Folie wird unter dem Abzug durch Fönen getrocknet, mit 1%iger schwefelsaurer Kaliumpermanganat-Lösung besprüht und anschließend durch Fönen getrocknet.

Auswertung

Nach Besprühen mit schwefelsaurer Kaliumpermanganat-Lösung sind die Lincosamid-Antibiotika als gelbe Zonen auf violettem Untergrund sichtbar.

Dokumentation

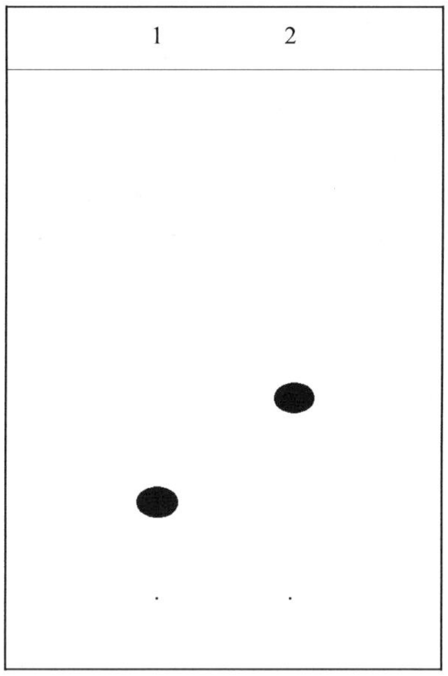

1: Lincomycinhydrochlorid
2: Clindamycinhydrochlorid

Lindenblüten

Schicht

DC-Alufolie Kieselgel 60 F_{254} Merck Artikel Nr. 1.05549

DC-Bedingungen

- Mikro-DC, Kammersättigung
- Laufstrecke 6 cm
- Laufzeit etwa 12 Minuten

Fließmittel

In ein trockenes Reagenzglas werden folgende Lösungsmittelmengen einpipettiert und sorgfältig gemischt:

- 7,8 ml Ethylacetat
- 0,6 ml Ameisensäure
- 0,6 ml Essigsäure 100%
- 1,0 ml Wasser

Untersuchungslösung

0,5 g gepulverte Droge (Sieb 500) werden mit 5 ml Methanol in einem Reagenzglas 5 Minuten lang unter ständigem Umrühren im Wasserbad erhitzt. Anschließend wird in ein Zentrifugenglas filtriert.

Vergleichslösungen

V_1: 2 mg Rutosid, 1 mg Chlorogensäure, 2 mg Hyperosid und 1 mg Kaffeesäure werden zusammen in 10 ml Methanol gelöst.

V_2: Aus authentischen Lindenblüten (Tilia cordata oder Tilia platyphyllos) hergestellte Vergleichslösung nach Vorschrift »Untersuchungslösung«.

Auftrageart und -menge

Auf die DC-Folie werden je 2mal 1 µl der Untersuchungslösung und der Vergleichslösungen punktförmig aufgetragen.

Nachweis

Die DC-Folie wird unter dem Abzug mit einem Heißluftfön getrocknet und die noch warme Folie mit einer 1%igen Lösung (m/V) von Diphenylboryloxyethylamin in Ethanol reichlich besprüht. Nach erneutem Trocknen wird mit einer 5%igen Lösung (V/V) von Macrogol 400 in Ethanol besprüht und die DC-Folie zur Farbintensivierung mit heißer Luft geföhnt. Die Auswertung erfolgt im UV-Licht bei 365 nm.

Auswertung

Das Chromatogramm der Vergleichslösung 1 zeigt im UV-Licht bei 365 nm mit steigenden Rf-Werten die Zonen von Rutosid, Chlorogensäure, Hyperosid und Kaffeesäure. Rutosid und Hyperosid fluoreszieren orange; Chlorogensäure und Kaffeesäure fluoreszieren hellblau.

Das Chromatogramm der Vergleichslösung 2 (Lindenblüten) zeigt als charakteristische Zonen knapp oberhalb des Hyperosid-Vergleichs eine intensiv orange fluoreszierende Zone, die auch im Tageslicht als Hauptzone erkennbar ist, die Zone des Rutosids sowie mehrere gelbgrün fluoreszierende Zonen. Weitere schwächer fluoreszierende Zonen sind vorhanden.

Das Chromatogramm der Untersuchungslösung muss dem Chromatogramm von V_2 in seinen charakteristischen Zonen entsprechen.

Dokumentation

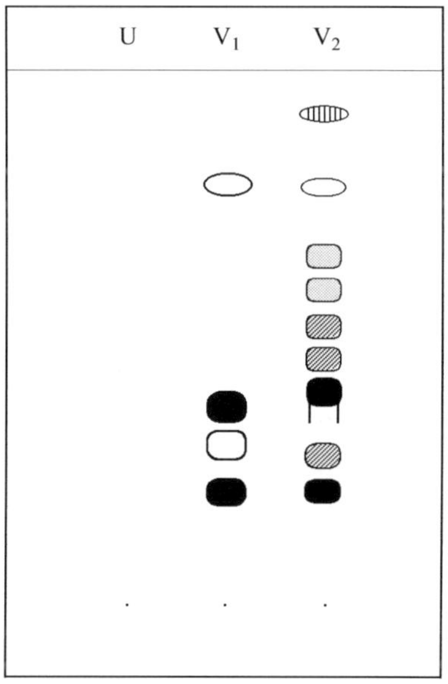

U: Untersuchungslösung

V_1: Rutosid, Chlorogens., Hyperosid, Kaffees.

V_2: Lindenblüten

Löwenzahnfluidextrakt

Schicht

DC-Alufolie Kieselgel 60 F_{254} Merck Artikel Nr. 1.05549

DC-Bedingungen

- Mikro-DC, Kammersättigung
- Laufstrecke 6 cm
- Laufzeit etwa 12 Minuten

Fließmittel

In ein trockenes Reagenzglas werden folgende Lösungsmittelmengen einpipettiert und sorgfältig gemischt:

- 8,0 ml Ethylacetat
- 1,0 ml Ameisensäure
- 1,0 ml Wasser

Untersuchungslösung

1 ml Fluidextrakt wird mit 4 ml Methanol in einem Reagenzglas intensiv geschüttelt. Anschließend wird in ein Zentrifugenglas filtriert.

Vergleichslösungen

V_1: 1 mg Chlorogensäure und 1 mg Kaffeesäure werden zusammen in 10 ml Methanol gelöst.

V_2: Aus authentischem Löwenzahnfluidextrakt hergestellte Vergleichslösung nach Vorschrift »Untersuchungslösung«.

Auftrageart und -menge

Auf die DC-Folie werden je 2mal 1 µl der Untersuchungslösung und der Vergleichslösungen punktförmig aufgetragen.

Nachweis

Die DC-Folie wird unter dem Abzug mit einem Heißluftfön getrocknet und die noch warme Folie mit einer 1%igen Lösung (m/V) von Diphenylboryloxyethylamin in Ethanol reichlich besprüht. Nach erneutem Trocknen wird mit einer 5%igen Lösung (V/V) von Macrogol 400 in Ethanol besprüht und die DC-Folie zur Farbintensivierung mit heißer Luft gefönt. Die Auswertung erfolgt im UV-Licht bei 365 nm.

Auswertung

Das Chromatogramm der Vergleichslösung 1 zeigt im UV-Licht bei 365 nm mit steigenden Rf-Werten die Zonen von Chlorogensäure und Kaffeesäure, die hellblau fluoreszieren.

Das Chromatogramm von V_2 (Löwenzahnkraut mit Wurzel bzw. Löwenzahntinktur) zeigt auf Höhe der Kaffeesäure eine gelbe und darunter eine intensiv hellblau fluoreszierende Zone, weitere gelb und blau fluoreszierende Zonen im Bereich des Chlorogensäure-Vergleichs sowie zwei Chlorophyll-Zonen im oberen Bereich. Weitere schwächer fluoreszierende Zonen sind vorhanden.

Das Chromatogramm der Untersuchungslösung muss dem Chromatogramm der Vergleichslösung 2 in seinen charakteristischen Zonen entsprechen.

Dokumentation

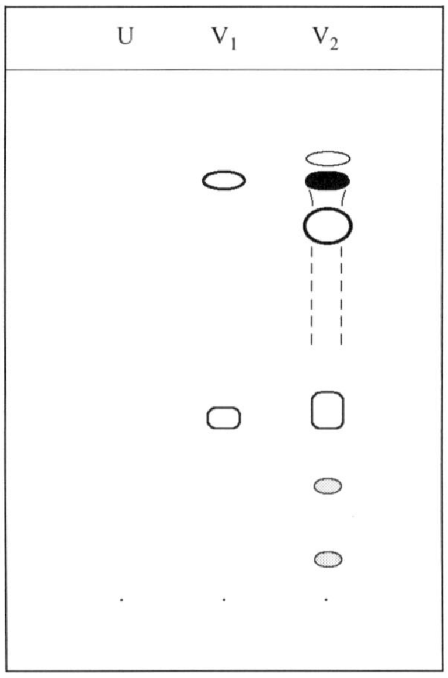

U: Untersuchungslösung
V_1: Chlorogensäure, Kaffeesäure
V_2: Löwenzahnfluidextrakt

Löwenzahnkraut mit Wurzel, Löwenzahntinktur

Schicht

DC-Alufolie Kieselgel 60 F_{254} Merck Artikel Nr. 1.05549

DC-Bedingungen

- Mikro-DC, Kammersättigung
- Laufstrecke 6 cm
- Laufzeit etwa 12 Minuten

Fließmittel

In ein trockenes Reagenzglas werden folgende Lösungsmittelmengen einpipettiert und sorgfältig gemischt:

- 8,0 ml Ethylacetat
- 1,0 ml Ameisensäure
- 1,0 ml Wasser

Untersuchungslösung

1,0 g gepulverte Droge (Sieb 500) wird mit 5 ml Methanol in einem Reagenzglas 5 Minuten lang unter ständigem Umrühren im Wasserbad erhitzt. Anschließend wird in ein Zentrifugenglas filtriert.

Löwenzahntinktur wird direkt verwendet.

Vergleichslösungen

V_1: 1 mg Chlorogensäure und 1 mg Kaffeesäure werden zusammen in 10 ml Methanol gelöst.

V_2: Aus authentischem Löwenzahnkraut mit Wurzel bzw. authentischer Löwenzahntinktur (Taraxacum officinale) hergestellte Vergleichslösung nach Vorschrift »Untersuchungslösung«.

Auftrageart und -menge

Auf die DC-Folie werden je 2mal 1 µl der Untersuchungslösung und der Vergleichslösungen punktförmig aufgetragen.

Nachweis

Die DC-Folie wird unter dem Abzug mit einem Heißluftfön getrocknet und die noch warme Folie mit einer 1%igen Lösung (m/V) von Diphenylboryloxyethylamin in Ethanol reichlich besprüht. Nach erneutem Trocknen wird mit einer 5%igen Lösung (V/V) von Macrogol 400 in Ethanol besprüht und die DC-Folie zur Farbintensivierung mit heißer Luft gefönt. Die Auswertung erfolgt im UV-Licht bei 365 nm.

Auswertung

Das Chromatogramm der Vergleichslösung 1 zeigt im UV-Licht bei 365 nm mit steigenden Rf-Werten die Zonen von Chlorogensäure und Kaffeesäure, die hellblau fluoreszieren.

Das Chromatogramm von V_2 (Löwenzahnkraut mit Wurzel bzw. Löwenzahntinktur) zeigt auf Höhe der Kaffeesäure eine gelbe und darunter eine intensiv hellblau fluoreszierende Zone, weitere gelb und blau fluoreszierende Zonen im Bereich des Chlorogensäure-Vergleichs sowie zwei Chlorophyll-Zonen im oberen Bereich. Weitere schwächer fluoreszierende Zonen sind vorhanden.

Das Chromatogramm der Untersuchungslösung muss dem Chromatogramm von V_2 in seinen charakteristischen Zonen entsprechen.

Dokumentation

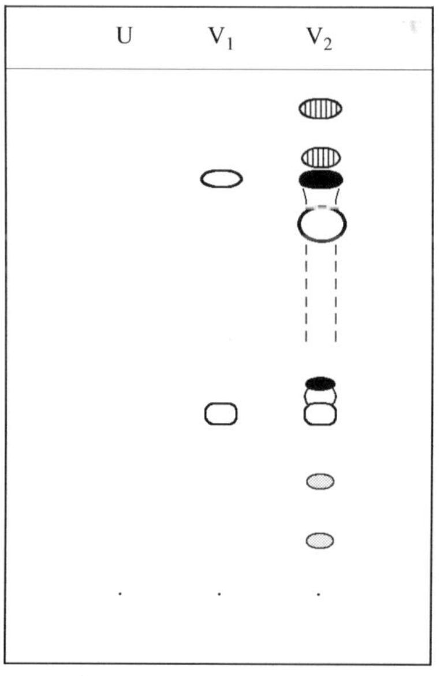

U: Untersuchungslösung

V_1: Chlorogensäure, Kaffeesäure

V_2: Löwenzahnkraut mit Wurzel bzw. Löwenzahntinktur

Löwenzahnwurzel

Schicht

DC-Alufolie Kieselgel 60 F_{254} Merck Artikel Nr. 1.05549

DC-Bedingungen

- Mikro-DC, Kammersättigung
- Laufstrecke 6 cm
- Laufzeit etwa 12 Minuten

Fließmittel

In ein trockenes Reagenzglas werden folgende Lösungsmittelmengen einpipettiert und sorgfältig gemischt:

- 8,0 ml Ethylacetat
- 1,0 ml Ameisensäure
- 1,0 ml Wasser

Untersuchungslösung

1,0 g gepulverte Droge (Sieb 500) wird mit 5 ml Methanol in einem Reagenzglas 5 Minuten lang unter ständigem Umrühren im Wasserbad erhitzt. Anschließend wird in ein Zentrifugenglas filtriert.

Vergleichslösungen

V_1: 1 mg Chlorogensäure und 1 mg Kaffeesäure werden zusammen in 10 ml Methanol gelöst.

V_2: Aus authentischer Löwenzahnwurzel (Taraxacum officinale) hergestellte Vergleichslösung nach Vorschrift »Untersuchungslösung«.

Auftrageart und -menge

Auf die DC-Folie werden je 2mal 1 µl der Untersuchungslösung und der Vergleichslösungen punktförmig aufgetragen.

Nachweis

Die DC-Folie wird unter dem Abzug mit einem Heißluftfön getrocknet und die noch warme Folie mit einer 1%igen Lösung (m/V) von Diphenylboryloxyethylamin in Ethanol reichlich besprüht. Nach erneutem Trocknen wird mit einer 5%igen Lösung (V/V) von Macrogol 400 in Ethanol besprüht und die DC-Folie zur Farbintensivierung mit heißer Luft geföont. Die Auswertung erfolgt im UV-Licht bei 365 nm.

Auswertung

Das Chromatogramm der Vergleichslösung 1 zeigt im UV-Licht bei 365 nm mit steigenden Rf-Werten die Zonen von Chlorogensäure und Kaffeesäure, die hellblau fluoreszieren.

Das Chromatogramm der Vergleichslösung 2 (Löwenzahnwurzel) zeigt zwei blau fluoreszierende Zonen, eine auf Höhe des Chlorogensäure-Vergleichs und eine unterhalb des Kaffeesäure-Vergleichs.
Weitere schwächer fluoreszierende Zonen sind vorhanden.

Das Chromatogramm der Untersuchungslösung muss dem Chromatogramm der Vergleichslösung 2 in seinen charakteristischen Zonen entsprechen.

Dokumentation

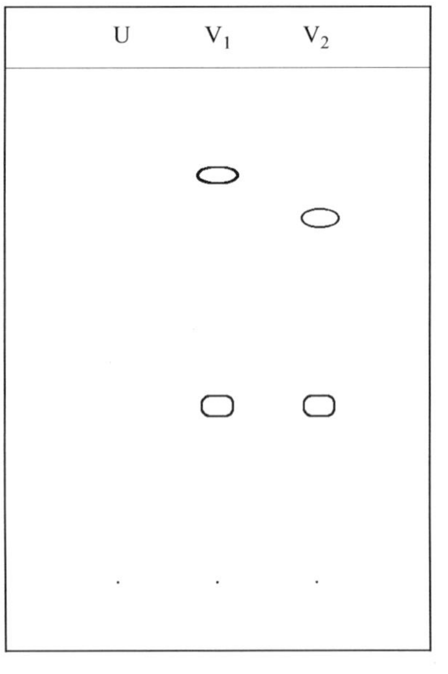

U: Untersuchungslösung

V_1: Chlorogensäure, Kaffeesäure

V_2: Löwenzahnwurzel

Lokalanästhetika

Untersuchungssubstanzen

Benzocain, Butoxycainhydrochlorid, Lidocainhydrochlorid, Procainhydrochlorid, Tetracainhydrochlorid

Schicht

DC-Alufolie Kieselgel 60 F_{254} Merck Artikel Nr. 1.05549

DC-Bedingungen

- Mikro-DC, Kammersättigung
- Laufstrecke 6 cm
- Laufzeit etwa 6 Minuten

Fließmittel

In ein trockenes Reagenzglas werden folgende Lösungsmittelmengen einpipettiert und sorgfältig gemischt:

- 8,0 ml Dichlormethan
- 1,0 ml Methanol

Untersuchungslösungen

10 mg Untersuchungssubstanz werden in 5 ml Methanol gelöst.

Auftrageart und -menge

Auf die DC-Folie werden je 1 µl der Untersuchungslösungen punktförmig aufgetragen.

Nachweis

1. Die DC-Folie wird unter dem Abzug durch Fönen getrocknet und anschließend im UV-Licht bei 254 nm ausgewertet.
2. Die DC-Folie wird mit Iodplatin-Reagenz R besprüht.

Auswertung

1. Alle Substanzen zeigen im UV-Licht bei 254 nm Wellenlänge eine Fluoreszenzminderung, die bei Lidocainhydrochlorid (4) allerdings nur schwach ausgebildet ist.
2. Nach Besprühen mit Iodplatin-Reagenz sind die Zonen von Procainhydrochlorid (1), Tetracainhydrochlorid (2) und Butoxycainhydrochlorid (3) violett gefärbt. Die Lidocainhydrochlorid-Zone (4) ist intensiv blau gefärbt. Die Benzocain-Zone (5) färbt sich kaum. Sie ist mit Ehrlichs Reagenz detektierbar.

Dokumentation

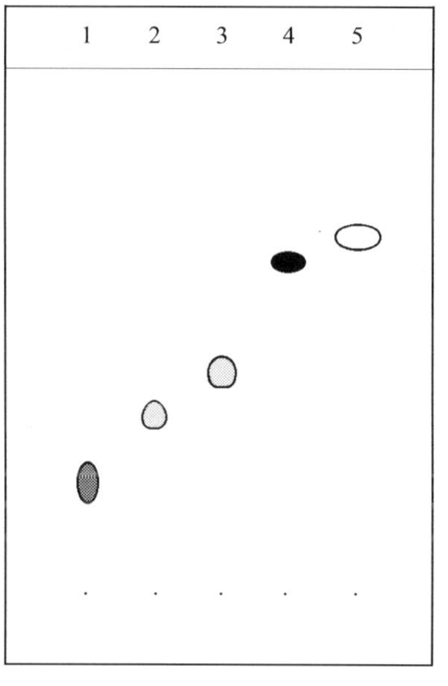

1: Procainhydrochlorid
2: Tetracainhydrochlorid
3: Butoxycainhydrochlorid
4: Lidocainhydrochlorid
5: Benzocain

Lorbeerblätter

Schicht

DC-Alufolie Kieselgel 60 F_{254} Merck Artikel Nr. 1.05549

DC-Bedingungen

- Mikro-DC, Kammersättigung
- Laufstrecke 2mal 6 cm, Zwischentrocknung durch Fönen
- Laufzeit 2mal etwa 7 Minuten

Fließmittel

In ein trockenes Reagenzglas werden folgende Lösungsmittelmengen einpipettiert und sorgfältig gemischt:

- 9,3 ml n-Hexan
- 0,7 ml Ethylacetat

Untersuchungslösung

0,8 g gepulverte Droge (Sieb 500) werden in einem Reagenzglas 3 Minuten lang mit 5 ml Dichlormethan geschüttelt. Anschließend wird in ein Zentrifugenglas filtriert.

Vergleichslösungen

V_1: 20 µl α-Terpineol, 20 µl Cineol und 4 mg Guajazulen werden zusammen in 10 ml Toluol gelöst.

V_2: Aus authentischen Lorbeerblättern (Laurus nobilis) hergestellte Vergleichslösung nach Vorschrift »Untersuchungslösung«.

Auftrageart und -menge

Auf die DC-Folie werden je 2mal 1 µl der Untersuchungslösung und der Vergleichslösungen punktförmig aufgetragen.

Nachweis

Die DC-Folie wird unter dem Abzug durch Fönen getrocknet und mit Anisaldehyd-Reagenz R reichlich besprüht. Nach erneutem Trocknen wird auf einer Heizplatte bei etwa 100 °C bis zum Erscheinen farbiger Flecke vorsichtig erhitzt.

Auswertung

Das Chromatogramm der Vergleichslösung 1 zeigt mit steigenden Rf-Werten die violetten Zonen des α-Terpineols und des Cineols sowie die orangefarbene Zone des Guajazulens.

Im Chromatogramm der Vergleichslösung 2 (Lorbeerblätter) ist etwa in der Mitte die Cineol-Zone deutlich sichtbar. Im Bereich des α-Terpineol-Vergleichs befinden sich dicht aufeinander folgende Zonen, die blauviolett und rotviolett gefärbt sind. Im Bereich des Guajazulen-Vergleichs sind rotviolette Zonen vorhanden.

Das Chromatogramm der Untersuchungslösung muss dem Chromatogramm der Vergleichslösung 2 in seinen charakteristischen Zonen entsprechen.

Dokumentation

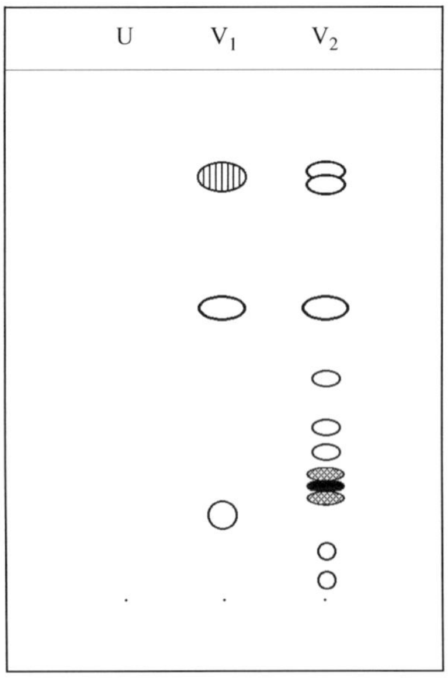

U: Untersuchungslösung

V_1: α-Terpineol, Cineol, Guajazulen

V_2: Lorbeerblätter

Lorbeerfrüchte

Schicht

DC-Alufolie Kieselgel 60 F_{254} Merck Artikel Nr. 1.05549

DC-Bedingungen

- Mikro-DC, Kammersättigung
- Laufstrecke 2mal 6 cm, Zwischentrocknung durch Fönen
- Laufzeit 2mal etwa 7 Minuten

Fließmittel

In ein trockenes Reagenzglas werden folgende Lösungsmittelmengen einpipettiert und sorgfältig gemischt:

- 9,3 ml n-Hexan
- 0,7 ml Ethylacetat

Untersuchungslösung

0,8 g gepulverte Droge (Sieb 500) werden in einem Reagenzglas 3 Minuten lang mit 5 ml Dichlormethan geschüttelt. Anschließend wird in ein Zentrifugenglas filtriert.

Vergleichslösungen

V_1: 20 µl α-Terpineol, 20 µl Cineol und 4 mg Guajazulen werden zusammen in 10 ml Toluol gelöst.

V_2: Aus authentischen Lorbeerfrüchten (Laurus nobilis) hergestellte Vergleichslösung nach Vorschrift »Untersuchungslösung«.

Auftrageart und -menge

Auf die DC-Folie werden je 2mal 1 µl der Untersuchungslösung und der Vergleichslösungen punktförmig aufgetragen.

Nachweis

Die DC-Folie wird unter dem Abzug durch Fönen getrocknet und mit Anisaldehyd-Reagenz R reichlich besprüht. Nach erneutem Trocknen wird auf einer Heizplatte bei etwa 100 °C bis zum Erscheinen farbiger Flecke vorsichtig erhitzt.

Auswertung

Das Chromatogramm der Vergleichslösung 1 zeigt mit steigenden Rf-Werten die violetten Zonen des α-Terpineols und des Cineols sowie den orangeroten Fleck des Guajazulens.

Im Chromatogramm der Vergleichslösung 2 (Lorbeerfrüchte) sind folgende Zonen sichtbar: im Bereich des α-Terpineol-Vergleichs drei dicht aufeinander folgende Zonen, die blaugrün und violett gefärbt sind, unterhalb des Cineol-Vergleichs eine sehr große, violett gefärbte Zone, im Bereich des Cineol-Vergleichs eine violette Zone und im Bereich des Guajazulen-Vergleichs mehrere violette Zonen.

Das Chromatogramm der Untersuchungslösung muss dem Chromatogramm der Vergleichslösung 2 in seinen charakteristischen Flecken entsprechen.

Dokumentation

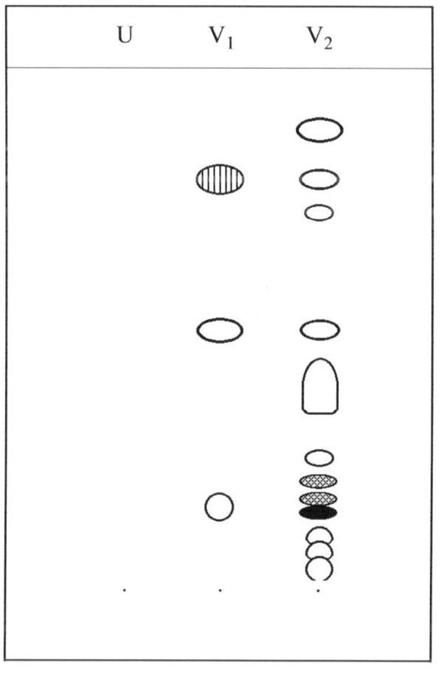

U: Untersuchungslösung

V_1: α-Terpineol, Cineol, Guajazulen

V_2: Lorbeerfrüchte

Lorbeeröl

Schicht

DC-Alufolie Kieselgel 60 F_{254} Merck Artikel Nr. 1.05549

DC-Bedingungen

- Mikro-DC, Kammersättigung
- Laufstrecke 2mal 6 cm, Zwischentrocknung durch Fönen
- Laufzeit 2mal etwa 7 Minuten

Fließmittel

In ein trockenes Reagenzglas werden folgende Lösungsmittelmengen einpipettiert und sorgfältig gemischt:

- 9,3 ml n-Hexan
- 0,7 ml Ethylacetat

Untersuchungslösung

1,0 g Öl wird in einem Reagenzglas mit 5,0 ml Methanol versetzt, im Wasserbad vorsichtig bis zur Schmelze erwärmt und dann kräftig geschüttelt. Anschließend wird in ein Zentrifugenglas filtriert.

Vergleichslösungen

V_1: 10 µl Cineol und 10 µl α-Terpineol werden zusammen in 5 ml Toluol gelöst.

V_2: Aus authentischem Lorbeeröl (gewonnen aus den frischen Früchten von Laurus nobilis) hergestellte Vergleichslösung nach Vorschrift »Untersuchungslösung«.

Auftrageart und -menge

Auf die DC-Folie werden je 1 µl der Untersuchungslösung und der Vergleichslösungen punktförmig aufgetragen.

Nachweis

Die DC-Folie wird unter dem Abzug durch Fönen getrocknet und mit Anisaldehyd-Reagenz R reichlich besprüht. Nach erneutem Trocknen wird auf einer Heizplatte bei etwa 100 °C bis zum Erscheinen farbiger Flecke vorsichtig erhitzt.

Auswertung

Das Chromatogramm der Vergleichslösung 1 zeigt mit steigenden Rf-Werten die violetten Zonen von α-Terpineol und Cineol.

Im Chromatogramm der Vergleichslösung 2 (Lorbeeröl) ist eine schwache Cineol-Zone ebenfalls vorhanden. Auf Höhe des α-Terpineol-Vergleichs befindet sich eine auffallende blaugrüne Zone. Darüber treten bis zur Cineol-Zone mehrere unterschiedlich violett gefärbte Zonen auf. Etwas unterhalb der Front befindet sich mit größtem Rf-Wert die violette Zone der Terpen-Kohlenwasserstoffe.

Das Chromatogramm der Untersuchungslösung muss dem Chromatogramm der Vergleichslösung 2 in seinen charakteristischen Zonen entsprechen.

Dokumentation

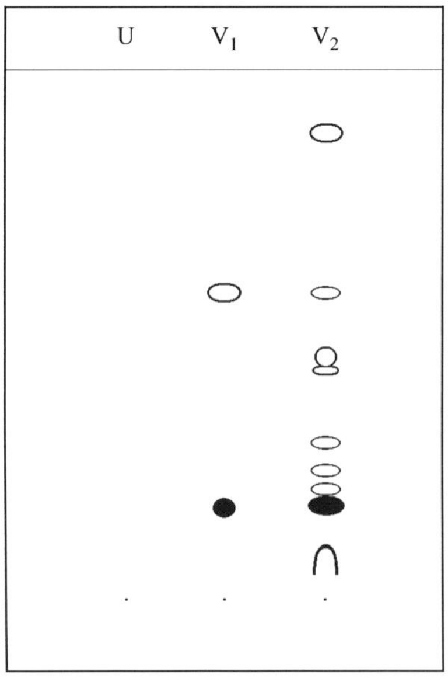

U: Untersuchungslösung

V_1: α-Terpineol, Cineol

V_2: Lorbeeröl

Losartan-Kalium

Schicht

DC-Alufolie Kieselgel 60 F_{254} Merck Artikel Nr. 1.05549

DC-Bedingungen

- Mikro-DC, Kammersättigung
- Laufstrecke 6 cm
- Laufzeit etwa 9 Minuten

Fließmittel

In ein trockenes Reagenzglas werden folgende Lösungsmittelmengen einpipettiert und sorgfältig gemischt:

- 7,0 ml Ethylacetat
- 2,0 ml Methanol
- 1,0 ml Wasser

Untersuchungslösung

10 mg Untersuchungssubstanz werden in 5 ml Methanol gelöst.

Fertigarzneimittel werden pulverisiert und mit der entsprechenden Menge Methanol suspendiert.

Vergleichslösung

Die Vergleichslösung wird mit authentischer Vergleichssubstanz wie die Untersuchungslösung hergestellt.

Auftrageart und -menge

Auf die DC-Folie werden je 1 µl der Untersuchungslösung und der Vergleichslösung punktförmig aufgetragen.

Nachweis

1. Die DC-Folie wird unter dem Abzug durch Fönen getrocknet und im UV-Licht bei 254 nm ausgewertet.
2. Die DC-Folie wird mit 1%iger schwefelsaurer Kaliumpermanganat-Lösung besprüht und anschließend mit einem Heißluftfön erhitzt.
   Alternativ kann die DC-Folie statt mit schwefelsaurer Kaliumpermanganat-Lösung mit Iodplatin-Reagenz R besprüht werden.

Auswertung

Das Chromatogramm der Untersuchungslösung muss wie das Chromatogramm der Vergleichslösung im UV-Licht bei 254 nm den fluoreszenzmindernden Fleck des Losartans zeigen. Nach Besprühen mit schwefelsaurer Kaliumpermanganat-Lösung und Erhitzen ist ein gelbbrauner Losartan-Fleck auf violettem Untergrund sichtbar.
Wird statt dessen mit Iodplatin-Reagenz besprüht, erscheint sofort eine helle Zone auf braunviolettem Untergrund.

Dokumentation

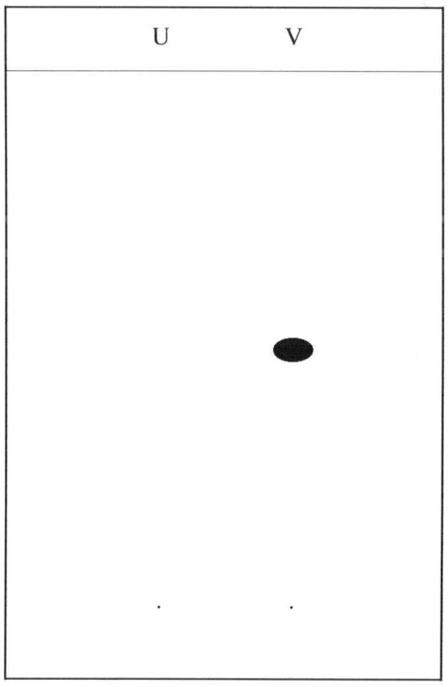

U: Untersuchungslösung
V: Losartan-Kalium

Lungenkraut

Schicht

DC-Alufolie Kieselgel 60 F_{254} Merck Artikel Nr. 1.05549

DC-Bedingungen

- Mikro-DC, Kammersättigung
- Laufstrecke 6 cm
- Laufzeit etwa 12 Minuten

Fließmittel

In ein trockenes Reagenzglas werden folgende Lösungsmittelmengen einpipettiert und sorgfältig gemischt:

- 7,8 ml Ethylacetat
- 0,6 ml Ameisensäure
- 0,6 ml Essigsäure 100%
- 1,0 ml Wasser

Untersuchungslösung

0,5 g gepulverte Droge (Sieb 500) werden mit 5 ml Methanol in einem Reagenzglas 5 Minuten lang unter ständigem Umrühren im Wasserbad erhitzt. Anschließend wird in ein Zentrifugenglas filtriert.

Vergleichslösungen

V_1: 1 mg Chlorogensäure, 2 mg Hyperosid und 1 mg Kaffeesäure werden zusammen in 10 ml Methanol gelöst.

V_2: Aus authentischem Lungenkraut (Pulmonaria officinalis) hergestellte Vergleichslösung nach Vorschrift »Untersuchungslösung«.

Auftrageart und -menge

Auf die DC-Folie werden je 2mal 1 µl der Untersuchungslösung und der Vergleichslösungen punktförmig aufgetragen.

Nachweis

Die DC-Folie wird unter dem Abzug mit einem Heißluftfön getrocknet und die noch warme Folie mit einer 1%igen Lösung (m/V) von Diphenylboryloxyethylamin in Ethanol reichlich besprüht. Nach erneutem Trocknen wird mit einer 5%igen Lösung (V/V) von Macrogol 400 in Ethanol besprüht und die DC-Folie zur Farbintensivierung mit heißer Luft gefönt. Die Auswertung erfolgt im UV-Licht bei 365 nm.

Auswertung

Das Chromatogramm der Vergleichslösung 1 zeigt im UV-Licht bei 365 nm mit steigenden Rf-Werten die Zonen von Chlorogensäure, Hyperosid und Kaffeesäure. Hyperosid fluoresziert orange; Chlorogensäure und Kaffeesäure fluoreszieren hellblau.

Das Chromatogramm der Vergleichslösung 2 (Lungenkraut) zeigt knapp oberhalb des Hyperosid-Vergleichs eine orange fluoreszierende Zone. Darunter und vor allem darüber treten mehrere blau fluoreszierende Zonen auf, wobei eine intensiv hellblau fluoreszierende Zone knapp unterhalb der Kaffeesäure liegt. Im Bereich der Front sind die rot fluoreszierenden Chlorophyll-Zonen sichtbar.

Das Chromatogramm der Untersuchungslösung muss dem Chromatogramm von V_2 in seinen charakteristischen Zonen entsprechen.

Dokumentation

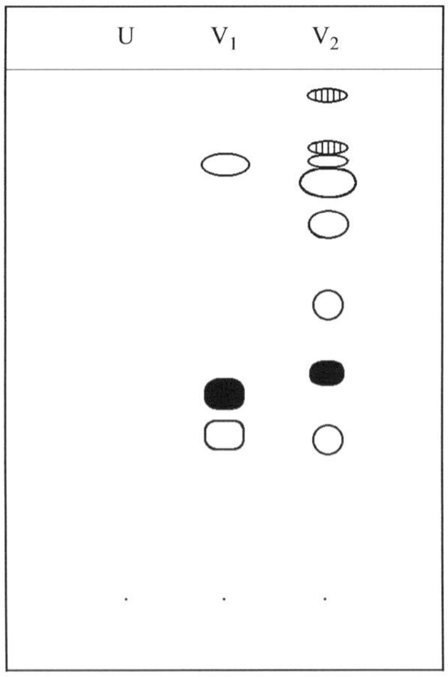

U: Untersuchungslösung

V_1: Chlorogensäure, Hyperosid, Kaffeesäure

V_2: Lungenkraut

Macrogole (Polyethylenglykole)

Untersuchungssubstanzen

Macrogol 300, Macrogol 400, Macrogol 1000, Macrogol 1500, Macrogol 4000, Macrogol 6000

Schicht

DC-Alufolie Kieselgel 60 F_{254} Merck Artikel Nr. 1.05549

DC-Bedingungen

- Mikro-DC, Kammersättigung
- Laufstrecke 6 cm
- Laufzeit etwa 22 Minuten

Fließmittel

In ein trockenes Reagenzglas werden folgende Lösungsmittelmengen einpipettiert und sorgfältig gemischt:

- 6,2 ml Methanol
- 3,0 ml Wasser
- 0,8 ml Dichlormethan

Untersuchungslösungen

10 mg Untersuchungssubstanz werden in 5 ml Dichlormethan gelöst.

Auftrageart und -menge

Auf die DC-Folie werden je 1 µl der Untersuchungslösungen punktförmig aufgetragen.

Nachweis

Die DC-Folie wird unter dem Abzug durch Fönen gründlich getrocknet und anschließend mit Iod-Dichlormethan-Lösung reichlich besprüht.

Alternativ kann mit Dragendorffs Reagenz R2 besprüht werden.

Auswertung

Nach Besprühen mit Iod-Dichlormethan-Lösung sind die Macrogol-Zonen braun gefärbt, wobei die Färbung nach kurzer Zeit verblasst und verschwindet.

Um die Macrogol-Zonen dauerhaft anzufärben, muss mit Dragendorffs Reagenz R2 besprüht werden. Es entstehen orangerote Zonen auf gelbem Untergrund.

Dokumentation

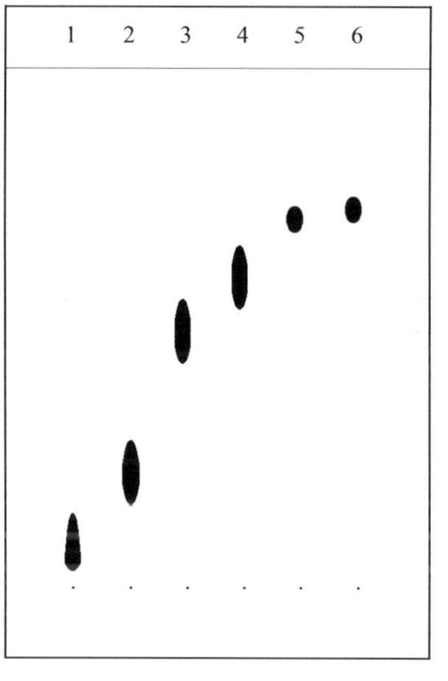

1: Macrogol 6000
2: Macrogol 4000
3: Macrogol 1500
4: Macrogol 1000
5: Macrogol 400
6: Macrogol 300

Mädesüßblüten

Schicht

DC-Alufolie Kieselgel 60 F_{254} Merck Artikel Nr. 1.05549

DC-Bedingungen

- Mikro-DC, Kammersättigung
- Laufstrecke 6 cm
- Laufzeit etwa 12 Minuten

Fließmittel

In ein trockenes Reagenzglas werden folgende Lösungsmittelmengen einpipettiert und sorgfältig gemischt:

- 7,8 ml Ethylacetat
- 0,6 ml Ameisensäure
- 0,6 ml Essigsäure 100%
- 1,0 ml Wasser

Untersuchungslösung

0,5 g gepulverte Droge (Sieb 500) werden mit 5 ml Methanol in einem Reagenzglas 5 Minuten lang unter ständigem Umrühren im Wasserbad erhitzt. Anschließend wird in ein Zentrifugenglas filtriert.

Vergleichslösungen

V_1: 2 mg Rutosid, 1 mg Chlorogensäure, 2 mg Hyperosid und 1 mg Kaffeesäure werden zusammen in 10 ml Methanol gelöst.

V_2: Aus authentischen Mädesüßblüten (Filipendula ulmaria) hergestellte Vergleichslösung nach Vorschrift »Untersuchungslösung«.

Auftrageart und -menge

Auf die DC-Folie werden je 2mal 1 µl der Untersuchungslösung und der Vergleichslösungen punktförmig aufgetragen.

Nachweis

Die DC-Folie wird unter dem Abzug mit einem Heißluftfön getrocknet und die noch warme Folie mit einer 1%igen Lösung (m/V) von Diphenylboryloxyethylamin in Ethanol reichlich besprüht. Nach erneutem Trocknen wird mit einer 5%igen Lösung (V/V) von Macrogol 400 in Ethanol besprüht und die DC-Folie zur Farbintensivierung intensiv mit heißer Luft geföhnt. Die Auswertung erfolgt im UV-Licht bei 365 nm.

Auswertung

Das Chromatogramm der Vergleichslösung 1 zeigt im UV-Licht bei 365 nm mit steigenden Rf-Werten die Zonen von Rutosid, Chlorogensäure, Hyperosid und Kaffeesäure. Rutosid und Hyperosid fluoreszieren orange; Chlorogensäure und Kaffeesäure fluoreszieren hellblau.

Das Chromatogramm der Untersuchungslösung muss wie das Chromatogramm der Vergleichslösung 2 (Mädesüßblüten) folgende charakteristische Zonen zeigen: eine intensiv grüngelb fluoreszierende Zone knapp oberhalb des Hyperosid-Vergleichs, eine intensiv orange fluoreszierende Zone knapp oberhalb des Kaffeesäure-Vergleichs und direkt darüber eine weitere grüngelb fluoreszierende Zone. Weitere orange, gelborange, blau und violett fluoreszierende Zonen sind vorhanden.

Dokumentation

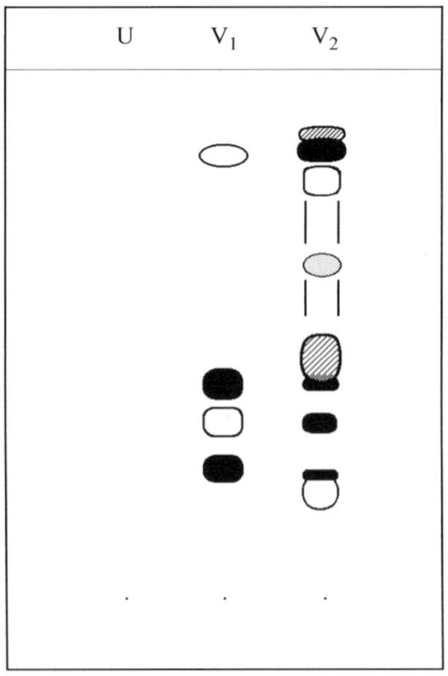

U: Untersuchungslösung

V_1: Rutosid, Chlorogens., Hyperosid, Kaffees.

V_2: Mädesüßblüten

Mädesüßkraut

Schicht

DC-Alufolie Kieselgel 60 F_{254} Merck Artikel Nr. 1.05549

DC-Bedingungen

- Mikro-DC, Kammersättigung
- Laufstrecke 6 cm
- Laufzeit etwa 12 Minuten

Fließmittel

In ein trockenes Reagenzglas werden folgende Lösungsmittelmengen einpipettiert und sorgfältig gemischt:

- 7,8 ml Ethylacetat
- 0,6 ml Ameisensäure
- 0,6 ml Essigsäure 100%
- 1,0 ml Wasser

Untersuchungslösung

0,5 g gepulverte Droge (Sieb 500) werden mit 5 ml Methanol in einem Reagenzglas 5 Minuten lang unter ständigem Umrühren im Wasserbad erhitzt. Anschließend wird in ein Zentrifugenglas filtriert.

Vergleichslösungen

V_1: 2 mg Rutosid, 1 mg Chlorogensäure, 2 mg Hyperosid und 1 mg Kaffeesäure werden zusammen in 10 ml Methanol gelöst.

V_2: Aus authentischem Mädesüßkraut (Filipendula ulmaria) hergestellte Vergleichslösung nach Vorschrift »Untersuchungslösung«.

Auftrageart und -menge

Auf die DC-Folie werden je 2mal 1 µl der Untersuchungslösung und der Vergleichslösungen punktförmig aufgetragen.

Nachweis

Die DC-Folie wird unter dem Abzug mit einem Heißluftfön getrocknet und die noch warme Folie mit einer 1%igen Lösung (m/V) von Diphenylboryloxyethylamin in Ethanol reichlich besprüht. Nach erneutem Trocknen wird mit einer 5%igen Lösung (V/V) von Macrogol 400 in Ethanol besprüht und die DC-Folie zur Farbintensivierung intensiv mit heißer Luft geföhnt. Die Auswertung erfolgt im UV-Licht bei 365 nm.

Auswertung

Das Chromatogramm der Vergleichslösung 1 zeigt im UV-Licht bei 365 nm mit steigenden Rf-Werten die Zonen von Rutosid, Chlorogensäure, Hyperosid und Kaffeesäure. Rutosid und Hyperosid fluoreszieren orange; Chlorogensäure und Kaffeesäure fluoreszieren hellblau.

Das Chromatogramm der Untersuchungslösung muss wie das Chromatogramm der Vergleichslösung 2 (Mädesüßkraut) folgende charakteristische Zonen zeigen: eine orange fluoreszierende Zone auf Höhe des Rutosid-Vergleichs, eine blau fluoreszierende Zone knapp oberhalb des Chlorogensäure-Vergleichs, eine orange fluoreszierende Zone auf Höhe des Hyperosid-Vergleichs, darüber gelb, blau, braun und violett fluoreszierende Zonen sowie die rot fluoreszierenden Zonen des Chlorophylls knapp unterhalb der Fließmittelfront.

Dokumentation

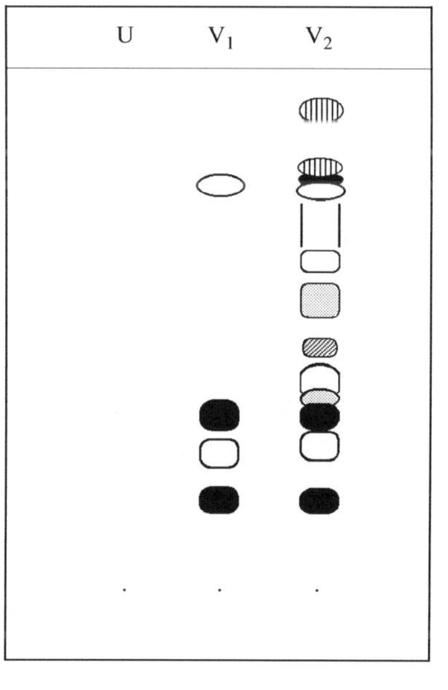

U: Untersuchungslösung

V_1: Rutosid, Chlorogens., Hyperosid, Kaffees.

V_2: Mädesüßkraut

Mäusedornwurzelstock

Schicht

DC-Alufolie Kieselgel 60 F_{254} Merck Artikel Nr. 1.05549

DC-Bedingungen

- Mikro-DC, Kammersättigung
- Laufstrecke 6 cm
- Laufzeit etwa 9 Minuten

Fließmittel

In ein trockenes Reagenzglas werden folgende Lösungsmittelmengen einpipettiert und sorgfältig gemischt:

- 4,5 ml Ethylacetat
- 2,5 ml Methanol
- 1,9 ml Dichlormethan
- 1,1 ml Wasser

Untersuchungslösung

1,0 g gepulverte Droge (Sieb 500) wird in einem Reagenzglas 5 Minuten lang mit 5 ml Methanol im Wasserbad unter ständigem Rühren erhitzt. Nach dem Abkühlen wird in ein Zentrifugenglas filtriert.

Vergleichslösungen

V_1: 5 mg Aescin werden in 5 ml Methanol gelöst.

V_2: Aus authentischem Mäusedornwurzelstock (Ruscus aculeatus) hergestellte Vergleichslösung nach Vorschrift »Untersuchungslösung«.

Auftrageart und -menge

Auf die DC-Folie werden je 1 µl der Untersuchungslösung und der Vergleichslösungen punktförmig aufgetragen.

Nachweis

Die DC-Folie wird unter dem Abzug durch Fönen mit heißer Luft getrocknet, mit Anisaldehyd-Reagenz R besprüht und nach erneutem Trocknen auf einer Heizplatte bei etwa 100 °C bis zum Erscheinen farbiger Flecke erhitzt.

Auswertung

Das Chromatogramm der Vergleichslösung 1 zeigt nach dem Ansprühen mit Anisaldehyd-Reagenz und Erhitzen die blauviolette Zone des Aescins.

Das Chromatogramm der Untersuchungslösung muss wie das Chromatogramm der Vergleichslösung 2 (Mäusedornwurzelstock) folgende charakteristische Zonen zeigen: knapp oberhalb des Aescin-Vergleichs eine intensive grünbraune Zone, darunter drei grüne Zonen, darüber mehrere grünbraune bis grüngelbe Zonen.
In der oberen Hälfte treten mehrere schwache violette Zonen auf.

Dokumentation

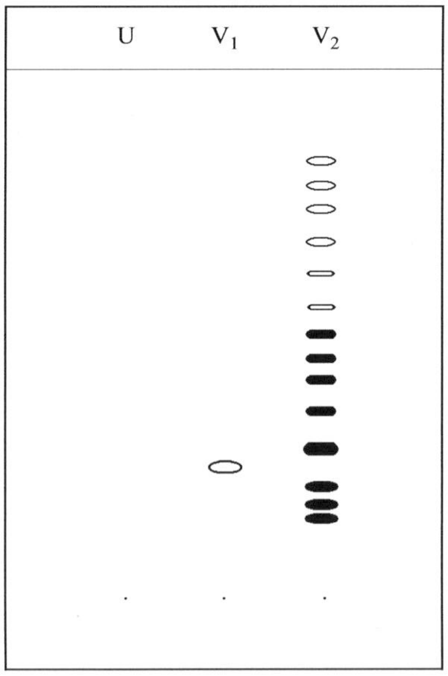

U: Untersuchungslösung
V_1: Aescin
V_2: Mäusedornwurzelstock

Magnolienblüten

Schicht

DC-Alufolie Kieselgel 60 F_{254} Merck Artikel Nr. 1.05549

DC-Bedingungen

- Mikro-DC, Kammersättigung
- Laufstrecke 6 cm
- Laufzeit etwa 6 Minuten

Fließmittel

In ein trockenes Reagenzglas werden folgende Lösungsmittelmengen einpipettiert und sorgfältig gemischt:

- 9,0 ml Toluol
- 1,5 ml Ethylacetat
- 0,3 ml Methanol

Untersuchungslösung

0,5 g gepulverte Droge (Sieb 500) werden mit 5 ml Methanol in einem Reagenzglas 5 Minuten lang unter ständigem Umrühren im Wasserbad erhitzt. Anschließend wird in ein Zentrifugenglas filtriert.

Vergleichslösungen

V_1: 10 µl Geraniol und 10 µl Cineol werden zusammen in 5 ml Toluol gelöst.

V_2: Aus authentischen Magnolienblüten (Xin yi, Magnolia biondii) hergestellte Vergleichslösung nach Vorschrift »Untersuchungslösung«.

Auftrageart und -menge

Auf die DC-Folie werden je 2mal 1 µl der Untersuchungslösung und der Vergleichslösungen punktförmig aufgetragen.

Nachweis

1. Die DC-Folie wird unter dem Abzug durch Fönen mit heißer Luft getrocknet und im UV-Licht bei 254 und 365 nm ausgewertet.
2. Anschließend wird die DC-Folie reichlich mit Vanillin-Schwefelsäure-Reagenz besprüht und nach erneutem Fönen auf einer Heizplatte bei etwa 100 °C vorsichtig erhitzt, bis sich alle Zonen farblich gut entwickelt haben.

Auswertung

Das Chromatogramm der Vergleichslösung 1 zeigt nach der Detektion mit Vanillin-Schwefelsäure mit steigenden Rf-Werten die blauen Zonen von Geraniol und Cineol.

Im Chromatogramm der Vergleichslösung 2 (Magnolienblüten) ist vor dem Besprühen im UV-Licht bei 254 nm im unteren Drittel eine fluoreszenzmindernde Zone zu sehen. Zwischen Startpunkt und dieser Zone ist im UV-Licht bei 365 nm eine blau fluoreszierende Zone sichtbar. Nach chemischer Detektion ist die fluoreszenzmindernde Zone, die etwas unterhalb des Geraniol-Vergleichs liegt, rosaviolett gefärbt. Direkt darüber befindet sich eine weitere schmalere rosaviolette Zone. Auf Höhe des Cineol-Vergleichs befindet sich eine blaue Zone. Violette Zonen treten oberhalb des Geraniol-Vergleichs und etwas unterhalb der Front auf.

Das Chromatogramm der Untersuchungslösung muss dem Chromatogramm der Vergleichslösung 2 in seinen charakteristischen Zonen entsprechen.

Dokumentation

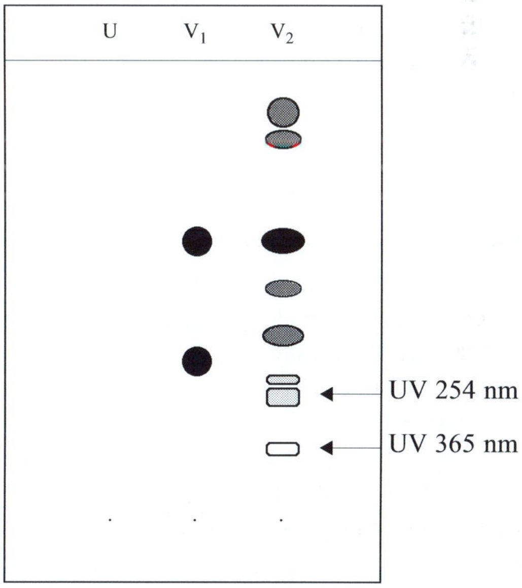

U: Untersuchungslösung
V_1: Geraniol, Cineol
V_2: Magnolienblüten

Magnolienrinde

Schicht

DC-Alufolie Kieselgel 60 F_{254} Merck Artikel Nr. 1.05549

DC-Bedingungen

- Mikro-DC, Kammersättigung
- Laufstrecke 6 cm
- Laufzeit etwa 6 Minuten

Fließmittel

In ein trockenes Reagenzglas werden folgende Lösungsmittelmengen einpipettiert und sorgfältig gemischt:

- 9,0 ml Toluol
- 1,5 ml Ethylacetat
- 0,3 ml Methanol

Untersuchungslösung

0,5 g gepulverte Droge (Sieb 500) werden mit 5 ml Methanol in einem Reagenzglas 5 Minuten lang unter ständigem Umrühren im Wasserbad erhitzt. Anschließend wird in ein Zentrifugenglas filtriert.

Vergleichslösungen

V_1: 10 µl Geraniol und 10 µl Cineol werden zusammen in 5 ml Toluol gelöst.

V_2: Aus authentischer Magnolienrinde (Hou po, Magnolia officinalis) hergestellte Vergleichslösung nach Vorschrift »Untersuchungslösung«.

Auftrageart und -menge

Auf die DC-Folie werden je 2mal 1 µl der Untersuchungslösung und der Vergleichslösungen punktförmig aufgetragen.

Nachweis

1. Die DC-Folie wird unter dem Abzug durch Fönen mit heißer Luft getrocknet und im UV-Licht bei 254 nm ausgewertet.
2. Anschließend wird die DC-Folie reichlich mit Vanillin-Schwefelsäure-Reagenz besprüht und nach erneutem Fönen auf einer Heizplatte bei etwa 100 °C vorsichtig erhitzt, bis sich alle Zonen farblich gut entwickelt haben.

Auswertung

Das Chromatogramm der Vergleichslösung 1 zeigt nach der Detektion mit Vanillin-Schwefelsäure mit steigenden Rf-Werten die blauen Zonen von Geraniol und Cineol.

Im Chromatogramm der Vergleichslösung 2 (Magnolienrinde) ist vor dem Besprühen im UV-Licht bei 254 nm etwa in der Mitte eine intensive Doppelzone zu sehen. Die obere zeigt eine dunkelblaue Fluoreszenz und ist nach chemischer Detektion orangebraun gefärbt, später in rotviolett übergehend. Die untere zeigt eine starke Fluoreszenzminderung und ist nach chemischer Detektion dunkelviolett gefärbt.
Weitere blau- und rotviolette Zonen sind darüber und darunter vorhanden.

Das Chromatogramm der Untersuchungslösung muss dem Chromatogramm der Vergleichslösung 2 in seinen charakteristischen Zonen entsprechen.

Dokumentation

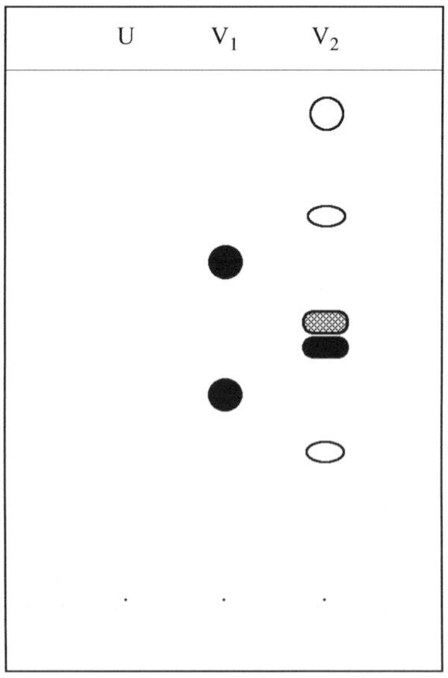

U: Untersuchungslösung
V_1: Geraniol, Cineol
V_2: Magnolienrinde

Majoranöl

Schicht

DC-Alufolie Kieselgel 60 F_{254} Merck Artikel Nr. 1.05549

DC-Bedingungen

- Mikro-DC, Kammersättigung
- Laufstrecke 6 cm
- Laufzeit etwa 8 Minuten

Fließmittel

In ein trockenes Reagenzglas werden folgende Lösungsmittelmengen einpipettiert und sorgfältig gemischt:

- 9,3 ml Toluol
- 0,7 ml Ethylacetat

Untersuchungslösung

0,05 ml (3 Tropfen) des zu untersuchenden Öls werden in 3 ml Toluol gelöst.

Vergleichslösungen

V_1: 10 µl α-Terpineol und 10 µl Cineol werden zusammen in 5 ml Toluol gelöst.

V_2: Aus authentischem Majoranöl hergestellte Vergleichslösung nach Vorschrift »Untersuchungslösung«.

Auftrageart und -menge

Auf die DC-Folie werden je 1 µl der Untersuchungslösung und der Vergleichslösungen punktförmig aufgetragen.

Nachweis

Die DC-Folie wird unter dem Abzug durch Fönen getrocknet und mit reichlich Anisaldehyd-Reagenz R besprüht. Anschließend wird nach erneutem Trocknen solange auf einer Heizplatte bei etwa 100 °C vorsichtig erhitzt, bis sich alle Flecke farblich gut entwickelt haben.

Auswertung

Das Chromatogramm der Vergleichslösung 1 zeigt nach Besprühen mit Anisaldehyd-Reagenz und Erhitzen mit steigenden Rf-Werten die violetten Zonen von α-Terpineol und Cineol.

Im Chromatogramm der Vergleichslösung 2 (Majoranöl) ist auf Höhe des α-Terpineol-Vergleichs eine ähnliche Zone vorhanden. Zwischen α-Terpineol- und Cineol-Vergleich tritt eine intensive violette Zone auf. Oberhalb des Cineol-Vergleichs sind mit steigenden Rf-Werten eine rosaviolette Zone, eine violette Zone und eine große rosaviolette Zone sichtbar.

Das Chromatogramm der Untersuchungslösung muss dem Chromatogramm der Vergleichslösung 2 entsprechen.

Dokumentation

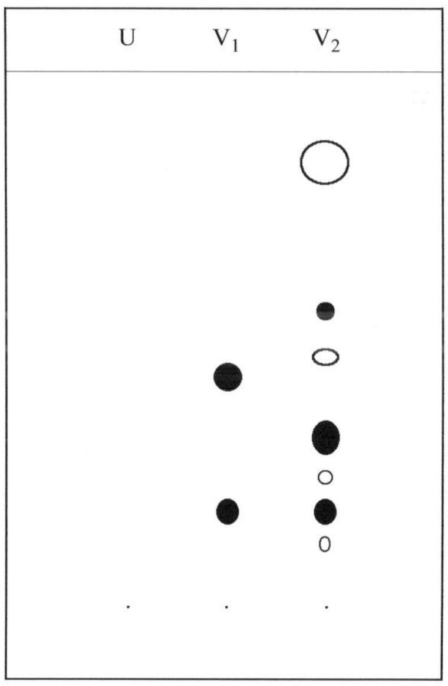

U: Untersuchungslösung

V_1: α-Terpineol, Cineol

V_2: Majoranöl

Makrolid-Antibiotika

Untersuchungssubstanzen

Clarithromycin, Erythromycin, Erythromycinestolat, Erythromycinethylsuccinat, Erythromycinstearat, Roxithromycin, Spiramycin

Schicht

DC-Alufolie Kieselgel 60 F_{254} Merck Artikel Nr. 1.05549

DC-Bedingungen

- Mikro-DC, Kammersättigung
- Laufstrecke 6 cm
- Laufzeit etwa 10 Minuten

Fließmittel

In ein trockenes Reagenzglas werden folgende Lösungsmittelmengen einpipettiert und sorgfältig gemischt.

- 9,0 ml Methanol
- 1,0 ml Ethylacetat

Untersuchungslösungen

5 mg Untersuchungssubstanz werden in 5 ml Methanol gelöst.

Fertigarzneimittel werden pulverisiert und in der entsprechenden Menge Methanol suspendiert.

Auftrageart und -menge

Auf die DC-Folie werden je 1 µl der Untersuchungslösungen punktförmig aufgetragen.

Nachweis

1. Die DC-Folie wird durch Fönen getrocknet. Anschließend wird mit einer 0,1%igen wässrigen Lösung von Ammonium-8-anilinonaphthalin-1-sulfonat besprüht und durch Fönen mit heißer Luft kurz getrocknet, bis helle Flecke sichtbar werden. Die Auswertung erfolgt im UV-Licht bei 365 nm.
2. Anschließend wird die DC-Folie mit Anisaldehyd-Reagenz R besprüht, durch Fönen getrocknet und auf einer Heizplatte bei etwa 100 °C vorsichtig erhitzt.

Auswertung

Nach Bepruhen mit Ammonium-ANS-Reagenz fluoreszieren die Zonen der Makrolide im UV-Licht bei 365 nm hellblau. Das Chromatogramm von Erythromycinstearat zeigt im oberen Rf-Bereich zusätzlich die schwach gelb fluoreszierende Zone der Stearinsäure. Das Chromatogramm von Erythromycinestolat zeigt im oberen Rf-Bereich zusätzlich die schwach violett fluoreszierende Zone der Dodecylschwefelsäure.

Nach Besprühen mit Anisaldehyd-Reagenz und Erhitzen färben sich die Zonen der Makrolide grauviolett (5), rotviolett (2) und braunviolett (1, 3, 4, 6, 7).

Dokumentation

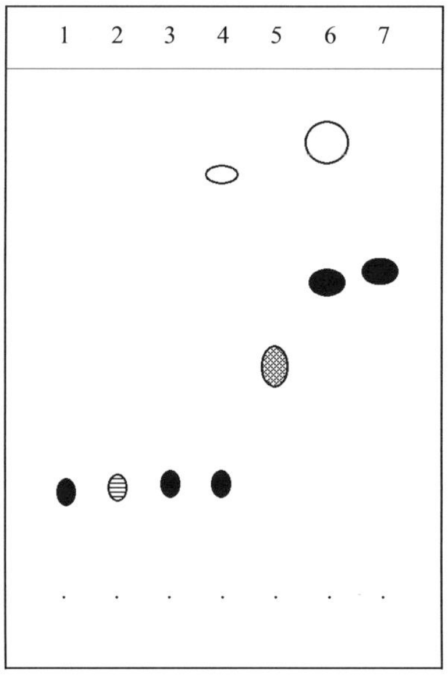

1: Roxithromycin
2: Clarithromycin
3: Erythromycin
4: Erythromycinstearat
5: Spiramycin
6: Erythromycinestolat
7: Erythromycinethylsuccinat

Malvenblätter

Schicht

DC-Alufolie Kieselgel 60 F_{254} Merck Artikel Nr. 1.05549

DC-Bedingungen

- Mikro-DC, Kammersättigung
- Laufstrecke 6 cm
- Laufzeit etwa 15 Minuten

Fließmittel

In ein trockenes Reagenzglas werden folgende Lösungsmittelmengen einpipettiert und sorgfältig gemischt:

- 7,2 ml Ethylacetat
- 0,7 ml Ameisensäure
- 0,7 ml Essigsäure
- 1,4 ml Wasser

Untersuchungslösung

1 g gepulverte Droge (Sieb 500) wird mit 10 ml Methanol in einem Reagenzglas 5 Minuten lang unter ständigem Umrühren im Wasserbad erhitzt. Anschließend wird in ein Zentrifugenglas filtriert und das Filtrat unter dem Abzug im Wasserbad auf etwa 1 ml eingeengt.

Vergleichslösungen

V_1: 2 mg Rutosid, 1 mg Chlorogensäure, 2 mg Hyperosid und 1 mg Kaffeesäure werden zusammen in 10 ml Methanol gelöst.

V_2: Aus authentischen Malvenblättern (Malva sylvestris bzw. Malva neglecta) hergestellte Vergleichslösung nach Vorschrift »Untersuchungslösung«.

Auftrageart und -menge

Auf die DC-Folie werden je 2mal 1 µl der Untersuchungslösung und der Vergleichslösungen punktförmig aufgetragen.

Nachweis

Die DC-Folie wird unter dem Abzug mit einem Heißluftfön getrocknet und die noch warme Folie mit einer 1%igen Lösung (m/V) von Diphenylboryloxyethylamin in Ethanol reichlich besprüht. Nach erneutem Trocknen wird mit einer 5%igen Lösung (V/V) von Macrogol 400 in Ethanol besprüht und die DC-Folie zur Farbintensivierung mit heißer Luft geföhnt. Die Auswertung erfolgt im UV-Licht bei 365 nm.

Auswertung

Das Chromatogramm der Vergleichslösung 1 zeigt im UV-Licht bei 365 nm mit steigenden Rf-Werten die Zonen von Rutosid, Chlorogensäure, Hyperosid und Kaffeesäure. Rutosid und Hyperosid fluoreszieren orange; Chlorogensäure und Kaffeesäure fluoreszieren hellblau.

Das Chromatogramm der Vergleichslösung 2 (Malvenblätter) zeigt als charakteristische Merkmale eine gelb fluoreszierende Zone auf Höhe des Hyperosid-Vergleichs sowie zwei kleinere orange fluoreszierende Zonen unterhalb des Rutosid-Vergleichs. Weitere blau und violett fluoreszierende Zonen sind vorhanden, ebenso die intensiv rot fluoreszierenden Chlorophyll-Zonen unterhalb der Fließmittelfront.

Das Chromatogramm der Untersuchungslösung muss dem Chromatogramm der Vergleichslösung 2 in seinen charakteristischen Zonen entsprechen.

Dokumentation

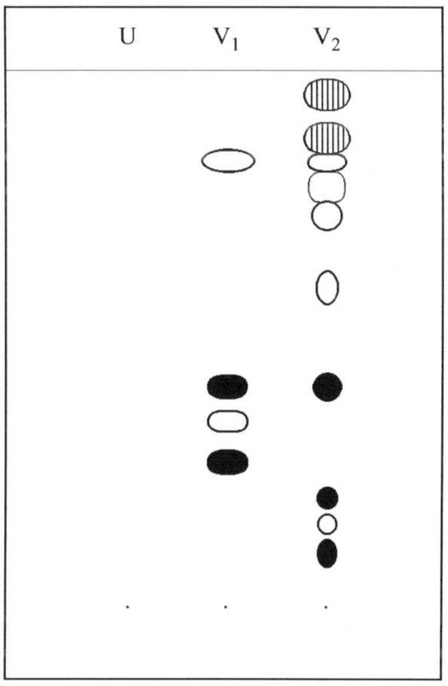

U: Untersuchungslösung

V_1: Rutosid, Chlorogens., Hyperosid, Kaffees.

V_2: Malvenblätter

Mandarinenschale

Schicht

DC-Alufolie Kieselgel 60 F_{254} Merck Artikel Nr. 1.05549

DC-Bedingungen

- Mikro-DC, Kammersättigung
- Laufstrecke 2mal 6 cm, Zwischentrocknung durch Fönen
- Laufzeit 2mal etwa 10 Minuten

Fließmittel

In ein trockenes Reagenzglas werden folgende Lösungsmittelmengen einpipettiert und sorgfältig gemischt:

- 8,8 ml Ethylacetat
- 0,6 ml Ameisensäure
- 0,6 ml Wasser

Untersuchungslösung

0,5 g gepulverte Droge (Sieb 500) werden mit 5 ml Methanol in einem Reagenzglas 5 Minuten lang unter ständigem Umrühren im Wasserbad erhitzt. Anschließend wird in ein Zentrifugenglas filtriert.

Vergleichslösungen

V_1: 2 mg Rutosid, 5 mg Hesperidin und 1 mg Kaffeesäure werden zusammen in 10 ml Methanol gelöst.

V_2: Aus authentischer Mandarinenschale (Chen pi, Citrus reticulata) hergestellte Vergleichslösung nach Vorschrift »Untersuchungslösung«.

Auftrageart und -menge

Auf die DC-Folie werden je 2mal 1 µl der Untersuchungslösung und der Vergleichslösungen punktförmig aufgetragen.

Nachweis

Die DC-Folie wird unter dem Abzug mit einem Heißluftfön getrocknet und die noch warme Folie mit einer 1%igen Lösung (m/V) von Diphenylboryloxyethylamin in Ethanol reichlich besprüht. Nach erneutem Trocknen wird mit einer 5%igen Lösung (V/V) von Macrogol 400 in Ethanol besprüht und die DC-Folie zur Farbintensivierung mit heißer Luft gefönt. Die Auswertung erfolgt im UV-Licht bei 365 nm.

Auswertung

Das Chromatogramm der Vergleichslösung 1 zeigt im UV-Licht bei 365 nm mit steigenden Rf-Werten die orange fluoreszierende Zone des Rutosids, die braungrün fluoreszierende Zone des Hesperidins und die blau fluoreszierende Zone der Kaffeesäure.

Im Chromatogramm der Vergleichslösung 2 (Mandarinenschale) ist Hesperidin die Hauptzone. Direkt darunter treten die gelbgrün fluoreszierende Naringin-Zone und die orange fluoreszierende schmale Rutosid-Zone auf. Unterhalb des Kaffeesäure-Vergleichs sind mehrere blau fluoreszierende Zonen sichtbar.

Das Chromatogramm der Untersuchungslösung muss dem Chromatogramm der Vergleichslösung 2 in seinen charakteristischen Zonen entsprechen.

Dokumentation

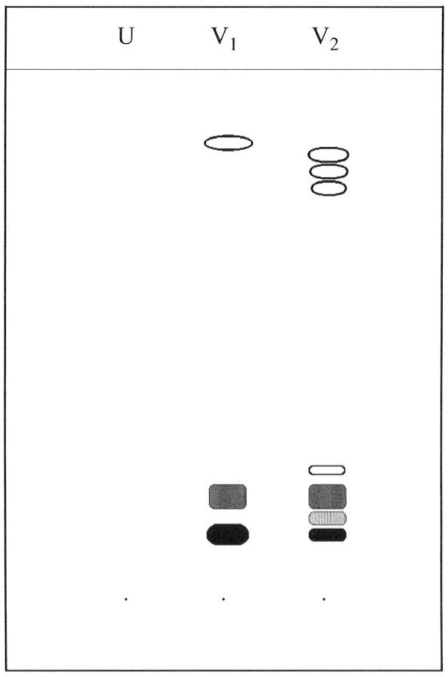

U: Untersuchungslösung
V_1: Rutosid, Hesperidin, Kaffeesäure
V_2: Mandarinenschale

Mandarinenschalenöl

Schicht

DC-Alufolie Kieselgel 60 F_{254} Merck Artikel Nr. 1.05549

DC-Bedingungen

- Mikro-DC, Kammersättigung
- Laufstrecke 2mal 6 cm, Zwischentrocknung
- Laufzeit 2mal etwa 8 Minuten

Fließmittel

In ein trockenes Reagenzglas werden folgende Lösungsmittelmengen einpipettiert und sorgfältig gemischt:

- 9,3 ml Toluol
- 0,7 ml Ethylacetat

Untersuchungslösung

0,5 ml des zu untersuchenden Öls werden in 2 ml Toluol gelöst.

Vergleichslösungen

V_1: 10 µl α-Terpineol, 10 µl Linalylacetat und 5 mg Guajazulen werden zusammen in 5 ml Toluol gelöst.

V_2: Aus authentischem Mandarinenschalenöl (gewonnen aus Citrus reticulata) hergestellte Vergleichslösung nach Vorschrift »Untersuchungslösung«.

Auftrageart und -menge

Auf die DC-Folie werden je 1 µl der Untersuchungslösung und der Vergleichslösungen punktförmig aufgetragen.

Nachweis

1. Die DC-Folie wird unter dem Abzug durch Fönen mit heißer Luft getrocknet und im UV-Licht bei 365 nm ausgewertet.
2. Anschließend wird die DC-Folie mit reichlich Anisaldehyd-Reagenz R besprüht und nach erneutem Trocknen solange auf einer Heizplatte bei etwa 100 °C vorsichtig erhitzt, bis alle Zonen farblich gut entwickelt sind.

Auswertung

Das Chromatogramm der Vergleichslösung 1 zeigt nach chemischer Detektion im Tageslicht mit steigenden Rf-Werten die grauvioletten Zonen von α-Terpineol und Linalylacetat sowie die orangefarbene Zone des Guajazulens.

Das Chromatogramm der Untersuchungslösung muss wie das Chromatogramm der Vergleichslösung 2 (Mandarinenschalenöl) folgende Zonen zeigen:
– im UV-Licht bei 365 nm eine blauviolett fluoreszierende Zone im oberen Drittel,
– nach chemischer Detektion die kleine grauviolette Zone des α-Terpineols, eine violette Kohlenwasserstoff-Zone knapp oberhalb des Guajazulen-Vergleichs und dazwischen zahlreiche Zonen, die unterschiedlich gefärbt sind.

Dokumentation

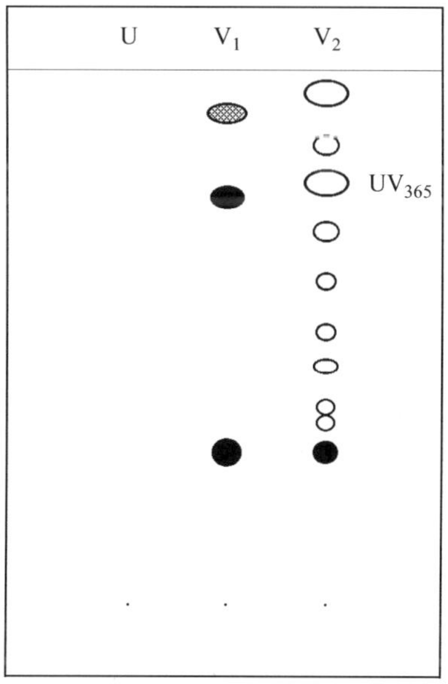

U: Untersuchungslösung
V_1: α-Terpineol, Linalylacetat, Guajazulen
V_2: Mandarinenschalenöl

Manna

Schicht

DC-Alufolie Kieselgel 60 F_{254} Merck Artikel Nr. 1.05549

DC-Bedingungen

- Mikro-DC, Kammersättigung
- Laufstrecke 6 cm
- Laufzeit etwa 26 Minuten

Fließmittel

In ein trockenes Reagenzglas werden folgende Lösungsmittelmengen einpipettiert und sorgfältig gemischt:

- 7,0 ml 1-Propanol
- 2,0 ml Ethylacetat
- 1,0 ml Wasser

Untersuchungslösung

25 mg Droge werden in 1 ml Wasser gelöst und mit 4 ml Methanol verdünnt.

Vergleichslösungen

V_1: 2 mg Mannitol werden in 1 ml Wasser gelöst und mit 4 ml Methanol verdünnt.

V_2: Aus authentischem Manna (eingetrockneter Assimilatsaft von Fraxinus ornus) hergestellte Vergleichslösung nach Vorschrift »Untersuchungslösung«.

Auftrageart und -menge

Auf die DC-Folie werden je 1 µl der Untersuchungslösung und der Vergleichslösungen punktförmig aufgetragen.

Nachweis

Die DC-Folie wird unter dem Abzug durch Fönen getrocknet, mit 1%iger schwefelsaurer Kaliumpermanganat-Lösung reichlich besprüht und anschließend mit einem Heißluftfön erhitzt.

Auswertung

Das Chromatogramm der Vergleichslösung 1 zeigt nach dem Besprühen mit schwefelsaurer Kaliumpermanganat-Lösung nach intensivem Fönen mit heißer Luft den hellen Fleck des Mannitols.

Das Chromatogramm der Untersuchungslösung muss wie das Chromatogramm der Vergleichslösung 2 (Manna) ebenfalls den Mannitol-Fleck zeigen.

Dokumentation

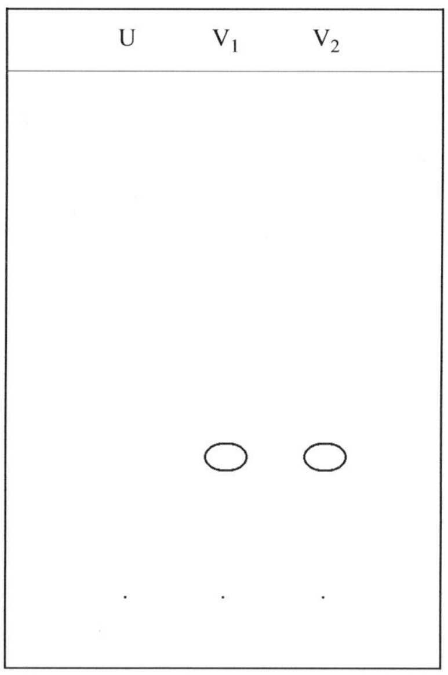

U: Untersuchungslösung
V_1: Mannitol
V_2: Manna

Mariendistelfrüchte, Mariendisteltinktur

Schicht

DC-Alufolie Kieselgel 60 F_{254} Merck Artikel Nr. 1.05549

DC-Bedingungen

- Mikro-DC, Kammersättigung
- Laufstrecke 2mal 6 cm, Zwischentrocknung durch Fönen
- Laufzeit 2mal etwa 7 Minuten

Fließmittel

In ein trockenes Reagenzglas werden folgende Lösungsmittelmengen einpipettiert und sorgfältig gemischt:

- 7,5 ml Dichlormethan
- 1,7 ml Aceton
- 0,8 ml Ameisensäure

Untersuchungslösung

1,5 g gepulverte Droge (Sieb 500) werden mit 5 ml Methanol in einem Reagenzglas 5 Minuten lang unter ständigem Umrühren im Wasserbad erhitzt. Anschließend wird in ein Zentrifugenglas filtriert.

Mariendisteltinktur wird direkt verwendet.

Vergleichslösungen

V_1: 1 mg Kaffeesäure wird in 10 ml Methanol gelöst.

V_2: Aus authentischen Mariendistelfrüchten bzw. -tinktur (Silybum marianum) hergestellte Vergleichslösung nach Vorschrift »Untersuchungslösung«.

Auftrageart und -menge

Auf die DC-Folie werden je 2mal 1 µl der Untersuchungslösung und der Vergleichslösungen punktförmig aufgetragen.

Nachweis

Die DC-Folie wird unter dem Abzug mit einem Heißluftfön getrocknet und die noch warme Folie mit einer 1%igen Lösung (m/V) von Diphenylboryloxyethylamin in Ethanol reichlich besprüht. Nach erneutem Trocknen wird mit einer 5%igen Lösung (V/V) von Macrogol 400 in Ethanol besprüht und die DC-Folie zur Farbintensivierung mit heißer Luft geföhnt. Die Auswertung erfolgt im UV-Licht bei 365 nm.

Auswertung

Das Chromatogramm der Vergleichslösung 1 zeigt im UV-Licht bei 365 nm die blau fluoreszierende Zone der Kaffeesäure.

Das Chromatogramm der Untersuchungslösung muss wie das Chromatogramm der Vergleichslösung 2 (Mariendistelfrüchte bzw. -tinktur) folgende charakteristische Zonen zeigen:
etwa auf Höhe des Kaffeesäure-Vergleichs die gelbgrün fluoreszierende Hauptzone des Silibinins, direkt darüber eine weitere gelbgrün fluoreszierende Zone, darunter die orangefarbene Zone des Taxifolins, die sich allerdings erst nach längerer Wartezeit (30 Minuten) deutlich entwickelt. Darunter befindet sich eine weitere gelbgrün fluoreszierende Zone sowie eine hellblaue Zone im Startbereich.

Dokumentation

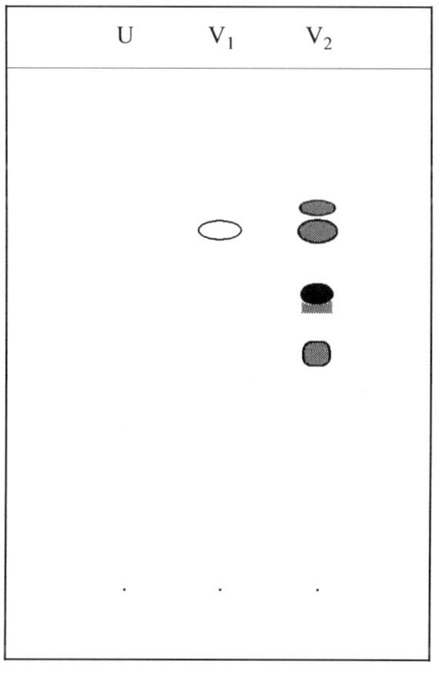

U: Untersuchungslösung
V_1: Kaffeesäure
V_2: Mariendistelfrüchte bzw. -tinktur

Mariendistelkraut

Schicht

DC-Alufolie Kieselgel 60 F_{254} Merck Artikel Nr. 1.05549

DC-Bedingungen

- Mikro-DC, Kammersättigung
- Laufstrecke 6 cm
- Laufzeit etwa 12 Minuten

Fließmittel

In ein trockenes Reagenzglas werden folgende Lösungsmittelmengen einpipettiert und sorgfältig gemischt:

- 7,8 ml Ethylacetat
- 0,6 ml Ameisensäure
- 0,6 ml Essigsäure 100%
- 1,0 ml Wasser

Untersuchungslösung

1,0 g gepulverte Droge (Sieb 500) wird mit 5 ml Methanol in einem Reagenzglas 5 Minuten lang unter ständigem Umrühren im Wasserbad erhitzt. Anschließend wird in ein Zentrifugenglas filtriert.

Vergleichslösungen

V_1: 2 mg Rutosid, 1 mg Chlorogensäure, 2 mg Hyperosid und 1 mg Kaffeesäure werden zusammen in 10 ml Methanol gelöst.

V_2: Aus authentischem Mariendistelkraut (Silybum marianum) hergestellte Vergleichslösung nach Vorschrift »Untersuchungslösung«.

Auftrageart und -menge

Auf die DC-Folie werden je 2mal 1 µl der Untersuchungslösung und der Vergleichslösungen punktförmig aufgetragen.

Nachweis

Die DC-Folie wird unter dem Abzug mit einem Heißluftfön getrocknet und die noch warme Folie mit einer 1%igen Lösung (m/V) von Diphenylboryloxyethylamin in Ethanol reichlich besprüht. Nach erneutem Trocknen wird mit einer 5%igen Lösung (V/V) von Macrogol 400 in Ethanol besprüht und die DC-Folie zur Farbintensivierung mit heißer Luft gefönt. Die Auswertung erfolgt im UV-Licht bei 365 nm.

Auswertung

Das Chromatogramm der Vergleichslösung 1 zeigt im UV-Licht bei 365 nm mit steigenden Rf-Werten die Zonen von Rutosid, Chlorogensäure, Hyperosid und Kaffeesäure. Rutosid und Hyperosid fluoreszieren orange; Chlorogensäure und Kaffeesäure fluoreszieren hellblau.

Das Chromatogramm der Untersuchungslösung muss wie das Chromatogramm der Vergleichslösung 2 (Mariendistelkraut) folgende charakteristische Zonen zeigen: auf Höhe des Chlorogensäure-Vergleichs eine hellblau fluoreszierende Zone, direkt darüber eine orange fluoreszierende Zone sowie eine gelbgrün fluoreszierende Zone. Weitere, vor allem blau und blaugrün fluoreszierende Zonen sind vorhanden. Mit größtem Rf-Wert ist eine rot fluoreszierende Chlorophyll-Zone sichtbar.

Dokumentation

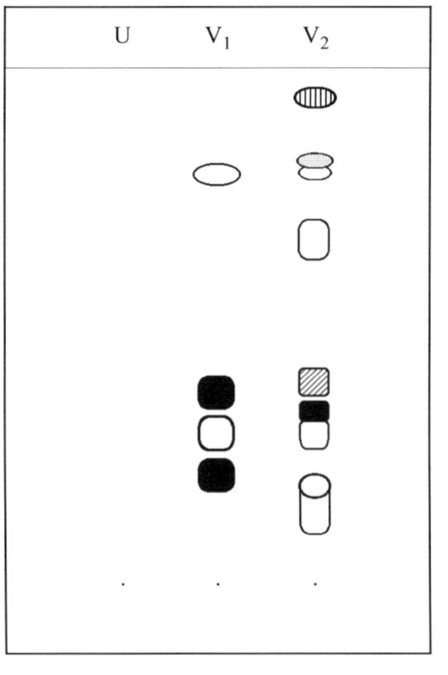

U: Untersuchungslösung

V_1: Rutosid, Chlorogens., Hyperosid, Kaffees.

V_2: Mariendistelkraut

Mastix

Schicht

DC-Alufolie Kieselgel 60 F_{254} Merck Artikel Nr. 1.05549

DC-Bedingungen

- Mikro-DC, Kammersättigung
- Laufstrecke 2mal 6 cm, Zwischentrocknung durch Fönen
- Laufzeit 2mal etwa 6 Minuten

Fließmittel

- 10 ml Dichlormethan

Untersuchungslösung

0,5 g gepulverte Droge (Sieb 500) werden in einem Reagenzglas mit Stopfen 2 Minuten lang mit 5 ml Dichlormethan vorsichtig geschüttelt. Anschließend wird in ein Zentrifugenglas filtriert.

Vergleichslösungen

V_1: 25 mg Borneol und 25 µl Eugenol werden zusammen in 5 ml Toluol gelöst.

V_2: Aus authentischem Mastix (Ausscheidungsprodukt von Pistacia lentiscus) hergestellte Vergleichslösung nach Vorschrift »Untersuchungslösung«.

Auftrageart und -menge

Auf die DC-Folie werden je 1 µl der Untersuchungslösung und der Vergleichslösungen punktförmig aufgetragen.

Nachweis

Die DC-Folie wird unter dem Abzug durch Fönen getrocknet, anschließend mit reichlich Anisaldehyd-Reagenz R besprüht und nach erneutem Trocknen solange auf einer Heizplatte bei etwa 100 °C vorsichtig erhitzt, bis sich alle Zonen farblich gut entwickelt haben.

Auswertung

Das Chromatogramm der Vergleichslösung 1 zeigt nach chemischer Detektion in der unteren Hälfte die braune Zone des Borneols und in der oberen Hälfte die grauviolette Zone des Eugenols.

Das Chromatogramm der Vergleichslösung 2 (Mastix) zeigt folgende Zonen: zwischen Startpunkt und Borneol-Vergleich zahlreiche violette Zonen, die nicht voneinander getrennt sind, zwischen Borneol- und Eugenol-Vergleich eine violette Zone und eine auffällige blaue Zone, die eine violette Zone überlagert, auf Höhe des Eugenol-Vergleichs und darüber mehrere violette Zonen.

Das Chromatogramm der Untersuchungslösung muss dem Chromatogramm der Vergleichslösung 2 entsprechen.

Dokumentation

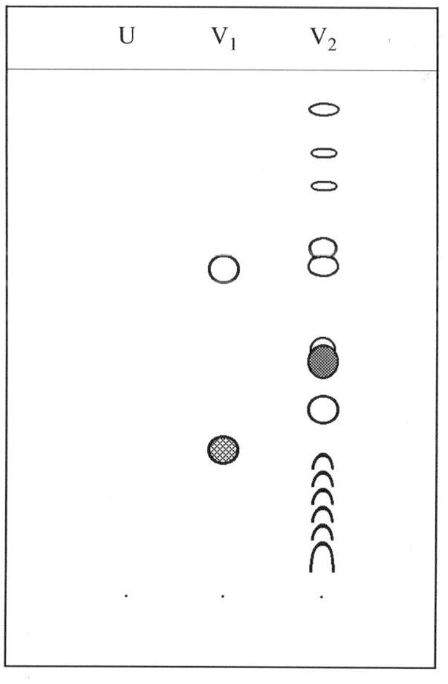

U: Untersuchungslösung

V_1: Borneol, Eugenol

V_2: Mastix

Meisterwurz

Schicht

DC-Alufolie Kieselgel 60 F_{254} Merck Artikel Nr. 1.05549

DC-Bedingungen

- Mikro-DC, Kammersättigung
- Laufstrecke 6 cm
- Laufzeit etwa 7 Minuten

Fließmittel

In ein trockenes Reagenzglas werden folgende Lösungsmittelmengen einpipettiert und sorgfältig gemischt:

- 8,0 ml Toluol
- 2,0 ml Ethylacetat

Untersuchungslösung

1,0 g gepulverte Droge (Sieb 500) wird in einem Reagenzglas 1 Minute lang mit 5 ml Methanol im Wasserbad unter ständigem Rühren erhitzt. Anschließend wird in ein Zentrifugenglas filtriert.

Vergleichslösungen

V_1: 2 mg Umbelliferon und 2 mg Cumarin werden zusammen in 4 ml Methanol gelöst.

V_2: Aus authentischer Meisterwurz (Peucedanum ostruthium) hergestellte Vergleichslösung nach Vorschrift »Untersuchungslösung«.

Auftrageart und -menge

Auf die DC-Folie werden 1 µl der Vergleichslösung 1 und je 2mal 1 µl der Untersuchungslösung und der Vergleichslösung 2 punktförmig aufgetragen.

Nachweis

Die DC-Folie wird unter dem Abzug durch Fönen gründlich getrocknet, anschließend mit einer 10%igen Lösung (m/V) von Kaliumhydroxid in Ethanol 96% reichlich besprüht und nach erneutem Trocknen im UV-Licht bei einer Wellenlänge von 365 nm ausgewertet.

Auswertung

Das Chromatogramm der Vergleichslösung 1 zeigt nach Besprühen mit Kalilauge im UV-Licht bei 365 nm im unteren Drittel die blau fluoreszierende Zone des Umbelliferons und etwa in der Mitte die blaugrün oder gelbgrün fluoreszierende Zone des Cumarins.

Das Chromatogramm der Untersuchungslösung muss wie das Chromatogramm der Vergleichslösung 2 (Meisterwurz) folgende charakteristische Zonen zeigen:
nach Besprühen mit Kalilauge im UV-Licht bei 365 nm zwischen Umbelliferon- und Cumarin-Vergleich eine intensiv blau fluoreszierende Zone, die im Tageslicht gelbgrün gefärbt ist, auf Höhe des Cumarin-Vergleichs und darüber mehrere braungrün und blau fluoreszierende Zonen.

Eine Auswertung im UV-Licht bei 254 nm und 365 nm ist vor Besprühen mit Kalilauge möglich.

Dokumentation

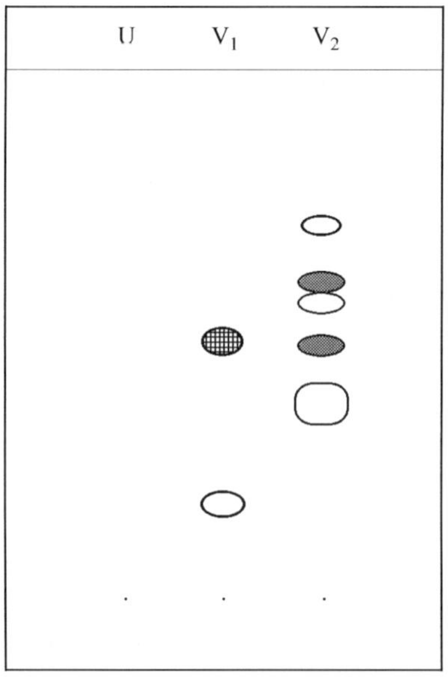

U: Untersuchungslösung
V_1: Umbelliferon, Cumarin
V_2: Meisterwurz

Melatonin

Schicht

DC-Alufolie Kieselgel 60 F_{254} Merck Artikel Nr. 1.05549

DC-Bedingungen

- Mikro-DC, Kammersättigung
- Laufstrecke 6 cm
- Laufzeit etwa 8 Minuten

Fließmittel

In ein trockenes Reagenzglas werden folgende Lösungsmittelmengen einpipettiert und sorgfältig gemischt gemischt:

- 8,0 ml Toluol
- 2,0 ml Methanol

Untersuchungslösung

10 mg Untersuchungssubstanz werden in 1 ml Methanol gelöst.

Vergleichslösung

Die Vergleichslösung wird mit authentischer Vergleichssubstanz wie die Untersuchungslösung hergestellt.

Auftrageart und -menge

Auf die DC-Folie werden je 1 µl der Untersuchungslösung und der Vergleichslösung punktförmig aufgetragen.

Nachweis

1. Die DC-Folie wird unter dem Abzug durch Fönen getrocknet und im UV-Licht bei 254 nm ausgewertet.
2. Die DC-Folie wird mit Ehrlichs Reagenz besprüht.

Auswertung

Das Chromatogramm der Vergleichslösung zeigt im UV-Licht bei 254 nm im mittleren Rf-Bereich die fluoreszenzmindernde Zone des Melatonins.
Beim Besprühen mit Ehrlichs Reagenz färbt sich die Melatonin-Zone violett. Beim anschließenden Erhitzen mit einem Heißluftfön oder auf einer Heizplatte bei etwa 100 °C tritt eine Farbintensivierung auf.

Das Chromatogramm der Untersuchungslösung muss dem Chromatogramm der Vergleichslösung entsprechen.

Dokumentation

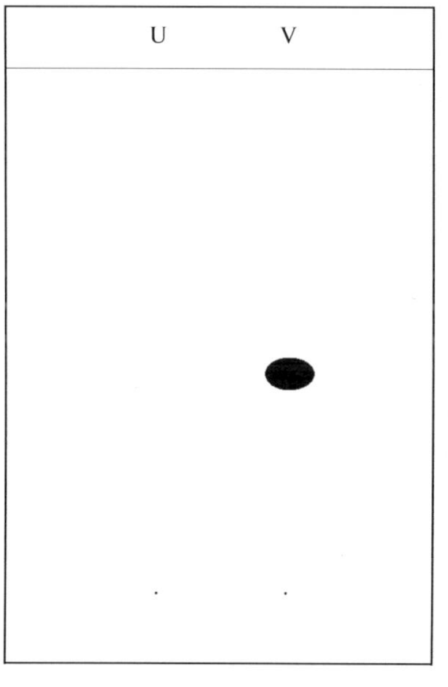

U: Untersuchungslösung
V: Melatonin

Melissenblätter

Schicht
DC-Alufolie Kieselgel 60 F_{254} Merck Artikel Nr. 1.05549

DC-Bedingungen
- Mikro-DC, Kammersättigung
- Laufstrecke 6 cm
- Laufzeit etwa 7 Minuten

Fließmittel
In ein trockenes Reagenzglas werden folgende Lösungsmittelmengen einpipettiert und sorgfältig gemischt:

- 4,5 ml Dichlormethan
- 4,5 ml Aceton
- 1,0 ml Essigsäure 100%

Untersuchungslösung
0,5 g gepulverte Droge (Sieb 500) werden mit 5 ml Methanol in einem Reagenzglas 5 Minuten lang unter ständigem Umrühren im Wasserbad erhitzt. Anschließend wird in ein Zentrifugenglas filtricrt.

Vergleichslösungen
V_1: 1 mg Kaffeesäure wird in 10 ml Methanol gelöst.

V_2: Aus authentischen Melissenblättern (Melissa officinalis) hergestellte Vergleichslösung nach Vorschrift »Untersuchungslösung«.

Auftrageart und -menge
Auf die DC-Folie werden je 1 µl der Untersuchungslösung und der Vergleichslösungen punktförmig aufgetragen.

Nachweis
Die DC-Folie wird unter dem Abzug mit einem Heißluftfön getrocknet und die noch warme Folie mit einer 1%igen Lösung (m/V) von Diphenylboryloxyethylamin in Ethanol reichlich besprüht. Nach erneuter Trocknung durch Fönen erfolgt die Auswertung im UV-Licht bei 365 nm.

Auswertung
Das Chromatogramm der Vergleichslösung 1 zeigt im UV-Licht bei 365 nm im oberen Drittel die blau fluoreszierende Zone der Kaffeesäure.

Im Chromatogramm der Vergleichslösung 2 (Melissenblätter) ist auf Höhe des Kaffesäure-Vergleichs ebenfalls eine blau fluoreszierende Zone vorhanden. Etwa in der Mitte befindet sich eine blaugrün fluoreszierende Zone, die auch im Tageslicht als grüngelbe Zone sichtbar ist (Rosmarinsäure). Im Bereich der Front befindet sich eine rot fluoreszierende Chlorophyll-Zone.

Das Chromatogramm der Untersuchungslösung muss dem Chromatogramm der Vergleichslösung 2 in seinen charakteristischen Zonen entsprechen.

Dokumentation

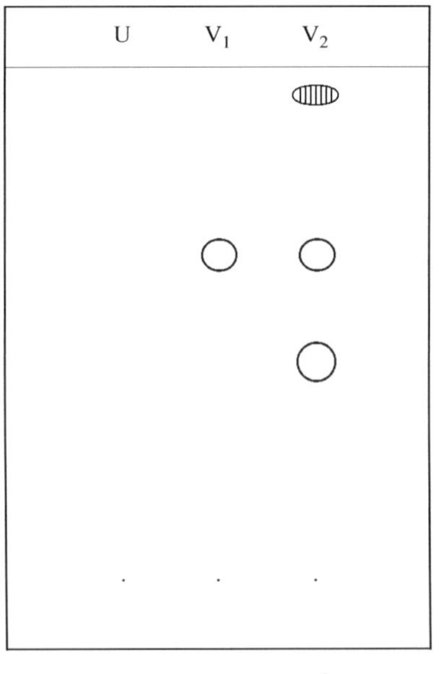

U: Untersuchungslösung
V_1: Kaffeesäure
V_2: Melissenblätter

Melissenblätter (DC des etherischen Öls)

Schicht

DC-Alufolie Kieselgel 60 F_{254} Merck Artikel Nr. 1.05549

DC-Bedingungen

- Mikro-DC, Kammersättigung
- Laufstrecke 2mal 6 cm, Zwischentrocknung durch Fönen
- Laufzeit 2mal etwa 7 Minuten

Fließmittel

In ein trockenes Reagenzglas werden folgende Lösungsmittelmengen einpipettiert und sorgfältig gemischt:

- 9,3 ml n-Hexan
- 0,7 ml Ethylacetat

Untersuchungslösung

10 g Droge werden in einen 500 ml Rundkolben eingewogen, mit 250 ml Wasser versetzt und einer Wasserdampfdestillation unterzogen. Hierzu wird der Destillationsaufsatz des Arzneibuchs zur »Gehaltsbestimmung des ätherischen Öles in Drogen« verwendet; als Vorlage dient 0,5 ml Xylol. Nach einer Destillationszeit von 30 Minuten wird die Xylolphase in ein Zentrifugenglas abgelassen; anhaftende Wasserreste können mit 0,3 g wasserfreiem Natriumsulfat gebunden werden. Die Xylolphase wird ohne weitere Verdünnung als Untersuchungslösung eingesetzt.

Vergleichslösungen

V_1: 10 µl Citral und 10 µl Citronellal werden zusammen in 10 ml Toluol gelöst.

V_2: Aus authentischen Melissenblättern (Melissa officinalis) hergestellte Vergleichslösung nach Vorschrift »Untersuchungslösung«.

Auftrageart und -menge

Auf die DC-Folie werden je 1 µl der Untersuchungslösung und der Vergleichslösungen punktförmig aufgetragen.

Nachweis

1. Die DC-Folie wird getrocknet und im UV-Licht bei 254 nm ausgewertet.
2. Anschließend wird die DC-Folie reichlich mit Anisaldehyd-Reagenz R besprüht, durch Fönen getrocknet und auf einer Heizplatte bei etwa 100 °C vorsichtig erhitzt, bis sich alle Zonen farblich gut entwickelt haben.

Auswertung

Das Chromatogramm der Vergleichslösung 1 zeigt im UV-Licht bei 254 nm die fluoreszenzmindernde Doppelzone des Citrals. Nach chemischer Detektion ist diese Doppelzone grauviolett gefärbt. Darüber befindet sich die violette Zone des Citronellals.

Das Chromatogramm der Vergleichslösung 2 (Melissenblätter) muss wie das Chromatogramm der Untersuchungslösung folgende charakteristische Zonen aufweisen: die fluoreszenzmindernde Doppelzone des Citrals, die sich grauviolett färbt, direkt darüber eine blaugrüne Zone, die schnell verblaßt, darüber die intensiv rosarote Zone des Caryophyllenoxids, im mittleren Rf-Bereich die Zone des Citronellals, die evtl. sehr schwach ausgebildet sein kann und mit größtem Rf-Wert die rotviolette Zone der Kohlenwasserstoffe. Weitere schwächere Zonen sind vorhanden.

Dokumentation

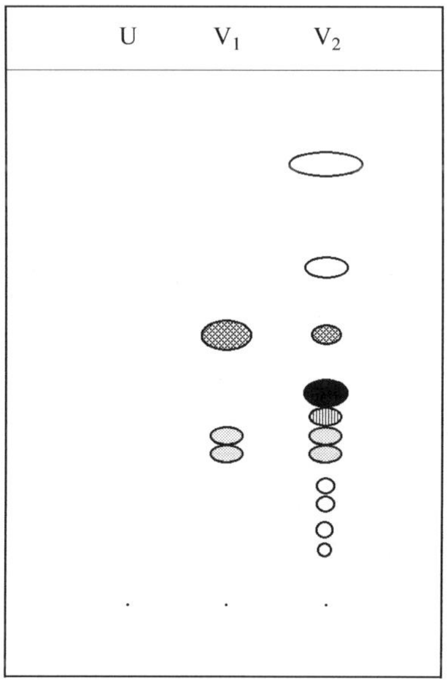

U: Untersuchungslösung
V_1: Citral, Citronellal
V_2: Melissenblätter

Melissenblätterfluidextrakt, Melissenblättertinktur

Schicht

DC-Alufolie Kieselgel 60 F_{254} Merck Artikel Nr. 1.05549

DC-Bedingungen

- Mikro-DC, Kammersättigung
- Laufstrecke 6 cm
- Laufzeit etwa 7 Minuten

Fließmittel

In ein trockenes Reagenzglas werden folgende Lösungsmittelmengen einpipettiert und sorgfältig gemischt:

- 4,5 ml Dichlormethan
- 4,5 ml Aceton
- 1,0 ml Essigsäure 100%

Untersuchungslösung

1,0 ml Melissenblätterfluidextrakt wird mit 1,0 ml Methanol verdünnt. Anschließend wird durch ein möglich kleines Filterpapier in ein Zentrifugenglas filtriert.

Melissenblättertinktur wird direkt verwendet.

Vergleichslösung

V_1: 1,0 mg Kaffeesäure wird in 10 ml Methanol gelöst.

V_2: Aus authentischem Melissenblätterfluidextrakt bzw. authentischer Melissenblättertinktur (gewonnen aus Melissa officinalis) hergestellte Vergleichslösung nach Vorschrift »Untersuchungslösung«.

Auftrageart und -menge

Auf die DC-Folie werden je 1 µl der Untersuchungslösung und der Vergleichslösungen punktförmig aufgetragen.

Nachweis

Die DC-Folie wird unter dem Abzug mit einem Heißluftfön getrocknet und die noch warme Folie mit einer 1%igen Lösung (m/V) von Diphenylboryloxyethylamin in Ethanol reichlich besprüht. Nach erneuter Trocknung durch Fönen erfolgt die Auswertung im UV-Licht bei 365 nm.

Auswertung

Das Chromatogramm der Vergleichslösung 1 zeigt im UV-Licht bei 365 nm im oberen Drittel die blau fluoreszierende Zone der Kaffeesäure.

Im Chromatogramm der Vergleichslösung 2 (Melissenblätterfluidextrakt bzw. Melissenblättertinktur) ist etwa auf Höhe des Kaffesäure-Vergleichs ebenfalls eine blau fluoreszierende Zone vorhanden. Darunter, etwa in der Mitte, befindet sich eine blaugrün fluoreszierende Zone, die auch im Tageslicht als grüngelbe Zone sichtbar ist (Rosmarinsäure). Weitere schwächere Zonen sind vorhanden.

Das Chromatogramm der Untersuchungslösung muss dem Chromatogramm der Vergleichslösung 2 in seinen charakteristischen Zonen entsprechen.

Dokumentation

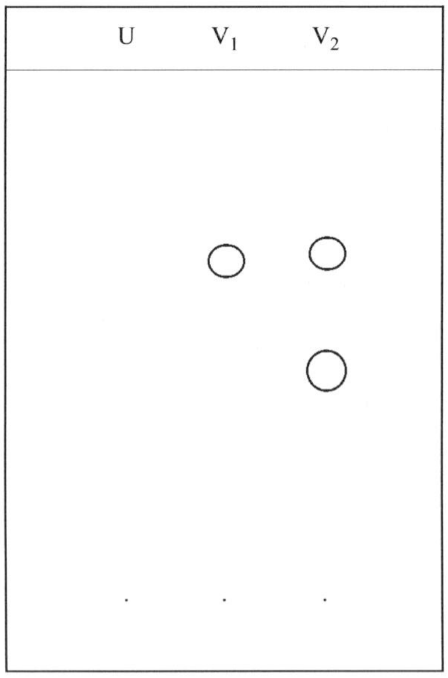

U: Untersuchungslösung
V_1: Kaffeesäure
V_2: Melissenblätterfluidextrakt bzw. Melissenblättertinktur

Methacholiniumchlorid

Schicht

DC-Alufolie Kieselgel 60 F_{254} Merck Artikel Nr. 1.05549

DC-Bedingungen

- Mikro-DC, Kammersättigung
- Laufstrecke 6 cm
- Laufzeit etwa 14 Minuten

Fließmittel

In ein trockenes Reagenzglas werden folgende Lösungsmittelmengen einpipettiert und sorgfältig gemischt:

- 4,5 ml Dichlormethan
- 4,5 ml Methanol
- 1,0 ml wässrige Ammoniumchlorid-Lösung 10% (m/V)

Untersuchungslösung

6 mg Untersuchungssubstanz werden in 3 ml Methanol gelöst.

Vergleichslösung

Die Vergleichslösung wird mit authentischer Vergleichssubstanz wie die Untersuchungslösung hergestellt.

Auftrageart und -menge

Auf die DC-Folie werden je 1 µl der Untersuchungslösung und der Vergleichslösung punktförmig aufgetragen.

Nachweis

Die DC-Folie wird unter dem Abzug durch Fönen getrocknet und mit Dragendorffs Reagenz R2 besprüht.

Auswertung

Das Chromatogramm der Vergleichslösung zeigt nach Besprühen mit Dragendorffs Reagenz etwa in der Mitte einen orangefarbenen Fleck auf gelbem Untergrund.

Das Chromatogramm der Untersuchungslösung muss dem Chromatogramm der Vergleichslösung entsprechen.

Dokumentation

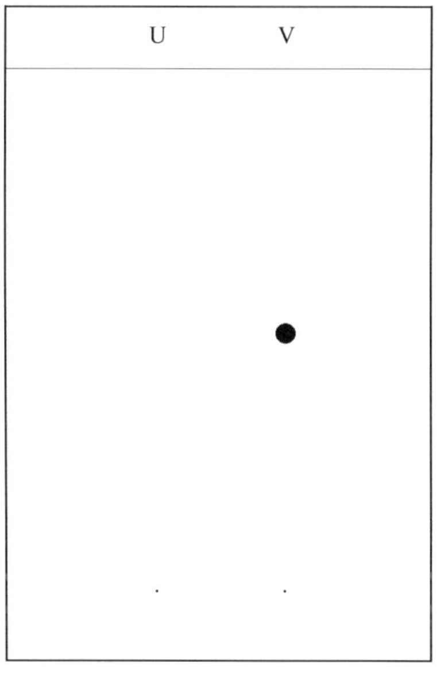

U: Untersuchungslösung
V: Methacholiniumchlorid

Metoclopramidhydrochlorid

Schicht

DC-Alufolie Kieselgel 60 F_{254} Merck Artikel Nr. 1.05549

DC-Bedingungen

- Mikro-DC, Kammersättigung
- Laufstrecke 6 cm
- Laufzeit etwa 8 Minuten

Fließmittel

In ein trockenes Reagenzglas werden folgende Lösungsmittelmengen einpipettiert und sorgfältig gemischt:

- 8,0 ml Ethylacetat
- 2,0 ml Methanol
- 0,5 ml Ammoniak-Lösung 25% (m/m)

Untersuchungslösung

20 mg Untersuchungssubstanz werden in 5 ml Methanol gelöst.

Vergleichslösung

Die Vergleichslösung wird mit authentischer Vergleichssubstanz wie die Untersuchungslösung hergestellt.

Auftrageart und -menge

Auf die DC-Folie werden je 1 µl der Untersuchungslösung und der Vergleichslösung punktförmig aufgetragen.

Nachweis

1. Die DC-Folie wird unter dem Abzug durch Fönen getrocknet und im UV-Licht bei 254 nm ausgewertet.
2. Die DC-Folie wird mit Ehrlichs Reagenz besprüht.

Auswertung

Das Chromatogramm der Untersuchungslösung muss wie das Chromatogramm der Vergleichslösung im UV-Licht bei 254 nm den fluoreszenzmindernden Fleck des Metoclopramids zeigen.
Nach Besprühen mit Ehrlichs Reagenz ist der Metoclopramid-Fleck gelb gefärbt.

Dokumentation

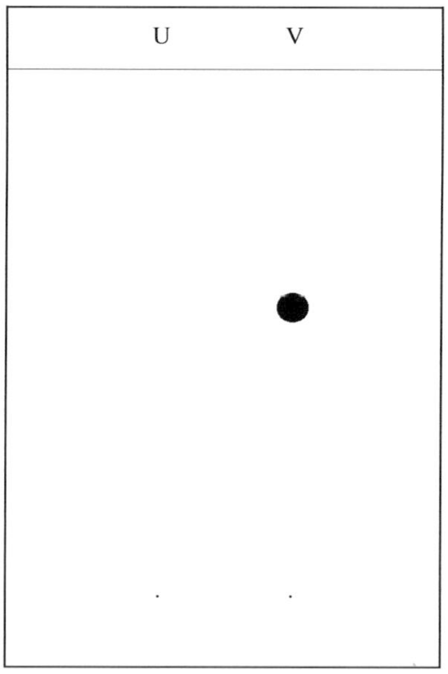

U: Untersuchungslösung
V: Metoclopramidhydrochlorid

Metronidazol

Schicht

DC-Alufolie Kieselgel 60 F_{254} Merck Artikel Nr. 1.05549

DC-Bedingungen

- Mikro-DC, Kammersättigung
- Laufstrecke 6 cm
- Laufzeit etwa 8 Minuten

Fließmittel

In ein trockenes Reagenzglas werden folgende Lösungsmittelmengen einpipettiert und sorgfältig gemischt:

- 8,0 ml Dichlormethan
- 1,0 ml Ethanol 96% (V/V)
- 1,0 ml Diethylamin

Untersuchungslösung

10 mg Untersuchungssubstanz werden in 5 ml Methanol gelöst.

Vergleichslösung

Die Vergleichslösung wird mit authentischer Vergleichssubstanz wie die Untersuchungslösung hergestellt.

Auftrageart und -menge

Auf die DC-Folie werden je 1 µl der Untersuchungslösung und der Vergleichslösung punktförmig aufgetragen.

Nachweis

1. Die DC-Folie wird unter dem Abzug durch Fönen getrocknet und im UV-Licht bei 254 nm ausgewertet.
2. Die DC-Folie wird auf einer Heizplatte bei etwa 100 °C solange erhitzt, bis kein Fließmittelgeruch mehr wahrnehmbar ist. Dann wird mit 1%iger schwefelsaurer Kaliumpermanganat-Lösung besprüht.

Auswertung

Das Chromatogramm der Vergleichslösung zeigt im UV-Licht bei 254 nm die fluoreszenzmindernde Metronidazol-Zone. Nach Besprühen mit Kaliumpermanganat-Lösung ist die gelbe Metronidazol-Zone auf violettem Untergrund sichtbar.

Das Chromatogramm der Untersuchungslösung muss dem Chromatogramm der Vergleichslösung entsprechen.

Dokumentation

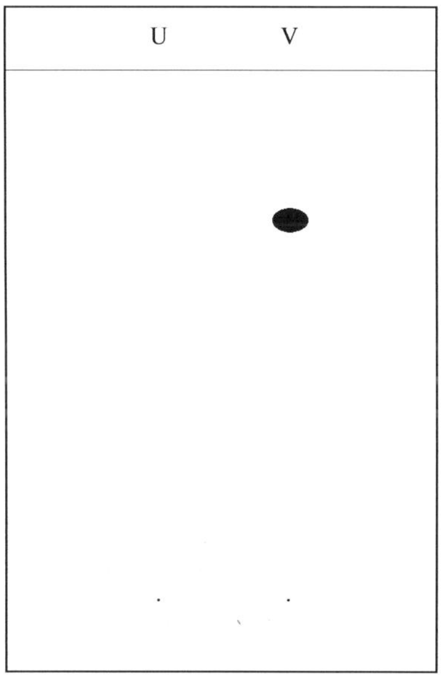

U: Untersuchungslösung
V: Metronidazol

Minoxidil

Schicht

DC-Alufolie Kieselgel 60 F_{254} Merck Artikel Nr. 1.05549

DC-Bedingungen

- Mikro-DC, Kammersättigung
- Laufstrecke 6 cm
- Laufzeit etwa 11 Minuten

Fließmittel

In ein trockenes Reagenzglas werden folgende Lösungsmittelmengen einpipettiert und sorgfältig gemischt:

- 10,0 ml Methanol
- 0,2 ml Ammoniak-Lösung 25% (m/m)

Untersuchungslösung

10 mg Untersuchungssubstanz werden in 5 ml Methanol gelöst.

Vergleichslösung

Die Vergleichslösung wird mit authentischer Vergleichssubstanz wie die Untersuchungslösung hergestellt.

Auftrageart und -menge

Auf die DC-Folie werden je 1 µl der Untersuchungslösung und der Vergleichslösung punktförmig aufgetragen.

Nachweis

1. Die DC-Folie wird unter dem Abzug durch Fönen getrocknet und im UV-Licht bei 254 nm ausgewertet.
2. Die DC-Folie wird mit 1%iger schwefelsaurer Kaliumpermanganat-Lösung besprüht.

Auswertung

Das Chromatogramm der Untersuchungslösung muss wie das Chromatogramm der Vergleichslösung im UV-Licht bei 254 nm den fluoreszenzmindernden Fleck des Minoxidils zeigen. Nach Besprühen mit schwefelsaurer Kaliumpermanganat-Lösung ist ein gelbbrauner Minoxidil-Fleck auf violettem Untergrund sichtbar.

Dokumentation

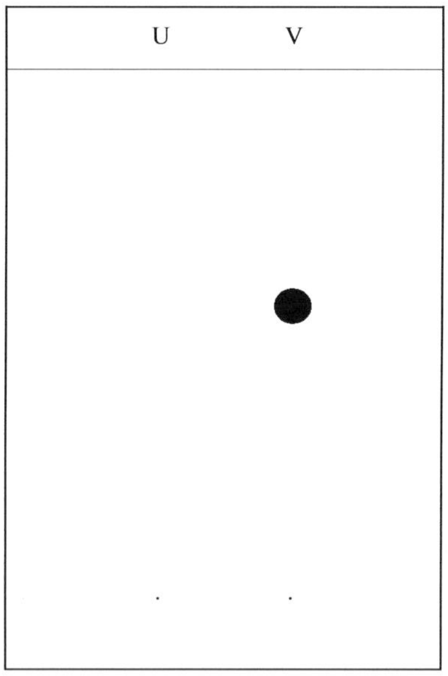

U: Untersuchungslösung

V: Minoxidil

Minzöl

Schicht

DC-Alufolie Kieselgel 60 F_{254} Merck Artikel Nr. 1.05549

DC-Bedingungen

- Mikro-DC, Kammersättigung
- Laufstrecke 2mal 6 cm, Zwischentrocknung durch Fönen
- Laufzeit 2mal etwa 7 Minuten

Fließmittel

In ein trockenes Reagenzglas werden folgende Lösungsmittelmengen einpipettiert und sorgfältig gemischt:

- 9,3 ml n-Hexan
- 0,7 ml Ethylacetat

Untersuchungslösung

0,15 ml (7 Tropfen) des zu untersuchenden Öls werden in 5 ml Toluol gelöst.

Vergleichslösungen

V_1: 10 µl Cineol, 4 µl Menthofuran, 100 mg Menthol und 20 µl Menthylacetat werden zusammen in 10 ml Toluol gelöst.

V_2: Aus authentischem Minzöl (gewonnen aus Mentha arvensis var. piperascens) hergestellte Vergleichslösung nach Vorschrift »Untersuchungslösung«.

Auftrageart und -menge

Auf die DC-Folie werden je 1 µl der Untersuchungslösung und der Vergleichslösungen punktförmig aufgetragen.

Nachweis

Die DC-Folie wird unter dem Abzug durch Fönen getrocknet, dann mit reichlich Anisaldehyd-Reagenz R besprüht und nach erneutem Trocknen auf einer Heizplatte bei etwa 100 °C vorsichtig erhitzt, bis sich alle Zonen farblich gut entwickelt haben.

Auswertung

Das Chromatogramm der Vergleichslösung 1 zeigt mit steigenden Rf-Werten die Zonen von Menthol (dunkelblau), Cineol (violett), Menthylacetat (blau) und Menthofuran (gelbbraun).

Das Chromatogramm der Vergleichslösung 2 (Minzöl) zeigt die blauen Zonen von Menthol und Menthylacetat, wobei Menthol die Hauptzone ist. Die Zonen von Cineol und Menthofuran müssen fehlen. Oberhalb des Menthofuran-Vergleichs befindet sich die rotviolette Zone der Kohlenwasserstoffe. Zwischen Cineol- und Menthylacetat-Vergleich tritt eine grüne Zone auf. Weitere Zonen, die grün, rot- und blauviolett gefärbt sind, treten im Rf-Bereich zwischen Menthol- und Cineol-Vergleich auf.

Das Chromatogramm der Untersuchungslösung muss dem Chromatogramm der Vergleichslösung 2 entsprechen.

Dokumentation

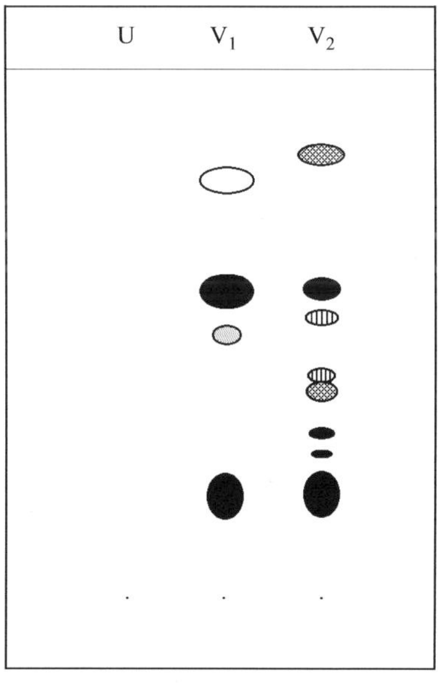

U: Untersuchungslösung

V_1: Menthol, Cineol, Menthylacetat, Menthofuran

V_2: Minzöl

Mistelkraut, Mistelkrauttinktur

Schicht

DC-Alufolie Kieselgel 60 F_{254} Merck Artikel Nr. 1.05549

DC-Bedingungen

- Mikro-DC, Kammersättigung
- Laufstrecke 6 cm
- Laufzeit etwa 12 Minuten

Fließmittel

In ein trockenes Reagenzglas werden folgende Lösungsmittelmengen einpipettiert und sorgfältig gemischt:

- 7,8 ml Ethylacetat
- 0,6 ml Ameisensäure
- 0,6 ml Essigsäure 100%
- 1,0 ml Wasser

Untersuchungslösung

0,5 g gepulverte Droge (Sieb 500) werden mit 5 ml Methanol in einem Reagenzglas 5 Minuten lang unter ständigem Umrühren im Wasserbad erhitzt. Anschließend wird in ein Zentrifugenglas filtriert.

Mistelkrauttinktur wird direkt verwendet.

Vergleichslösungen

V_1: 1 mg Chlorogensäure und 1 mg Kaffeesäure werden zusammen in 10 ml Methanol gelöst.

V_2: Aus authentischem Mistelkraut bzw. -tinktur (Viscum album) hergestellte Vergleichslösung nach Vorschrift »Untersuchungslösung«.

Auftrageart und -menge

Auf die DC-Folie werden je 2mal 1 µl der Untersuchungslösung und der Vergleichslösungen punktförmig aufgetragen.

Nachweis

Die DC-Folie wird unter dem Abzug mit einem Heißluftfön getrocknet und die noch warme Folie mit einer 1%igen Lösung (m/V) von Diphenylboryloxyethylamin in Ethanol reichlich besprüht. Nach erneutem Trocknen wird mit einer 5%igen Lösung (V/V) von Macrogol 400 in Ethanol besprüht und die DC-Folie zur Farbintensivierung mit heißer Luft geföont. Die Auswertung erfolgt im UV-Licht bei 365 nm.

Auswertung

Das Chromatogramm der Vergleichslösung 1 zeigt im UV-Licht bei 365 nm mit steigenden Rf-Werten die Zonen von Chlorogensäure und Kaffeesäure. Beide Zonen fluoreszieren hellblau.

Das Chromatogramm der Untersuchungslösung muss wie das Chromatogramm der Vergleichslösung 2 (Mistelkraut bzw. -tinktur) folgende charakteristische Merkmale zeigen:
eine hellblau fluoreszierende Doppelzone, wobei die untere dieser beiden Zonen auf der Höhe des Chlorogensäure-Vergleichs liegt.
Es sind keine weiteren stärker fluoreszierenden Zonen vorhanden, lediglich die beiden rot fluoreszierenden Chlorophyll-Zonen im Bereich der Front und einige schwach blau fluoreszierende Zonen sind sichtbar.

Dokumentation

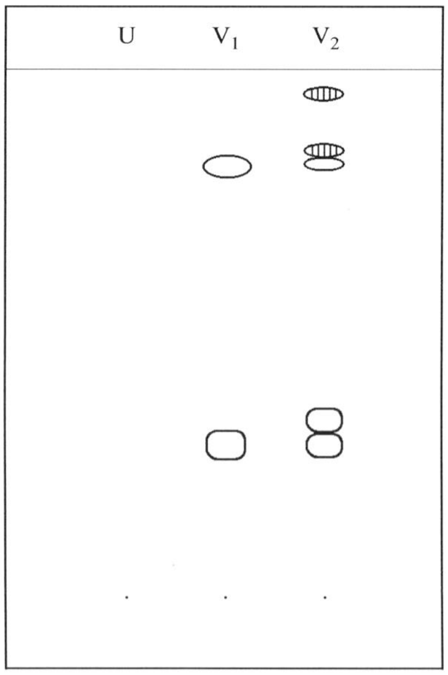

U: Untersuchungslösung

V_1: Chlorogensäure, Kaffeesäure

V_2: Mistelkraut bzw. Mistelkrauttinktur

Mönchspfefferfrüchte

Schicht

DC-Alufolie Kieselgel 60 F_{254} Merck Artikel Nr. 1.05549

DC-Bedingungen

- Mikro-DC, Kammersättigung
- Laufstrecke 6 cm
- Laufzeit etwa 8 Minuten

Fließmittel

In ein trockenes Reagenzglas werden folgende Lösungsmittelmengen einpipettiert und sorgfältig gemischt:

- 7,7 ml Ethylacetat
- 1,5 ml Methanol
- 0,8 ml Wasser

Untersuchungslösung

1,0 g gepulverte Droge (Sieb 500) wird mit 5 ml Methanol in einem Reagenzglas 5 Minuten lang unter ständigem Umrühren im Wasserbad erhitzt. Anschließend wird in ein Zentrifugenglas filtriert.

Vergleichslösungen

V_1: 2 mg Naphtholgelb S werden in 5 ml Methanol gelöst.

V_2: Aus authentischen Mönchspfefferfrüchten (Vitex agnus-castus) hergestellte Vergleichslösung nach Vorschrift »Untersuchungslösung«.

Auftrageart und -menge

Auf die DC-Folie werden je 1 µl der Untersuchungslösung und der Vergleichslösungen punktförmig aufgetragen.

Nachweis

Die DC-Folie wird unter dem Abzug durch Fönen getrocknet und der Fleck von Naphtholgelb S mit Bleistift markiert. Anschließend wird die Folie mit Ehrlichs Reagenz bepr ü ht und auf einer Heizplatte bei etwa 100 °C vorsichtig erhitzt.

Auswertung

Das Chromatogramm der Vergleichslösung 1 zeigt vor dem Besprühen im unteren Drittel die gelbe Zone des Naphtholgelb S.

Im Chromatogramm der Vergleichslösung 2 (Mönchspfefferfrüchte) ist nach der chemischen Detektion auf Höhe des Naphtholgelb S-Vergleichs die Zone des Aucubins sichtbar, die sich blaugrau anfärbt. Eine gleichfarbige Zone liegt darüber im mittleren Rf-Bereich (Agnusid). Weitere anders gefärbte Zonen sind im oberen Drittel vorhanden.

Das Chromatogramm der Untersuchungslösung muss dem Chromatogramm der Vergleichslösung 2 entsprechen.

Dokumentation

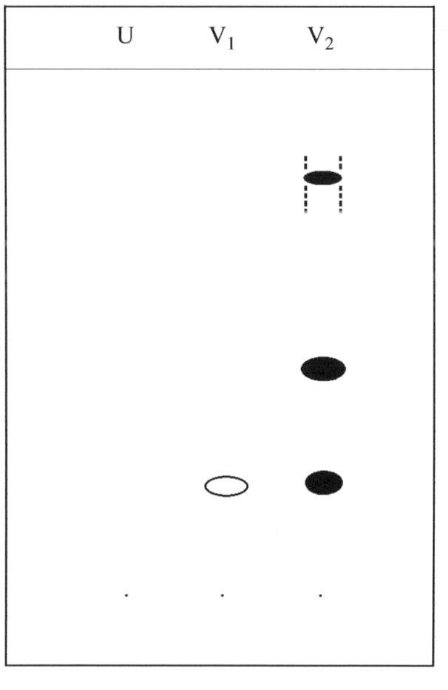

U: Untersuchungslösung

V_1: Naphtholgelb S

V_2: Mönchspfefferfrüchte

Muskatellersalbeiöl

Schicht

DC-Alufolie Kieselgel 60 F_{254} Merck Artikel Nr. 1.05549

DC-Bedingungen

- Mikro-DC, Kammersättigung
- Laufstrecke 6 cm
- Laufzeit etwa 8 Minuten

Fließmittel

In ein trockenes Reagenzglas werden folgende Lösungsmittelmengen einpipettiert und sorgfältig gemischt:

- 9,3 ml Toluol
- 0,7 ml Ethylacetat

Untersuchungslösung

0,05 ml (3 Tropfen) des zu untersuchenden Öls werden in 3 ml Toluol gelöst.

Vergleichslösungen

V_1: 10 µl Linalool und 10 µl Linalylacetat werden zusammen in 10 ml Toluol gelöst.

V_2: Aus authentischem Muskatellersalbeiöl (gewonnen aus Salvia sclarea) hergestellte Vergleichslösung nach Vorschrift »Untersuchungslösung«.

Auftrageart und -menge

Auf die DC-Folie werden je 1 µl der Untersuchungslösung und der Vergleichslösungen punktförmig aufgetragen.

Nachweis

Die DC-Folie wird unter dem Abzug durch Fönen getrocknet und mit reichlich Anisaldehyd-Reagenz R besprüht. Anschließend wird nach erneutem Trocknen solange auf einer Heizplatte bei etwa 100 °C vorsichtig erhitzt, bis sich alle Zonen farblich gut entwickelt haben.

Auswertung

Das Chromatogramm der Vergleichslösung 1 zeigt nach Besprühen mit Anisaldehyd-Reagenz und Erhitzen mit steigenden Rf-Werten die grauviolett gefärbte Zone des Linalools und die grauviolett gefärbte Zone des Linalylacetats.

Im Chromatogramm der Vergleichslösung 2 (Muskatellersalbeiöl) sind die Zonen des Linalools und des Linalylacetats ebenfalls vorhanden, wobei Linalylacetat die Hauptzone ist. Direkt darunter befindet sich die rosafarbene Zone des Caryophyllenepoxids. Unterhalb der Linalool-Zone tritt eine weitere grauviolette Zone auf. Eine rotviolette Zone ist im oberen Rf-Bereich sichtbar.

Das Chromatogramm der Untersuchungslösung muss dem Chromatogramm der Vergleichslösung 2 in seinen charakteristischen Zonen entsprechen.

Dokumentation

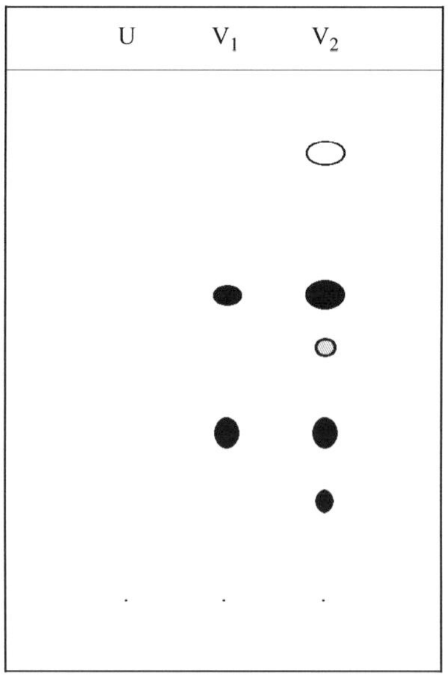

U: Untersuchungslösung
V_1: Linalool, Linalylacetat
V_2: Muskatellersalbeiöl

Muskatnuss, Muskatblüte

Schicht

DC-Alufolie Kieselgel 60 F_{254} Merck Artikel Nr. 1.05549

DC-Bedingungen

- Mikro-DC, Kammersättigung
- Laufstrecke 6 cm
- Laufzeit etwa 8 Minuten

Fließmittel

In ein trockenes Reagenzglas werden folgende Lösungsmittelmengen einpipettiert und sorgfältig gemischt:

- 9,7 ml Toluol
- 0,3 ml Ethylacetat

Untersuchungslösung

1,0 g frisch gepulverte Droge (Sieb 500) wird 2 bis 3 Minuten lang in einem Reagenzglas mit 4 ml Methanol geschüttelt. Anschließend wird in ein Zentrifugenglas filtriert.

Vergleichslösungen

V_1: 10 µl Linalool, 10 µl Eugenol und 10 µl Anethol werden zusammen in 5 ml Toluol gelöst.

V_2: Aus authentischer Muskatnuss bzw. authentischer Muskatblüte (Myristica fragrans) hergestellte Vergleichslösung nach Vorschrift »Untersuchungslösung«.

Auftrageart und -menge

Auf die DC-Folie werden 1 µl der Vergleichslösung 1 sowie je 2mal 1 µl der Untersuchungslösung und der Vergleichslösung 2 punktförmig aufgetragen.

Nachweis

Die DC-Folie wird unter dem Abzug durch Fönen getrocknet und reichlich mit Vanillin-Schwefelsäure-Reagenz besprüht. Nach erneutem Fönen wird auf einer Heizplatte bei etwa 100 °C vorsichtig erhitzt, bis sich alle Zonen farblich gut entwickelt haben.

Auswertung

Das Chromatogramm der Vergleichslösung 1 zeigt nach chemischer Detektion mit steigenden Rf-Werten die blaue Zone des Linalools, die braune Zone des Eugenols und die violette Zone des Anethols.

Das Chromatogramm der Untersuchungslösung muss wie das Chromatogramm der Vergleichslösung 2 (Muskatnuss bzw. Muskatblüte) folgende charakteristische Zonen zeigen: die blaue Zone des Linalools, die einen etwas größeren Rf-Werten haben kann als der Vergleich, die schmale, oft nur schwach sichtbare braune Zone des Eugenols, zwischen Eugenol- und Anethol-Vergleich die intensiv rotbraune Zone des Myristicins, oberhalb des Anethol-Vergleichs eine blaugraue Zone und darüber die blauviolette Zone der Terpenkohlenwasserstoffe. Weitere farbige Zonen sind vorhanden.

Dokumentation

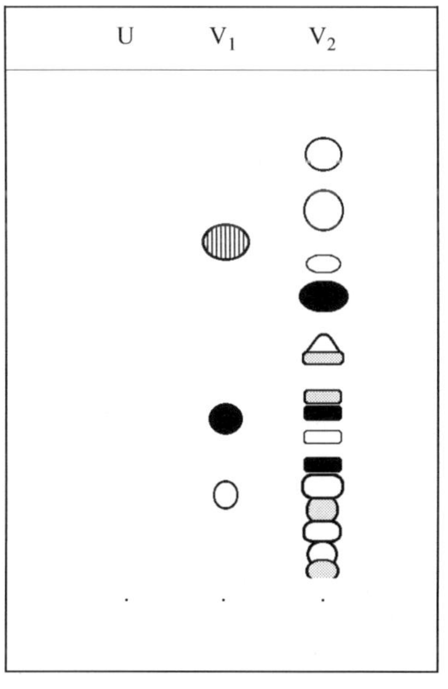

U: Untersuchungslösung
V_1: Linalool, Eugenol, Anethol
V_2: Muskatnuss bzw. Muskatblüte

Muskatöl

Schicht

DC-Alufolie Kieselgel 60 F_{254} Merck Artikel Nr. 1.05549

DC-Bedingungen

- Mikro-DC, Kammersättigung
- Laufstrecke 6 cm
- Laufzeit etwa 8 Minuten

Fließmittel

In ein trockenes Reagenzglas werden folgende Lösungsmittelmengen einpipettiert und sorgfältig gemischt:

- 9,7 ml Toluol
- 0,3 ml Ethylacetat

Untersuchungslösung

0,3 ml des zu untersuchenden Öls werden in 5 ml Toluol gelöst.

Vergleichslösungen

V_1: 10 µl α-Terpineol, 20 µl Linalool, 20 µl Eugenol und 20 µl Anethol werden zusammen in 10 ml Toluol gelöst.

V_2: Aus authentischem Muskatöl (von Myristica fragrans) hergestellte Vergleichslösung nach Vorschrift »Untersuchungslösung«.

Auftrageart und -menge

Auf die DC-Folie werden je 1 µl der Untersuchungslösung und der Vergleichslösungen punktförmig aufgetragen.

Nachweis

Die DC-Folie wird unter dem Abzug durch Fönen getrocknet und reichlich mit Vanillin-Schwefelsäure-Reagenz besprüht. Nach erneutem Fönen wird auf einer Heizplatte bei etwa 100 °C solange vorsichtig erhitzt, bis sich alle Zonen farblich gut entwickelt haben.

Auswertung

Das Chromatogramm der Vergleichslösung 1 zeigt nach chemischer Detektion mit steigenden Rf-Werten die blaue Zone des α-Terpineols, die blaue Zone des Linalools, die braune Zone des Eugenols und die violette Zone des Anethols.

Das Chromatogramm der Untersuchungslösung muss wie das Chromatogramm der Vergleichslösung 2 (Muskatöl) folgende charakteristische Zonen zeigen: die blaue Zone des α-Terpineols, die blaue Zone des Linalools, die braune Zone des Eugenols, die von einer violetten Zone überdeckt sein kann, zwischen Eugenol- und Anethol-Vergleich die intensiv rotbraune Zone des Myristicins, direkt oberhalb des Anethol-Vergleichs die bräunliche Zone des Safrols, die kleiner sein muss als die Zone des Myristicins und darüber die blauviolett gefärbte Zone der Terpenkohlenwasserstoffe. Weitere farbige Zonen sind vorhanden.

Dokumentation

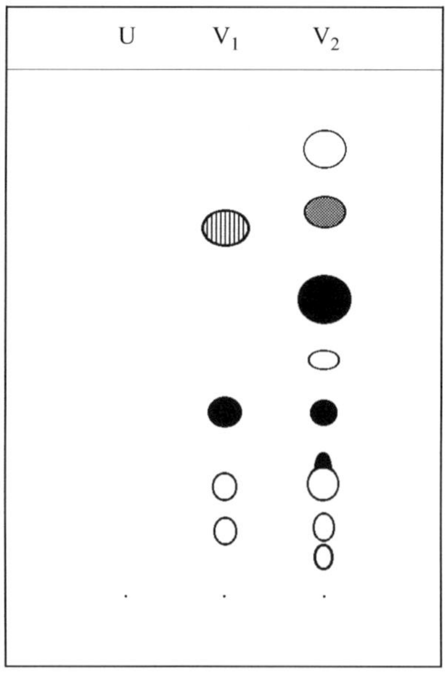

U: Untersuchungslösung

V_1: α-Terpineol, Linalool, Eugenol, Anethol

V_2: Muskatöl

Mutterkraut

Schicht

DC-Alufolie Kieselgel 60 F_{254} Merck Artikel Nr. 1.05549

DC-Bedingungen

- Mikro-DC, Kammersättigung
- Laufstrecke 6 cm
- Laufzeit etwa 7 Minuten

Fließmittel

In ein trockenes Reagenzglas werden folgende Lösungsmittelmengen einpipettiert und sorgfältig gemischt:

- 8,5 ml Toluol
- 1,5 ml Aceton

Untersuchungslösung

1 g gepulverte Droge (500) wird mit 10 ml Methanol in einem Reagenzglas 5 Minuten lang unter ständigem Umrühren im Wasserbad erhitzt. Anschließend wird in ein Zentrifugenglas filtriert, das Lösungsmittel auf dem Wasserbad unter dem Abzug bis zur Trockne eingedampft (Siedesteine!) und der erkaltete Rückstand in 0,5 ml Methanol aufgenommen.

Vergleichslösungen

V_1: 1 mg Parthenolid wird in 1 ml Methanol gelöst.
Alternativ kann statt Parthenolid Borneol oder Menthol als Vergleich verwendet werden.

V_2: Aus authentischem Mutterkraut (Tanacetum parthenium) hergestellte Vergleichslösung nach Vorschrift »Untersuchungslösung«.

Auftrageart und -menge

Auf die DC-Folie werden je 1 µl der Untersuchungslösung und der Vergleichslösungen punktförmig aufgetragen.

Nachweis

Die DC-Folie wird unter dem Abzug durch Fönen getrocknet und reichlich mit Vanillin-Schwefelsäure-Reagenz besprüht. Nach erneutem Fönen wird auf einer Heizplatte bei etwa 100 °C vorsichtig erhitzt, bis sich alle Zonen farblich gut entwickelt haben.

Auswertung

Das Chromatogramm der Vergleichslösung 1 zeigt nach chemischer Detektion im mittleren Rf-Bereich die blaue Zone des Parthenolids.
Wird alternativ Borneol als Vergleich verwendet, erscheint eine grauviolette Zone, deren Rf-Wert geringfügig kleiner ist.
Wird alternativ Menthol als Vergleich verwendet, erscheint eine blaue Zone, deren Rf-Wert nur geringfügig größer ist.

Im Chromatogramm der Vergleichslösung 2 (Mutterkraut) ist die Parthenolid-Zone als Hauptzone ebenfalls vorhanden. Direkt darunter kann eine zweite blaue Zone auftreten. Weitere, unterschiedlich gefärbte Zonen sind vorhanden.

Das Chromatogramm der Untersuchungslösung muss dem Chromatogramm der Vergleichslösung 2 in seinen charakteristischen Zonen entsprechen.

Dokumentation

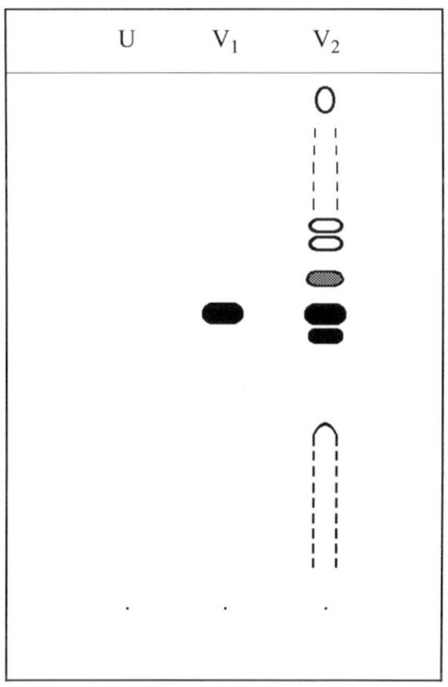

U: Untersuchungslösung
V_1: Parthenolid
V_2: Mutterkraut

Myrrhe, Myrrhentinktur

Schicht

DC-Alufolie Kieselgel 60 F_{254} Merck Artikel Nr. 1.05549

DC-Bedingungen

- Mikro-DC, Kammersättigung
- Laufstrecke 6 cm
- Laufzeit etwa 6 Minuten

Fließmittel

- 10 ml Dichlormethan

Untersuchungslösung

0,5 g pulverisierte Droge (Sieb 500) werden mit 5 ml Methanol in einem Reagenzglas 2 Minuten lang unter ständigem Umrühren im Wasserbad extrahiert. Anschließend wird in ein Zentrifugenglas filtriert.

Myrrhentinktur wird direkt zur Chromatographie verwendet.

Vergleichslösungen

V_1: 1 mg Sudanrot G wird in 5 ml Dichlormethan gelöst.

V_2: Aus authentischer Myrrhe (Commiphora-Arten) bzw. Myrrhentinktur hergestellte Vergleichslösung nach Vorschrift »Untersuchungslösung«.

Auftrageart und -menge

Auf die DC-Folie werden je 1 µl der Untersuchungslösung und der Vergleichslösungen punktförmig aufgetragen.

Nachweis

Die DC-Folie wird unter dem Abzug durch Fönen getrocknet und mit reichlich Anisaldehyd-Reagenz R besprüht. Anschließend wird nach erneutem Trocknen solange auf einer Heizplatte bei etwa 100 °C vorsichtig erhitzt, bis sich alle Flecke farblich gut entwickelt haben.

Auswertung

Das Chromatogramm der Vergleichslösung 1 zeigt die rote Zone des Sudanrot G, die nach Besprühen mit Anisaldehyd-Reagenz und Erhitzen blau gefärbt ist.

Im Chromatogramm der Vergleichslösung 2 (Myrrhe bzw. Myrrhentinktur) ist nach der Detektion die oberste Zone (Furanoeudesma-1,3-dien) braunviolett gefärbt und übertrifft an Größe und Farbintensität die tieferliegenden. Etwa im Rf-Bereich des Sudanrot G-Vergleichs befinden sich zwei weitere intensiv violett gefärbte Zonen. Der obere entspricht dem Curzerenon und der darunterliegende dem 2-Methoxyfuranodien. Weitere, weniger deutlich ausgeprägte Zonen können auftreten. Im unteren Rf-Bereich dürfen keine intensiv blauen Zonen vorhanden sein.

Das Chromatogramm der Untersuchungslösung muss dem Chromatogramm der Vergleichslösung 2 in seinen charakteristischen Zonen entsprechen.

Dokumentation

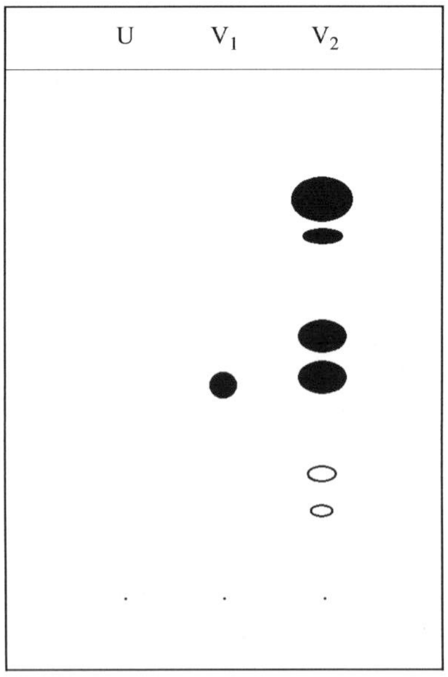

U: Untersuchungslösung

V_1: Sudanrot G

V_2: Myrrhe bzw. Myrrhentinktur

Myrtenöl

Schicht

DC-Alufolie Kieselgel 60 F_{254} Merck Artikel Nr. 1.05549

DC-Bedingungen

- Mikro-DC, Kammersättigung
- Laufstrecke 2mal 6 cm, Zwischentrocknung durch Fönen
- Laufzeit 2mal etwa 7 Minuten

Fließmittel

In ein trockenes Reagenzglas werden folgende Lösungsmittelmengen einpipettiert und sorgfältig gemischt:

- 9,3 ml n-Hexan
- 0,7 ml Ethylacetat

Untersuchungslösung

0,1 ml (5 Tropfen) des zu untersuchenden Öls wird in 2,5 ml Toluol gelöst.

Vergleichslösungen

V_1: 20 µl Cineol und 10 µl α-Terpineol werden zusammen in 5 ml Toluol gelöst.

V_2: Aus authentischem Myrtenöl (von Myrtus communis) hergestellte Vergleichslösung nach Vorschrift »Untersuchungslösung«.

Auftrageart und -menge

Auf die DC-Folie werden je 1 µl der Untersuchungslösung und der Vergleichslösungen punktförmig aufgetragen.

Nachweis

Die DC-Folie wird unter dem Abzug getrocknet und mit reichlich Anisaldehyd-Reagenz R besprüht. Anschließend wird nach erneutem Trocknen solange auf einer Heizplatte bei etwa 100 °C vorsichtig erhitzt, bis sich alle Zonen farblich gut entwickelt haben.

Auswertung

Das Chromatogramm der Vergleichslösung 1 zeigt mit steigenden Rf-Werten die violette Zone des α-Terpineols und die braunviolette Zone des Cineols.

Im Chromatogramm der Vergleichslösung 2 (Myrtenöl) sind auf Höhe von α-Terpineol und Cineol ebenfalls violette Zonen vorhanden, wobei die Zone auf Höhe des Cineols am größten ist. Dazwischen liegen mindestens eine violette und eine deutlich rosafarbene Zone. Weitere schwächere Zonen sind vorhanden.

Das Chromatogramm der Untersuchungslösung muss dem Chromatogramm der Vergleichslösung 2 in seinen charakteristischen Zonen entsprechen.

Dokumentation

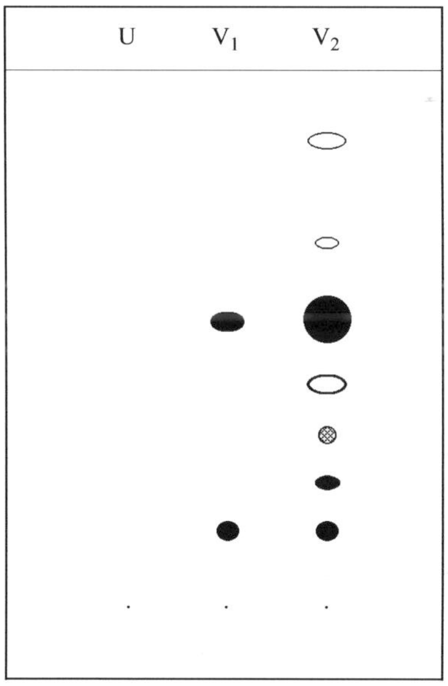

U: Untersuchungslösung
V_1: α-Terpineol, Cineol
V_2: Myrtenöl

Nadelbaumöle

Untersuchungssubstanzen

Fichtennadelöl, Kiefernnadelöl, Latschenkiefernöl, Edeltannennadelöl

Schicht

DC-Alufolie Kieselgel 60 F_{254} Merck Artikel Nr. 1.05549

DC-Bedingungen

- Mikro-DC, Kammersättigung
- Laufstrecke 2mal 6 cm, Zwischentrocknung durch Fönen
- Laufzeit 2mal etwa 6 Minuten

Fließmittel

- 10 ml Dichlormethan

Untersuchungslösungen

0,1 ml (5 Tropfen) des zu untersuchenden Öls wird in 1 ml Toluol gelöst.

Vergleichslösung

5 mg Borneol und 10 µl Bornylacetat werden zusammen in 5 ml Toluol gelöst.

Auftrageart und -menge

Auf die DC-Folie werden je 1 µl der Untersuchungs- und Vergleichslösungen punktförmig aufgetragen.

Nachweis

Die DC-Folie wird unter dem Abzug getrocknet, mit reichlich Anisaldehyd-Reagenz R besprüht und nach erneutem Trocknen auf einer Heizplatte bei etwa 100 °C vorsichtig erhitzt, bis sich alle Zonen farblich gut entwickelt haben.

Auswertung

Im Chromatogramm der Vergleichslösung (V) sind mit steigenden Rf-Werten die braunen Zonen von Borneol und Bornylacetat sichtbar, die sich nach einiger Zeit grün verfärben.
Fichtennadelöl (1) kann durch seine Inhaltsstoffe Borneol und Bornylacetat identifiziert werden, wobei die Bornylacetat-Zone mindestens dreimal so groß ist wie die Borneol-Zone.

Kiefernnadelöl (2) enthält Bornylacetat. Die Zone hat eine ähnliche Größe wie die Zone des Bornylacetat-Vergleichs. Eine Borneol-Zone ist nicht vorhanden. Die Unterscheidung von Latschenkiefernöl ist problematisch.

Latschenkiefernöl (3) zeigt in seinem Chromatogramm eine ähnlich große Bornylacetat-Zone wie Kiefernnadelöl. Im Gegensatz zu Kiefernnadelöl ist jedoch eine kleine Borneol-Zone vorhanden, die allerdings zum Teil von einer rotvioletten Zone überdeckt wird.

Edeltannennadelöl (4) läßt sich dünnschichtchromatographisch von Latschenkiefernöl (3) nicht unterscheiden.

Im Bereich der Fließmittelfront findet man bei allen Nadelbaumölen die violettfarbenen Zonen der Terpenkohlenwasserstoffe. Im Rf-Bereich zwischen Borneol und Bornylacetat treten zahlreiche gefärbte Zonen auf.

Dokumentation

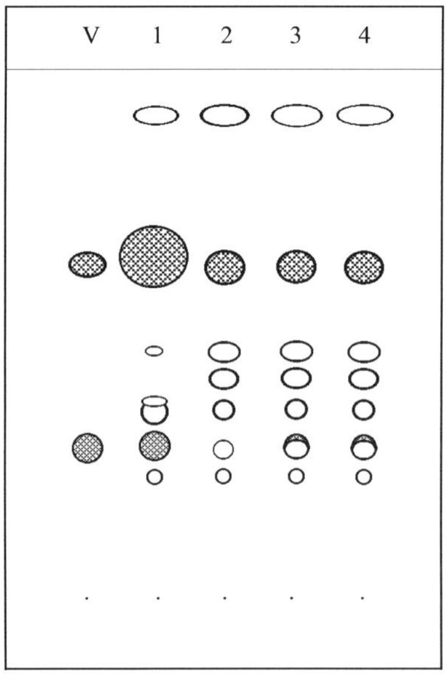

V: Borneol, Bornylacetat
1: Fichtennadelöl
2: Kiefernnadelöl
3: Latschenkiefernöl
4: Edeltannennadelöl

Naphazolinhydrochlorid

Schicht
DC-Alufolie Kieselgel 60 F_{254} Merck Artikel Nr. 1.05549

DC-Bedingungen
- Mikro-DC, Kammersättigung
- Laufstrecke 6 cm
- Laufzeit etwa 17 Minuten

Fließmittel
In ein trockenes Reagenzglas werden folgende Lösungsmittelmengen einpipettiert und sorgfältig gemischt:

- 3,0 ml Toluol
- 6,0 ml 2-Propanol
- 1,0 ml Ammoniak-Lösung 25% (m/m)

Untersuchungslösung
5 mg Untersuchungssubstanz werden in 1 ml Methanol gelöst.

Vergleichslösung
Die Vergleichslösung wird mit authentischer Vergleichssubstanz wie die Untersuchungslösung hergestellt.

Auftrageart und -menge
Auf die DC-Folie werden je 1 µl der Untersuchungslösung und der Vergleichslösung punktförmig aufgetragen.

Nachweis
1. Die DC-Folie wird unter dem Abzug durch Fönen getrocknet und anschließend im UV-Licht bei 254 nm ausgewertet.
2. Die DC-Folie wird mit Iodplatin-Reagenz R besprüht.

Auswertung
Im UV-Licht bei 254 nm Wellenlänge ist im Chromatogramm der Vergleichslösung (Naphazolinhydrochlorid) im mittleren Drittel ein deutlich fluoreszenzmindernder Fleck sichtbar.

Durch Besprühen mit Iodplatin-Reagenz färbt sich der Fleck zuerst violett, später braun.

Das Chromatogramm der Untersuchungslösung muss dem Chromatogramm der Vergleichslösung entsprechen.

Dokumentation

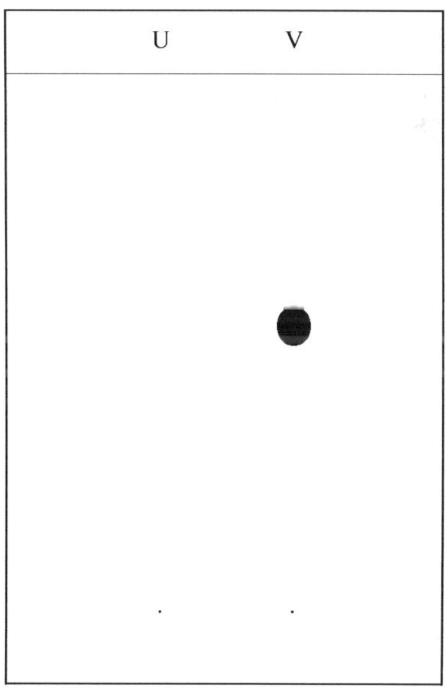

U: Untersuchungslösung
V: Naphazolinhydrochlorid

Nelkenöl

Schicht

DC-Alufolie Kieselgel 60 F_{254} Merck Artikel Nr. 1.05549

DC-Bedingungen

- Mikro-DC, Kammersättigung
- Laufstrecke 3mal 6 cm, Zwischentrocknung durch Fönen
- Laufzeit 3mal etwa 7 Minuten

Fließmittel

- 10 ml Toluol

Untersuchungslösung

0,05 ml (3 Tropfen) des zu untersuchenden Öls werden in 3 ml Toluol gelöst.

Vergleichslösungen

V_1: 25 µl Eugenol und 10 µl Acetyleugenol werden zusammen in 5 ml Toluol gelöst.

V_2: Aus authentischem Nelkenöl (von Syzygium aromaticum) hergestellte Vergleichslösung nach Vorschrift »Untersuchungslösung«.

Auftrageart und -menge

Auf die DC-Folie werden je 1 µl der Untersuchungslösung und der Vergleichslösungen punktförmig aufgetragen.

Nachweis

1. Die DC-Folie wird unter dem Abzug getrocknet, und die fluoreszenzmindernden Zonen werden im UV-Licht bei 254 nm gekennzeichnet.
2. Die DC-Folie wird reichlich mit Anisaldehyd-Reagenz R besprüht und anschließend nach erneutem Trocknen solange auf einer Heizplatte bei etwa 100 °C vorsichtig erhitzt, bis sich alle Zonen farblich gut entwickelt haben.

Auswertung

Das Chromatogramm der Vergleichslösung 1 zeigt im UV-Licht bei 254 nm Wellenlänge mit steigenden Rf-Werten die fluoreszenzmindernden Zonen von Acetyleugenol und Eugenol, die sich nach Besprühen mit Anisaldehyd-Reagenz und Erhitzen grauviolett färben.

Im Chromatogramm der Vergleichslösung 2 (Nelkenöl) tritt die Eugenol-Zone ebenfalls deutlich hervor. Etwas darunter muss die kleinere, schwach fluoreszenzmindernde Zone des Acetyleugenols vorhanden sein, die sich mit Anisaldehyd-Reagenz ebenfalls grauviolett färbt. Handelsöle, denen Acetyleugenol fehlt, besitzen keine Arzneibuchqualität! Direkt unterhalb des Acetyleugenols liegt die rotviolette Zone des Caryophyllenepoxids, die die Acetyleugenol-Zone teilweise überdeckt. Im Bereich der Fließmittelfront tritt die rotviolette Zone des Caryophyllens auf. Weitere kleine rotviolett gefärbte Zonen sind vorhanden.

Das Chromatogramm der Untersuchungslösung muss dem Chromatogramm der Vergleichslösung 2 in seinen charakteristischen Zonen entsprechen.

Dokumentation

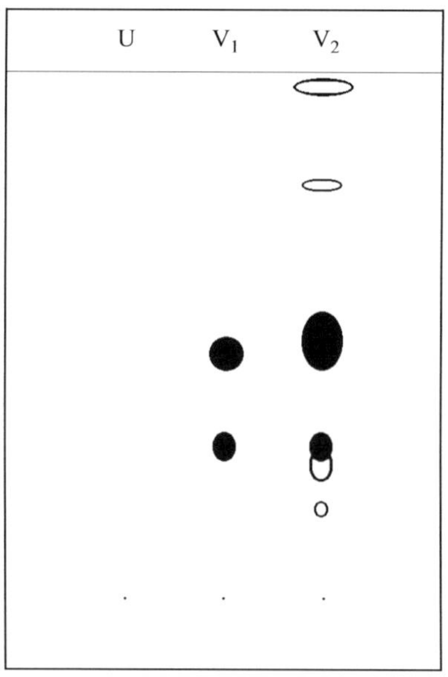

U: Untersuchungslösung

V_1: Acetyleugenol, Eugenol

V_2: Nelkenöl

Nelkenwurz

Schicht

DC-Alufolie Kieselgel 60 F_{254} Merck Artikel Nr. 1.05549

DC-Bedingungen

- Mikro-DC, Kammersättigung
- Laufstrecke 6 cm
- Laufzeit etwa 8 Minuten

Fließmittel

In ein trockenes Reagenzglas werden folgende Lösungsmittelmengen einpipettiert und sorgfältig gemischt:

- 9,3 ml Toluol
- 0,7 ml Ethylacetat

Untersuchungslösung

2,0 g gepulverte Droge (Sieb 500) werden mit 5 ml Methanol in einem Reagenzglas 5 Minuten lang unter ständigem Umrühren im Wasserbad erhitzt. Anschließend wird in ein Zentrifugenglas filtriert.

Vergleichslösungen

V_1: 10 µl Eugenol werden in 10 ml Methanol gelöst.

V_2: Aus authentischer Nelkenwurz (Geum urbanum) hergestellte Vergleichslösung nach Vorschrift »Untersuchungslösung«.

Auftrageart und -menge

Auf die DC-Folie werden je 2mal 1 µl der Untersuchungslösung und der Vergleichslösungen punktförmig aufgetragen.

Nachweis

1. Die DC-Folie wird unter dem Abzug durch Fönen getrocknet und im UV-Licht bei 254 nm ausgewertet.
2. Die DC-Folie wird reichlich mit Vanillin-Schwefelsäure-Reagenz besprüht und anschließend nach erneutem Trocknen solange auf einer Heizplatte bei etwa 100 °C vorsichtig erhitzt, bis sich alle Zonen farblich gut entwickelt haben.

Auswertung

Das Chromatogramm der Vergleichslösung 1 zeigt im UV-Licht bei 254 nm im mittleren Rf-Bereich die fluoreszenzmindernde Zone des Eugenols, die nach chemischer Detektion braun gefärbt ist.

Im Chromatogramm der Untersuchungslösung muss wie im Chromatogramm der Vergleichslösung 2 (Nelkenwurz) die Eugenol-Zone vorhanden sein. Darüber und darunter treten weitere Zonen auf, die unterschiedlich violett gefärbt sind.

Dokumentation

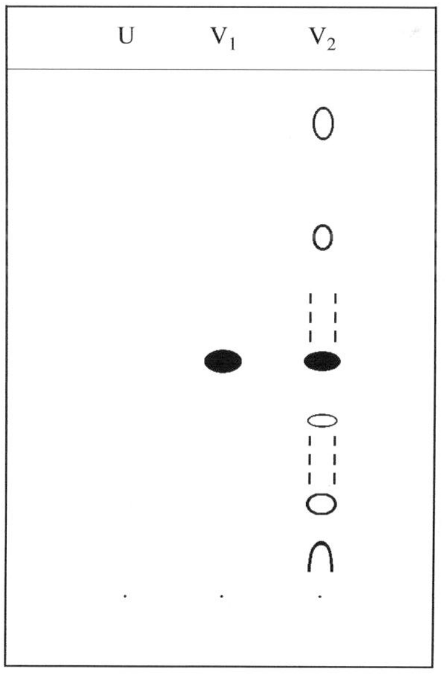

U: Untersuchungslösung
V_1: Eugenol
V_2: Nelkenwurz

Neroliöl/Bitterorangenblütenöl

Schicht

DC-Alufolie Kieselgel 60 F_{254} Merck Artikel Nr. 1.05549

DC-Bedingungen

- Mikro-DC, Kammersättigung
- Laufstrecke 2mal 6 cm, Zwischentrocknung durch Fönen
- Laufzeit 2mal etwa 8 Minuten

Fließmittel

In ein trockenes Reagenzglas werden folgende Lösungsmittelmengen einpipettiert und sorgfältig gemischt:

- 9,3 ml Toluol
- 0,7 ml Ethylacetat

Untersuchungslösung

0,1 ml (5 Tropfen) des zu untersuchenden Öls wird in 2,5 ml Toluol gelöst.

Vergleichslösungen

V_1: 20 µl α-Terpineol, 20 µl Linalool und 20 µl Linalylacetat werden zusammen in 10 ml Toluol gelöst.

V_2: Aus authentischem Neroliöl (gewonnen aus Citrus aurantium ssp. aurantium) hergestellte Vergleichslösung nach Vorschrift »Untersuchungslösung«.

Auftrageart und -menge

Auf die DC-Folie werden je 1 µl der Untersuchungslösung und der Vergleichslösungen punktförmig aufgetragen.

Nachweis

1. Die DC-Folie wird unter dem Abzug getrocknet. Dann wird die fluoreszierende Zone im UV-Licht bei 365 nm gekennzeichnet.
2. Anschließend wird die DC-Folie mit reichlich Vanillin-Schwefelsäure-Reagenz besprüht, durch Fönen mit heißer Luft getrocknet und solange auf einer Heizplatte bei etwa 100 °C vorsichtig erhitzt, bis alle Zonen farblich gut entwickelt sind.

Auwertung

Das Chromatogramm der Vergleichslösung 1 zeigt nach chemischer Detektion im Tageslicht mit steigenden Rf-Werten die blauen Zonen von α-Terpineol, Linalool und Linalylacetat.

Das Chromatogramm der Untersuchungslösung muss wie das Chromatogramm der Vergleichslösung 2 (Neroliöl) folgende Zonen zeigen: im UV-Licht bei 365 nm eine blauviolett fluoreszierende Zone in der oberen Hälfte, die nach chemischer Detektion im Tageslicht gelb gefärbt ist, nach chemischer Detektion die blaue Zone von α-Terpineol, die von einer weiteren blauen Zone zum Teil überlagert ist, die blauen Zonen von Linalool und Linalylacetat, wobei Linalool die intensivste Zone ist. Direkt unterhalb des Linalylacetats tritt schon beim Fönen mit heißer Luft eine orangefarbene Zone auf, oberhalb befindet sich im Bereich der Front die violette Zone der Terpenkohlenwasserstoffe. Weitere violett gefärbte Zonen befinden sich direkt ober- und unterhalb des Linalools.

Dokumentation

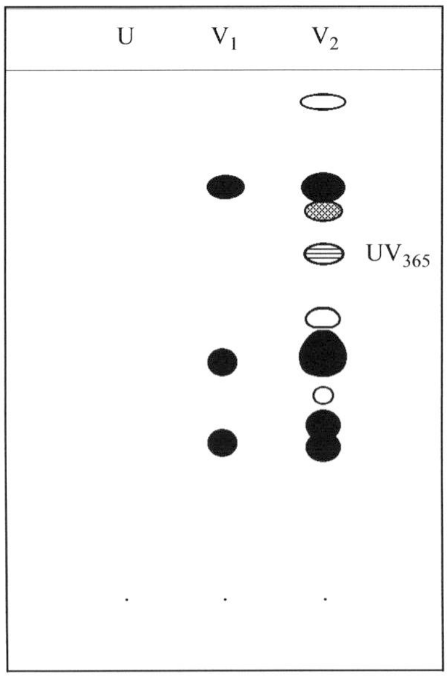

U: Untersuchungslösung

V_1: α-Terpineol, Linalool, Linalylacetat

V_2: Neroliöl

Niaouliöl

Schicht

DC-Alufolie Kieselgel 60 F_{254} Merck Artikel Nr. 1.05549

DC-Bedingungen

- Mikro-DC, Kammersättigung
- Laufstrecke 2mal 6 cm, Zwischentrocknung durch Fönen
- Laufzeit 2mal etwa 7 Minuten

Fließmittel

In ein trockenes Reagenzglas werden folgende Lösungsmittelmengen einpipettiert und sorgfältig gemischt:

- 9,3 ml n-Hexan
- 0,7 ml Ethylacetat

Untersuchungslösung

0,1 ml (5 Tropfen) des zu untersuchenden Öls wird in 2,5 ml Toluol gelöst.

Vergleichslösungen

V_1: 10 µl Cineol und 10 µl α-Terpineol werden zusammen in 5 ml Toluol gelöst.

V_2: Aus authentischem Niaouliöl (von Melaleuca viridiflorae) hergestellte Vergleichslösung nach Vorschrift »Untersuchungslösung«.

Auftrageart und -menge

Auf die DC-Folie werden je 1 µl der Untersuchungslösung und der Vergleichslösungen punktförmig aufgetragen.

Nachweis

Die DC-Folie wird unter dem Abzug getrocknet und mit reichlich Anisaldehyd-Reagenz R besprüht. Anschließend wird nach erneutem Trocknen solange auf einer Heizplatte bei etwa 100 °C vorsichtig erhitzt, bis sich alle Zonen farblich gut entwickelt haben.

Auswertung

Das Chromatogramm der Vergleichslösung 1 zeigt mit steigenden Rf-Werten die blauviolette Zone des α-Terpineols und die violette Zone des Cineols.

Im Chromatogramm der Vergleichslösung 2 (Niaouliöl) sind die Zonen von α-Terpineol und Cineol ebenfalls vorhanden, wobei Cineol die Hauptzone ist. Etwas unterhalb der Front befindet sich die rotviolette Zone der Terpenkohlenwasserstoffe. Weitere schwächere Zonen treten im Rf-Bereich zwischen α-Terpineol und Cineol auf.

Ein identisches Chromatogramm liefert Cajeputöl, das aus anderen Melaleuca-Arten gewonnen wird.

Das Chromatogramm der Untersuchungslösung muss dem Chromatogramm der Vergleichslösung 2 in seinen charakteristischen Zonen entsprechen.

Dokumentation

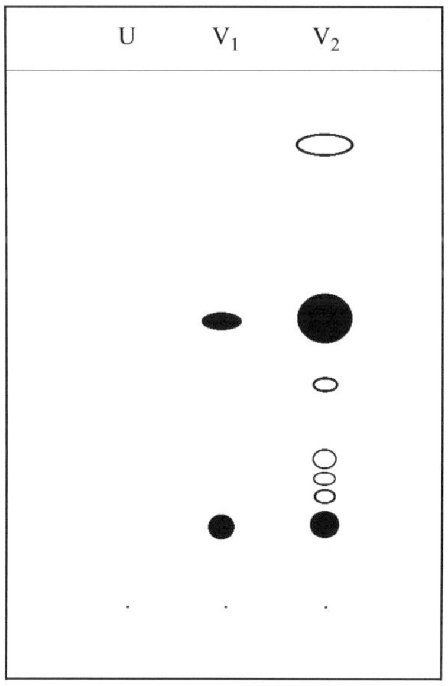

U: Untersuchungslösung

V_1: α-Terpineol, Cineol

V_2: Niaouliöl

Notoginsengwurzel

Schicht

DC-Alufolie Kieselgel 60 F_{254} Merck Artikel Nr. 1.05549.

DC-Bedingungen

- Mikro-DC, Kammersättigung
- Laufstrecke 6 cm
- Laufzeit etwa 9 Minuten

Fließmittel

In ein trockenes Reagenzglas werden folgende Lösungsmittelmengen einpipettiert und sorgfältig gemischt:

- 4,5 ml Ethylacetat
- 2,5 ml Methanol
- 1,9 ml Dichlormethan
- 1,1 ml Wasser

Untersuchungslösung

1,0 g gepulverte Droge (Sieb 500) wird in einem Reagenzglas 5 Minuten lang mit 5 ml Methanol im Wasserbad unter ständigem Rühren erhitzt. Nach dem Abkühlen wird in ein Zentrifugenglas filtriert.

Vergleichslösungen

V_1: 5 mg Aescin und 10 mg Arbutin werden zusammen in 5 ml Methanol gelöst.

V_2: Aus authentischer Notoginsengwurzel (San qi, Panax pseudoginseng var. notoginseng) hergestellte Vergleichslösung nach Vorschrift »Untersuchungslösung«.

Auftrageart und -menge

Auf die DC-Folie werden je 1 µl der Untersuchungslösung und der Vergleichslösungen punktförmig aufgetragen.

Nachweis

Die DC-Folie wird unter dem Abzug durch Fönen mit heißer Luft getrocknet, mit Schwefelsäure 10% in Ethanol 96% reichlich besprüht und nach erneutem Trocknen auf einer Heizplatte bei etwa 100 °C bis zum Erscheinen farbiger Zonen erhitzt.

Auswertung

Das Chromatogramm der Vergleichslösung 1 zeigt nach dem Ansprühen mit ethanolischer Schwefelsäure und Erhitzen im unteren Drittel die graue Zone des Aescins und darüber die gelbbraune Zone des Arbutins.

Das Chromatogramm der Untersuchungslösung muss wie das Chromatogramm der Vergleichslösung 2 (Notoginsengwurzel) folgende charakteristische Zonen zeigen: zwischen Aescin- und Arbutin-Vergleich drei bis vier violette Zonen, unterhalb des Aescin-Vergleichs eine intensive und mehrere schwach violette Zonen.
Etwas oberhalb des Arbutin-Vergleichs muss eine deutlich violette Zone auftreten. Fehlt diese Zone, weist das auf das Vorhandensein von Panax ginseng hin (siehe Pfeil).
Im oberen Rf-Bereich sind weitere schwächere Zonen vorhanden.

Dokumentation

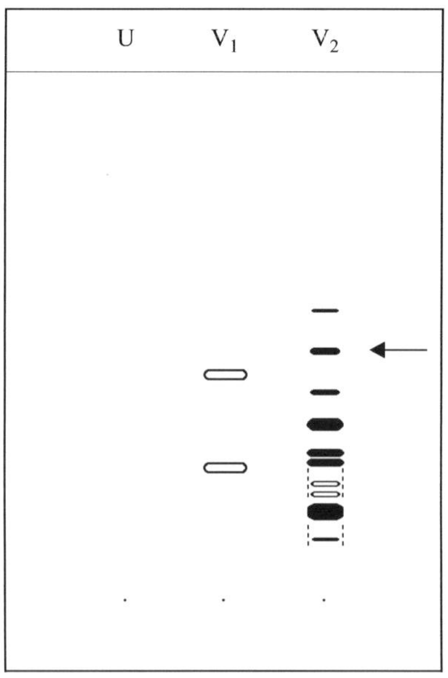

U: Untersuchungslösung
V_1: Aescin, Arbutin
V_2: Notoginsengwurzel

Nystatin

Schicht

DC-Alufolie Kieselgel 60 F_{254} Merck Artikel Nr. 1.05549

DC-Bedingungen

- Mikro-DC, Kammersättigung
- Laufstrecke 6 cm
- Laufzeit etwa 55 Minuten

Fließmittel

In ein trockenes Reagenzglas werden folgende Lösungsmittelmengen einpipettiert und sorgfältig gemischt:

- 6,0 ml 1-Butanol
- 2,5 ml Wasser
- 1,5 ml Essigsäure 100%

Untersuchungslösung

10 mg Untersuchungssubstanz werden in einem Reagenzglas 2 bis 3 Minuten lang mit 5 ml Methanol geschüttelt. Anschließend wird in ein Zentrifugenglas filtriert.

Vergleichslösung

Die Vergleichslösung wird mit authentischer Vergleichssubstanz wie die Untersuchungslösung hergestellt.

Auftrageart und -menge

Auf die DC-Folie werden je 2mal 1 µl der Untersuchungslösung und der Vergleichslösung punktförmig aufgetragen.

Nachweis

1. Die DC-Folie wird unter dem Abzug durch Fönen getrocknet und im UV-Licht bei 254 nm und 365 nm ausgewertet.
2. Die DC-Folie wird mit 1%iger schwefelsaurer Kaliumpermanganat-Lösung besprüht.

Auswertung

Das Chromatogramm der Vergleichslösung zeigt im UV-Licht bei 254 nm die fluoreszenzmindernde Nystatin-Zone, die im UV-Licht bei 365 nm blauviolett fluoresziert. Beim Besprühen mit Kaliumpermanganat-Lösung erscheint die gelbe Nystatin-Zone auf violettem Untergrund.

Das Chromatogramm der Untersuchungslösung muss dem Chromatogramm der Vergleichslösung entsprechen.

Dokumentation

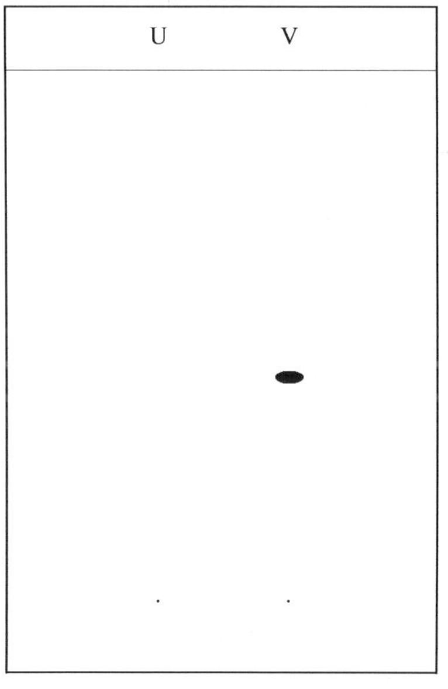

U: Untersuchungslösung
V: Nystatin

Octyldodecanol

Schicht

DC-Alufolie Kieselgel 60 F_{254} Merck Artikel Nr. 1.05549

DC-Bedingungen

- Mikro-DC, Kammersättigung
- Laufstrecke 6 cm
- Laufzeit etwa 8 Minuten

Fließmittel

In ein trockenes Reagenzglas werden folgende Lösungsmittelmengen einpipettiert und sorgfältig gemischt:

- 9,5 ml Toluol
- 0,5 ml Ethylacetat

Untersuchungslösung

20 mg Untersuchungssubstanz werden in 5 ml Toluol gelöst.

Vergleichslösung

Die Vergleichslösung wird mit authentischer Vergleichssubstanz wie die Untersuchungslösung hergestellt.

Auftrageart und -menge

Auf die DC-Folie werden je 1 µl der Untersuchungslösung und der Vergleichslösung punktförmig aufgetragen.

Nachweis

Die DC-Folie wird unter dem Abzug durch Fönen getrocknet, mit einer 10%igen Lösung (m/V) von Molybdatophosphorsäure in Ethanol 96% reichlich besprüht und auf einer Heizplatte bei etwa 100 °C solange erhitzt, bis ein dunkelblauer Fleck auf gelbem Untergrund deutlich sichtbar ist.

Alternativ kann die DC-Folie auch mit Vanillin-Schwefelsäure-Reagenz besprüht und auf einer Heizplatte bei etwa 130 °C bis zur deutlichen Farbentwicklung erhitzt werden.

Auswertung

Octyldodecanol besteht aus gesättigten, flüssigen Fettalkoholen mit einem Gehalt von mindestens 90 Prozent 2-Octyldodecan-1-ol.
Das Chromatogramm der Vergleichslösung zeigt daher nach chemischer Detektion einen intensiven Fleck in der unteren Hälfte.

Das Chromatogramm der Untersuchungslösung muss dem Chromatogramm der Vergleichslösung entsprechen.

Dokumentation

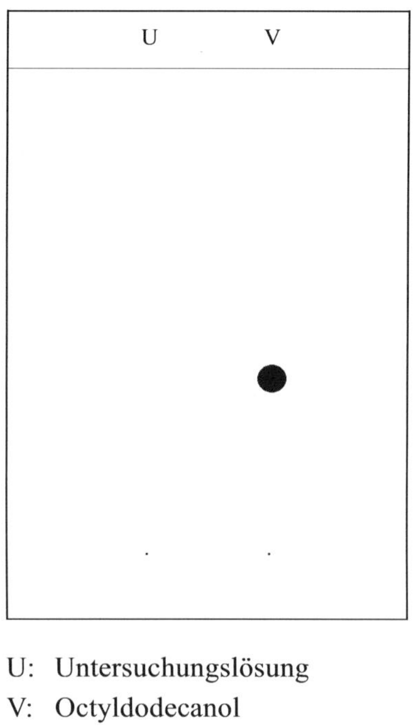

U: Untersuchungslösung
V: Octyldodecanol

Odermennigkraut

Schicht

DC-Alufolie Kieselgel 60 F_{254} Merck Artikel Nr. 1.05549

DC-Bedingungen

- Mikro-DC, Kammersättigung
- Laufstrecke 6 cm
- Laufzeit etwa 15 Minuten

Fließmittel

In ein trockenes Reagenzglas werden folgende Lösungsmittelmengen einpipettiert und sorgfältig gemischt:

- 7,2 ml Ethylacetat
- 0,7 ml Ameisensäure
- 0,7 ml Essigsäure 100%
- 1,4 ml Wasser

Untersuchungslösung

0,6 g gepulverte Droge (Sieb 500) werden mit 5 ml Methanol in einem Reagenzglas 5 Minuten lang unter ständigem Umrühren im Wasserbad erhitzt. Anschließend wird in ein Zentrifugenglas filtriert.

Vergleichslösungen

V_1: 2 mg Rutosid, 1 mg Chlorogensäure, 2 mg Hyperosid und 1 mg Kaffeesäure werden zusammen in 10 ml Methanol gelöst.

V_2: Aus authentischem Odermennigkraut (Agrimonia eupatoria und Agrimonia procera) hergestellte Vergleichslösung nach Vorschrift »Untersuchungslösung«.

Auftrageart und -menge

Auf die DC-Folie werden je 2mal 1 µl der Untersuchungslösung und der Vergleichslösungen punktförmig aufgetragen.

Nachweis

Die DC-Folie wird unter dem Abzug mit einem Heißluftfön getrocknet und die noch warme Folie mit einer 1%igen Lösung (m/V) von Diphenylboryloxyethylamin in Ethanol reichlich besprüht. Nach erneutem Trocknen wird mit einer 5%igen Lösung (V/V) von Macrogol 400 in Ethanol besprüht und die DC-Folie zur Farbintensivierung mit heißer Luft geföhnt. Die Auswertung erfolgt im UV-Licht bei 365 nm.

Auswertung

Das Chromatogramm der Vergleichslösung 1 zeigt im UV-Licht bei 365 nm mit steigenden Rf-Werten die Zonen von Rutosid, Chlorogensäure, Hyperosid und Kaffeesäure. Rutosid und Hyperosid fluoreszieren orange; Chlorogensäure und Kaffeesäure fluoreszieren hellblau.

Das Chromatogramm der Untersuchungslösung muss wie das Chromatogramm der Vergleichslösung 2 (Odermennigkraut) folgende charakteristische Zonen zeigen: die orange fluoreszierende Zone des Rutosids, zwischen Chlorogensäure- und Hyperosid-Vergleich eine gelb fluoreszierende Zone und direkt darüber eine intensiv orange fluoreszierende Flavonoid-Doppelzone. Weitere, schwächer orange oder gelbgrün fluoreszierende Zonen sind vorhanden. Oberhalb des Kaffeesäure-Vergleichs sind zwei rot fluoreszierende Chlorophyll-Zonen sichtbar.

Dokumentation

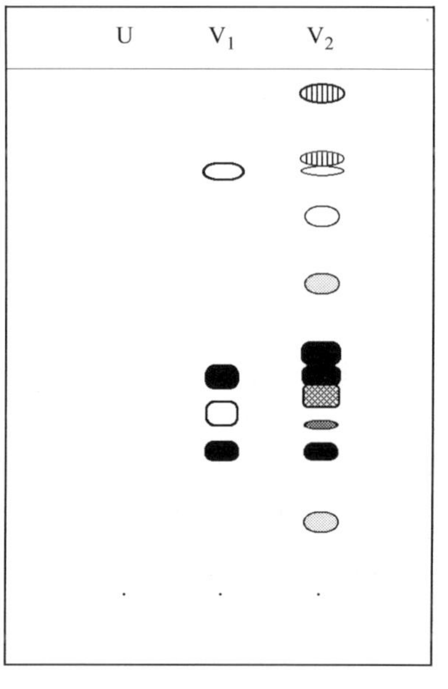

U: Untersuchungslösung

V_1: Rutosid, Chlorogens., Hyperosid, Kaffees.

V_2: Odermennigkraut (Agrimonia eupatoria)

Ölbaumblätter

Schicht

DC-Alufolie Kieselgel 60 F_{254} Merck Artikel Nr. 1.05549

DC-Bedingungen

- Mikro-DC, Kammersättigung
- Laufstrecke 6 cm
- Laufzeit etwa 8 Minuten

Fließmittel

In ein trockenes Reagenzglas werden folgende Lösungsmittelmengen einpipettiert und sorgfältig gemischt:

- 8,5 ml Dichlormethan
- 1,5 ml Methanol
- 0,15 ml Wasser

Untersuchungslösung

0,5 g gepulverte Droge (Sieb 500) werden mit 5 ml Methanol in einem Reagenzglas 5 Minuten lang unter ständigem Umrühren im Wasserbad erhitzt. Anschließend wird in ein Zentrifugenglas filtriert.

Vergleichslösungen

V_1: 2 mg Phloroglucin und 2 mg Thymol werden zusammen in 5 ml Methanol gelöst.

V_2: Aus authentischen Ölbaumblättern (Olea europaea) hergestellte Vergleichslösung nach Vorschrift »Untersuchungslösung«.

Auftrageart und -menge

Auf die DC-Folie werden je 2mal 1 µl der Untersuchungslösung und der Vergleichslösungen punktförmig aufgetragen.

Nachweis

Die DC-Folie wird unter dem Abzug durch Fönen getrocknet, mit Vanillin-Schwefelsäure-Reagenz reichlich besprüht und anschließend nach erneutem Trocknen solange auf einer Heizplatte bei etwa 100 °C vorsichtig erhitzt, bis sich alle Zonen farblich gut entwickelt haben.

Auswertung

Das Chromatogramm der Vergleichslösung 1 zeigt mit steigenden Rf-Werten die orangefarbene Zone des Phloroglucins und die rotviolette Zone des Thymols.

Im Chromatogramm der Vergleichslösung 2 (Ölbaumblätter) ist etwas unterhalb des Phloroglucin-Vergleichs die intensiv grünlichbraune Zone des Oleuropeins sichtbar. Etwas unterhalb des Thymol-Vergleichs tritt eine intensiv blauviolette Zone auf.
Weitere schwache Zonen sind vorhanden.

Das Chromatogramm der Untersuchungslösung muss dem Chromatogramm der Vergleichslösung 2 in seinen charakteristischen Zonen entsprechen.

Dokumentation

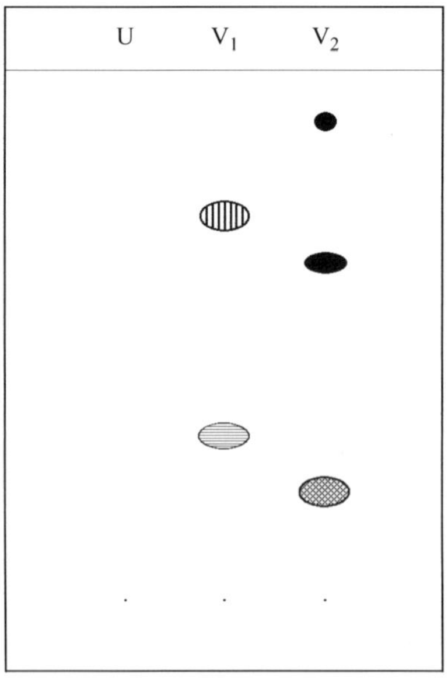

U: Untersuchungslösung
V_1: Phloroglucin, Thymol
V_2: Ölbaumblätter

Oleyloleat

Schicht

DC-Alufolie Kieselgel 60 RP-18 F_{254s} Merck Artikel Nr. 1.05560

DC-Bedingungen

- Mikro-DC, Kammersättigung
- Laufstrecke 2mal 6 cm, Zwischentrocknung durch Fönen
- Laufzeit 2mal etwa 5 Minuten

Fließmittel

In ein trockenes Reagenzglas werden folgende Lösungsmittelmengen einpipettiert und sorgfältig gemischt:

- 5,0 ml Ethylacetat
- 5,0 ml Acetonitril

Untersuchungslösung

20 mg Untersuchungssubstanz werden in 5 ml Dichlormethan gelöst.

Vergleichslösung

Aus authentischem Oleyloleat hergestellte Vergleichslösung nach Vorschrift »Untersuchungslösung«.

Auftrageart und -menge

0,5 cm vom unteren Plattenrand werden je 1 µl der Untersuchungslösung und der Vergleichslösung punktförmig aufgetragen.
1 cm vom unteren Plattenrand wird mit Bleistift eine Markierung angebracht und die DC-Platte unter dem Abzug mit Diethylether dreimal bis zu dieser Markierung entwickelt (z.B. DC-Kammer mit 3 ml Diethylether füllen und DC-Platte mit Hilfe einer Pinzette kurz eintauchen; nur wenige Sekunden Laufzeit! Zwischentrocknung durch Fönen). Hierdurch werden die Auftrageflecke zu schmalen Startzonen konzentriert.

Nachweis

Die DC-Platte wird unter dem Abzug durch Fönen getrocknet, mit einer 10%igen Lösung (m/V) von Molybdatophosphorsäure in Ethanol 96% besprüht und nach erneutem Trocknen auf einer Heizplatte bei etwa 100 °C unter Beobachtung solange vorsichtig erhitzt, bis dunkelblaue Flecke auf gelbem Untergrund deutlich sichtbar sind.

Auswertung

Das Chromatogramm der Untersuchungslösung muss wie das Chromatogramm der Vergleichslösung zwei dicht zusammenliegende Zonen zeigen, von denen die untere größer und intensiver ist. Weitere schwache Zonen sind vorhanden.

Dokumentation

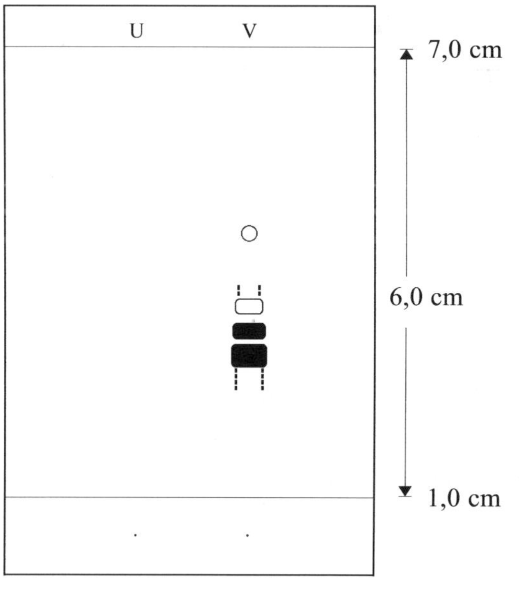

U: Untersuchungslösung
V: Oleyloleat

Opiumalkaloide

Untersuchungssubstanzen

Opiumtinktur, Morphinhydrochlorid, Codeinphosphat, Papaverinhydrochlorid, Narcotinhydrochlorid = Noscapinhydrochlorid, Heroin

Schicht

DC-Alufolie Kieselgel 60 F_{254} Merck Artikel Nr. 1.05549

DC-Bedingungen

- Mikro-DC, Kammersättigung
- Laufstrecke 6 cm
- Laufzeit etwa 7 Minuten

Fließmittel

In ein trockenes Reagenzglas werden folgende Lösungsmittelmengen einpipettiert und sorgfältig gemischt:

- 8,5 ml Ethylacetat
- 1,0 ml Methanol
- 0,5 ml Ammoniak-Lösung 25% (m/m)

Untersuchungslösungen

5 mg Untersuchungssubstanz werden in 5 ml Methanol gelöst.

Von Heroin aus der Drogenszene wird eine 1%ige Lösung hergestellt.

Opiumtinktur wird mit Methanol im Verhältnis 1 + 1 verdünnt.

Auftrageart und -menge

Auf die DC-Folie werden je 2mal 1 µl der Untersuchungslösungen punktförmig aufgetragen.

Nachweis

1. Die DC-Folie wird unter dem Abzug durch Fönen gründlich getrocknet und anschließend im UV-Licht bei 254 nm ausgewertet.
2. Die DC-Folie wird mit Iodplatin-Reagenz R besprüht.

Auswertung

Im UV-Licht bei 254 nm zeigen alle Opiumalkaloide eine Fluoreszenzminderung. Durch Besprühen mit Iodplatin-Reagenz färben sich die Morphin-Zone blau, die Codein-Zone blauviolett, die Papaverin- und Narcotin-Zone rotviolett, später braun.

Das Chromatogramm von Opiumtinktur zeigt die Zonen von Morphin, Codein, Papaverin und Narcotin. Im Rf-Bereich zwischen Codein und Papaverin kann außerdem die violette Zone des Thebains auftreten.

Türkisches Heroin aus der Drogenszene ist ein Gemisch verschiedener Substanzen. Im Rf-Bereich zwischen Codein und Papaverin tritt eine Doppelzone auf, bestehend aus Diacetylmorphin, Acetylcodein und Monoacetylmorphin. Diese Zonen färben sich mit Iodplatin-Reagenz violett. Als Begleitalkaloide finden sich Papaverin, Narcotin und evtl. Morphin. Zusätzlich können verschiedene Streckungsmittel zugesetzt sein, die zum Teil vor dem Besprühen im UV-Licht bei 365 nm detektiert werden können.

Dokumentation

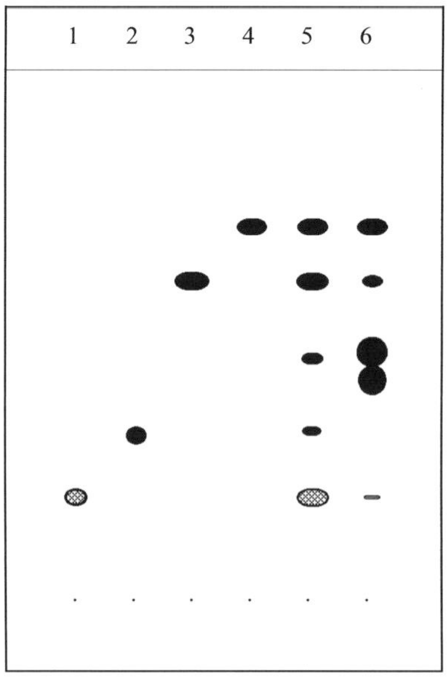

1: Morphin
2: Codein
3: Papaverin
4: Narcotin
5: Opiumtinktur
6: Heroin (türkisch)

Süßes Orangenschalenöl

Schicht

DC-Alufolie Kieselgel 60 F_{254} Merck Artikel Nr. 1.05549

DC-Bedingungen

- Mikro-DC, Kammersättigung
- Laufstrecke 2mal 6 cm, Zwischentrocknung durch Fönen
- Laufzeit 2mal etwa 7 Minuten

Fließmittel

In ein trockenes Reagenzglas werden folgende Lösungsmittelmengen einpipettiert und sorgfältig gemischt:

- 9,3 ml n-Hexan
- 0,7 ml Ethylacetat

Untersuchungslösung

0,5 ml des zu untersuchenden Öls werden in 2 ml Toluol gelöst.

Vergleichslösungen

V_1: 10 µl Linalool, 10 µl Citral und 10 mg Guajazulen werden zusammen in 10 ml Toluol gelöst.

V_2: Aus authentischem Orangenschalenöl (gewonnen aus Citrus sinensis) hergestellte Vergleichslösung nach Vorschrift »Untersuchungslösung«.

Auftrageart und -menge

Auf die DC-Folie werden je 1 µl der Untersuchungslösung und der Vergleichslösungen punktförmig aufgetragen.

Nachweis

1. Die DC-Folie wird unter dem Abzug getrocknet. Dann werden die fluoreszenzmindernden Zonen im UV-Licht bei 254 nm gekennzeichnet. Die DC-Folie wird außerdem im UV-Licht bei 365 nm betrachtet.
2. Anschließend wird die DC-Folie mit reichlich Anisaldehyd-Reagenz R besprüht und nach erneutem Trocknen solange auf einer Heizplatte bei etwa 100 °C vorsichtig erhitzt, bis alle Zonen farblich gut entwickelt sind.

Auswertung

Das Chromatogramm der Vergleichslösung 1 zeigt im UV-Licht bei 254 nm Wellenlänge in der unteren Hälfte die fluoreszenzmindernde Doppelzone des Citrals und in der oberen Hälfte die fluoreszenzmindernde Zone des Guajazulens. Nach chemischer Detektion sind im Tageslicht mit steigenden Rf-Werten die grauviolette Linalool-Zone, die graublaue Citral-Doppelzone und die orangefarbene Guajazulen-Zone sichtbar.

Das Chromatogramm der Untersuchungslösung muss wie das Chromatogramm der Vergleichslösung 2 (Süßes Orangenschalenöl) folgende Zonen zeigen: im UV-Licht bei 254 nm die fluoreszenzmindernde Doppelzone des Citrals, im UV-Licht bei 365 nm einen hellblau fluoreszierenden Startpunkt, nach chemischer Detektion die Zonen von Linalool und Citral sowie eine große rotviolette Zone, die etwa auf der Höhe des Guajazulen-Vergleichs liegt. Darüber befindet sich eine schwach violette Zone. Weitere unterschiedlich gefärbte Zonen sind im mittleren und unteren Rf-Bereich vorhanden.

Dokumentation

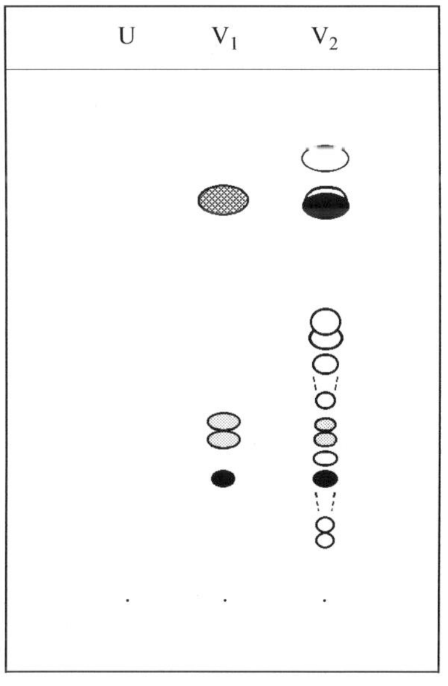

U: Untersuchungslösung
V_1: Linalool, Citral, Guajazulen
V_2: Süßes Orangenschalenöl

Orthosiphonblätter

Schicht

DC-Alufolie Kieselgel 60 F_{254} Merck Artikel Nr. 1.05549

DC-Bedingungen

- Mikro-DC, Kammersättigung
- Laufstrecke 2mal 6 cm, Zwischentrocknung durch Fönen
- Laufzeit 2mal etwa 7 Minuten

Fließmittel

In ein trockenes Reagenzglas werden folgende Lösungsmittelmengen einpipettiert und sorgfältig gemischt:

- 6,0 ml Dichlormethan
- 4,0 ml Ethylacetat

Untersuchungslösung

1 g gepulverte Droge (Sieb 500) wird mit 5 ml Dichlormethan in einem Reagenzglas mit Stopfen etwa 10 Minuten lang unter Schütteln extrahiert. Anschließend wird in ein Zentrifugenglas filtriert.

Vergleichslösungen

V_1: 0,5 mg Scopoletin werden in 20 ml Methanol gelöst.

V_2: Aus authentischen Orthosiphonblättern (Orthosiphon aristatus) hergestellte Vergleichslösung nach Vorschrift »Untersuchungslösung«.

Auftrageart und -menge

Auf die DC-Folie werden je 2mal 1 µl der Untersuchungslösung und der Vergleichslösungen punktförmig aufgetragen.

Nachweis

Die DC-Folie wird unter dem Abzug durch Fönen getrocknet und im UV-Licht bei 365 nm betrachtet.

Auswertung

Das Chromatogramm der Vergleichslösung 1 zeigt im UV-Licht bei 365 nm die hellblau fluoreszierende Zone des Scopoletins.

Das Chromatogramm der Vergleichslösung 2 (Orthosiphonblätter) zeigt im Rf-Bereich zwischen Start und Scopoletin-Vergleich 4 blau fluoreszierende Zonen. Den größten Rf-Wert hat die blauviolett fluoreszierende Zone des Scutellareintetramethylethers, und knapp darunter liegt die intensiv hellblau fluoreszierende Zone des Sinensetins. Im Bereich des Starts und der Fließmittelfront sind rot fluoreszierende Zonen sichtbar.

Das Chromatogramm der Untersuchungslösung muss dem Chromatogramm der Vergleichslösung 2 in seinen charakteristischen Zonen entsprechen.

Dokumentation

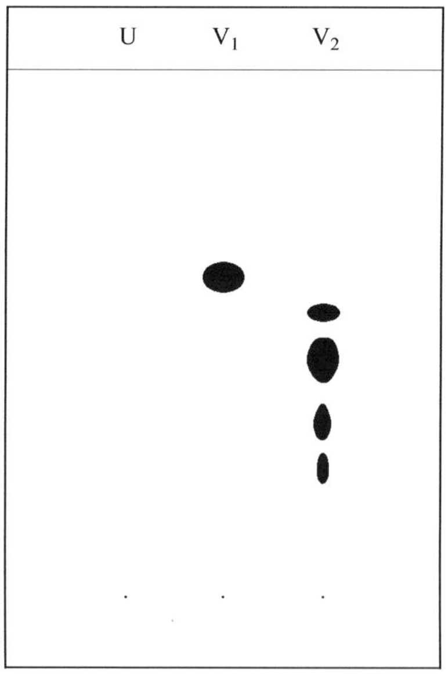

U: Untersuchungslösung
V_1: Scopoletin
V_2: Orthosiphonblätter

Oxedrintartrat

Schicht
DC-Alufolie Kieselgel 60 F_{254} Merck Artikel Nr. 1.05549

DC-Bedingungen
- Mikro-DC, Kammersättigung
- Laufstrecke 6 cm
- Laufzeit etwa 31 Minuten

Fließmittel
In ein trockenes Reagenzglas werden folgende Lösungsmittelmengen einpipettiert und sorgfältig gemischt:

- 8,0 ml 2-Propanol
- 1,5 ml Ammoniak-Lösung 25% (m/m)
- 0,5 ml Dichlormethan

Untersuchungslösung
10 mg Untersuchungssubstanz werden in 5 ml Methanol gelöst.

Vergleichslösung
Die Vergleichslösung wird mit authentischem Oxedrintartrat wie die Untersuchungslösung hergestellt.

Auftrageart und -menge
Auf die DC-Folie werden je 2mal 1 µl der Untersuchungslösung und der Vergleichslösung punktförmig aufgetragen.

Nachweis
1. Die DC-Folie wird unter dem Abzug durch Fönen getrocknet und anschließend im UV-Licht bei 254 nm ausgewertet.
2. Die DC-Folie wird mit Ninhydrin-Reagenz besprüht und auf einer Heizplatte bei etwa 100 °C solange erhitzt, bis sich alle Flecken farblich gut entwickelt haben.

Auswertung
Das Chromatogramm der Vergleichslösung (Oxedrintartrat = Synephrintartrat = Sympatol®) zeigt im UV-Licht bei 254 nm etwas unterhalb der Mitte den fluoreszenzmindernden Fleck des Oxedrintartrats.
Durch chemische Detektion mit Ninhydrin-Reagenz färbt sich der Fleck rotviolett.
Alternativ kann auch mit Echtblausalz-B-Lösung 0,5% (m/V) besprüht und mit einem Heißluftfön erhitzt werden. Der Fleck färbt sich dann gelbbraun.

Das Chromatogramm der Untersuchungslösung muss dem Chromatogramm der Vergleichslösung entsprechen.

Dokumentation

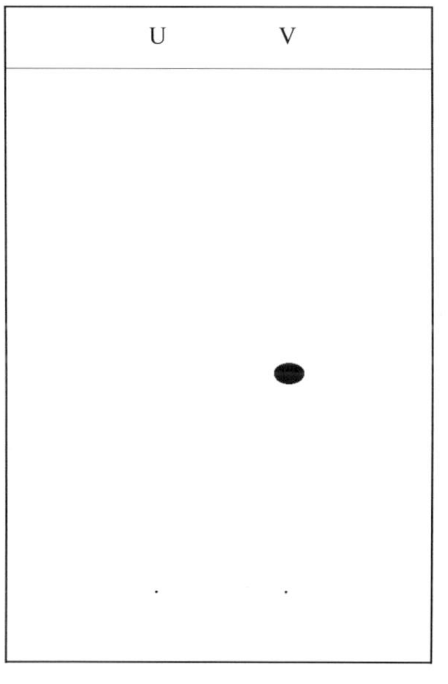

U: Untersuchungslösung
V: Oxedrintartrat

Passionsblumenkraut

Schicht

DC-Alufolie Kieselgel 60 F_{254} Merck Artikel Nr. 1.05549

DC-Bedingungen

- Mikro-DC, Kammersättigung
- Laufstrecke 2mal 6 cm, Zwischentrocknung durch Fönen
- Laufzeit 2mal etwa 19 Minuten

Fließmittel

In ein trockenes Reagenzglas werden folgende Lösungsmittelmengen einpipettiert und sorgfältig gemischt:

- 5,0 ml Ethylacetat
- 1,5 ml Ethylmethylketon
- 1,5 ml Ameisensäure
- 2,0 ml Wasser

Untersuchungslösung

0,5 g gepulverte Droge (Sieb 500) werden mit 5 ml Methanol in einem Reagenzglas 5 Minuten lang unter ständigem Umrühren im Wasserbad erhitzt. Anschließend wird in ein Zentrifugenglas filtriert.

Vergleichslösungen

V_1: 2 mg Hyperosid und 2 mg Rutosid werden zusammen in 10 ml Methanol gelöst.

V_2: Aus authentischem Passionsblumenkraut (Passiflora incarnata) hergestellte Vergleichslösung nach Vorschrift »Untersuchungslösung«.

Auftrageart und -menge

Auf die DC-Folie werden je 2mal 1 µl der Untersuchungslösung und der Vergleichslösungen punktförmig aufgetragen.

Nachweis

Die DC-Folie wird unter dem Abzug mit einem Heißluftfön getrocknet und die noch warme Folie mit einer 1%igen Lösung (m/V) von Diphenylboryloxyethylamin in Ethanol reichlich besprüht. Nach Zwischentrocknung wird das Besprühen wiederholt. Nach erneutem Trocknen wird mit einer 5%igen Lösung (V/V) von Macrogol 400 in Ethanol besprüht und die DC-Folie zur Farbintensivierung mit heißer Luft gefönt. Die Auswertung erfolgt im UV-Licht bei 365 nm.

Auswertung

Das Chromatogramm der Vergleichslösung 1 zeigt im UV-Licht bei 365 nm im oberen Rf-Bereich die orangegelb fluoreszierende Zone des Hyperosids und darunter die ebenfalls orangegelb fluoreszierenden Zone des Rutosids.
Im Chromatogramm der Vergleichslösung 2 (Passionsblumenkraut) sind Rutosid und Hyperosid nicht vorhanden. Dafür befindet sich unterhalb des Rutosid-Vergleichs eine grün fluoreszierende Zone und unmittelbar darunter eine gelb fluoreszierende Zone, sowie unterhalb des Hyperosid-Vergleichs die gelb fluoreszierende Zone des Isoorientins, direkt darüber die grün fluoreszierende Zone des Isovitexins und darüber die schwach braungelb fluoreszierende Zone des Orientins.
Das Chromatogramm der Untersuchungslösung muss dem Chromatogramm von V_2 in seinen charakteristischen Zonen entsprechen.

Dokumentation

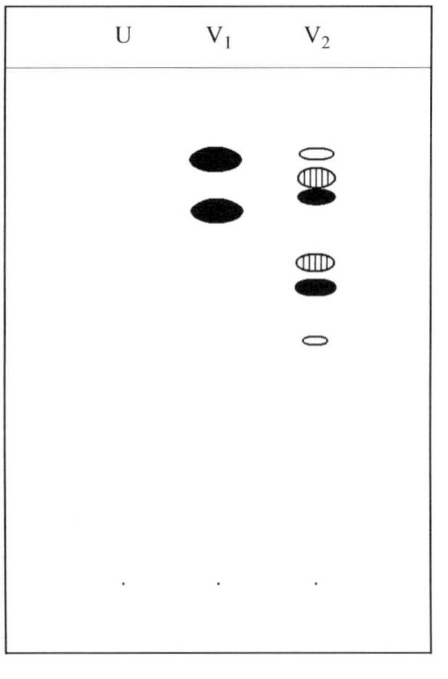

U: Untersuchungslösung
V_1: Rutosid, Hyperosid
V_2: Passionsblumenkraut

Patchouliöl

Schicht
DC-Alufolie Kieselgel 60 F_{254} Merck Artikel Nr. 1.05549

DC-Bedingungen
- Mikro-DC, Kammersättigung
- Laufstrecke 2mal 6 cm, Zwischentrocknung durch Fönen
- Laufzeit 2mal etwa 6 Minuten

Fließmittel
- 10 ml Dichlormethan

Untersuchungslösung
0,05 ml (3 Tropfen) des zu untersuchenden Öls werden in 3 ml Toluol gelöst.

Vergleichslösungen
V_1: 10 µl Carvon werden in 2,5 ml Toluol gelöst.

V_2: Aus authentischem Patchouliöl (von Pogestemon patchouli) hergestellte Vergleichslösung nach Vorschrift »Untersuchungslösung«.

Auftrageart und -menge
Auf die DC-Folie werden je 1 µl der Untersuchungslösung und der Vergleichslösungen punktförmig aufgetragen.

Nachweis
Die DC-Folie wird unter dem Abzug durch Fönen getrocknet und mit reichlich Anisaldehyd-Reagenz R besprüht. Anschließend wird nach erneutem Trocknen solange auf einer Heizplatte bei etwa 100 °C vorsichtig erhitzt, bis sich alle Zonen farblich gut entwickelt haben.

Auswertung
Das Chromatogramm der Vergleichslösung 1 zeigt nach Besprühen mit Anisaldehyd-Reagenz und Erhitzen die braune Zone des Carvons

Im Chromatogramm der Vergleichslösung 2 (Patchouliölöl) tritt knapp oberhalb des Carvon-Vergleichs eine intensive rotbraune Zone auf. Darüber befindet sich in der Nähe der Front eine intensive violette Zone. Darunter sind im unteren Drittel kleinere violette Zonen sichtbar.

Das Chromatogramm der Untersuchungslösung muss dem Chromatogramm der Vergleichslösung 2 in seinen charakteristischen Zonen entsprechen.

Dokumentation

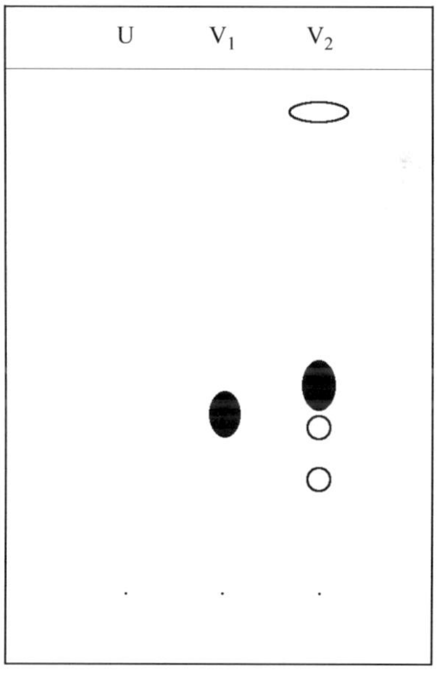

U: Untersuchungslösung

V_1: Carvon

V_2: Patchouliöl

Pelargoniumwurzel

Schicht

DC-Alufolie Kieselgel 60 F_{254} Merck Artikel Nr. 1.05549

DC-Bedingungen

- Mikro-DC, Kammersättigung
- Laufstrecke 6 cm
- Laufzeit etwa 8 Minuten

Fließmittel

In ein trockenes Reagenzglas werden folgende Lösungsmittelmengen einpipettiert und sorgfältig gemischt:

- 7,7 ml Ethylacetat
- 1,3 ml Methanol
- 1,0 ml Wasser

Untersuchungslösung

1,0 g gepulverte Droge (Sieb 500) wird mit 5 ml Methanol in einem Reagenzglas 5 Minuten lang unter ständigem Umrühren im Wasserbad erhitzt. Anschließend wird in ein Zentrifugenglas filtriert.

Vergleichslösungen

V_1: 0,5 mg Scopoletin und 1 mg Aesculin werden in 10 ml Methanol gelöst.

V_2: Aus authentischer Pelargoniumwurzel (Pelargonium sidoides) hergestellte Vergleichslösung nach Vorschrift »Untersuchungslösung«.

Auftrageart und -menge

Auf die DC-Folie werden je 1 µl der Untersuchungslösung und der Vergleichslösungen punktförmig aufgetragen.

Nachweis

Die DC-Folie wird unter dem Abzug durch Fönen getrocknet, mit einer 10%igen Lösung (m/V) von Kaliumhydroxid in Ethanol 96% besprüht und nach erneutem Trocknen im UV-Licht bei 365 nm ausgewertet.

Auswertung

Das Chromatogramm der Vergleichslösung 1 zeigt im UV-Licht bei 365 nm mit steigenden Rf-Werten die leuchtend blau fluoreszierenden Zonen von Aesculin und Scopoletin.

Das Chromatogramm der Vergleichslösung 2 (Pelargoniumwurzel) zeigt zwei deutlich blau fluoreszierende Zonen, von denen die eine etwas oberhalb des Aesculin-Vergleichs und die andere etwas oberhalb des Scopoletin-Vergleichs liegt.
Weitere schwach blau fluoreszierende Zonen verteilen sich vom Startpunkt bis zur Front.

Das Chromatogramm der Untersuchungslösung muss dem Chromatogramm der Vergleichslösung 2 in seinen charakteristischen Zonen entsprechen.

Dokumentation

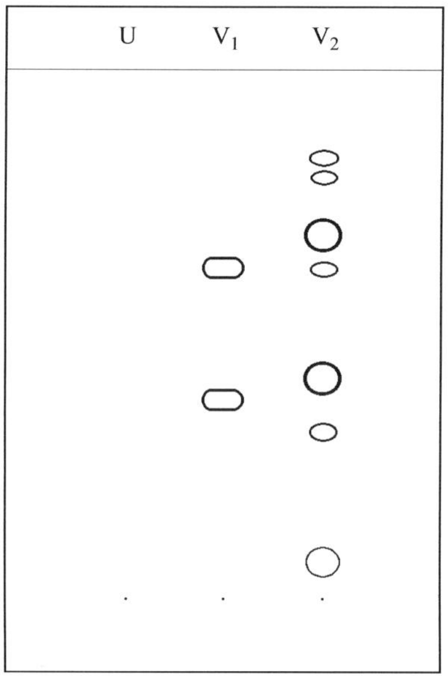

U: Untersuchungslösung
V_1: Aesculin, Scopoletin
V_2: Pelargoniumwurzel

Penicilline

Untersuchungssubstanzen

Amoxicillin, Ampicillin, Bacampicillinhydrochlorid, Phenoxymethylpenicillin-Kalium, Propicillin-Kalium

Schicht

DC-Alufolie Kieselgel 60 F_{254} Merck Artikel Nr. 1.05549

DC-Bedingungen

- Mikro-DC, Kammersättigung
- Laufstrecke 6 cm
- Laufzeit etwa 20 Minuten

Fließmittel

In ein trockenes Reagenzglas werden folgende Lösungsmittelmengen einpipettiert und sorgfältig gemischt.

- 6,0 ml Ethylacetat
- 2,0 ml Essigsäure 100%
- 2,0 ml Wasser

Untersuchungslösungen

5 mg Untersuchungssubstanz werden in einer Mischung aus 4 ml Methanol und 1 ml 0,1 M-Salzsäure gelöst.

Fertigarzneimittel werden pulverisiert und in der entsprechenden Menge Lösungsmittel suspendiert.

Auftrageart und -menge

Auf die DC-Folie werden je 1 µl der Untersuchungslösungen punktförmig aufgetragen.

Nachweis

1. Die DC-Folie wird unter dem Abzug durch Fönen getrocknet und im UV-Licht bei 254 nm ausgewertet.
2. Die DC-Folie wird mit Iod-Dichlormethan-Lösung 0,5% (m/V) besprüht und im Tageslicht ausgewertet.
3. Die DC-Folie wird mit Ninhydrin-Reagenz besprüht, durch Fönen getrocknet und auf einer Heizplatte bei etwa 100 °C solange erhitzt, bis farbige Zonen sichtbar sind.

Auswertung

Im UV-Licht bei 254 nm Wellenlänge zeigen alle Penicilline eine sehr schwache Fluoreszenzminderung.

Durch Besprühen mit Iod-Dichlormethan-Lösung färben sich die Zonen der Penicilline sowie die Zonen der Zersetzungsprodukte, die bei der Chromatographie entstandenen sind, gelb.

Nach Detektion mit Ninhydrin-Reagenz sind die Zonen von Amoxicillin (1), Ampicillin (2) und Bacampicillin (3) gelbbraun gefärbt.

Dokumentation

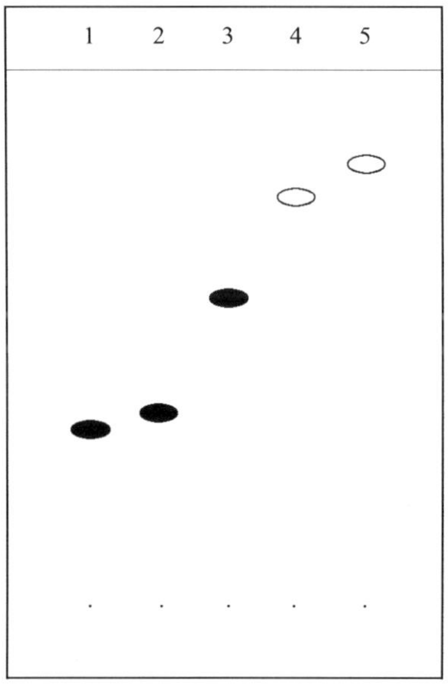

1: Amoxicillin
2: Ampicillin
3: Bacampicillin
4: Phenoxymethylpenicillin
5: Propicillin

Perubalsam

Schicht

DC-Alufolie Kieselgel 60 F_{254} Merck Artikel Nr. 1.05549

DC-Bedingungen

- Mikro-DC, Kammersättigung
- Laufstrecke 2mal 6 cm, Zwischentrocknung durch Fönen
- Laufzeit 2mal etwa 5 Minuten

Fließmittel

In ein trockenes Reagenzglas werden folgende Lösungsmittelmengen einpipettiert und sorgfältig gemischt:

- 9,0 ml n-Hexan
- 1,0 ml Ethylacetat
- 0,1 ml Essigsäure 100%

Untersuchungslösung

100 mg Perubalsam werden in 5 ml Ethylacetat gelöst.

Vergleichslösungen

V_1: 10 mg Benzylcinnamat und 25 µl Benzylbenzoat werden zusammen in 5 ml Ethylacetat gelöst.

V_2: Aus authentischem Perubalsam (von Myroxylon balsamum var. pereirae) hergestellte Vergleichslösung nach Vorschrift »Untersuchungslösung«.

Auftrageart und -menge

Auf die DC-Folie werden je 1 µl der Untersuchungslösung und der Vergleichslösungen punktförmig aufgetragen.

Nachweis

Die DC-Folie wird unter dem Abzug durch Fönen mit heißer Luft getrocknet und im UV-Licht bei 254 nm ausgewertet.
Anschließend wird die DC-Folie mit einer 10%igen Lösung (m/V) von Molybdatophosphorsäure in Ethanol 96 % (V/V) besprüht und nach erneutem Trocknen auf einer Heizplatte bei etwa 100 °C solange erhitzt, bis alle Zonen farblich gut entwickelt sind.

Auswertung

Das Chromatogramm der Vergleichslösung 1 zeigt im UV-Licht bei 254 nm am Ende des mittleren Drittels zwei fluoreszenzmindernde Zonen; die obere entspricht dem Benzylbenzoat, die untere dem Benzylcinnamat.

Im Chromatogramm der Vergleichslösung 2 (Perubalsam) sind die fluoreszenzmindernden Zonen von Benzylbenzoat und Benzylcinnamat ebenfalls vorhanden. Nach Besprühen mit Molybdatophosphorsäure-Lösung erscheint beim Erhitzen die blaue Zone des Nerolidols. Sie liegt unterhalb des Benzylcinnamats am Anfang des mittleren Drittels. Nach längerem Erhitzen färben sich zusätzlich die Zonen von Benzylbenzoat und Benzylcinnamat graublau. Im unteren Rf-Bereich sind weitere schwach blaue Zonen vorhanden.

Das Chromatogramm der Untersuchungslösung muss dem Chromatogramm von V_2 entsprechen.

Dokumentation

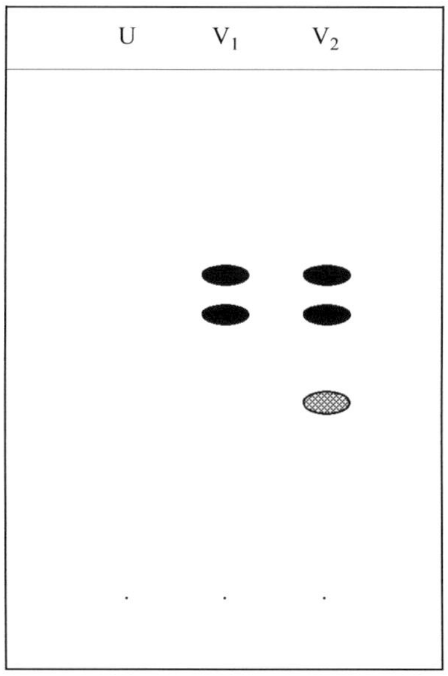

U: Untersuchungslösung
V_1: Benzylcinnamat, Benzylbenzoat
V_2: Perubalsam

Petersilienfrüchte

Schicht

DC-Alufolie Kieselgel 60 F_{254} Merck Artikel Nr. 1.05549

DC-Bedingungen

- Mikro-DC, Kammersättigung
- Laufstrecke 6 cm
- Laufzeit etwa 8 Minuten

Fließmittel

In ein trockenes Reagenzglas werden folgende Lösungsmittelmengen einpipettiert und sorgfältig gemischt:

- 9,7 ml Toluol
- 0,3 ml Ethylacetat

Untersuchungslösung

1,0 g frisch gepulverte Droge (Sieb 500) wird 2 bis 3 Minuten lang in einem Reagenzglas mit 4 ml Methanol geschüttelt. Anschließend wird in ein Zentrifugenglas filtriert.

Vergleichslösungen

V_1: 10 µl Eugenol und 10 µl Anethol werden zusammen in 5 ml Toluol gelöst.

V_2: Aus authentischen Petersilienfrüchten (Petroselinum crispum) hergestellte Vergleichslösung nach Vorschrift »Untersuchungslösung«.

Auftrageart und -menge

Auf die DC-Folie werden 1 µl der Vergleichslösung 1 sowie je 2mal 1 µl der Untersuchungslösung und der Vergleichslösung 2 punktförmig aufgetragen.

Nachweis

Die DC-Folie wird unter dem Abzug durch Fönen getrocknet und reichlich mit Vanillin-Schwefelsäure-Reagenz besprüht. Nach erneutem Fönen wird auf einer Heizplatte bei etwa 100 °C vorsichtig erhitzt, bis sich alle Zonen farblich gut entwickelt haben.

Auswertung

Das Chromatogramm der Vergleichslösung 1 zeigt nach chemischer Detektion mit steigenden Rf-Werten die braune Zone des Eugenols und die violette Zone des Anethols.

Das Chromatogramm der Vergleichslösung 2 (Petersilienfrüchte) zeigt etwas unterhalb des Anethol-Vergleichs die intensiv rotbraun gefärbte Myristicin-Zone. Bei Petersiliensamen der Apiol-Rasse tritt direkt unterhalb der Myristicin-Zone zusätzlich die violettbraune Apiol-Zone auf. Kleinere braun gefärbte Zonen können auf der Höhe des Eugenol-Vergleichs und etwas darunter auftreten. Weitere schwach blau oder violett gefärbte Zonen sind vorhanden.

Das Chromatogramm der Untersuchungslösung muss dem Chromatogramm der Vergleichslösung 2 in seinen charakteristischen Zonen entsprechen.

Dokumentation

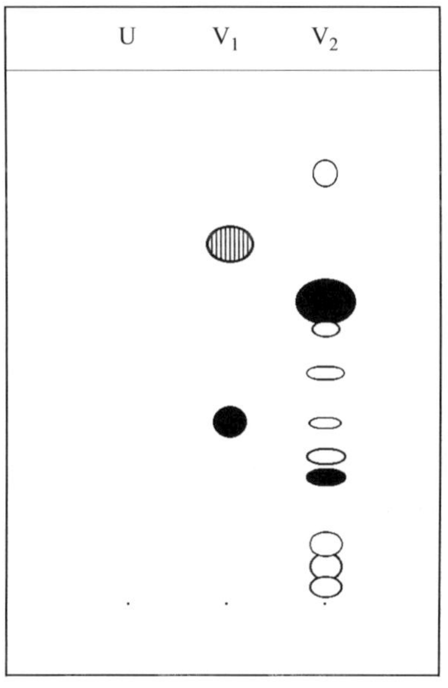

U: Untersuchungslösung

V_1: Eugenol, Anethol

V_2: Petersilienfrüchte (Myristicin-Rasse)

Petersilienkraut

Schicht
DC-Alufolie Kieselgel 60 F_{254} Merck Artikel Nr. 1.05549

DC-Bedingungen
- Mikro-DC, Kammersättigung
- Laufstrecke 6 cm
- Laufzeit etwa 12 Minuten

Fließmittel
In ein trockenes Reagenzglas werden folgende Lösungsmittelmengen einpipettiert und sorgfältig gemischt:

- 7,8 ml Ethylacetat
- 0,6 ml Ameisensäure
- 0,6 ml Essigsäure
- 1,0 ml Wasser

Untersuchungslösung
0,5 g gepulverte Droge (Sieb 500) werden mit 5 ml Methanol in einem Reagenzglas 5 Minuten lang unter ständigem Umrühren im Wasserbad erhitzt. Anschließend wird in ein Zentrifugenglas filtriert.

Vergleichslösungen
V_1: 2 mg Rutosid, 1 mg Chlorogensäure und 1 mg Kaffeesäure werden zusammen in 10 ml Methanol gelöst.

V_2: Aus authentischem Petersilienkraut (Petroselinum crispum) hergestellte Vergleichslösung nach Vorschrift »Untersuchungslösung«.

Auftrageart und -menge
Auf die DC-Folie werden je 2mal 1 µl der Untersuchungslösung und der Vergleichslösungen punktförmig aufgetragen.

Nachweis
Die DC-Folie wird unter dem Abzug mit einem Heißluftfön getrocknet und die noch warme Folie mit einer 1%igen Lösung (m/V) von Diphenylboryloxyethylamin in Ethanol reichlich besprüht. Nach erneutem Trocknen wird mit einer 5%igen Lösung (V/V) von Macrogol 400 in Ethanol besprüht und die DC-Folie zur Farbintensivierung mit heißer Luft geföhnt. Die Auswertung erfolgt im UV-Licht bei 365 nm.

Auswertung
Das Chromatogramm der Vergleichslösung 1 zeigt im UV-Licht bei 365 nm mit steigenden Rf-Werten die Zonen von Rutosid, Chlorogensäure und Kaffeesäure. Rutosid fluoresziert orange, Chlorogensäure und Kaffeesäure fluoreszieren hellblau.

Das Chromatogramm der Vergleichslösung 2 (Petersilienkraut) zeigt als charakteristische Merkmale eine große grüngelb fluoreszierende Zone im Rf-Bereich zwischen Rutosid- und Chlorogensäure-Vergleich sowie eine intensive, rot fluoreszierende Chlorophyll-Zone mit größtem Rf-Wert.

Das Chromatogramm der Untersuchungslösung muss dem Chromatogramm der Vergleichslösung 2 in seinen charakteristischen Zonen entsprechen.

Dokumentation

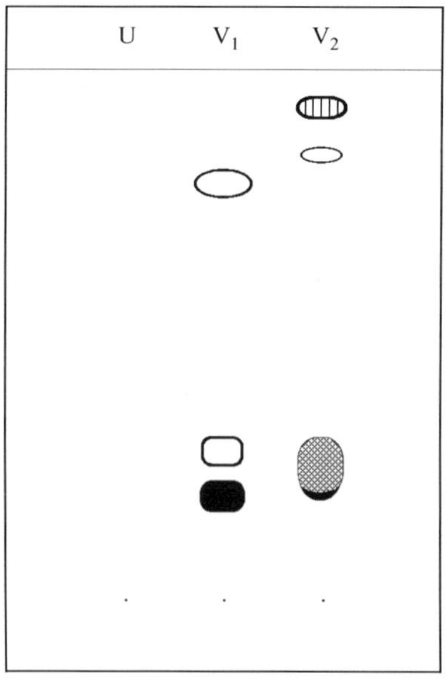

U: Untersuchungslösung

V_1: Rutosid, Chlorogensäure, Kaffeesäure

V_2: Petersilienkraut

Petersiliensamenöl

Schicht

DC-Alufolie Kieselgel 60 F_{254} Merck Artikel Nr. 1.05549

DC-Bedingungen

- Mikro-DC, Kammersättigung
- Laufstrecke 6 cm
- Laufzeit etwa 8 Minuten

Fließmittel

In ein trockenes Reagenzglas werden folgende Lösungsmittelmengen einpipettiert und sorgfältig gemischt:

- 9,7 ml Toluol
- 0,3 ml Ethylacetat

Untersuchungslösung

0,1 ml (5 Tropfen) des zu untersuchenden Öls wird in 2 ml Toluol gelöst.

Vergleichslösungen

V_1: 10 µl Eugenol und 10 µl Anethol werden zusammen in 5 ml Toluol gelöst.

V_2: Aus authentischem Petersiliensamenöl (von Petroselinum crispum) hergestellte Vergleichslösung nach Vorschrift »Untersuchungslösung«.

Auftrageart und -menge

Auf die DC-Folie werden je 1 µl der Untersuchungslösung und der Vergleichslösungen punktförmig aufgetragen.

Nachweis

Die DC-Folie wird unter dem Abzug durch Fönen getrocknet und reichlich mit Vanillin-Schwefelsäure-Reagenz besprüht. Nach erneutem Fönen wird auf einer Heizplatte bei etwa 100 °C solange vorsichtig erhitzt, bis sich alle Zonen farblich gut entwickelt haben.

Auswertung

Das Chromatogramm der Vergleichslösung 1 zeigt nach chemischer Detektion mit steigenden Rf-Werten die braune Zone des Eugenols und die violette Zone des Anethols.

Das Chromatogramm der Vergleichslösung 2 (Petersiliensamenöl) zeigt etwas unterhalb des Anethol-Vergleichs die intensiv rotbraun gefärbte Myristicin-Zone. Bei Petersiliensamen der Apiol-Rasse tritt direkt unterhalb der Myristicin-Zone zusätzlich die violettbraune Apiol-Zone auf, die bei der Myristicin-Rasse fehlen kann. Kleinere braun gefärbte Zonen können auf der Höhe des Eugenol-Vergleichs und etwas darunter auftreten. Weitere blau, rosa oder violett gefärbte Zonen sind vorhanden.

Das Chromatogramm der Untersuchungslösung muss dem Chromatogramm der Vergleichslösung 2 in seinen charakteristischen Zonen entsprechen.

Dokumentation

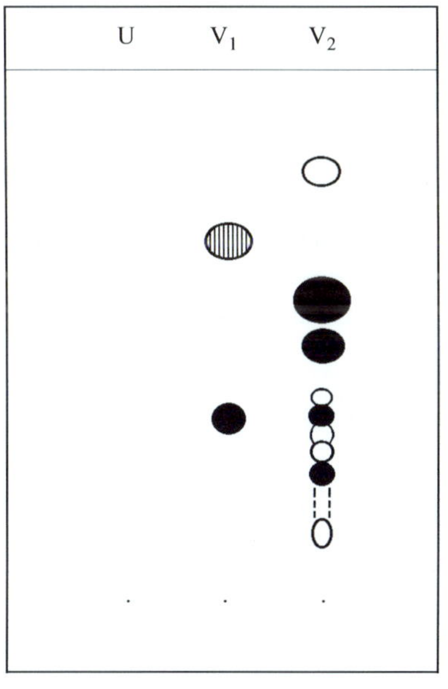

U: Untersuchungslösung

V_1: Eugenol, Anethol

V_2: Petersiliensamenöl (Apiol-Rasse)

Petersilienwurzel

Schicht

DC-Alufolie Kieselgel 60 F_{254} Merck Artikel Nr. 1.05549

DC-Bedingungen

- Mikro-DC, Kammersättigung
- Laufstrecke 6 cm
- Laufzeit etwa 8 Minuten

Fließmittel

In ein trockenes Reagenzglas werden folgende Lösungsmittelmengen einpipettiert und sorgfältig gemischt:

- 9,7 ml Toluol
- 0,3 ml Ethylacetat

Untersuchungslösung

2,0 g frisch gepulverte Droge (Sieb 500) werden 2 bis 3 Minuten lang in einem Reagenzglas mit 5 ml Methanol geschüttelt. Anschließend wird in ein Zentrifugenglas filtriert.

Vergleichslösungen

V_1: 10 µl Eugenol und 10 µl Anethol werden zusammen in 5 ml Toluol gelöst.

V_2: Aus authentischer Petersilienwurzel (Petroselinum crispum) hergestellte Vergleichslösung nach Vorschrift »Untersuchungslösung«.

Auftrageart und -menge

Auf die DC-Folie werden 1 µl der Vergleichslösung 1 sowie je 4mal 1 µl der Untersuchungslösung und der Vergleichslösung 2 punktförmig aufgetragen.

Nachweis

Die DC-Folie wird unter dem Abzug durch Fönen getrocknet und reichlich mit Vanillin-Schwefelsäure-Reagenz besprüht. Nach erneutem Fönen wird auf einer Heizplatte bei etwa 100 °C vorsichtig erhitzt, bis sich alle Zonen farblich gut entwickelt haben.

Auswertung

Das Chromatogramm der Vergleichslösung 1 zeigt nach chemischer Detektion mit steigenden Rf-Werten die braune Zone des Eugenols und die violette Zone des Anethols.

Das Chromatogramm der Vergleichslösung 2 (Petersilienwurzel) zeigt etwas unterhalb des Anethol-Vergleichs die braun gefärbte Myristicin-Zone. Direkt darunter tritt eine intensiv blau gefärbte Zone auf. Weitere schwächer gefärbte Zonen sind vorhanden.

Das Chromatogramm der Untersuchungslösung muss dem Chromatogramm der Vergleichslösung 2 in seinen charakteristischen Zonen entsprechen.

Dokumentation

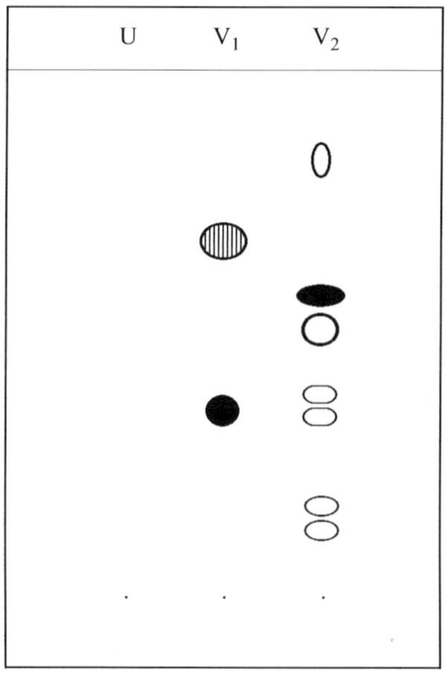

U: Untersuchungslösung
V_1: Eugenol, Anethol
V_2: Petersilienwurzel

Petitgrainöl

Schicht

DC-Alufolie Kieselgel 60 F_{254} Merck Artikel Nr. 1.05549

DC-Bedingungen

- Mikro-DC, Kammersättigung
- Laufstrecke 2mal 6 cm, Zwischentrocknung durch Fönen
- Laufzeit 2mal etwa 8 Minuten

Fließmittel

In ein trockenes Reagenzglas werden folgende Lösungsmittelmengen einpipettiert und sorgfältig gemischt:

- 9,3 ml Toluol
- 0,7 ml Ethylacetat

Untersuchungslösung

0,1 ml (5 Tropfen) des zu untersuchenden Öls wird in 2,5 ml Toluol gelöst.

Vergleichslösungen

V_1: 10 µl α-Terpineol, 10 µl Linalool und 10 µl Linalylacetat werden zusammen in 5 ml Toluol gelöst.

V_2: Aus authentischem Petitgrainöl (gewonnen aus Blättern von Citrus-Arten) hergestellte Vergleichslösung nach Vorschrift »Untersuchungslösung«.

Auftrageart und -menge

Auf die DC-Folie werden je 1 µl der Untersuchungslösung und der Vergleichslösungen punktförmig aufgetragen.

Nachweis

1. Die DC-Folie wird unter dem Abzug getrocknet. Dann wird die fluoreszierende Zone im UV-Licht bei 365 nm gekennzeichnet.
2. Anschließend wird die DC-Folie mit reichlich Vanillin-Schwefelsäure-Reagenz besprüht, durch Fönen mit heißer Luft getrocknet und solange auf einer Heizplatte bei etwa 100 °C vorsichtig erhitzt, bis alle Zonen farblich gut entwickelt sind.

Auswertung

Das Chromatogramm der Vergleichslösung 1 zeigt nach chemischer Detektion im Tageslicht mit steigenden Rf-Werten die blauen Zonen von α-Terpineol, Linalool und Linalylacetat.

Das Chromatogramm der Untersuchungslösung muss wie das Chromatogramm der Vergleichslösung 2 (Petitgrainöl) folgende Zonen zeigen: im UV-Licht bei 365 nm eine blauviolett fluoreszierende Zone in der oberen Hälfte, die nach chemischer Detektion im Tageslicht gelb gefärbt ist, sie kann von einer rotvioletten Zone überdeckt sein, nach chemischer Detektion die blaue Zone von α-Terpineol, die von einer weiteren blauen Zone zum Teil überlagert ist, die blauen Zonen von Linalool und Linalylacetat, wobei Linalylacetat die intensivste Zone ist. Weitere schwächere Zonen sind vorhanden, zum Beispiel die violett gefärbte Zone der Terpenkohlenwasserstoffe im Bereich der Front.

Dokumentation

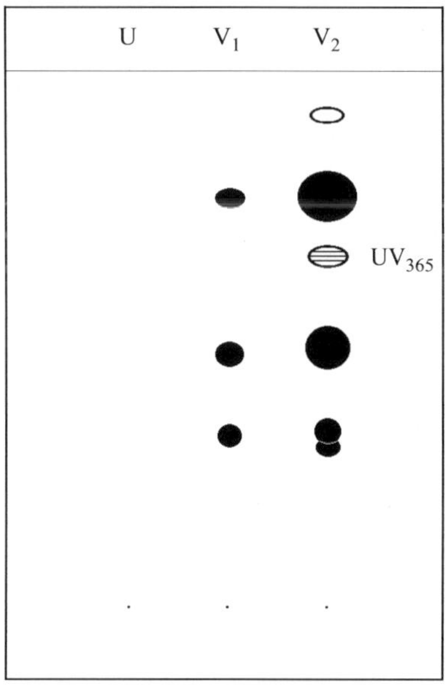

U: Untersuchungslösung

V_1: α-Terpineol, Linalool, Linalylacetat

V_2: Petitgrainöl

Pfeffer

Schicht

DC-Alufolie Kieselgel 60 F_{254} Merck Artikel Nr. 1.05549

DC-Bedingungen

- Mikro-DC, Kammersättigung
- Laufstrecke 6 cm
- Laufzeit etwa 7 Minuten

Fließmittel

In ein trockenes Reagenzglas werden folgende Lösungsmittelmengen einpipettiert und sorgfältig gemischt:

- 7,0 ml Toluol
- 3,0 ml Ethylacetat

Untersuchungslösung

1,0 g gepulverte Droge (Sieb 500) wird mit 5 ml Methanol in einem Reagenzglas 5 Minuten lang unter ständigem Umrühren im Wasserbad erhitzt. Anschließend wird in ein Zentrifugenglas filtriert.

Vergleichslösung

V_1: 5 mg Piperin werden in 5 ml Methanol gelöst.

V_2: Aus authentischem Pfeffer (Piper nigrum) hergestellte Vergleichslösung nach Vorschrift »Untersuchungslösung«.

Auftrageart und -menge

Auf die DC-Folie werden je 2mal 1 µl der Untersuchungslösung und der Vergleichslösungen punktförmig aufgetragen.

Nachweis

1. Die DC-Folie wird unter dem Abzug durch Fönen mit heißer Luft getrocknet und im UV-Licht bei 254 nm ausgewertet.
2. Die DC-Folie wird mit Anisaldehyd-Reagenz R reichlich besprüht, durch Fönen getrocknet und auf einer Heizplatte bei etwa 100 °C unter Beobachtung vorsichtig erhitzt.

Auswertung

Das Chromatogramm der Vergleichslösung 1 zeigt im UV-Licht bei 254 nm in der unteren Hälfte die fluoreszenzmindernde Zone des Piperins.

Im Chromatogramm der Vergleichslösung 2 (Schwarzer oder Weißer Pfeffer) bildet Piperin die Hauptzone. Darüber sind weitere fluoreszenzmindernde Zonen vorhanden. Nach dem Besprühen sind die Zonen von Piperin und den darüber wie darunter auftretenden Piperinabkömmlingen gelb gefärbt, beim Erhitzen in grüngelb übergehend. Durch Erhitzen treten oberhalb des Piperins mehrere unterschiedlich violett gefärbte Zonen auf.

Das Chromatogramm der Untersuchungslösung muss dem Chromatogramm der Vergleichslösung 2 in seinen charakteristischen Zonen entsprechen.

Dokumentation

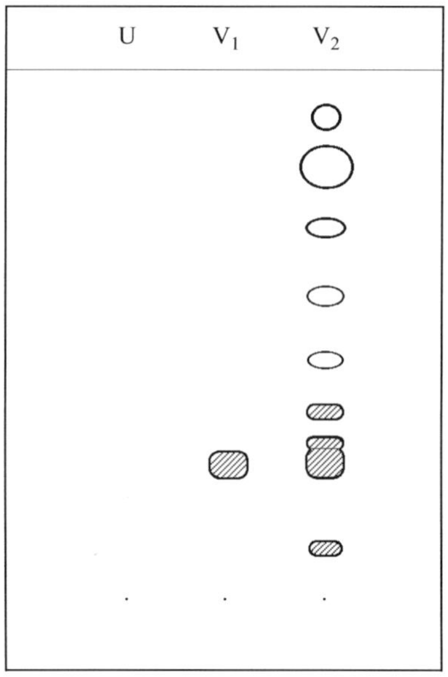

U: Untersuchungslösung
V_1: Piperin
V_2: Schwarzer oder Weißer Pfeffer

Langer Pfeffer

Schicht
DC-Alufolie Kieselgel 60 F_{254} Merck Artikel Nr. 1.05549

DC-Bedingungen
- Mikro-DC, Kammersättigung
- Laufstrecke 6 cm
- Laufzeit etwa 7 Minuten

Fließmittel
In ein trockenes Reagenzglas werden folgende Lösungsmittelmengen einpipettiert und sorgfältig gemischt:

- 5,0 ml Cyclohexan
- 3,0 ml Ethylacetat

Untersuchungslösung
1,0 g gepulverte Droge (Sieb 500) wird mit 5 ml Methanol in einem Reagenzglas 5 Minuten lang unter ständigem Umrühren im Wasserbad erhitzt. Anschließend wird in ein Zentrifugenglas filtriert.

Vergleichslösung
V_1: 5 mg Piperin werden in 5 ml Methanol gelöst.

V_2: Aus authentischem Langer Pfeffer (Bi bo, Piper longum oder Piper retrofractum) hergestellte Vergleichslösung nach Vorschrift »Untersuchungslösung«.

Auftrageart und -menge
Auf die DC-Folie werden je 1 µl der Untersuchungslösung und der Vergleichslösungen punktförmig aufgetragen.

Nachweis
1. Die DC-Folie wird unter dem Abzug durch Fönen mit heißer Luft getrocknet und im UV-Licht bei 254 nm ausgewertet.
2. Die DC-Folie wird mit Anisaldehyd-Reagenz R reichlich besprüht, durch Fönen getrocknet und auf einer Heizplatte bei etwa 100 °C unter Beobachtung vorsichtig erhitzt.

Auswertung
Das Chromatogramm der Vergleichslösung 1 zeigt im UV-Licht bei 254 nm im unteren Drittel die fluoreszenzmindernde Zone des Piperins.

Im Chromatogramm der Untersuchungslösung muss wie im Chromatogramm der Vergleichslösung 2 (Langer Pfeffer) die deutlich fluoreszenzmindernde Piperin-Zone vorhanden sein. Darüber sind zahlreiche weitere fluoreszenzmindernde Zonen sichtbar.
Direkt nach dem Besprühen ist die Piperin-Zone gelb gefärbt, beim Erhitzen in grüngelb bis bräunlichgrün übergehend. Durch Erhitzen treten oberhalb des Piperins mehrere violett gefärbte Zonen sowie eine blaue Zone auf.

Dokumentation

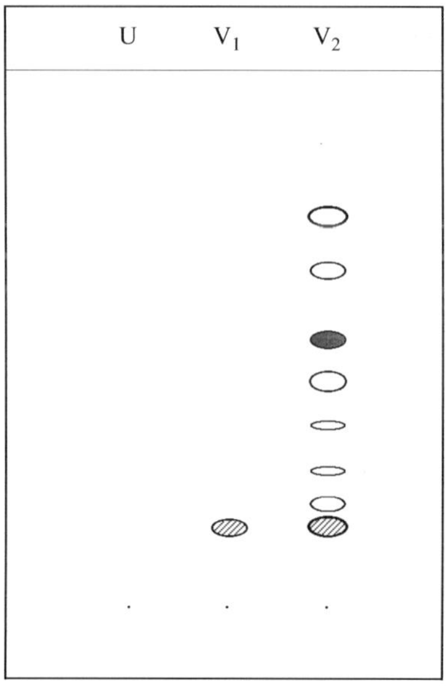

U: Untersuchungslösung
V_1: Piperin
V_2: Langer Pfeffer

Pfefferminzblätter

Schicht

DC-Alufolie Kieselgel 60 F_{254} Merck Artikel Nr. 1.05549

DC-Bedingungen

- Mikro-DC, Kammersättigung
- Laufstrecke 2mal 6 cm, Zwischentrocknung durch Fönen
- Laufzeit 2mal etwa 8 Minuten

Fließmittel

In ein trockenes Reagenzglas werden folgende Lösungsmittelmengen einpipettiert und sorgfältig gemischt:

- 9,3 ml Toluol
- 0,7 ml Ethylacetat

Untersuchungslösung

2,0 g gepulverte Droge (Sieb 500) werden 2 bis 3 Minuten lang in einem Reagenzglas mit 5 ml n-Hexan geschüttelt. Anschließend wird in ein Zentrifugenglas filtriert.

Vergleichslösungen

V_1: 10 mg Menthol und 10 µl Menthylacetat werden zusammen in 10 ml Toluol gelöst.

V_2: Aus authentischen Pfefferminzblättern (Mentha piperita) hergestellte Vergleichslösung nach Vorschrift »Untersuchungslösung«.

Auftrageart und -menge

Auf die DC-Folie werden 1 µl der Vergleichslösung 1 und je 3mal 1 µl der Untersuchungslösung sowie der Vergleichslösung 2 punktförmig aufgetragen.

Nachweis

Die DC-Folie wird unter dem Abzug durch Fönen getrocknet, dann reichlich mit Anisaldehyd-Reagenz R besprüht und nach erneutem Trocknen auf einer Heizplatte bei 100 °C vorsichtig erhitzt, bis sich alle Zonen farblich gut entwickelt haben.

Auswertung

Das Chromatogramm der Vergleichslösung 1 zeigt im mittleren Rf-Bereich die blaue Zone des Menthols und im oberen Rf-Bereich die blaue Zone des Menthylacetats.

Das Chromatogramm der Untersuchungslösung muss wie das Chromatogramm der Vergleichslösung 2 (Pfefferminzblätter) folgende charakteristische Zonen zeigen: die blau gefärbten Zonen von Menthol und Menthylacetat sowie oberhalb des Menthylacetats eine intensiv violett gefärbte Zone von Kohlenwasserstoffen. Zusätzlich sind rotviolett, grauviolett und grün gefärbte Zonen vorhanden.

Dokumentation

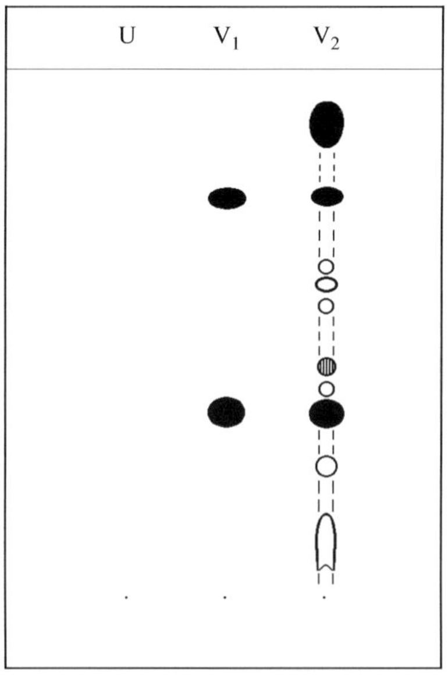

U: Untersuchungslösung
V_1: Menthol, Menthylacetat
V_2: Pfefferminzblätter

Pfefferminzöl

Schicht

DC-Alufolie Kieselgel 60 F_{254} Merck Artikel Nr. 1.05549

DC-Bedingungen

- Mikro-DC, Kammersättigung
- Laufstrecke 2mal 6 cm, Zwischentrocknung durch Fönen
- Laufzeit 2mal etwa 7 Minuten

Fließmittel

In ein trockenes Reagenzglas werden folgende Lösungsmittelmengen einpipettiert und sorgfältig gemischt:

- 9,3 ml n-Hexan
- 0,7 ml Ethylacetat

Untersuchungslösung

0,1 ml (4 Tropfen) des zu untersuchenden Öls wird in 3 ml Toluol gelöst.

Vergleichslösungen

V_1: 10 µl Cineol, 4 µl Menthofuran, 100 mg Menthol und 20 µl Menthylacetat werden zusammen in 10 ml Toluol gelöst.

V_2: Aus authentischem Pfefferminzöl (gewonnen aus Mentha piperita) hergestellte Vergleichslösung nach Vorschrift »Untersuchungslösung«.

Auftrageart und -menge

Auf die DC-Folie werden je 1 µl der Untersuchungslösung und der Vergleichslösungen punktförmig aufgetragen.

Nachweis

Die DC-Folie wird unter dem Abzug durch Fönen getrocknet und mit reichlich Anisaldehyd-Reagenz R besprüht. Dann wird mit einem Heißluftfön getrocknet, bis die gelbe Menthofuran-Zone sichtbar ist. Anschließend wird die DC-Folie auf einer Heizplatte bei etwa 100 °C vorsichtig erhitzt, bis sich alle Zonen farblich gut entwickelt haben.

Auswertung

Das Chromatogramm der Vergleichslösung 1 zeigt mit steigenden Rf-Werten die Zonen von Menthol (dunkelblau), Cineol (violett), Menthylacetat (blau) und Menthofuran (braungelb).

Das Chromatogramm der Vergleichslösung 2 (Pfefferminzöl) enthält alle Zonen der Vergleichslösung 1, wobei Menthol die Hauptzone ist. Oberhalb der Menthofuran-Zone befindet sich die rotviolette Zone der Kohlenwasserstoffe. Zwischen der Cineol- und Menthylacetat-Zone tritt die grüne Menthon-Zone auf. Weitere Zonen, die grün, rot- und blauviolett gefärbt sind, treten im Rf-Bereich zwischen Menthol- und Cineol-Vergleich auf.

Das Chromatogramm der Untersuchungslösung muss dem Chromatogramm der Vergleichslösung 2 entsprechen.

Dokumentation

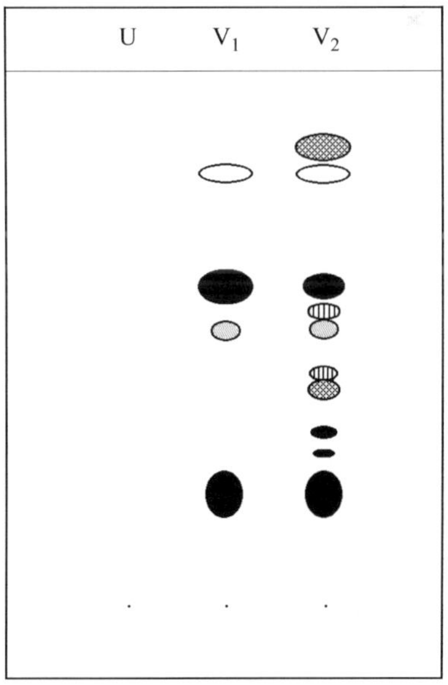

U: Untersuchungslösung

V_1: Menthol, Cineol, Menthylacetat, Menthofuran

V_2: Pfefferminzöl

Pfefferminztinktur

Schicht

DC-Alufolie Kieselgel 60 F_{254} Merck Artikel Nr. 1.05549

DC-Bedingungen

- Mikro-DC, Kammersättigung
- Laufstrecke 2mal 6 cm, Zwischentrocknung durch Fönen
- Laufzeit 2mal etwa 8 Minuten

Fließmittel

In ein trockenes Reagenzglas werden folgende Lösungsmittelmengen einpipettiert und sorgfältig gemischt:

- 9,3 ml Toluol
- 0,7 ml Ethylacetat

Untersuchungslösung

Pfefferminztinktur wird direkt verwendet.

Vergleichslösungen

V_1: 10 mg Menthol werden in 10 ml Toluol gelöst.

V_2: Authentische Pfefferminztinktur (hergestellt aus Pfefferminzblättern).

Auftrageart und -menge

Auf die DC-Folie werden 1 µl der Vergleichslösung 1 und je 3mal 1 µl der Untersuchungslösung sowie der Vergleichslösung 2 punktförmig aufgetragen.

Nachweis

Die DC-Folie wird unter dem Abzug durch Fönen getrocknet, dann reichlich mit Anisaldehyd-Reagenz R besprüht und nach erneutem Trocknen auf einer Heizplatte bei 100 °C vorsichtig erhitzt, bis sich alle Zonen farblich gut entwickelt haben.

Auswertung

Das Chromatogramm der Vergleichslösung 1 zeigt im mittleren Rf-Bereich die blaue Zone des Menthols.

Im Chromatogramm der Vergleichslösung 2 (Pfefferminztinktur) ist der Menthol-Fleck als charakteristische Hauptzone ebenfalls vorhanden. Weitere blaue und rotviolette Zonen sind im unteren und oberen Drittel vorhanden.

Das Chromatogramm der Untersuchungslösung muss dem Chromatogramm der Vergleichslösung 2 entsprechen.

Dokumentation

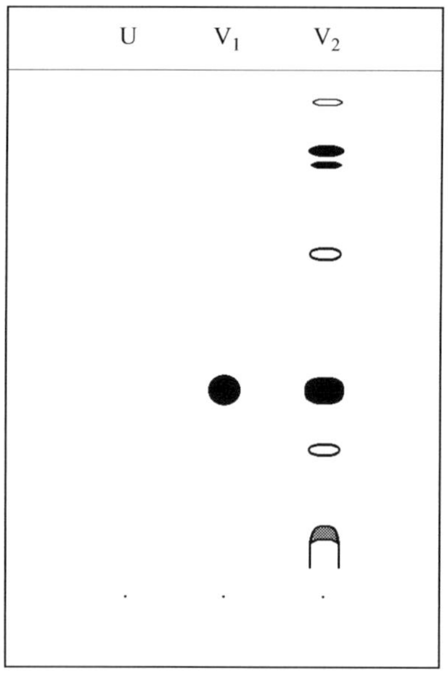

U: Untersuchungslösung

V_1: Menthol

V_2: Pfefferminztinktur

Phenole

Untersuchungssubstanzen

Brenzkatechin, Hydrochinon, Phloroglucin, Pyrogallol, Resorcin

Schicht

DC-Alufolie Kieselgel 60 F_{254} Merck Artikel Nr. 1.05549

DC-Bedingungen

- Mikro-DC, Kammersättigung
- Laufstrecke 6 cm
- Laufzeit etwa 10 Minuten

Fließmittel

In ein trockenes Reagenzglas werden folgende Lösungsmittelmengen einpipettiert und sorgfältig gemischt:

- 7,0 ml Toluol
- 2,0 ml Methanol
- 1,0 ml Essigsäure 100%

Untersuchungslösungen

2 mg Untersuchungssubstanz werden in 5 ml Methanol gelöst.

Auftrageart und -menge

Auf die DC-Folie werden je 1 µl der Untersuchungslösungen punktförmig aufgetragen.

Nachweis

1. Die DC-Folie wird unter dem Abzug durch Fönen mit heißer Luft gründlich getrocknet und anschließend im UV-Licht bei 254 nm ausgewertet.

2. Anschließend wird die DC-Folie mit Dichlorchinonchlorimid-Lösung RN besprüht und nach erneutem Trocknen bis zur optimalen Farbentwicklung in eine Kammer mit Ammoniakdämpfen gestellt. Alternativ zur Ammoniakkammer kann die Folie unter dem Abzug direkt über eine geöffnete Ammoniak-Flasche gehalten werden.

Auswertung

Alle Phenole zeigen im UV-Licht bei 254 nm Wellenlänge eine schwache Fluoreszenzminderung.

Nach Besprühen mit Dichlorchinonchlorimid-Lösung und Bedampfen mit Ammoniak-Lösung 25% färbt sich der Phloroglucin-Fleck (1) grau, der Pyrogallol-Fleck (2) gelb, der Hydrochinon-Fleck (3) braun, der Resorcin-Fleck (4) violett und der Brenzkatechin-Fleck (5) braungrün.

Dokumentation

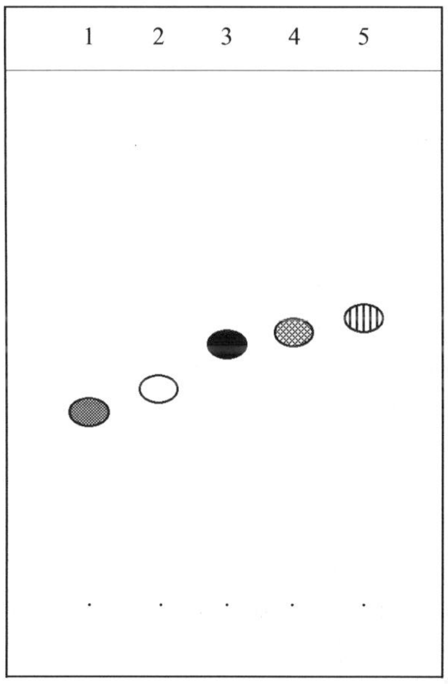

1: Phloroglucin
2: Pyrogallol
3: Hydrochinon
4: Resorcin
5: Brenzkatechin

Phenothiazine

Untersuchungssubstanzen

Chlorpromazin, Fluphenazin, Levomepromazin, Perazin, Perphenazin, Promethazin, Thioridazin, Trifluperazin, Triflupromazin

Schicht

DC-Alufolie Kieselgel 60 F_{254} Merck Artikel Nr. 1.05549

DC-Bedingungen

- Mikro-DC, Kammersättigung
- Laufstrecke 2mal 6 cm, Zwischentrocknung durch Fönen
- Laufzeit 2mal etwa 6 Minuten

Fließmittel

In ein trockenes Reagenzglas werden folgende Lösungsmittelmengen einpipettiert und sorgfältig gemischt:

- 5,0 ml Dichlormethan
- 5,0 ml Aceton
- 0,1 ml Ammoniak-Lösung 25% (m/m)

Untersuchungslösungen

10 mg Untersuchungssubstanz werden in einer Mischung aus 2 ml Dichlormethan und 2 ml Methanol gelöst.

Fertigarzneimittel werden pulverisiert und mit dem Lösungsmittelgemisch suspendiert. Pro 1 mg Phenothiazinderivat werden 0,4 ml des Lösungsmittelgemisches zur Extraktion eingesetzt.

Auftrageart und -menge

Auf die DC-Folie werden je 1 µl der Untersuchungslösungen punktförmig aufgetragen.

Nachweis

1. Die DC-Folie wird unter dem Abzug durch Fönen getrocknet und anschließend im UV-Licht bei 254 nm ausgewertet.
2. Die DC-Folie wird mit Schwefelsäure 10% in Ethanol 96% besprüht und anschließend mit einem Heißluftfön erhitzt. Evtl. wird mit Iodplatin-Reagenz nachbesprüht.

Auswertung

Alle Phenothiazinderivate zeigen im UV-Licht bei 254 nm Wellenlänge eine Fluoreszenzminderung.

Durch Besprühen mit ethanolischer Schwefelsäure und intensives Fönen mit heißer Luft färben sich die Flecke von Chlorpromazin (7), Perphenazin (2) und Promethazin (6) rosarot. Die Flecke von Fluphenazin (3), Trifluperazin (4) und Triflupromazin (8) sind schwach orange gefärbt. Der Fleck von Perazin (1) ist orange, der Fleck von Thioridazin (5) ist hellblau, und der Fleck von Levomepromazin (9) ist blauviolett gefärbt.

Durch Nachbesprühen mit Iodplatin-Reagenz färben sich alle Flecke violett.

Dokumentation

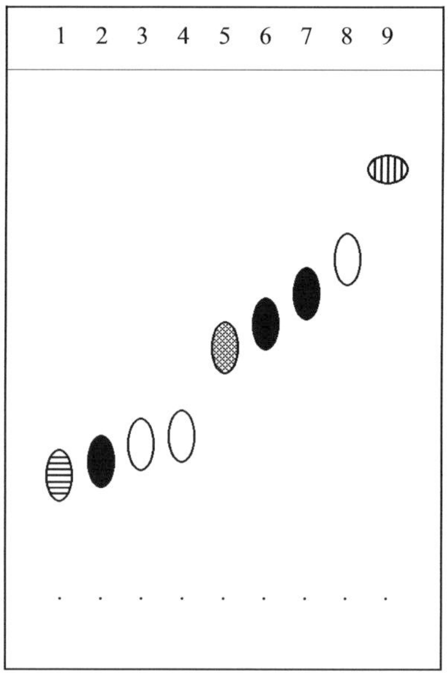

1: Perazindimalonat
2: Perphenazin
3: Fluphenazindihydrochlorid
4: Trifluperazindihydrochlorid
5: Thioridazinhydrochlorid
6: Promethazinhydrochlorid
7: Chlorpromazinhydrochlorid
8: Triflupromazinhydrochlorid
9: Levomepromazinhydrogenmaleat

Phenytoin

Schicht

DC-Alufolie Kieselgel 60 F_{254} Merck Artikel Nr. 1.05549

DC-Bedingungen

- Mikro-DC, Kammersättigung
- Laufstrecke 2mal 6 cm, Zwischentrocknung durch Fönen
- Laufzeit etwa 2mal 6 Minuten

Fließmittel

In ein trockenes Reagenzglas werden folgende Lösungsmittelmengen einpipettiert und sorgfältig gemischt:

- 7,5 ml n-Hexan
- 3,0 ml Dioxan

Untersuchungslösung

10 mg Untersuchungssubstanz werden in 1 ml Methanol gelöst.

Vergleichslösung

Die Vergleichslösung wird mit authentischer Vergleichssubstanz wie die Untersuchungslösung hergestellt.

Auftrageart und -menge

Auf die DC-Folie werden je 1 µl der Untersuchungslösung und der Vergleichslösung punktförmig aufgetragen.

Nachweis

Die DC-Folie wird unter dem Abzug durch Fönen getrocknet und im UV-Licht bei 254 nm ausgewertet.

Auswertung

Das Chromatogramm der Vergleichslösung zeigt im UV-Licht bei 254 nm im unteren Drittel die fluoreszenzmindernde Zone des Phenytoins.

Das Chromatogramm der Untersuchungslösung muss dem Chromatogramm der Vergleichslösung entsprechen.

Dokumentation

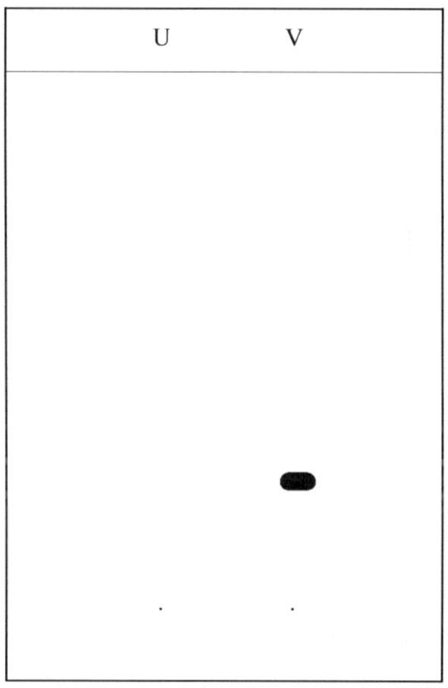

U: Untersuchungslösung
V: Phenytoin (Diphenylhydantoin)

Piment

Schicht

DC-Alufolie Kieselgel 60 F_{254} Merck Artikel Nr. 1.05549

DC-Bedingungen

- Mikro-DC, Kammersättigung
- Laufstrecke 6 cm
- Laufzeit etwa 8 Minuten

Fließmittel

In ein trockenes Reagenzglas werden folgende Lösungsmittelmengen einpipettiert und sorgfältig gemischt:

- 9,0 ml Toluol
- 1,0 ml Ethylacetat

Untersuchungslösung

1,0 g gepulverte Droge (Sieb 500) wird mit 5 ml Methanol in einem Reagenzglas 5 Minuten lang unter ständigem Umrühren im Wasserbad erhitzt. Anschließend wird in ein Zentrifugenglas filtriert.

Vergleichslösungen

V_1: 25 µl Eugenol werden in 5 ml Methanol gelöst.

V_2: Aus authentischem Piment (Pimenta dioica) hergestellte Vergleichslösung nach Vorschrift »Untersuchungslösung«.

Auftrageart und -menge

Auf die DC-Folie werden je 1 µl der Untersuchungslösung und der Vergleichslösungen punktförmig aufgetragen.

Nachweis

1. Die DC-Folie wird unter dem Abzug durch Fönen getrocknet und im UV-Licht bei 254 nm ausgewertet.
2. Die DC-Folie wird reichlich mit Anisaldehyd-Reagenz R besprüht und anschließend nach erneutem Trocknen solange auf einer Heizplatte bei etwa 100 °C vorsichtig erhitzt, bis sich alle Zonen farblich gut entwickelt haben.

Auswertung

Das Chromatogramm der Vergleichslösung 1 zeigt im UV-Licht bei 254 nm im mittleren Rf-Bereich die fluoreszenzmindernde Zone des Eugenols, die sich nach Besprühen mit Anisaldehyd-Reagenz und Erhitzen grauviolett färbt.

Im Chromatogramm der Vergleichslösung 2 (Piment) ist die fluoreszenzmindernde Eugenol-Zone vorhanden. Sie tritt nach chemischer Detektion als Hauptzone hervor. Darüber und darunter sind weitere, unterschiedlich violett gefärbte Zonen sichtbar.

Das Chromatogramm der Untersuchungslösung muss dem Chromatogramm der Vergleichslösung 2 entsprechen.

Dokumentation

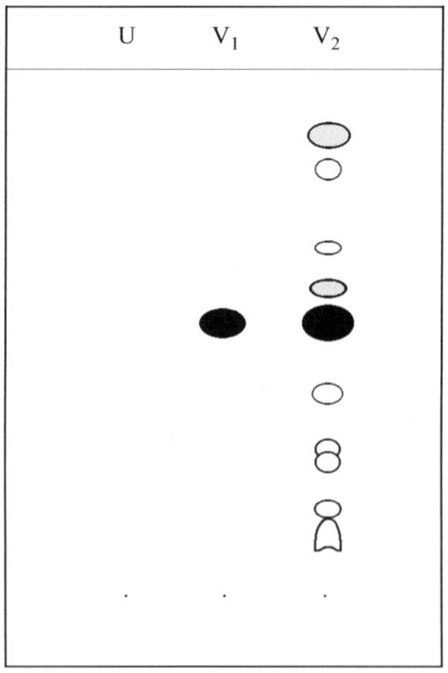

U: Untersuchungslösung
V_1: Eugenol
V_2: Piment

Poleiminzkraut

Schicht

DC-Alufolie Kieselgel 60 F_{254} Merck Artikel Nr. 1.05549

DC-Bedingungen

- Mikro-DC, Kammersättigung
- Laufstrecke 2mal 6 cm, Zwischentrocknung durch Fönen
- Laufzeit 2mal etwa 8 Minuten

Fließmittel

In ein trockenes Reagenzglas werden folgende Lösungsmittelmengen einpipettiert und sorgfältig gemischt:

- 9,3 ml Toluol
- 0,7 ml Ethylacetat

Untersuchungslösung

2,0 g gepulverte Droge (Sieb 500) werden 2 bis 3 Minuten lang in einem Reagenzglas mit 5 ml n-Hexan geschüttelt. Anschließend wird in ein Zentrifugenglas filtriert.

Vergleichslösungen

V_1: 10 mg Menthol und 10 µl Menthylacetat werden zusammen in 10 ml Toluol gelöst.

V_2: Aus authentischem Poleiminzkraut (Mentha pulegium) hergestellte Vergleichslösung nach Vorschrift »Untersuchungslösung«.

Auftrageart und -menge

Auf die DC-Folie werden 1 µl der Vergleichslösung 1 und je 3mal 1 µl der Untersuchungslösung sowie der Vergleichslösung 2 punktförmig aufgetragen.

Nachweis

Die DC-Folie wird unter dem Abzug durch Fönen gründlich getrocknet. Anschließend wird reichlich mit Anisaldehyd-Reagenz R besprüht und nach erneutem Trocknen auf einer Heizplatte bei 100 °C vorsichtig erhitzt, bis sich alle Zonen farblich gut entwickelt haben.

Auswertung

Das Chromatogramm der Vergleichslösung 1 zeigt nach chemischer Detektion im mittleren Bereich die blaue Zone des Menthols und darüber im oberen Drittel die blaue Zone des Menthylacetats.

Das Chromatogramm der Untersuchungslösung muss wie das Chromatogramm der Vergleichslösung 2 (Poleiminzkraut) im Bereich zwischen Menthol- und Menthylacetat-Vergleich einen intensiven rotvioletten Fleck zeigen.
Weitere violette, gelbbraune und braune Zonen sind vorhanden.

Dokumentation

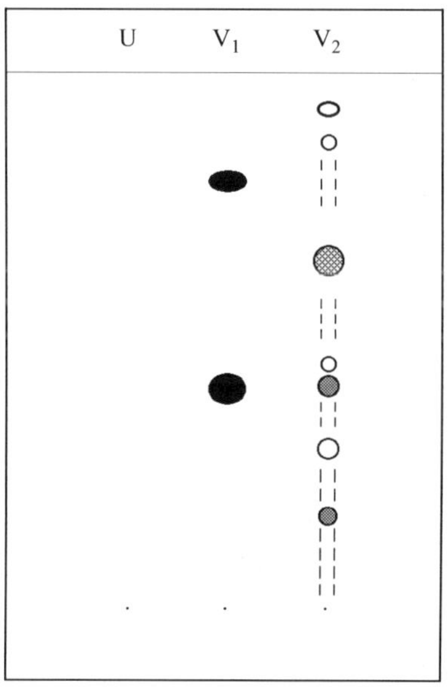

U: Untersuchungslösung
V_1: Menthol, Menthylacetat
V_2: Poleiminzkraut

Poleiminzkraut (DC der Flavonoide)

Schicht

DC-Alufolie Kieselgel 60 F_{254} Merck Artikel Nr. 1.05549

DC-Bedingungen

- Mikro-DC, Kammersättigung
- Laufstrecke 6 cm
- Laufzeit etwa 12 Minuten

Fließmittel

In ein trockenes Reagenzglas werden folgende Lösungsmittelmengen einpipettiert und sorgfältig gemischt:

- 7,8 ml Ethylacetat
- 0,6 ml Ameisensäure
- 0,6 ml Essigsäure 100%
- 1,0 ml Wasser

Untersuchungslösung

0,8 g gepulverte Droge (Sieb 500) werden mit 5 ml Methanol in einem Reagenzglas 5 Minuten lang unter ständigem Umrühren im Wasserbad erhitzt. Anschließend wird in ein Zentrifugenglas filtriert.

Vergleichslösungen

V_1: 2 mg Rutosid, 1 mg Chlorogensäure und 1 mg Kaffeesäure werden zusammen in 10 ml Methanol gelöst.

V_2: Aus authentischem Poleiminzkraut (Mentha pulegium) hergestellte Vergleichslösung nach Vorschrift »Untersuchungslösung«.

Auftrageart und -menge

Auf die DC-Folie werden je 2mal 1 µl der Untersuchungslösung und der Vergleichslösungen punktförmig aufgetragen.

Nachweis

Die DC-Folie wird unter dem Abzug mit einem Heißluftfön getrocknet und die noch warme Folie mit einer 1%igen Lösung (m/V) von Diphenylboryloxyethylamin in Ethanol reichlich besprüht. Nach erneutem Trocknen wird mit einer 5%igen Lösung (V/V) von Macrogol 400 in Ethanol besprüht und die DC-Folie zur Farbintensivierung mit heißer Luft geföntt. Die Auswertung erfolgt im UV-Licht bei 365 nm.

Auswertung

Das Chromatogramm der Vergleichslösung 1 zeigt im UV-Licht bei 365 nm mit steigenden Rf-Werten die Zonen von Rutosid, Chlorogensäure und Kaffeesäure. Rutosid fluoresziert orange; Chlorogensäure und Kaffeesäure fluoreszieren hellblau.

Das Chromatogramm der Untersuchungslösung muss wie das Chromatogramm der Vergleichslösung 2 (Poleiminzkraut) mit steigenden Rf-Werten im UV-Licht bei 365 nm folgende Zonen zeigen: eine blaue und eine orangefarbene Zone im Bereich des Rutosid-Vergleichs, eine blaue Zone im Bereich des Kaffeesäure-Vergleichs, im mittleren Bereich eine gelbblaue Zone, direkt darüber eine blaue Zone, im Bereich des Kaffeesäure-Vergleichs eine blaue und eine braune Zone und darüber zwei rote Chlorophyll-Zonen.

Dokumentation

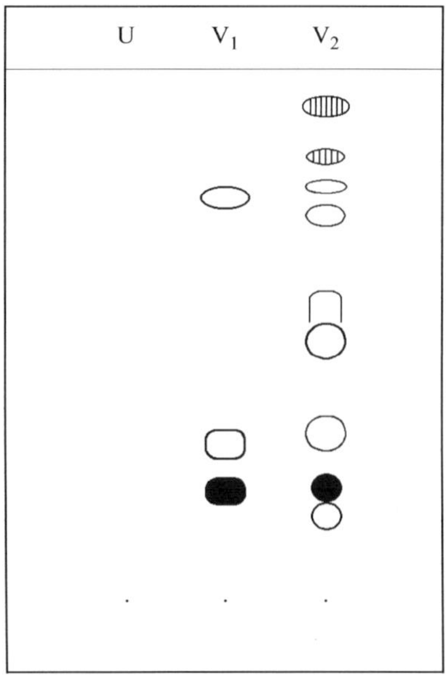

U: Untersuchungslösung
V_1: Rutosid, Chlorogensäure, Kaffeesäure
V_2: Poleiminzkraut

Pomeranzenblätter

Schicht
DC-Alufolie Kieselgel 60 F_{254} Merck Artikel Nr. 1.05549

DC-Bedingungen
- Mikro-DC, Kammersättigung
- Laufstrecke 6 cm
- Laufzeit etwa 15 Minuten

Fließmittel
In ein trockenes Reagenzglas werden folgende Lösungsmittelmengen einpipettiert und sorgfältig gemischt:

- 7,2 ml Ethylacetat
- 0,7 ml Ameisensäure
- 0,7 ml Essigsäure
- 1,4 ml Wasser

Untersuchungslösung
0,8 g gepulverte Droge (Sieb 500) werden mit 5 ml Methanol in einem Reagenzglas 5 Minuten lang unter ständigem Umrühren im Wasserbad erhitzt. Anschließend wird in ein Zentrifugenglas filtriert.

Vergleichslösungen
V_1: 2 mg Rutosid, 1 mg Chlorogensäure, 2 mg Hyperosid und 1 mg Kaffeesäure werden zusammen in 10 ml Methanol gelöst.

V_2: Aus authentischen Pomeranzenblättern (Citrus aurantium ssp. aurantium) hergestellte Vergleichslösung nach Vorschrift »Untersuchungslösung«.

Auftrageart und -menge
Auf die DC-Folie werden je 2mal 1 µl der Untersuchungslösung und der Vergleichslösungen punktförmig aufgetragen.

Nachweis
Die DC-Folie wird unter dem Abzug mit einem Heißluftfön getrocknet und die noch warme Folie mit einer 1%igen Lösung (m/V) von Diphenylboryloxyethylamin in Ethanol reichlich besprüht. Nach erneutem Trocknen wird mit einer 5%igen Lösung (V/V) von Macrogol 400 in Ethanol besprüht und die DC-Folie zur Farbintensivierung mit heißer Luft geföhnt. Die Auswertung erfolgt im UV-Licht bei 365 nm.

Auswertung
Das Chromatogramm der Vergleichslösung 1 zeigt im UV-Licht bei 365 nm mit steigenden Rf-Werten die Zonen von Rutosid, Chlorogensäure, Hyperosid und Kaffeesäure. Rutosid und Hyperosid fluoreszieren orange; Chlorogensäure und Kaffeesäure fluoreszieren hellblau.

Das Chromatogramm der Untersuchungslösung muss wie das Chromatogramm der V_2 (Pomeranzenblätter) folgende charakteristische Zonen zeigen: auf Höhe des Rutosid-Vergleichs eine intensiv gelborange fluoreszierende Zone und direkt darüber eine im Tageslicht rote Zone, die erst nach einigen Minuten durch Bestrahlen mit UV-Licht von 365 nm auftritt. Darüber sowie zwischen Start und Rutosid-Vergleich sind mehrere schwach orange fluoreszierende Zonen sichtbar.
Auf Höhe des Kaffeesäure-Vergleichs tritt eine schwach hellblau fluoreszierende Zone auf, darüber sind zwei rot fluoreszierende Chlorophyll-Zonen vorhanden.

Dokumentation
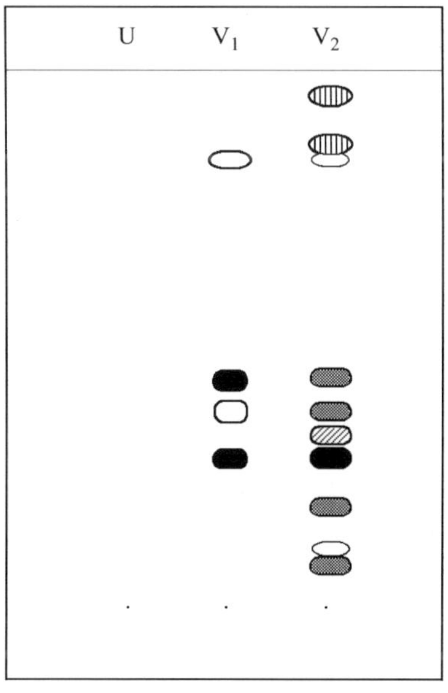

U: Untersuchungslösung

V_1: Rutosid, Chlorogens., Hyperosid, Kaffees.

V_2: Pomeranzenblätter

Pomeranzenschalenöl

Schicht

DC-Alufolie Kieselgel 60 F_{254} Merck Artikel Nr. 1.05549

DC-Bedingungen

- Mikro-DC, Kammersättigung
- Laufstrecke 2mal 6 cm, Zwischentrocknung
- Laufzeit 2mal etwa 8 Minuten

Fließmittel

In ein trockenes Reagenzglas werden folgende Lösungsmittelmengen einpipettiert und sorgfältig gemischt:

- 9,3 ml Toluol
- 0,7 ml Ethylacetat

Untersuchungslösung

0,5 ml des zu untersuchenden Öls werden in 2 ml Toluol gelöst.

Vergleichslösungen

V_1: 10 µl α-Terpineol, 10 µl Linalool und 10 µl Linalylacetat werden zusammen in 5 ml Toluol gelöst.

V_2: Aus authentischem Pomeranzenschalenöl (gewonnen aus Citrus aurantium ssp. aurantium) hergestellte Vergleichslösung nach Vorschrift »Untersuchungslösung«.

Auftrageart und -menge

Auf die DC-Folie werden je 1 µl der Untersuchungslösung und der Vergleichslösungen punktförmig aufgetragen.

Nachweis

1. Die DC-Folie wird unter dem Abzug getrocknet. Dann wird die fluoreszierende Zone im UV-Licht bei 365 nm gekennzeichnet.
2. Anschließend wird die DC-Folie mit reichlich Vanillin-Schwefelsäure-Reagenz besprüht, durch Fönen mit heißer Luft getrocknet und solange auf einer Heizplatte bei etwa 100 °C vorsichtig erhitzt, bis alle Zonen farblich gut entwickelt sind.

Auswertung

Das Chromatogramm der Vergleichslösung 1 zeigt nach chemischer Detektion im Tageslicht mit steigenden Rf-Werten die blauen Zonen von α-Terpineol, Linalool und Linalylacetat.

Das Chromatogramm der Untersuchungslösung muss wie das Chromatogramm der Vergleichslösung 2 (Pomeranzenschalenöl) folgende Zonen zeigen: im UV-Licht bei 365 nm eine blauviolett fluoreszierende Zone in der oberen Hälfte, die nach chemischer Detektion im Tageslicht gelb gefärbt ist, nach chemischer Detektion die blauen Zonen von α-Terpineol, Linalool und Linalylacetat, wobei Linalylacetat die intensivste Zone ist. Unterhalb des Linalylacetats tritt eine rotviolette Zone auf, oberhalb befinden sich im Bereich der Front zwei violette Zonen der Terpenkohlenwasserstoffe. Weitere unterschiedlich gefärbte Zonen sind vorhanden.

Dokumentation

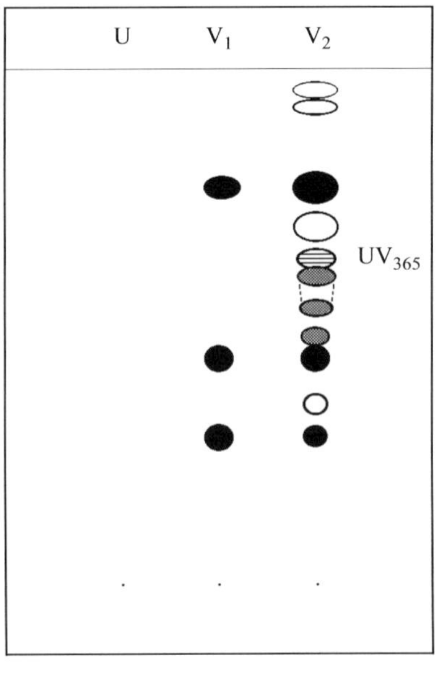

U: Untersuchungslösung
V_1: α-Terpineol, Linalool, Linalylacetat
V_2: Pomeranzenschalenöl

Poria-cocos-Fruchtkörper

Schicht

DC-Alufolie Kieselgel 60 F_{254} Merck Artikel Nr. 1.05549

DC-Bedingungen

- Mikro-DC, Kammersättigung
- Laufstrecke 6 cm
- Laufzeit etwa 11 Minuten

Fließmittel

In ein trockenes Reagenzglas werden folgende Lösungsmittelmengen einpipettiert und sorgfältig gemischt:

- 8,0 ml Cyclohexan
- 1,0 ml 2-Propanol
- 1,0 ml Essigsäure 100%

Untersuchungslösung

1,0 g gepulverte Droge (Sieb 500) wird mit einer Mischung von 3 ml Methanol und 2 ml Ethylacetat in einem Reagenzglas 5 Minuten lang intensiv geschüttelt. Anschließend wird in ein Zentrifugenglas filtriert.

Vergleichslösungen

V_1: 1 mg Cumarin und 2 mg Thymol werden in 5 ml Methanol gelöst.

V_2: Aus authentischem Poria-cocos-Fruchtkörper (Fu ling, Wolfiporia extensa, syn. Poria cocos) hergestellte Vergleichslösung nach Vorschrift »Untersuchungslösung«.

Auftrageart und -menge

Auf die DC-Folie werden je 2mal 1 µl der Untersuchungslösung und der Vergleichslösungen punktförmig aufgetragen.

Nachweis

1. Die DC-Folie wird unter dem Abzug durch Fönen getrocknet und im UV-Licht bei 254 nm ausgewertet.
2. Die DC-Folie wird reichlich mit Anisaldehyd-Reagenz R besprüht und anschließend nach erneutem Trocknen solange auf einer Heizplatte bei etwa 100 °C vorsichtig erhitzt, bis sich alle Zonen farblich gut entwickelt haben.

Auswertung

Das Chromatogramm der Vergleichslösung 1 zeigt im UV-Licht bei 254 nm mit steigenden Rf-Werten die fluoreszenzmindernden Zonen von Cumarin und Thymol. Die Thymol-Zone ist nach chemischer Detektion orangerot gefärbt.

Das Chromatogramm der Untersuchungslösung muss wie das Chromatogramm der Vergleichslösung 2 (Poria-cocos-Fruchtkörper) im UV-Licht bei 254 nm zwischen Cumarin- und Thymol-Vergleich zwei fluoreszenzmindernde Zonen zeigen, die sich durch chemische Detektion violett färben.
Schwächer violette Zonen können vorhanden sein.

Dokumentation

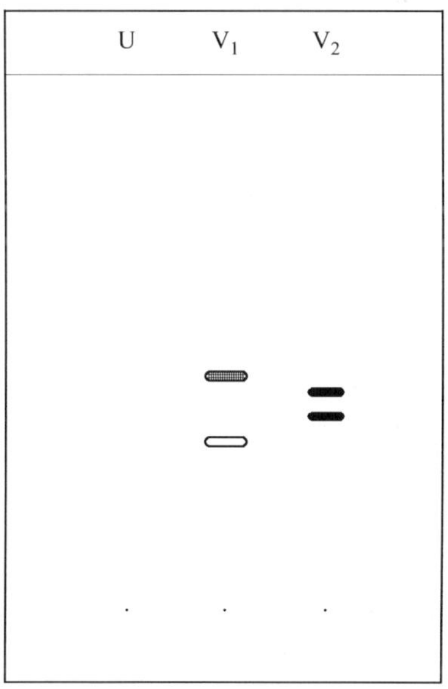

U: Untersuchungslösung
V_1: Cumarin, Thymol
V_2: Poria-cocos-Fruchtkörper

Preiselbeerblätter

Schicht

DC-Alufolie Kieselgel 60 F_{254} Merck Artikel Nr. 1.05549

DC-Bedingungen

- Mikro-DC, Kammersättigung
- Laufstrecke 6 cm
- Laufzeit etwa 10 Minuten

Fließmittel

In ein trockenes Reagenzglas werden folgende Lösungsmittelmengen einpipettiert und sorgfältig gemischt:

- 8,8 ml Ethylacetat
- 0,6 ml Ameisensäure
- 0,6 ml Wasser

Untersuchungslösung

0,5 g gepulverte Droge (Sieb 500) werden in einem Reagenzglas mit 5 ml Methanol versetzt und 5 Minuten lang im Wasserbad vorsichtig zum Sieden erhitzt. Der noch heiße Ansatz wird in ein Zentrifugenglas filtriert und mit Methanol unter Nachspülen des Filters auf etwa 5 ml aufgefüllt.

Vergleichslösungen

V_1: 10 mg Arbutin, 5 mg Gallussäure und 5 mg Hydrochinon werden zusammen in 5 ml Methanol gelöst.

V_2: Aus authentischen Preiselbeerblättern (Vaccinium vitis-idaea) hergestellte Vergleichslösung nach Vorschrift »Untersuchungslösung«.

Auftrageart und -menge

Auf die DC-Folie werden je 1 µl der Untersuchungslösung und der Vergleichslösungen punktförmig aufgetragen.

Nachweis

1. Die DC-Folie wird unter dem Abzug durch Fönen gründlich getrocknet und im UV-Licht bei 254 nm ausgewertet.
2. Anschließend wird die DC-Folie mit Dichlorchinonchlorimid-Lösung RN besprüht und nach erneutem Trocknen bis zur optimalen Farbentwicklung in eine Kammer mit Ammoniak-Dämpfen gestellt.

Auswertung

Das Chromatogramm der Vergleichslösung 1 zeigt im UV-Licht bei 254 nm mit steigenden Rf-Werten die fluoreszenzmindernden Zonen von Arbutin, Gallussäure und Hydrochinon. Durch chemische Detektion färbt sich die Arbutin-Zone blau, die beiden anderen Zonen färben sich bräunlich-grau.

Im Chromatogramm der Vergleichslösung 2 (Preiselbeerblätter) ist Arbutin die Hauptzone, während Hydrochinon nur in Spuren vorhanden ist. Auf Höhe des Gallussäure-Vergleichs tritt eine blau-grau gefärbte Doppelzone auf. Zusätzlich treten weitere Zonen auf, die bläulich-grün gefärbt sind.

Das Chromatogramm der Untersuchungslösung muss dem Chromatogramm von V_2 in seinen charakteristischen Zonen entsprechen.

Dokumentation

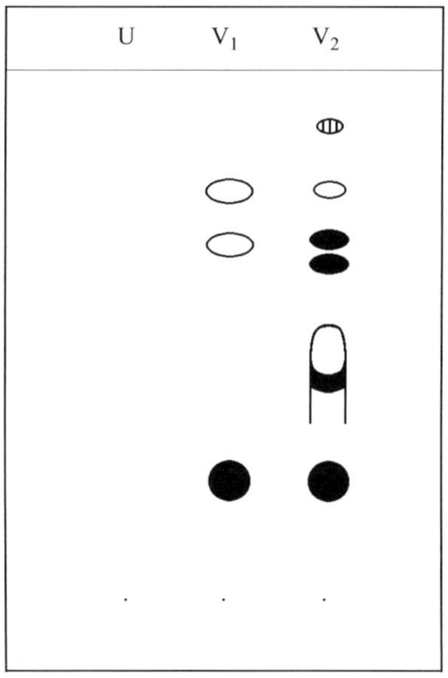

U: Untersuchungslösung

V_1: Arbutin, Gallussäure, Hydrochinon

V_2: Preiselbeerblätter

Identifizierung von Preiselbeerblättern durch DC der Flavonoide

Schicht

DC-Alufolie Kieselgel 60 F_{254} Merck Artikel Nr. 1.05549

DC-Bedingungen

- Mikro-DC, Kammersättigung
- Laufstrecke 6 cm
- Laufzeit etwa 12 Minuten

Fließmittel

In ein trockenes Reagenzglas werden folgende Lösungsmittelmengen einpipettiert und sorgfältig gemischt:

- 7,8 ml Ethylacetat
- 0,6 ml Ameisensäure
- 0,6 ml Essigsäure 100%
- 1,0 ml Wasser

Untersuchungslösung

0,5 g gepulverte Droge (Sieb 500) werden mit 5 ml Methanol in einem Reagenzglas 5 Minuten lang unter ständigem Umrühren im Wasserbad erhitzt. Anschließend wird in ein Zentrifugenglas filtriert.

Vergleichslösungen

V_1: 2 mg Rutosid, 1 mg Chlorogensäure, 2 mg Hyperosid und 1 mg Kaffeesäure werden zusammen in 10 ml Methanol gelöst.

V_2: Aus authentischen Preiselbeerblättern (Vaccinium vitis-idaea) hergestellte Vergleichslösung nach Vorschrift »Untersuchungslösung«.

Auftrageart und -menge

Auf die DC-Folie werden je 2mal 1 µl der Untersuchungslösung und der Vergleichslösungen punktförmig aufgetragen.

Nachweis

Die DC-Folie wird unter dem Abzug mit einem Heißluftfön getrocknet und die noch warme Folie mit einer 1%igen Lösung (m/V) von Diphenylboryloxyethylamin in Ethanol reichlich besprüht. Nach erneutem Trocknen wird mit einer 5%igen Lösung (V/V) von Macrogol 400 in Ethanol besprüht und die DC-Folie zur Farbintensivierung mit heißer Luft gefönt. Die Auswertung erfolgt im UV-Licht bei 365 nm.

Auswertung

Das Chromatogramm der Vergleichslösung 1 zeigt im UV-Licht bei 365 nm mit steigenden Rf-Werten die Zonen von Rutosid, Chlorogensäure, Hyperosid und Kaffeesäure. Rutosid und Hyperosid fluoreszieren orange; Chlorogensäure und Kaffeesäure fluoreszieren hellblau.

Das Chromatogramm der Vergleichslösung 2 (Preiselbeerblätter) zeigt mit steigenden Rf-Werten folgende charakteristische Zonen: Rutosid, Chlorogensäure, Hyperosid, darüber mehrere orange, blau, violett und rot fluoreszierende Zonen.

Das Chromatogramm der Untersuchungslösung muss dem Chromatogramm der Vergleichslösung 2 in seinen charakteristischen Zonen entsprechen.

Dokumentation

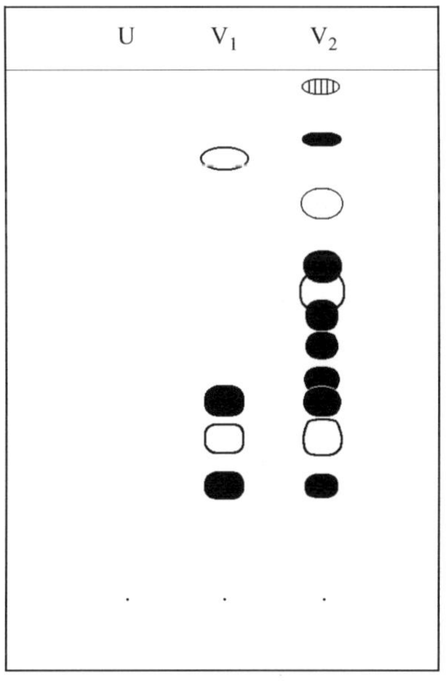

U: Untersuchungslösung

V_1: Rutosid, Chlorogens., Hyperosid, Kaffees.

V_2: Preiselbeerblätter

Primelwurzel

Schicht

DC-Alufolie Kieselgel 60 F_{254} Merck Artikel Nr. 1.05549

DC-Bedingungen

- Mikro-DC, Kammersättigung
- Laufstrecke 6 cm
- Laufzeit etwa 9 Minuten

Fließmittel

In ein trockenes Reagenzglas werden folgende Lösungsmittelmengen einpipettiert und sorgfältig gemischt:

- 4,5 ml Ethylacetat
- 2,5 ml Methanol
- 1,9 ml Dichlormethan
- 1,1 ml Wasser

Untersuchungslösung

1,0 g gepulverte Droge (Sieb 500) wird in einem Reagenzglas 5 Minuten lang mit 5 ml Methanol im Wasserbad unter ständigem Rühren erhitzt. Nach dem Abkühlen wird in ein Zentrifugenglas filtriert.

Vergleichslösungen

V_1: 5 mg Aescin werden in 5 ml Methanol gelöst.

V_2: Aus authentischer Primelwurzel (Primula elatior oder Primula veris) hergestellte Vergleichslösung nach Vorschrift »Untersuchungslösung«.

Auftrageart und -menge

Auf die DC-Folie werden je 1 µl der Untersuchungslösung und der Vergleichslösungen punktförmig aufgetragen.

Nachweis

Die DC-Folie wird unter dem Abzug durch Fönen mit heißer Luft getrocknet, mit Anisaldehyd-Reagenz R besprüht und nach erneutem Trocknen auf einer Heizplatte bei etwa 100 °C bis zum Erscheinen farbiger Flecke erhitzt.

Auswertung

Das Chromatogramm der Vergleichslösung 1 zeigt nach dem Ansprühen mit Anisaldehyd-Reagenz und Erhitzen den blauvioletten Fleck des Aescins.

Das Chromatogramm der Untersuchungslösung muss wie das Chromatogramm der Vergleichslösung 2 (Primelwurzel) folgende charakteristische Zonen zeigen: unterhalb des Aescin-Vergleichs als Hauptzone eine große blauviolett gefärbte Doppelzone, darüber zahlreiche violett und rotviolett gefärbte Zonen.

Dokumentation

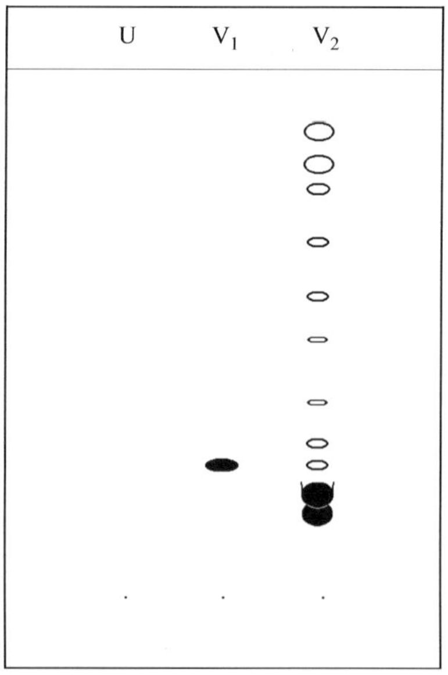

U: Untersuchungslösung
V_1: Aescin
V_2: Primelwurzel

Primelwurzelfluidextrakt

Schicht

DC-Alufolie Kieselgel 60 F_{254} Merck Artikel Nr. 1.05549

DC-Bedingungen

- Mikro-DC, Kammersättigung
- Laufstrecke 6 cm
- Laufzeit etwa 9 Minuten

Fließmittel

In ein trockenes Reagenzglas werden folgende Lösungsmittelmengen einpipettiert und sorgfältig gemischt:

- 4,5 ml Ethylacetat
- 2,5 ml Methanol
- 1,9 ml Dichlormethan
- 1,1 ml Wasser

Untersuchungslösung

1,0 ml Fluidextrakt wird in einem Reagenzglas mit 2 ml Methanol verdünnt. Anschließend wird in ein Zentrifugenglas filtriert.

Vergleichslösungen

V_1: 5 mg Aescin werden in 5 ml Methanol gelöst.

V_2: Aus authentischem Primelwurzelfluidextrakt (gewonnen von Primelwurzel) hergestellte Vergleichslösung nach Vorschrift »Untersuchungslösung«.

Auftrageart und -menge

Auf die DC-Folie werden je 2mal 1 µl der Untersuchungslösung und der Vergleichslösungen punktförmig aufgetragen.

Nachweis

Die DC-Folie wird unter dem Abzug durch Fönen mit heißer Luft getrocknet, mit Anisaldehyd-Reagenz R besprüht und nach erneutem Trocknen auf einer Heizplatte bei etwa 100 °C bis zum Erscheinen farbiger Flecke erhitzt.

Auswertung

Das Chromatogramm der Vergleichslösung 1 zeigt nach dem Ansprühen mit Anisaldehyd-Reagenz und Erhitzen den blauvioletten Fleck des Aescins.

Das Chromatogramm der Untersuchungslösung muss wie das Chromatogramm der Vergleichslösung 2 (Primelwurzelfluidextrakt) folgende charakteristische Zonen zeigen: unterhalb des Aescin-Vergleichs als Hauptzone eine große blauviolett gefärbte Doppelzone, darüber zahlreiche violett und rotviolett gefärbte Zonen.

Dokumentation

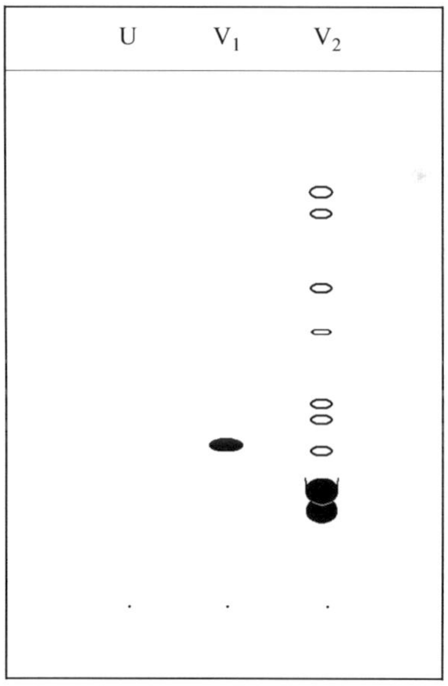

U: Untersuchungslösung
V_1: Aescin
V_2: Primelwurzelfluidextrakt

Propolis-Trockenextrakt 2:1

Schicht

DC-Alufolie Kieselgel 60 F_{254} Merck Artikel Nr. 1.05549

DC-Bedingungen

- Mikro-DC, Kammersättigung
- Laufstrecke 6 cm
- Laufzeit etwa 7 Minuten

Fließmittel

In ein trockenes Reagenzglas werden folgende Lösungsmittelmengen einpipettiert und sorgfältig gemischt:

- 5,0 ml Toluol
- 4,0 ml Ethylformiat
- 1,0 ml Ameisensäure

Untersuchungslösung

50 mg Untersuchungssubstanz werden in 2 ml Methanol gelöst.

Vergleichslösungen

V_1: 2 mg Quercetin werden in 5 ml Methanol gelöst.

V_2: Aus authentischem Propolis-Trockenextrakt hergestellte Vergleichslösung nach Vorschrift »Untersuchungslösung«.

Auftrageart und -menge

Auf die DC-Folie werden je 1 µl der Untersuchungslösung und der Vergleichslösungen punktförmig aufgetragen.

Nachweis

Die DC-Folie wird unter dem Abzug mit einem Heißluftfön getrocknet und die noch warme Folie mit einer 1%igen Lösung (m/V) von Diphenylboryloxyethylamin in Ethanol reichlich besprüht. Nach erneutem Trocknen wird mit einer 5%igen Lösung (V/V) von Macrogol 400 in Ethanol besprüht und die DC-Folie zur Farbintensivierung intensiv mit heißer Luft gefönt. Die Auswertung erfolgt im UV-Licht bei 365 nm.

Auswertung

Das Chromatogramm der Vergleichslösung 1 zeigt im UV-Licht bei 365 nm etwa in der Mitte die orangegelb fluoreszierende Zone des Quercetins.

Das Chromatogramm der Untersuchungslösung muss wie das Chromatogramm der Vergleichslösung 2 (Propolis-Trockenextrakt) folgende charakteristische Zonen zeigen: auf Höhe des Quercetin-Vergleichs eine hellblau fluoreszierende Zone und direkt darunter eine schmale orangegelb fluoreszierende Zone, oberhalb des Quercetin-Vergleichs mit steigenden Rf-Werten Zonen, die orangegelb, hellblau, braun und gelbgrün fluoreszieren.

Dokumentation

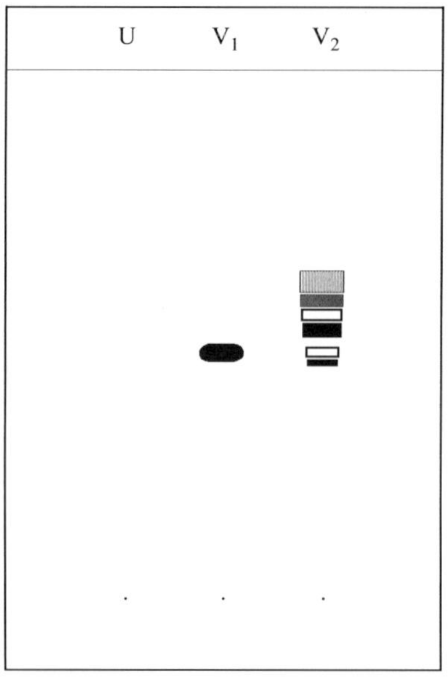

U: Untersuchungslösung

V_1: Quercetin

V_2: Propolis-Trockenextrakt

Quassiaholz

Schicht

DC-Alufolie Kieselgel 60 F_{254} Merck Artikel Nr. 1.05549

DC-Bedingungen

- Mikro-DC, Kammersättigung
- Laufstrecke 6 cm
- Laufzeit etwa 7 Minuten.

Fließmittel

In ein trockenes Reagenzglas werden folgende Lösungsmittelmengen einpipettiert und sorgfältig gemischt:

- 9,0 ml Toluol
- 1,0 ml Methanol

Untersuchungslösung

1,0 g gepulverte Droge (Sieb 500) wird in einem Reagenzglas mit 5 ml Methanol versetzt und unter ständigem Umrühren in einem Wasserbad 5 Minuten lang zum Sieden erhitzt. Anschließend wird in ein Zentrifugenglas filtriert.

Vergleichslösungen

V_1: 5 mg Vanillin werden in 5 ml Methanol gelöst.

V_2: Aus authentischem Quassiaholz (Quassia amara oder Picrasma excelsa) hergestellte Vergleichslösung nach Vorschrift »Untersuchungslösung«.

Auftrageart und -menge

Auf die DC-Folie werden 1 µl der Vergleichslösung 1 und je 3mal 1 µl der Untersuchungslösung sowie der Vergleichslösung 2 punktförmig aufgetragen.

Nachweis

1. Die DC-Folie wird unter dem Abzug durch Fönen getrocknet und im UV-Licht bei 254 nm und 365 nm ausgewertet.
2. Die DC-Folie wird reichlich mit Anisaldehyd-Reagenz R besprüht und nach erneutem Trocknen auf einer Heizplatte bei 100 °C vorsichtig erhitzt, bis violette Zonen sichtbar sind.

Auswertung

Das Chromatogramm der Vergleichslösung 1 zeigt im UV-Licht bei 254 nm die fluoreszenzmindernde Zone des Vanillins.

Im Chromatogramm der Vergleichslösung 2 (Quassiaholz) sind im UV-Licht bei 254 nm mehrere fluoreszenzmindernde Zonen sichtbar. Eine intensive Zone liegt direkt unterhalb des Vanillin-Vergleichs. Im UV-Licht bei 365 nm sind zahlreiche, vor allem blau bis violett fluoreszierende Zonen sichtbar. Nach Besprühen mit Anisaldehyd-Reagenz und Erhitzen hat sich die fluoreszenzmindernde Zone unterhalb des Vanillin-Vergleichs rotviolett gefärbt. Eine zweite deutlich violett gefärbte Zone liegt etwas oberhalb des Vanillin-Vergleichs. Weitere schwächer gefärbte Zonen sind vorhanden.

Das Chromatogramm der Untersuchungslösung muss dem Chromatogramm der Vergleichslösung 2 entsprechen.

Dokumentation

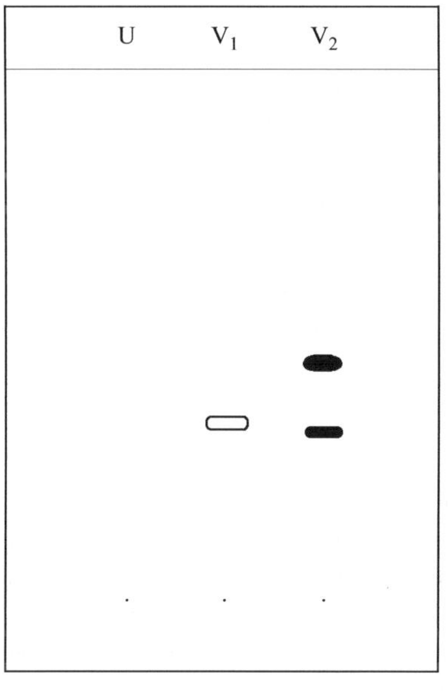

U: Untersuchungslösung
V_1: Vanillin
V_2: Quassiaholz

Quebrachorinde

Schicht

DC-Alufolie Kieselgel 60 F_{254} Merck Artikel Nr. 1.05549

DC-Bedingungen

- Mikro-DC, Kammersättigung
- Laufstrecke 6 cm
- Laufzeit etwa 8 Minuten

Fließmittel

In ein trockenes Reagenzglas werden folgende Lösungsmittelmengen einpipettiert und sorgfältig gemischt:

- 7,0 ml Toluol
- 2,0 ml Ethylacetat
- 1,0 ml Diethylamin

Untersuchungslösung

1,0 g gepulverte Droge (Sieb 500) wird in einem Reagenzglas mit 4 Tropfen Ammoniak-Lösung 25% und 5 ml Dichlormethan versetzt. Während 15 Minuten wird einige Male vorsichtig geschüttelt und anschließend in ein Zentrifugenglas filtriert. Das Filtrat wird im Wasserbad unter dem Abzug zur Trockne eingedampft und der erkaltete Rückstand in 1 ml Dichlormethan aufgenommen.

Vergleichslösungen

V_1: 5,0 mg Yohimbinhydrochlorid werden in 5 ml Methanol gelöst.

V_2: Aus authentischer Quebrachorinde (Aspidosperma quebracho-blanco) hergestellte Vergleichslösung nach Vorschrift »Untersuchungslösung«.

Auftrageart und -menge

Auf die DC-Folie werden je 2mal 1 µl der Untersuchungslösung und der Vergleichslösungen punktförmig aufgetragen.

Nachweis

1. Die DC-Folie wird unter dem Abzug durch Fönen getrocknet und auf einer Heizplatte bei etwa 100 °C solange erhitzt, bis der Fließmittelgeruch verschwunden ist. Anschließend wird das Chromatogramm im UV-Licht bei 254 nm ausgewertet.
2. Die DC-Folie wird mit Iodplatin-Reagenz R besprüht.

Auswertung

Das Chromatogramm der Vergleichslösung 1 zeigt im UV-Licht bei 254 nm im mittleren Rf-Bereich die fluoreszenzmindernde Zone des Yohimbins.

Im Chromatogramm der Vergleichslösung 2 (Quebrachorinde) ist etwa auf der Höhe des Yohimbin-Vergleichs mit geringfügig kleinerem Rf-Wert eine fluoreszenzmindernde Zone vorhanden. Darüber sind zwei und darunter sind mindestens drei weitere fluoreszenzmindernde Zonen sichtbar. Alle beschriebenen Zonen färben sich mit Iodplatin-Reagenz unterschiedlich violett.

Alternativ ist auch eine Detektion mit Dragendorffs Reagenz R2 möglich.

Das Chromatogramm der Untersuchungslösung muss dem Chromatogramm von V_2 entsprechen.

Dokumentation

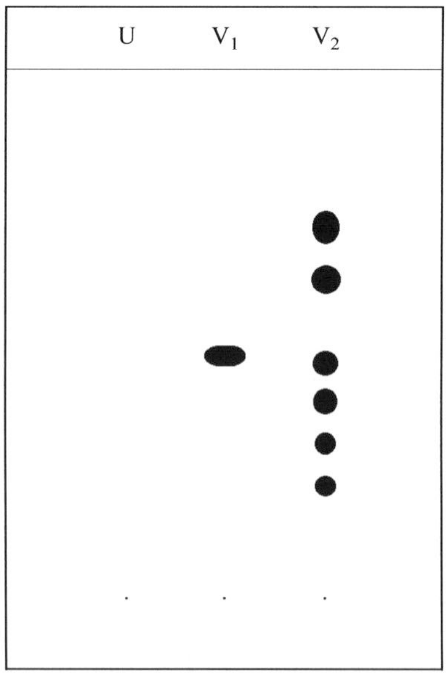

U: Untersuchungslösung
V_1: Yohimbinhydrochlorid
V_2: Quebrachorinde

Quendelkraut

Schicht

DC-Alufolie Kieselgel 60 F_{254} Merck Artikel Nr. 1.05549

DC-Bedingungen

- Mikro-DC, Kammersättigung
- Laufstrecke 2mal 6 cm, Zwischentrocknung durch Fönen
- Laufzeit 2mal etwa 6 Minuten

Fließmittel

- 10 ml Dichlormethan

Untersuchungslösung

1 g gepulverte Droge (Sieb 500) wird 2 bis 3 Minuten lang in einem Reagenzglas mit 5 ml Dichlormethan vorsichtig geschüttelt. Anschließend wird in ein Zentrifugenglas filtriert.

Vergleichslösungen

V_1: 2 mg Thymol werden in 5 ml Toluol gelöst.

V_2: Aus authentischem Quendel (Thymus serpyllum) hergestellte Vergleichslösung nach Vorschrift »Untersuchungslösung«.

Auftrageart und -menge

Auf die DC-Folie werden 2mal 1 µl der Vergleichslösung 1 und je 5mal 1 µl der Untersuchungslösung sowie der Vergleichslösung 2 punktförmig aufgetragen.

Nachweis

Die DC-Folie wird unter dem Abzug durch Fönen getrocknet, reichlich mit Anisaldehyd-Reagenz R besprüht und nach erneutem Trocknen auf einer Heizplatte bei 100 °C vorsichtig erhitzt, bis sich alle Flecke farblich gut entwickelt haben.

Auswertung

Das Chromatogramm der Vergleichslösung 1 zeigt nach Besprühen mit Anisaldehyd-Reagenz und anschließendem Erhitzen im mittleren Rf-Bereich die ziegelrot gefärbten Zone des Thymols.

Im Chromatogramm der Vergleichslösung 2 (Quendelkraut) tritt auf der Höhe des Thymol-Vergleichs oder knapp darunter eine rötliche Zone auf, die allerdings weniger intensiv ausgebildet ist als die Zone des Thymol-Vergleichs (Unterschied zu Thymian-Handelsware). Im unteren Rf-Bereich sind 4 kleine farbige Zonen sichtbar, von denen die oberste rosarot gefärbt ist. Nach unten folgen eine violette, eine braune (Borneol) und eine blauviolette Zone. Im oberen Rf-Bereich treten intensiv violette Zonen auf, die nur unvollständig voneinander getrennt sind.

Das Chromatogramm der Untersuchungslösung muss dem Chromatogramm der Vergleichslösung 2 in seinen charakteristischen Zonen entsprechen.

Dokumentation

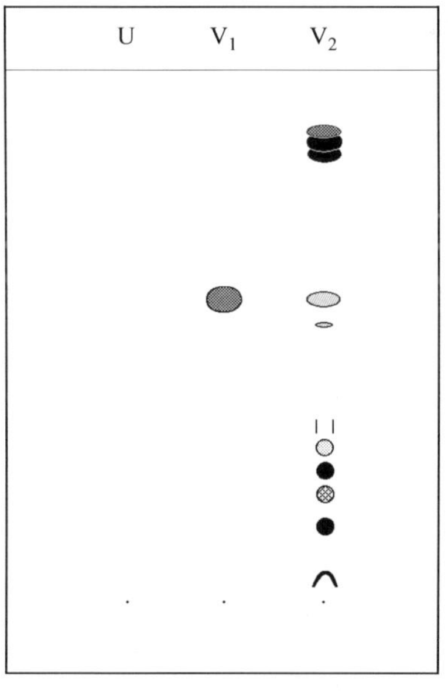

U: Untersuchungslösung

V_1: Thymol

V_2: Quendelkraut

Quendelöl

Schicht

DC-Alufolie Kieselgel 60 F_{254} Merck Artikel Nr. 1.05549

DC-Bedingungen

- Mikro-DC, Kammersättigung
- Laufstrecke 2mal 6 cm, Zwischentrocknung durch Fönen
- Laufzeit 2mal etwa 6 Minuten

Fließmittel

- 10 ml Dichlormethan

Untersuchungslösung

0,1 ml (5 Tropfen) des zu untersuchenden Öls wird in 2 ml Toluol gelöst.

Vergleichslösungen

V_1: 1 mg Thymol wird in 2,5 ml Toluol gelöst.

V_2: Aus authentischem Quendelöl (gewonnen aus Thymus serpyllum) hergestellte Vergleichslösung nach Vorschrift »Untersuchungslösung«.

Auftrageart und -menge

Auf die DC-Folie werden je 1 µl der Untersuchungslösung und der Vergleichslösungen punktförmig aufgetragen.

Nachweis

1. Die DC-Folie wird unter dem Abzug durch Fönen getrocknet und im UV-Licht bei 254 nm ausgewertet.
2. Die DC-Folie wird mit reichlich Anisaldehyd-Reagenz R besprüht und anschließend nach erneutem Trocknen solange auf einer Heizplatte bei etwa 100 °C vorsichtig erhitzt, bis sich alle Zonen farblich gut entwickelt haben.

Auswertung

Das Chromatogramm der Vergleichslösung 1 zeigt im UV-Licht bei 254 nm etwas oberhalb der Mitte die fluoreszenzmindernde Zone des Thymols. Nach chemischer Detektion ist die Thymol-Zone ziegelrot gefärbt.

Das Chromatogramm der Untersuchungslösung muss wie das Chromatogramm der Vergleichslösung 2 (Quendelöl) folgende charakteristische Merkmale zeigen: im UV-Licht bei 254 nm eine fluoreszenzmindernde Thymol-Zone, die in der Regel kleiner ist, als die direkt darunterliegende, ebenfalls fluoreszenzmindernde Carvacrol-Zone (Unterschied zu Thymianöl). Nach chemischer Detektion sind die rotviolette Carvacrol-Zone sowie die ziegelrote Thymol-Zone als Hauptzonen erkennbar. Weitere gefärbte Zonen sind vorhanden, z. B. oberhalb des Thymols in der Nähe der Front eine rotviolette Zone, unterhalb des Carvacrols mehrere Zonen, die rotviolett oder violett gefärbt sind sowie die grün oder braun gefärbte Zone des Borneols.

Dokumentation

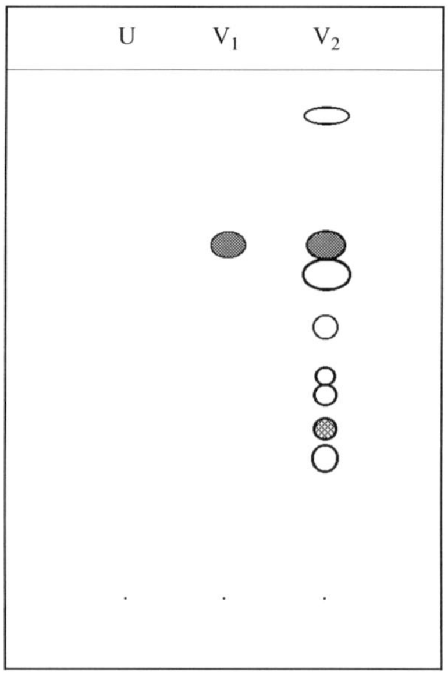

U: Untersuchungslösung

V_1: Thymol

V_2: Quendelöl

Rainfarnkraut

Schicht

DC-Alufolie Kieselgel 60 F_{254} Merck Artikel Nr. 1.05549

DC-Bedingungen

- Mikro-DC, Kammersättigung
- Laufstrecke 6 cm
- Laufzeit etwa 12 Minuten

Fließmittel

In ein trockenes Reagenzglas werden folgende Lösungsmittelmengen einpipettiert und sorgfältig gemischt:

- 7,8 ml Ethylacetat
- 0,6 ml Ameisensäure
- 0,6 ml Essigsäure 100%
- 1,0 ml Wasser

Untersuchungslösung

0,5 g gepulverte Droge (Sieb 500) werden mit 5 ml Methanol in einem Reagenzglas 5 Minuten lang unter ständigem Umrühren im Wasserbad erhitzt. Anschließend wird in ein Zentrifugenglas filtriert.

Vergleichslösungen

V_1: 2 mg Rutosid, 1 mg Chlorogensäure, 2 mg Hyperosid und 1 mg Kaffeesäure werden zusammen in 10 ml Methanol gelöst.

V_2: Aus authentischem Rainfarnkraut (Chrysanthemum vulgare) hergestellte Vergleichslösung nach Vorschrift »Untersuchungslösung«.

Auftrageart und -menge

Auf die DC-Folie werden je 2mal 1 µl der Untersuchungslösung und der Vergleichslösungen punktförmig aufgetragen.

Nachweis

Die DC-Folie wird unter dem Abzug mit einem Heißluftfön getrocknet und die noch warme Folie mit einer 1%igen Lösung (m/V) von Diphenylboryloxyethylamin in Ethanol reichlich besprüht. Nach erneutem Trocknen wird mit einer 5%igen Lösung (V/V) von Macrogol 400 in Ethanol besprüht und die DC-Folie zur Farbintensivierung intensiv mit heißer Luft gefönt. Die Auswertung erfolgt im UV-Licht bei 365 nm.

Auswertung

Das Chromatogramm der Vergleichslösung 1 zeigt im UV-Licht bei 365 nm mit steigenden Rf-Werten die Zonen von Rutosid, Chlorogensäure, Hyperosid und Kaffeesäure. Rutosid und Hyperosid fluoreszieren orange; Chlorogensäure und Kaffeesäure fluoreszieren hellblau.

Das Chromatogramm der Untersuchungslösung muss wie das Chromatogramm der Vergleichslösung 2 (Rainfarnkraut) folgende charakteristische Zonen zeigen: eine hellblau fluoreszierende Zone auf der Höhe des Chlorogensäure-Vergleichs und direkt darüber eine orangegelb fluoreszierende Zone, eine weitere orangegelb fluoreszierende Zone auf der Höhe des Kaffeesäure-Vergleichs und etwas darunter eine intensiv grünblau fluoreszierende Zone. Weitere orange und blau fluoreszierende Zonen sowie die rot fluoreszierende Chlorophyll-Zone sind vorhanden.

Dokumentation

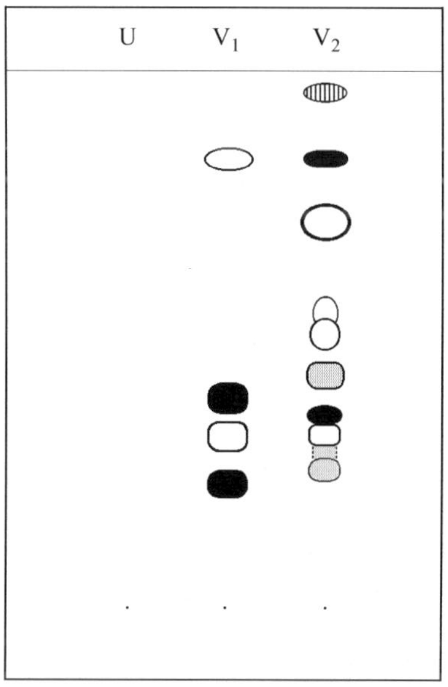

U: Untersuchungslösung
V_1: Rutosid, Chlorogens., Hyperosid, Kaffees.
V_2: Rainfarnkraut

Ratanhiawurzel, Ratanhiatinktur

Schicht

DC-Alufolie Kieselgel 60 F_{254} Merck Artikel Nr. 1.05549

DC-Bedingungen

- Mikro-DC, Kammersättigung
- Laufstrecke 2mal 6 cm, Zwischentrocknung durch Fönen
- Laufzeit 2mal etwa 6 Minuten

Fließmittel

- 10 ml Dichlormethan

Untersuchungslösungen

0,5 g gepulverte Droge (Sieb 500) werden 2 bis 3 Minuten lang in einem Reagenzglas mit 5 ml Dichlormethan vorsichtig geschüttelt. Anschließend wird in ein Zentrifugenglas filtriert, das Lösungsmittel auf dem Wasserbad unter dem Abzug bis zur Trockne eingedampft (Siedesteine!) und der erkaltete Rückstand in 0,5 ml Dichlormethan gelöst.

5 ml Tinktur werden in einen Scheidetrichter pipettiert und mit 10 ml Petroläther R ausgeschüttelt. Die Oberphase wird mit 2 g wasserfreiem Natriumsulfat versetzt und anschließend in ein Zentrifugenglas filtriert. Das Filtrat wird im Wasserbad unter dem Abzug eingedampft (Siedesteine!) und der erkaltete Rückstand in 0,5 ml Dichlormethan gelöst.

Vergleichslösungen

V_1: 1 mg Sudanrot G wird in 5 ml Dichlormethan gelöst.

V_2: Aus authentischer Ratanhiawurzel (Krameria triandra) bzw. authentischer Ratanhiatinktur hergestellte Vergleichslösung nach Vorschrift »Untersuchungslösung«.

Auftrageart und -menge

Auf die DC-Folie werden je 2mal 1 µl der Untersuchungslösung und der Vergleichslösungen punktförmig aufgetragen.

Nachweis

Die DC-Folie wird unter dem Abzug durch Fönen getrocknet und mit einer frisch hergestellten 0,5%igen wässrigen Echtblausalz B-Lösung reichlich besprüht. Anschließend wird mit einem Heißluftfön solange erhitzt, bis alle farbigen Flecke deutlich sichtbar sind.

Auswertung

Im Chromatogramm der Vergleichslösung 1 ist der rote Fleck von Sudanrot G sichtbar.

Etwa im Rf-Bereich des Sudanrot G erscheint im Chromatogramm der Vergleichslösung 2 (Ratanhiawurzel) der violette Fleck von Ratanhiaphenol I. Unterhalb folgt der braungelbe Fleck von Ratanhiaphenol II und unmittelbar darunter der graublaue Fleck von Ratanhiaphenol III. Darunter sind weitere Flecke erkennbar, vor allem ein violetter Fleck knapp oberhalb des Startpunktes.

Das Chromatogramm der Untersuchungslösung muss dem Chromatogramm der Vergleichslösung 2 in seinen charakteristischen Flecken entsprechen.

Dokumentation

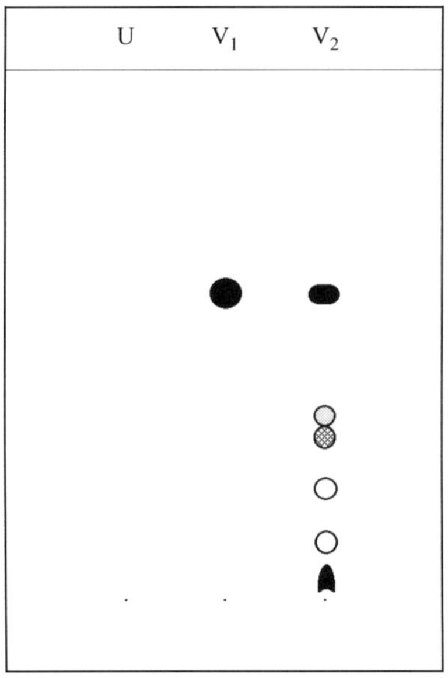

U: Untersuchungslösung

V_1: Sudanrot G

V_2: Ratanhiawurzel bzw. -tinktur

Rautenkraut

Schicht

DC-Alufolie Kieselgel 60 F_{254} Merck Artikel Nr. 1.05549

DC-Bedingungen

- Mikro-DC, Kammersättigung
- Laufstrecke 6 cm
- Laufzeit etwa 12 Minuten

Fließmittel

In ein trockenes Reagenzglas werden folgende Lösungsmittelmengen einpipettiert und sorgfältig gemischt:

- 7,8 ml Ethylacetat
- 0,6 ml Ameisensäure
- 0,6 ml Essigsäure 100%
- 1,0 ml Wasser

Untersuchungslösung

0,5 g gepulverte Droge (Sieb 500) werden mit 5 ml Methanol in einem Reagenzglas 5 Minuten lang unter ständigem Umrühren im Wasserbad erhitzt. Anschließend wird in ein Zentrifugenglas filtriert.

Vergleichslösungen

V_1: 2 mg Rutosid, 1 mg Chlorogensäure, 2 mg Hyperosid und 1 mg Kaffeesäure werden zusammen in 10 ml Methanol gelöst.

V_2: Aus authentischem Rautenkraut (Ruta graveolens) hergestellte Vergleichslösung nach Vorschrift »Untersuchungslösung«.

Auftrageart und -menge

Auf die DC-Folie werden je 2mal 1 µl der Untersuchungslösung und der Vergleichslösungen punktförmig aufgetragen.

Nachweis

Die DC-Folie wird unter dem Abzug mit einem Heißluftfön getrocknet und die noch warme Folie mit einer 1%igen Lösung (m/V) von Diphenylboryloxyethylamin in Ethanol reichlich besprüht. Nach erneutem Trocknen wird mit einer 5%igen Lösung (V/V) von Macrogol 400 in Ethanol besprüht und die DC-Folie zur Farbintensivierung mit heißer Luft gefönt. Die Auswertung erfolgt im UV-Licht bei 365 nm.

Auswertung

Das Chromatogramm der Vergleichslösung 1 zeigt im UV-Licht bei 365 nm mit steigenden Rf-Werten die Zonen von Rutosid, Chlorogensäure, Hyperosid und Kaffeesäure. Rutosid und Hyperosid fluoreszieren orange; Chlorogensäure und Kaffeesäure fluoreszieren hellblau.

Das Chromatogramm von V_2 (Rautenkraut) zeigt eine intensiv orange fluoreszierende Rutosid-Zone und zwischen Chlorogensäure- und Hyperosid-Vergleich eine blauviolett fluoreszierende Zone; direkt darüber befindet sich eine sehr schwach orange fluoreszierende Zone. Weitere violett fluoreszierende Zonen sind neben den beiden rot fluoreszierenden Chlorophyll-Zonen im oberen Rf-Bereich vorhanden.

Das Chromatogramm der Untersuchungslösung muss dem Chromatogramm von V_2 in seinen charakteristischen Zonen entsprechen.

Dokumentation

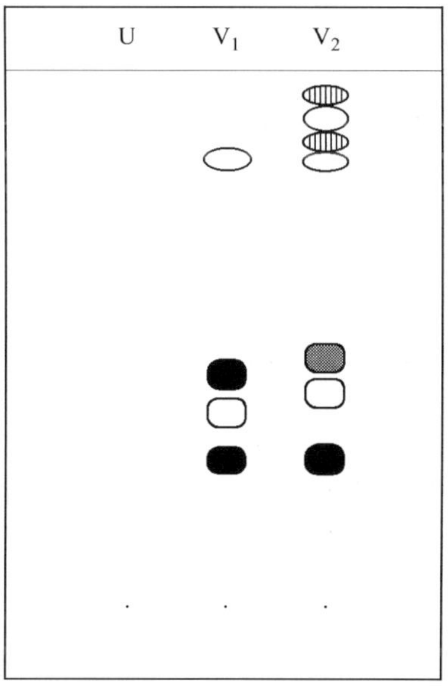

U: Untersuchungslösung

V_1: Rutosid, Chlorogens., Hyperosid, Kaffees.

V_2: Rautenkraut

Rauwolfiawurzel

Schicht
DC-Alufolie Kieselgel 60 F_{254} Merck Artikel Nr. 1.05549

DC-Bedingungen
- Mikro-DC, Kammersättigung
- Laufstrecke 6 cm
- Laufzeit etwa 7 Minuten

Fließmittel
In ein trockenes Reagenzglas werden folgende Lösungsmittelmengen einpipettiert und sorgfältig gemischt:

- 8,0 ml Dichlormethan
- 2,0 ml Methanol

Untersuchungslösung
1,0 g gepulverte Droge (Sieb 500) wird mit 5 ml Methanol in einem Reagenzglas 5 Minuten lang unter ständigem Umrühren im Wasserbad extrahiert. Anschließend wird in ein Zentrifugenglas filtriert.

Vergleichslösungen
V_1: 1,0 mg Reserpin und 10 mg Yohimbinhydrochlorid werden in 5 ml Methanol gelöst.

V_2: Aus authentischer Rauwolfiawurzel (Rauwolfia serpentina) hergestellte Vergleichslösung nach Vorschrift »Untersuchungslösung«.

Auftrageart und -menge
Auf die DC-Folie werden je 1 µl der Untersuchungslösung und der Vergleichslösungen punktförmig aufgetragen.

Nachweis
Die DC-Folie wird unter dem Abzug getrocknet und im UV-Licht bei 365 nm ausgewertet.

Auswertung
Das Chromatogramm der Vergleichslösung 1 zeigt im UV-Licht bei 365 nm nach einigen Minuten Bestrahlungszeit im oberen Rf-Bereich den türkisfarben fluoreszierenden Fleck des Reserpins und darunter die graublau fluoreszierende Zone des Yohimbins.

Im Chromatogramm der Vergleichslösung 2 (Rauwolfiawurzel) ist der Fleck des Reserpins (zusammen mit Rescinnamin) als Hauptzone vorhanden. Im Rf-Bereich unterhalb des Yohimbin-Vergleichs sind zwei stark türkisfarbene Flecke sichtbar. Direkt darunter befindet sich der stark blau fluoreszierende Fleck des Serpentins. Weitere blau oder türkis fluoreszierende Flecke sind vorhanden.

Das Chromatogramm der Untersuchungslösung muss dem Chromatogramm der Vergleichslösung 2 in seinen charakteristischen Flecken entsprechen.

Dokumentation

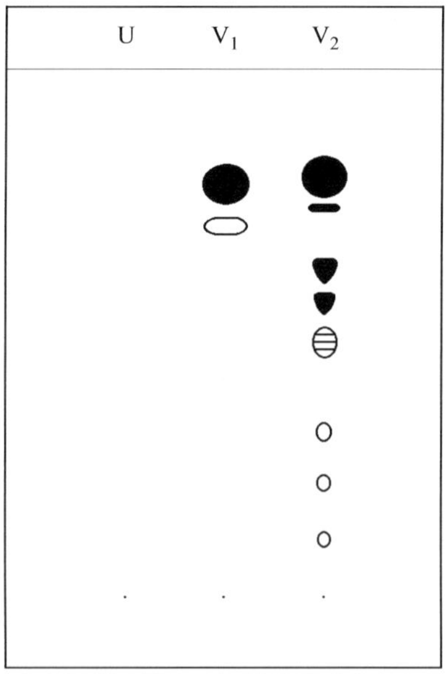

U: Untersuchungslösung

V_1: Yohimbinhydrochlorid, Reserpin

V_2: Rauwolfiawurzel

Rhabarberwurzel

Schicht

DC-Alufolie Kieselgel 60 F_{254} Merck Artikel Nr. 1.05549

DC-Bedingungen

- Mikro-DC, Kammersättigung
- Laufstrecke 6 cm
- Laufzeit etwa 7 Minuten

Fließmittel

In ein trockenes Reagenzglas werden folgende Lösungsmittelmengen einpipettiert und sorgfältig gemischt:

- 5,0 ml Toluol
- 1,5 ml Ethylacetat
- 3,5 ml Methanol

Untersuchungslösung

0,5 g gepulverte Droge (Sieb 500) werden mit 5 ml Methanol in einem Reagenzglas etwa 10 Minuten lang unter häufigem Umrühren im Wasserbad bei 60 °C erhitzt. Anschließend wird in ein Zentrifugenglas filtriert.

Vergleichslösungen

V_1: 2,5 mg Emodin werden in 5 ml Methanol gelöst.

V_2: Aus authentischer Rhabarberwurzel (Rheum palmatum oder Rheum officinale) hergestellte Vergleichslösung nach Vorschrift »Untersuchungslösung«.

Auftrageart und -menge

Auf die DC-Folie werden je 1 µl der Untersuchungslösung und der Vergleichslösungen punktförmig aufgetragen.

Nachweis

Die DC-Folie wird unter dem Abzug durch Fönen getrocknet und im UV-Licht bei 365 nm betrachtet. Anschließend wird die DC-Folie in eine Kammer mit Ammoniak-Dämpfen gestellt und im Tageslicht ausgewertet.

Auswertung

Das Chromatogramm der Vergleichslösung 1 zeigt im UV-Licht bei 365 nm die orange gefärbten Zone des Emodins, die sich beim Bedampfen mit Ammoniak rot färbt.

Im Chromatogramm der Vergleichslösung 2 (Rhabarberwurzel) ist die Emodin-Zone ebenfalls vorhanden. Darüber und vor allem darunter sind weitere orangefarbene Zonen vorhanden, die sich in der Ammoniak-Kammer rot färben.

Das Chromatogramm der Untersuchungslösung muss dem Chromatogramm von V_2 in seinen charakteristischen Zonen entsprechen.

Dokumentation

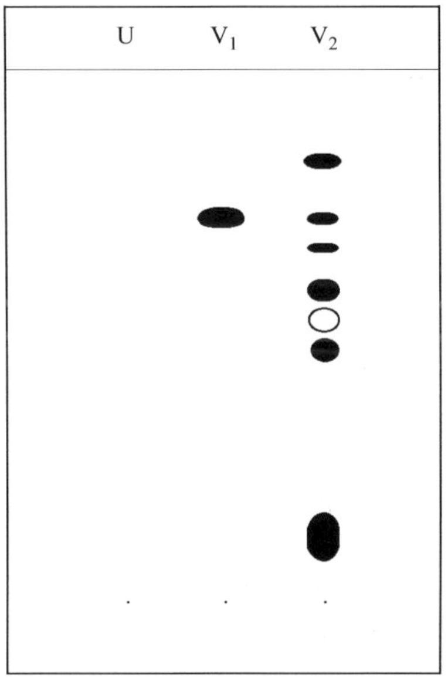

U: Untersuchungslösung
V_1: Emodin
V_2: Rhabarberwurzel

Ringelblumenblüten, Ringelblumentinktur

Schicht

DC-Alufolie Kieselgel 60 F_{254} Merck Artikel Nr. 1.05549

DC-Bedingungen

- Mikro-DC, Kammersättigung
- Laufstrecke 6 cm
- Laufzeit etwa 15 Minuten

Fließmittel

In ein trockenes Reagenzglas werden folgende Lösungsmittelmengen einpipettiert und sorgfältig gemischt:

- 7,2 ml Ethylacetat
- 0,7 ml Ameisensäure
- 0,7 ml Essigsäure 100%
- 1,4 ml Wasser

Untersuchungslösung

1,0 g gepulverte Droge (Sieb 500) wird mit 5 ml Methanol in einem Reagenzglas 5 Minuten lang unter ständigem Umrühren im Wasserbad erhitzt. Anschließend wird in ein Zentrifugenglas filtriert.

Ringelblumentinktur wird direkt verwendet.

Vergleichslösung

V_1: 2 mg Rutosid, 1 mg Chlorogensäure, 2 mg Hyperosid und 1 mg Kaffeesäure werden zusammen in 10 ml Methanol gelöst.

V_2: Aus authentischen Ringelblumenblüten (Calendula officinalis) bzw. Ringelblumentinktur hergestellte Vergleichslösung nach Vorschrift »Untersuchungslösung«.

Auftrageart und -menge

Auf die DC-Folie werden je 2mal 1 µl der Untersuchungslösung und der Vergleichslösungen punktförmig aufgetragen.

Nachweis

Die DC-Folie wird unter dem Abzug mit einem Heißluftfön getrocknet und die noch warme Folie mit einer 1%igen Lösung (m/V) von Diphenylboryloxyethylamin in Ethanol reichlich besprüht. Nach erneutem Trocknen wird mit einer 5%igen Lösung (V/V) von Macrogol 400 in Ethanol besprüht und die DC-Folie zur Farbintensivierung mit heißer Luft geföhnt. Die Auswertung erfolgt im UV-Licht bei 365 nm.

Auswertung

Das Chromatogramm der Vergleichslösung 1 zeigt im UV-Licht bei 365 nm mit steigenden Rf-Werten die Zonen von Rutosid, Chlorogensäure, Hyperosid und Kaffeesäure. Rutosid und Hyperosid fluoreszieren orange; Chlorogensäure und Kaffeesäure fluoreszieren hellblau.

Das Chromatogramm der Untersuchungslösung muss wie das Chromatogramm der Vergleichslösung 2 (Ringelblumenblüten bzw. Ringelblumentinktur) folgende charakteristische Zonen zeigen: Auf Höhe des Rutosid-Vergleichs eine Doppelzone, die oben grüngelb und unten orange fluoresziert, ebenso fluoreszierende Doppelzonen zwischen Startpunkt und Rutosid-Vergleich sowie knapp oberhalb des Hyperosid-Vergleichs.
Weitere blau fluoreszierende Zonen sind vor allem im oberen Rf-Bereich vorhanden.

Dokumentation

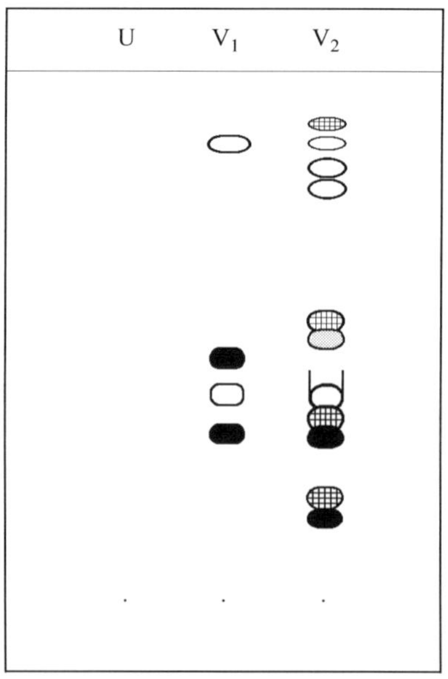

U: Untersuchungslösung
V_1: Rutosid, Chlorogens., Hyperosid, Kaffees.
V_2: Ringelblumenblüten bzw. -tinktur

Ringelblumenfluidextrakt

Schicht

DC-Alufolie Kieselgel 60 F_{254} Merck Artikel Nr. 1.05549

DC-Bedingungen

- Mikro-DC, Kammersättigung
- Laufstrecke 6 cm
- Laufzeit etwa 15 Minuten

Fließmittel

In ein trockenes Reagenzglas werden folgende Lösungsmittelmengen einpipettiert und sorgfältig gemischt:

- 7,2 ml Ethylacetat
- 0,7 ml Ameisensäure
- 0,7 ml Essigsäure 100%
- 1,4 ml Wasser

Untersuchungslösung

1,0 ml Fluidextrakt wird mit 2,0 ml Methanol verdünnt. Anschließend wird durch ein möglichst kleines Filtrierpapier in ein Zentrifugenglas filtriert.

Vergleichslösung

V_1: 2 mg Rutosid, 1 mg Chlorogensäure, 2 mg Hyperosid und 1 mg Kaffeesäure werden zusammen in 10 ml Methanol gelöst.

V_2: Aus authentischem Ringelblumenfluidextrakt hergestellte Vergleichslösung nach Vorschrift »Untersuchungslösung«.

Auftrageart und -menge

Auf die DC-Folie werden je 2mal 1 µl der Untersuchungslösung und der Vergleichslösungen punktförmig aufgetragen.

Nachweis

Die DC-Folie wird unter dem Abzug mit einem Heißluftfön getrocknet und die noch warme Folie mit einer 1%igen Lösung (m/V) von Diphenylboryloxyethylamin in Ethanol reichlich besprüht. Nach erneutem Trocknen wird mit einer 5%igen Lösung (V/V) von Macrogol 400 in Ethanol besprüht und die DC-Folie zur Farbintensivierung mit heißer Luft gefönt. Die Auswertung erfolgt im UV-Licht bei 365 nm.

Auswertung

Das Chromatogramm der Vergleichslösung 1 zeigt im UV-Licht bei 365 nm mit steigenden Rf-Werten die Zonen von Rutosid, Chlorogensäure, Hyperosid und Kaffeesäure. Rutosid und Hyperosid fluoreszieren orange; Chlorogensäure und Kaffeesäure fluoreszieren hellblau.

Im Chromatogramm der Vergleichslösung 2 (Ringelblumenfluidextrakt) ist auf der Höhe des Rutosids eine Doppelzone sichtbar, die oben grüngelb und unten orange fluoresziert. Ebenso fluoreszierende Doppelzonen sind zwischen Startpunkt und Rutosid-Vergleich sowie knapp oberhalb des Hyperosid-Vergleichs vorhanden. Blau fluoreszierende Zonen sind auf Höhe der Chlorogensäure und im oberen Rf-Bereich vorhanden.

Das Chromatogramm der Untersuchungslösung muss dem Chromatogramm der Vergleichslösung 2 in seinen charakteristischen Zonen entsprechen.

Dokumentation

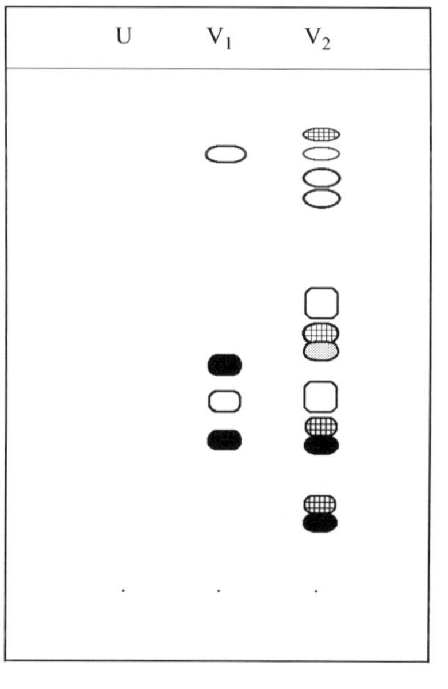

U: Untersuchungslösung

V_1: Rutosid, Chlorogens., Hyperosid, Kaffees.

V_2: Ringelblumenfluidextrakt

Rosenblütenblätter

Schicht

DC-Alufolie Kieselgel 60 F_{254} Merck Artikel Nr. 1.05549

DC-Bedingungen

- Mikro-DC, Kammersättigung
- Laufstrecke 6 cm
- Laufzeit etwa 12 Minuten

Fließmittel

In ein trockenes Reagenzglas werden folgende Lösungsmittelmengen einpipettiert und sorgfältig gemischt:

- 7,8 ml Ethylacetat
- 0,6 ml Ameisensäure
- 0,6 ml Essigsäure 100%
- 1,0 ml Wasser

Untersuchungslösung

0,5 g gepulverte Droge (Sieb 500) werden mit 5 ml Methanol in einem Reagenzglas 5 Minuten lang unter ständigem Umrühren im Wasserbad erhitzt. Anschließend wird in ein Zentrifugenglas filtriert.

Vergleichslösungen

V_1: 2 mg Rutosid, 2 mg Hyperosid und 5 mg Gallussäure werden zusammen in 10 ml Methanol gelöst.

V_2: Aus authentischen Rosenblütenblättern (Rosa gallica, Rosa centifolia) hergestellte Vergleichslösung nach Vorschrift »Untersuchungslösung«.

Auftrageart und -menge

Auf die DC-Folie werden je 2mal 1 µl der Untersuchungslösung und der Vergleichslösungen punktförmig aufgetragen.

Nachweis

Die DC-Folie wird unter dem Abzug mit einem Heißluftfön getrocknet und die noch warme Folie mit einer 1%igen Lösung (m/V) von Diphenylboryloxyethylamin in Ethanol reichlich besprüht. Nach erneutem Trocknen wird mit einer 5%igen Lösung (V/V) von Macrogol 400 in Ethanol besprüht und die DC-Folie zur Farbintensivierung mit heißer Luft geföhnt. Die Auswertung erfolgt nach 10 min im UV-Licht bei 365 nm.

Auswertung

Das Chromatogramm der V_1 zeigt im UV-Licht bei 365 nm mit steigenden Rf-Werten die Zonen von Rutosid, Hyperosid und Gallussäure. Rutosid und Hyperosid fluoreszieren orange; Gallussäuresäure fluoresziert violett.

Das Chromatogramm der Vergleichslösung 2 (Rosenblütenblätter) muss folgende charakteristische Zonen zeigen: auf Höhe von Rutosid und Hyperosid orange fluoreszierende Zonen, auf Höhe der Gallussäure eine violett fluoreszierende Zone, zwischen Hyperosid und Gallussäure mehrere orange, gelb oder grüngelb fluoreszierende Zonen.

Das Chromatogramm der Untersuchungslösung muss dem Chromatogramm der Vergleichslösung 2 in seinen charakteristischen Zonen entsprechen.

Dokumentation

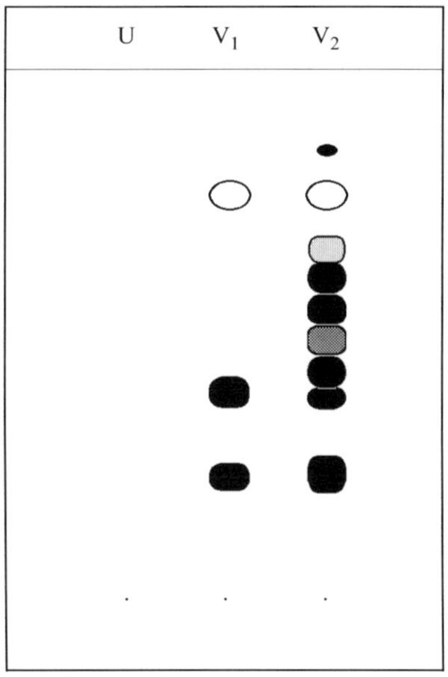

U: Untersuchungslösung

V_1: Rutosid, Hyperosid, Gallussäure

V_2: Rosenblütenblätter

Rosenblütenknospen

Schicht

DC-Alufolie Kieselgel 60 F_{254} Merck Artikel Nr. 1.05549

DC-Bedingungen

- Mikro-DC, Kammersättigung
- Laufstrecke 6 cm
- Laufzeit etwa 12 Minuten

Fließmittel

In ein trockenes Reagenzglas werden folgende Lösungsmittelmengen einpipettiert und sorgfältig gemischt:

- 7,8 ml Ethylacetat
- 0,6 ml Ameisensäure
- 0,6 ml Essigsäure 100%
- 1,0 ml Wasser

Untersuchungslösung

0,5 g gepulverte Droge (Sieb 500) werden mit 5 ml Methanol in einem Reagenzglas 5 Minuten lang unter ständigem Umrühren im Wasserbad erhitzt. Anschließend wird in ein Zentrifugenglas filtriert.

Vergleichslösungen

V_1: 2 mg Rutosid, 2 mg Hyperosid und 5 mg Gallussäure werden zusammen in 10 ml Methanol gelöst.

V_2: Aus authentischen Rosenblütenknospen (Rosa gallica, Rosa centifolia) hergestellte Vergleichslösung nach Vorschrift »Untersuchungslösung«.

Auftrageart und -menge

Auf die DC-Folie werden je 2mal 1 µl der Untersuchungslösung und der Vergleichslösungen punktförmig aufgetragen.

Nachweis

Die DC-Folie wird unter dem Abzug mit einem Heißluftfön getrocknet und die noch warme Folie mit einer 1%igen Lösung (m/V) von Diphenylboryloxyethylamin in Ethanol reichlich besprüht. Nach erneutem Trocknen wird mit einer 5%igen Lösung (V/V) von Macrogol 400 in Ethanol besprüht und die DC-Folie zur Farbintensivierung mit heißer Luft geföhnt. Die Auswertung erfolgt nach 10 min im UV-Licht bei 365 nm.

Auswertung

Das Chromatogramm der V_1 zeigt im UV-Licht bei 365 nm mit steigenden Rf-Werten die Zonen von Rutosid, Hyperosid und Gallussäure. Rutosid und Hyperosid fluoreszieren orange; Gallussäuresäure fluoresziert violett.

Das Chromatogramm der Untersuchungslösung muss wie das Chromatogramm der Vergleichslösung 2 (Rosenblütenknospen) folgende charakteristische Zonen zeigen: auf Höhe von Rutosid und Hyperosid orange fluoreszierende Zonen, auf Höhe der Gallussäure eine violett fluoreszierende Zone, zwischen Hyperosid und Gallussäure mehrere orange, gelb und grüngelb fluoreszierende Zonen.
Der Unterschied zu Rosenblütenblättern sind zwei zusätzliche auftretende grüngelbe Zonen sowie die deutlich rot fluoreszierende Chlorophyllzone an der Front.

Dokumentation

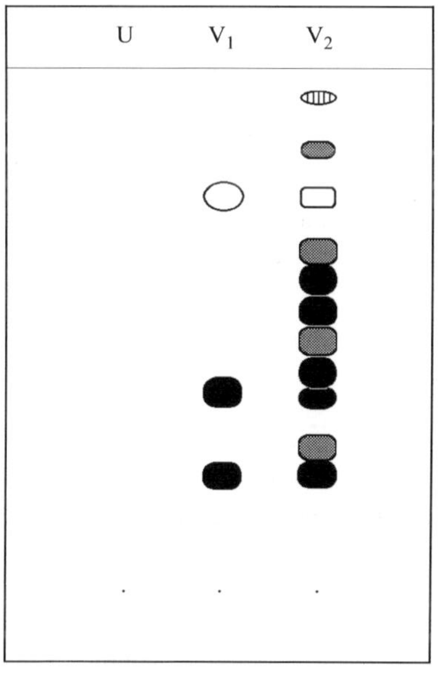

U: Untersuchungslösung

V_1: Rutosid, Hyperosid, Gallussäure

V_2: Rosenblütenknospen

Rosenholzöl

Schicht

DC-Alufolie Kieselgel 60 F_{254} Merck Artikel Nr. 1.05549

DC-Bedingungen

- Mikro-DC, Kammersättigung
- Laufstrecke 6 cm
- Laufzeit etwa 8 Minuten

Fließmittel

In ein trockenes Reagenzglas werden folgende Lösungsmittelmengen einpipettiert und sorgfältig gemischt:

- 9,3 ml Toluol
- 0,7 ml Ethylacetat

Untersuchungslösung

0,05 ml (3 Tropfen) des zu untersuchenden Öls werden in 3 ml Toluol gelöst.

Vergleichslösungen

V_1: 100 µl Linalool werden in 10 ml Toluol gelöst.

V_2: Aus authentischem Rosenholzöl (gewonnen aus Aniba rosaeodora) hergestellte Vergleichslösung nach Vorschrift »Untersuchungslösung«.

Auftrageart und -menge

Auf die DC-Folie werden je 1 µl der Untersuchungslösung und der Vergleichslösungen punktförmig aufgetragen.

Nachweis

Die DC-Folie wird unter dem Abzug durch Fönen getrocknet und mit reichlich Anisaldehyd-Reagenz R besprüht. Anschließend wird nach erneutem Fönen solange auf einer Heizplatte bei etwa 100 °C vorsichtig erhitzt, bis sich alle Zonen farblich gut entwickelt haben.

Auswertung

Das Chromatogramm der Vergleichslösung 1 zeigt nach dem Besprühen mit Anisaldehyd-Reagenz und anschließendem Erhitzen die grauviolett gefärbte Zone des Linalools.

Im Chromatogramm der Vergleichslösung 2 (Rosenholzöl) ist die grauviolette Linalool-Zone als Hauptzone vorhanden. Darüber und darunter sind kleinere violette Zonen sichtbar.

Das Chromatogramm der Untersuchungslösung muss dem Chromatogramm der Vergleichslösung 2 entsprechen.

Dokumentation

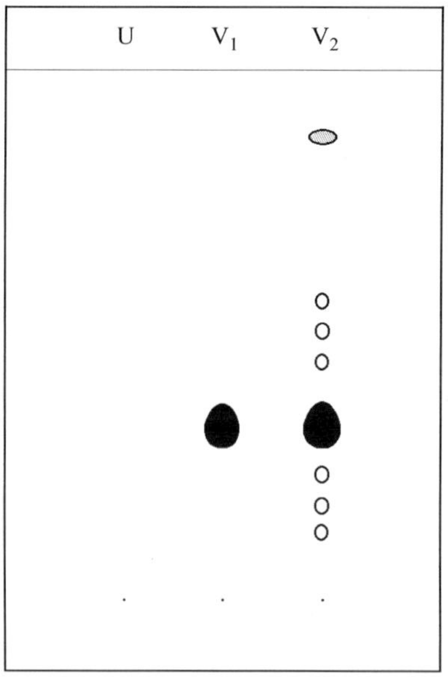

U: Untersuchungslösung

V_1: Linalool

V_2: Rosenholzöl

Echtes Rosenöl

Schicht

DC-Alufolie Kieselgel 60 F_{254} Merck Artikel Nr. 1.05549

DC-Bedingungen

- Mikro-DC, Kammersättigung
- Laufstrecke 6 cm
- Laufzeit etwa 8 Minuten

Fließmittel

In ein trockenes Reagenzglas werden folgende Lösungsmittelmengen einpipettiert und sorgfältig gemischt:

- 9,3 ml Toluol
- 0,7 ml Ethylacetat

Untersuchungslösung

1 Tropfen des zu untersuchenden Öls wird in 1 ml Toluol gelöst.

Vergleichslösungen

V_1: 20 µl Geraniol und 10 µl Citral werden zusammen in 10 ml Toluol gelöst.

V_2: Aus authentischem Rosenöl (gewonnen von verschiedenen Rosen-Arten) hergestellte Vergleichslösung nach Vorschrift »Untersuchungslösung«.

Auftrageart und -menge

Auf die DC-Folie werden je 1 µl der Untersuchungslösung und der Vergleichslösungen punktförmig aufgetragen.

Nachweis

1. Die DC-Folie wird unter dem Abzug durch Fönen getrocknet und im UV-Licht bei 254 nm ausgewertet.
2. Die DC-Folie wird reichlich mit Anisaldehyd-Reagenz R besprüht und anschließend nach erneutem Trocknen solange auf einer Heizplatte bei etwa 100 °C vorsichtig erhitzt, bis sich alle Zonen farblich gut entwickelt haben.

Auswertung

Das Chromatogramm der Vergleichslösung 1 zeigt im UV-Licht bei 254 nm im mittleren Rf-Bereich die fluoreszenzmindernde Zone des Citrals. Nach Besprühen mit Anisaldehyd-Reagenz und Erhitzen sind etwas oberhalb des Starts die blauviolette Zone des Geraniols und darüber die grauviolette Zone des Citrals sichtbar.

Im Chromatogramm der Vergleichslösung 2 (Echtes Rosenöl) sind Geraniol und Citral ebenfalls vorhanden, wobei Geraniol die Hauptzone ist.
Weitere, unterschiedlich violett gefärbte Zonen sind vorhanden.

Das Chromatogramm der Untersuchungslösung muss dem Chromatogramm der Vergleichslösung 2 in seinen charakteristischen Zonen entsprechen.
Hinweis: Geraniumöl kann das gleiche Chromatogramm wie Rosenöl zeigen!

Dokumentation

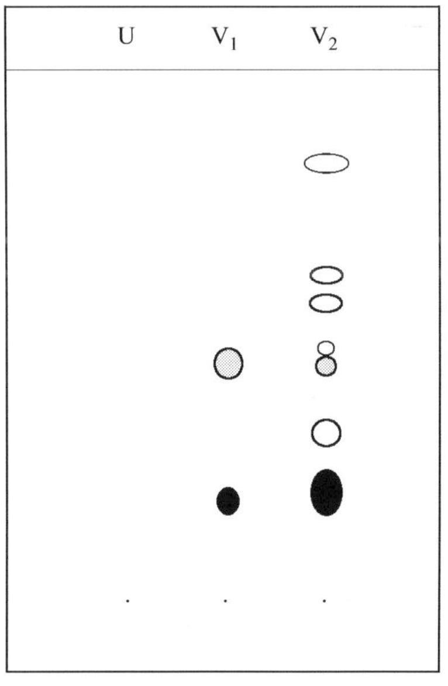

U: Untersuchungslösung
V_1: Geraniol, Citral
V_2: Echtes Rosenöl

Rosmarinblätter, Rosmarinblättertinktur

Schicht

DC-Alufolie Kieselgel 60 F_{254} Merck Artikel Nr. 1.05549

DC-Bedingungen

- Mikro-DC, Kammersättigung
- Laufstrecke 2mal 6 cm, Zwischentrocknung durch Fönen
- Laufzeit 2mal etwa 8 Minuten

Fließmittel

In ein trockenes Reagenzglas werden folgende Lösungsmittelmengen einpipettiert und sorgfältig gemischt:

- 9,5 ml Toluol
- 0,5 ml Ethylacetat

Untersuchungslösung

1,0 g gepulverte Droge (Sieb 500) wird 2 bis 3 Minuten lang in einem Reagenzglas mit 5 ml Dichlormethan vorsichtig geschüttelt. Anschließend wird in ein Zentrifugenglas filtriert.

Rosmarinblättertinktur wird direkt verwendet.

Vergleichslösungen

V_1: 2 mg Borneol werden in 4 ml Toluol gelöst.

V_2: Aus authentischen Rosmarinblättern bzw. Rosmarinblättertinktur (Rosmarinus officinalis) hergestellte Vergleichslösung nach Vorschrift »Untersuchungslösung«.

Auftrageart und -menge

Auf die DC-Folie werden je 2mal 1 µl der Untersuchungslösung und der Vergleichslösungen punktförmig aufgetragen.

Nachweis

Die DC-Folie wird unter dem Abzug durch Fönen getrocknet, dann reichlich mit Anisaldehyd-Reagenz R besprüht und nach erneutem Trocknen auf einer Heizplatte bei etwa 100 °C vorsichtig erhitzt, bis sich alle Flecke farblich gut entwickelt haben.

Auswertung

Das Chromatogramm der Vergleichslösung 1 zeigt den braungrünen Fleck des Borneols.

Im Chromatogramm der Untersuchungslösung muss wie im Chromatogramm der Vergleichslösung 2 (Rosmarinblätter bzw. Rosmarinblättertinktur) der Borneol-Fleck ebenfalls vorhanden sein. Darüber und darunter sind zahlreiche rotviolette und blauviolette Flecke sichtbar.

Dokumentation

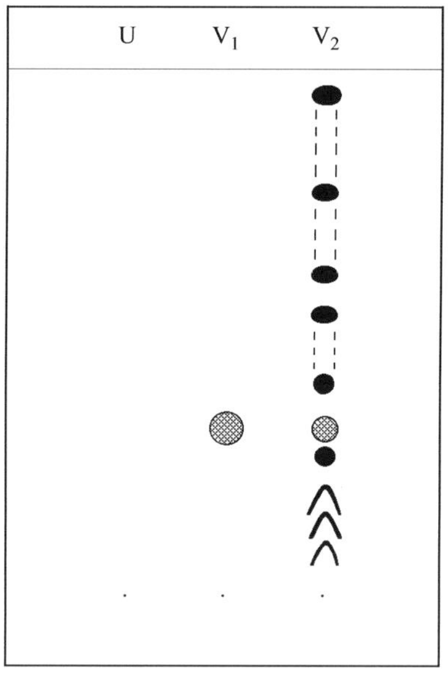

U: Untersuchungslösung
V_1: Borneol
V_2: Rosmarinblätter bzw. Rosmarinblättertinktur

Rosmarinöl

Schicht

DC-Alufolie Kieselgel 60 F_{254} Merck Artikel Nr. 1.05549

DC-Bedingungen

- Mikro-DC, Kammersättigung
- Laufstrecke 2mal 6 cm, Zwischentrocknung durch Fönen
- Laufzeit 2mal etwa 6 Minuten

Fließmittel

- 10 ml Dichlormethan

Auswertung

Das Chromatogramm der Vergleichslösung 1 zeigt nach Besprühen mit Anisaldehyd-Reagenz und Erhitzen mit steigenden Rf-Werten die braune Zone des Borneols, die violette Zone des Cineols und die braune Zone des Bornylacetats.

Im Chromatogramm der Vergleichslösung 2 (Rosmarinöl) sind die Zonen von Borneol, Cineol und Bornylacetat ebenfalls vorhanden. Zusätzlich treten weitere schwächere Zonen auf.

Das Chromatogramm der Untersuchungslösung muss dem Chromatogramm der Vergleichslösung 2 in seinen charakteristischen Zonen entsprechen.

Untersuchungslösung

0,05 ml (3 Tropfen) des zu untersuchenden Öls werden in 3 ml Toluol gelöst.

Vergleichslösungen

V_1: 5 mg Borneol, 20 µl Cineol und 10 µl Bornylacetat werden in 5 ml Toluol gelöst.

V_2: Aus authentischem Rosmarinöl hergestellte Vergleichslösung nach Vorschrift »Untersuchungslösung«.

Auftrageart und -menge

Auf die DC-Folie werden je 1 µl der Untersuchungslösung und der Vergleichslösungen punktförmig aufgetragen.

Nachweis

Die DC-Folie wird unter dem Abzug durch Fönen getrocknet und mit reichlich Anisaldehyd-Reagenz R besprüht. Anschließend wird nach erneutem Trocknen solange auf einer Heizplatte bei etwa 100 °C vorsichtig erhitzt, bis sich alle Zonen farblich gut entwickelt haben.

Dokumentation

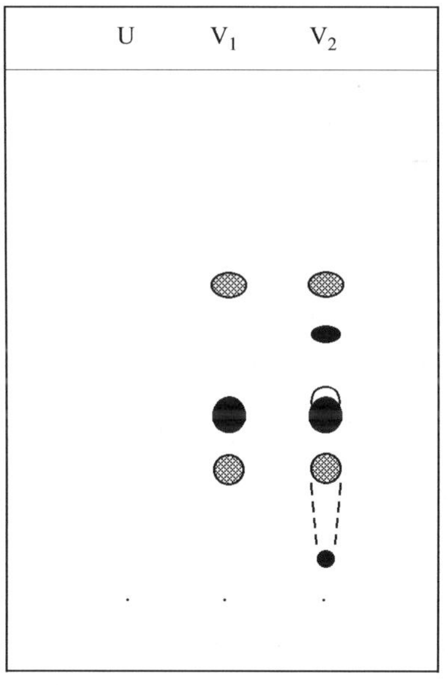

U: Untersuchungslösung

V_1: Borneol, Cineol, Bornylacetat

V_2: Rosmarinöl

Rosskastanienblätter

Schicht

DC-Alufolie Kieselgel 60 F_{254} Merck Artikel Nr. 1.05549

DC-Bedingungen

- Mikro-DC, Kammersättigung
- Laufstrecke 6 cm
- Laufzeit etwa 15 Minuten

Fließmittel

In ein trockenes Reagenzglas werden folgende Lösungsmittelmengen einpipettiert und sorgfältig gemischt:

- 7,2 ml Ethylacetat
- 0,7 ml Ameisensäure
- 0,7 ml Essigsäure
- 1,4 ml Wasser

Untersuchungslösung

1,0 g gepulverte Droge (Sieb 500) wird mit 5 ml Methanol in einem Reagenzglas 5 Minuten lang unter ständigem Umrühren im Wasserbad erhitzt. Anschließend wird in ein Zentrifugenglas filtriert.

Vergleichslösungen

V_1: 2 mg Rutosid, 1 mg Chlorogensäure, 2 mg Hyperosid und 1 mg Kaffeesäure werden zusammen in 10 ml Methanol gelöst.

V_2: Aus authentischen Rosskastanienblättern (Aesculus hippocastanum) hergestellte Vergleichslösung nach Vorschrift »Untersuchungslösung«.

Auftrageart und -menge

Auf die DC-Folie werden je 2mal 1 µl der Untersuchungslösung und der Vergleichslösungen punktförmig aufgetragen.

Nachweis

Die DC-Folie wird unter dem Abzug mit einem Heißluftfön getrocknet und die noch warme Folie mit einer 1%igen Lösung (m/V) von Diphenylboryloxyethylamin in Ethanol reichlich besprüht. Nach erneutem Trocknen wird mit einer 5%igen Lösung (V/V) von Macrogol 400 in Ethanol besprüht und die DC-Folie zur Farbintensivierung mit heißer Luft geföntt. Die Auswertung erfolgt im UV-Licht bei 365 nm.

Auswertung

Das Chromatogramm der Vergleichslösung 1 zeigt im UV-Licht bei 365 nm mit steigenden Rf-Werten die Zonen von Rutosid, Chlorogensäure, Hyperosid und Kaffeesäure. Rutosid und Hyperosid fluoreszieren orange; Chlorogensäure und Kaffeesäure fluoreszieren hellblau.

Das Chromatogramm der Untersuchungslösung muss wie das Chromatogramm der Vergleichslösung 2 (Rosskastanienblätterblätter) folgende charakteristische Merkmale zeigen: zwei intensiv orange fluoreszierende Zonen zwischen Hyperosid- und Kaffeesäure-Vergleich sowie orange fluoreszierende Zonen auf Höhe des Rutosid und des Hyperosid-Vergleichs.
Weitere schwach orange, blau, violett und gelbgrün fluoreszierende Zonen sind vorhanden, ebenso die intensiv rot fluoreszierenden Chlorophyll-Zonen zwischen Kaffeesäure-Vergleich und der Fließmittelfront.

Dokumentation

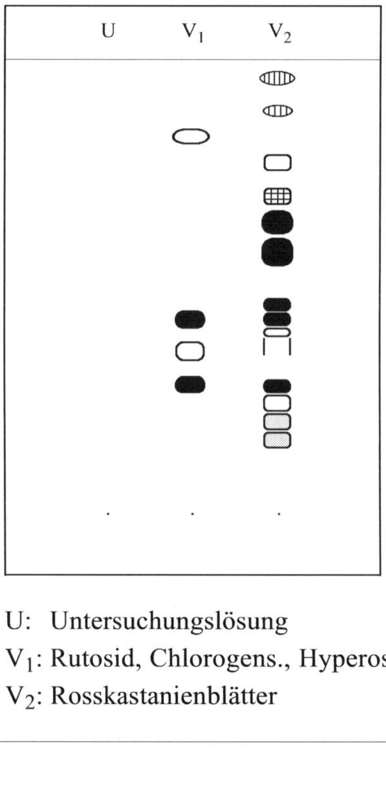

U: Untersuchungslösung

V_1: Rutosid, Chlorogens., Hyperosid, Kaffees.

V_2: Rosskastanienblätter

Rosskastanienrinde

Schicht
DC-Alufolie Kieselgel 60 F_{254} Merck Artikel Nr. 1.05549

DC-Bedingungen
- Mikro-DC, Kammersättigung
- Laufstrecke 6 cm
- Laufzeit etwa 12 Minuten

Fließmittel
In ein trockenes Reagenzglas werden folgende Lösungsmittelmengen einpipettiert und sorgfältig gemischt:

- 7,8 ml Ethylacetat
- 0,6 ml Ameisensäure
- 0,6 ml Essigsäure
- 1,0 ml Wasser

Untersuchungslösung
0,5 g gepulverte Droge (Sieb 500) wird mit 5 ml Methanol in einem Reagenzglas 5 Minuten lang unter ständigem Umrühren im Wasserbad erhitzt. Anschließend wird in ein Zentrifugenglas filtriert.

Vergleichslösungen
V_1: 2 mg Rutosid, 2 mg Hyperosid und 1 mg Kaffeesäure werden zusammen in 10 ml Methanol gelöst.

V_2: Aus authentischer Rosskastanienrinde (Aesculus hippocastanum) hergestellte Vergleichslösung nach Vorschrift »Untersuchungslösung«.

Auftrageart und -menge
Auf die DC-Folie werden 2mal 1 µl der Vergleichslösung 1 und je 1 µl der Untersuchungslösung und der Vergleichslösung 2 punktförmig aufgetragen.

Nachweis
Die DC-Folie wird unter dem Abzug mit einem Heißluftfön getrocknet und die noch warme Folie mit einer 1%igen Lösung (m/V) von Diphenylboryloxyethylamin in Ethanol reichlich besprüht. Nach erneutem Trocknen wird mit einer 5%igen Lösung (V/V) von Macrogol 400 in Ethanol besprüht und die DC-Folie zur Farbintensivierung mit heißer Luft gefönt. Die Auswertung erfolgt im UV-Licht bei 365 nm.

Auswertung
Das Chromatogramm der Vergleichslösung 1 zeigt im UV-Licht bei 365 nm mit steigenden Rf-Werten die Zonen von Rutosid, Hyperosid und Kaffeesäure. Rutosid und Hyperosid fluoreszieren orange; Kaffeesäure fluoresziert hellblau.

Das Chromatogramm der Untersuchungslösung muss wie das Chromatogramm der Vergleichslösung 2 (Rosskastanienrinde) folgende charakteristische Merkmale zeigen: knapp unterhalb des Rutosid-Vergleichs eine blau fluoreszierende Zone, zwischen Rutosid- und Hyperosid-Vergleich eine weitere blau fluoreszierende Zone, etwas unterhalb des Kaffeesäure-Vergleichs eine intensiv hellblau fluoreszierende Zone und darunter eine schwach gelb fluoreszierende Zone.

Dokumentation

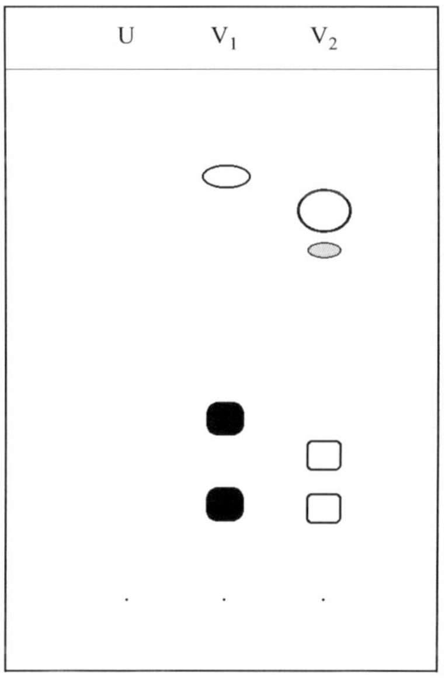

U: Untersuchungslösung

V_1: Rutosid, Hyperosid, Kaffeesäure

V_2: Rosskastanienrinde

Rosskastaniensamen

Schicht

DC-Alufolie Kieselgel 60 F_{254} Merck Artikel Nr. 1.05549

DC-Bedingungen

- Mikro-DC, Kammersättigung
- Laufstrecke 6 cm
- Laufzeit etwa 9 Minuten

Fließmittel

In ein trockenes Reagenzglas werden folgende Lösungsmittelmengen einpipettiert und sorgfältig gemischt:

- 4,5 ml Ethylacetat
- 2,5 ml Methanol
- 1,9 ml Dichlormethan
- 1,1 ml Wasser

Untersuchungslösung

1,0 g gepulverte Droge (Sieb 500) wird in einem Reagenzglas 5 Minuten lang mit 5 ml Methanol im Wasserbad unter ständigem Rühren erhitzt. Nach dem Abkühlen wird in ein Zentrifugenglas filtriert.

Vergleichslösungen

V_1: 5 mg Aescin werden in 5 ml Methanol gelöst.

V_2: Aus authentischen Rosskastaniensamen (Aesculus hippocastanum) hergestellte Vergleichslösung nach Vorschrift »Untersuchungslösung«.

Auftrageart und -menge

Auf die DC-Folie werden je 1 µl der Untersuchungslösung und der Vergleichslösungen punktförmig aufgetragen.

Nachweis

Die DC-Folie wird unter dem Abzug durch Fönen mit heißer Luft getrocknet, mit Anisaldehyd-Reagenz R besprüht und nach erneutem Trocknen auf einer Heizplatte bei etwa 100 °C bis zum Erscheinen farbiger Zonen erhitzt.

Auswertung

Das Chromatogramm der Vergleichslösung 1 zeigt nach dem Ansprühen mit Anisaldehyd-Reagenz und Erhitzen die blauviolette Zone des Aescins.

Das Chromatogramm der Untersuchungslösung muss wie das Chromatogramm der Vergleichslösung 2 (Rosskastaniensamen) folgende charakteristische Zonen zeigen: auf Höhe des Aescin-Vergleichs eine große blauviolett gefärbte Doppelzone, im oberen Drittel mehrere rotviolett gefärbte Zonen.
Weitere Zonen sind vorhanden.

Dokumentation

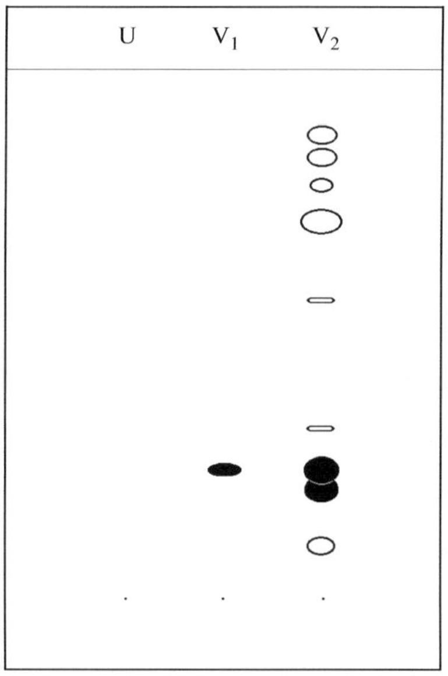

U: Untersuchungslösung
V_1: Aescin
V_2: Rosskastaniensamen

Rosskastaniensamentinktur, -fluidextrakt

Schicht

DC-Alufolie Kieselgel 60 F_{254} Merck Artikel Nr. 1.05549

DC-Bedingungen

- Mikro-DC, Kammersättigung
- Laufstrecke 6 cm
- Laufzeit etwa 9 Minuten

Fließmittel

In ein trockenes Reagenzglas werden folgende Lösungsmittelmengen einpipettiert und sorgfältig gemischt:

- 4,5 ml Ethylacetat
- 2,5 ml Methanol
- 1,9 ml Dichlormethan
- 1,1 ml Wasser

Untersuchungslösung

Die Tinktur wird direkt zur Chromatographie verwendet.
1 ml Fluidextrakt wird mit 3 ml Methanol verdünnt und das Gemisch durch ein kleines Filterpapier filtriert.

Vergleichslösungen

V_1: 5 mg Aescin werden in 5 ml Methanol gelöst.

V_2: Aus authentischer Rosskastaniensamentinktur oder authentischem -fluidextrakt (gewonnen aus Aesculus hippocastanum) hergestellte Vergleichslösung nach Vorschrift »Untersuchungslösung«.

Auftrageart und -menge

Auf die DC-Folie werden je 1 µl der Untersuchungslösung und der Vergleichslösungen punktförmig aufgetragen.

Nachweis

Die DC-Folie wird unter dem Abzug durch Fönen mit heißer Luft getrocknet, mit Anisaldehyd-Reagenz R besprüht und nach erneutem Trocknen auf einer Heizplatte bei etwa 100 °C bis zum Erscheinen farbiger Zonen erhitzt.

Auswertung

Das Chromatogramm der Vergleichslösung 1 zeigt nach dem Ansprühen mit Anisaldehyd-Reagenz und Erhitzen die blauviolette Zone des Aescins.

Das Chromatogramm der Untersuchungslösung muss wie das Chromatogramm der Vergleichslösung 2 (Rosskastaniensamentinktur bzw. -fluidextrakt) folgende charakteristische Zonen zeigen: auf Höhe des Aescin-Vergleichs eine große blauviolett gefärbte Doppelzone, im oberen Drittel mehrere rotviolett gefärbte Zonen. Weitere Zonen sind vorhanden.

Dokumentation

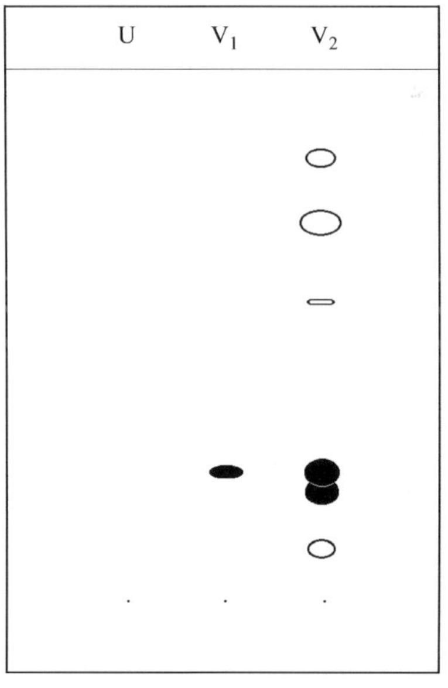

U: Untersuchungslösung
V_1: Aescin
V_2: Rosskastaniensamentinktur oder Rosskastaniensamenfluidextrakt

Rotwurzsalbei-Wurzelstock mit Wurzel

Schicht

DC-Alufolie Kieselgel 60 F_{254} Merck Artikel Nr. 1.05549

DC-Bedingungen

- Mikro-DC, Kammersättigung
- Laufstrecke 6 cm
- Laufzeit etwa 7 Minuten

Fließmittel

In ein trockenes Reagenzglas werden folgende Lösungsmittelmengen einpipettiert und sorgfältig gemischt:

- 7,4 ml Ethylacetat
- 2,2 ml Cyclohexan
- 0,4 ml Ameisensäure

Untersuchungslösung

1,5 g gepulverte Droge (Sieb 500) werden mit 5 ml Methanol in einem Reagenzglas 5 Minuten lang unter ständigem Umrühren im Wasserbad erhitzt. Anschließend wird in ein Zentrifugenglas filtriert.

Vergleichslösungen

V_1: 2 mg Phenazon und 2 mg Quercetin werden zusammen in 5 ml Methanol gelöst.

V_2: Aus authentischer Rotwurzsalbei-Wurzelstock mit Wurzeln (Dan shen, Salvia miltiorrhiza) hergestellte Vergleichslösung nach Vorschrift »Untersuchungslösung«.

Auftrageart und -menge

Auf die DC-Folie werden je 1 µl der Untersuchungslösung und der Vergleichslösungen punktförmig aufgetragen.

Nachweis

Die DC-Folie wird unter dem Abzug durch intensives Fönen getrocknet und anschließend im UV-Licht bei 254 nm sowie im Tageslicht ausgewertet.

Auswertung

Das Chromatogramm der Vergleichslösung 1 zeigt im UV-Licht bei 254 nm mit steigenden Rf-Werten die fluoreszenzmindernden Zonen von Phenazon und Quercetin. Quercetin ist im Tageslicht als gelbgrüne Zone sichtbar.

Das Chromatogramm der Vergleichslösung 2 (Rotwurzsalbei-Wurzelstock mit Wurzel) zeigt im UV-Licht bei 254 nm etwa auf Höhe des Phenazon-Vergleichs eine markante fluoreszenzmindernde Zone (Salvianolsäure B), die im Tageslicht grau erscheint. Darüber sind weitere fluoreszenzmindernde Zonen sichtbar. Die zwei Zonen oberhalb des Quercetin-Vergleichs sind auch im Tageslicht sichtbar, mit größtem Rf-Wert eine markante rote Zone (Tanshinon II_A), darunter eine schwach orangefarbene Zone.

Das Chromatogramm der Untersuchungslösung muss dem Chromatogramm der Vergleichslösung 2 in seinen charakteristischen Zonen entsprechen.

Dokumentation

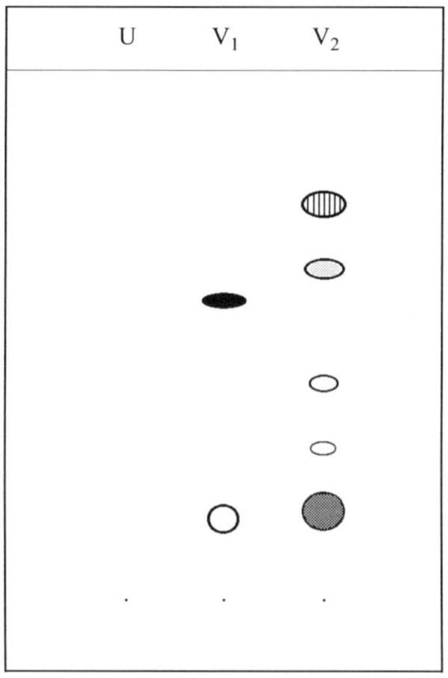

U: Untersuchungslösung

V_1: Phenazon, Quercetin

V_2: Rotwurzsalbei-Wurzelstock mit Wurzeln

Ruhrkrautblüten (Katzenpfötchenblüten)

Schicht

DC-Alufolie Kieselgel 60 F_{254} Merck Artikel Nr. 1.05549

DC-Bedingungen

- Mikro-DC, Kammersättigung
- Laufstrecke 6 cm
- Laufzeit etwa 12 Minuten

Fließmittel

In ein trockenes Reagenzglas werden folgende Lösungsmittelmengen einpipettiert und sorgfältig gemischt:

- 7,8 ml Ethylacetat
- 0,6 ml Ameisensäure
- 0,6 ml Essigsäure 100%
- 1,0 ml Wasser

Untersuchungslösung

0,5 g gepulverte Droge (Sieb 500) werden mit 5 ml Methanol in einem Reagenzglas 5 Minuten lang unter ständigem Umrühren im Wasserbad erhitzt. Anschließend wird in ein Zentrifugenglas filtriert.

Vergleichslösungen

V_1: 2 mg Rutosid, 1 mg Chlorogensäure, 2 mg Hyperosid und 1 mg Kaffeesäure werden zusammen in 10 ml Methanol gelöst.

V_2: Aus authentischen Ruhrkrautblüten (Helichrysum arenarium) hergestellte Vergleichslösung nach Vorschrift »Untersuchungslösung«.

Auftrageart und -menge

Auf die DC-Folie werden je 2mal 1 µl der Untersuchungslösung und der Vergleichslösungen punktförmig aufgetragen.

Nachweis

Die DC-Folie wird unter dem Abzug mit einem Heißluftfön getrocknet und die noch warme Folie mit einer 1%igen Lösung (m/V) von Diphenylboryloxyethylamin in Ethanol reichlich besprüht. Nach erneutem Trocknen wird mit einer 5%igen Lösung (V/V) von Macrogol 400 in Ethanol besprüht und die DC-Folie zur Farbintensivierung mit heißer Luft geföhnt. Die Auswertung erfolgt im UV-Licht bei 365 nm.

Auswertung

Das Chromatogramm der Vergleichslösung 1 zeigt im UV-Licht bei 365 nm mit steigenden Rf-Werten die Zonen von Rutosid, Chlorogensäure, Hyperosid und Kaffeesäure. Rutosid und Hyperosid fluoreszieren orange; Chlorogensäure und Kaffeesäure fluoreszieren hellblau.

Das Chromatogramm der Untersuchungslösung muss wie das Chromatogramm von V_2 (Ruhrkrautblüten) mit steigenden Rf-Werten im UV-Licht bei 365 nm folgende Zonen zeigen: Eine hellblaue Zone auf der Höhe des Chlorogensäure-Vergleichs, eine orangefarbene, eine gelbgrüne und eine braune Zone oberhalb des Hyperosid-Vergleichs; die braun fluoreszierende Zone ist im Tageslicht intensiv gelb gefärbt. Es folgen darüber eine hellblau, eine violett, eine braun und eine gelbgrün fluoreszierende Zone; letztere liegt knapp oberhalb des Kaffeesäure-Vergleichs.

Dokumentation

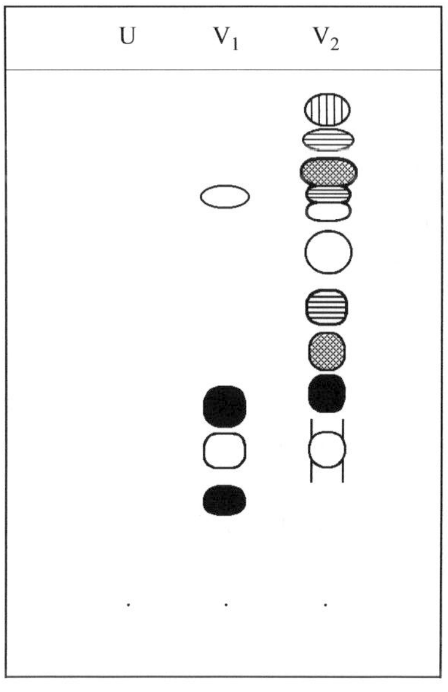

U: Untersuchungslösung

V_1: Rutosid, Chlorogens., Hyperosid, Kaffees.

V_2: Ruhrkrautblüten

Sägepalmenfrüchte

Schicht

DC-Alufolie Kieselgel 60 F_{254} Merck Artikel Nr. 1.05549

DC-Bedingungen

- Mikro-DC, Kammersättigung
- Laufstrecke 6 cm,
- Laufzeit etwa 6 Minuten

Fließmittel

- 7,0 ml Toluol
- 3,0 ml Ethylacetat
- 0,1 ml Essigsäure 100%

Untersuchungslösung

0,5 g gepulverte Droge (Sieb 500) werden 5 Minuten lang in einem Reagenzglas mit 5 ml Methanol geschüttelt. Anschließend wird in ein Zentrifugenglas filtriert.

Vergleichslösungen

V_1: 5 mg β-Sitosterol werden in 5 ml Methanol gelöst.

V_2: Aus authentischen Sägepalmenfrüchten (Serenoa repens) hergestellte Vergleichslösung nach Vorschrift »Untersuchungslösung«.

Auftrageart und -menge

Auf die DC-Folie werden je 2mal 1 µl der Untersuchungslösung und der Vergleichslösungen punktförmig aufgetragen.

Nachweis

Die DC-Folie wird unter dem Abzug durch Fönen getrocknet, reichlich mit Anisaldehyd-Reagenz R besprüht und nach erneutem Trocknen auf einer Heizplatte bei 100 °C vorsichtig erhitzt, bis violette Flecke sichtbar sind.

Auswertung

Das Chromatogramm der Vergleichslösung 1 zeigt nach Besprühen mit Anisaldehyd-Reagenz und anschließendem Erhitzen im mittleren Rf-Bereich den violetten Fleck des β-Sitosterols.

Das Chromatogramm der Untersuchungslösung muss wie das Chromatogramm der Vergleichslösung 2 (Sägepalmenfrüchte) folgende charakteristische Zonen zeigen: knapp oberhalb des β-Sitosterol-Vergleichs eine intensiv violette Zone, etwas unterhalb der Fließmittelfront eine weitere intensiv violette Zone und eine schmale violette Zone im unteren Drittel des Chromatogramms. Weitere schwächere violette Zonen sind vorhanden.

Dokumentation

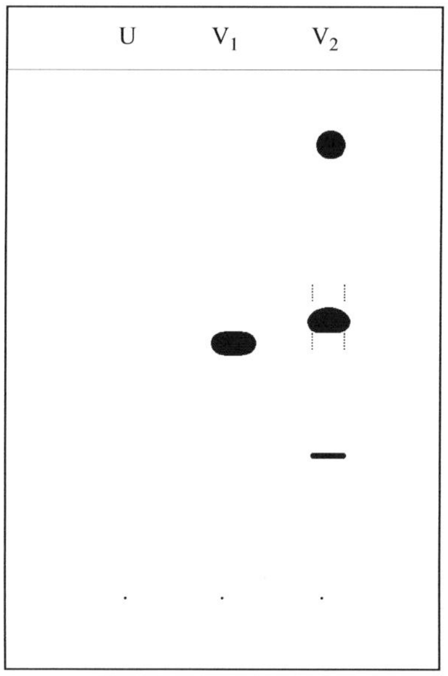

U: Untersuchungslösung

V_1: β-Sitosterol

V_2: Sägepalmenfrüchte

Aliphatische Säuren I und ihre Salze

Untersuchungssubstanzen

Äpfelsäure, Ascorbinsäure, Citronensäure, Weinsäure, Natriumascorbat, Kaliumcitrat, Natriumcitrat

Schicht

DC-Alufolie Kieselgel 60 F_{254} Merck Artikel Nr. 1.05549

DC-Bedingungen

- Mikro-DC, Kammersättigung
- Laufstrecke 6 cm
- Laufzeit etwa 20 Minuten

Fließmittel

In ein trockenes Reagenzglas werden folgende Lösungsmittelmengen einpipettiert und sorgfältig gemischt:

- 4,0 ml Methanol
- 4,0 ml Ethylacetat
- 2,0 ml Ammoniak-Lösung 25% (m/m)
- 2,0 ml Wasser

Untersuchungslösungen

25 mg der Säure wird in 5 ml Methanol gelöst. 25 mg des Salzes wird in 1 ml Wasser gelöst und die Lösung mit 4 ml Methanol verdünnt.

Auftrageart und -menge

Auf die DC-Folie werden je 1 µl der Untersuchungslösungen punktförmig aufgetragen.

Nachweis

Die DC-Folie wird unter dem Abzug durch Fönen getrocknet, mit 1%iger schwefelsaurer Kaliumpermanganat-Lösung besprüht und anschließend mit einem Heißluftfön erhitzt.

Auswertung

Nach Besprühen mit Kaliumpermanganat-Lösung erscheinen beim intensiven Fönen mit heißer Luft gelbe Flecke auf violettem Untergrund.

Dokumentation

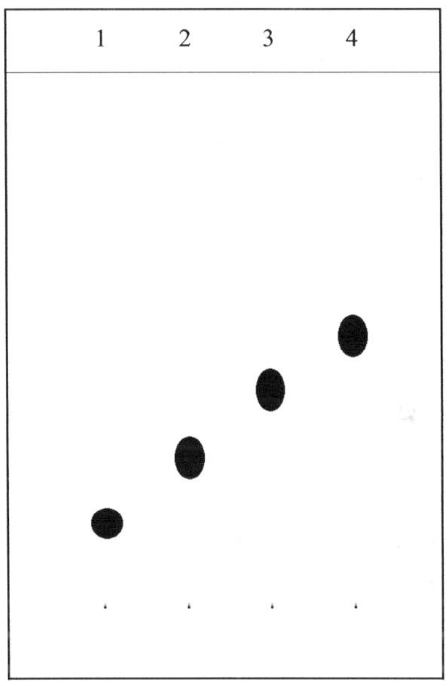

1: Citronensäure
2: Weinsäure
3: Äpfelsäure
4: Ascorbinsäure

Aliphatische Säuren II und ihre Salze

Untersuchungssubstanzen

Gluconsäure, Milchsäure, Calciumgluconat, Calciumlactat, Eisen(II)-gluconat, Magnesiumgluconat-Dihydrat

Schicht

DC-Alufolie Kieselgel 60 F_{254} Merck Artikel Nr. 1.05549

DC-Bedingungen

- Mikro-DC, Kammersättigung
- Laufstrecke 6 cm
- Laufzeit etwa 40 Minuten

Fließmittel

In ein trockenes Reagenzglas werden folgende Lösungsmittelmengen einpipettiert und sorgfältig gemischt:

- 5,0 ml Ethanol 96%
- 3,0 ml Wasser
- 1,0 ml Ethylacetat
- 1,0 ml Ammoniak-Lösung 25% (m/m)

Untersuchungslösungen

25 mg Untersuchungssubstanz werden in 3 ml Wasser, falls erforderlich unter Erhitzen im Wasserbad von 60 °C gelöst. Die Lösung wird mit 2 ml Methanol verdünnt.

Auftrageart und -menge

Auf die DC-Folie werden je 1 µl der Untersuchungslösungen punktförmig aufgetragen.

Nachweis

Die DC-Folie wird unter dem Abzug durch Fönen getrocknet, mit 1%iger schwefelsaurer Kaliumpermanganat-Lösung besprüht und anschließend mit einem Heißluftfön erhitzt.

Auswertung

Nach Besprühen mit Kaliumpermanganat-Lösung erscheinen beim intensiven Fönen mit heißer Luft gelbe Flecke auf violettem Untergrund.

Dokumentation

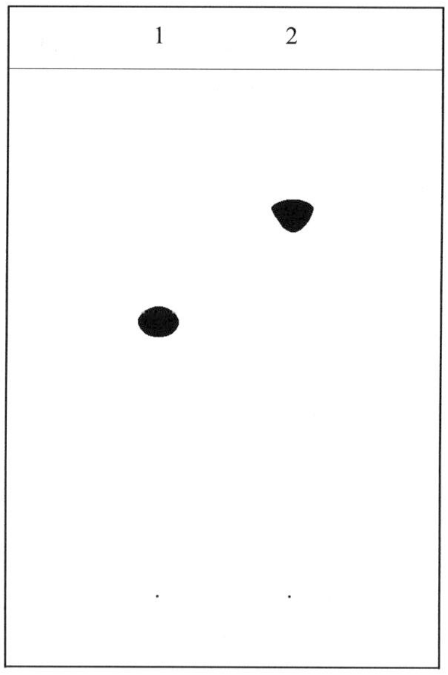

1: Gluconsäure bzw. Gluconate
2: Milchsäure bzw. Lactate

Aromatische Säuren und ihre Salze

Untersuchungssubstanzen

Acetylsalicylsäure, 4-Aminosalicylsäure, Benzoesäure, Gentisinsäure, Mandelsäure, Natriumbenzoat, Natriumsalicylat, Salicylsäure

Schicht

DC-Alufolie Kieselgel 60 F_{254} Merck Artikel Nr. 1.05549

DC-Bedingungen

- Mikro-DC, Kammersättigung
- Laufstrecke 2mal 6 cm, Zwischentrocknung durch Fönen
- Laufzeit 2mal etwa 10 Minuten

Fließmittel

In ein trockenes Reagenzglas werden folgende Lösungsmittelmengen einpipettiert und sorgfältig gemischt:

- 8,0 ml Ethylacetat
- 1,9 ml Methanol
- 0,1 ml Ammoniak-Lösung 25% (m/m)

Untersuchungslösungen

10 mg Untersuchungssubstanz werden in 5 ml Methanol gelöst.

Auftrageart und -menge

Auf die DC-Folie werden je 1 µl der Untersuchungslösungen punktförmig aufgetragen.

Nachweis

1. Die DC-Folie wird unter dem Abzug durch Fönen getrocknet und anschließend im UV-Licht bei 254 nm ausgewertet.
2. Die DC-Folie wird mit einer 5%igen Eisen-(III)-chlorid-Lösung (m/V) in Methanol 50% besprüht und anschließend auf einer Heizplatte bei etwa 100 °C einige Minuten erhitzt.

Auswertung

Alle Substanzen zeigen im UV-Licht bei 254 nm Wellenlänge eine Fluoreszenzminderung.

Nach Ansprühen mit Eisen(III)-chlorid-Lösung sind die Flecke von Salicylsäure (6) und 4-Aminosalicylsäure (4) violett, sowie der Gentisinsäure-Fleck (5) grünlich gefärbt.

Durch Erhitzen der DC-Folie auf einer Heizplatte färbt sich auch der Acetylsalicylsäure-Fleck (2) nach einiger Zeit violett.

Die Flecke von Benzoesäure (3) und Mandelsäure (1) färben sich nicht.

Dokumentation

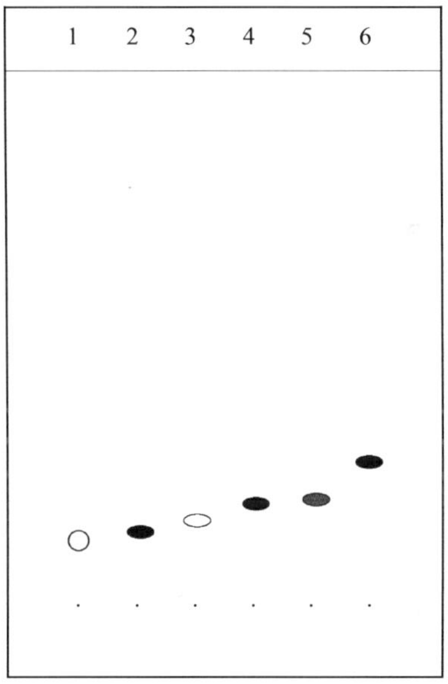

1: Mandelsäure
2: Acetylsalicylsäure
3: Benzoesäure
4: 4-Aminosalicylsäure
5: Gentisinsäure
6: Salicylsäure

Safran

Schicht

DC-Alufolie Kieselgel 60 F_{254} Merck Artikel Nr. 1.05549

DC-Bedingungen

- Mikro-DC, Kammersättigung
- Laufstrecke 6 cm
- Laufzeit etwa 10 Minuten

Fließmittel

In ein trockenes Reagenzglas werden folgende Lösungsmittelmengen einpipettiert und sorgfältig gemischt:

- 6,5 ml Ethylacetat
- 2,5 ml 2-Propanol
- 1,0 ml Wasser

Untersuchungslösung

10 mg Droge werden in einem Zentrifugenglas mit 1 Tropfen Wasser benetzt und mit Hilfe eines Glasstabes intensiv angerieben. Anschließend wird 1 ml Methanol hinzugefügt und 20 Minuten lang unter Lichtausschluß und dicht verschlossen stehengelassen.

Vergleichslösungen

V_1: 5 mg Naphtholgelb S werden in 5 ml Methanol gelöst.

V_2: Aus authentischem Safran (Crocus sativus) hergestellte Vergleichslösung nach Vorschrift »Untersuchungslösung«.

Auftrageart und -menge

Auf die DC-Folie werden je 1 µl der Untersuchungslösung und der Vergleichslösungen punktförmig aufgetragen.

Nachweis

1. Die DC-Folie wird unter dem Abzug durch Fönen getrocknet, und die fluoreszenzmindernden Flecke werden im UV-Licht bei 254 nm gekennzeichnet. Anschließend wird im Tageslicht ausgewertet.
2. Die DC-Folie wird reichlich mit Anisaldehyd-Reagenz R besprüht und anschließend nach erneutem Trocknen solange auf einer Heizplatte bei etwa 100 °C vorsichtig erhitzt, bis sich alle Flecke farblich gut entwickelt haben.

Auswertung

Das Chromatogramm der Vergleichslösung 1 zeigt im Tageslicht im unteren Rf-Bereich den gelb gefärbten Fleck des Naphtholgelb S.

Im Chromatogramm der Vergleichslösung 2 (Safran) sind im unteren Drittel drei intensiv gelbe Zonen sichtbar, von denen die Zone mit dem niedrigsten Rf-Wert die stärkste Intensität besitzt und unterhalb des Naphtholgelb S-Vergleichs liegt. Im UV-Licht bei 254 nm ist im mittleren Rf-Bereich eine fluoreszenzmindernde Zone sichtbar, die sich durch Detektion mit Anisaldehyd-Reagenz rotviolett färbt (Picrocrocin).

Das Chromatogramm der Untersuchungslösung muss dem Chromatogramm der Vergleichslösung 2 in seinen charakteristischen Zonen entsprechen.

Dokumentation

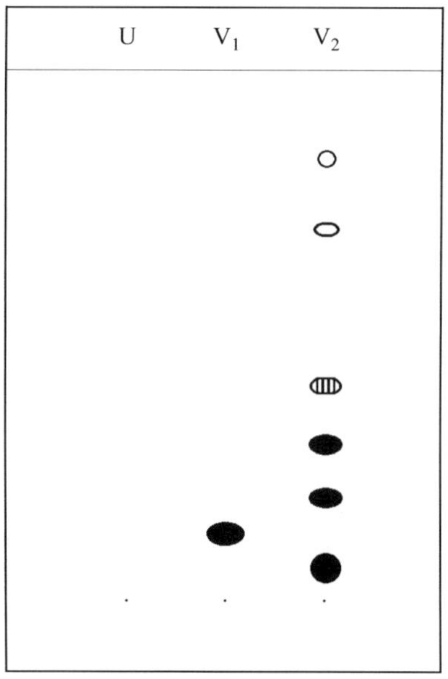

U: Untersuchungslösung
V_1: Naphtholgelb S
V_2: Safran

Hydrophile Salbe

Schicht

DC-Alufolie Kieselgel 60 RP-18 F_{254s} Merck Artikel Nr. 1.05560

DC-Bedingungen

- Mikro-DC, Kammersättigung
- Laufstrecke 6 cm
- Laufzeit etwa 11 Minuten

Fließmittel

In ein trockenes Reagenzglas werden folgende Lösungsmittelmengen einpipettiert und sorgfältig gemischt:

- 4,0 ml Methanol
- 4,0 ml Aceton
- 1,5 ml Wasser

Untersuchungslösung

360 mg Salbe werden in einem 50-ml-Becherglas auf dem Wasserbad geschmolzen, mit 10 ml Methanol versetzt und die heiße Mischung intensiv gerührt.
Nach dem Erkalten wird in ein Zentrifugenglas filtriert.

Vergleichslösungen

V_1: 50 mg Emulgierender Cetylstearylalkohol (Typ A) werden in 5 ml Methanol unter Erwärmen im Wasserbad gelöst.

V_2: Aus authentischer Hydrophiler Salbe hergestellte Vergleichslösung nach Vorschrift »Untersuchungslösung«.

Auftrageart und -menge

Auf die DC-Folie werden je 1 µl der Untersuchungslösung und der Vergleichslösungen punktförmig aufgetragen.

Nachweis

Die DC-Folie wird unter dem Abzug durch Fönen getrocknet, mit einer 10%igen Lösung (m/V) von Molybdatophosphorsäure in Ethanol 96% besprüht und nach erneutem Trocknen auf einer Heizplatte bei etwa 100 °C unter Beobachtung solange vorsichtig erhitzt, bis dunkelblaue Flecke auf gelbem Untergrund deutlich sichtbar sind.

Auswertung

Hydrophile Salbe hat folgende Zusammensetzung:
30 Teile Emulgierender Cetylstearylalkohol,
35 Teile Dickflüssiges Paraffin,
35 Teile Weißes Vaselin.

Emulgierender Cetylstearylalkohol Typ A ist ein Gemisch von mind. 80% Cetylstearylalkohol und mind. 7% Natriumcetylstearylsulfat. Cetyl- und Stearylalkohol sind im Chromatogramm der Vergleichslösungen als intensive Doppelzone knapp oberhalb des Startpunkts sichtbar. Die zwei Flecke von Natriumcetylstearylsulfat befinden sich in der oberen Hälfte.

Das Chromatogramm der Untersuchungslösung muss dem Chromatogramm der Vergleichslösung 1 oder 2 in seinen charakteristischen Zonen entsprechen.

Dokumentation

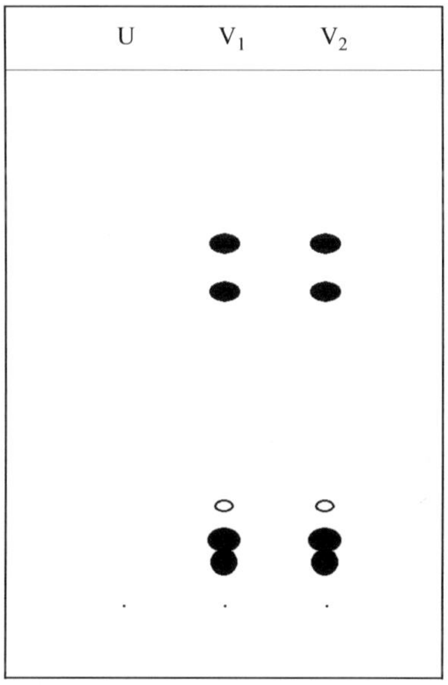

U: Untersuchungslösung
V_1: Emulgierender Cetylstearylalkohol
V_2: Hydrophile Salbe

Wasserhaltige hydrophile Salbe

Schicht

DC-Alufolie Kieselgel 60 RP-18 F_{254s} Merck Artikel Nr. 1.05560

DC-Bedingungen

- Mikro-DC, Kammersättigung
- Laufstrecke 6 cm
- Laufzeit etwa 11 Minuten

Fließmittel

In ein trockenes Reagenzglas werden folgende Lösungsmittelmengen einpipettiert und sorgfältig gemischt:

- 4,0 ml Methanol
- 4,0 ml Aceton
- 1,5 ml Wasser

Untersuchungslösung

1 g Salbe werden in einem 50-ml-Becherglas auf dem Wasserbad geschmolzen, mit 10 ml Methanol versetzt und die heiße Mischung intensiv gerührt.
Nach dem Erkalten wird in ein Zentrifugenglas filtriert.

Vergleichslösungen

V_1: 2 mg Sorbinsäure werden in 2 ml Methanol gelöst.

V_2: 50 mg Emulgierender Cetylstearylalkohol (Typ A) werden in 5 ml Methanol unter Erwärmen im Wasserbad gelöst.

V_3: Aus authentischer Wasserhaltiger hydrophiler Salbe hergestellte Vergleichslösung nach Vorschrift »Untersuchungslösung«.

Auftrageart und -menge

Auf die DC-Folie werden je 1 µl der Untersuchungslösung und der Vergleichslösungen punktförmig aufgetragen.

Nachweis

Die DC-Folie wird unter dem Abzug durch Fönen getrocknet und zunächst im UV-Licht bei 254 nm ausgewertet.

Dann wird mit einer 10%igen Lösung (m/V) von Molybdatophosphorsäure in Ethanol 96% reichlich besprüht und nach erneutem Trocknen auf einer Heizplatte bei etwa 100 °C unter Beobachtung solange vorsichtig erhitzt, bis dunkelblaue Flecke auf gelbem Untergrund deutlich sichtbar sind.

Auswertung

Das Chromatogramm der Vergleichslösung 1 zeigt im UV-Licht bei 254 nm den fluoreszenzmindernde Fleck der Sorbinsäure im oberen Drittel.

Das Chromatogramm der Vergleichslösung 2 zeigt die Flecke von Cetyl- und Stearylalkohol als intensive Doppelzone knapp oberhalb des Startpunkts. Die zwei Flecke von Natriumcetylstearylsulfat befinden sich in der oberen Hälfte.

Das Chromatogramm der Untersuchungslösung muss wie das Chromatogramm der Vergleichslösung 3 alle Zonen der Vergleichslösungen 1 und 2 enthalten.

Dokumentation

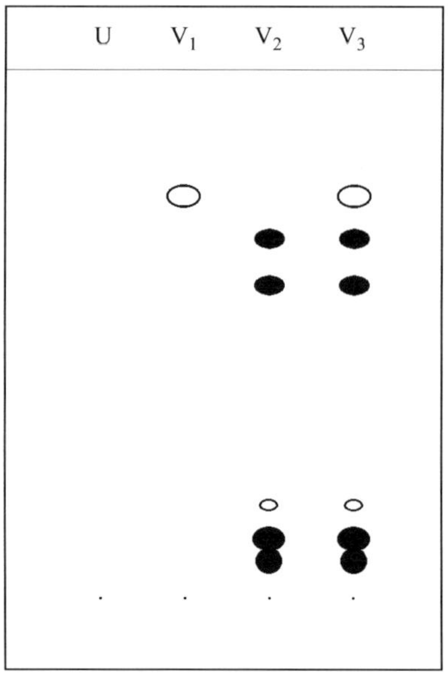

U: Untersuchungslösung
V_1: Sorbinsäure (Konservierungsmittel)
V_2: Emulgierender Cetylstearylalkohol
V_3: Wasserhaltige hydrophile Salbe

Salbeiblätter, Dreilappiger Salbei

Schicht

DC-Alufolie Kieselgel 60 F_{254} Merck Artikel Nr. 1.05549

DC-Bedingungen

- Mikro-DC, Kammersättigung
- Laufstrecke 2mal 6 cm, Zwischentrocknung durch Fönen
- Laufzeit 2mal etwa 8 Minuten

Fließmittel

In ein trockenes Reagenzglas werden folgende Lösungsmittelmengen einpipettiert und sorgfältig gemischt:

- 9,5 ml Toluol
- 0,5 ml Ethylacetat

Untersuchungslösung

1,0 g gepulverte Droge (Sieb 500) wird 5 Minuten lang in einem trockenen Reagenzglas mit 10 ml n-Pentan geschüttelt. Anschließend wird in ein Zentrifugenglas filtriert und die Lösung im Wasserbad unter dem Abzug auf 1 ml eingeengt (Siedesteine!).

Vergleichslösungen

V_1: Je 10 µl Cineol und Bornylacetat werden zusammen in 5 ml Toluol gelöst.

V_2: Aus authentischen Salbeiblättern (Salvia officinalis) hergestellte Vergleichslösung nach Vorschrift »Untersuchungslösung«.

V_3: Aus authentischem Dreilappigem Salbei (Salvia triloba) hergestellte Vergleichslösung nach Vorschrift »Untersuchungslösung«.

Auftrageart und -menge

Auf die DC-Folie werden je 2mal 1 µl der Untersuchungslösung und der jeweils benötigten Vergleichslösungen punktförmig aufgetragen.

Nachweis

Die DC-Folie wird unter dem Abzug durch Fönen mit heißer Luft getrocknet, bis der Geruch des Toluols verschwunden ist. Anschließend wird die noch warme Schicht mit einer 10%igen Lösung (m/V) von Molybdatophosphorsäure in Ethanol 96 % (V/V) reichlich besprüht und nach erneutem Trocknen auf einer Heizplatte bei etwa 100 °C unter Beobachtung solange vorsichtig erhitzt, bis sich die Zone des Thujons rotviolett gefärbt hat.

Auswertung

Das Chromatogramm der Vergleichslösung 1 zeigt nach chemischer Detektion im mittleren Rf-Bereich die dunkelblau gefärbte Zone des Cineols und darüber die ebenso gefärbte Zone des Bornylacetats.

Im Chromatogramm von V_2 (Salbeiblätter) und V_3 (Dreilappiger Salbei) ist die Cineol-Zone ebenfalls vorhanden. Direkt unterhalb des Bornylacetat-Vergleichs tritt jeweils die rotviolette Zone des Thujons auf. Während die Thujon-Zone bei Salbeiblättern als Doppelzone ausgebildet ist und größer ist als die Cineol-Zone, ist sie bei Dreilappigem Salbei relativ schmal und wesentlich kleiner als die Cineol-Zone. Weitere dunkelblau gefärbte Zonen sind in beiden Chromatogrammen vorhanden.

Dokumentation

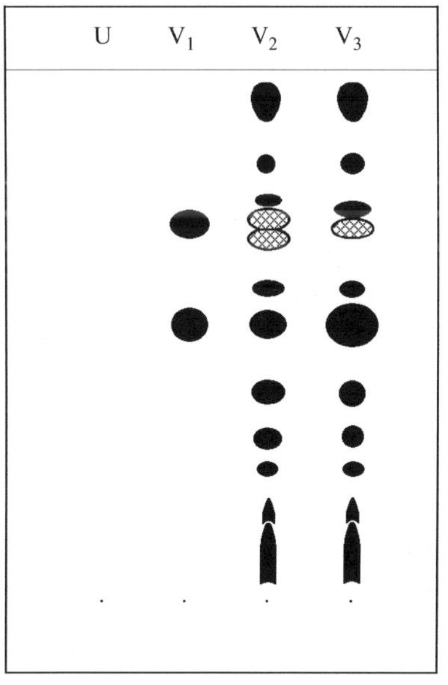

U: Untersuchungslösung
V_1: Cineol, Bornylacetat
V_2: Salbeiblätter
V_3: Dreilappiger Salbei

Salbeiblätterfluidextrakt

Schicht

DC-Alufolie Kieselgel 60 F_{254} Merck Artikel Nr. 1.05549

DC-Bedingungen

- Mikro-DC, Kammersättigung
- Laufstrecke 2mal 6 cm, Zwischentrocknung durch Fönen
- Laufzeit 2mal etwa 8 Minuten

Fließmittel

In ein trockenes Reagenzglas werden folgende Lösungsmittelmengen einpipettiert und sorgfältig gemischt:

- 9,5 ml Toluol
- 0,5 ml Ethylacetat

Untersuchungslösung

Der Fluidextrakt wird unverdünnt verwendet.

Vergleichslösungen

V_1: Je 10 µl Cineol und Bornylacetat werden zusammen in 5 ml Toluol gelöst.

V_2: Aus authentischem Salbeiblätterfluidextrakt (von Salvia officinalis) hergestellte Vergleichslösung nach Vorschrift »Untersuchungslösung«.

Auftrageart und -menge

Auf die DC-Folie werden je 2mal 1 µl der Untersuchungslösung und der Vergleichslösungen punktförmig aufgetragen.

Nachweis

Die DC-Folie wird unter dem Abzug durch Fönen mit heißer Luft getrocknet, bis der Geruch des Toluols verschwunden ist. Anschließend wird die noch warme Schicht mit einer 10%igen Lösung (m/V) von Molybdatophosphorsäure in Ethanol 96 % (V/V) reichlich besprüht und nach erneutem Trocknen auf einer Heizplatte bei etwa 100 °C unter Beobachtung solange vorsichtig erhitzt, bis sich die Doppelzone des Thujons rotviolett gefärbt hat.

Auswertung

Das Chromatogramm der Vergleichslösung 1 zeigt nach dem Ansprühen mit Molybdatophosphorsäure-Lösung und Erhitzen im mittleren Rf-Bereich die dunkelblau gefärbte Zone des Cineols und darüber die ebenso gefärbte Zone des Bornylacetats.

Im Chromatogramm der Vergleichslösung 2 (Salbeiblätterfluidextrakt) ist die Cineol-Zone ebenfalls vorhanden. Etwa auf der Höhe des Bornylacetat-Vergleichs tritt die rotviolette Doppelzone des Thujons auf. Sie ist größer als die Cineol-Zone. Weitere dunkelblau gefärbte Zonen sind vorhanden.

Das Chromatogramm der Untersuchungslösung muss dem Chromatogramm der Vergleichslösung 2 in seinen charakteristischen Zonen entsprechen.

Dokumentation

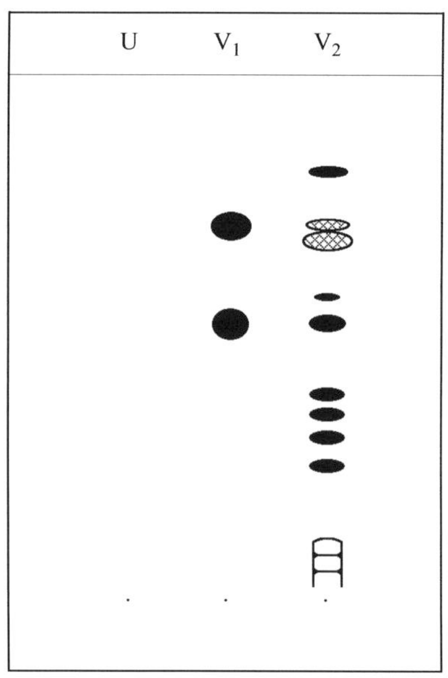

U: Untersuchungslösung
V_1: Cineol, Bornylacetat
V_2: Salbeiblätterfluidextrakt

Salbeiöl

Schicht

DC-Alufolie Kieselgel 60 F_{254} Merck Artikel Nr. 1.05549

DC-Bedingungen

- Mikro-DC, Kammersättigung
- Laufstrecke 2mal 6 cm, Zwischentrocknung durch Fönen
- Laufzeit 2mal etwa 8 Minuten

Fließmittel

In ein trockenes Reagenzglas werden folgende Lösungsmittelmengen einpipettiert und sorgfältig gemischt:

- 9,5 ml Toluol
- 0,5 ml Ethylacetat

Untersuchungslösung

0,05 ml (3 Tropfen) des zu untersuchenden Öls werden in 3 ml Toluol gelöst.

Vergleichslösungen

V_1: Je 10 µl Cineol und Bornylacetat werden zusammen in 5 ml Toluol gelöst.

V_2: Aus authentischem Salbeiöl (von Salvia officinalis) hergestellte Vergleichslösung nach Vorschrift »Untersuchungslösung«.

Auftrageart und -menge

Auf die DC-Folie werden je 1 µl der Untersuchungslösung und der Vergleichslösungen punktförmig aufgetragen.

Nachweis

Die DC-Folie wird unter dem Abzug durch Fönen mit heißer Luft getrocknet, bis der Geruch des Toluols verschwunden ist. Anschließend wird die noch warme Schicht mit einer 10%igen Lösung (m/V) von Molybdatophosphorsäure in Ethanol 96 % (V/V) reichlich besprüht und nach erneutem Trocknen auf einer Heizplatte bei etwa 100 °C unter Beobachtung solange vorsichtig erhitzt, bis sich die Doppelzone des Thujons rotviolett gefärbt hat.

Auswertung

Das Chromatogramm der Vergleichslösung 1 zeigt nach dem Ansprühen mit Molybdatophosphorsäure-Lösung und Erhitzen im mittleren Rf-Bereich die dunkelblau gefärbte Zone des Cineols und darüber die ebenso gefärbte Zone des Bornylacetats.

Im Chromatogramm der Vergleichslösung 2 (Salbeiöl) ist die Cineol-Zone ebenfalls vorhanden. Etwa auf der Höhe des Bornylacetat-Vergleichs tritt die rotviolette Doppelzone des Thujons auf. Sie ist größer als die Cineol-Zone (Unterschied zu Ölen aus anderen Salbeiarten)! Weitere dunkelblau gefärbte Zonen sind vorhanden.

Das Chromatogramm der Untersuchungslösung muss dem Chromatogramm der Vergleichslösung 2 in seinen charakteristischen Zonen entsprechen.

Dokumentation

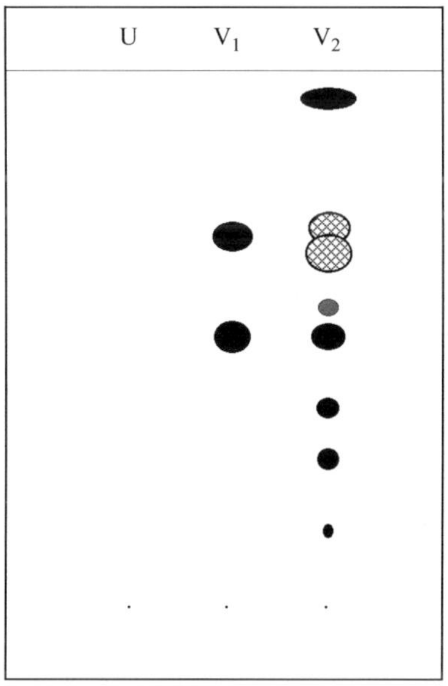

U: Untersuchungslösung
V_1: Cineol, Bornylacetat
V_2: Salbeiöl

Spanisches Salbeiöl

Schicht

DC-Alufolie Kieselgel 60 F_{254} Merck Artikel Nr. 1.05549

DC-Bedingungen

- Mikro-DC, Kammersättigung
- Laufstrecke 2mal 6 cm, Zwischentrocknung durch Fönen
- Laufzeit 2mal etwa 8 Minuten

Fließmittel

In ein trockenes Reagenzglas werden folgende Lösungsmittelmengen einpipettiert und sorgfältig gemischt:

- 9,5 ml Toluol
- 0,5 ml Ethylacetat

Untersuchungslösung

0,05 ml (3 Tropfen) des zu untersuchenden Öls werden in 3 ml Toluol gelöst.

Vergleichslösungen

V_1: Je 10 µl Cineol und Bornylacetat werden zusammen in 5 ml Toluol gelöst.

V_2: Aus authentischem Spanischem Salbeiöl (Salvia lavandulifolia) hergestellte Vergleichslösung nach Vorschrift »Untersuchungslösung«.

Auftrageart und -menge

Auf die DC-Folie werden je 1 µl der Untersuchungslösung und der Vergleichslösungen punktförmig aufgetragen.

Nachweis

1. Die DC-Folie wird unter dem Abzug durch Fönen mit heißer Luft getrocknet, bis der Geruch des Toluols verschwunden ist und anschließend im UV-Licht bei 254 nm ausgewertet.
2. Anschließend wird die noch warme Schicht mit einer 10%igen Lösung (m/V) von Molybdatophosphorsäure in Ethanol 96 % (V/V) reichlich besprüht und nach erneutem Trocknen auf einer Heizplatte bei etwa 100 °C unter Beobachtung solange erhitzt, bis alle Zonen intensiv blau gefärbt sind.

Auswertung

Das Chromatogramm der Vergleichslösung 1 zeigt nach dem Ansprühen mit Molybdatophosphorsäure-Lösung und Erhitzen im mittleren Rf-Bereich die dunkelblau gefärbte Zone des Cineols und darüber die ebenso gefärbte Zone des Bornylacetats.

Das Chromatogramm der Vergleichslösung 2 (Spanisches Salbeiöl) zeigt im UV-Licht bei 254 nm etwas unterhalb der Front eine fluoreszenzmindernde Zone, die schon nach Besprühen mit Molybdatophosphorsäure-Lösung blau gefärbt ist. Durch Erhitzen färben sich auch die übrigen Zonen blau. Eine intensive Cineol-Zone ist vorhanden, ebenso eine Zone etwas oberhalb des Bornylacetat-Vergleichs und drei kleinere Zonen unterhalb des Cineols.

Das Chromatogramm der Untersuchungslösung muss dem Chromatogramm der Vergleichslösung 2 entsprechen.

Dokumentation

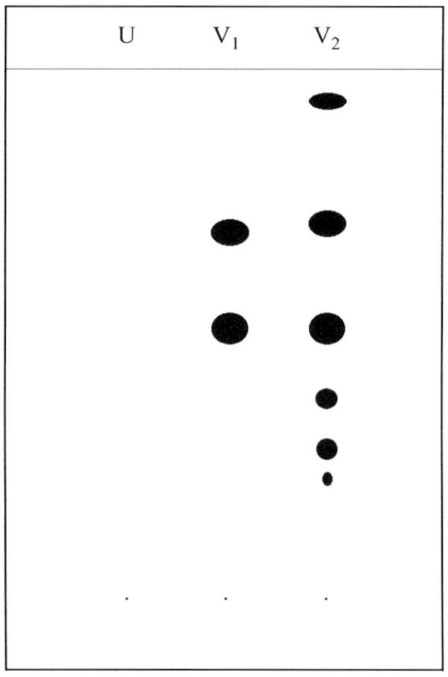

U: Untersuchungslösung

V_1: Cineol, Bornylacetat

V_2: Spanisches Salbeiöl

Salbeitinktur

Schicht

DC-Alufolie Kieselgel 60 F_{254} Merck Artikel Nr. 1.05549

DC-Bedingungen

- Mikro-DC, Kammersättigung
- Laufstrecke 2mal 6 cm, Zwischentrocknung durch Fönen
- Laufzeit 2mal etwa 8 Minuten

Fließmittel

In ein trockenes Reagenzglas werden folgende Lösungsmittelmengen einpipettiert und sorgfältig gemischt:

- 9,5 ml Toluol
- 0,5 ml Ethylacetat

Untersuchungslösung

6 ml Tinktur, 3 ml Wasser und 1 g Natriumchlorid werden in einem Scheidetrichter 1 Minute lang intensiv geschüttelt. Nach Zusatz von 6 ml n-Pentan wird erneut geschüttelt, nach Phasentrennung die untere Phase abgelassen und die Oberphase in ein Zentrifugenglas überführt. Diese Pentan-Phase wird im Wasserbad auf 1 bis 2 ml eingeengt.

Vergleichslösungen

V_1: Je 10 µl Cineol und Bornylacetat werden zusammen in 5 ml Toluol gelöst.

V_2: Aus authentischer Salbeitinktur (Salvia officinalis) hergestellte Vergleichslösung nach Vorschrift »Untersuchungslösung«.

Auftrageart und -menge

Auf die DC-Folie werden je 2mal 1 µl der Untersuchungslösung und der Vergleichslösungen punktförmig aufgetragen.

Nachweis

Die DC-Folie wird unter dem Abzug durch Fönen mit heißer Luft getrocknet, bis der Geruch des Toluols verschwunden ist. Anschließend wird die noch warme Schicht mit einer 10%igen Lösung (m/V) von Molybdatophosphorsäure in Ethanol 96 % (V/V) reichlich besprüht und nach erneutem Trocknen auf einer Heizplatte bei etwa 100 °C unter Beobachtung solange vorsichtig erhitzt, bis sich die Doppelzone des Thujons rotviolett gefärbt hat.

Auswertung

Das Chromatogramm der Vergleichslösung 1 zeigt nach dem Ansprühen mit Molybdatophosphorsäure-Lösung und Erhitzen im mittleren Rf-Bereich die dunkelblau gefärbte Zone des Cineols und darüber die ebenso gefärbte Zone des Bornylacetats.

Im Chromatogramm der Untersuchungslösung muss wie im Chromatogramm der Vergleichslösung 2 (Salbeitinktur) die Cineol-Zone vorhanden sein. Direkt unterhalb des Bornylacetat-Vergleichs muss außerdem die rotviolette Doppelzone des Thujons auftreten. Sie muss größer sein als die Cineol-Zone (Unterschied zu Tinkturen aus anderen Salbeiarten). Weitere dunkelblau gefärbte Zonen sind vorhanden.

Dokumentation

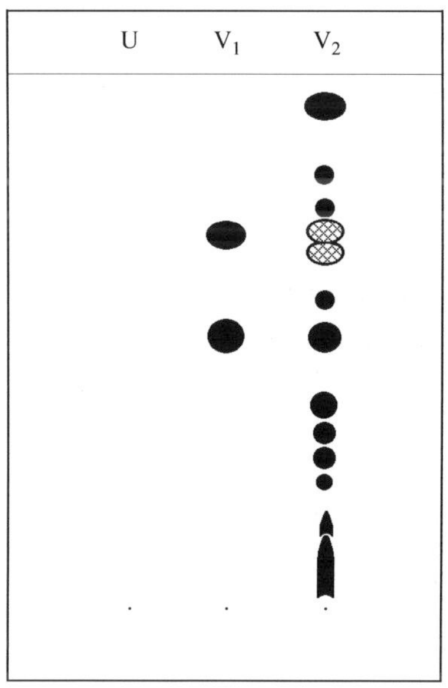

U: Untersuchungslösung
V_1: Cineol, Bornylacetat
V_2: Salbeitinktur

Salbengrundlagen

Untersuchungssubstanzen

Wollwachs, Wollwachsalkohole, Wollwachsalkoholsalbe, Weißes Vaselin, Lanolin, Zinkpaste, Zinksalbe, Kühlsalbe, Basiscreme, Cetylalkohol, Cetylpalmitat, Glycerolmonostearat 60, Mittelkettige Triglyceride

Schicht

DC-Alufolie Kieselgel 60 F_{254} Merck Artikel Nr. 1.05549

DC-Bedingungen

- Mikro-DC, Kammersättigung
- Laufstrecke 2mal 6 cm, Zwischentrocknung durch Fönen
- Laufzeit 2mal etwa 5 Minuten

Fließmittel

In ein trockenes Reagenzglas werden folgende Lösungsmittelmengen einpipettiert und sorgfältig gemischt:

- 8,0 ml Petroleumbenzin (40–80 °C)
- 2,0 ml Diethylether
- 0,1 ml Essigsäure 100%

Untersuchungslösungen

In einem trockenen Zentrifugenglas werden 50 mg Untersuchungssubstanz (Basiscreme 100 mg) in 5 ml Dichlormethan gelöst bzw. suspendiert.

Auftrageart und -menge

Auf die DC-Folie werden je 1 µl der Untersuchungslösungen punktförmig aufgetragen (Basiscreme und Glycerolmonostearat 2mal 1 µl).

Nachweis

Die DC-Folie wird unter dem Abzug durch Fönen getrocknet und mit einer 0,1%igen wässrigen Lösung von Ammonium-8-anilinonapthalin-1-sulfonat besprüht. Anschließend wird mit heißer Luft erneut getrocknet und das Chromatogramm im UV-Licht bei 365 nm ausgewertet. Es sind gelbgrün fluoreszierende Flecke sichtbar.

Alternativ kann die DC-Folie mit einer 10%igen Lösung (m/V) von Molybdatophosphorsäure in Ethanol 96% besprüht, durch Fönen getrocknet und auf einer Heizplatte bei 100 °C solange erhitzt werden, bis dunkelblaue Flecke auf gelbem Untergrund deutlich sichtbar sind.

Auswertung

Die Flecke der freien Alkohole befinden sich im unteren Drittel der Chromatogramme. Im mittleren Rf-Bereich sind die Flecke der Triglyceride zu finden, und etwas unterhalb der Fließmittelfront erscheinen die Flecke der Kohlenwasserstoffe sowie der Ester langkettiger Alkohole.

Das Chromatogramm der Wollwachsalkohole (1) zeigt zwei Hauptzonen, wobei die untere dem Cholesterol entspricht.

Das Chromatogramm von Wollwachs (2) zeigt eine Hauptzone aus Estern langkettiger Alkohole. Zusätzlich sind die kleinen Flecke der Wollwachsalkohole erkennbar.

Das Chromatogramm von Wollwachsalkoholsalbe (3) besitzt als Hauptzone den Fleck des Vaselins, zusätzlich die kleinen Flecke der Wollwachsalkohole.

In Lanolin (5) ist Wollwachs nachweisbar.

Zinksalbe (6) enthält Wollwachsalkoholsalbe.

Zinkpaste (7) enthält weißes Vaselin.

In Basiscreme DAC (11) lassen sich Glycerolmonostearat 60, Cetylalkohol, Mittelkettige Triglyceride und Weißes Vaselin nachweisen.

In Kühlsalbe (14) lassen sich Erdnussöl und Cetylpalmitat nachweisen.

Dokumentation

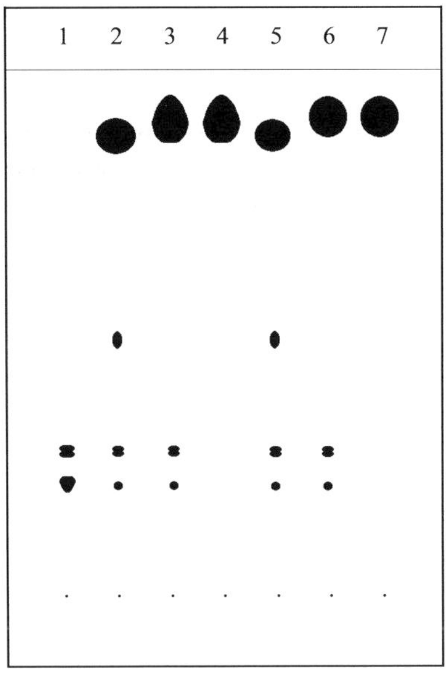

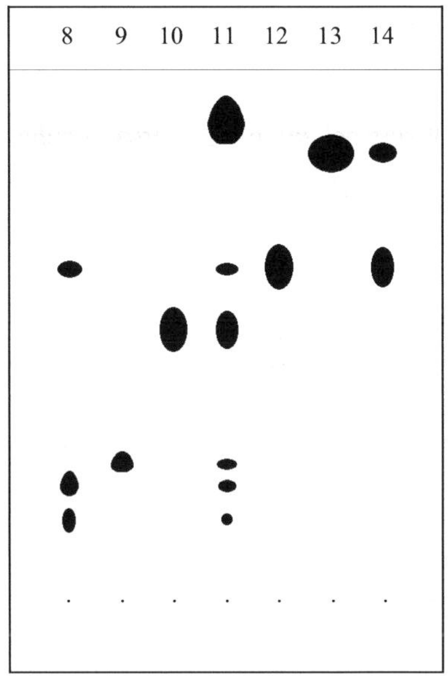

1: Wollwachsalkohole
2: Wollwachs
3: Wollwachsalkoholsalbe
4: Vaselin
5: Lanolin
6: Zinksalbe
7: Zinkpaste

8: Glycerolmonostearat 60
9: Cetylalkohol
10: Mittelkettige Triglyceride
11: Basiscreme DAC
12: Erdnussöl
13: Cetylpalmitat
14: Kühlsalbe

Salbutamolsulfat

Schicht

DC-Alufolie Kieselgel 60 F_{254} Merck Artikel Nr. 1.05549

DC-Bedingungen

- Mikro-DC, Kammersättigung
- Laufstrecke 6 cm
- Laufzeit etwa 11 Minuten

Fließmittel

In ein trockenes Reagenzglas werden folgende Lösungsmittelmengen einpipettiert und sorgfältig gemischt:

- 10,0 ml Methanol
- 0,2 ml Ammoniak-Lösung 25% (m/m)

Untersuchungslösung

20 mg Untersuchungssubstanz werden in einer Mischung aus 2 ml Methanol und 1 ml Wasser gelöst.

Vergleichslösung

Die Vergleichslösung wird mit authentischer Vergleichssubstanz wie die Untersuchungslösung hergestellt.

Auftrageart und -menge

Auf die DC-Folie werden je 1 µl der Untersuchungslösung und der Vergleichslösung punktförmig aufgetragen.

Nachweis

1. Die DC-Folie wird unter dem Abzug durch Fönen getrocknet und im UV-Licht bei 254 nm ausgewertet.
2. Die DC-Folie wird mit 1%iger schwefelsaurer Kaliumpermanganat-Lösung besprüht.

Auswertung

Das Chromatogramm der Untersuchungslösung muss wie das Chromatogramm der Vergleichslösung im UV-Licht bei 254 nm den fluoreszenzmindernden Fleck des Salbutamols zeigen. Nach Besprühen mit schwefelsaurer Kaliumpermanganat-Lösung ist ein hellgelber Fleck auf violettem Untergrund sichtbar. Der Fleck ist schon nach kurzer Zeit vollständig entfärbt.

Dokumentation

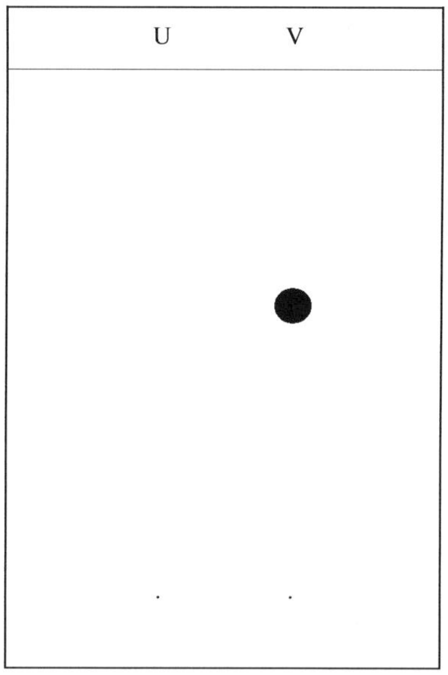

U: Untersuchungslösung
V: Salbutamolsulfat

Sarsaparillwurzel

Schicht

DC-Alufolie Kieselgel 60 F_{254} Merck Artikel Nr. 1.05549

DC-Bedingungen

- Mikro-DC, Kammersättigung
- Laufstrecke 6 cm
- Laufzeit etwa 9 Minuten

Fließmittel

In ein trockenes Reagenzglas werden folgende Lösungsmittelmengen einpipettiert und sorgfältig gemischt:

- 4,5 ml Ethylacetat
- 2,5 ml Methanol
- 1,9 ml Dichlormethan
- 1,1 ml Wasser

Untersuchungslösung

1,0 g gepulverte Droge (Sieb 500) wird in einem Reagenzglas 5 Minuten lang mit 5 ml Methanol im Wasserbad unter ständigem Rühren erhitzt. Nach dem Abkühlen wird in ein Zentrifugenglas filtriert.

Vergleichslösungen

V_1: 10 mg Arbutin werden in 5 ml Methanol gelöst.

V_2: Aus authentischer Sarsaparillwurzel (Smilax species) hergestellte Vergleichslösung nach Vorschrift »Untersuchungslösung«.

Auftrageart und -menge

Auf die DC-Folie werden je 1 µl der Untersuchungslösung und der Vergleichslösungen punktförmig aufgetragen.

Nachweis

Die DC-Folie wird unter dem Abzug durch Fönen mit heißer Luft getrocknet, mit Anisaldehyd-Reagenz R reichlich besprüht und nach erneutem Fönen auf einer Heizplatte bei etwa 100 °C solange vorsichtig erhitzt, bis sich alle Zonen farblich gut entwickelt haben.

Auswertung

Das Chromatogramm der Vergleichslösung 1 zeigt nach chemischer Detektion etwa in der Mitte die gelbbraun gefärbte Zone des Arbutins.

Das Chromatogramm der Vergleichslösung 2 (Sarsaparillwurzel) zeigt folgende charakteristische Zonen:
zwischen Start und Arbutin-Vergleich zahlreiche grüne Zonen, oberhalb des Arbutin-Vergleichs eine grünbraune Zone und darüber bis zur Front zahlreiche violette Zonen.

Das Chromatogramm der Untersuchungslösung muss dem Chromatogramm der Vergleichslösung 2 in seinen charakteristischen Zonen entsprechen.

Dokumentation

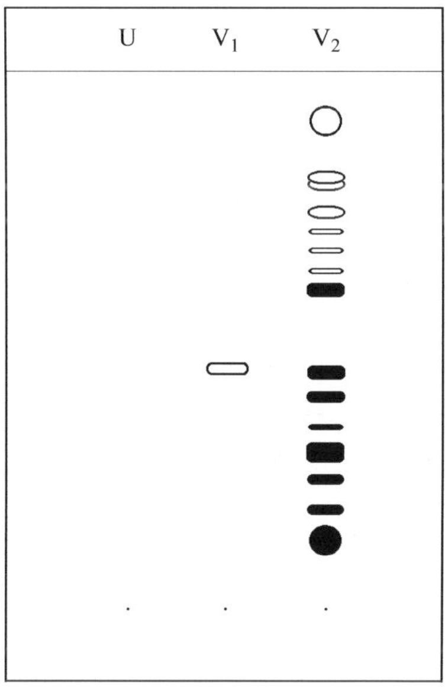

U: Untersuchungslösung
V_1: Arbutin
V_2: Sarsaparillwurzel

Sassafrasholz

Schicht

DC-Alufolie Kieselgel 60 F_{254} Merck Artikel Nr. 1.05549

DC-Bedingungen

- Mikro-DC, Kammersättigung
- Laufstrecke 6 cm
- Laufzeit etwa 8 Minuten

Fließmittel

In ein trockenes Reagenzglas werden folgende Lösungsmittelmengen einpipettiert und sorgfältig gemischt:

- 9,7 ml Toluol
- 0,3 ml Ethylacetat

Untersuchungslösung

1,0 g frisch gepulverte Droge (Sieb 500) wird 2 bis 3 Minuten lang in einem Reagenzglas mit 5 ml Dichlormethan geschüttelt. Anschließend wird in ein Zentrifugenglas filtriert.

Vergleichslösungen

V_1: 10 µl Eugenol und 10 µl Anethol werden zusammen in 5 ml Toluol gelöst.

V_2: Aus authentischem Sassafrasholz (Sassafras albidum) hergestellte Vergleichslösung nach Vorschrift »Untersuchungslösung«.

Auftrageart und -menge

Auf die DC-Folie werden 1 µl der Vergleichslösung 1 sowie je 4mal 1 µl der Untersuchungslösung und der Vergleichslösung 2 punktförmig aufgetragen.

Nachweis

Die DC-Folie wird unter dem Abzug durch Fönen getrocknet und im UV-Licht bei 254 nm ausgewertet. Anschließend wird die DC-Folie reichlich mit Vanillin-Schwefelsäure-Reagenz besprüht und nach erneutem Fönen auf einer Heizplatte bei etwa 100 °C vorsichtig erhitzt, bis sich alle Zonen farblich gut entwickelt haben.

Auswertung

Das Chromatogramm der Vergleichslösung 1 zeigt im UV-Licht bei 254 nm mit steigenden Rf-Werten die fluoreszenzmindernden Zonen von Eugenol und Anethol. Nach chemischer Detektion ist die Eugenol-Zone braunviolett und die Anethol-Zone violett gefärbt.

Im Chromatogramm der Untersuchungslösung muss wie im Chromatogramm der Vergleichslösung 2 (Sassafrasholz) eine Eugenol-Zone vorhanden sein. Zwei schwach fluoreszenzmindernde Zonen befinden sich im oberen Rf-Bereich. Bei der unteren, die nur knapp oberhalb des Anethol-Vergleichs liegt, handelt es sich um die Zone des Safrols, die nach chemischer Detektion bräunlich gefärbt ist. Die Zone darüber färbt sich blau. Weitere blau gefärbte Zonen sind vorhanden.

Dokumentation

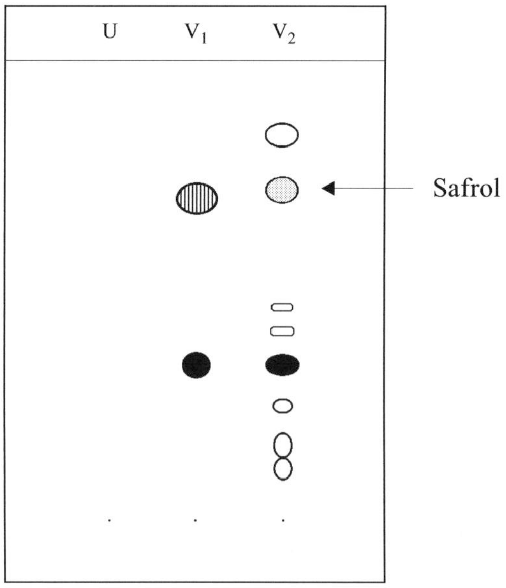

U: Untersuchungslösung
V_1: Eugenol, Anethol
V_2: Sassafrasholz

Schachtelhalmkraut, Schachtelhalmkrauttinktur

Schicht

DC-Alufolie Kieselgel 60 F_{254} Merck Artikel Nr. 1.05549

DC-Bedingungen

- Mikro-DC, Kammersättigung
- Laufstrecke 6 cm
- Laufzeit etwa 12 Minuten

Fließmittel

In ein trockenes Reagenzglas werden folgende Lösungsmittelmengen einpipettiert und sorgfältig gemischt:

- 7,8 ml Ethylacetat
- 0,6 ml Ameisensäure
- 0,6 ml Essigsäure 100%
- 1,0 ml Wasser

Untersuchungslösung

0,8 g gepulverte Droge (Sieb 500) werden mit 5 ml Methanol in einem Reagenzglas 5 Minuten lang unter ständigem Umrühren im Wasserbad erhitzt. Anschließend wird in ein Zentrifugenglas filtriert.

Schachtelhalmkrauttinktur wird direkt verwendet.

Vergleichslösungen

V_1: 2 mg Rutosid, 1 mg Chlorogensäure, 2 mg Hyperosid und 1 mg Kaffeesäure werden zusammen in 10 ml Methanol gelöst.

V_2: Aus authentischem Schachtelhalmkraut bzw. -tinktur (Equisetum arvense) hergestellte Vergleichslösung nach Vorschrift »Untersuchungslösung«.

Auftrageart und -menge

Auf die DC-Folie werden je 2mal 1 µl der Untersuchungslösung und der Vergleichslösungen punktförmig aufgetragen.

Nachweis

Die DC-Folie wird unter dem Abzug mit einem Heißluftfön getrocknet und die noch warme Folie mit einer 1%igen Lösung (m/V) von Diphenylboryloxyethylamin in Ethanol reichlich besprüht. Nach erneutem Trocknen wird mit einer 5%igen Lösung (V/V) von Macrogol 400 in Ethanol besprüht und die DC-Folie zur Farbintensivierung mit heißer Luft geföhnt. Die Auswertung erfolgt im UV-Licht bei 365 nm.

Auswertung

Das Chromatogramm der Vergleichslösung 1 zeigt im UV-Licht bei 365 nm mit steigenden Rf-Werten die Zonen von Rutosid, Chlorogensäure, Hyperosid und Kaffeesäure. Rutosid und Hyperosid fluoreszieren orange; Chlorogensäure und Kaffeesäure fluoreszieren hellblau.

Das Chromatogramm der Untersuchungslösung muss wie das Chromatogramm der Vergleichslösung 2 (Schachtelhalmkraut bzw. -tinktur) folgende charakteristische Zonen zeigen:
eine orange fluoreszierende Zone knapp oberhalb des Hyperosid-Vergleichs (Isoquercitrin), zwei blau fluoreszierende Zonen zwischen Rutosid- und Hyperosid-Vergleich sowie mehrere blau fluoreszierende Zonen zwischen Hyperosid- und Kaffeesäure-Vergleich. Weitere fluoreszierende Zonen sind vorhanden.

Dokumentation

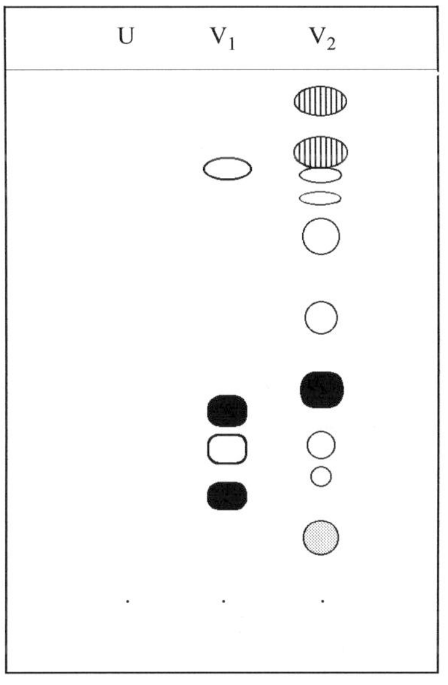

U: Untersuchungslösung
V_1: Rutosid, Chlorogens., Hyperosid, Kaffees.
V_2: Schachtelhalmkraut bzw. -tinktur

Schafgarbenkraut, Schafgarbenblüten

Schicht

DC-Alufolie Kieselgel 60 F_{254} Merck Artikel Nr. 1.05549

DC-Bedingungen

- Mikro-DC, Kammersättigung
- Laufstrecke 6 cm
- Laufzeit etwa 12 Minuten

Fließmittel

In ein trockenes Reagenzglas werden folgende Lösungsmittelmengen einpipettiert und sorgfältig gemischt:

- 7,8 ml Ethylacetat
- 0,6 ml Ameisensäure
- 0,6 ml Essigsäure 100%
- 1,0 ml Wasser

Untersuchungslösung

0,6 g gepulverte Droge (Sieb 500) werden mit 5 ml Methanol in einem Reagenzglas 5 Minuten lang unter ständigem Umrühren im Wasserbad erhitzt. Anschließend wird in ein Zentrifugenglas filtriert.

Vergleichslösungen

V_1: 2 mg Rutosid, 1 mg Chlorogensäure, 2 mg Hyperosid und 1 mg Kaffeesäure werden zusammen in 10 ml Methanol gelöst.

V_2: Aus authentischer Schafgarbe (Achillea millefolium) hergestellte Vergleichslösung nach Vorschrift »Untersuchungslösung«.

Auftrageart und -menge

Auf die DC-Folie werden je 2mal 1 µl der Untersuchungslösung und der Vergleichslösungen punktförmig aufgetragen.

Nachweis

Die DC-Folie wird unter dem Abzug mit einem Heißluftfön getrocknet und die noch warme Folie mit einer 1%igen Lösung (m/V) von Diphenylboryloxyethylamin in Ethanol reichlich besprüht. Nach erneutem Trocknen wird mit einer 5%igen Lösung (V/V) von Macrogol 400 in Ethanol besprüht und die DC-Folie zur Farbintensivierung mit heißer Luft geföhnt. Die Auswertung erfolgt im UV-Licht bei 365 nm.

Auswertung

Das Chromatogramm der Vergleichslösung 1 zeigt im UV-Licht bei 365 nm mit steigenden Rf-Werten die Zonen von Rutosid, Chlorogensäure, Hyperosid und Kaffeesäure. Rutosid und Hyperosid fluoreszieren orange; Chlorogensäure und Kaffeesäure fluoreszieren hellblau.

Das Chromatogramm der Untersuchungslösung muss wie das Chromatogramm der Vergleichslösung 2 (Schafgarbenkraut oder -blüten) folgende charakteristische Zonen zeigen: eine intensiv gelb fluoreszierende Zone auf der Höhe des Kaffesäure-Vergleichs, darunter eine intensiv hellblau fluoreszierende Zone, eine orange fluoreszierende Zone knapp oberhalb des Hyperosid-Vergleichs sowie eine hellblau fluoreszierende Zone auf der Höhe des Chlorogensäure-Vergleichs, die im oberen Teil von einer gelborange fluoreszierenden Zone überdeckt wird.

Dokumentation

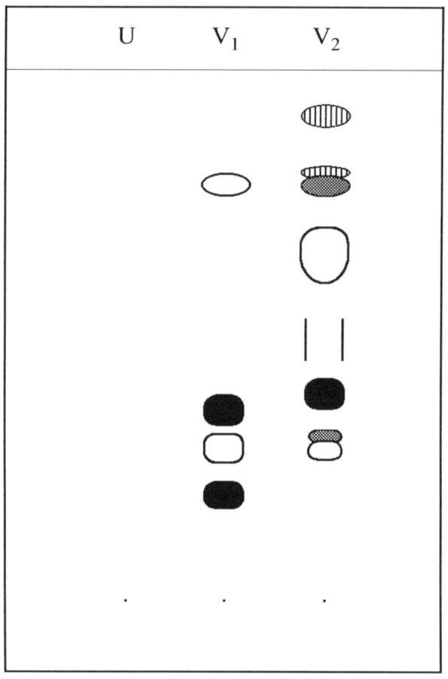

U: Untersuchungslösung
V_1: Rutosid, Chlorogens., Hyperosid, Kaffees.
V_2: Schafgarbenkraut bzw. -blüten

Schafgarbenkrauttinktur

Schicht

DC-Alufolie Kieselgel 60 F_{254} Merck Artikel Nr. 1.05549

DC-Bedingungen

- Mikro-DC, Kammersättigung
- Laufstrecke 6 cm
- Laufzeit etwa 12 Minuten

Fließmittel

In ein trockenes Reagenzglas werden folgende Lösungsmittelmengen einpipettiert und sorgfältig gemischt:

- 7,8 ml Ethylacetat
- 0,6 ml Ameisensäure
- 0,6 ml Essigsäure 100%
- 1,0 ml Wasser

Untersuchungslösung

Schafgarbentinktur wird direkt verwendet.

Vergleichslösungen

V_1: 2 mg Rutosid, 1 mg Chlorogensäure, 2 mg Hyperosid und 1 mg Kaffeesäure werden zusammen in 10 ml Methanol gelöst.

V_2: Authentische Schafgarbenkrauttinktur (Achillea millefolium).

Auftrageart und -menge

Auf die DC-Folie werden je 2mal 1 µl der Untersuchungslösung und der Vergleichslösungen punktförmig aufgetragen.

Nachweis

Die DC-Folie wird unter dem Abzug mit einem Heißluftfön getrocknet und die noch warme Folie mit einer 1%igen Lösung (m/V) von Diphenylboryloxyethylamin in Ethanol reichlich besprüht. Nach erneutem Trocknen wird mit einer 5%igen Lösung (V/V) von Macrogol 400 in Ethanol besprüht und die DC-Folie zur Farbintensivierung mit heißer Luft gefönt. Die Auswertung erfolgt im UV-Licht bei 365 nm.

Auswertung

Das Chromatogramm der Vergleichslösung 1 zeigt im UV-Licht bei 365 nm mit steigenden Rf-Werten die Zonen von Rutosid, Chlorogensäure, Hyperosid und Kaffeesäure. Rutosid und Hyperosid fluoreszieren orange; Chlorogensäure und Kaffeesäure fluoreszieren hellblau.

Das Chromatogramm der Vergleichslösung 2 (Schafgarbenkrauttinktur) zeigt folgende charakteristische Zonen:
eine intensiv gelb fluoreszierende Zone auf der Höhe des Kaffesäure-Vergleichs, darunter eine intensiv hellblau fluoreszierende Zone, eine orange fluoreszierende Zone knapp oberhalb des Hyperosid-Vergleichs sowie eine hellblau fluoreszierende Zone auf der Höhe des Chlorogensäure-Vergleichs, die im oberen Teil von einer gelborange fluoreszierenden Zone überdeckt wird. Weitere fluoreszierende Zonen sind vorhanden.

Das Chromatogramm der Untersuchungslösung muss dem Chromatogramm der Vergleichslösung 2 in seinen charakteristischen Zonen entsprechen.

Dokumentation

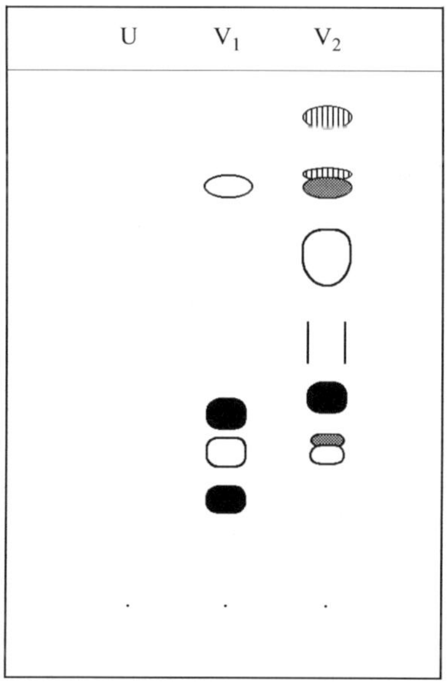

U: Untersuchungslösung
V_1: Rutosid, Chlorogens., Hyperosid, Kaffees.
V_2: Schafgarbenkrauttinktur

Schisandrafrüchte

Schicht

DC-Alufolie Kieselgel 60 F_{254} Merck Artikel Nr. 1.05549

DC-Bedingungen

- Mikro-DC, Kammersättigung
- Laufstrecke 6 cm
- Laufzeit etwa 7 Minuten

Fließmittel

In ein trockenes Reagenzglas werden folgende Lösungsmittelmengen einpipettiert und sorgfältig gemischt:

- 6,6 ml Toluol
- 3,1 ml Ethylacetat
- 0,3 ml Essigsäure 100%

Untersuchungslösung

3,0 g gepulverte Droge (Sieb 500) werden mit 10 ml Methanol in einem Reagenzglas 5 Minuten lang unter ständigem Umrühren im Wasserbad erhitzt. Anschließend wird in ein Zentrifugenglas filtriert.

Vergleichslösungen

V_1: 2 mg Phloroglucin und 2 mg Resorcin werden zusammen in 5 ml Methanol gelöst.

V_2: Aus authentischen Schisandrafrüchten (Wu wei zi, Schisandra chinensis) hergestellte Vergleichslösung nach Vorschrift »Untersuchungslösung«.

Auftrageart und -menge

Auf die DC-Folie werden je 1 µl der Untersuchungslösung und der Vergleichslösungen punktförmig aufgetragen.

Nachweis

1. Die DC-Folie wird unter dem Abzug durch Fönen getrocknet und anschließend im UV-Licht bei 254 nm ausgewertet.
2. Die DC-Folie wird mit 5%iger ethanolischer Schwefelsäure besprüht und auf einer Heizplatte bei etwa 120 °C einige Minuten lang erhitzt.

Auswertung

Das Chromatogramm der Vergleichslösung 1 zeigt im UV-Licht bei 254 nm mit steigenden Rf-Werten die schwach fluoreszenzmindernden Zonen von Phloroglucin und Resorcin.
Nach chemischer Detektion ist Phloroglucin grün und Resorcin rosa gefärbt.

Im Chromatogramm der Untersuchungslösung muss wie im Chromatogramm der Vergleichslösung 2 (Schisandrafrüchte) im UV-Licht bei 254 nm im Bereich zwischen Phloroglucin- und Resorcin-Vergleich eine deutlich fluoreszenzmindernde Zone sichtbar sein, die sich durch chemische Detektion grünbraun färbt (wahrscheinlich Schisandrin). Zahlreiche weitere fluoreszenzmindernde Zonen sind vorhanden, von denen eine Doppelzone im oberen Drittel besonders intensiv ist. Die Zonen sind nach chemischer Detektion violett oder braun gefärbt.

Dokumentation

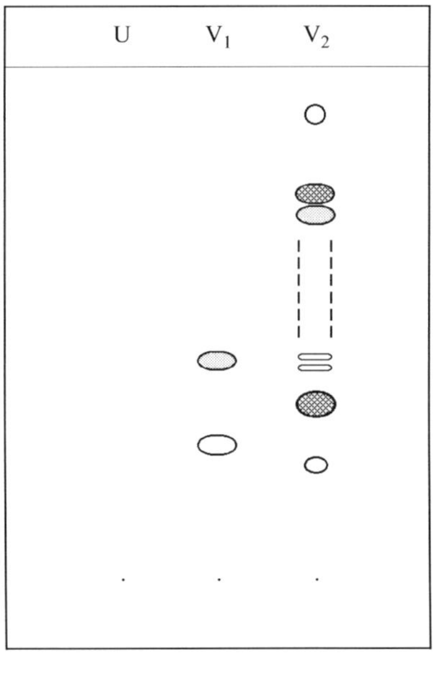

U: Untersuchungslösung
V_1: Phloroglucin, Resorcin
V_2: Schisandrafrüchte

Schlangenwiesenknöterichwurzelstock

Schicht

DC-Alufolie Kieselgel 60 F_{254} Merck Artikel Nr. 1.05549

DC-Bedingungen

- Mikro-DC, Kammersättigung
- Laufstrecke 6 cm
- Laufzeit etwa 12 Minuten

Fließmittel

In ein trockenes Reagenzglas werden folgende Lösungsmittelmengen einpipettiert und sorgfältig gemischt:

- 7,8 ml Ethylacetat
- 0,6 ml Ameisensäure
- 0,6 ml Essigsäure 100%
- 1,0 ml Wasser

Untersuchungslösung

0,5 g gepulverte Droge (Sieb 500) werden mit 1,5 ml Wasser und 3,5 ml Methanol in einem Reagenzglas 5 Minuten lang unter ständigem Umrühren im Wasserbad erhitzt. Anschließend wird in ein Zentrifugenglas filtriert.

Vergleichslösungen

V_1: 5 mg Fructose und 5 mg Catechin werden zusammen in einem Gemisch aus 1,5 ml Wasser und 3,5 ml Methanol gelöst.

V_2: Aus authentischem Schlangenwiesenknöterichwurzelstock (Quan shen, Persicaria bistorta, Syn. Polygonum bistorta) hergestellte Vergleichslösung nach Vorschrift »Untersuchungslösung«.

Auftrageart und -menge

Auf die DC-Folie werden je 1 µl der Untersuchungslösung und der Vergleichslösungen punktförmig aufgetragen.

Nachweis

Die DC-Folie wird unter dem Abzug durch Fönen getrocknet und mit reichlich Anisaldehyd-Reagenz R besprüht. Anschließend wird nach erneutem Fönen solange auf einer Heizplatte bei etwa 100 °C vorsichtig erhitzt, bis sich alle Zonen farblich gut entwickelt haben.

Auswertung

Das Chromatogramm der Vergleichslösung 1 zeigt nach dem Besprühen mit Anisaldehyd-Reagenz und anschließendem Erhitzen etwas oberhalb des Starts die blaugrün gefärbte Zone der Fructose und im oberen Drittel die braune Zone des Catechins.

Im Chromatogramm der Vergleichslösung 2 (Schlangenwiesenknöterichwurzelstock) sind die Zonen von Fructose und Catechin ebenfalls vorhanden. Zahlreiche weitere schwächere Zonen treten auf.

Das Chromatogramm der Untersuchungslösung muss dem Chromatogramm der Vergleichslösung 2 in seinen charakteristischen Zonen entsprechen.

Dokumentation

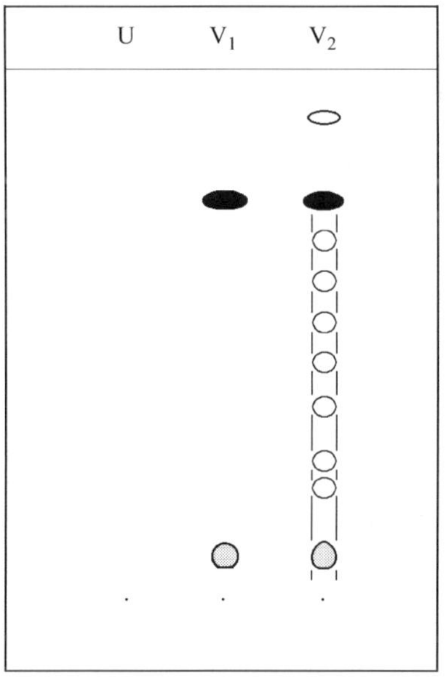

U: Untersuchungslösung
V_1: Fructose, Catechin
V_2: Schlangenwiesenknöterichwurzelstock

Schlehdornblüten

Schicht

DC-Alufolie Kieselgel 60 F_{254} Merck Artikel Nr. 1.05549

DC-Bedingungen

- Mikro-DC, Kammersättigung
- Laufstrecke 2mal 6 cm, Zwischentrocknung durch Fönen
- Laufzeit 2mal etwa 10 Minuten

Fließmittel

In ein trockenes Reagenzglas werden folgende Lösungsmittelmengen einpipettiert und sorgfältig gemischt:

- 8,8 ml Ethylacetat
- 0,6 ml Ameisensäure
- 0,6 ml Wasser

Untersuchungslösung

0,5 g gepulverte Droge (Sieb 500) werden mit 5 ml Methanol in einem Reagenzglas 5 Minuten lang unter ständigem Umrühren im Wasserbad erhitzt. Anschließend wird in ein Zentrifugenglas filtriert.

Vergleichslösungen

V_1: 2 mg Rutosid und 2 mg Hyperosid werden zusammen in 10 ml Methanol gelöst.

V_2: Aus authentischen Schlehdornblüten (Prunus spinosa) hergestellte Vergleichslösung nach Vorschrift »Untersuchungslösung«.

Auftrageart und -menge

Auf die DC-Folie werden je 2mal 1 µl der Untersuchungslösung und der Vergleichslösungen punktförmig aufgetragen.

Nachweis

Die DC-Folie wird unter dem Abzug mit einem Heißluftfön getrocknet und die noch warme Folie mit einer 1%igen Lösung (m/V) von Diphenylboryloxyethylamin in Ethanol reichlich besprüht. Nach erneutem Trocknen wird mit einer 5%igen Lösung (V/V) von Macrogol 400 in Ethanol besprüht und die DC-Folie zur Farbintensivierung mit heißer Luft geföhnt. Die Auswertung erfolgt im UV-Licht bei 365 nm.

Auswertung

Das Chromatogramm der Vergleichslösung 1 zeigt im UV-Licht bei 365 nm zwei orangefarben fluoreszierende Flavonoid-Zonen, im unteren Rf-Bereich die des Rutosids und darüber die des Hyperosids.

Im Chromatogramm der Vergleichslösung 2 (Schlehdornblüten) ist auf der Höhe des Rutosid-Vergleichs eine orangefarbene Zone ebenfalls vorhanden. Es folgen mit steigenden Rf-Werten eine gelbgrüne Zone und eine hellblaue Doppelzone. Zwischen Hyperosid-Vergleich und Fließmittelfront treten mehrere kräftig orangefarbene und gelbgrüne Zonen sowie schwächere Nebenzonen auf.

Das Chromatogramm der Untersuchungslösung muss dem Chromatogramm der Vergleichslösung 2 in seinen charakteristischen Zonen entsprechen.

Dokumentation

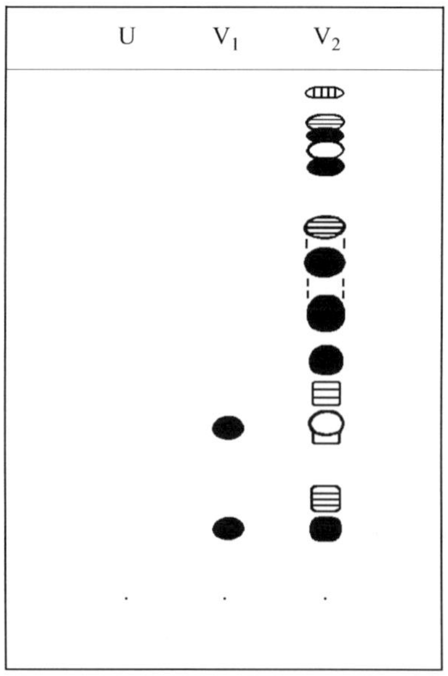

U: Untersuchungslösung
V_1: Rutosid, Hyperosid
V_2: Schlehdornblüten

Schleimstoffe

Untersuchungssubstanzen
Arabisches Gummi, Tragant

Schicht
DC-Alufolie Kieselgel 60 F_{254} Merck Artikel Nr. 1.05549

DC-Bedingungen
- Mikro-DC, Kammersättigung
- Laufstrecke 4mal 6 cm, Zwischentrocknung jeweils durch Fönen
- Laufzeit 4mal etwa 5 Minuten

Fließmittel
In ein trockenes Reagenzglas werden folgende Lösungsmittelmengen einpipettiert und sorgfältig gemischt:

- 8,5 ml Acetonitril
- 1,5 ml Wasser

Untersuchungslösungen
1,0 g gepulverte Droge wird mit 25 ml Schwefelsäure 10% R versetzt und 1 Stunde lang im Wasserbad unter Rückfluß erhitzt. 10 ml der abgekühlten und filtrierten Lösung werden vorsichtig in einem 50-ml-Becherglas mit etwa 3 g Bariumcarbonat versetzt, 5 Minuten lang gerührt und filtriert. 1 ml Filtrat wird mit 9 ml Methanol versetzt.

Vergleichslösung
Ein Gemisch aus jeweils 5 mg Galactose, Glucose, Arabinose, Xylose und Rhamnose wird in 5 ml Methanol 50% gelöst.

Auftrageart und -menge
Auf die DC-Folie werden je 1 µl der Vergleichslösung und der Untersuchungslösungen punktförmig aufgetragen.

Nachweis
Die DC-Folie wird unter dem Abzug durch Fönen getrocknet, mit reichlich Aminohippursäure-Reagenz R besprüht und anschließend nach erneutem Trocknen solange auf einer Heizplatte bei etwa 100 °C vorsichtig erhitzt, bis sich alle Zonen farblich gut entwickelt haben. Die gelben Zonen sind im UV-Licht bei 365 nm durch ihre gelbgrüne Fluoreszenz besser erkennbar.

Auswertung
Das Chromatogramm der Vergleichslösung zeigt mit steigenden Rf-Werten die gelben Zonen von Galactose und Glucose, die braunen Zonen von Arabinose und Xylose sowie die gelbe Zone der Rhamnose.

Das Chromatogramm von Arabischem Gummi zeigt die Zonen von Galactose, Arabinose und Rhamnose. Andere Zonen dürfen nicht sichtbar sein.

Das Chromatogramm von Tragant zeigt die Zonen von Galactose, Glucose, Arabinose und Xylose. Weitere schwach gelb gefärbte Zonen können vorhanden sein.

Dokumentation

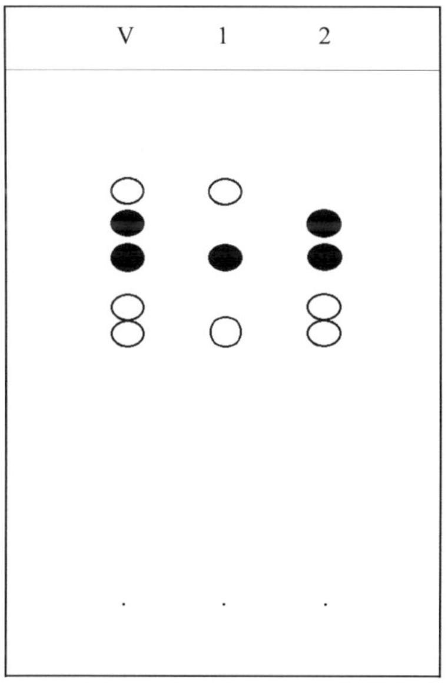

V: Vergleichslösung

1: Arabisches Gummi

2: Tragant

Schlüsselblumenblüten

Schicht

DC-Alufolie Kieselgel 60 F_{254} Merck Artikel Nr. 1.05549

DC-Bedingungen

- Mikro-DC, Kammersättigung
- Laufstrecke 6 cm
- Laufzeit etwa 17 Minuten

Fließmittel

In ein trockenes Reagenzglas werden folgende Lösungsmittelmengen einpipettiert und sorgfältig gemischt:

- 6,5 ml Ethylacetat
- 1,5 ml Ameisensäure
- 2,0 ml Wasser

Untersuchungslösung

0,5 g gepulverte Droge (Sieb 500) werden mit 5 ml Methanol in einem Reagenzglas 5 Minuten lang unter ständigem Umrühren im Wasserbad erhitzt. Anschließend wird in ein Zentrifugenglas filtriert.

Vergleichslösungen

V_1: 2 mg Rutosid und 2 mg Hyperosid werden zusammen in 10 ml Methanol gelöst.

V_2: Aus authentischen Schlüsselblumenblüten (Primula elatior oder Primula veris) hergestellte Vergleichslösung nach Vorschrift »Untersuchungslösung«.

Auftrageart und -menge

Auf die DC-Folie werden je 2mal 1 µl der Untersuchungslösung und der Vergleichslösungen punktförmig aufgetragen.

Nachweis

Die DC-Folie wird unter dem Abzug mit einem Heißluftfön getrocknet und die noch warme Folie mit einer 1%igen Lösung (m/V) von Diphenylboryloxyethylamin in Ethanol reichlich besprüht. Nach erneutem Trocknen wird mit einer 5%igen Lösung (V/V) von Macrogol 400 in Ethanol besprüht und die DC-Folie zur Farbintensivierung mit heißer Luft gefönt. Die Auswertung erfolgt im UV-Licht bei 365 nm.

Auswertung

Das Chromatogramm der Vergleichslösung 1 zeigt im UV-Licht bei 365 nm mit steigenden Rf-Werten die orangefarben fluoreszierenden Zonen des Rutosids und des Hyperosids.

Im Chromatogramm der Vergleichslösung 2 (Schlüsselblumenblüten) ist auf der Höhe des Rutosid-Vergleichs eine orangefarbene Zone ebenfalls vorhanden. Darunter befindet sich ein charakteristischer Bereich mit braunvioletten, gelborangefarbenen und grüngelben Zonen, die schon im Tageslicht deutlich erkennbar sind. Etwas oberhalb des Hyperosid-Vergleichs befindet sich eine weitere orangefarbene Zone und direkt darüber eine gelbgrüne Zone.

Das Chromatogramm der Untersuchungslösung muss dem Chromatogramm der Vergleichslösung 2 in seinen charakteristischen Zonen entsprechen.

Dokumentation

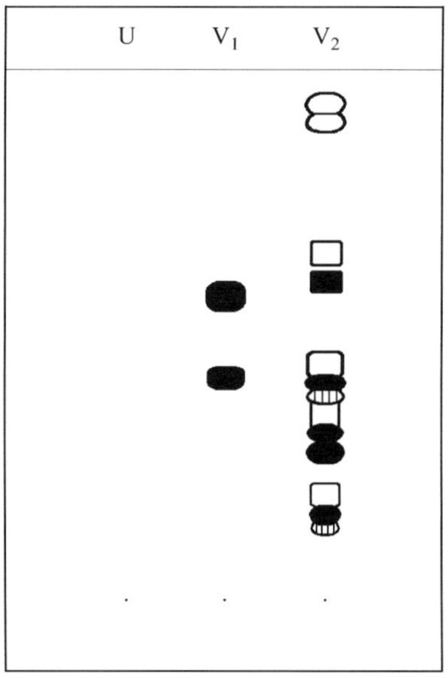

U: Untersuchungslösung
V_1: Rutosid, Hyperosid
V_2: Schlüsselblumenblüten

Amerikanische Schneeballbaumrinde

Schicht

DC-Alufolie Kieselgel 60 F_{254} Merck Artikel Nr. 1.05549

DC-Bedingungen

- Mikro-DC, Kammersättigung
- Laufstrecke 2mal 6 cm, Zwischentrocknung durch Fönen
- Laufzeit 2mal etwa 7 Minuten

Fließmittel

In ein trockenes Reagenzglas werden folgende Lösungsmittelmengen einpipettiert und sorgfältig gemischt:

- 7,5 ml Dichlormethan
- 1,7 ml Aceton
- 0,8 ml Ameisensäure

Untersuchungslösung

1,5 g gepulverte Droge (Sieb 500) werden mit 5 ml Methanol in einem Reagenzglas 5 Minuten lang unter ständigem Umrühren im Wasserbad erhitzt. Anschließend wird in ein Zentrifugenglas filtriert.

Vergleichslösungen

V_1: 1 mg Scopoletin wird in 10 ml Methanol gelöst. 1 ml dieser Lösung wird mit 9 ml Methanol verdünnt.

V_2: Aus authentischer Amerikanischer Schneeballbaumrinde (Viburnum prunifolium) hergestellte Vergleichslösung nach Vorschrift »Untersuchungslösung«.

Auftrageart und -menge

Auf die DC-Folie werden je 2mal 1 µl der Untersuchungslösung und der Vergleichslösungen punktförmig aufgetragen.

Nachweis

Die DC-Folie wird unter dem Abzug mit einem Heißluftfön getrocknet und die noch warme Folie mit einer 1%igen Lösung (m/V) von Diphenylboryloxyethylamin in Ethanol reichlich besprüht. Nach erneutem Trocknen wird mit einer 5%igen Lösung (V/V) von Macrogol 400 in Ethanol besprüht und die DC-Folie zur Farbintensivierung mit heißer Luft gefönt. Die Auswertung erfolgt im UV-Licht bei 365 nm.

Auswertung

Das Chromatogramm der Vergleichslösung 1 zeigt im UV-Licht bei 365 nm die blau fluoreszierende Zone des Scopoletins.

Im Chromatogramm der Vergleichslösung 2 (Amerikanische Schneeballbaumrinde) ist die Scopoletin-Zone ebenfalls deutlich sichtbar. Etwas unterhalb liegt die charakteristische, gelbgrün bis gelbbraun fluoreszierende Zone des Amentoflavons, die auch im Tageslicht schwach sichtbar ist. Weitere blau fluoreszierende Zonen sind vorhanden, vor allem eine intensiv hellblau fluoreszierende Zone im Bereich des Startpunktes.

Das Chromatogramm der Untersuchungslösung muss dem Chromatogramm von V_2 in seinen charakteristischen Zonen entsprechen.

Dokumentation

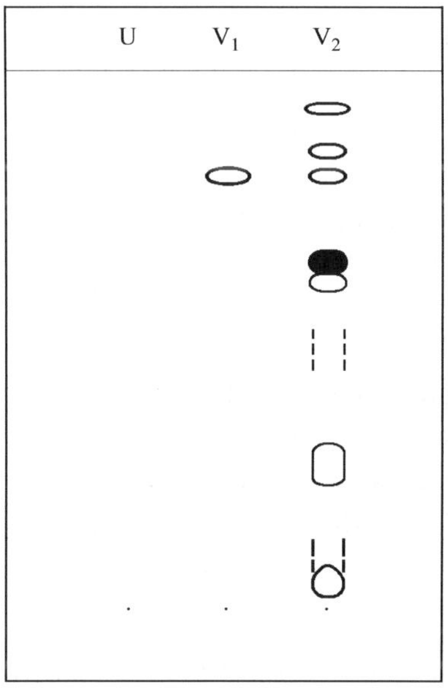

U: Untersuchungslösung
V_1: Scopoletin
V_2: Amerikanische Schneeballbaumrinde

Schöllkraut

Schicht

DC-Alufolie Kieselgel 60 F_{254} Merck Artikel Nr. 1.05549

DC-Bedingungen

- Mikro-DC, Kammersättigung
- Laufstrecke 2mal 6 cm, Zwischentrocknung durch Fönen
- Laufzeit 2mal etwa 7 Minuten

Fließmittel

In ein trockenes Reagenzglas werden folgende Lösungsmittelmengen einpipettiert und sorgfältig gemischt:

- 9,0 ml Toluol
- 1,0 ml Methanol

Untersuchungslösung

2,0 g gepulverte Droge (Sieb 500) werden mit 15 ml 1 N-Schwefelsäure versetzt und 15 Minuten auf dem Wasserbad unter gelegentlichem Umrühren erhitzt. Nach Zusatz von 10 ml Wasser wird durch etwas Glaswolle oder Watte in einen 25 ml Meßzylinder filtriert, mit 2,0 ml Ammoniak-Lösung 25% (m/m) alkalisiert und mit Wasser unter Nachspülen des Filters auf 20 ml verdünnt. Diese Lösung wird auf eine Extrelut®-Säule gegossen. Nach 10 Minuten eluiert man mit 40 ml Dichlormethan in ein 50-ml-Becherglas. Die Dichlormethan-Lösung wird unter dem Abzug auf dem Wasserbad bis zur Trockne eingeengt und der erkaltete Rückstand in 1 ml Methanol aufgenommen.

Vergleichslösungen

V_1: 5 mg Chelidonin werden in 5 ml Methanol gelöst.

V_2: Aus authentischem Schöllkraut (Chelidonium majus) hergestellte Vergleichslösung nach Vorschrift »Untersuchungslösung«.

Auftrageart und -menge

Auf die DC-Folie werden 2mal 1 µl der Vergleichslösung 1 sowie je 4mal 1 µl der Untersuchungslösung und der Vergleichslösung 2 punktförmig aufgetragen.

Nachweis

1. Die DC-Folie wird unter dem Abzug durch Fönen getrocknet und im UV-Licht bei 254 nm ausgewertet.
2. Die DC-Folie wird 10 Minuten lang mit UV-Licht von 254 nm bestrahlt und dann im UV-Licht bei 365 nm ausgewertet.

Auswertung

Das Chromatogramm der Vergleichslösung 1 zeigt im UV-Licht bei 254 nm die fluoreszenzmindernde Zone des Chelidonins. Erst nach längerer Bestrahlung mit diesem kurzwelligen UV-Licht fluoresziert die Chelidonin-Zone im UV-Licht von 365 nm gelbbraun.

Das Chromatogramm der Untersuchungslösung muss wie das Chromatogramm von V_2 (Schöllkraut) die Chelidonin-Zone aufweisen. Zahlreiche weitere Zonen sind vorhanden. Besonders charakteristisch fluoreszieren im UV-Licht bei 365 nm eine zitronengelbe Zone am Startpunkt, ein oder zwei blauviolette Zonen im mittleren Rf-Bereich unterhalb des Chelidonins, eine intensiv gelbgrüne und direkt darüber eine intensiv orangefarbene Zone im oberen Rf-Bereich.

Dokumentation

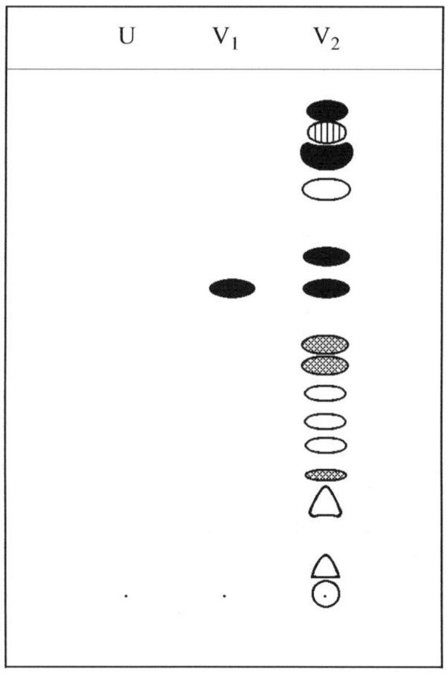

U: Untersuchungslösung
V_1: Chelidonin
V_2: Schöllkraut

Schwarze-Johannisbeere-Blätter

Schicht

DC-Alufolie Kieselgel 60 F_{254} Merck Artikel Nr. 1.05549

DC-Bedingungen

- Mikro-DC, Kammersättigung
- Laufstrecke 6 cm
- Laufzeit etwa 12 Minuten

Fließmittel

In ein trockenes Reagenzglas werden folgende Lösungsmittelmengen einpipettiert und sorgfältig gemischt:

- 7,8 ml Ethylacetat
- 0,6 ml Ameisensäure
- 0,6 ml Essigsäure 100%
- 1,0 ml Wasser

Untersuchungslösung

0,5 g gepulverte Droge (Sieb 500) werden mit 5 ml Methanol in einem Reagenzglas 5 Minuten lang unter ständigem Umrühren im Wasserbad erhitzt. Anschließend wird in ein Zentrifugenglas filtriert.

Vergleichslösungen

V_1: 2 mg Rutosid, 1 mg Chlorogensäure, 2 mg Hyperosid und 1 mg Kaffeesäure werden zusammen in 10 ml Methanol gelöst.

V_2: Aus authentischen Schwarze-Johannisbeere-Blättern (Ribes nigrum) hergestellte Vergleichslösung nach Vorschrift »Untersuchungslösung«.

Auftrageart und -menge

Auf die DC-Folie werden je 2mal 1 µl der Untersuchungslösung und der Vergleichslösungen punktförmig aufgetragen.

Nachweis

Die DC-Folie wird unter dem Abzug mit einem Heißluftfön getrocknet und die noch warme Folie mit einer 1%igen Lösung (m/V) von Diphenylboryloxyethylamin in Ethanol reichlich besprüht. Nach erneutem Trocknen wird mit einer 5%igen Lösung (V/V) von Macrogol 400 in Ethanol besprüht und die DC-Folie zur Farbintensivierung mit heißer Luft gefönt. Die Auswertung erfolgt im UV-Licht bei 365 nm.

Auswertung

Das Chromatogramm der Vergleichslösung 1 zeigt im UV-Licht bei 365 nm mit steigenden Rf-Werten die Zonen von Rutosid, Chlorogensäure, Hyperosid und Kaffeesäure. Rutosid und Hyperosid fluoreszieren orange; Chlorogensäure und Kaffeesäure fluoreszieren hellblau.

Das Chromatogramm der Untersuchungslösung muss wie das Chromatogramm der Vergleichslösung 2 (Schwarze-Johannisbeere-Blätter) im UV-Licht bei 365 nm folgende Zonen zeigen: Eine orange fluoreszierende Zone auf der Höhe des Rutosid-Vergleichs, eine hellblau fluoreszierende Zone auf der Höhe des Chlorogensäure-Vergleichs, eine orange sowie eine gelbgrün fluoreszierende Zone knapp oberhalb des Hyperosid-Vergleichs, eine blau fluoreszierende Zone auf der Höhe des Kaffeesäure-Vergleichs und darüber zwei rot fluoreszierende Zonen.

Dokumentation

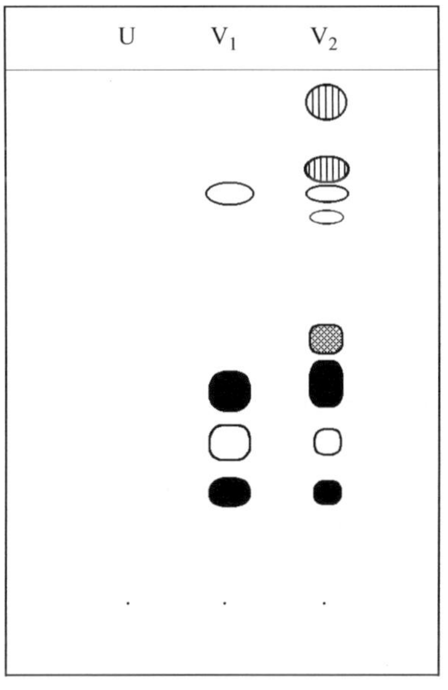

U: Untersuchungslösung

V_1: Rutosid, Chlorogens., Hyperosid, Kaffees.

V_2: Schwarze-Johannisbeere-Blätter

Schwarzkümmelöl

Schicht

DC-Alufolie Kieselgel 60 F_{254} Merck Artikel Nr. 1.01.05549

DC-Bedingungen

- Mikro-DC, Kammersättigung
- Laufstrecke 6 cm
- Laufzeit etwa 8 Minuten

Fließmittel

In ein trockenes Reagenzglas werden folgende Lösungsmittelmengen einpipettiert und sorgfältig gemischt:

- 9,3 ml Toluol
- 0,7 ml Ethylacetat

Untersuchungslösung

0,5 ml Substanz werden in einem Zentrifugenglas mit 2 ml Methanol intensiv geschüttelt. Nach Phasentrennung wird die obere Methanolphase zur Chromatographie verwendet. Sie kann durch Filtration abgetrennt werden.

Vergleichslösungen

V_1: 10 µl Linalylacetat werden in 10 ml Toluol gelöst.

V_2: Aus authentischem Schwarzkümmelöl (gewonnen aus Nigella sativa) hergestellte Vergleichslösung nach Vorschrift »Untersuchungslösung«.

Auftrageart und -menge

Auf die DC-Folie werden je 1 µl der Untersuchungslösung und der Vergleichslösungen punktförmig aufgetragen.

Nachweis

1. Die DC-Folie wird unter dem Abzug durch Fönen getrocknet, und die fluoreszenzmindernden Zonen werden im UV-Licht bei 254 nm gekennzeichnet.
2. Die DC-Folie wird mit Anisaldehyd-Reagenz R reichlich besprüht und nach erneutem Trocknen auf einer Heizplatte bei etwa 100 °C unter Beobachtung erhitzt.

Auswertung

Das Chromatogramm der Vergleichslösung 1 zeigt keine fluoreszenzmindernde Zone. Erst nach chemischer Detektion tritt etwas oberhalb der Mitte die blauviolette Zone des Linalylacetats auf.

Das Chromatogramm der Untersuchungslösung muss wie das Chromatogramm der Vergleichslösung 2 (Schwarzkümmelöl) schon vor der chemischen Detektion im UV-Licht bei 254 nm eine deutlich fluoreszenzmindernde Zone zeigen (Thymochinon). Sie liegt auf der Höhe des Linalylacetat-Vergleichs und ist nach der chemischen Detektion grüngelb bis bräunlich gefärbt. Darüber liegt die violette Zone des fetten Öls, darunter treten eine rotviolette und mehrere blauviolette Zonen auf.

Dokumentation

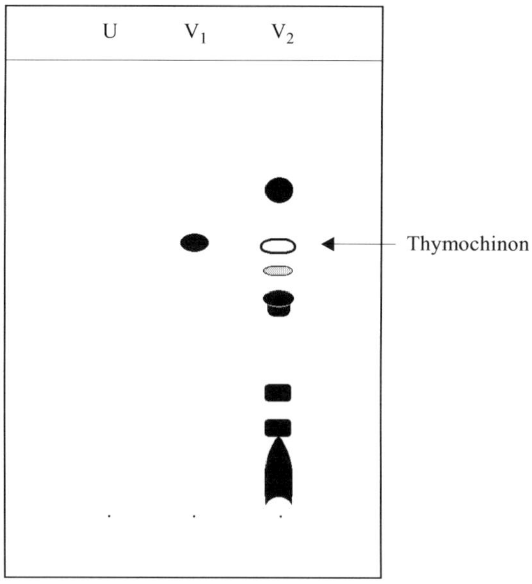

U: Untersuchungslösung
V_1: Linalylacetat
V_2: Schwarzkümmelöl

Schwarzkümmelsamen

Schicht

DC-Alufolie Kieselgel 60 F_{254} Merck Artikel Nr. 1.01.05549

DC-Bedingungen

- Mikro-DC, Kammersättigung
- Laufstrecke 6 cm
- Laufzeit etwa 8 Minuten

Fließmittel

In ein trockenes Reagenzglas werden folgende Lösungsmittelmengen einpipettiert und sorgfältig gemischt:

- 9,3 ml Toluol
- 0,7 ml Ethylacetat

Untersuchungslösung

1,0 g frisch gepulverte Droge (Sieb 500) wird 2 bis 3 Minuten lang in einem Reagenzglas mit 4 ml Methanol geschüttelt. Anschließend wird in ein Zentrifugenglas filtriert.

Vergleichslösungen

V_1: 5 µl Linalylacetat werden in 5 ml Toluol gelöst.

V_2: Aus authentischem Schwarzkümmel (Nigella sativa) hergestellte Vergleichslösung nach Vorschrift »Untersuchungslösung«.

Auftrageart und -menge

Auf die DC-Folie werden je 2mal 1 µl der Untersuchungslösung und der Vergleichslösungen punktförmig aufgetragen.

Nachweis

1. Die DC-Folie wird unter dem Abzug durch Fönen getrocknet, und die fluoreszenzmindernden Zonen werden im UV-Licht bei 254 nm gekennzeichnet.
2. Die DC-Folie wird mit Anisaldehyd-Reagenz R reichlich besprüht und nach erneutem Trocknen auf einer Heizplatte bei etwa 100 °C unter Beobachtung erhitzt.

Auswertung

Das Chromatogramm der Vergleichslösung 1 zeigt keine fluoreszenzmindernde Zone. Erst nach chemischer Detektion tritt etwas oberhalb der Mitte die blauviolette Zone des Linalylacetats auf.

Das Chromatogramm der Untersuchungslösung muss wie das Chromatogramm der Vergleichslösung 2 (Schwarzkümmel) schon vor der chemischen Detektion im UV-Licht bei 254 nm eine deutlich fluoreszenzmindernde Zone zeigen (Thymochinon). Sie liegt auf der Höhe des Linalylacetat-Vergleichs und ist nach der chemischen Detektion grüngelb bis bräunlich gefärbt. Darüber liegt die violette Zone des fetten Öls, darunter treten eine rotviolette und mehrere blauviolette Zonen auf.

Dokumentation

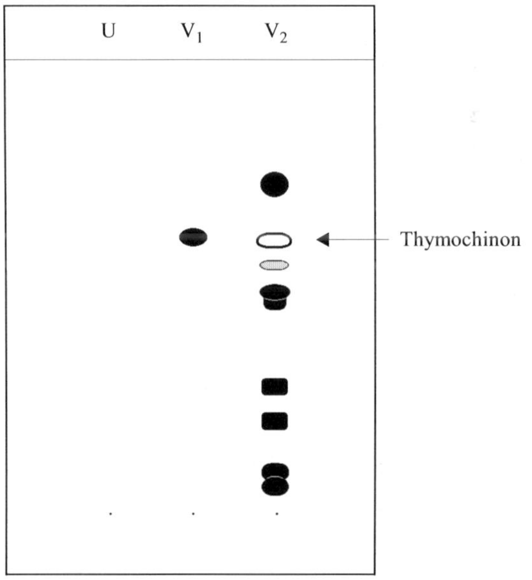

U: Untersuchungslösung
V_1: Linalylacetat
V_2: Schwarzkümmel

Schwarznesselkraut

Schicht

DC-Alufolie Kieselgel 60 F_{254} Merck Artikel Nr. 1.05549

DC-Bedingungen

- Mikro-DC, Kammersättigung
- Laufstrecke 6 cm
- Laufzeit etwa 12 Minuten

Fließmittel

In ein trockenes Reagenzglas werden folgende Lösungsmittelmengen einpipettiert und sorgfältig gemischt:

- 7,8 ml Ethylacetat
- 0,6 ml Ameisensäure
- 0,6 ml Essigsäure 100%
- 1,0 ml Wasser

Untersuchungslösung

1 g gepulverte Droge (Sieb 500) wird mit 7 ml Methanol in einem Reagenzglas 5 Minuten lang unter ständigem Umrühren im Wasserbad erhitzt. Anschließend wird in ein Zentrifugenglas filtriert.

Vergleichslösungen

V_1: 2 mg Rutosid, 2 mg Hyperosid und 1 mg Kaffeesäure werden zusammen in 10 ml Methanol gelöst.

V_2: Aus authentischem Schwarznesselkraut (Ballota nigra) hergestellte Vergleichslösung nach Vorschrift »Untersuchungslösung«.

Auftrageart und -menge

Auf die DC-Folie werden je 2mal 1 µl der Untersuchungslösung und der Vergleichslösungen punktförmig aufgetragen.

Nachweis

Die DC-Folie wird unter dem Abzug mit einem Heißluftfön getrocknet und die noch warme Folie mit einer 1%igen Lösung (m/V) von Diphenylboryloxyethylamin in Ethanol reichlich besprüht. Nach erneutem Trocknen wird mit einer 5%igen Lösung (V/V) von Macrogol 400 in Ethanol besprüht und die DC-Folie zur Farbintensivierung mit heißer Luft geföhnt. Die Auswertung erfolgt im UV-Licht bei 365 nm.

Auswertung

Das Chromatogramm der Vergleichslösung 1 zeigt im UV-Licht bei 365 nm mit steigenden Rf-Werten die Zonen von Rutosid, Hyperosid und Kaffeesäure. Rutosid und Hyperosid fluoreszieren orange; Kaffeesäure fluoresziert hellblau.

Das Chromatogramm der Untersuchungslösung muss wie das Chromatogramm der Vergleichslösung 2 (Schwarznesselkraut) folgende charakteristische Zonen zeigen: auf Höhe des Rutosid- und des Hyperosid-Vergleichs je eine blau fluoreszierende Zone, zwischen Hyperosid- und Kaffeesäure-Vergleich eine grünlich- und eine blau fluoreszierend Zone, auf Höhe des Kaffeesäure-Vergleichs eine blaugrün fluoreszierende Zone und darüber die beiden rot fluoreszierenden Chlorophyll-Zonen. Weitere fluoreszierende Zonen können vorhanden sein.

Dokumentation

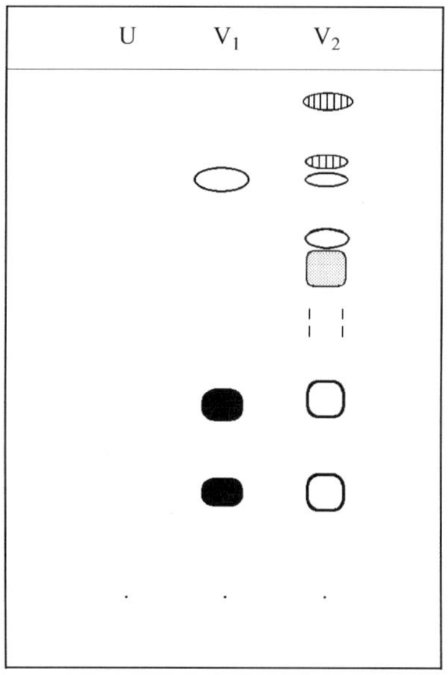

U: Untersuchungslösung

V_1: Rutosid, Hyperosid, Kaffeesäure

V_2: Schwarznesselkraut

Seifenrinde

Schicht

DC-Alufolie Kieselgel 60 F_{254} Merck Artikel Nr. 1.05549

DC-Bedingungen

- Mikro-DC, Kammersättigung
- Laufstrecke 6 cm
- Laufzeit etwa 9 Minuten

Fließmittel

In ein trockenes Reagenzglas werden folgende Lösungsmittelmengen einpipettiert und sorgfältig gemischt:

- 4,5 ml Ethylacetat
- 2,5 ml Methanol
- 1,9 ml Dichlormethan
- 1,1 ml Wasser

Untersuchungslösung

1,0 g gepulverte Droge (Sieb 500) wird in einem Reagenzglas 5 Minuten lang mit 5 ml Methanol im Wasserbad unter ständigem Rühren erhitzt. Nach dem Abkühlen wird in ein Zentrifugenglas filtriert.

Vergleichslösung

V_1: 5 mg Aescin werden in 5 ml Methanol gelöst.

V_2: Aus authentischer Seifenrinde (Quillaia saponaria) hergestellte Vergleichslösung nach Vorschrift »Untersuchungslösung«.

Auftrageart und -menge

Auf die DC-Folie werden je 1 µl der Untersuchungslösung und der Vergleichslösung punktförmig aufgetragen.

Nachweis

Die DC-Folie wird unter dem Abzug durch Fönen mit heißer Luft getrocknet, mit Anisaldehyd-Reagenz R besprüht und nach erneutem Trocknen auf einer Heizplatte bei etwa 100 °C bis zum Erscheinen farbiger Flecke erhitzt.

Auswertung

Das Chromatogramm der Vergleichslösung 1 zeigt nach dem Ansprühen mit Anisaldehyd-Reagenz und Erhitzen die blauviolette Zone des Aescins.

Das Chromatogramm der Untersuchungslösung muss wie das Chromatogramm der Vergleichslösung 2 (Seifenride) folgende charakteristische Zonen zeigen: zwischen Startpunkt und Aescin-Vergleich 4-5 grüne Zonen.
In der oberen Hälfte treten mehrere schwache violette Zonen auf

Dokumentation

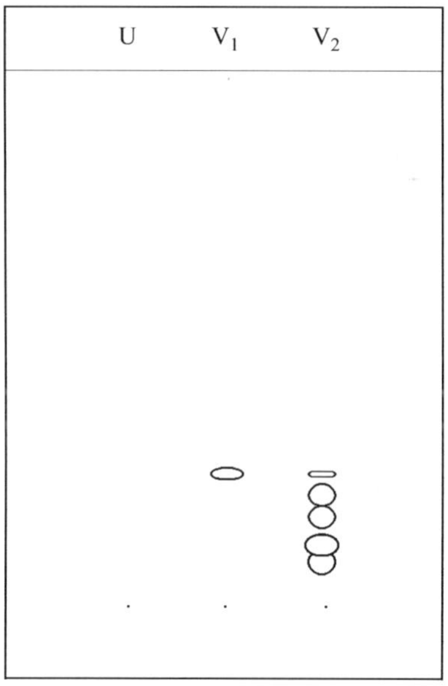

U: Untersuchungslösung
V_1: Aescin
V_2: Seifenrinde

Rote Seifenwurzel

Schicht

DC-Alufolie Kieselgel 60 F_{254} Merck Artikel Nr. 1.05549

DC-Bedingungen

- Mikro-DC, Kammersättigung
- Laufstrecke 6 cm
- Laufzeit etwa 20 Minuten

Fließmittel

In ein trockenes Reagenzglas werden folgende Lösungsmittelmengen einpipettiert und sorgfältig gemischt:

- 4,0 ml Methanol
- 2,0 ml Dichlormethan
- 2,0 ml Wasser
- 2,0 ml 1-Butanol

Untersuchungslösung

1,0 g gepulverte Droge (Sieb 500) wird in einem Reagenzglas 5 Minuten lang mit 5 ml Methanol im Wasserbad unter ständigem Rühren erhitzt. Nach dem Abkühlen wird in ein Zentrifugenglas filtriert.

Vergleichslösungen

V_1: 5 mg Aescin werden in 5 ml Methanol gelöst.

V_2: Aus authentischer Roter Seifenwurzel (Saponaria officinalis) hergestellte Vergleichslösung nach Vorschrift »Untersuchungslösung«.

Auftrageart und -menge

Auf die DC-Folie werden je 1 µl der Untersuchungslösung und der Vergleichslösungen punktförmig aufgetragen.

Nachweis

Die DC-Folie wird unter dem Abzug durch Fönen mit heißer Luft getrocknet, mit Anisaldehyd-Reagenz R besprüht und nach erneutem Trocknen auf einer Heizplatte bei etwa 100 °C bis zum Erscheinen farbiger Flecke erhitzt.

Auswertung

Das Chromatogramm der Vergleichslösung 1 zeigt nach dem Ansprühen mit Anisaldehyd-Reagenz und Erhitzen im oberen Drittel die blauviolette Zone des Aescins.

Das Chromatogramm der Untersuchungslösung muss wie das Chromatogramm der Vergleichslösung 2 (Rote Seifenwurzel) folgende Zonen zeigen: im Bereich des Aescin-Vergleichs und darüber violette Zonen, darunter zahlreiche grüne Zonen.

Dokumentation

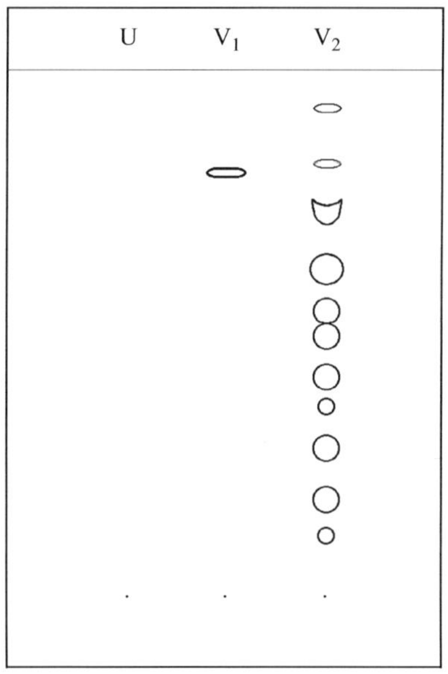

U: Untersuchungslösung

V_1: Aescin

V_2: Rote Seifenwurzel

Weiße Seifenwurzel

Schicht

DC-Alufolie Kieselgel 60 F_{254} Merck Artikel Nr. 1.05549

DC-Bedingungen

- Mikro-DC, Kammersättigung
- Laufstrecke 6 cm
- Laufzeit etwa 20 Minuten

Fließmittel

In ein trockenes Reagenzglas werden folgende Lösungsmittelmengen einpipettiert und sorgfältig gemischt:

- 4,0 ml Methanol
- 2,0 ml Dichlormethan
- 2,0 ml Wasser
- 2,0 ml 1-Butanol

Untersuchungslösung

1,0 g gepulverte Droge (Sieb 500) wird in einem Reagenzglas 5 Minuten lang mit 5 ml Methanol im Wasserbad unter ständigem Rühren erhitzt. Nach dem Abkühlen wird in ein Zentrifugenglas filtriert.

Vergleichslösungen

V_1: 5 mg Aescin werden in 5 ml Methanol gelöst.

V_2: Aus authentischer Weißer Seifenwurzel (Gypsophila paniculata u. a.) hergestellte Vergleichslösung nach Vorschrift »Untersuchungslösung«.

Auftrageart und -menge

Auf die DC-Folie werden je 1 µl der Untersuchungslösung und der Vergleichslösungen punktförmig aufgetragen.

Nachweis

Die DC-Folie wird unter dem Abzug durch Fönen mit heißer Luft getrocknet, mit Anisaldehyd-Reagenz R besprüht und nach erneutem Trocknen auf einer Heizplatte bei etwa 100 °C bis zum Erscheinen farbiger Flecke erhitzt.

Auswertung

Das Chromatogramm der Vergleichslösung 1 zeigt nach dem Ansprühen mit Anisaldehyd-Reagenz und Erhitzen im oberen Drittel die blauviolette Zone des Aescins.

Das Chromatogramm der Untersuchungslösung muss wie das Chromatogramm der Vergleichslösung 2 (Weiße Seifenwurzel) folgende Zonen zeigen: auf Höhe des Aescin-Vergleichs und darüber violette Zonen, darunter zahlreiche grünbraune Zonen.

Dokumentation

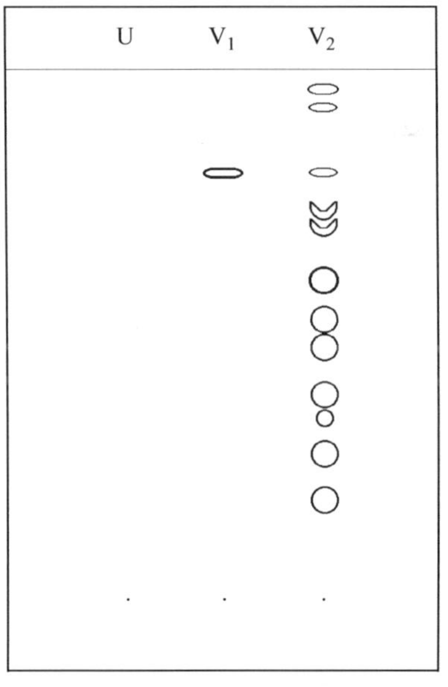

U: Untersuchungslösung
V_1: Aescin
V_2: Weiße Seifenwurzel

Selleriefrüchte

Schicht

DC-Alufolie Kieselgel 60 F_{254} Merck Artikel Nr. 1.05549

DC-Bedingungen

- Mikro-DC, Kammersättigung
- Laufstrecke 6 cm
- Laufzeit etwa 8 Minuten

Fließmittel

In ein trockenes Reagenzglas werden folgende Lösungsmittelmengen einpipettiert und sorgfältig gemischt:

- 9,7 ml Toluol
- 0,3 ml Ethylacetat

Untersuchungslösung

1,0 g frisch gepulverte Droge (Sieb 500) wird 2 bis 3 Minuten lang in einem Reagenzglas mit 4 ml Methanol geschüttelt. Anschließend wird in ein Zentrifugenglas filtriert.

Vergleichslösungen

V_1: 20 µl Cineol und 4 mg Guajazulen werden zusammen in 10 ml Toluol gelöst.

V_2: Aus authentischen Selleriefrüchten (Apium graveolens) hergestellte Vergleichslösung nach Vorschrift »Untersuchungslösung«.

Auftrageart und -menge

Auf die DC-Folie werden je 2mal 1 µl der Untersuchungslösung und der Vergleichslösungen punktförmig aufgetragen.

Nachweis

1. Die DC-Folie wird unter dem Abzug durch Fönen getrocknet und im UV-Licht bei 254 nm und 365 nm ausgewertet.
2. Die DC-Folie wird mit Anisaldehyd-Reagenz R reichlich besprüht und nach erneutem Trocknen auf einer Heizplatte bei etwa 100 °C unter Beobachtung erhitzt.

Auswertung

Das Chromatogramm der Vergleichslösung 1 zeigt im UV-Licht bei 254 nm im oberen Drittel die fluoreszenzmindernde Zone des Guajazulens, die nach chemischer Detektion orange gefärbt ist. Im unteren Drittel ist nach chemischer Detektion die violette Cineol-Zone sichtbar.

Das Chromatogramm der Untersuchungslösung muss wie das Chromatogramm der Vergleichslösung 2 (Selleriefrüchte) folgende charakteristische Zonen zeigen: im UV-Licht bei 365 nm im mittleren Drittel eine blau fluoreszierende Zone, im UV-Licht bei 254 nm im unteren Drittel eine fluoreszenzmindernde Zone, zwischen beiden Zonen nach chemischer Detektion eine bis zwei deutlich rosafarbene Zonen, darüber eine blauviolette Zone und eine weitere blauviolette Zone im Bereich des Guajazulen-Vergleichs.

Dokumentation

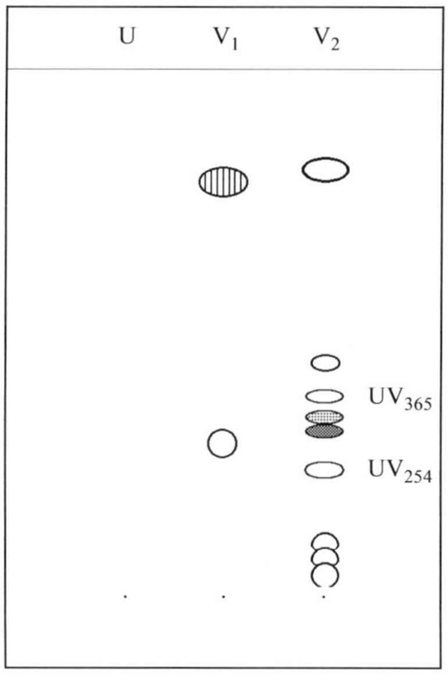

U: Untersuchungslösung

V_1: Cineol, Guajazulen

V_2: Selleriefrüchte

Senegawurzel

Schicht

DC-Alufolie Kieselgel 60 F_{254} Merck Artikel Nr. 1.05549

DC-Bedingungen

- Mikro-DC, Kammersättigung
- Laufstrecke 6 cm
- Laufzeit etwa 9 Minuten

Fließmittel

In ein trockenes Reagenzglas werden folgende Lösungsmittelmengen einpipettiert und sorgfältig gemischt:

- 4,5 ml Ethylacetat
- 2,5 ml Methanol
- 1,9 ml Dichlormethan
- 1,1 ml Wasser

Untersuchungslösung

1,0 g gepulverte Droge (Sieb 500) wird in einem Reagenzglas 5 Minuten lang mit 5 ml Methanol im Wasserbad unter ständigem Rühren erhitzt. Nach dem Abkühlen wird in ein Zentrifugenglas filtriert.

Vergleichslösungen

V_1: 5 mg Aescin werden in 5 ml Methanol gelöst.

V_2: Aus authentischer Senegawurzel (Polygala-Arten) hergestellte Vergleichslösung nach Vorschrift »Untersuchungslösung«.

Auftrageart und -menge

Auf die DC-Folie werden je 1 µl der Untersuchungslösung und der Vergleichslösungen punktförmig aufgetragen.

Nachweis

Die DC-Folie wird unter dem Abzug durch Fönen mit heißer Luft getrocknet, mit Anisaldehyd-Reagenz R besprüht und nach erneutem Trocknen auf einer Heizplatte bei etwa 100 °C bis zum Erscheinen farbiger Flecke erhitzt.

Auswertung

Das Chromatogramm der Vergleichslösung 1 zeigt nach dem Ansprühen mit Anisaldehyd-Reagenz und Erhitzen die blauviolette Zone des Aescins.

Das Chromatogramm der Untersuchungslösung muss wie das Chromatogramm der Vergleichslösung 2 (Senegawurzel) folgende charakteristische Zonen zeigen: unterhalb des Aescin-Vergleichs vier rote Zonen.
In der oberen Hälfte treten mehrere rotviolette Zonen auf. Weitere grün und orange gefärbte Zonen sind vorhanden.

Dokumentation

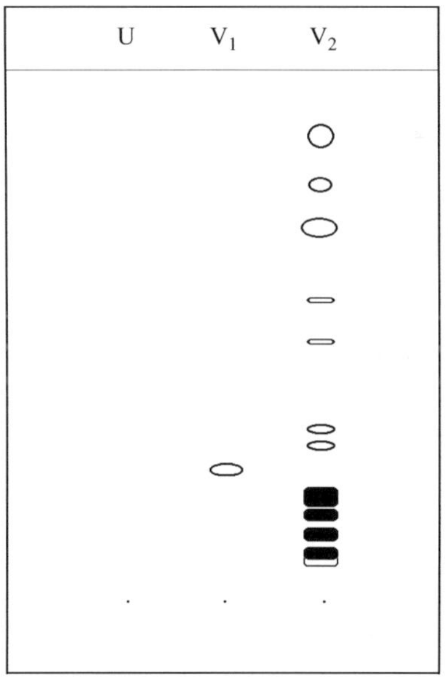

U: Untersuchungslösung
V_1: Aescin
V_2: Senegawurzel

Schwarze Senfsamen

Schicht

DC-Alufolie Kieselgel 60 F_{254} Merck Artikel Nr. 1.05549

DC-Bedingungen

- Mikro-DC, Kammersättigung
- Laufstrecke 6 cm
- Laufzeit etwa 50 Minuten

Fließmittel:

In ein trockenes Reagenzglas werden folgende Lösungsmittelmengen einpipettiert und sorgfältig gemischt:

- 5,2 ml 1-Butanol
- 1,6 ml 1-Propanol
- 1,6 ml Essigsäure 100%
- 1,6 ml Wasser

Untersuchungslösung

1,0 g gepulverte Droge (Sieb 500) wird mit 5 ml Methanol in einem Reagenzglas 5 Minuten lang unter ständigem Umrühren im Wasserbad erhitzt. Anschließend wird in ein Zentrifugenglas filtriert.

Vergleichslösungen

V_1: 5 mg Papaverinhydrochlorid werden in 5 ml Methanol gelöst.

V_2: Aus authentischen Schwarzen Senfsamen (Brassica nigra) hergestellte Vergleichslösung nach Vorschrift »Untersuchungslösung«.

Auftrageart und -menge

Auf die DC-Folie werden je 2mal 1 µl der Untersuchungslösung und der Vergleichslösungen punktförmig aufgetragen.

Nachweis

Die DC-Folie wird unter dem Abzug durch Fönen getrocknet, auf einer Heizplatte bei etwa 100 °C bis zum Verschwinden des Fließmittelgeruchs erhitzt und im UV-Licht bei 254 nm ausgewertet. Anschließend wird die DC-Folie mit einer Mischung von 15 ml Salzsäure 25% und 35 ml Methanol besprüht und auf einer Heizplatte bei etwa 110 °C 10 Minuten lang erhitzt. Es erscheinen graubraune Zonen. Die noch heiße Folie wird mit einer frisch hergestellten Lösung von 250 mg Kaliumhexacyanoferrat(III) in 50 ml wässriger Eisen(III)-chlorid-Lösung 5% (m/V) besprüht.

Auswertung

Das Chromatogramm der Vergleichslösung 1 zeigt im UV-Licht bei 254 nm im mittleren Rf-Bereich die fluoreszenzmindernde Zone des Papaverins.

Das Chromatogramm von V_2 (Schwarze Senfsamen) zeigt mehrere fluoreszenzmindernde Zonen. Eine stark fluoreszenzmindernde Zone direkt unterhalb des Papaverin-Vergleichs muss fehlen (Hinweis auf Weiße Senfsamen). Nach chemischer Detektion sind zahlreiche blau gefärbte Zonen sichtbar, von denen sich die drei intensivsten Zonen in der unteren Hälfte des Chromatogramms befinden. Die oberste dieser drei Zonen entspricht dem Sinigrin.

Das Chromatogramm der Untersuchungslösung muss dem Chromatogramm der Vergleichslösung 2 entsprechen.

Dokumentation

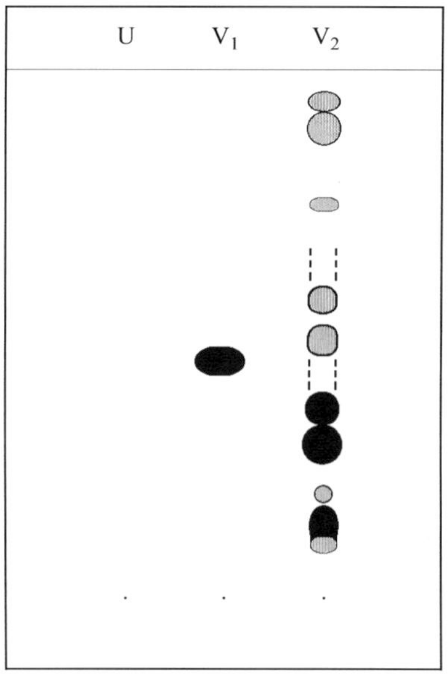

U: Untersuchungslösung

V_1: Papaverin

V_2: Schwarze Senfsamen

Weiße Senfsamen

Schicht

DC-Alufolie Kieselgel 60 F_{254} Merck Artikel Nr. 1.05549

DC-Bedingungen

- Mikro-DC, Kammersättigung
- Laufstrecke 6 cm
- Laufzeit etwa 50 Minuten

Fließmittel:

In ein trockenes Reagenzglas werden folgende Lösungsmittelmengen einpipettiert und sorgfältig gemischt:

- 5,2 ml 1-Butanol
- 1,6 ml 1-Propanol
- 1,6 ml Essigsäure 100%
- 1,6 ml Wasser

Untersuchungslösung

1,0 g gepulverte Droge (Sieb 500) wird mit 5 ml Methanol in einem Reagenzglas 5 Minuten lang unter ständigem Umrühren im Wasserbad erhitzt. Anschließend wird in ein Zentrifugenglas filtriert.

Vergleichslösungen

V_1: 5 mg Papaverinhydrochlorid werden in 5 ml Methanol gelöst.

V_2: Aus authentischen Weißen Senfsamen (Sinapis alba) hergestellte Vergleichslösung nach Vorschrift »Untersuchungslösung«.

Auftrageart und -menge

Auf die DC-Folie werden je 2mal 1 µl der Untersuchungslösung und der Vergleichslösungen punktförmig aufgetragen.

Nachweis

Die DC-Folie wird unter dem Abzug durch Fönen getrocknet, auf einer Heizplatte bei etwa 100 °C bis zum Verschwinden des Fließmittelgeruchs erhitzt und im UV-Licht bei 254 nm ausgewertet. Anschließend wird die DC-Folie mit einer Mischung von 15 ml Salzsäure 25% und 35 ml Methanol besprüht und auf einer Heizplatte bei etwa 110 °C 10 Minuten lang erhitzt. Es erscheinen graubraune Zonen. Die noch heiße Folie wird mit einer frisch hergestellten Lösung von 250 mg Kaliumhexacyanoferrat(III) in 50 ml wässriger Eisen(III)-chlorid-Lösung 5% (m/V) besprüht.

Auswertung

Das Chromatogramm der Vergleichslösung 1 zeigt im UV-Licht bei 254 nm im mittleren Rf-Bereich die fluoreszenzmindernde Zone des Papaverins.

Das Chromatogramm der Vergleichslösung 2 (Weiße Senfsamen) zeigt mehrere fluoreszenzmindernde Zonen. Die intensivste Zone liegt direkt unterhalb des Papaverin-Vergleichs (Sinalbin). Nach chemischer Detektion ist diese Zone intensiv blau gefärbt. Darunter liegen zwei weitere intensiv blaue Zonen. Mehrere schwächer blau gefärbte Zonen sind vor allem in der oberen Hälfte des Chromatogramms vorhanden.

Das Chromatogramm der Untersuchungslösung muss dem Chromatogramm der Vergleichslösung 2 entsprechen.

Dokumentation

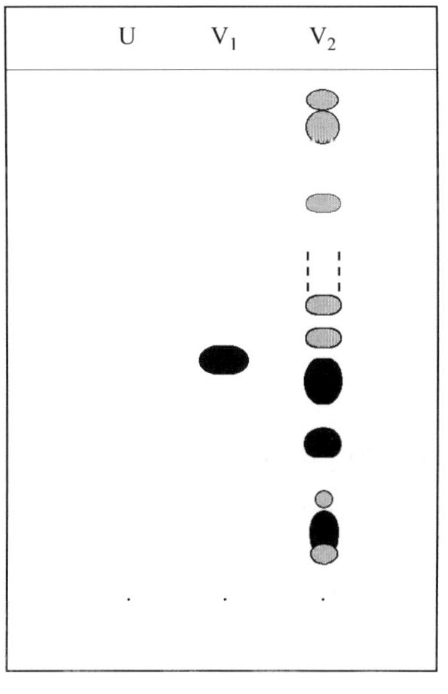

U: Untersuchungslösung
V_1: Papaverin
V_2: Weiße Senfsamen

Sennesblätter, Sennesfrüchte

Schicht
DC-Alufolie Kieselgel 60 F_{254} Merck Artikel Nr. 1.05549

DC-Bedingungen
- Mikro-DC, Kammersättigung
- Laufstrecke 6 cm
- Laufzeit etwa 20 Minuten

Fließmittel
In ein trockenes Reagenzglas werden folgende Lösungsmittelmengen einpipettiert und sorgfältig gemischt:

- 4,0 ml 1-Propanol
- 4,0 ml Ethylacetat
- 3,0 ml Wasser
- 0,1 ml Essigsäure 100%

Untersuchungslösung
0,5 g gepulverte Droge (Sieb 500) werden mit 5 ml Methanol 70% (V/V) in einem Reagenzglas 2 bis 3 Minuten lang unter ständigem Umrühren im Wasserbad erhitzt. Anschließend wird in ein Zentrifugenglas filtriert.

Vergleichslösungen
V_1: 5 mg Sennosid A und 5 mg Sennosid B werden zusammen in 5 ml Methanol 70% (V/V) unter Erwärmen gelöst.

V_2: Aus authentischen Sennesblättern (Cassia senna oder Cassia angustifolia) bzw. Sennesfrüchten hergestellte Vergleichslösung nach Vorschrift »Untersuchungslösung«.

Auftrageart und -menge
Auf die DC-Folie werden je 1 µl der Untersuchungslösung und der Vergleichslösungen punktförmig aufgetragen.

Nachweis
1. Die DC-Folie wird unter dem Abzug durch Fönen getrocknet und im UV-Licht bei 254 nm ausgewertet.
2. Die DC-Folie wird mit Salpetersäure 25% besprüht und solange auf einer Heizplatte bei etwa 120 °C erhitzt, bis sich die Zonen der Sennoside deutlich grauviolett gefärbt haben. Anschließend wird mit Kaliumhydroxid-Lösung 10% (m/V) in Ethanol 96% nachbesprüht.

Auswertung
Das Chromatogramm der Vergleichslösung 1 zeigt im UV-Licht bei 254 nm in der unteren Hälfte die fluoreszenzmindernden Zonen der Sennoside B und A, die nach der chemischen Detektion rotviolett gefärbt sind.

Das Chromatogramm der Vergleichslösung 2 (Sennesblätter bzw. Sennesfrüchte) zeigt ebenfalls die Zonen der Sennoside B und A. Weitere Sennosidzonen sowie andere, unterschiedlich gefärbte Zonen sind vorhanden.

Das Chromatogramm der Untersuchungslösung muss dem Chromatogramm der Vergleichslösung 2 entsprechen.

Dokumentation

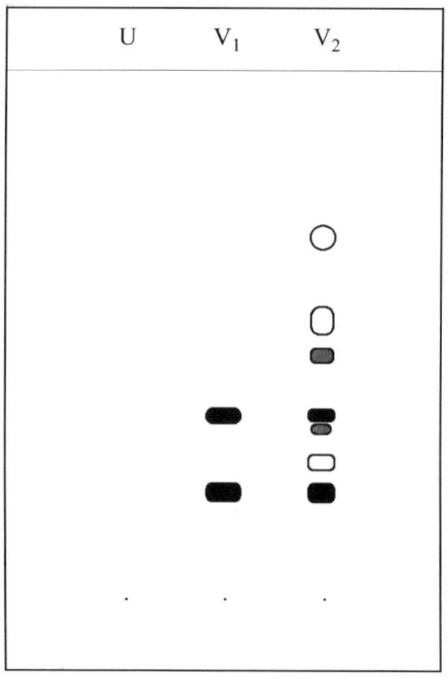

U: Untersuchungslösung
V_1: Sennosid B, Sennosid A
V_2: Sennesblätter bzw. Sennesfrüchte

Eingestellter Sennesblättertrockenextrakt

Schicht

DC-Alufolie Kieselgel 60 F_{254} Merck Artikel Nr. 1.05549

DC-Bedingungen

- Mikro-DC, Kammersättigung
- Laufstrecke 6 cm
- Laufzeit etwa 20 Minuten

Fließmittel

In ein trockenes Reagenzglas werden folgende Lösungsmittelmengen einpipettiert und sorgfältig gemischt:

- 4,0 ml 1-Propanol
- 4,0 ml Ethylacetat
- 3,0 ml Wasser
- 0,1 ml Essigsäure 100%

Untersuchungslösung

0,2 g Sennesblättertrockenextrakt werden mit 5 ml Methanol 70% (V/V) in einem Reagenzglas unter ständigem Umrühren im Wasserbad zum Sieden erhitzt. Anschließend wird in ein Zentrifugenglas filtriert.

Vergleichslösungen

V_1: 5 mg Sennosid A und 5 mg Sennosid B werden zusammen in 5 ml Methanol 70% (V/V) unter Erwärmen gelöst.

V_2: Aus authentischem Sennesblättertrockenextrakt hergestellte Vergleichslösung nach Vorschrift »Untersuchungslösung«.

Auftrageart und -menge

Auf die DC-Folie werden je 1 µl der Untersuchungslösung und der Vergleichslösungen punktförmig aufgetragen.

Nachweis

1. Die DC-Folie wird unter dem Abzug durch Fönen getrocknet und im UV-Licht bei 254 nm ausgewertet.
2. Die DC-Folie wird mit Salpetersäure 25% besprüht und solange auf einer Heizplatte bei etwa 120 °C erhitzt, bis sich die Zonen der Sennoside deutlich grauviolett gefärbt haben. Anschließend wird mit Kaliumhydroxid-Lösung 10% (m/V) in Ethanol 96% nachbesprüht.

Auswertung

Das Chromatogramm der Vergleichslösung 1 zeigt im UV-Licht bei 254 nm in der unteren Hälfte die fluoreszenzmindernden Zonen der Sennoside B und A, die nach der chemischen Detektion rotviolett gefärbt sind.

Das Chromatogramm der Vergleichslösung 2 (Sennesblättertrockenextrakt) zeigt ebenfalls die Zonen der Sennoside B und A. Weitere Sennosidzonen sowie andere, unterschiedlich gefärbte Zonen sind vorhanden.

Das Chromatogramm der Untersuchungslösung muss dem Chromatogramm der Vergleichslösung 2 entsprechen.

Dokumentation

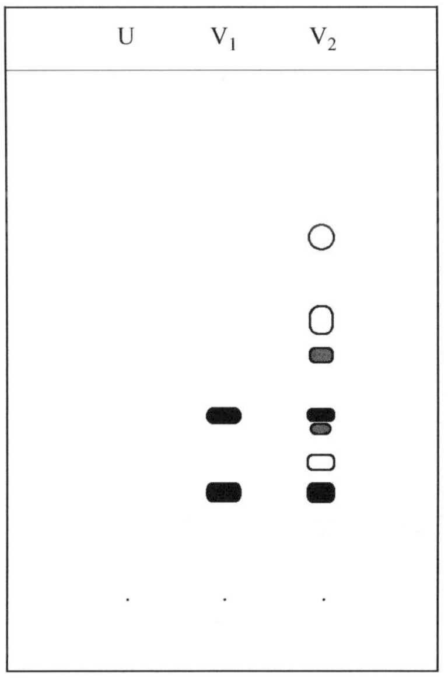

U: Untersuchungslösung
V_1: Sennosid B, Sennosid A
V_2: Sennesblättertrockenextrakt

Sexualhormone

Untersuchungssubstanzen

Estradiol, Estradiolbenzoat, Estradiolvalerat, Progesteron, Testosteron, Testosteronpropionat

Schicht

DC-Alufolie Kieselgel 60 F_{254} Merck Artikel Nr. 1.05549

DC-Bedingungen

- Mikro-DC, Kammersättigung
- Laufstrecke 6 cm
- Laufzeit etwa 6 Minuten

Fließmittel

In ein trockenes Reagenzglas werden folgende Lösungsmittelmengen einpipettiert und sorgfältig gemischt:

- 9,0 ml Dichlormethan
- 1,0 ml Aceton

Untersuchungslösungen

2 mg Untersuchungssubstanz werden in 2 ml Dichlormethan gelöst.

Auftrageart und -menge

Auf die DC-Folie werden je 1 µl der Untersuchungslösungen punktförmig aufgetragen.

Nachweis

1. Die DC-Folie wird unter dem Abzug durch Fönen getrocknet und anschließend im UV-Licht bei 254 nm ausgewertet.
2. Die DC-Folie wird mit 5%iger ethanolischer Schwefelsäure besprüht und auf einer Heizplatte bei etwa 120 °C einige Minuten lang erhitzt.

Auswertung

1. Im UV-Licht bei 254 nm Wellenlänge zeigen Testosteron (1), Estradiolbenzoat (3), Progesteron (4) und Testosteronpropionat (5) eine deutliche Fluoreszenzminderung. Estradiol (2) und Estradiolvalerat (6) zeigen nur eine schwache Fluoreszenzminderung.
2. Durch Besprühen mit ethanolischer Schwefelsäure und anschließendes Erhitzen färben sich die Zonen von Testosteron (1) und Testosteronpropionat (5) grün. Die Zonen von Estradiol und seinen Derivaten (2, 3, 6) färben sich orange. Die Progesteron-Zone (4) färbt sich schwach gelbbraun.

Dokumentation

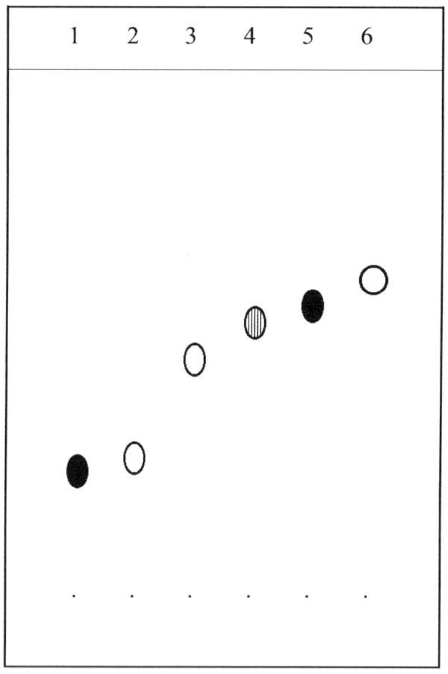

1: Testosteron
2: Estradiol
3: Estradiolbenzoat
4: Progesteron
5: Testosteronpropionat
6: Estradiolvalerat

Sinomenium-acutum-Spross

Schicht

DC-Alufolie Kieselgel 60 F_{254} Merck Artikel Nr. 1.05549

DC-Bedingungen

- Mikro-DC, Kammersättigung
- Laufstrecke 6 cm
- Laufzeit etwa 8 Minuten

Fließmittel

In ein trockenes Reagenzglas werden folgende Lösungsmittelmengen einpipettiert und sorgfältig gemischt:

- 6,0 ml Dichlormethan
- 3,0 ml Methanol
- 0,6 ml Wasser

Untersuchungslösung

1,0 g gepulverte Droge (Sieb 500) wird in einem Reagenzglas 5 Minuten lang mit 4 ml Methanol im Wasserbad unter ständigem Rühren erhitzt. Nach dem Abkühlen wird in ein Zentrifugenglas filtriert.

Vergleichslösungen

V_1: 4 mg Papaverinhydrochlorid werden in 2 ml Methanol gelöst.

V_2: Aus authentischem Sinomenium-acutum-Spross (Qing feng teng, Sinomenium acutum) hergestellte Vergleichslösung nach Vorschrift »Untersuchungslösung«.

Auftrageart und -menge

Auf die DC-Folie werden je 3mal 1 µl der Untersuchungslösung und der Vergleichslösung 2 sowie 1 µl der Vergleichslösung 1 punktförmig aufgetragen.

Nachweis

1. Die DC-Folie wird unter dem Abzug durch Fönen getrocknet und im UV-Licht bei 254 nm ausgewertet.
2. Anschließend wird die DC-Folie mit Iodplatin-Reagenz R besprüht.
   Alternativ kann auch mit Dragendorffs Reagenz R2 besprüht werden.

Auswertung

Das Chromatogramm der Vergleichslösung 1 zeigt im UV-Licht bei 254 nm im oberen Drittel die fluoreszenzmindernde Zone des Papaverins, die nach dem Ansprühen mit Iodplatin-Reagenz R violett gefärbt ist.

Das Chromatogramm der Untersuchungslösung muss wie das Chromatogramm der Vergleichslösung 2 (Sinomenium-acutum-Spross) im UV-Licht bei 254 nm im unteren Drittel eine Zone mit dunkelblauer Fluoreszenz zeigen (Magnoflorin).
Nach chemischer Detektion ist etwas unterhalb des Papaverin-Vergleichs die violette Zone des Sinomenins sichtbar. Auch das Magnoflorin im unteren Drittel färbt sich violett. Schwächere Zonen sind vorhanden. Wird alternativ mit Dragendorffs Reagenz R2 besprüht, färben sich die Alkaloid-Zonen orange.

Dokumentation

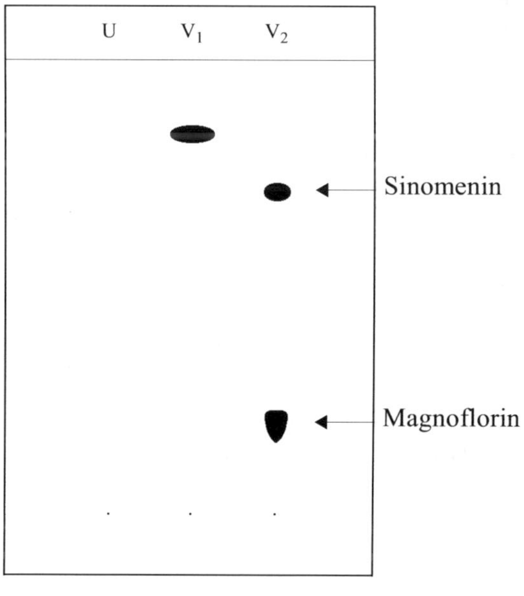

U: Untersuchungslösung
V_1: Papaverinhydrochlorid
V_2: Sinomenium-acutum-Spross

Solanaceen-Drogen

Untersuchungssubstanzen

Belladonnablätter, Hyoscyamusblätter, Stramoniumblätter

Schicht

DC-Alufolie Kieselgel 60 F_{254} Merck Artikel Nr. 1.05549

DC-Bedingungen

- Mikro-DC, Kammersättigung
- Laufstrecke 6 cm
- Laufzeit etwa 7 Minuten

Fließmittel

In ein trockenes Reagenzglas werden folgende Lösungsmittelmengen einpipettiert und sorgfältig gemischt:

- 9,0 ml Aceton
- 0,7 ml Wasser
- 0,3 ml Ammoniak-Lösung 25% (m/m)

Untersuchungslösung

4,0 g gepulverte Droge (Sieb 500) werden mit 20 ml 0,1 N-Schwefelsäure in einem 50 ml Meßzylinder mit Stopfen 15 Minuten lang geschüttelt. Anschließend wird durch etwas Glaswolle oder Watte in einen 25 ml Meßzylinder filtriert, mit 2,0 ml Ammoniak-Lösung 25% (m/m) alkalisiert und mit Wasser unter Nachspülen des Filters auf 20 ml verdünnt.
Diese Lösung wird auf eine Extrelut®-Säule gegossen. Nach 10 Minuten eluiert man mit 40 ml Dichlormethan in ein 50-ml-Becherglas.
Die Dichlormethan-Lösung wird unter dem Abzug auf dem Wasserbad bis fast zur Trockne eingeengt und der erkaltete Rückstand in 1,0 ml Methanol aufgenommen.

Vergleichslösung

20 mg Hyoscyaminsulfat (bzw. Atropinsulfat) und 10 mg Scopolaminhydrobromid werden in 10 ml Methanol gelöst.

Auftrageart und -menge

Auf die DC-Folie werden je 2mal 1 µl der Vergleichslösung und der jeweiligen Untersuchungslösung punktförmig aufgetragen.

Nachweis

Die DC-Folie wird mit Dragendorffs Reagenz R2 besprüht, durch Fönen getrocknet und mit Schwefelsäure 10% in Ethanol 96% nachbesprüht.

Auswertung

Das Chromatogramm der Vergleichslösung zeigt nach Besprühen mit Dragendorffs Reagenz zwei orange gefärbte Alkaloid-Flecke, im unteren Rf-Bereich den Fleck des Hyoscyamins und im oberen Rf-Bereich den Fleck des Scopolamins.

Die Chromatogramme der Solanaceen-Drogen zeigen ebenfalls die zwei typischen Tropanalkaloid-Flecke, allerdings in jeweils unterschiedlichem Mengenverhältnis. Hyoscyamusblätter sind die alkaloidärmste Droge. Stramoniumblätter sind die scopolaminreichste Droge.

Dokumentation

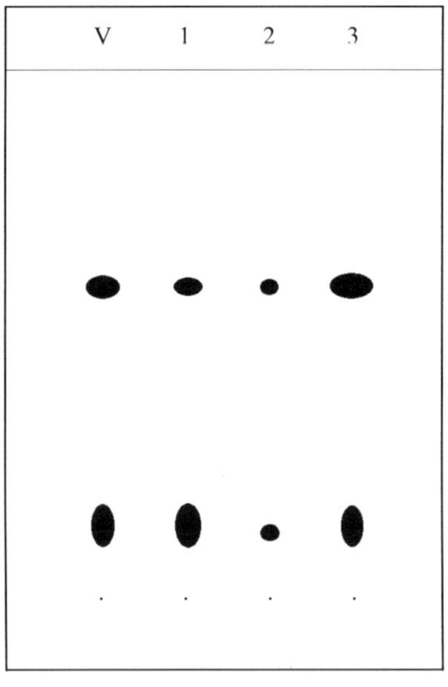

V: Hyoscyamin, Scopolamin
1: Belladonnablätter (Atropa belladonna)
2: Hyoscyamusblätter (Hyoscyamus niger)
3: Stramoniumblätter (Datura stramonium)

Identifizierung der Solanaceen-Drogen durch DC der Flavonoide

Schicht

DC-Alufolie Kieselgel 60 F_{254} Merck Artikel Nr. 1.05549

DC-Bedingungen

- Mikro-DC, Kammersättigung
- Laufstrecke 6 cm
- Laufzeit etwa 15 Minuten

Fließmittel

In ein trockenes Reagenzglas werden folgende Lösungsmittelmengen einpipettiert und sorgfältig gemischt:

- 8,0 ml Ethylacetat
- 1,0 ml Ameisensäure
- 1,0 ml Essigsäure 100%
- 2,0 ml Wasser

Untersuchungslösung

0,5 g gepulverte Droge (Sieb 500) werden mit 5 ml Methanol in einem Reagenzglas 5 Minuten lang unter ständigem Umrühren im Wasserbad erhitzt. Anschließend wird in ein Zentrifugenglas filtriert.

Vergleichslösung

V: 1 mg Rutosid und 1 mg Chlorogensäure werden zusammen in 5 ml Methanol gelöst.

Auftrageart und -menge

Auf die DC-Folie werden je 2mal 1 µl der Vergleichslösung und der jeweiligen Untersuchungslösung punktförmig aufgetragen.

Nachweis

Die DC-Folie wird unter dem Abzug mit einem Heißluftfön getrocknet und die noch warme Folie mit einer 1%igen Lösung (m/V) von Diphenylboryloxyethylamin in Ethanol reichlich besprüht. Nach erneutem Trocknen wird mit einer 5%igen Lösung (V/V) von Macrogol 400 in Ethanol besprüht und die DC-Folie zur Farbintensivierung mit heißer Luft geföhnt. Die Auswertung erfolgt im UV-Licht bei 365 nm.

Auswertung

Das Chromatogramm der Vergleichslösung (V) zeigt im UV-Licht bei 365 nm die hellblau fluoreszierende Chlorogensäure-Zone und darunter die orangegelb fluoreszierende Zone des Rutosids.

Rutosid und Chlorogensäure sind in Hyoscyamusblättern (2) ebenfalls enthalten.

Das Chromatogramm der Belladonnablätter (1) zeigt die Chlorogensäure-Zone und zusätzliche blau, gelbgrün und orange fluoreszierende Zonen.

Das Chromatogramm der Stramoniumblätter (3) zeigt mehrere orange fluoreszierende Zonen im unteren Rf-Bereich.

Dokumentation

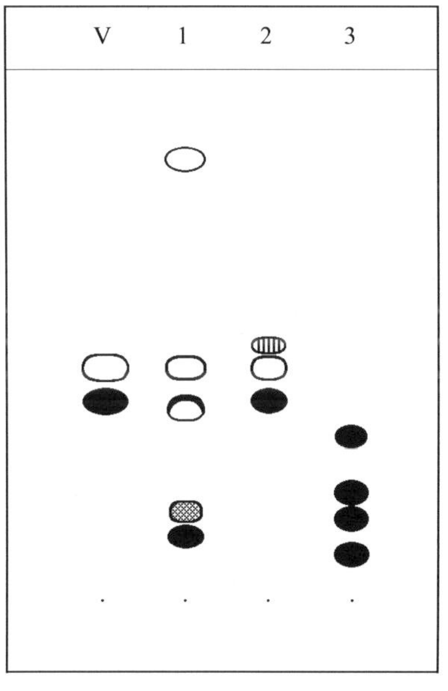

V: Rutosid, Chlorogensäure
1: Belladonnablätter (Atropa belladonna)
2: Hyoscyamusblätter (Hyoscyamus niger)
3: Stramoniumblätter (Datura stramonium)

Sonnenblumenblüten

Schicht

DC-Alufolie Kieselgel 60 F_{254} Merck Artikel Nr. 1.05549

DC-Bedingungen

- Mikro-DC, Kammersättigung
- Laufstrecke 6 cm
- Laufzeit etwa 12 Minuten

Fließmittel

In ein trockenes Reagenzglas werden folgende Lösungsmittelmengen einpipettiert und sorgfältig gemischt:

- 7,8 ml Ethylacetat
- 0,6 ml Ameisensäure
- 0,6 ml Essigsäure 100%
- 1,0 ml Wasser

Untersuchungslösung

0,8 g gepulverte Droge (Sieb 500) werden mit 5 ml Methanol in einem Reagenzglas 5 Minuten lang unter ständigem Umrühren im Wasserbad erhitzt. Anschließend wird in ein Zentrifugenglas filtriert.

Vergleichslösungen

V_1: 1 mg Chlorogensäure, 2 mg Hyperosid und 1 mg Kaffeesäure werden zusammen in 10 ml Methanol gelöst.

V_2: Aus authentischen Sonnenblumenblüten (Helianthus annuus) hergestellte Vergleichslösung nach Vorschrift »Untersuchungslösung«.

Auftrageart und -menge

Auf die DC-Folie werden je 2mal 1 µl der Untersuchungslösung und der Vergleichslösungen punktförmig aufgetragen.

Nachweis

Die DC-Folie wird unter dem Abzug mit einem Heißluftfön getrocknet und die noch warme Folie mit einer 1%igen Lösung (m/V) von Diphenylboryloxyethylamin in Ethanol reichlich besprüht. Nach erneutem Trocknen wird mit einer 5%igen Lösung (V/V) von Macrogol 400 in Ethanol besprüht und die DC-Folie zur Farbintensivierung mit heißer Luft geföhnt. Die Auswertung erfolgt im UV-Licht bei 365 nm.

Auswertung

Das Chromatogramm der Vergleichslösung 1 zeigt im UV-Licht bei 365 nm mit steigenden Rf-Werten die Zonen von Chlorogensäure, Hyperosid und Kaffeesäure. Hyperosid fluoresziert orange; Chlorogensäure und Kaffeesäure fluoreszieren hellblau.

Das Chromatogramm der Untersuchungslösung muss wie das Chromatogramm der Vergleichslösung 2 (Sonnenblumenblüten) im UV-Licht bei 365 nm mit steigenden Rf-Werten folgende Zonen zeigen: eine hellblaue Zone auf Höhe des Chlorogensäure-Vergleichs, eine intensiv orangefarbene Zone etwas oberhalb des Hyperosid-Vergleichs, darüber eine hellblaue Zone, eine schwach orangefarbene Zone und eine weitere hellblaue Zone, auf Höhe des Kaffeesäure-Vergleichs eine hellblaue Zone, direkt darüber eine orangefarbene Zone und nahe der Front eine gelbe Zone.

Dokumentation

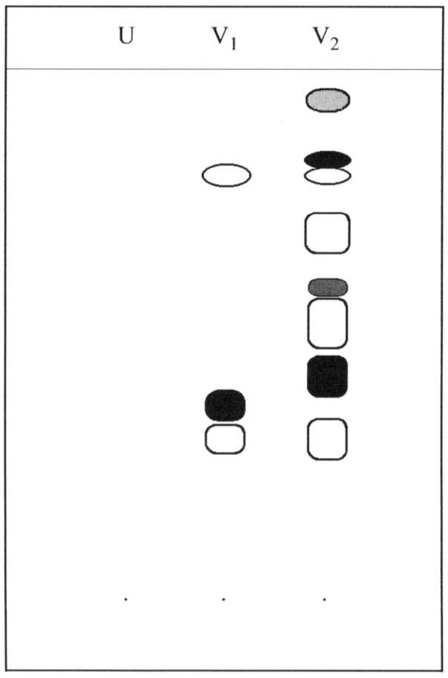

U: Untersuchungslösung
V_1: Chlorogensäure, Hyperosid, Kaffeesäure
V_2: Sonnenblumenblüten

Purpur-Sonnenhut-Kraut

Schicht

DC-Alufolie Kieselgel 60 F_{254} Merck Artikel Nr. 1.05549

DC-Bedingungen

- Mikro-DC, Kammersättigung
- Laufstrecke 6 cm
- Laufzeit etwa 12 Minuten

Fließmittel

In ein trockenes Reagenzglas werden folgende Lösungsmittelmengen einpipettiert und sorgfältig gemischt:

- 7,8 ml Ethylacetat
- 0,6 ml Ameisensäure
- 0,6 ml Essigsäure 100%
- 1,0 ml Wasser

Untersuchungslösung

0,5 g gepulverte Droge (Sieb 500) werden mit 5 ml Methanol in einem Reagenzglas 5 Minuten lang unter ständigem Umrühren im Wasserbad erhitzt. Anschließend wird in ein Zentrifugenglas filtriert.

Vergleichslösung

V_1: 1 mg Chlorogensäure und 1 mg Kaffeesäure werden zusammen in 10 ml Methanol gelöst.

V_2: Aus authentischem Purpur-Sonnenhut-Kraut (Echinacea purpurea) hergestellte Vergleichslösung nach Vorschrift »Untersuchungslösung«.

Auftrageart und -menge

Auf die DC-Folie werden je 2mal 1 µl der Untersuchungslösung und der Vergleichslösungen punktförmig aufgetragen.

Nachweis

Die DC-Folie wird unter dem Abzug mit einem Heißluftfön getrocknet und die noch warme Folie mit einer 1%igen Lösung (m/V) von Diphenylboryloxyethylamin in Ethanol reichlich besprüht. Nach erneutem Trocknen wird mit einer 5%igen Lösung (V/V) von Macrogol 400 in Ethanol besprüht und die DC-Folie zur Farbintensivierung mit heißer Luft gefönt. Die Auswertung erfolgt im UV-Licht bei 365 nm.

Auswertung

Das Chromatogramm der Vergleichslösung 1 zeigt im UV-Licht bei 365 nm mit steigenden Rf-Werten die Zonen von Chlorogensäure und Kaffeesäure. Beide Zonen fluoreszieren hellblau.

Das Chromatogramm der Untersuchungslösung muss wie das Chromatogramm der Vergleichslösung 2 (Purpur-Sonnenhut-Kraut) folgende charakteristische Zonen zeigen: eine blau fluoreszierende Zone knapp oberhalb des Chlorogensäure-Vergleichs, eine intensiv blau fluoreszierende Zone in der oberen Hälfte zwischen Chlorogensäure- und Kaffeesäure-Vergleich, eine schwach blau fluoreszierende Zone auf Höhe des Kaffeesäure-Vergleichs und darüber die zwei rot fluoreszierenden Chlorophyll-Zonen.

Dokumentation

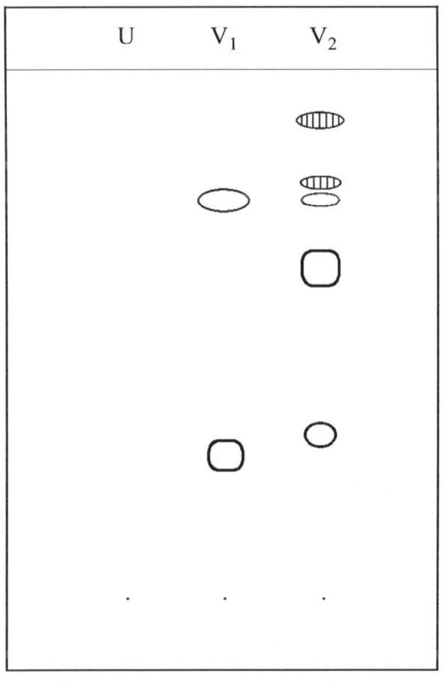

U: Untersuchungslösung
V_1: Chlorogensäure, Kaffeesäure
V_2: Purpur-Sonnenhut-Kraut

Sonnenhutwurzel

Schicht

DC-Alufolie Kieselgel 60 F_{254} Merck Artikel Nr. 1.05549

DC-Bedingungen

- Mikro-DC, Kammersättigung
- Laufstrecke 6 cm
- Laufzeit etwa 15 Minuten

Fließmittel

In ein trockenes Reagenzglas werden folgende Lösungsmittelmengen einpipettiert und sorgfältig gemischt:

- 7,2 ml Ethylacetat
- 0,7 ml Ameisensäure
- 0,7 ml Essigsäure 100%
- 1,4 ml Wasser

Untersuchungslösung

1,0 g gepulverte Droge (Sieb 500) wird mit 5 ml Methanol in einem Reagenzglas 5 Minuten lang unter ständigem Umrühren im Wasserbad erhitzt. Anschließend wird in ein Zentrifugenglas filtriert.

Vergleichslösung

V_1: 1 mg Chlorogensäure und 1 mg Kaffeesäure werden zusammen in 10 ml Methanol gelöst.

V_2: Aus authentischen Wurzeln von Echinacea angustifolia hergestellte Vergleichslösung nach Vorschrift »Untersuchungslösung«.

V_3: Aus authentischen Wurzeln von Echinacea purpurea hergestellte Vergleichslösung nach Vorschrift »Untersuchungslösung«.

Auftrageart und -menge

Auf die DC-Folie werden je 2mal 1 µl der Untersuchungslösung und der Vergleichslösungen punktförmig aufgetragen.

Nachweis

Die DC-Folie wird unter dem Abzug mit einem Heißluftfön getrocknet und die noch warme Folie mit einer 1%igen Lösung (m/V) von Diphenylboryloxyethylamin in Ethanol reichlich besprüht. Nach erneutem Trocknen wird mit einer 5%igen Lösung (V/V) von Macrogol 400 in Ethanol besprüht und die DC-Folie zur Farbintensivierung mit heißer Luft geföhnt. Die Auswertung erfolgt im UV-Licht bei 365 nm.

Auswertung

Das Chromatogramm von V_1 zeigt im UV-Licht bei 365 nm zwei hellblau fluoreszierende Zonen. Die untere entspricht der Chlorogensäure, die obere entspricht der Kaffeesäure.
Im Chromatogramm von V_2 (Echinacea angustifolia) befindet sich im Rf-Bereich zwischen Start und Chlorogensäure-Vergleich als Hauptzone die intensiv türkis fluoreszierende Zone des Echinacosids. Schwächer hellblau oder türkis fluoreszierende Zonen sind vorhanden.
Im Chromatogramm von V_3 (Echinacea purpurea) sind mehrere hellblau oder türkis fluoreszierende Zonen vorhanden. Besonders charakteristisch ist die Zone der Cichoriensäure, die etwa in der Mitte zwischen Chlorogensäure- und Kaffeesäure-Vergleich liegt.

Das Chromatogramm der Untersuchungslösung muss dem Chromatogramm von V_2 bzw. V_3 in seinen charakteristischen Zonen entsprechen.

Dokumentation

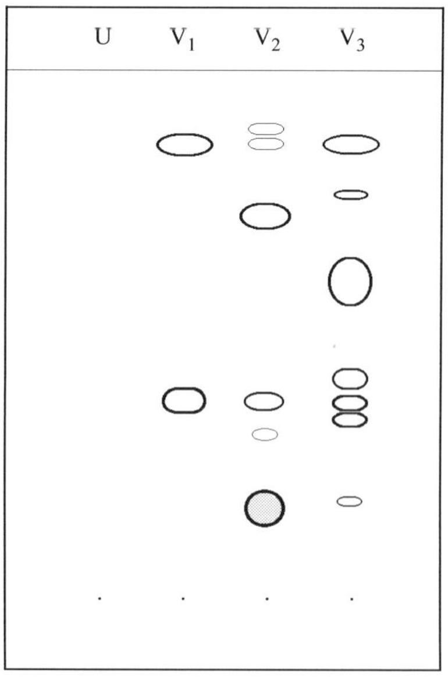

U: Untersuchungslösung
V_1: Chlorogensäure, Kaffeesäure
V_2: Echinacea-angustifolia-Wurzel
V_3: Echinacea-purpurea-Wurzel

Spanischhopfenöl

Schicht
DC-Alufolie Kieselgel 60 F_{254} Merck Artikel Nr. 1.05549

DC-Bedingungen
- Mikro-DC, Kammersättigung
- Laufstrecke 2mal 6 cm, Zwischentrocknung durch Fönen
- Laufzeit 2mal etwa 6 Minuten

Fließmittel
- 10 ml Dichlormethan

Untersuchungslösung
3 Tropfen des zu untersuchenden Öls werden in 3 ml Toluol gelöst.

Vergleichslösungen
V_1: 10 µl Carvacrol werden in 5 ml Toluol gelöst.

V_2: Aus authentischem Spanischhopfenöl (gewonnen von verschiedenen Origanum-Arten) hergestellte Vergleichslösung nach Vorschrift »Untersuchungslösung«.

Auftrageart und -menge
Auf die DC-Folie werden je 1 µl der Untersuchungslösung und der Vergleichslösungen punktförmig aufgetragen.

Nachweis
1. Die DC-Folie wird unter dem Abzug durch Fönen getrocknet und im UV-Licht bei 254 nm ausgewertet.
2. Die DC-Folie wird mit reichlich Anisaldehyd-Reagenz R besprüht und anschließend nach erneutem Trocknen solange auf einer Heizplatte bei etwa 100 °C vorsichtig erhitzt, bis sich alle Zonen farblich gut entwickelt haben.

Auswertung
Das Chromatogramm der Vergleichslösung 1 zeigt im UV-Licht bei 254 nm etwas oberhalb der Mitte die fluoreszenzmindernde Zone des Carvacrols. Nach chemischer Detektion ist die Carvacrol-Zone rotviolett gefärbt.

Das Chromatogramm der Vergleichslösung 2 (Spanischhopfenöl) zeigt folgende charakteristische Merkmale: eine große Carvacrol-Zone und direkt darüber in der Regel eine kleinere ziegelrote Thymol-Zone. Weitere gefärbte Zonen sind vorhanden, z. B. in der Nähe der Front eine große rotviolette Zone, unterhalb des Carvacrols mehrere Zonen, die rotviolett oder violett gefärbt sind sowie die grün oder braun gefärbte Zone des Borneols.

Das Chromatogramm der Untersuchungslösung muss dem Chromatogramm der Vergleichslösung 2 in seinen charakteristischen Zonen entsprechen.

Dokumentation

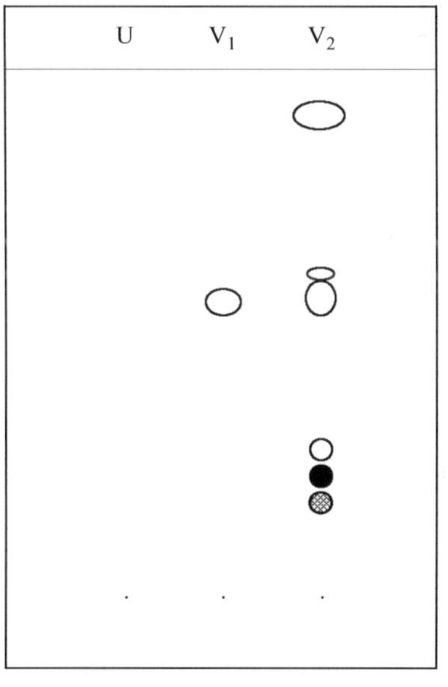

U: Untersuchungslösung
V_1: Carvacrol
V_2: Spanischhopfenöl

Spiköl

Schicht

DC-Alufolie Kieselgel 60 F_{254} Merck Artikel Nr. 1.05549

DC-Bedingungen

- Mikro-DC, Kammersättigung
- Laufstrecke 6 cm
- Laufzeit etwa 8 Minuten

Fließmittel

In ein trockenes Reagenzglas werden folgende Lösungsmittelmengen einpipettiert und sorgfältig gemischt:

- 9,3 ml Toluol
- 0,7 ml Ethylacetat

Untersuchungslösung

0,05 (3 Tropfen) des zu untersuchenden Öls werden in 3 ml Toluol gelöst.

Vergleichslösungen

V_1: 10 µl Linalool, 20 µl Cineol und 10 µl Linalylacetat werden zusammen in 10 ml Toluol gelöst.

V_2: Aus authentischem Spiköl (gewonnen aus Lavandula latifolia) hergestellte Vergleichslösung nach Vorschrift »Untersuchungslösung«.

Auftrageart und -menge

Auf die DC-Folie werden je 1 µl der Untersuchungslösung und der Vergleichslösungen punktförmig aufgetragen.

Nachweis

Die DC-Folie wird unter dem Abzug durch Fönen getrocknet und mit reichlich Anisaldehyd-Reagenz R besprüht. Anschließend wird nach erneutem Trocknen solange auf einer Heizplatte bei etwa 100 °C vorsichtig erhitzt, bis sich alle Zonen farblich gut entwickelt haben.

Auswertung

Das Chromatogramm der Vergleichslösung 1 zeigt nach Besprühen mit Anisaldehyd-Reagenz und Erhitzen mit steigenden Rf-Werten die grauviolett gefärbte Zone des Linalools, die violett gefärbte Zone des Cineols und die grauviolett gefärbte Zone des Linalylacetats.

Im Chromatogramm der Vergleichslösung 2 (Spiköl) sind die Zonen von Linalool und Cineol als Hauptzonen vorhanden. Die Zone des Linalylacetats ist schwach oder fehlt. Unterhalb der Linalool-Zone tritt die grünbraune Zone des Borneols auf. Darunter befindet sich eine grauviolette Zone. Eine rotviolette Zone befindet sich im oberen Rf-Bereich.

Das Chromatogramm der Untersuchungslösung muss dem Chromatogramm der Vergleichslösung 2 in seinen charakteristischen Zonen entsprechen.

Dokumentation

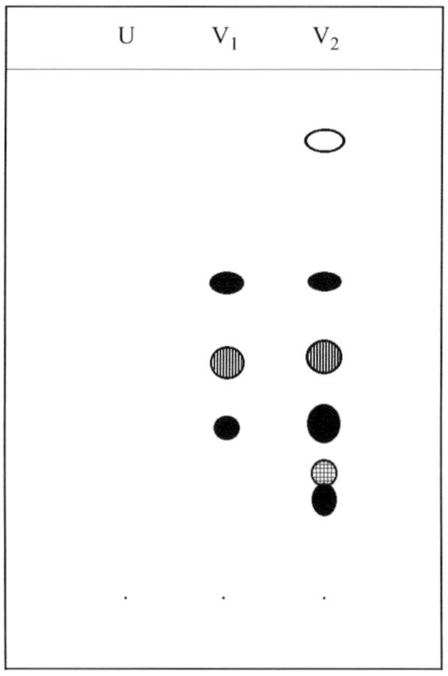

U: Untersuchungslösung
V_1: Linalool, Cineol, Linalylacetat
V_2: Spiköl

Spitzwegerichblätter (Spitzwegerichkraut)

Schicht
DC-Alufolie Kieselgel 60 F_{254} Merck Artikel Nr. 1.05549

DC-Bedingungen
- Mikro-DC, Kammersättigung
- Laufstrecke 6 cm
- Laufzeit etwa 8 Minuten

Fließmittel
In ein trockenes Reagenzglas werden folgende Lösungsmittelmengen einpipettiert und sorgfältig gemischt:

- 7,7 ml Ethylacetat
- 1,5 ml Methanol
- 0,8 ml Wasser

Untersuchungslösung
0,5 g gepulverte Droge (Sieb 500) werden mit 5 ml Methanol in einem Reagenzglas 5 Minuten lang unter ständigem Umrühren im Wasserbad erhitzt. Anschließend wird in ein Zentrifugenglas filtriert.

Vergleichslösungen
V_1: 2 mg Naphtholgelb S werden in 5 ml Methanol gelöst.

V_2: Aus authentischen Spitzwegerichblättern (Plantago lanceolata) hergestellte Vergleichslösung nach Vorschrift »Untersuchungslösung«.

Auftrageart und -menge
Auf die DC-Folie werden je 1 µl der Untersuchungslösung und der Vergleichslösungen punktförmig aufgetragen.

Nachweis
Die DC-Folie wird unter dem Abzug durch Fönen getrocknet und der Fleck von Naphtholgelb S mit Bleistift markiert. Anschließend wird die Folie mit Ehrlichs Reagenz beprüht und auf einer Heizplatte bei etwa 100 °C vorsichtig erhitzt.

Auswertung
Das Chromatogramm der Vergleichslösung 1 zeigt vor dem Besprühen in der unteren Hälfte die gelbe Zone des Naphtholgelb S.

Im Chromatogramm der Vergleichslösung 2 (Spitzwegerichblätter) sind vor dem Besprühen in der oberen Hälfte zwei grüne Chlorophyll-Zonen sichtbar.
Nach der chemischen Detektion ist auf Höhe des Naphtholgelb S-Vergleichs die Zone des Aucubins sichtbar, die blaugrau gefärbt ist. Eine gleichfarbige Zone liegt direkt oberhalb des Startpunktes.
Weitere schwächere Zonen sind vorhanden.

Das Chromatogramm der Untersuchungslösung muss dem Chromatogramm der Vergleichslösung 2 entsprechen.

Dokumentation

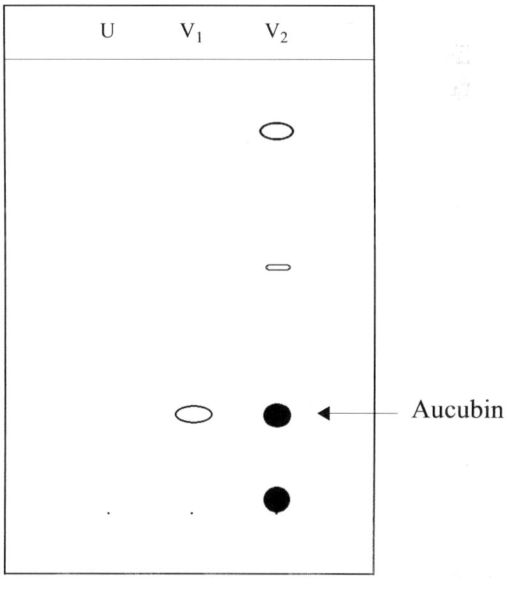

U: Untersuchungslösung
V_1: Naphtholgelb S
V_2: Spitzwegerichblätter

Spitzwegerichkrautfluidextrakt

Schicht

DC-Alufolie Kieselgel 60 F_{254} Merck Artikel Nr. 1.05549

DC-Bedingungen

- Mikro-DC, Kammersättigung
- Laufstrecke 6 cm
- Laufzeit etwa 8 Minuten

Fließmittel

In ein trockenes Reagenzglas werden folgende Lösungsmittelmengen einpipettiert und sorgfältig gemischt:

- 7,7 ml Ethylacetat
- 1,5 ml Methanol
- 0,8 ml Wasser

Untersuchungslösung

0,5 ml Fluidextrakt werden mit 5 ml Methanol in einem Reagenzglas intensiv geschüttelt. Anschließend wird in ein Zentrifugenglas filtriert.

Vergleichslösungen

V_1: 2 mg Naphtholgelb S werden in 5 ml Methanol gelöst.

V_2: Aus authentischem Spitzwegerichkrautfluidextrakt (gewonnen aus dem Kraut von Plantago lanceolata) hergestellte Vergleichslösung nach Vorschrift »Untersuchungslösung«.

Auftrageart und -menge

Auf die DC-Folie werden je 1 µl der Untersuchungslösung und der Vergleichslösungen punktförmig aufgetragen.

Nachweis

Die DC-Folie wird unter dem Abzug durch Fönen getrocknet und der Fleck von Naphtholgelb S mit Bleistift markiert. Anschließend wird die Folie mit Ehrlichs Reagenz besprüht und auf einer Heizplatte bei etwa 100 °C vorsichtig erhitzt.

Auswertung

Das Chromatogramm der Vergleichslösung 1 zeigt vor dem Besprühen in der unteren Hälfte die gelbe Zone des Naphtholgelb S.

Im Chromatogramm der Vergleichslösung 2 (Spitzwegerichkrautfluidextrakt) ist nach der chemischen Detektion auf Höhe des Naphtholgelb S-Vergleichs die Zone des Aucubins sichtbar, die blaugrau gefärbt ist. Eine gleichfarbige Zone liegt direkt oberhalb des Startpunktes. Weitere schwächere Zonen sind vorhanden.

Das Chromatogramm der Untersuchungslösung muss dem Chromatogramm der Vergleichslösung 2 entsprechen.

Dokumentation

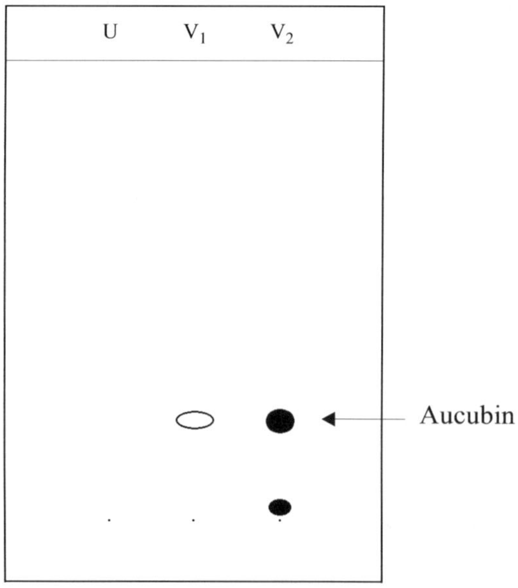

U: Untersuchungslösung

V_1: Naphtholgelb S

V_2: Spitzwegerichkrautfluidextrakt

Stachelpanaxwurzelrinde

Schicht

DC-Alufolie Kieselgel 60 F_{254} Merck Artikel Nr. 1.05549

DC-Bedingungen

- Mikro-DC, Kammersättigung
- Laufstrecke 6 cm
- Laufzeit etwa 12 Minuten

Fließmittel

In ein trockenes Reagenzglas werden folgende Lösungsmittelmengen einpipettiert und sorgfältig gemischt:

- 7,8 ml Ethylacetat
- 0,6 ml Ameisensäure
- 0,6 ml Essigsäure 100%
- 1,0 ml Wasser

Untersuchungslösung

0,5 g gepulverte Droge (Sieb 500) werden mit 5 ml Methanol in einem Reagenzglas 5 Minuten lang unter ständigem Umrühren im Wasserbad erhitzt. Anschließend wird in ein Zentrifugenglas filtriert.

Vergleichslösungen

V_1: 1 mg Chlorogensäure und 1 mg Kaffeesäure werden zusammen in 10 ml Methanol gelöst.

V_2: Aus authentischer Stachelpanaxwurzelrinde (Wu jia pi, Eleutherococcus gracilistylus) hergestellte Vergleichslösung nach Vorschrift »Untersuchungslösung«.

Auftrageart und -menge

Auf die DC-Folie werden je 2mal 1 µl der Untersuchungslösung und der Vergleichslösungen punktförmig aufgetragen.

Nachweis

Die DC-Folie wird unter dem Abzug mit einem Heißluftfön getrocknet und die noch warme Folie mit einer 1%igen Lösung (m/V) von Diphenylboryloxyethylamin in Ethanol reichlich besprüht. Nach erneutem Trocknen wird mit einer 5%igen Lösung (V/V) von Macrogol 400 in Ethanol besprüht und die DC-Folie zur Farbintensivierung mit heißer Luft geföhnt. Die Auswertung erfolgt im UV-Licht bei 365 nm.

Auswertung

Das Chromatogramm der Vergleichslösung 1 zeigt im UV-Licht bei 365 nm mit steigenden Rf-Werten die blau fluoreszierenden Zonen von Chlorogensäure und Kaffeesäure.

Das Chromatogramm der Vergleichslösung 2 (Stachelpanaxwurzelrinde) zeigt im UV-Licht bei 365 nm mehrere blau fluoreszierende Zonen der Phenolcarbonsäuren. Die Zone der Chlorogensäure ist vorhanden. Zwischen Chlorogensäure- und Kaffeesäure-Vergleich treten zwei weitere intensiv hellblau fluoreszierende Zonen auf.

Das Chromatogramm der Untersuchungslösung muss dem Chromatogramm der Vergleichslösung 2 in seinen charakteristischen Zonen entsprechen.

Dokumentation

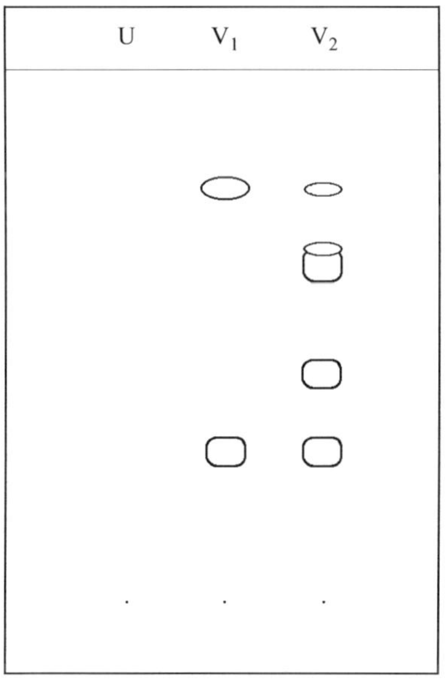

U: Untersuchungslösung
V_1: Chlorogensäure, Kaffeesäure
V_2: Stachelpanaxwurzelrinde

Stechpalmenblätter

Schicht

DC-Alufolie Kieselgel 60 F_{254} Merck Artikel Nr. 1.05549

DC-Bedingungen

- Mikro-DC, Kammersättigung
- Laufstrecke 6 cm
- Laufzeit etwa 12 Minuten

Fließmittel

In ein trockenes Reagenzglas werden folgende Lösungsmittelmengen einpipettiert und sorgfältig gemischt:

- 7,8 ml Ethylacetat
- 0,6 ml Ameisensäure
- 0,6 ml Essigsäure 100%
- 1,0 ml Wasser

Untersuchungslösung

1,0 g gepulverte Droge (Sieb 500) werden mit 5 ml Methanol in einem Reagenzglas 5 Minuten lang unter ständigem Umrühren im Wasserbad erhitzt. Anschließend wird in ein Zentrifugenglas filtriert.

Vergleichslösungen

V_1: 2 mg Rutosid, 1 mg Chlorogensäure, 2 mg Hyperosid und 1 mg Kaffeesäure werden zusammen in 10 ml Methanol gelöst.

V_2: Aus authentischen Stechpalmenblättern (Ilex aquifolium) hergestellte Vergleichslösung nach Vorschrift »Untersuchungslösung«.

Auftrageart und -menge

Auf die DC-Folie werden je 2mal 1 µl der Untersuchungslösung und der Vergleichslösungen punktförmig aufgetragen.

Nachweis

Die DC-Folie wird unter dem Abzug mit einem Heißluftfön getrocknet und die noch warme Folie mit einer 1%igen Lösung (m/V) von Diphenylboryloxyethylamin in Ethanol reichlich besprüht. Nach erneutem Trocknen wird mit einer 5%igen Lösung (V/V) von Macrogol 400 in Ethanol besprüht und die DC-Folie zur Farbintensivierung mit heißer Luft gefönt. Die Auswertung erfolgt im UV-Licht bei 365 nm.

Auswertung

Das Chromatogramm der Vergleichslösung 1 zeigt im UV-Licht bei 365 nm mit steigenden Rf-Werten die Zonen von Rutosid, Chlorogensäure, Hyperosid und Kaffeesäure. Rutosid und Hyperosid fluoreszieren orange; Chlorogensäure und Kaffeesäure fluoreszieren hellblau.

Das Chromatogramm der Untersuchungslösung muss wie das Chromatogramm der Vergleichslösung 2 (Stechpalmenblätter) im UV-Licht bei 365 nm folgende Zonen zeigen: eine orange fluoreszierende Zone etwas unterhalb des Rutosid-Vergleichs, auf der Höhe des Chlorogensäure-Vergleichs zwei nicht vollständig getrennte blau fluoreszierende Zonen, eine orange fluoreszierende Zone knapp oberhalb des Hyperosid-Vergleichs, zwischen Hyperosid- und Kaffeesäure-Vergleich bis zu drei blau fluoreszierende Zonen und oberhalb des Kaffeesäure-Vergleichs zwei rot fluoreszierende Chlorophyll-Zonen.

Dokumentation

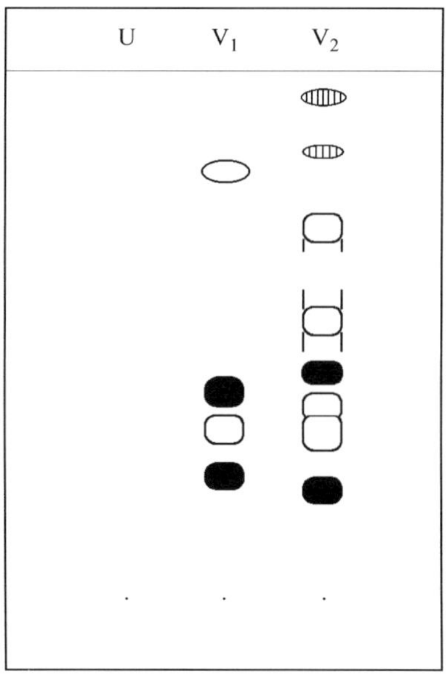

U: Untersuchungslösung

V_1: Rutosid, Chlorogens., Hyperosid, Kaffees.

V_2: Stechpalmenblätter

Steinkleekraut

Schicht

DC-Alufolie Kieselgel 60 F_{254} Merck Artikel Nr. 1.05549

DC-Bedingungen

- Mikro-DC, Kammersättigung
- Laufstrecke 6 cm
- Laufzeit etwa 7 Minuten

Fließmittel

In ein trockenes Reagenzglas werden folgende Lösungsmittelmengen einpipettiert und sorgfältig gemischt:

- 8,0 ml Toluol
- 2,0 ml Ethylacetat

Untersuchungslösung

1,0 g gepulverte Droge (Sieb 500) wird in einem Reagenzglas 1 Minute lang mit 5 ml Methanol im Wasserbad unter ständigem Rühren erhitzt. Nach dem Abkühlen wird in ein Zentrifugenglas filtriert.

Vergleichslösungen

V_1: 1 mg Cumarin wird in 4 ml Methanol gelöst.

V_2: Aus authentischem Steinklee (Melilotus officinalis oder Melilotus altissimus) hergestellte Vergleichslösung nach Vorschrift »Untersuchungslösung«.

Auftrageart und -menge

Auf die DC-Folie werden je 2mal 1 µl der Untersuchungslösung und der Vergleichslösungen punktförmig aufgetragen.

Nachweis

1. Die DC-Folie wird unter dem Abzug durch Fönen getrocknet und im UV-Licht bei 254 nm ausgewertet.
2. Anschließend wird die DC-Folie mit einer 10%igen Lösung (m/V) von Kaliumhydroxid in Ethanol 96% reichlich besprüht und nach erneutem Trocknen im UV-Licht bei 365 nm ausgewertet.

Auswertung

Das Chromatogramm der Vergleichslösung 1 zeigt im UV-Licht bei 254 nm die fluoreszenzmindernde Zone des Cumarins, die nach Besprühen mit ethanolischer Kaliumhydroxid-Lösung im UV-Licht bei 365 nm blaugrün fluoresziert.

Im Chromatogramm der Vergleichslösung 2 (Steinklee) bildet Cumarin die Hauptzone. Nach Besprühen mit Kaliumhydroxid-Lösung sind im UV-Licht bei 365 nm unterhalb der blaugrünen Cumarin-Zone mehrere schwach violett fluoreszierende Zone sichtbar. Oberhalb der Cumarin-Zone treten rot fluoreszierende Chlorophyll-Zonen auf.

Das Chromatogramm der Untersuchungslösung muss dem Chromatogramm der Vergleichslösung 2 in seinen charakteristischen Zonen entsprechen.

Dokumentation

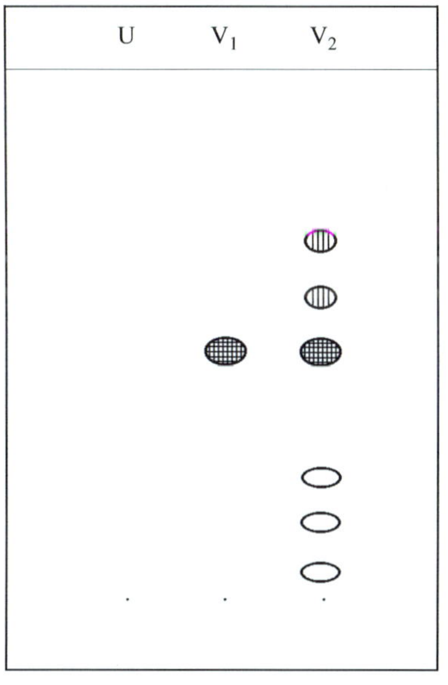

U: Untersuchungslösung

V_1: Cumarin

V_2: Steinkleekraut (Melilotus officinalis)

Stephania-tetrandra-Wurzel

Schicht

DC-Alufolie Kieselgel 60 F_{254} Merck Artikel Nr. 1.05549

DC-Bedingungen

- Mikro-DC, Kammersättigung
- Laufstrecke 6 cm
- Laufzeit etwa 8 Minuten

Fließmittel

In ein trockenes Reagenzglas werden folgende Lösungsmittelmengen einpipettiert und sorgfältig gemischt:

- 7,0 ml Toluol
- 2,0 ml Ethylacetat
- 1,0 ml Diethylamin

Untersuchungslösung

1,0 g gepulverte Droge (Sieb 500) wird in einem Reagenzglas mit 5 ml Methanol und 4 Tropfen Ammoniak-Lösung 25% versetzt. Nach 5 Minuten langem Schütteln wird in ein Zentrifugenglas filtriert.

Vergleichslösungen

V_1: 5 mg Papaverinhydrochlorid werden in 5 ml Methanol gelöst.

V_2: Aus authentischer Stephania-tetrandra-Wurzel (Fang ji, Stephania tetrandra) hergestellte Vergleichslösung nach Vorschrift »Untersuchungslösung«.

Auftrageart und -menge

Auf die DC-Folie werden je 1 µl der Untersuchungslösung und der Vergleichslösungen punktförmig aufgetragen.

Nachweis

1. Die DC-Folie wird unter dem Abzug durch Fönen getrocknet und solange auf einer Heizplatte bei etwa 100 °C erhitzt, bis der Fließmittelgeruch verschwunden ist. Anschließend wird im UV-Licht bei 254 nm ausgewertet.
2. Die DC-Folie wird mit Iodplatin-Reagenz R besprüht.

Auswertung

Das Chromatogramm der Vergleichslösung 1 zeigt im UV-Licht bei 254 nm Wellenlänge den fluoreszenzmindernden Fleck des Papaverins, der nach Besprühen mit Iodplatin-Reagenz braun gefärbt ist.

Im Chromatogramm der Vergleichslösung 2 (Stephania tetrandra-Wurzel) ist etwa auf Höhe des Papaverin-Vergleichs ein ähnlicher Fleck sichtbar. Ein zweiter Fleck ist etwas darunter vorhanden.

Das Chromatogramm der Untersuchungslösung muss dem Chromatogramm der Vergleichslösung 2 entsprechen.

Dokumentation

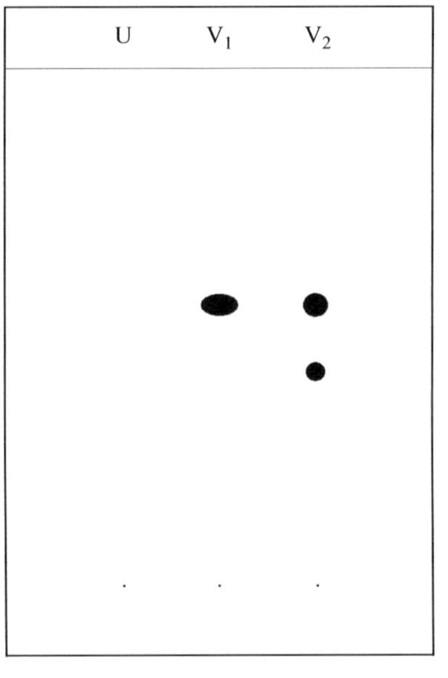

U: Untersuchungslösung
V_1: Papaverinhydrochlorid
V_2: Stephania-tetrandra-Wurzel

Sternanis

Schicht

DC-Alufolie Kieselgel 60 F_{254} Merck Artikel Nr. 1.05549

DC-Bedingungen

- Mikro-DC, Kammersättigung
- Laufstrecke 6 cm
- Laufzeit etwa 8 Minuten

Fließmittel

In ein trockenes Reagenzglas werden folgende Lösungsmittelmengen einpipettiert und sorgfältig gemischt:

- 9,5 ml Toluol
- 0,5 ml Ethylacetat

Untersuchungslösung

0,5 g gepulverte Droge (Sieb 500) werden 2 bis 3 Minuten lang in einem Reagenzglas mit 5 ml Dichlormethan vorsichtig geschüttelt und anschließend in ein Zentrifugenglas filtriert. Das Dichlormethan wird auf dem Wasserbad unter dem Abzug vorsichtig abgedampft und der erkaltete Rückstand in 0,5 ml Toluol aufgenommen.

Vergleichslösungen

V_1 : 100 µl Anethol, 10 µl Anisaldehyd und 0,6 ml Olivenöl werden zusammen in 10 ml Toluol gelöst.

V_2: Aus authentischem Sternanis (Illicium verum) hergestellte Vergleichslösung nach Vorschrift »Untersuchungslösung«.

Auftrageart und -menge

Auf die DC-Folie werden je 1 µl der Untersuchungslösung und der Vergleichslösungen punktförmig aufgetragen.

Nachweis

Die DC-Folie wird unter dem Abzug durch Fönen mit heißer Luft getrocknet und im UV-Licht bei 254 nm ausgewertet.

Anschließend wird die DC-Folie mit Schwefelsäure 96% (m/m) besprüht und auf einer Heizplatte bei etwa 140 °C unter Beobachtung erhitzt.

Auswertung

Das Chromatogramm der Vergleichslösung 1 zeigt im UV-Licht bei 254 nm mit steigenden Rf-Werten die fluoreszenzmindernden Flecke des Anisaldehyds und des Anethols. Erst nach chemischer Detektion erscheint direkt unter dem Anethol-Fleck der Fleck des Triglycerids.

Im Chromatogramm der Untersuchungslösung müssen wie im Chromatogramm der Vergleichslösung 2 (Sternanis) die fluoreszenzmindernden Flecke von Anisaldehyd und Anethol ebenfalls sichtbar sein. Direkt oberhalb des Anethols tritt eine weitere fluoreszenzmindernde Zone auf. Nach Besprühen mit konzentrierter Schwefelsäure und Erhitzen färbt sich der Anethol-Fleck zunächst braunviolett, dann in grauviolett übergehend. Direkt darüber befindet sich ein braungrau gefärbter Fleck, und darunter ist der braun gefärbte Triglycerid-Fleck sichtbar. Der Fleck des Anisaldehyds färbt sich violett. Weitere kleine Fecke sind vorhanden.

Dokumentation

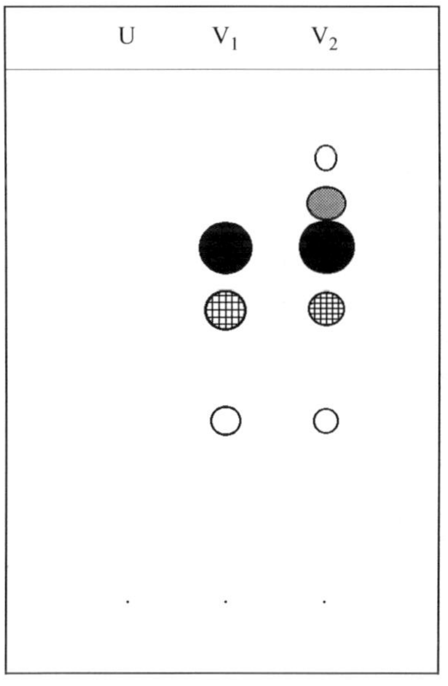

U: Untersuchungslösung

V_1: Anisaldehyd, Olivenöl, Anethol

V_2: Sternanis

Steviablätter

Schicht

DC-Alufolie Kieselgel 60 F_{254} Merck Artikel Nr. 1.05549

DC-Bedingungen

- Mikro-DC, Kammersättigung
- Laufstrecke 6 cm
- Laufzeit etwa 9 Minuten

Fließmittel

In ein trockenes Reagenzglas werden folgende Lösungsmittelmengen einpipettiert und sorgfältig gemischt:

- 4,5 ml Ethylacetat
- 2,5 ml Methanol
- 1,9 ml Dichlormethan
- 1,1 ml Wasser

Untersuchungslösung

1,0 g gepulverte Droge (Sieb 500) wird in einem Reagenzglas 5 Minuten lang mit 5 ml Methanol im Wasserbad unter ständigem Rühren erhitzt. Nach dem Abkühlen wird in ein Zentrifugenglas filtriert.

Vergleichslösungen

V_1: 5 mg Aescin werden in 5 ml Methanol gelöst.

V_2: 100 mg Steviosid-Extrakt 95% werden in 5 ml Methanol gelöst.

V_3: Aus authentischen Steviablättern (Stevia rebaudiana) hergestellte Vergleichslösung nach Vorschrift »Untersuchungslösung«.

Auftrageart und -menge

Auf die DC-Folie werden je 1 µl der Untersuchungslösung und der Vergleichslösungen punktförmig aufgetragen.

Nachweis

Die DC-Folie wird unter dem Abzug durch Fönen mit heißer Luft getrocknet, mit Anisaldehyd-Reagenz R besprüht und nach erneutem Trocknen auf einer Heizplatte bei etwa 100 °C bis zum Erscheinen farbiger Flecke erhitzt.

Auswertung

Das Chromatogramm der Vergleichslösung 1 zeigt nach dem Ansprühen mit Anisaldehyd-Reagenz und Erhitzen im unteren Drittel die blauviolette Zone des Aescins.

Im Chromatogramm der Vergleichslösung 2 treten drei Zonen auf: auf Höhe des Aescin-Vergleichs eine olivfarbene Zone, darunter und direkt darüber je eine grüne Zone.

Das Chromatogramm der Untersuchungslösung muss wie das Chromatogramm der Vergleichslösung 3 (Steviablätter) folgende charakteristische Zonen zeigen: die drei Zonen wie in der Vergleichslösung 2, darunter weitere grüne Zonen, in der oberen Hälfte zahlreiche violett und rotviolett gefärbte Zonen.

(Die Vergleichslösung 1 kann verwendet werden, wenn V_2 nicht verfügbar ist.)

Dokumentation

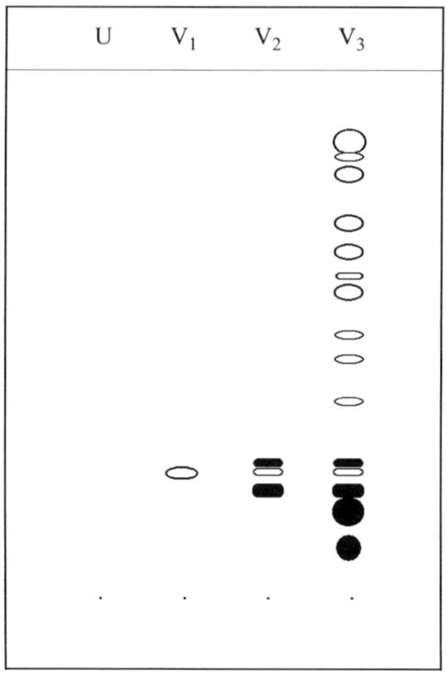

U: Untersuchungslösung

V_1: Aescin

V_2: Steviosid-Extrakt

V_3: Steviablätter

Wildes Stiefmütterchen mit Blüten

Schicht

DC-Alufolie Kieselgel 60 F_{254} Merck Artikel Nr. 1.05549

DC-Bedingungen

- Mikro-DC, Kammersättigung
- Laufstrecke 6 cm
- Laufzeit etwa 7 Minuten

Fließmittel

In ein trockenes Reagenzglas werden folgende Lösungsmittelmengen einpipettiert und sorgfältig gemischt:

- 6,0 ml Toluol
- 3,9 ml Aceton
- 0,1 ml Ameisensäure

Untersuchungslösung

1,0 g gepulverte Droge (Sieb 500) wird in einem Reagenzglas mit 20 mg Natriumedetat, 4 ml Methanol und 1 ml Salzsäure 7% R versetzt. Dann wird im Wasserbad 2 Minuten lang zum Sieden erhitzt und in ein Zentrifugenglas filtriert. Wenige Tropfen Filtrat sind für die Mikro-DC ausreichend.

Vergleichslösungen

V_1: 10 mg Salicylsäure werden in 5 ml Methanol gelöst.

V_2: Aus authentischem Stiefmütterchenkraut (Viola tricolor) hergestellte Vergleichslösung nach Vorschrift »Untersuchungslösung«.

Auftrageart und -menge

Auf die DC-Folie werden 1 µl der Vergleichslösung 1 und je 4mal 1 µl der Untersuchungslösung und der Vergleichslösung 2 punktförmig aufgetragen.

Nachweis

Die DC-Folie wird unter dem Abzug durch Fönen getrocknet und mit einer 5%igen Eisen(III)-chlorid-Lösung (m/V) in Methanol 50% besprüht.

Auswertung

Nach Besprühen mit Eisen(III)-chlorid-Lösung zeigt das Chromatogramm der Vergleichslösung 1 im mittleren Rf-Bereich die rotviolette Zone der Salicylsäure.

Im Chromatogramm der Vergleichslösung 2 (Stiefmütterchenkraut) ist die rotviolette Salicylsäure-Zone ebenfalls vorhanden. Darüber ist eine grüne Zone sichtbar. Schwächere Zonen können zusätzlich auftreten.

Das Chromatogramm der Untersuchungslösung muss dem Chromatogramm der Vergleichslösung 2 entsprechen.

Dokumentation

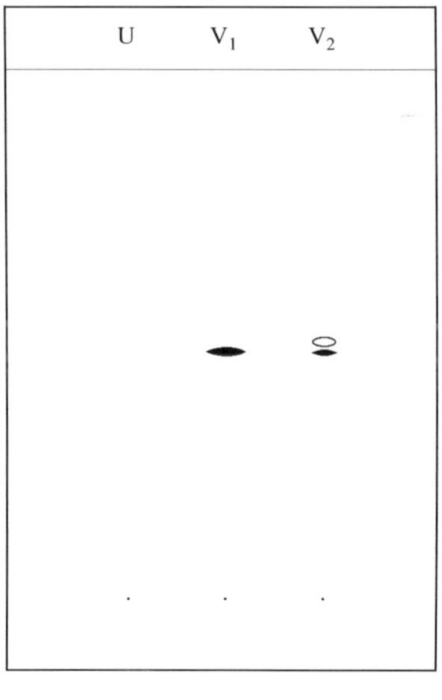

U: Untersuchungslösung
V_1: Salicylsäure
V_2: Stiefmütterchenkraut

Identifizierung von Stiefmütterchenkraut durch DC der Flavonoide

Schicht

DC-Alufolie Kieselgel 60 F_{254} Merck Artikel Nr. 1.05549

DC-Bedingungen

- Mikro-DC, Kammersättigung
- Laufstrecke 6 cm
- Laufzeit etwa 15 Minuten

Fließmittel

In ein trockenes Reagenzglas werden folgende Lösungsmittelmengen einpipettiert und sorgfältig gemischt:

- 7,2 ml Ethylacetat
- 0,7 ml Ameisensäure
- 0,7 ml Essigsäure 100%
- 1,4 ml Wasser

Untersuchungslösung

0,5 g gepulverte Droge (Sieb 500) werden mit 5 ml Methanol in einem Reagenzglas 5 Minuten lang unter ständigem Umrühren im Wasserbad erhitzt. Anschließend wird in ein Zentrifugenglas filtriert.

Vergleichslösung

V_1: 2 mg Rutosid, 1mg Chlorogensäure, 2 mg Hyperosid und 1 mg Kaffeesäure werden zusammen in 10 ml Methanol gelöst.

V2: Aus authentischem Stiefmütterchenkraut (Viola tricolor) hergestellte Vergleichslösung nach Vorschrift »Untersuchungslösung«.

Auftrageart und -menge

Auf die DC-Folie werden je 2mal 1 µl der Untersuchungslösung und der Vergleichslösungen punktförmig aufgetragen.

Nachweis

Die DC-Folie wird unter dem Abzug mit einem Heißluftfön getrocknet und die noch warme Folie mit einer 1%igen Lösung (m/V) von Diphenylboryloxyethylamin in Ethanol reichlich besprüht. Nach erneutem Trocknen wird mit einer 5%igen Lösung (V/V) von Macrogol 400 in Ethanol besprüht und die DC-Folie zur Farbintensivierung mit heißer Luft geföhnt. Die Auswertung erfolgt im UV-Licht bei 365 nm.

Auswertung

Das Chromatogramm der Vergleichslösung 1 zeigt im UV-Licht bei 365 nm mit steigenden Rf-Werten die Zonen von Rutosid, Chlorogensäure, Hyperosid und Kaffeesäure. Rutosid und Hyperosid fluoreszieren orange; Chlorogensäure und Kaffeesäure fluoreszieren hellblau.

Im Chromatogramm der Vergleichslösung 2 (Stiefmütterchenkraut) ist Rutosid die intensivste Zone. Darunter befinden sich drei Zonen; die obere fluoresziert gelbgrün, die anderen fluoreszieren gelb und schwach orange. Weitere, schwächer fluoreszierende Zonen sind im mittleren und oberen Rf-Bereich vorhanden.

Das Chromatogramm der Untersuchungslösung muss dem Chromatogramm von V_2 in seinem charakteristischen Fleckmuster entsprechen.

Dokumentation

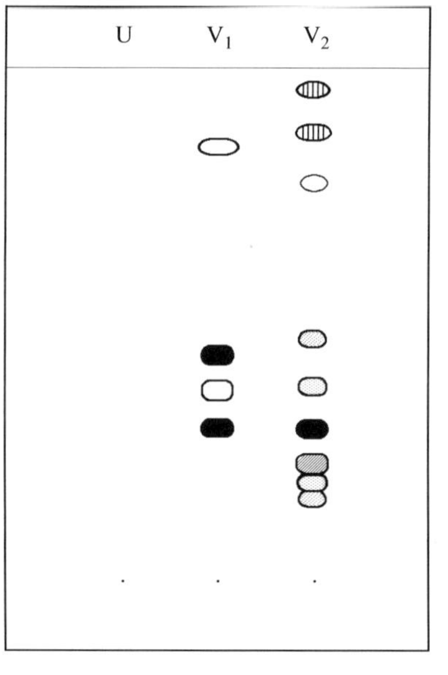

U: Untersuchungslösung

V_1: Rutosid, Chlorogens., Hyperosid, Kaffees.

V_2: Stiefmütterchenkraut

Süßholzwurzel

Schicht

DC-Alufolie Kieselgel 60 F_{254} Merck Artikel Nr. 1.05549

DC-Bedingungen

- Mikro-DC, Kammersättigung
- Laufstrecke 6 cm
- Laufzeit etwa 9 Minuten

Fließmittel

In ein trockenes Reagenzglas werden folgende Lösungsmittelmengen einpipettiert und sorgfältig gemischt:

- 4,5 ml Ethylacetat
- 2,5 ml Methanol
- 1,9 ml Dichlormethan
- 1,1 ml Wasser

Untersuchungslösung

1,0 g gepulverte Droge (Sieb 500) wird in einem Reagenzglas 5 Minuten lang mit 5 ml Methanol im Wasserbad unter ständigem Rühren erhitzt. Nach dem Abkühlen wird in ein Zentrifugenglas filtriert.

Vergleichslösungen

V_1: 10 mg Arbutin werden in 5 ml Methanol gelöst.

V_2: Aus authentischer Süßholzwurzel (Glycyrrhiza glabra und/oder Glycyrrhiza inflata und/oder Glycyrrhiza uralensis) hergestellte Vergleichslösung nach Vorschrift »Untersuchungslösung«.

Auftrageart und -menge

Auf die DC-Folie werden je 1 µl der Untersuchungslösung und der Vergleichslösungen punktförmig aufgetragen.

Nachweis

Die DC-Folie wird unter dem Abzug durch Fönen mit heißer Luft getrocknet, mit Anisaldehyd-Reagenz R besprüht und nach erneutem Trocknen auf einer Heizplatte bei etwa 100 °C bis zum Erscheinen farbiger Flecke erhitzt.

Auswertung

Das Chromatogramm der Vergleichslösung 1 zeigt nach dem Ansprühen mit Anisaldehyd-Reagenz und Erhitzen die gelbbraune Zone des Arbutins.

Das Chromatogramm der Untersuchungslösung muss wie das Chromatogramm der Vergleichslösung 2 (Süßholzwurzel) folgende charakteristische Zonen zeigen: direkt ober- und unterhalb des Arbutin-Vergleichs je zwei gelbbraune Doppelzonen, im oberen Drittel vor allem mehrere violette und rosafarbene Zonen, im unteren Drittel grüne und schwach violette Zonen.

Dokumentation

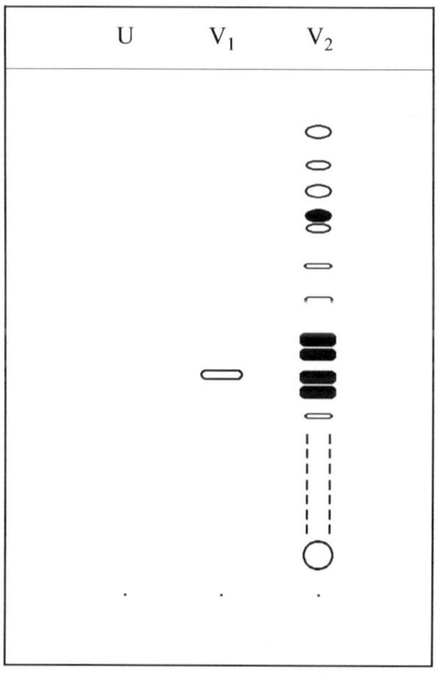

U: Untersuchungslösung
V_1: Arbutin
V_2: Süßholzwurzel

Süßholzwurzeltrockenextrakt

Schicht

DC-Alufolie Kieselgel 60 F_{254} Merck Artikel Nr. 1.05549

DC-Bedingungen

- Mikro-DC, Kammersättigung
- Laufstrecke 6 cm
- Laufzeit etwa 9 Minuten

Fließmittel

In ein trockenes Reagenzglas werden folgende Lösungsmittelmengen einpipettiert und sorgfältig gemischt:

- 4,5 ml Ethylacetat
- 2,5 ml Methanol
- 1,9 ml Dichlormethan
- 1,1 ml Wasser

Untersuchungslösung

1,0 g Untersuchungssubstanz wird mit 2 ml Methanol gemischt. Anschließend wird durch ein kleines Filterpapier in ein Zentrifugenglas filtriert.

Vergleichslösungen

V_1: 10 mg Arbutin werden in 5 ml Methanol gelöst.

V_2: Aus authentischem Süßholzwurzeltrockenextrakt (gewonnen aus Süßholzwurzel) hergestellte Vergleichslösung nach Vorschrift »Untersuchungslösung«.

Auftrageart und -menge

Auf die DC-Folie werden je 1 µl der Untersuchungslösung und der Vergleichslösungen punktförmig aufgetragen.

Nachweis

Die DC-Folie wird unter dem Abzug durch Fönen mit heißer Luft getrocknet, mit Anisaldehyd-Reagenz R besprüht und nach erneutem Trocknen auf einer Heizplatte bei etwa 100 °C bis zum Erscheinen farbiger Flecke erhitzt.

Auswertung

Das Chromatogramm der Vergleichslösung 1 zeigt nach dem Ansprühen mit Anisaldehyd-Reagenz und Erhitzen die gelbbraune Zone des Arbutins.

Das Chromatogramm der Untersuchungslösung muss wie das Chromatogramm der Vergleichslösung 2 (Süßholzwurzeltrockenextrakt) folgende charakteristische Zonen zeigen: direkt ober- und unterhalb des Arbutin-Vergleichs je zwei gelbbraune Doppelzonen.
Weitere, unterschiedlich gefärbte Zonen, sind im oberen und unteren Drittel vorhanden.

Dokumentation

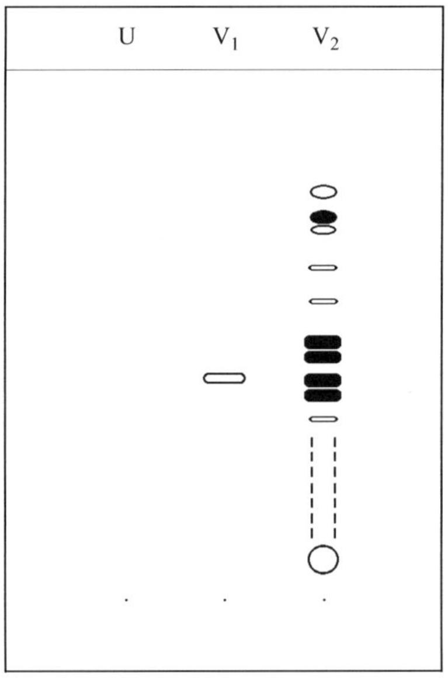

U: Untersuchungslösung
V_1: Arbutin
V_2: Süßholzwurzeltrockenextrakt

Süßstoffe

Untersuchungssubstanzen
Acesulfam-K, Aspartame, Natriumcyclamat, Saccharin-Natrium

Schicht
DC-Alufolie Kieselgel 60 F_{254} Merck Artikel Nr. 1.05549

DC-Bedingungen
- Mikro-DC, Kammersättigung
- Laufstrecke 2mal 6 cm, Zwischentrocknung durch Fönen
- Laufzeit 2mal etwa 11 Minuten

Fließmittel
In ein trockenes Reagenzglas werden folgende Lösungsmittelmengen einpipettiert und sorgfältig gemischt:

- 7,0 ml Ethylacetat
- 1,0 ml Methanol
- 1,0 ml Wasser
- 0,8 ml Essigsäure 100%

Untersuchungslösungen
20 mg Untersuchungssubstanz werden in 5 ml Methanol 50% gelöst.

Auftrageart und -menge
Auf die DC-Folie werden je 2mal 1 µl der Untersuchungslösungen punktförmig aufgetragen.

Nachweis
1. Die DC-Folie wird unter dem Abzug durch Fönen getrocknet und anschließend im UV-Licht bei 254 nm ausgewertet.
2. Die DC-Folie wird in eine 0,1 %ige Lösung (m/V) von Pinakryptolgelb in Ethanol 96 % getaucht und durch Fönen mit kalter Luft vorsichtig getrocknet. Anschließend wird das Chromatogramm sofort im UV-Licht bei 365 nm ausgewertet.
3. Die DC-Folie wird mit Ninhydrin-Reagenz besprüht, unter dem Abzug durch Fönen getrocknet und anschließend auf einer Heizplatte bei etwa 100 °C erhitzt.

Auswertung
Im UV-Licht bei 254 nm zeigen die Flecke von Acesulfam-K und Saccharin eine deutliche Fluoreszenzminderung. Der Aspartame-Fleck weist nur eine sehr schwache Fluoreszenzminderung auf.

Nach Tauchen in Pinakryptolgelb-Reagenz fluoresziert der Saccharin-Fleck im UV-Licht bei 365 nm gelb und nach einiger Bestrahlungszeit der Cyclamat-Fleck violett (instabil!) sowie der Acesulfam-K-Fleck gelbbraun auf hellblau fluoreszierendem Untergrund.

Durch Besprühen mit Ninhydrin-Reagenz und vorsichtiges Erhitzen färbt sich der Fleck des Aspartame braun, später in rotbraun übergehend.

Dokumentation

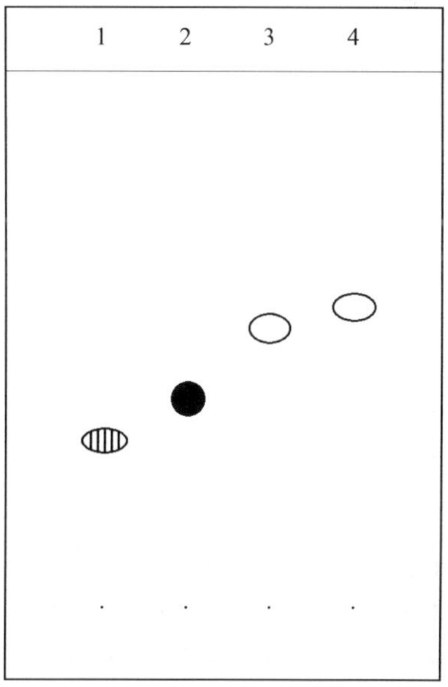

1: Aspartame
2: Natriumcyclamat
3: Acesulfam-K
4: Saccharin-Natrium

Sulfonamide

Untersuchungssubstanzen

Sulfadiazin, Sulfadimidin, Sulfaguanidin, Sulfamerazin, Sulfamethoxazol, Sulfanilamid, Sulfisomidin

Schicht

DC-Alufolie Kieselgel 60 F_{254} Merck Artikel Nr. 1.05549

DC-Bedingungen

- Mikro-DC, Kammersättigung
- Laufstrecke 6 cm
- Laufzeit etwa 7 Minuten

Fließmittel

In ein trockenes Reagenzglas werden folgende Lösungsmittelmengen einpipettiert und sorgfältig gemischt:

- 4,0 ml Cyclohexan
- 5,0 ml Aceton
- 1,0 ml Essigsäure 100%

Untersuchungslösungen

5 mg Untersuchungssubstanz werden in 5 ml Methanol gelöst.

Auftrageart und -menge

Auf die DC-Folie werden je 1 µl der Untersuchungslösungen punktförmig aufgetragen.

Nachweis

1. Die DC-Folie wird unter dem Abzug durch Fönen getrocknet und anschließend im UV-Licht bei 254 nm ausgewertet.
2. Die DC-Folie wird mit Ehrlichs Reagenz besprüht und anschließend mit einem Heißluftfön getrocknet.

Auswertung

Alle Substanzen zeigen im UV-Licht bei 254 nm Wellenlänge eine Fluoreszenzminderung.

Bei Besprühen mit Ehrlichs Reagenz färben sich alle Flecke gelb. Die Gelbfärbung verstärkt sich durch Erhitzen der DC-Folie.

Zur besseren Trennung der Substanzen (3) und (4) sowie (6) und (7) eignet sich folgendes Fließmittel:

- 5,1 ml Dioxan
- 4,1 ml Nitromethan
- 0,5 ml Wasser
- 0,3 ml Ammoniak-Lösung 10% (m/V)

Dokumentation

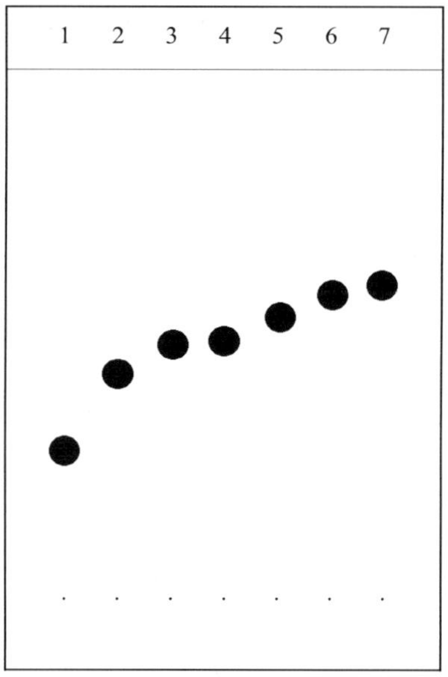

1: Sulfaguanidin
2: Sulfisomidin
3: Sulfanilamid
4: Sulfadiazin
5: Sulfamerazin
6: Sulfadimidin
7. Sulfamethoxazol

Tabakblätter

Schicht
DC-Alufolie Kieselgel 60 F_{254} Merck Artikel Nr. 1.05549

DC-Bedingungen
- Mikro-DC, Kammersättigung
- Laufstrecke 6 cm
- Laufzeit etwa 8 Minuten

Fließmittel
In ein trockenes Reagenzglas werden folgende Lösungsmittelmengen einpipettiert und sorgfältig gemischt:

- 7,0 ml Toluol
- 2,0 ml Ethylacetat
- 1,0 ml Diethylamin

Untersuchungslösung
1,0 g gepulverte Droge (Sieb 500) wird in einem Reagenzglas mit 5 ml Methanol und 4 Tropfen Ammoniak-Lösung 25% versetzt. Nach 5 Minuten langem Schütteln wird in ein Zentrifugenglas filtriert.

Vergleichslösungen
V_1: 10 µl Nicotin werden in 5 ml Methanol gelöst.

V_2: Aus authentischen Tabakblättern (Nicotiana tabacum) hergestellte Vergleichslösung nach Vorschrift »Untersuchungslösung«.

Auftrageart und -menge
Auf die DC-Folie werden je 1 µl der Untersuchungslösung und der Vergleichslösungen punktförmig aufgetragen.

Nachweis
1. Die DC-Folie wird unter dem Abzug durch Fönen getrocknet und solange auf einer Heizplatte bei etwa 100 °C erhitzt, bis der Fließmittelgeruch verschwunden ist. Anschließend wird im UV-Licht bei 254 nm ausgewertet.
2. Die DC-Folie wird mit Iodplatin-Reagenz R besprüht.

Auswertung
Das Chromatogramm der Vergleichslösung 1 zeigt im UV-Licht bei 254 nm Wellenlänge den fluoreszenzmindernden Fleck des Nicotins, der nach Besprühen mit Iodplatin-Reagenz violett gefärbt ist.

Im Chromatogramm der Vergleichslösung 2 (Tabakblätter) ist der Fleck des Nicotins als Hauptalkaloid ebenfalls deutlich sichtbar. Kleinere Nebenalkaloid-Flecke können vorhanden sein.

Das Chromatogramm der Untersuchungslösung muss dem Chromatogramm der Vergleichslösung 2 entsprechen.

Dokumentation
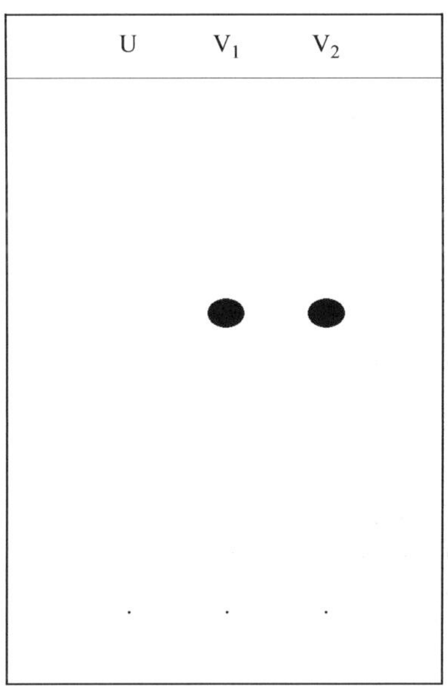

U: Untersuchungslösung
V_1: Nicotin
V_2: Tabakblätter

Taigawurzel

Schicht

DC-Alufolie Kieselgel 60 F_{254} Merck Artikel Nr. 1.05549

DC-Bedingungen

- Mikro-DC, Kammersättigung
- Laufstrecke 6 cm
- Laufzeit etwa 7 Minuten

Fließmittel

In ein trockenes Reagenzglas werden folgende Lösungsmittelmengen einpipettiert und sorgfältig gemischt:

- 7,0 ml Dichlormethan
- 3,0 ml Methanol
- 0,4 ml Wasser

Untersuchungslösung

1,0 g gepulverte Droge (Sieb 500) wird mit 5 ml Methanol in einem Reagenzglas 5 Minuten lang unter ständigem Umrühren im Wasserbad erhitzt. Anschließend wird in ein Zentrifugenglas filtriert.

Vergleichslösung

V_1: 1 mg Aesculin wird in 10 ml Methanol gelöst.

V_2: Aus authentischer Taigawurzel (Eleutherococcus senticosus) hergestellte Vergleichslösung nach Vorschrift »Untersuchungslösung«.

Auftrageart und -menge

Auf die DC-Folie werden 1 µl der Vergleichslösung 1 sowie je 3mal 1 µl der Untersuchungslösung und der Vergleichslösung 2 punktförmig aufgetragen.

Nachweis

Die DC-Folie wird unter dem Abzug durch Fönen getrocknet. Dann wird im UV-Licht bei 365 nm die fluoreszierende Zone des Esculin-Vergleichs gekennzeichnet.

Anschließend wird die DC-Folie mit einer Mischung aus 1 ml einer 10%igen Lösung (m/V) von Vanillin in Ethanol 96%, 4,5 ml Phosphorsäure 85% und 4,5 ml Wasser besprüht, durch Fönen getrocknet und auf einer Heizplatte bei etwa 100 °C solange erhitzt, bis sich alle Zonen farblich gut entwickelt haben.

Auswertung

Das Chromatogramm der Vergleichslösung 1 zeigt im UV-Licht bei 365 nm im mittleren Rf-Bereich die intensiv blau fluoreszierende Zone des Esculins.
Das Chromatogramm der Untersuchungslösung muss wie das Chromatogramm der Vergleichslösung 2 (Taigawurzel) nach Detektion mit Vanillin-Phosphorsäure-Reagenz folgende charakteristische Zonen zeigen: knapp oberhalb des Esculin-Vergleichs die blauviolette Zone von Eleutherosid B (Syringin) und knapp unterhalb des Esculin-Vergleichs die schwach rotviolette Zone von Eleutherosid E, deren Farbe schnell wieder verblaßt. Im unteren Rf-Bereich sind braune Zonen sichtbar, während im oberen Rf-Bereich mehrere violette Zonen auftreten.

Dokumentation

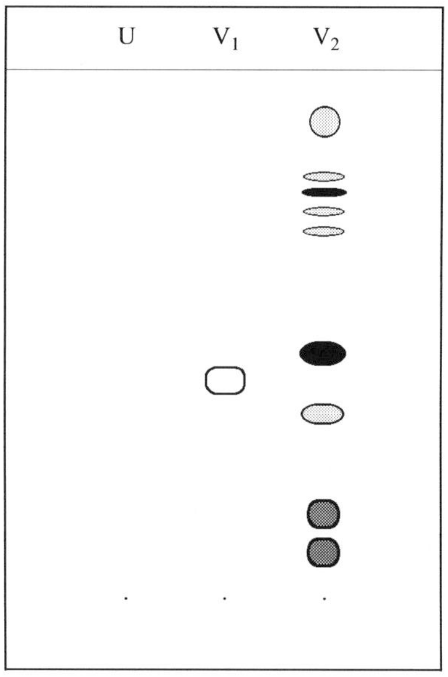

U: Untersuchungslösung
V_1: Aesculin (=Esculin)
V_2: Taigawurzel

Taubnesselblüten

Schicht

DC-Alufolie Kieselgel 60 F_{254} Merck Artikel Nr. 1.05549

DC-Bedingungen

- Mikro-DC, Kammersättigung
- Laufstrecke 6 cm
- Laufzeit etwa 12 Minuten

Fließmittel

In ein trockenes Reagenzglas werden folgende Lösungsmittelmengen einpipettiert und sorgfältig gemischt:

- 7,8 ml Ethylacetat
- 0,6 ml Ameisensäure
- 0,6 ml Essigsäure 100%
- 1,0 ml Wasser

Untersuchungslösung

0,5 g gepulverte Droge (Sieb 500) werden mit 5 ml Methanol in einem Reagenzglas 5 Minuten lang unter ständigem Umrühren im Wasserbad erhitzt. Anschließend wird in ein Zentrifugenglas filtriert.

Vergleichslösungen

V_1: 2 mg Rutosid, 1 mg Chlorogensäure, 2 mg Hyperosid und 1 mg Kaffeesäure werden zusammen in 10 ml Methanol gelöst.

V_2: Aus authentischen Taubnesselblüten (Lamium album) hergestellte Vergleichslösung nach Vorschrift »Untersuchungslösung«.

Auftrageart und -menge

Auf die DC-Folie werden je 2mal 1 µl der Untersuchungslösung und der Vergleichslösungen punktförmig aufgetragen.

Nachweis

Die DC-Folie wird unter dem Abzug mit einem Heißluftfön getrocknet und die noch warme Folie mit einer 1%igen Lösung (m/V) von Diphenylboryloxyethylamin in Ethanol reichlich besprüht. Nach erneutem Trocknen wird mit einer 5%igen Lösung (V/V) von Macrogol 400 in Ethanol besprüht und die DC-Folie zur Farbintensivierung mit heißer Luft geföhnt. Die Auswertung erfolgt im UV-Licht bei 365 nm.

Auswertung

Das Chromatogramm der Vergleichslösung 1 zeigt im UV-Licht bei 365 nm mit steigenden Rf-Werten die Zonen von Rutosid, Chlorogensäure, Hyperosid und Kaffeesäure. Rutosid und Hyperosid fluoreszieren orange; Chlorogensäure und Kaffeesäure fluoreszieren hellblau.

Das Chromatogramm der Untersuchungslösung muss wie das Chromatogramm der Vergleichslösung 2 (Taubnesselblüten) folgende charakteristische Zonen zeigen: eine sehr schwache Rutosid-Zone, zwischen Startpunkt und Rutosid-Zone eine intensiv grünblau fluoreszierende Zone, eine deutliche Chlorogensäure-Zone und oberhalb des Hyperosid-Vergleichs eine intensiv orange fluoreszierende Flavonoid-Zone. Weitere fluoreszierende Zonen können auftreten.

Dokumentation

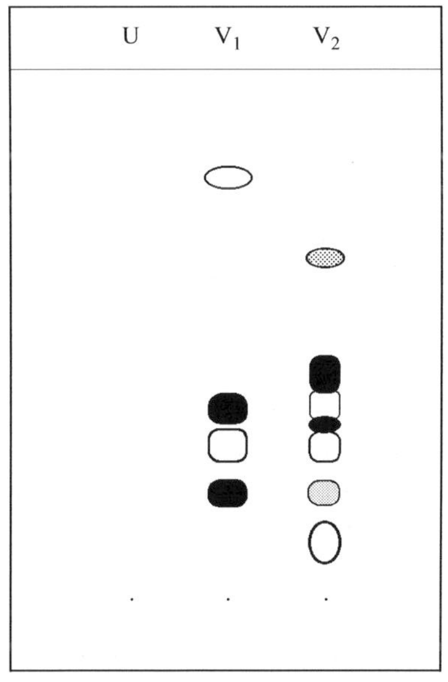

U: Untersuchungslösung

V_1: Rutosid, Chlorogens., Hyperosid, Kaffees.

V_2: Taubnesselblüten

Taubnesselkraut

Schicht

DC-Alufolie Kieselgel 60 F_{254} Merck Artikel Nr. 1.05549

DC-Bedingungen

- Mikro-DC, Kammersättigung
- Laufstrecke 6 cm
- Laufzeit etwa 12 Minuten

Fließmittel

In ein trockenes Reagenzglas werden folgende Lösungsmittelmengen einpipettiert und sorgfältig gemischt:

- 7,8 ml Ethylacetat
- 0,6 ml Ameisensäure
- 0,6 ml Essigsäure 100%
- 1,0 ml Wasser

Untersuchungslösung

0,5 g gepulverte Droge (Sieb 500) werden mit 5 ml Methanol in einem Reagenzglas 5 Minuten lang unter ständigem Umrühren im Wasserbad erhitzt. Anschließend wird in ein Zentrifugenglas filtriert.

Vergleichslösungen

V_1: 2 mg Rutosid, 1 mg Chlorogensäure, 2 mg Hyperosid und 1 mg Kaffeesäure werden zusammen in 10 ml Methanol gelöst.

V_2: Aus authentischem Taubnesselkraut (Lamium album) hergestellte Vergleichslösung nach Vorschrift »Untersuchungslösung«.

Auftrageart und -menge

Auf die DC-Folie werden je 2mal 1 µl der Untersuchungslösung und der Vergleichslösungen punktförmig aufgetragen.

Nachweis

Die DC-Folie wird unter dem Abzug mit einem Heißluftfön getrocknet und die noch warme Folie mit einer 1%igen Lösung (m/V) von Diphenylboryloxyethylamin in Ethanol reichlich besprüht. Nach erneutem Trocknen wird mit einer 5%igen Lösung (V/V) von Macrogol 400 in Ethanol besprüht und die DC-Folie zur Farbintensivierung mit heißer Luft geföhnt. Die Auswertung erfolgt im UV-Licht bei 365 nm.

Auswertung

Das Chromatogramm der Vergleichslösung 1 zeigt im UV-Licht bei 365 nm mit steigenden Rf-Werten die Zonen von Rutosid, Chlorogensäure, Hyperosid und Kaffeesäure. Rutosid und Hyperosid fluoreszieren orange; Chlorogensäure und Kaffeesäure fluoreszieren hellblau.

Das Chromatogramm der Untersuchungslösung muss wie das Chromatogramm der Vergleichslösung 2 (Taubnesselkraut) folgende charakteristische Zonen zeigen: die orange fluoreszierende Zone des Rutosids, die hellblau fluoreszierende Zone der Chlorogensäure und zwei rot fluoreszierende Chlorophyll-Zonen oberhalb des Kaffeesäure-Vergleichs. Weitere, vor allem blau fluoreszierende Zonen sind vorhanden.

Dokumentation

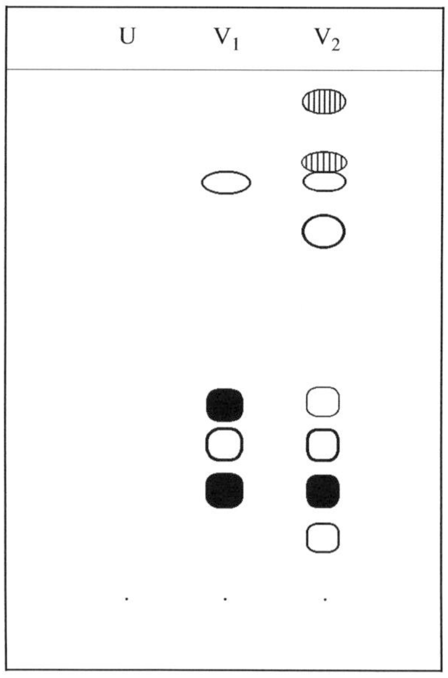

U: Untersuchungslösung
V_1: Rutosid, Chlorogens., Hyperosid, Kaffees.
V_2: Taubnesselkraut

Tausendgüldenkraut

Schicht

DC-Alufolie Kieselgel 60 F_{254} Merck Artikel Nr. 1.05549

DC-Bedingungen

- Mikro-DC, Kammersättigung
- Laufstrecke 6 cm
- Laufzeit etwa 15 Minuten

Fließmittel

In ein trockenes Reagenzglas werden folgende Lösungsmittelmengen einpipettiert und sorgfältig gemischt:

- 6,9 ml Ethylacetat
- 1,6 ml Wasser
- 1,6 ml Essigsäure 100%

Untersuchungslösung

1,0 g gepulverte Droge (Sieb 500) wird mit 5 ml Methanol in einem Reagenzglas 5 Minuten lang unter ständigem Umrühren im Wasserbad erhitzt. Anschließend wird in ein Zentrifugenglas filtriert.

Vergleichslösungen

V_1: 2 mg Rutosid werden in 10 ml Methanol gelöst.

V_2: Aus authentischem Tausendgüldenkraut (Centaurium erythraea) hergestellte Vergleichslösung nach Vorschrift »Untersuchungslösung«.

Auftrageart und -menge

Auf die DC-Folie werden je 2mal 1 µl der Untersuchungslösung und der Vergleichslösungen punktförmig aufgetragen.

Nachweis

Die DC-Folie wird unter dem Abzug durch Fönen getrocknet und im UV-Licht bei 254 nm ausgewertet. Die fluoreszenzmindernden Zonen werden gekennzeichnet. Anschließend wird die DC-Folie mit reichlich Anisaldehyd-Reagenz R besprüht und nach erneutem Trocknen solange auf einer Heizplatte bei etwa 100 °C vorsichtig erhitzt, bis sich alle Zonen farblich gut entwickelt haben.

Auswertung

Das Chromatogramm der Vergleichslösung 1 zeigt im UV-Licht bei 254 nm die fluoreszenzmindernde Zone des Rutosids, die nach Detektion mit Anisaldehyd-Reagenz R gelbbraun gefärbt ist.

Im Chromatogramm der Vergleichslösung 2 (Tausendgüldenkraut) ist etwa auf der Höhe des Rutosid-Vergleichs die stark fluoreszenzmindernde Hauptzone des Swertiamarins zu sehen, die nach Detektion mit Anisaldehyd-Reagenz R braun gefärbt ist. Direkt darüber liegt eine schwach gelbbraune Zone, und bis zu den stark violetten Zonen im Bereich der Fließmittelfront folgen mehrere graublaue und rosafarbene Zonen.

Das Chromatogramm der Untersuchungslösung muss dem Chromatogramm von V_2 in seinen charakteristischen Zonen entsprechen.

Dokumentation

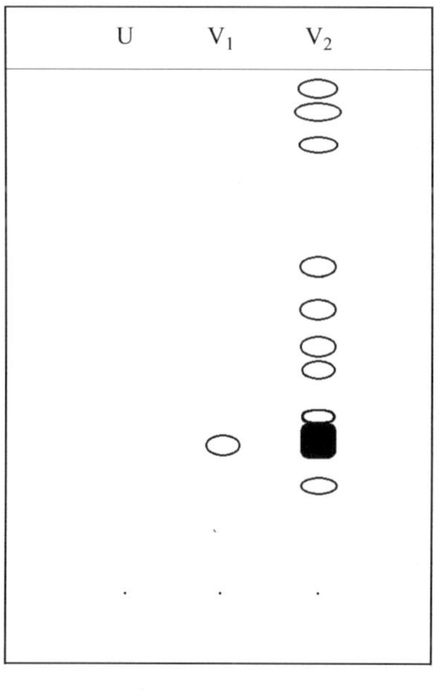

U: Untersuchungslösung

V_1: Rutosid

V_2: Tausendgüldenkraut

Teebaumöl

Schicht

DC-Alufolie Kieselgel 60 F_{254} Merck Artikel Nr. 1.05549

DC-Bedingungen

- Mikro-DC, Kammersättigung
- Laufstrecke 2mal 6 cm, Zwischentrocknung durch Fönen
- Laufzeit 2mal etwa 7 Minuten

Fließmittel

In ein trockenes Reagenzglas werden folgende Lösungsmittelmengen einpipettiert und sorgfältig gemischt:

- 9,3 ml n-Hexan
- 0,7 ml Ethylacetat

Untersuchungslösung

0,1 ml (5 Tropfen) des zu untersuchenden Öls wird in 2,5 ml Toluol gelöst.

Vergleichslösungen

V_1: 10 µl Cineol und 10 µl α-Terpineol werden zusammen in 5 ml Toluol gelöst.

V_2: Aus authentischem Teebaumöl (von Melaleuca alternifolia) hergestellte Vergleichslösung nach Vorschrift »Untersuchungslösung«.

Auftrageart und -menge

Auf die DC-Folie werden je 1 µl der Untersuchungslösung und der Vergleichslösungen punktförmig aufgetragen.

Nachweis

Die DC-Folie wird unter dem Abzug getrocknet und mit reichlich Anisaldehyd-Reagenz R besprüht. Anschließend wird nach erneutem Trocknen solange auf einer Heizplatte bei etwa 100 °C vorsichtig erhitzt, bis sich alle Zonen farblich gut entwickelt haben.

Auswertung

Das Chromatogramm der Vergleichslösung 1 zeigt mit steigenden Rf-Werten die blauviolette Zone des α-Terpineols und die violette Zone des Cineols.

Im Chromatogramm der Vergleichslösung 2 (Teebaumöl) sind die Zonen von α-Terpineol und Cineol ebenfalls vorhanden. Dazwischen liegt eine intensive blauviolette Zone (Terpinen-4-ol). Im oberen Rf-Bereich ist mit größtem Rf-Wert die rotviolette Zone der Kohlenwasserstoffe sichtbar. Weitere Zonen sind vorhanden.

Das Chromatogramm der Untersuchungslösung muss dem Chromatogramm der Vergleichslösung 2 entsprechen.

Dokumentation

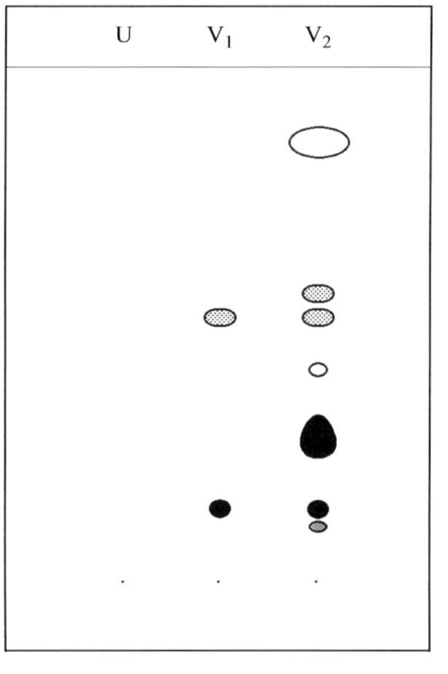

U: Untersuchungslösung

V_1: α-Terpineol, Cineol

V_2: Teebaumöl

Gereinigtes Terpentinöl

Schicht

DC-Alufolie Kieselgel 60 F_{254} Merck Artikel Nr. 1.05549

DC-Bedingungen

- Mikro-DC, Kammersättigung
- Laufstrecke 2mal 6 cm, Zwischentrocknung durch Fönen
- Laufzeit 2mal etwa 7 Minuten

Fließmittel

In ein trockenes Reagenzglas werden folgende Lösungsmittelmengen einpipettiert und sorgfältig gemischt:

- 9,3 ml n-Hexan
- 0,7 ml Ethylacetat

Untersuchungslösung

0,1 ml (5 Tropfen) des zu untersuchenden Öls wird in 1 ml Toluol gelöst.

Vergleichslösungen

V_1: 10 µl α-Terpineol und 10 µl Bornylacetat werden zusammen in 5 ml Toluol gelöst.

V_2: Aus authentischem Gereinigtem Terpentinöl hergestellte Vergleichslösung nach Vorschrift »Untersuchungslösung«.

Auftrageart und -menge

Auf die DC-Folie werden je 1 µl der Untersuchungslösung und der Vergleichslösungen punktförmig aufgetragen.

Nachweis

Die DC-Folie wird unter dem Abzug getrocknet und mit reichlich Anisaldehyd-Reagenz R besprüht. Anschließend wird nach erneutem Trocknen solange auf einer Heizplatte bei etwa 100 °C vorsichtig erhitzt, bis sich alle Zonen farblich gut entwickelt haben.

Auswertung

Das Chromatogramm der Vergleichslösung 1 zeigt mit steigenden Rf-Werten die blauviolette Zone des α-Terpineols und die braune Zone des Bornylacetats.

Im Chromatogramm der Vergleichslösung 2 (Gereinigtes Terpentinöl) ist die Zone von α-Terpineol ebenfalls vorhanden. Etwa auf der Höhe des Bornylacetat-Vergleichs befindet sich eine violette Zone. Im Rf-Bereich zwischen den beiden Vergleichssubstanzen sind zahlreiche unterschiedlich gefärbte Zonen sichtbar, von denen eine rotviolette Zone im mittleren Rf-Bereich besonders auffällt. Im oberen Rf-Bereich ist mit größtem Rf-Wert die rotviolette Zone der Kohlenwasserstoffe sichtbar.

Das Chromatogramm der Untersuchungslösung muss dem Chromatogramm der Vergleichslösung 2 entsprechen.

Dokumentation

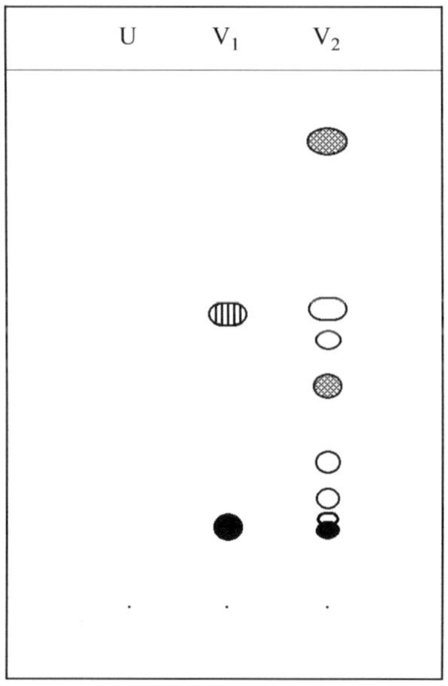

U: Untersuchungslösung

V_1: α-Terpineol, Bornylacetat

V_2: Gereinigtes Terpentinöl

Tetracycline

Untersuchungssubstanzen

Chlortetracyclinhydrochlorid, Demeclocyclinhydrochlorid, Doxycyclinhydrochlorid, Oxytetracyclinhydrochlorid, Tetracyclinhydrochlorid

Schicht

DC-Alufolie Cellulose, Merck Art. Nr. 1.05552, auf 5 x 7,5 cm zugeschnitten

DC-Bedingungen

- Mikro-DC, Kammersättigung
- Laufstrecke 6 cm
- Laufzeit etwa 20 Minuten

Fließmittel

0,5 g Magnesiumchlorid-Hexahydrat und 0,03 g Natriumedetat-Dihydrat werden mit Wasser zu 10,0 ml gelöst und mit 0,2 ml Essigsäure 100% versetzt.

Untersuchungslösungen

1 mg Untersuchungssubstanz wird in 4 ml Methanol gelöst.

Auftrageart und -menge

Auf die DC-Folie werden je 1 µl der Untersuchungslösungen punktförmig aufgetragen.

Nachweis

Die DC-Folie wird durch Fönen getrocknet und anschließend im UV-Licht bei 365 nm ausgewertet.

Auswertung

Alle Substanzen zeigen im UV-Licht bei 365 nm Wellenlänge eine gelbe bis gelbgrüne Fluoreszenz.

Dokumentation

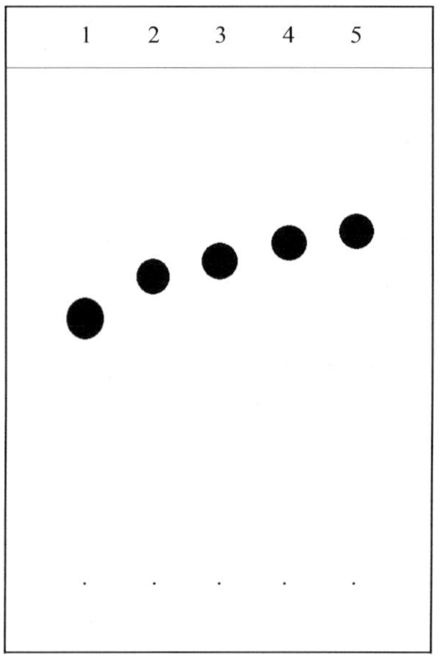

1: Doxycyclinhydrochlorid
2: Demeclocyclinhydrochlorid
3: Chlortetracyclinhydrochlorid
4: Tetracyclinhydrochlorid
5: Oxytetracyclinhydrochlorid

Teufelskrallenwurzel

Schicht

DC-Alufolie Kieselgel 60 F_{254} Merck Artikel Nr. 1.05549

DC-Bedingungen

- Mikro-DC, Kammersättigung
- Laufstrecke 2mal 6 cm, Zwischentrocknung durch Fönen
- Laufzeit 2mal etwa 8 Minuten

Fließmittel

In ein trockenes Reagenzglas werden folgende Lösungsmittelmengen einpipettiert und sorgfältig gemischt:

- 7,7 ml Ethylacetat
- 1,3 ml Methanol
- 1,0 ml Wasser

Untersuchungslösung

1,0 g gepulverte Droge (Sieb 500) wird mit 5 ml Methanol in einem Reagenzglas 5 Minuten lang unter ständigem Umrühren im Wasserbad erhitzt. Anschließend wird in ein Zentrifugenglas filtriert.

Vergleichslösungen

V_1: 5 mg Harpagosid werden in 5 ml Methanol gelöst.

V_2: Aus authentischer Teufelskrallenwurzel (Harpagophytum procumbens) hergestellte Vergleichslösung nach Vorschrift »Untersuchungslösung«.

Auftrageart und -menge

Auf die DC-Folie werden je 1 µl der Untersuchungslösung und der Vergleichslösungen punktförmig aufgetragen.

Nachweis

1. Die DC-Folie wird unter dem Abzug durch Fönen getrocknet und anschließend im UV-Licht bei 254 nm ausgewertet.
2. Die DC-Folie wird mit einer Mischung von 20 Volumteilen Vanillin-Lösung 5% (m/V) in Methanol und 80 Volumteilen Schwefelsäure 96% besprüht und anschließend auf einer Heizplatte bei etwa 100 °C solange erhitzt, bis sich alle Zonen farblich gut entwickelt haben.

Auswertung

Das Chromatogramm der Vergleichslösung 1 zeigt im UV-Licht bei 254 nm etwa in der Mitte den fluoreszenzmindernden Fleck des Harpagosids.

Im Chromatogramm der Vergleichslösung 2 (Teufelskrallenwurzel) ist die Zone des Harpagosids ebenfalls vorhanden. Weitere fluoreszenzmindernde Zonen sind vor allem direkt oberhalb erkennbar. Nach Besprühen mit Vanillin-Schwefelsäure und Erhitzen färbt sich die Zone des Harpagosids rotviolett. Direkt darüber befinden sich 2 oder 3 rosarote bis rotviolette Zonen, deren Farbe beim Abkühlen in gelbbraun übergeht. Weitere gefärbte Zonen treten vor allem im unteren Teil des Chromatogramms auf.

Das Chromatogramm der Untersuchungslösung muss dem Chromatogramm von V_2 in seinen charakteristischen Zonen entsprechen.

Dokumentation

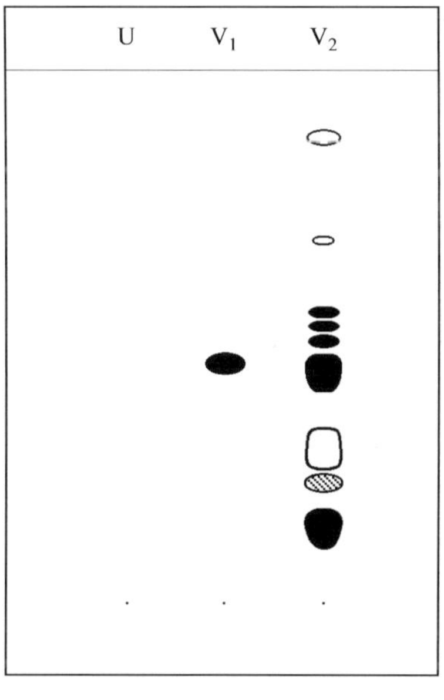

U: Untersuchungslösung
V_1: Harpargosid
V_2: Teufelskrallenwurzel

Theriak

Schicht

DC-Alufolie Kieselgel 60 F_{254} Merck Artikel Nr. 1.05549

DC-Bedingungen

- Mikro-DC, Kammersättigung
- Laufstrecke 6 cm
- Laufzeit etwa 7 Minuten

Fließmittel

In ein trockenes Reagenzglas werden folgende Lösungsmittelmengen einpipettiert und sorgfältig gemischt:

- 8,0 ml Toluol
- 2,0 ml Ethylacetat

Untersuchungslösung

2,0 g gepulverte Droge (Sieb 500) werden in einem Reagenzglas 1 Minute lang mit 5 ml Methanol im Wasserbad unter ständigem Rühren erhitzt. Anschließend wird in ein Zentrifugenglas filtriert.

Vergleichslösungen

V_1: 2 mg Umbelliferon und 2 mg Cumarin werden zusammen in 4 ml Methanol gelöst.

V_2: Aus authentischem Theriak oder authentischer Angelikawurzel (Angelica archangelica) hergestellte Vergleichslösung nach Vorschrift »Untersuchungslösung«.

Auftrageart und -menge

Auf die DC-Folie werden 1 µl der Vergleichslösung 1 und je 2mal 1 µl der Untersuchungslösung und der Vergleichslösung 2 punktförmig aufgetragen.

Nachweis

Die DC-Folie wird unter dem Abzug durch Fönen gründlich getrocknet, anschließend mit einer 10%igen Lösung (m/V) von Kaliumhydroxid in Ethanol 96% reichlich besprüht und nach erneutem Trocknen im UV-Licht bei einer Wellenlänge von 365 nm ausgewertet.

Auswertung

Bei Theriak handelt es sich um komplexe Drogenmischungen, die als Hauptbestandteil in der Regel Angelikawurzel besitzen.

Das Chromatogramm der Vergleichslösung 1 zeigt nach Besprühen mit Kalilauge im UV-Licht bei 365 nm im unteren Drittel die blau fluoreszierende Zone des Umbelliferons und etwa in der Mitte die blaugrün oder gelbgrün fluoreszierende Zone des Cumarins.

Das Chromatogramm der Untersuchungslösung muss wie das Chromatogramm der Vergleichslösung 2 (Theriak bzw. Angelikawurzel) folgende charakteristische Zonen zeigen:
nach Besprühen mit Kalilauge im UV-Licht bei 365 nm zwischen Umbelliferon- und Cumarin-Vergleich eine intensiv blau fluoreszierende Zone, eine blau fluoreszierende Zone etwas oberhalb des Cumarin-Vergleichs und eine schwach blau fluoreszierende Zone auf Höhe des Umbelliferon-Vergleichs.

Eine Auswertung im UV-Licht bei 254 nm und 365 nm ist vor Besprühen mit Kalilauge möglich.

Dokumentation

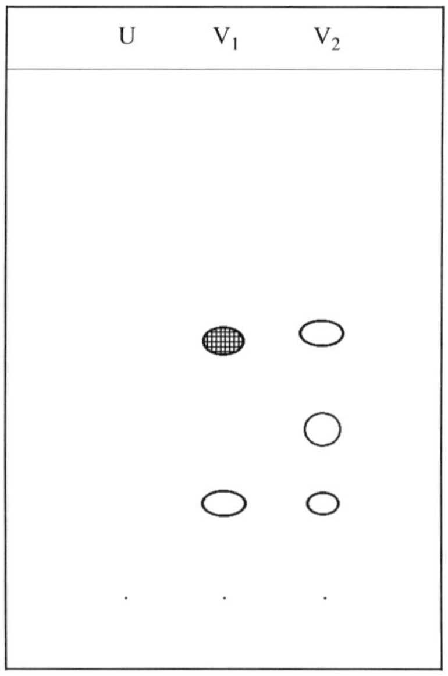

U: Untersuchungslösung
V_1: Umbelliferon, Cumarin
V_2: Theriak bzw. Angelikawurzel

Thymian, Thymiankrauttinktur

Schicht

DC-Alufolie Kieselgel 60 F_{254} Merck Artikel Nr. 1.05549

DC-Bedingungen

- Mikro-DC, Kammersättigung
- Laufstrecke 2mal 6 cm, Zwischentrocknung durch Fönen
- Laufzeit 2mal etwa 6 Minuten

Fließmittel

- 10 ml Dichlormethan

Untersuchungslösung

1,0 g gepulverte Droge (Sieb 500) wird 2 bis 3 Minuten lang in einem Reagenzglas mit 5 ml Dichlormethan vorsichtig geschüttelt. Anschließend wird in ein Zentrifugenglas filtriert.

Thymiankrauttinktur wird direkt zur Chromatographie verwendet.

Vergleichslösungen

V_1: 1 mg Thymol wird in 2,5 ml Toluol gelöst.

V_2: Aus authentischem Thymian (Thymus vulgaris oder Thymus zygis) hergestellte Vergleichslösung nach Vorschrift »Untersuchungslösung«.

V_3: Authentische Thymiankrauttinktur.

Auftrageart und -menge

Auf die DC-Folie werden je 2mal 1 µl der Untersuchungslösung und der Vergleichslösungen punktförmig aufgetragen.

Nachweis

1. Die DC-Folie wird unter dem Abzug durch Fönen getrocknet und im UV-Licht bei 254 nm ausgewertet.
2. Die DC-Folie wird mit Anisaldehyd-Reagenz R reichlich besprüht und nach erneutem Trocknen auf einer Heizplatte bei etwa 100 °C unter Beobachtung erhitzt.

Auswertung

Das Chromatogramm der Vergleichslösung 1 zeigt im UV-Licht bei 254 nm etwas oberhalb der Mitte die fluoreszenzmindernde Zone des Thymols, die nach chemischer Detektion ziegelrot gefärbt ist.

Im Chromatogramm der Vergleichslösung 2 (Thymian) und der Vergleichslösung 3 (Thymiankrauttinktur) ist der Fleck des Thymols ebenfalls intensiv ausgebildet. Im unteren Rf-Bereich sind 4 kleinere farbige Zonen sichtbar, von denen die oberste rosarot gefärbt ist. Nach unten folgen eine violette, eine braune (Borneol) und eine blauviolette Zone. Im oberen Rf-Bereich treten weitere gefärbte Zonen auf.

Das Chromatogramm der Untersuchungslösung muss dem Chromatogramm der Vergleichslösung 2 bzw. 3 in seinen charakteristischen Zonen entsprechen.

Dokumentation

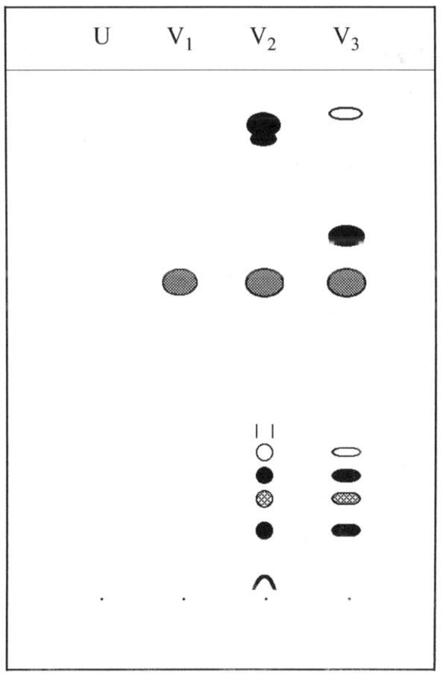

U: Untersuchungslösung
V_1: Thymol
V_2: Thymian
V_3: Thymiankrauttinktur

Thymianfluidextrakt

Schicht

DC-Alufolie Kieselgel 60 F_{254} Merck Artikel Nr. 1.05549

DC-Bedingungen

- Mikro-DC, Kammersättigung
- Laufstrecke 2mal 6 cm, Zwischentrocknung durch Fönen
- Laufzeit 2mal etwa 6 Minuten

Fließmittel

- 10 ml Dichlormethan

Untersuchungslösung

1 ml Fluidextrakt wird in einem Zentrifugenglas mit 1 ml Methanol verdünnt.

Vergleichslösungen

V_1: 1 mg Thymol wird in 2,5 ml Toluol gelöst.

V_2: Authentischer Thymianfluidextrakt.

Auftrageart und -menge

Auf die DC-Folie werden je 2mal 1 µl der Untersuchungslösung und der Vergleichslösungen punktförmig aufgetragen.

Nachweis

1. Die DC-Folie wird unter dem Abzug durch Fönen getrocknet und im UV-Licht bei 254 nm ausgewertet.
2. Die DC-Folie wird mit Anisaldehyd-Reagenz R reichlich besprüht und nach erneutem Trocknen auf einer Heizplatte bei etwa 100 °C unter Beobachtung erhitzt.

Auswertung

Das Chromatogramm der Vergleichslösung 1 zeigt im UV-Licht bei 254 nm etwas oberhalb der Mitte die fluoreszenzmindernde Zone des Thymols, die nach chemischer Detektion ziegelrot gefärbt ist.

Im Chromatogramm der Vergleichslösung 2 (Thymianfluidextrakt) ist der Fleck des Thymols ebenfalls intensiv ausgebildet. Im unteren Rf-Bereich sind 4 kleinere farbige Zonen sichtbar.

Das Chromatogramm der Untersuchungslösung muss dem Chromatogramm der Vergleichslösung 2 in seinen charakteristischen Zonen entsprechen.

Dokumentation

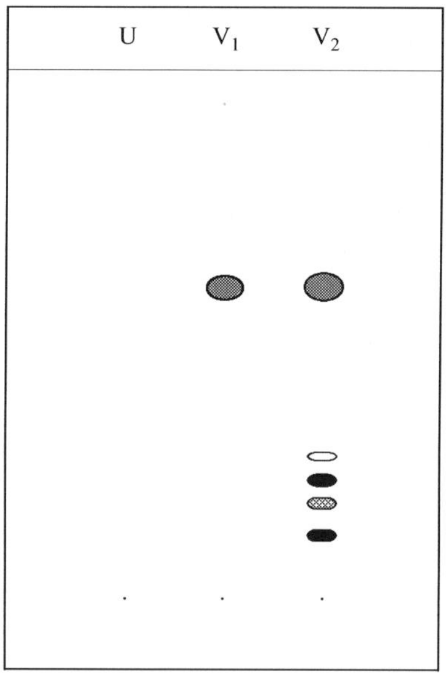

U: Untersuchungslösung

V_1: Thymol

V_2: Thymianfluidextrakt

Thymianöl (Thymoltyp)

Schicht

DC-Alufolie Kieselgel 60 F_{254} Merck Artikel Nr. 1.05549

DC-Bedingungen

- Mikro-DC, Kammersättigung
- Laufstrecke 2mal 6 cm, Zwischentrocknung durch Fönen
- Laufzeit 2mal etwa 6 Minuten

Fließmittel

- 10 ml Dichlormethan

Untersuchungslösung

0,1 ml (5 Tropfen) des zu untersuchenden Öls wird in 2 ml Toluol gelöst.

Vergleichslösungen

V_1: 2 mg Thymol werden in 2 ml Toluol gelöst.

V_2: Aus authentischem Thymianöl (gewonnen aus Thymus vulgaris oder Thymus zygis) hergestellte Vergleichslösung nach Vorschrift »Untersuchungslösung«.

Auftrageart und -menge

Auf die DC-Folie werden je 1 µl der Untersuchungslösung und der Vergleichslösungen punktförmig aufgetragen.

Nachweis

1. Die DC-Folie wird unter dem Abzug getrocknet und im UV-Licht bei 254 nm ausgewertet.
2. Die DC-Folie wird mit reichlich Anisaldehyd-Reagenz R besprüht und anschließend nach erneutem Trocknen solange auf einer Heizplatte bei etwa 100 °C vorsichtig erhitzt, bis sich alle Zonen farblich gut entwickelt haben.

Auswertung

Das Chromatogramm der Vergleichslösung 1 zeigt im UV-Licht bei 254 nm etwas oberhalb der Mitte die fluoreszenzmindernde Zone des Thymols. Nach chemischer Detektion ist die Thymol-Zone ziegelrot gefärbt.

Das Chromatogramm der Untersuchungslösung muss wie das Chromatogramm der Vergleichslösung 2 (Thymianöl) folgende charakteristische Merkmale zeigen: im UV-Licht bei 254 nm eine deutlich fluoreszenzmindernde Thymol-Zone, die erheblich größer ist, als die direkt darunterliegende, fluoreszenzmindernde Carvacrol-Zone (Unterschied zu Quendelöl). Nach chemischer Detektion ist die ziegelrote Thymol-Zone als Hauptzone erkennbar. Weitere gefärbte Zonen sind vorhanden, z. B. oberhalb des Thymols in der Nähe der Front eine rotviolette Zone, unterhalb des Thymols mehrere Zonen, die rotviolett oder violett gefärbt sind sowie die grün oder braun gefärbte Zone des Borneols.

Dokumentation

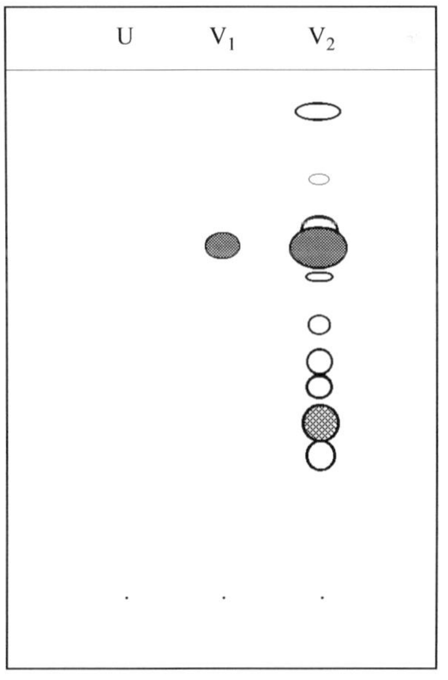

U: Untersuchungslösung

V_1: Thymol

V_2: Thymianöl

Tonkabohnen

Schicht

DC-Alufolie Kieselgel 60 F_{254} Merck Artikel Nr. 1.05549

DC-Bedingungen

- Mikro-DC, Kammersättigung
- Laufstrecke 6 cm
- Laufzeit etwa 7 Minuten

Fließmittel

In ein trockenes Reagenzglas werden folgende Lösungsmittelmengen einpipettiert und sorgfältig gemischt:

- 8,0 ml Toluol
- 2,0 ml Ethylacetat

Untersuchungslösung

1,0 g gepulverte Droge (Sieb 500) wird in einem Reagenzglas 1 Minute lang mit 5 ml Methanol im Wasserbad unter ständigem Rühren erhitzt. Nach dem Abkühlen wird in ein Zentrifugenglas filtriert.

Vergleichslösungen

V_1: 2 mg Cumarin werden in 4 ml Methanol gelöst.

V_2: Aus authentischen Tonkabohnen (Dipterix odorata und Dipterix oppositifolia) hergestellte Vergleichslösung nach Vorschrift »Untersuchungslösung«.

Auftrageart und -menge

Auf die DC-Folie werden je 1 µl der Untersuchungslösung und der Vergleichslösungen punktförmig aufgetragen.

Nachweis

1. Die DC-Folie wird unter dem Abzug durch Fönen getrocknet und im UV-Licht bei 254 nm ausgewertet.
2. Anschließend wird die DC-Folie mit einer 10%igen Lösung (m/V) von Kaliumhydroxid in Ethanol 96% reichlich besprüht und nach erneutem Trocknen im UV-Licht bei 365 nm ausgewertet.

Auswertung

Das Chromatogramm der Vergleichslösung 1 zeigt im UV-Licht bei 254 nm die fluoreszenzmindernde Zone des Cumarins, die nach Besprühen mit ethanolischer Kaliumhydroxid-Lösung im UV-Licht bei 365 nm blaugrün fluoresziert.

Im Chromatogramm der Vergleichslösung 2 (Tonkabohnen) ist eine intensive Cumarin-Zone vorhanden.

Das Chromatogramm der Untersuchungslösung muss dem Chromatogramm der Vergleichslösung 2 entsprechen.

Dokumentation

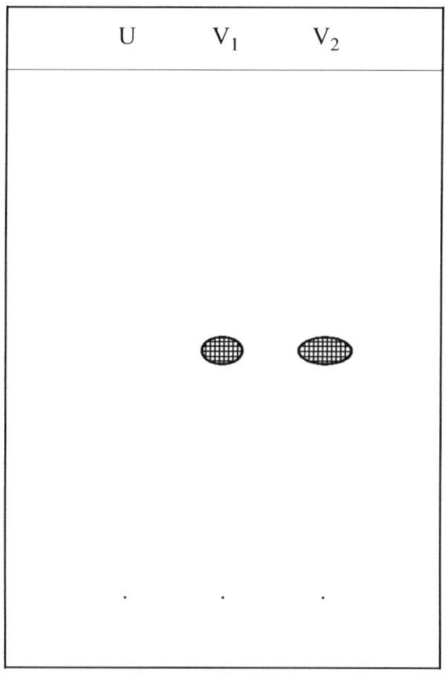

U: Untersuchungslösung

V_1: Cumarin

V_2: Tonkabohnen

Tormentillwurzelstock, Tormentilltinktur

Schicht

DC-Alufolie Kieselgel 60 F_{254} Merck Artikel Nr. 1.05549

DC-Bedingungen

- Mikro-DC, Kammersättigung
- Laufstrecke 2mal 6 cm, Zwischentrocknung durch Fönen
- Laufzeit 2mal etwa 10 Minuten

Fließmittel

In ein trockenes Reagenzglas werden folgende Lösungsmittelmengen einpipettiert und sorgfältig gemischt:

- 4,0 ml Ethylacetat
- 4,0 ml Dichlormethan
- 2,0 ml Essigsäure 100%

Untersuchungslösungen

1,0 g gepulverte Droge (Sieb 500) wird mit 5 ml Methanol in einem Reagenzglas 5 Minuten lang unter ständigem Umrühren im Wasserbad erhitzt. Anschließend wird in ein Zentrifugenglas filtriert.

Die Tormentilltinktur wird direkt zur Chromatographie verwendet.

Vergleichslösungen

V_1: 5 mg Catechin (Cianidanol RN) werden in 5 ml Methanol gelöst.

V_2: Aus authentischem Tormentillwurzelstock (Potentilla erecta) bzw. authentischer Tormentilltinktur hergestellte Vergleichslösung nach Vorschrift »Untersuchungslösung«.

Auftrageart und -menge

Auf die DC-Folie werden je 1 µl der Untersuchungslösung und der Vergleichslösungen punktförmig aufgetragen.

Nachweis

Die DC-Folie wird unter dem Abzug durch Fönen getrocknet und mit einer frisch hergestellten 0,5%igen wässrigen Echtblausalz B-Lösung besprüht. Anschließend wird mit einem Heißluftfön solange erhitzt, bis alle farbigen Zonen deutlich sichtbar sind.

Auswertung

Im Chromatogramm der Vergleichslösung 1 ist in der oberen Hälfte die rotbraune Zone des Catechins sichtbar.

Im Chromatogramm der Vergleichslösung 2 (Tormentillwurzelstock bzw. -tinktur) tritt eine entsprechende Catechin-Zone auf. Zwischen Startpunkt und Catechin-Zone treten weitere rotbraun gefärbte Zonen auf.

Das Chromatogramm der Untersuchungslösung muss dem Chromatogramm der Vergleichslösung 2 entsprechen.

Dokumentation

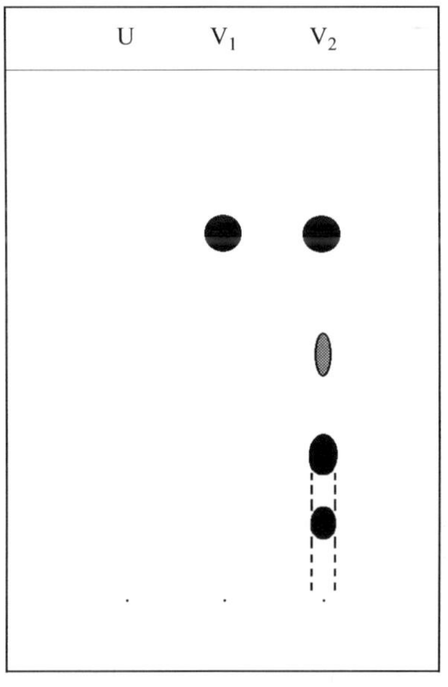

U: Untersuchungslösung
V_1: Catechin
V_2: Tormentillwurzelstock bzw. -tinktur

Tretinoin (Vitamin-A-Säure)

Schicht

DC-Alufolie Kieselgel 60 F_{254} Merck Artikel Nr. 1.05549

DC-Bedingungen

- Mikro-DC, Kammersättigung
- Laufstrecke 6 cm
- Laufzeit etwa 7 Minuten

Fließmittel

In ein trockenes Reagenzglas werden folgende Lösungsmittelmengen einpipettiert und sorgfältig gemischt:

- 5,4 ml Cyclohexan
- 4,0 ml Diethylether
- 0,4 ml Aceton
- 0,2 ml Essigsäure 100%

Untersuchungslösung

2 mg Untersuchungssubstanz werden in 2 ml Dichlormethan gelöst.

Vergleichslösung

Die Vergleichslösung wird mit authentischer Vergleichssubstanz wie die Untersuchungslösung hergestellt.

Auftrageart und -menge

Auf die DC-Folie werden je 1 µl der Untersuchungslösung und der Vergleichslösung punktförmig aufgetragen.

Nachweis

1. Die DC-Folie wird unter dem Abzug durch Fönen getrocknet, dann im Tageslicht und im UV-Licht bei 254 nm ausgewertet.
2. Die Zone des Tretinoins wird mit Antimon(III)-chlorid-Lösung R betüpfelt.

Auswertung

Das Chromatogramm der Vergleichslösung zeigt im Tageslicht die gelbe Tretinoin-Zone, die im UV-Licht bei 254 nm durch ihre Fluoreszenzminderung noch deutlicher hervortritt. Durch Betüpfeln mit Antimon(III)-chlorid-Lösung färbt sich die Tretinoin-Zone blauviolett. Die Färbung verändert sich schnell über Rotviolett zu Braun.

Das Chromatogramm der Untersuchungslösung muss dem Chromatogramm der Vergleichslösung entsprechen.

Dokumentation

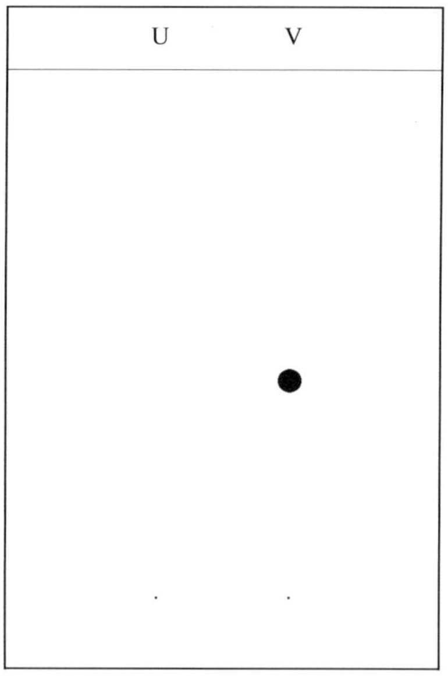

U: Untersuchungslösung

V: Tretinoin

Triclosan

Schicht

DC-Alufolie Kieselgel 60 F_{254} Merck Artikel Nr. 1.05549

DC-Bedingungen

- Mikro-DC, Kammersättigung
- Laufstrecke 6 cm
- Laufzeit etwa 6 Minuten

Fließmittel

In ein trockenes Reagenzglas werden folgende Lösungsmittelmengen einpipettiert und sorgfältig gemischt:

- 8,0 ml Toluol
- 2,0 ml Aceton

Untersuchungslösung

5 mg Untersuchungssubstanz werden in 2 ml Methanol gelöst.

Vergleichslösung

Die Vergleichslösung wird mit authentischer Vergleichssubstanz wie die Untersuchungslösung hergestellt.

Auftrageart und -menge

Auf die DC-Folie werden je 1 µl der Untersuchungslösung und der Vergleichslösung punktförmig aufgetragen.

Nachweis

1. Die DC-Folie wird unter dem Abzug durch Fönen getrocknet und im UV-Licht bei 254 nm ausgewertet.
2. Anschließend wird die DC-Folie mit Dichlorchinonchlorimid-Lösung RN besprüht und nach erneutem Trocknen bis zur optimalen Farbentwicklung in eine Kammer mit Ammoniakdämpfen gestellt. Alternativ zur Ammoniakkammer kann die Folie mit der Triclosan-Zone unter dem Abzug direkt über eine geöffnete Ammoniak-Flasche gehalten werden.

Auswertung

Das Chromatogramm der Vergleichslösung zeigt im UV-Licht bei 254 nm im oberen Drittel die fluoreszenzmindernde Zone des Triclosans. Nach Bedampfen mit Ammoniak-Dämpfen aus Ammoniak-Lösung 25% färbt sich die Zone hellblau.

Das Chromatogramm der Untersuchungslösung muss dem Chromatogramm der Vergleichslösung entsprechen.

Dokumentation

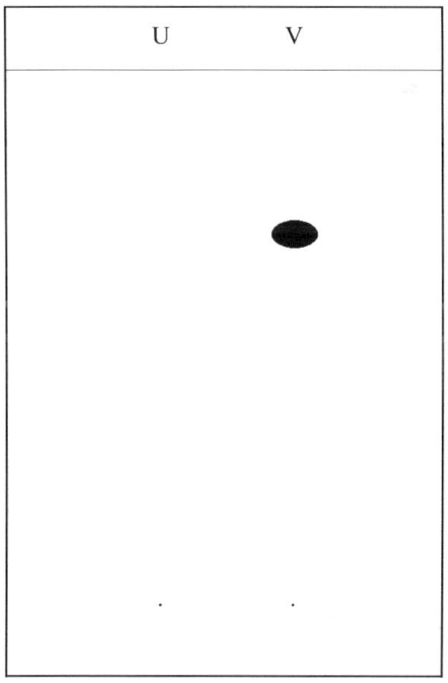

U: Untersuchungslösung

V: Triclosan

Trometamol

Schicht

DC-Alufolie Kieselgel 60 F_{254} Merck Artikel Nr. 1.05549

DC-Bedingungen

- Mikro-DC, Kammersättigung
- Laufstrecke 4 cm
- Laufzeit etwa 20 Minuten

Fließmittel

In ein trockenes Reagenzglas werden folgende Lösungsmittelmengen einpipettiert und sorgfältig gemischt:

- 9,0 ml 2-Propanol
- 1,0 ml Ammoniak-Lösung 10% (m/V)

Untersuchungslösung

10 mg Untersuchungssubstanz werden in einem Zentrifugenglas in 2,5 ml Methanol gelöst.

Vergleichslösung

Aus authentischem Tropmetamol (Trispuffer) hergestellte Vergleichslösung nach Vorschrift »Untersuchungslösung«.

Auftrageart und -menge

Auf die DC-Folie werden je 1 µl der Untersuchungslösung sowie der Vergleichslösung punktförmig aufgetragen.

Nachweis

Die DC-Folie wird unter dem Abzug durch Fönen getrocknet und 5 Minuten auf einer Heizplatte bei etwa 100 °C erhitzt.
Anschließend wird mit schwefelsaurer Kaliumpermanganat-Lösung 1% besprüht und das Chromatogramm nach einigen Minuten im Tageslicht ausgewertet.
Alternativ kann auch mit Ninhydrin-Reagenz besprüht und die DC-Folie auf einer Heizplatte bei etwa 100 °C erhitzt werden.

Auswertung

Im Chromatogramm der Vergleichslösung ist nach chemischer Detektion im unteren Drittel ein heller Fleck auf braungelbem Untergrund sichtbar.

Wird die Detektion alternativ mit Ninhydrin-Reagenz durchgeführt, erscheint beim Erhitzen ein heller Fleck mit rotvioletter Umrandung.
Ist kein Fleck sichtbar, muss die DC-Folie ein zweites Mal beprüht und erhitzt werden.

Das Chromatogramm der Untersuchungslösung muss dem Chromatogramm der Vergleichslösung entsprechen.

Dokumentation

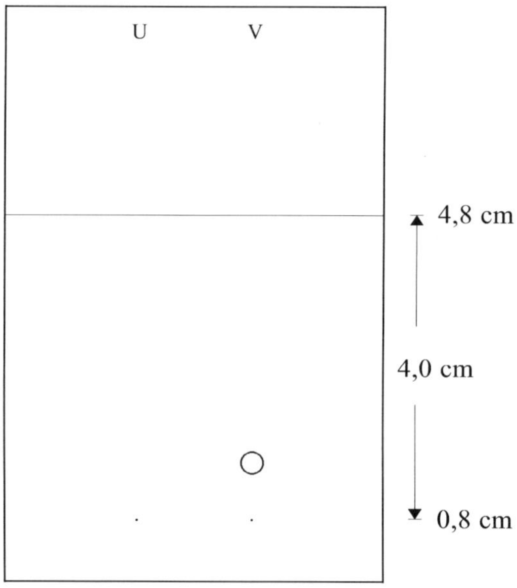

U: Untersuchungslösung
V: Trometamol

Ulmenrinde

Schicht

DC-Alufolie Kieselgel 60 F_{254} Merck Artikel Nr. 1.05549

DC-Bedingungen

- Mikro-DC, Kammersättigung
- Laufstrecke 6 cm
- Laufzeit etwa 9 Minuten

Fließmittel

In ein trockenes Reagenzglas werden folgende Lösungsmittelmengen einpipettiert und sorgfältig gemischt:

- 4,5 ml Ethylacetat
- 2,5 ml Methanol
- 1,9 ml Dichlormethan
- 1,1 ml Wasser

Untersuchungslösung

1,0 g gepulverte Droge (Sieb 500) wird in einem Reagenzglas 5 Minuten lang mit 5 ml Methanol im Wasserbad unter ständigem Rühren erhitzt. Nach dem Abkühlen wird in ein Zentrifugenglas filtriert.

Vergleichslösungen

V_1: 10 mg Arbutin und 5 mg Betulin werden zusammen in 5 ml Methanol gelöst.

V_2: Aus authentischer Ulmenrinde (Ulmus laevis oder Ulmus carpinifolia) hergestellte Vergleichslösung nach Vorschrift »Untersuchungslösung«.

Auftrageart und -menge

Auf die DC-Folie werden je 1 µl der Untersuchungslösung und der Vergleichslösungen punktförmig aufgetragen.

Nachweis

Die DC-Folie wird unter dem Abzug durch Fönen mit heißer Luft getrocknet, mit Anisaldehyd-Reagenz R reichlich besprüht und nach erneutem Trocknen auf einer Heizplatte bei etwa 100 °C solange vorsichtig erhitzt, bis sich alle Zonen farblich gut entwickelt haben.

Auswertung

Das Chromatogramm der Vergleichslösung 1 zeigt etwa in der Mitte die grüne Arbutin-Zone und im oberen Drittel die violette Betulin-Zone.

Das Chromatogramm der Vergleichslösung 2 (Ulmenrinde) besitzt im Bereich des Betulin-Vergleichs und darüber mehrere violette Zonen. Im Bereich zwischen Arbutin- und Betulin-Vergleich treten mehrere braune Zonen auf. Im unteren Drittel sind zwei grüne Zonen schwach sichtbar.

Das Chromatogramm der Untersuchungslösung muss dem Chromatogramm der Vergleichslösung 2 in seinen charakteristischen Zonen entsprechen.

Dokumentation

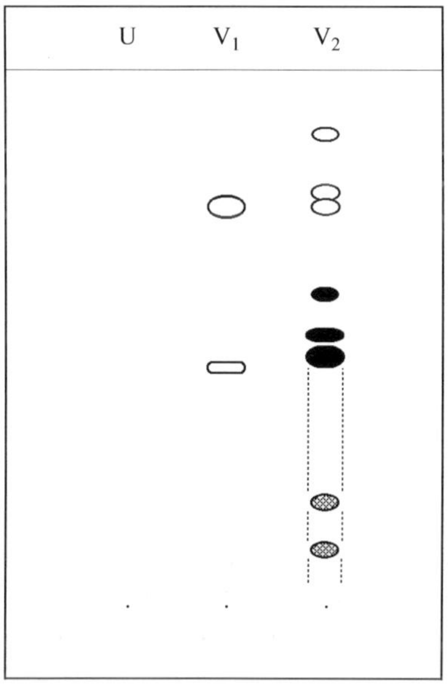

U: Untersuchungslösung
V_1: Arbutin, Betulin
V_2: Ulmenrinde

Vanille

Schicht

DC-Alufolie Kieselgel 60 F_{254} Merck Artikel Nr. 1.05549

DC-Bedingungen

- Mikro-DC, Kammersättigung
- Laufstrecke 6 cm
- Laufzeit etwa 6 Minuten

Fließmittel

In ein trockenes Reagenzglas werden folgende Lösungsmittelmengen einpipettiert und sorgfältig gemischt:

- 9,5 ml Dichlormethan
- 0,5 ml Aceton

Untersuchungslösung

1,0 g zerkleinerte Droge wird mit 5 ml Dichlormethan in einem Reagenzglas 5 Minuten lang vorsichtig geschüttelt. Anschließend wird in ein Zentrifugenglas filtriert.

Vergleichslösungen

V_1: 5 mg Vanillin werden in 5 ml Methanol gelöst.

V_2: Aus authentischer Vanille (Vanilla planifolia) hergestellte Vergleichslösung nach Vorschrift »Untersuchungslösung«.

Auftrageart und -menge

Auf die DC-Folie werden je 2mal 1 µl der Untersuchungslösung und der Vergleichslösungen punktförmig aufgetragen.

Nachweis

1. Die DC-Folie wird unter dem Abzug durch Fönen getrocknet und anschließend im UV-Licht bei 254 nm ausgewertet.
2. Die DC-Folie wird mit Dinitrophenylhydrazin-Reagenz R besprüht.

Auswertung

Im Chromatogramm der Vergleichslösung 1 ist im mittleren Rf-Bereich im UV-Licht bei 254 nm die fluoreszenzmindernde Zone des Vanillins sichtbar. Nach Besprühen mit Dinitrophenylhydrazin-Reagenz färbt sich die Vanillin-Zone orangebraun.

Im Chromatogramm der Vergleichslösung 2 (Vanille) ist Vanillin als Hauptzone ebenfalls vorhanden. Weitere fluoreszenzmindernde Zonen sind sichtbar. Nach Besprühen mit Dinitrophenylhydrazin-Reagenz R sind neben Vanillin zusätzlich mehrere kleine Zonen gelbbraun gefärbt.

Das Chromatogramm der Untersuchungslösung muss dem Chromatogramm der Vergleichslösung 2 entsprechen.

Dokumentation

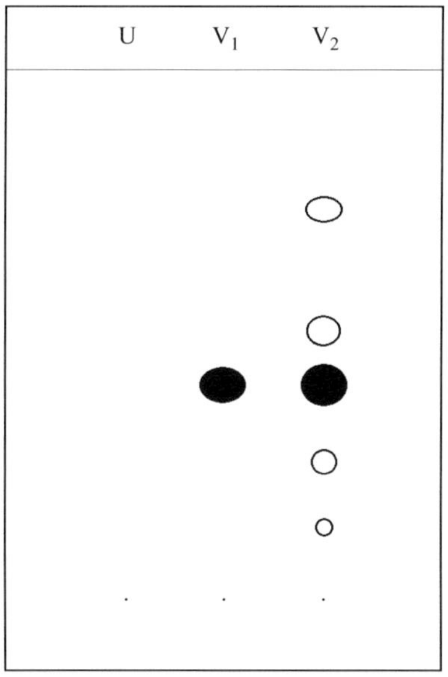

U: Untersuchungslösung

V_1: Vanillin

V_2: Vanille

Veilchenwurzel

Schicht

DC-Alufolie Kieselgel 60 F_{254} Merck Artikel Nr. 1.05549

DC-Bedingungen

- Mikro-DC, Kammersättigung
- Laufstrecke 6 cm
- Laufzeit etwa 7 Minuten

Fließmittel

In ein trockenes Reagenzglas werden folgende Lösungsmittelmengen einpipettiert und sorgfältig gemischt:

- 9,7 ml Toluol
- 0,3 ml Ethylacetat

Untersuchungslösung

10 g gepulverte Droge (Sieb 500) werden in einen 500 ml Rundkolben eingewogen, mit 250 ml Wasser versetzt und einer Wasserdampfdestillation unterzogen. Hierzu wird der Destillationsaufsatz des Arzneibuchs zur »Gehaltsbestimmung des ätherischen Öles in Drogen« verwendet; als Vorlage dienen 0,5 ml Xylol. Nach einer Destillationszeit von 30 Minuten wird die Xylolphase in ein Zentrifugenglas abgelassen; anhaftende Wasserreste können mit 0,3 g wasserfreiem Natriumsulfat gebunden werden. Die Xylolphase wird ohne weitere Verdünnung als Untersuchungslösung eingesetzt.

Vergleichslösungen

V_1 : 10 µl Anisaldehyd werden in 5 ml Toluol gelöst.

V_2: Aus authentischer Veilchenwurzel (Iris germanica, Iris florentina oder Iris pallida) hergestellte Vergleichslösung nach Vorschrift »Untersuchungslösung«.

Auftrageart und -menge

Auf die DC-Folie werden je 1 µl der Untersuchungslösung und der Vergleichslösungen punktförmig aufgetragen.

Nachweis

1. Die DC-Folie wird unter dem Abzug durch Fönen getrocknet. Dann wird im UV-Licht bei 254 nm die Zone des Anisaldehyds gekennzeichnet.
2. Anschließend wird die DC-Folie mit reichlich Anisaldehyd-Reagenz R besprüht und nach erneutem Trocknen solange auf einer Heizplatte bei etwa 100 °C vorsichtig erhitzt, bis sich alle Zonen farblich gut entwickelt haben.

Auswertung

Das Chromatogramm der Vergleichslösung 1 zeigt im UV-Licht bei 254 nm die fluoreszenzmindernde Zone des Anisaldehyds.

Nach chemischer Detektion muss das Chromatogramm der Untersuchungslösung wie das Chromatogramm der Vergleichslösung 2 (Veilchenwurzel) knapp oberhalb des Anisaldehyd-Vergleichs eine intensiv blauviolette Zone aufweisen. Schwächere, unterschiedlich gefärbte Zonen sind oberhalb und unterhalb vorhanden.

Dokumentation

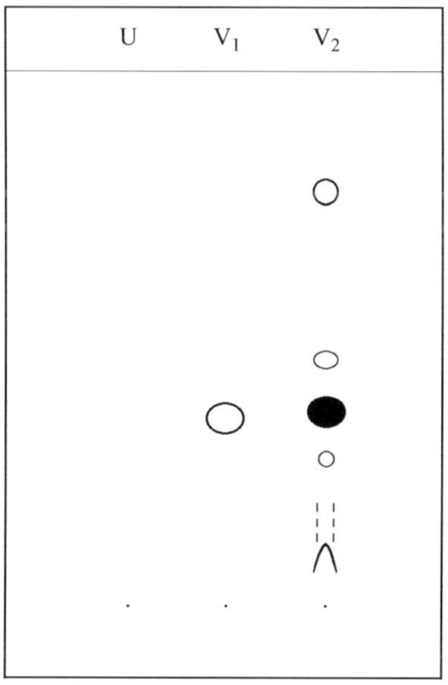

U: Untersuchungslösung
V_1: Anisaldehyd
V_2: Veilchenwurzel

Vielblütiger-Knöterich-Wurzel

Schicht

DC-Alufolie Kieselgel 60 F_{254} Merck Artikel Nr. 1.05549

DC-Bedingungen

- Mikro-DC, Kammersättigung
- Laufstrecke 6 cm
- Laufzeit etwa 7 Minuten

Fließmittel

In ein trockenes Reagenzglas werden folgende Lösungsmittelmengen einpipettiert und sorgfältig gemischt:

- 5,0 ml Toluol
- 1,5 ml Ethylacetat
- 3,5 ml Methanol

Untersuchungslösung

0,5 g gepulverte Droge (Sieb 500) werden mit 5 ml Methanol in einem Reagenzglas 5 Minuten lang unter ständigem Umrühren im Wasserbad erhitzt. Anschließend wird in ein Zentrifugenglas filtriert.

Vergleichslösungen

V_1: 2,5 mg Emodin werden in 5 ml Methanol gelöst.

V_2: Aus authentischer Vielblütiger-Knöterich-Wurzel (He shou wu, Fallopia multiflora = Polygonum multiflorum) hergestellte Vergleichslösung nach Vorschrift »Untersuchungslösung«.

Auftrageart und -menge

Auf die DC-Folie werden je 1 µl der Untersuchungslösung und der Vergleichslösungen punktförmig aufgetragen.

Nachweis

Die DC-Folie wird unter dem Abzug mit einem Heißluftfön getrocknet und die noch warme Folie mit einer 1%igen Lösung (m/V) von Diphenylboryloxyethylamin in Ethanol reichlich besprüht. Nach erneutem Trocknen wird mit einer 5%igen Lösung (V/V) von Macrogol 400 in Ethanol besprüht und die DC-Folie zur Farbintensivierung mit heißer Luft gefönt. Die Auswertung erfolgt im UV-Licht bei 365 nm.

Alternativ kann auch ohne Besprühen im UV-Licht bei 365 nm ausgewertet werden.

Auswertung

Das Chromatogramm der Vergleichslösung 1 zeigt im UV-Licht bei 365 nm im oberen Drittel die rote Zone des Emodins, die auch im Tageslicht rot gefärbt ist.

Im Chromatogramm der Vergleichslösung 2 (Vielblütiger-Knöterich-Wurzel) ist die Emodin-Zone ebenfalls vorhanden. Darüber befindet sich die orange fluoreszierende Zone des Physcions. Etwas unterhalb der Mitte tritt eine blau fluoreszierende Zone auf, bei der es sich wahrscheinlich um Stilbenglucosid handelt. Weitere schwächere Zonen können vorhanden sein.

Das Chromatogramm der Untersuchungslösung muss dem Chromatogramm der V_2 in seinen charakteristischen Zonen entsprechen.

Dokumentation

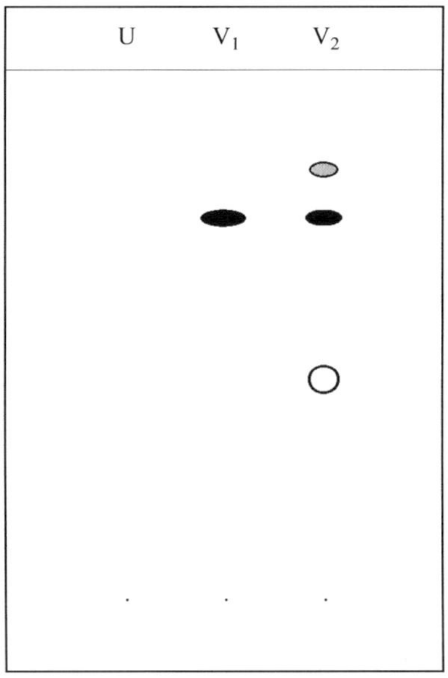

U: Untersuchungslösung
V_1: Emodin
V_2: Vielblütiger-Knöterich-Wurzel

Fettlösliche Vitamine

Untersuchungssubstanzen

Vitamin A-acetat (Retinolacetat), Vitamin A-palmitat (Retinolpalmitat), Vitamin D_3 (Colecalciferol), Vitamin E (α-Tocopherol), Vitamin E-acetat (α-Tocopherolacetat)

Schicht

DC-Alufolie Kieselgel 60 F_{254} Merck Artikel Nr. 1.05549

DC-Bedingungen

- Mikro-DC, Kammersättigung
- Laufstrecke 6 cm
- Laufzeit etwa 9 Minuten

Fließmittel

In ein trockenes Reagenzglas werden folgende Lösungsmittelmengen einpipettiert und sorgfältig gemischt:

- 8,0 ml Cyclohexan
- 1,0 ml Diethylether

Untersuchungslösungen

Etwa 10 000 I. E. der Vitamine A und D sowie 10 mg Vitamin E werden in jeweils 2 ml Cyclohexan gelöst.

Fertigarzneimittel werden mit der entsprechenden Menge Cyclohexan extrahiert.

Auftrageart und -menge

Auf die DC-Folie werden je 1 µl der Untersuchungslösungen punktförmig aufgetragen.

Hinweis: Vitamin A ist sehr oxidationsempfindlich. Daher dürfen die Auftragepunkte nicht durch Fönen getrocknet werden!

Nachweis

1. Die DC-Folie wird unter dem Abzug getrocknet, zuerst im UV-Licht bei 365 nm und dann im UV-Licht bei 254 nm ausgewertet.
2. Die Flecke der Vitamine A und D werden mit Antimon(III)-chlorid-Lösung R betüpfelt.
3. Die DC-Folie wird mit Salpetersäure 12,5% R besprüht, durch Fönen getrocknet und anschließend auf einer Heizplatte bei etwa 100 °C erhitzt.

Auswertung

Im UV-Licht bei 365 nm zeigen die Vitamin A-Derivate eine gelbe Fluoreszenz.

Im UV-Licht bei 254 nm zeigen die übrigen fettlöslichen Vitamine eine Fluoreszenzminderung.

Durch Betüpfeln mit Antimon(III)-chlorid-Lösung färben sich die Flecke der Vitamin A-Derivate blau und der Fleck des Vitamin D rotbraun. Letzterer zeigt nach Erhitzen auf etwa 110 °C eine blaue Fluoreszenz im UV-Licht bei 365 nm.

Durch Besprühen mit verdünnter Salpetersäure und anschließendes Erhitzen färben sich die Flecke der Vitamin E-Derivate braun.

Dokumentation

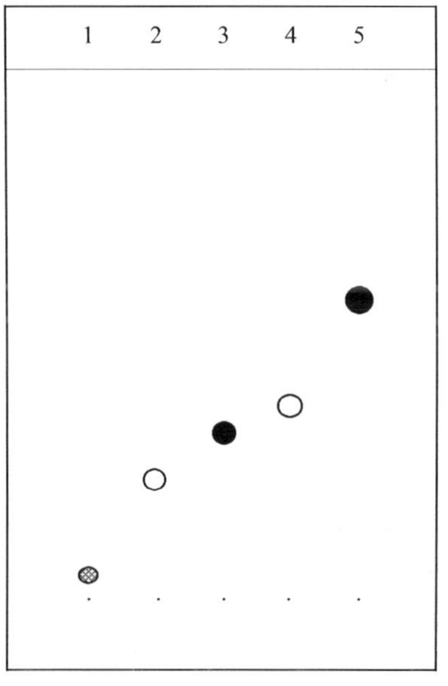

1: Vitamin D_3
2: Vitamin E
3: Vitamin A-acetat
4: Vitamin E-acetat
5: Vitamin A-palmitat

Wasserlösliche Vitamine

Untersuchungssubstanzen

Ascorbinsäure (Vitamin C), Calciumpantothenat, Nicotinamid (Niacin), Pyridoxinhydrochlorid (Vitamin B_6), Riboflavin (Vitamin B_2) Thiaminchloridhydrochlorid und Thiaminnitrat (Vitamin B_1)

Schicht

DC-Alufolie Kieselgel 60 F_{254} Merck Artikel Nr. 1.05549

DC-Bedingungen

- Mikro-DC, Kammersättigung
- Laufstrecke 6 cm
- Laufzeit etwa 12 Minuten

Fließmittel

In ein trockenes Reagenzglas werden folgende Lösungsmittelmengen einpipettiert und sorgfältig gemischt:

- 4,0 ml Methanol
- 4,0 ml Toluol
- 1,0 ml Pyridin
- 1,0 ml Essigsäure 100%

Untersuchungslösungen

10 mg Untersuchungssubstanz werden in 5 ml Methanol gelöst.
Da Riboflavin schwer löslich ist, werden in diesem Fall 10 mg Substanz mit 5 ml Methanol in einem Zentrifugenglas 5 Minuten lang intensiv geschüttelt. Anschließend wird filtriert.

Auftrageart und -menge

Auf die DC-Folie werden je 1 µl der Untersuchungslösungen punktförmig aufgetragen.

Nachweis

1. Die DC-Folie wird unter dem Abzug durch Fönen getrocknet und auf einer Heizplatte bei etwa 120 °C solange erhitzt, bis kein Geruch nach Pyridin mehr wahrnehmbar ist. Anschließend wird das Chromatogramm zuerst im Tageslicht und dann im UV-Licht bei 254 nm sowie 365 nm ausgewertet.
2. Die DC-Folie wird mit Ninhydrin-Reagenz besprüht, durch Fönen getrocknet und auf einer Heizplatte bei etwa 100 °C erhitzt.

Auswertung

Durch Erhitzen auf der Heizplatte färbt sich der Ascorbinsäure-Fleck (2) braun.

Im UV-Licht bei 254 nm zeigen außer Riboflavin (4) und Calciumpantothenat (6) alle Substanzen eine Fluoreszenzminderung.

Im UV-Licht bei 365 nm sind die blau fluoreszierenden Flecke von Thiamin (1) und Pyridoxin (3) sowie der gelb fluoreszierende Fleck des Riboflavins (4) sichtbar.

Nach Besprühen mit Ninhydrin-Reagenz und Erhitzen erscheint der violette Fleck von Calciumpantothenat (6). Der Thiamin-Fleck (1) färbt sich gelb.

Dokumentation

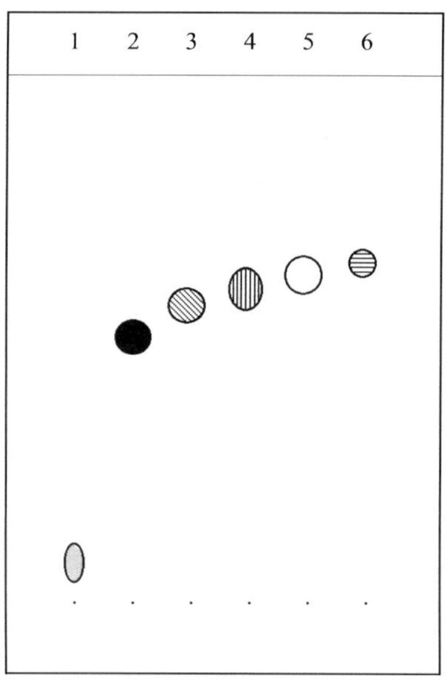

1: Thiaminchloridhydrochlorid bzw. -nitrat
2: Ascorbinsäure
3: Pyridoxinhydrochlorid
4. Riboflavin
5: Nicotinamid
6: Calciumpantothenat

Vogelbeeren (Ebereschenbeeren)

Schicht

DC-Alufolie Kieselgel 60 F_{254} Merck Artikel Nr. 1.05549

DC-Bedingungen

- Mikro-DC, Kammersättigung
- Laufstrecke 6 cm
- Laufzeit etwa 26 Minuten

Fließmittel

In ein trockenes Reagenzglas werden folgende Lösungsmittelmengen einpipettiert und sorgfältig gemischt:

- 7,0 ml 1-Propanol
- 2,0 ml Ethylacetat
- 1,0 ml Wasser

Untersuchungslösung

0,3 g gepulverte Droge (Sieb 500) werden mit einer Mischung aus 4 ml Methanol und 1 ml Wasser in einem Reagenzglas 5 Minuten lang unter ständigem Umrühren im Wasserbad erhitzt. Anschließend wird in ein Zentrifugenglas filtriert.

Vergleichslösungen

V_1: 2 mg Sorbitol werden in 1 ml Wasser gelöst und mit 4 ml Methanol verdünnt.

V_2: Aus authentischen Vogelbeeren (Sorbus aucuparia) hergestellte Vergleichslösung nach Vorschrift »Untersuchungslösung«.

Auftrageart und -menge

Auf die DC-Folie werden je 1 µl der Untersuchungslösung und der Vergleichslösungen punktförmig aufgetragen.

Nachweis

Die DC-Folie wird unter dem Abzug durch Fönen getrocknet, mit 1%iger schwefelsaurer Kaliumpermanganat-Lösung reichlich besprüht und anschließend mit einem Heißluftfön intensiv erhitzt, bis helle Flecken sichtbar werden.

Auswertung

Das Chromatogramm der Vergleichslösung 1 zeigt nach chemischer Detektion im unteren Drittel die helle Zone des Sorbitols.

Im Chromatogramm der Untersuchungslösung muss die Sorbitol-Zone ebenfalls vorhanden sein.
Weitere helle Flecke sind im Bereich des Starts und oberhalb des Sorbitols vorhanden.

Das Chromatogramm der Untersuchungslösung muss dem Chromatogramm der Vergleichslösung 2 in seinen charakteristischen Flecken entsprechen.

Dokumentation

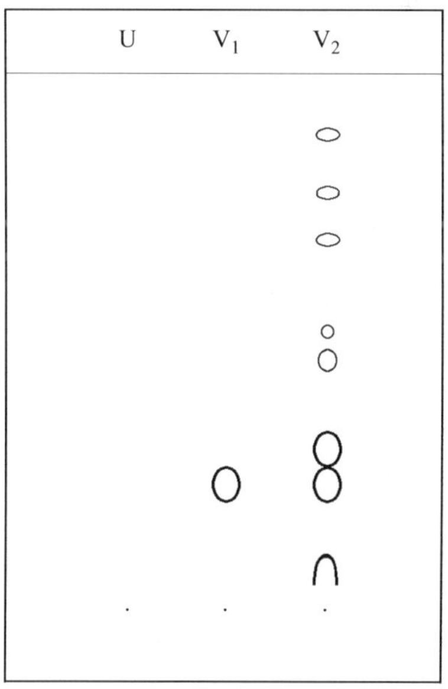

U: Untersuchungslösung
V_1: Sorbitol
V_2: Vogelbeeren

Vogelknöterichkraut

Schicht

DC-Alufolie Kieselgel 60 F_{254} Merck Artikel Nr. 1.05549

DC-Bedingungen

- Mikro-DC, Kammersättigung
- Laufstrecke 2mal 6 cm, Zwischentrocknung durch Fönen
- Laufzeit 2mal etwa 10 Minuten

Fließmittel

In ein trockenes Reagenzglas werden folgende Lösungsmittelmengen einpipettiert und sorgfältig gemischt:

- 8,8 ml Ethylacetat
- 0,6 ml Ameisensäure
- 0,6 ml Wasser

Untersuchungslösung

1,0 g gepulverte Droge (Sieb 500) wird mit 5 ml Methanol in einem Reagenzglas 5 Minuten lang unter ständigem Umrühren im Wasserbad erhitzt. Anschließend wird in ein Zentrifugenglas filtriert.

Vergleichslösungen

V_1: 1 mg Rutosid und 1 mg Hyperosid werden zusammen in 5 ml Methanol gelöst.

V_2: Aus authentischem Vogelknöterichkraut (Polygonum aviculare) hergestellte Vergleichslösung nach Vorschrift »Untersuchungslösung«.

Auftrageart und -menge

Auf die DC-Folie werden je 2mal 1 µl der Untersuchungslösung und der Vergleichslösungen punktförmig aufgetragen.

Nachweis

Die DC-Folie wird unter dem Abzug mit einem Heißluftfön getrocknet und die noch warme Folie mit einer 1%igen Lösung (m/V) von Diphenylboryloxyethylamin in Ethanol reichlich besprüht. Nach erneutem Trocknen wird mit einer 5%igen Lösung (V/V) von Macrogol 400 in Ethanol besprüht und die DC-Folie zur Farbintensivierung mit heißer Luft geföhnt. Die Auswertung erfolgt im UV-Licht bei 365 nm.

Auswertung

Das Chromatogramm der Vergleichslösung 1 zeigt im UV-Licht bei 365 nm mit steigenden Rf-Werten die orangefarben fluoreszierenden Zonen des Rutosids und des Hyperosids.

Im Chromatogramm der Vergleichslösung 2 (Vogelknöterichkraut) befindet sich zwischen Rutosid- und Hyperosid-Vergleich eine deutlich orangefarbene Zone. Oberhalb und unterhalb tritt je eine schwächere orangefarbene Zone auf. Oberhalb des Hyperosid-Vergleichs sind mehrere gelbgrüne und orangefarbene Zonen z. T. nur schwach sichtbar. Weitere blau und rot fluoreszierende Nebenzonen sind im oberen Rf-Bereich vorhanden.

Das Chromatogramm der Untersuchungslösung muss dem Chromatogramm der Vergleichslösung 2 in seinen charakteristischen Zonen entsprechen.

Dokumentation

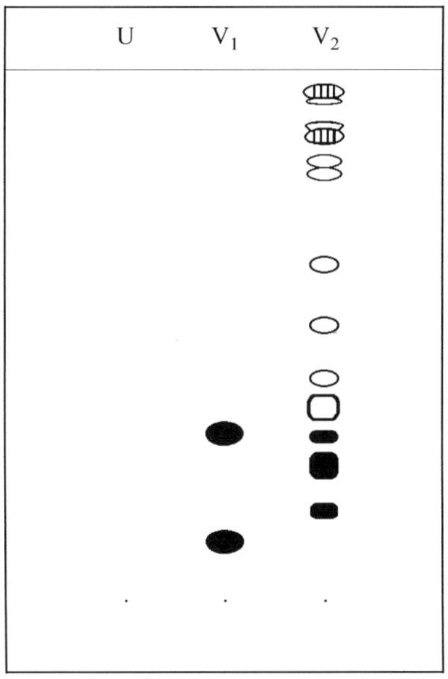

U: Untersuchungslösung
V_1: Rutosid, Hyperosid
V_2: Vogelknöterichkraut

Vogelmierenkraut

Schicht

DC-Alufolie Kieselgel 60 F_{254} Merck Artikel Nr. 1.05549

DC-Bedingungen

- Mikro-DC, Kammersättigung
- Laufstrecke 6 cm
- Laufzeit etwa 15 Minuten

Fließmittel

In ein trockenes Reagenzglas werden folgende Lösungsmittelmengen einpipettiert und sorgfältig gemischt:

- 7,2 ml Ethylacetat
- 0,7 ml Ameisensäure
- 0,7 ml Essigsäure
- 1,4 ml Wasser

Untersuchungslösung

0,8 g gepulverte Droge (Sieb 500) werden mit 5 ml Methanol in einem Reagenzglas 5 Minuten lang unter ständigem Umrühren im Wasserbad erhitzt. Anschließend wird in ein Zentrifugenglas filtriert.

Vergleichslösungen

V_1: 2 mg Rutosid, 1 mg Chlorogensäure, 2 mg Hyperosid und 1 mg Kaffeesäure werden zusammen in 10 ml Methanol gelöst.

V_2: Aus authentischem Vogelmierenkraut (Stellaria media) hergestellte Vergleichslösung nach Vorschrift »Untersuchungslösung«.

Auftrageart und -menge

Auf die DC-Folie werden je 2mal 1 µl der Untersuchungslösung und der Vergleichslösungen punktförmig aufgetragen.

Nachweis

Die DC-Folie wird unter dem Abzug mit einem Heißluftfön getrocknet und die noch warme Folie mit einer 1%igen Lösung (m/V) von Diphenylboryloxyethylamin in Ethanol reichlich besprüht. Nach erneutem Trocknen wird mit einer 5%igen Lösung (V/V) von Macrogol 400 in Ethanol besprüht und die DC-Folie zur Farbintensivierung mit heißer Luft gefönt. Die Auswertung erfolgt im UV-Licht bei 365 nm.

Auswertung

Das Chromatogramm der Vergleichslösung 1 zeigt im UV-Licht bei 365 nm mit steigenden Rf-Werten die Zonen von Rutosid, Chlorogensäure, Hyperosid und Kaffeesäure. Rutosid und Hyperosid fluoreszieren orange; Chlorogensäure und Kaffeesäure fluoreszieren hellblau.

Das Chromatogramm der Untersuchungslösung muss wie das Chromatogramm der Vergleichslösung 2 (Vogelmierenkraut) folgende charakteristische Zonen zeigen: zwischen Start und Rutosid-Vergleich eine Doppelzone, die unten gelb und oben gelbgrün fluoresziert, auf Höhe des Rutosid-Vergleichs eine orange fluoreszierende Zone und auf Hohe des Chlorogensäure-Vergleichs eine hellblau fluoreszierende Zone. Weitere, schwach orange oder blau fluoreszierende Nebenzonen sind vorhanden, ebenso zwei rot fluoreszierende Chlorophyll-Zonen oberhalb des Kaffeesäure-Vergleichs.

Dokumentation

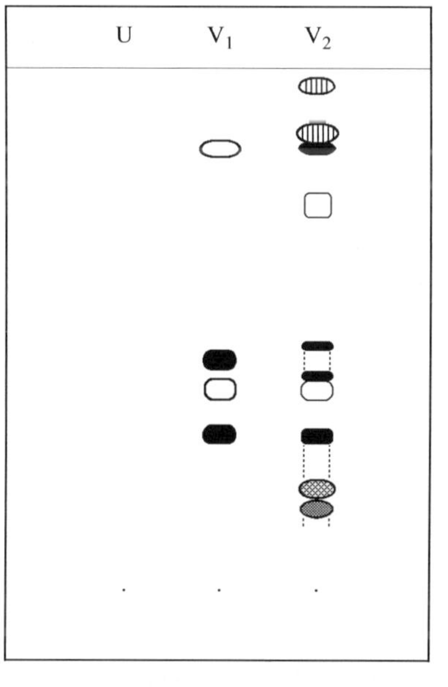

U: Untersuchungslösung

V_1: Rutosid, Chlorogens., Hyperosid, Kaffees.

V_2: Vogelmierenkraut

Wacholderbeeren

Schicht

DC-Alufolie Kieselgel 60 F_{254} Merck Artikel Nr. 1.05549

DC-Bedingungen

- Mikro-DC, Kammersättigung
- Laufstrecke 2mal 6 cm, Zwischentrocknung durch Fönen
- Laufzeit 2mal etwa 6 Minuten

Fließmittel

- 10 ml Dichlormethan

Untersuchungslösung

1,0 g zerquetschte Droge wird mit 5 ml Dichlormethan in einem Reagenzglas mit Stopfen etwa 2 Minuten lang unter Schütteln extrahiert. Nach Zusatz von 2 g wasserfreiem Natriumsulfat wird in ein Zentrifugenglas filtriert und das Filtrat sofort zur Chromatographie verwendet.

Vergleichslösungen

V_1: 10 µl Cineol und 4,0 mg Guajazulen werden zusammen in 10 ml Dichlormethan gelöst.

V_2: Aus authentischen Wacholderbeeren (Juniperus communis) hergestellte Vergleichslösung nach Vorschrift »Untersuchungslösung«.

Auftrageart und -menge

Auf die DC-Folie werden je 2mal 1 µl der Untersuchungslösung und der Vergleichslösungen punktförmig aufgetragen.

Nachweis

Die DC-Folie wird unter dem Abzug durch Fönen getrocknet und mit reichlich Anisaldehyd-Reagenz R besprüht. Anschließend wird nach erneutem Trocknen solange auf einer Heizplatte bei etwa 100 °C vorsichtig erhitzt, bis sich alle Flecke farblich gut entwickelt haben.

Auswertung

Das Chromatogramm der Vergleichslösung 1 zeigt nach Besprühen mit Anisaldehyd-Reagenz und Erhitzen im mittleren Rf-Bereich den grauvioletten Fleck des Cineols und etwas unterhalb der Fließmittelfront den orangeroten Fleck des Guajazulens.

Im Chromatogramm der Vergleichslösung 2 (Wacholderbeeren) liegt im Rf-Bereich zwischen Cineol-Vergleich und Startpunkt eine große, rotviolette Zone (Diterpensäuren). Weitere rotviolette Zonen befinden sich auf der Höhe des Guajazulen-Vergleichs (Mono- und Sesquiterpen-Kohlenwasserstoffe). Neben weiteren, unterschiedlich gefärbten Zonen, befindet sich im Rf-Bereich zwischen den beiden Vergleichssubstanzen eine intensiv graublau gefärbter Fleck.

Das Chromatogramm der Untersuchungslösung muss dem Chromatogramm der Vergleichslösung 2 entsprechen.

Dokumentation

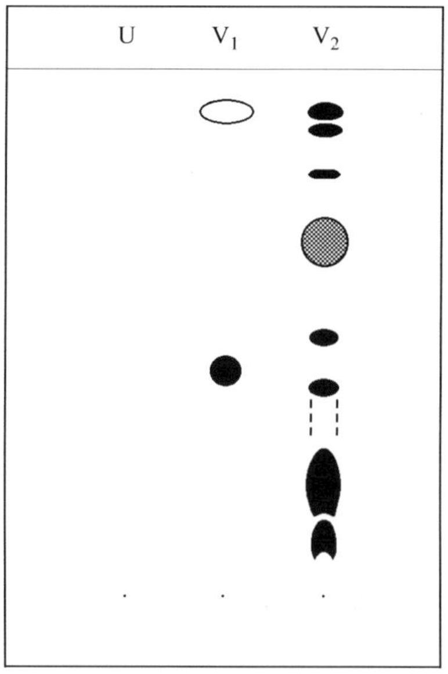

U: Untersuchungslösung

V_1: Cineol, Guajazulen

V_2: Wacholderbeeren

Wacholderholzöl für den äußeren Gebrauch

Schicht

DC-Alufolie Kieselgel 60 F_{254} Merck Artikel Nr. 1.05549

DC-Bedingungen

- Mikro-DC, Kammersättigung
- Laufstrecke 2mal 6 cm, Zwischentrocknung durch Fönen
- Laufzeit 2mal etwa 7 Minuten

Fließmittel

In ein trockenes Reagenzglas werden folgende Lösungsmittelmengen einpipettiert und sorgfältig gemischt:

- 9,3 ml n-Hexan
- 0,7 ml Ethylacetat

Untersuchungslösung

0,8 ml des zu untersuchenden Öls werden in 1 ml Toluol gelöst.

Vergleichslösungen

V_1: 10 µl α-Terpineol und 10 µl Bornylacetat werden zusammen in 5 ml Toluol gelöst.

V_2: Aus authentischem Wacholderholzöl für den äußeren Gebrauch (1 Teil Wacholderholzöl + 9 Teile Gereinigtes Terpentinöl) hergestellte Vergleichslösung nach Vorschrift »Untersuchungslösung«.

Auftrageart und -menge

Auf die DC-Folie werden je 1 µl der Untersuchungslösung und der Vergleichslösungen punktförmig aufgetragen.

Nachweis

Die DC-Folie wird unter dem Abzug getrocknet und mit reichlich Anisaldehyd-Reagenz R besprüht. Anschließend wird nach erneutem Trocknen solange auf einer Heizplatte bei etwa 100 °C vorsichtig erhitzt, bis sich alle Zonen farblich gut entwickelt haben.

Auswertung

Das Chromatogramm der Vergleichslösung 1 zeigt mit steigenden Rf-Werten die blauviolette Zone des α-Terpineols und die grüne bis braune Zone des Bornylacetats.

Im Chromatogramm der Vergleichslösung 2 (Wacholderholzöl für den äußeren Gebrauch) sind die Zonen von α-Terpineol und Bornylacetat ebenfalls vorhanden. Im Rf-Bereich zwischen den beiden Vergleichssubstanzen sind zahlreiche unterschiedlich gefärbte Zonen sichtbar, von denen eine rotviolette Zone im mittleren Rf-Bereich auffällt. Im oberen Rf-Bereich ist mit größtem Rf-Wert die große violette Zone der Kohlenwasserstoffe sichtbar.

Das Chromatogramm der Untersuchungslösung muss dem Chromatogramm der Vergleichslösung 2 in seinen charakteristischen Zonen entsprechen.

Dokumentation

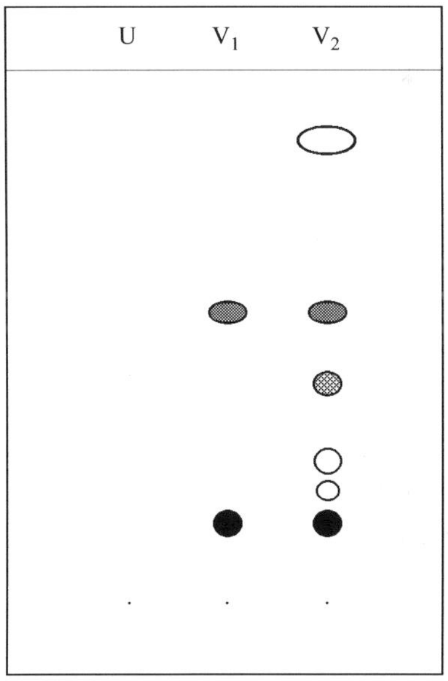

U: Untersuchungslösung
V_1: α-Terpineol, Bornylacetat
V_2: Wacholderholzöl für den äußeren Gebrauch

Wacholderöl

Schicht

DC-Alufolie Kieselgel 60 F_{254} Merck Artikel Nr. 1.05549

DC-Bedingungen

- Mikro-DC, Kammersättigung
- Laufstrecke 2mal 6 cm, Zwischentrocknung durch Fönen
- Laufzeit 2mal etwa 6 Minuten

Fließmittel

- 10 ml Dichlormethan

Untersuchungslösung

0,1 ml (5 Tropfen) des zu untersuchenden Öls wird in 1 ml Toluol gelöst.

Vergleichslösungen

V_1: 10 µl Bornylacetat werden in 2,5 ml Toluol gelöst.

V_2: Aus authentischem Wacholderöl (gewonnen aus den Beerenzapfen von Juniperus communis) hergestellte Vergleichslösung nach Vorschrift »Untersuchungslösung«.

Auftrageart und -menge

Auf die DC-Folie werden je 1 µl der Untersuchungslösung und der Vergleichslösungen punktförmig aufgetragen.

Nachweis

Die DC-Folie wird unter dem Abzug durch Fönen getrocknet und mit reichlich Anisaldehyd-Reagenz R besprüht. Anschließend wird nach erneutem Trocknen solange auf einer Heizplatte bei etwa 100 °C vorsichtig erhitzt, bis sich alle Zonen farblich gut entwickelt haben.

Auswertung

Das Chromatogramm der Vergleichslösung 1 zeigt nach Besprühen mit Anisaldehyd-Reagenz und Erhitzen in der oberen Hälfte die grünbraune Zone des Bornylacetats.

Im Chromatogramm der Vergleichslösung 2 (Wacholderöl) ist eine Bornylacetat-Zone ebenfalls vorhanden. Oberhalb ist eine intensiv rotviolett gefärbte Zone sichtbar. Unterhalb sind mindestens vier deutliche Zonen sichtbar, von denen die oberste intensiv rosa gefärbt ist.

Das Chromatogramm der Untersuchungslösung muss dem Chromatogramm der Vergleichslösung 2 entsprechen.

Dokumentation

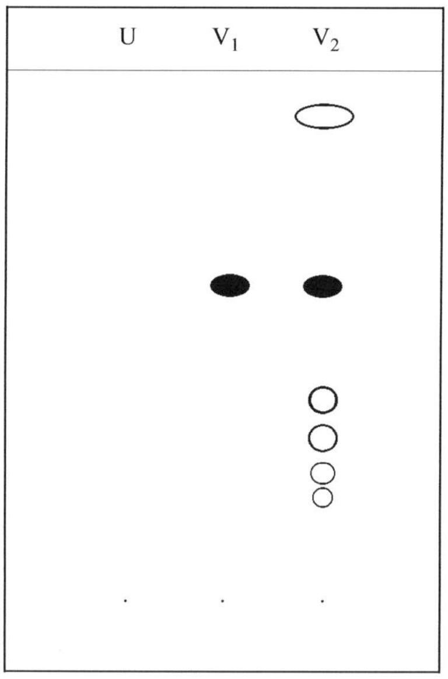

U: Untersuchungslösung
V_1: Bornylacetat
V_2: Wacholderöl

Gebleichtes Wachs, Gelbes Wachs

Schicht
DC-Alufolie Kieselgel 60 F_{254} Merck Artikel Nr. 1.05549

DC-Bedingungen
- Mikro-DC, Kammersättigung
- Laufstrecke 6 cm
- Laufzeit etwa 5 Minuten

Fließmittel
In ein trockenes Reagenzglas werden folgende Lösungsmittelmengen einpipettiert und sorgfältig gemischt:

- 9,5 ml Petroleumbenzin (40–80 °C)
- 0,5 ml Diethylether

Untersuchungslösung
20 mg Untersuchungssubstanz werden in 2 ml Toluol unter leichtem Erwärmen gelöst.

Vergleichslösung
Die Vergleichslösung wird mit authentischem Gebleichtem oder Gelbem Wachs, gewonnen aus den Waben der Honigbiene (Apis mellifera), wie die Untersuchungslösung hergestellt.

Auftrageart und -menge
Auf die DC-Folie werden je 1 µl der Untersuchungslösung und der Vergleichslösung punktförmig aufgetragen.

Nachweis
Die DC-Folie wird unter dem Abzug durch Fönen getrocknet und mit einer 0,1%igen wässrigen Lösung von Ammonium-8-anilinonapthalin-1-sulfonat besprüht. Anschließend wird mit heißer Luft erneut getrocknet und das Chromatogramm im UV-Licht bei 365 nm ausgewertet. Es sind gelbgrün fluoreszierende Flecke sichtbar.

Alternativ kann die DC-Folie mit einer 10%igen Lösung (m/V) von Molybdatophosphorsäure in Ethanol 96% besprüht und auf einer Heizplatte bei etwa 100 °C solange erhitzt werden, bis dunkelblaue Flecke auf gelbem Untergrund deutlich sichtbar sind.

Auswertung
Bienenwachs ist ein Gemisch aus C_{40}- bis C_{52}-Estern und langkettigen Kohlenwasserstoffen (C_{27}).
Das Chromatogramm der Vergleichslösung zeigt daher über die Laufstrecke verteilt mehrere Flecke, die größten in der oberen Hälfte.

Das Chromatogramm der Untersuchungslösung muss dem Chromatogramm der Vergleichslösung in seinen charakteristischen Flecken entsprechen.

Dokumentation

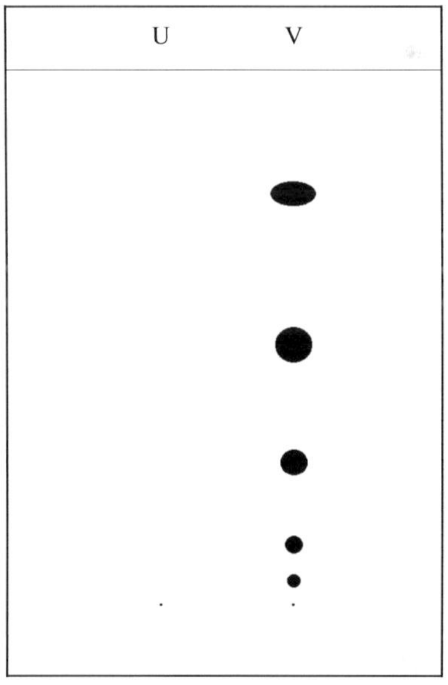

U: Untersuchungslösung
V: Gebleichtes Wachs bzw. Gelbes Wachs

Waldmeisterkraut

Schicht

DC-Alufolie Kieselgel 60 F_{254} Merck Artikel Nr. 1.05549

DC-Bedingungen

- Mikro-DC, Kammersättigung
- Laufstrecke 6 cm
- Laufzeit etwa 7 Minuten

Fließmittel

In ein trockenes Reagenzglas werden folgende Lösungsmittelmengen einpipettiert und sorgfältig gemischt:

- 8,0 ml Toluol
- 2,0 ml Ethylacetat

Untersuchungslösung

1,0 g gepulverte Droge (Sieb 500) wird in einem Reagenzglas 1 Minute lang mit 5 ml Methanol im Wasserbad unter ständigem Rühren erhitzt. Nach dem Abkühlen wird in ein Zentrifugenglas filtriert.

Vergleichslösungen

V_1: 1 mg Cumarin wird in 4 ml Methanol gelöst.

V_2: Aus authentischem Waldmeisterkraut (Galium odoratum) hergestellte Vergleichslösung nach Vorschrift »Untersuchungslösung«.

Auftrageart und -menge

Auf die DC-Folie werden je 2mal 1 µl der Untersuchungslösung und der Vergleichslösungen punktförmig aufgetragen.

Nachweis

1. Die DC-Folie wird unter dem Abzug durch Fönen getrocknet und im UV-Licht bei 254 nm ausgewertet.
2. Anschließend wird die DC-Folie mit einer 10%igen Lösung (m/V) von Kaliumhydroxid in Ethanol 96% reichlich besprüht und nach erneutem Trocknen im UV-Licht bei 365 nm ausgewertet.

Auswertung

Das Chromatogramm der Vergleichslösung 1 zeigt im UV-Licht bei 254 nm die fluoreszenzmindernde Zone des Cumarins, die nach Besprühen mit ethanolischer Kaliumhydroxid-Lösung im UV-Licht bei 365 nm blaugrün fluoresziert.

Im Chromatogramm der Vergleichslösung 2 (Waldmeisterkraut) ist die Cumarin-Zone ebenfalls vorhanden. Unterhalb und vor allem oberhalb sind im UV-Licht bei 365 nm rot fluoreszierende Zonen von Blattfarbstoffen sichtbar.

Das Chromatogramm der Untersuchungslösung muss dem Chromatogramm der Vergleichslösung 2 in seinen charakteristischen Zonen entsprechen.

Dokumentation

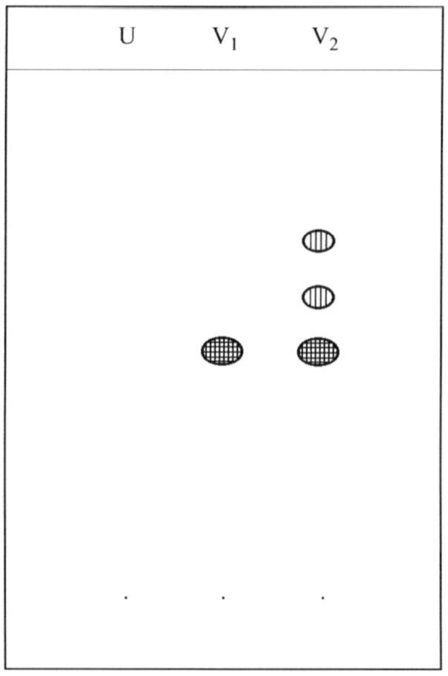

U: Untersuchungslösung

V_1: Cumarin

V_2: Waldmeisterkraut

Walnussblätter

Schicht

DC-Alufolie Kieselgel 60 F_{254} Merck Artikel Nr. 1.05549

DC-Bedingungen

- Mikro-DC, Kammersättigung
- Laufstrecke 2mal 6 cm, Zwischentrocknung durch Fönen
- Laufzeit 2mal etwa 10 Minuten

Fließmittel

In ein trockenes Reagenzglas werden folgende Lösungsmittelmengen einpipettiert und sorgfältig gemischt:

- 8,8 ml Ethylacetat
- 0,6 ml Ameisensäure
- 0,6 ml Wasser

Untersuchungslösung

0,5 g gepulverte Droge (Sieb 500) werden mit 5 ml Methanol in einem Reagenzglas 5 Minuten lang unter ständigem Umrühren im Wasserbad erhitzt. Anschließend wird in ein Zentrifugenglas filtriert.

Vergleichslösungen

V_1: 2 mg Hyperosid und 1 mg Kaffeesäure werden zusammen in 10 ml Methanol gelöst.

V_2: Aus authentischen Walnussblättern (Juglans regia) hergestellte Vergleichslösung nach Vorschrift »Untersuchungslösung«.

Auftrageart und -menge

Auf die DC-Folie werden je 2mal 1 µl der Untersuchungslösung und der Vergleichslösungen punktförmig aufgetragen.

Nachweis

Die DC-Folie wird unter dem Abzug mit einem Heißluftfön getrocknet und die noch warme Folie mit einer 1%igen Lösung (m/V) von Diphenylboryloxyethylamin in Ethanol reichlich besprüht. Nach erneutem Trocknen wird mit einer 5%igen Lösung (V/V) von Macrogol 400 in Ethanol besprüht und die DC-Folie zur Farbintensivierung mit heißer Luft gefönt. Die Auswertung erfolgt im UV-Licht bei 365 nm.

Auswertung

Das Chromatogramm der Vergleichslösung 1 zeigt im UV-Licht bei 365 nm die orangegelb fluoreszierende Zone des Hyperosids und darüber die blau fluoreszierende Zone der Kaffeesäure.

Das Chromatogramm der Vergleichslösung 2 (Walnussblätter) zeigt auf der Höhe des Hyperosid-Vergleichs eine orangefarbene Zone, die eine hellblau fluoreszierende Zone überlagert. Zwischen Hyperosid- und Kaffeesäure-Vergleich treten 4 weitere, deutlich orangefarbene Zonen auf. Weitere, verschiedenfarbig fluoreszierende Zonen sind vorhanden.

Das Chromatogramm der Untersuchungslösung muss dem Chromatogramm der Vergleichslösung 2 in seinen charakteristischen Zonen entsprechen.

Dokumentation

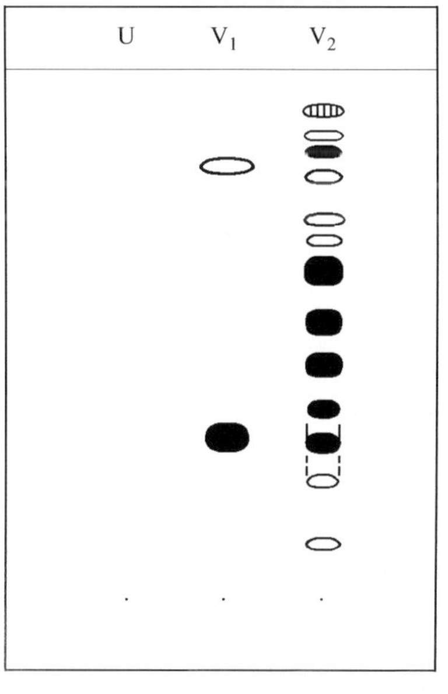

U: Untersuchungslösung

V_1: Hyperosid, Kaffeesäure

V_2: Walnussblätter

Walnussschalen

Schicht

DC-Alufolie Kieselgel 60 F_{254} Merck Artikel Nr. 1.05549

DC-Bedingungen

- Mikro-DC, Kammersättigung
- Laufstrecke 6 cm
- Laufzeit etwa 7 Minuten

Fließmittel

In ein trockenes Reagenzglas werden folgende Lösungsmittelmengen einpipettiert und sorgfältig gemischt:

- 5,0 ml Toluol
- 4,0 ml Ethylacetat
- 1,0 ml Ameisensäure

Untersuchungslösung

2,0 g gepulverte Droge (Sieb 500) werden mit 5 ml Methanol in einem Reagenzglas 5 Minuten lang unter ständigem Umrühren im Wasserbad erhitzt. Anschließend wird in ein Zentrifugenglas filtriert.

Vergleichslösungen

V_1: 4 mg Phloroglucin werden in 1 ml Methanol gelöst.

V_2: Aus authentischen Walnussschalen (Juglans regia) hergestellte Vergleichslösung nach Vorschrift »Untersuchungslösung«.

Auftrageart und -menge

Auf die DC-Folie werden je 2mal 1 µl der Untersuchungslösung und der Vergleichslösungen punktförmig aufgetragen.

Nachweis

1. Die DC-Folie wird unter dem Abzug durch Fönen getrocknet und im UV-Licht bei 254 nm ausgewertet.
2. Die DC-Folie wird anschließend mit Dichlorchinonchlorimid-Lösung RN besprüht, erneut getrocknet und dann in eine Kammer mit Ammoniak-Dämpfen gestellt.

Auswertung

Das Chromatogramm der Vergleichslösung 1 zeigt im UV-Licht bei 254 nm etwa in der Mitte die fluoreszenzmindernde Zone des Phloroglucins, die sich durch chemische Detektion gelbbraun färbt.

Im Chromatogramm der Vergleichslösung 2 (Walnussschalen) sind im Bereich etwas oberhalb des Phloroglucin-Vergleichs zwei bis drei intensiv fluoreszenzmindernde Zonen sichtbar. Die unterste ist nach chemischer Detektion intensiv blauviolett gefärbt. Weitere schwächere blaue oder graublaue Zonen sind darüber und darunter vorhanden.

Das Chromatogramm der Untersuchungslösung muss dem Chromatogramm der Vergleichslösung 2 in seinen charakteristischen Zonen entsprechen.

Dokumentation

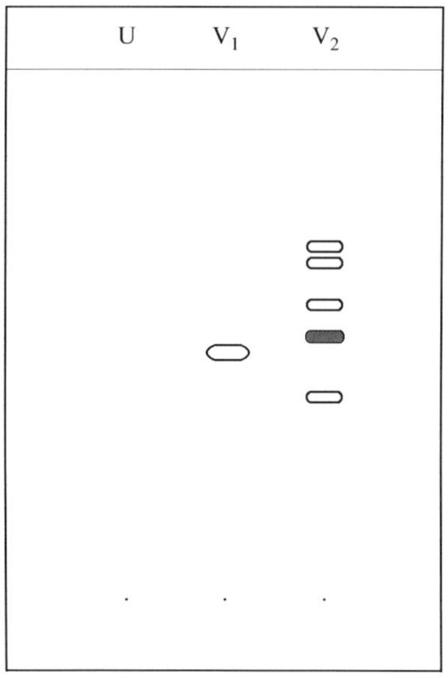

U: Untersuchungslösung

V_1: Phloroglucin

V_2: Walnussschalen

Walnussschalenfluidextrakt

Schicht
DC-Alufolie Kieselgel 60 F_{254} Merck Artikel Nr. 1.05549

DC-Bedingungen
- Mikro-DC, Kammersättigung
- Laufstrecke 6 cm
- Laufzeit etwa 7 Minuten

Fließmittel
In ein trockenes Reagenzglas werden folgende Lösungsmittelmengen einpipettiert und sorgfältig gemischt:

- 5,0 ml Toluol
- 4,0 ml Ethylacetat
- 1,0 ml Ameisensäure

Untersuchungslösung
1,0 ml Fluidextrakt wird mit 4 ml Methanol in einem Reagenzglas intensiv geschüttelt. Anschließend wird in ein Zentrifugenglas filtriert.

Vergleichslösungen
V_1: 4 mg Phloroglucin werden in 1 ml Methanol gelöst.

V_2: Aus authentischem Walnussschalenfluidextrakt (gewonnen aus den Schalen von Juglans regia) hergestellte Vergleichslösung nach Vorschrift »Untersuchungslösung«.

Auftrageart und -menge
Auf die DC-Folie werden je 2mal 1 µl der Untersuchungslösung und der Vergleichslösungen punktförmig aufgetragen.

Nachweis
1. Die DC-Folie wird unter dem Abzug durch Fönen getrocknet und im UV-Licht bei 254 nm ausgewertet.
2. Die DC-Folie wird anschließend mit Dichlorchinonchlorimid-Lösung RN besprüht, erneut getrocknet und dann in eine Kammer mit Ammoniak-Dämpfen gestellt.

Auswertung
Das Chromatogramm der Vergleichslösung 1 zeigt im UV-Licht bei 254 nm etwa in der Mitte die fluoreszenzmindernde Zone des Phloroglucins, die sich durch chemische Detektion gelbbraun färbt.

Im Chromatogramm der Vergleichslösung 2 (Walnussschalenfluidextrakt) ist im Bereich etwas oberhalb des Phloroglucin-Vergleichs eine intensiv fluoreszenzmindernde Zonen sichtbar, die nach chemischer Detektion intensiv blauviolett gefärbt ist. Weitere schwächere blaue oder graublaue Zonen sind darüber und darunter vorhanden.

Das Chromatogramm der Untersuchungslösung muss dem Chromatogramm der Vergleichslösung 2 in seinen charakteristischen Zonen entsprechen.

Dokumentation

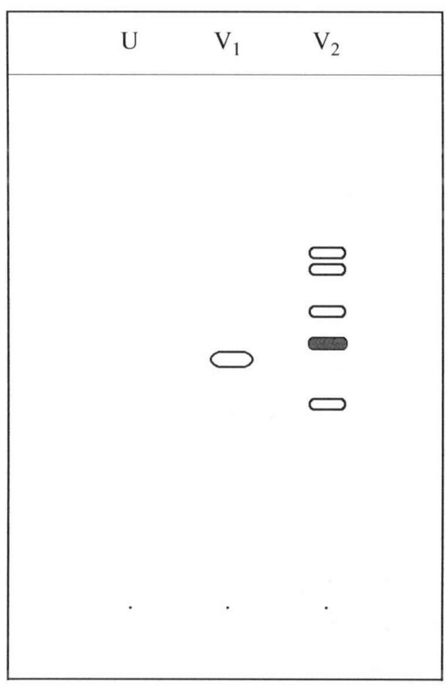

U: Untersuchungslösung
V_1: Phloroglucin
V_2: Walnussschalenfluidextrakt

Asiatisches Wassernabelkraut

Schicht

DC-Alufolie Kieselgel 60 F_{254} Merck Artikel Nr. 1.05549

DC-Bedingungen

- Mikro-DC, Kammersättigung
- Laufstrecke 6 cm
- Laufzeit etwa 9 Minuten

Fließmittel

In ein trockenes Reagenzglas werden folgende Lösungsmittelmengen einpipettiert und sorgfältig gemischt:

- 4,5 ml Ethylacetat
- 2,5 ml Methanol
- 1,9 ml Dichlormethan
- 1,1 ml Wasser

Untersuchungslösung

1,0 g gepulverte Droge (Sieb 500) wird in einem Reagenzglas 5 Minuten lang mit 5 ml Methanol im Wasserbad unter ständigem Rühren erhitzt. Nach dem Abkühlen wird in ein Zentrifugenglas filtriert.

Vergleichslösungen

V_1: 5 mg Aescin und 5 mg Betulin werden zusammen in 5 ml Methanol gelöst.

V_2: Aus authentischem Asiatisches Wassernabelkraut (Centella asiatica) hergestellte Vergleichslösung nach Vorschrift »Untersuchungslösung«.

Auftrageart und -menge

Auf die DC-Folie werden je 1 µl der Untersuchungslösung und der Vergleichslösungen punktförmig aufgetragen.

Nachweis

Die DC-Folie wird unter dem Abzug durch Fönen mit heißer Luft getrocknet, mit Anisaldehyd-Reagenz R reichlich besprüht und nach erneutem Trocknen auf einer Heizplatte bei etwa 100 °C solange vorsichtig erhitzt, bis sich alle Zonen farblich gut entwickelt haben.

Auswertung

Das Chromatogramm der Vergleichslösung 1 zeigt im unteren Drittel die blauviolette Aescin-Zone und im oberen Drittel die rotviolette Betulin-Zone.

Im Chromatogramm der Vergleichslösung 2 (Asiatisches Wassernabelkraut) befindet sich im Bereich des Aescin-Vergleichs eine blauviolette Zone (Asiaticosid) und darunter eine braunviolette Zone (Madecassosid). Zwischen Start und Madecassosid treten grüne Zonen auf. In der oberen Hälfte befinden sich ober- und unterhalb des Betulin-Vergleichs zahlreiche unterschiedlich gefärbte Zonen.

Das Chromatogramm der Untersuchungslösung muss dem Chromatogramm der Vergleichslösung 2 in seinen charakteristischen Zonen entsprechen.

Dokumentation

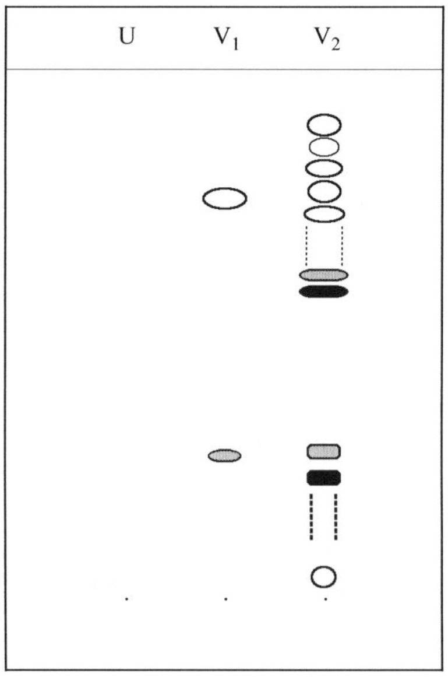

U: Untersuchungslösung

V_1: Aescin, Betulin

V_2: Asiatisches Wassernabelkraut

Weckamine

Substanzen

Amfetaminil, Fenetyllinhydrochlorid, Metamfetaminhydrochlorid, Pemolin, Prolintanhydrochlorid

Schicht

DC-Alufolie Kieselgel 60 F_{254} Merck Artikel Nr. 1.05549

DC-Bedingungen

- Mikro-DC, Kammersättigung
- Laufstrecke 6 cm,
- Laufzeit etwa 11 Minuten

Fließmittel

In ein trockenes Reagenzglas werden folgende Lösungsmittelmengen einpipettiert und sorgfältig gemischt:

- 10,0 ml Methanol
- 0,2 ml Ammoniak-Lösung 25% (m/m)

Untersuchungslösungen

10 mg Untersuchungssubstanz werden in 5 ml Methanol gelöst.

Fertigarzneimittel werden pulverisiert und in der entsprechenden Menge Methanol suspendiert.

Auftrageart und -menge

Auf die DC-Folie werden je 2mal 1 µl der Untersuchungslösungen punktförmig aufgetragen.

Nachweis

1. Die DC-Folie wird unter dem Abzug durch Fönen getrocknet, 3 Minuten auf einer Heizplatte bei etwa 100 °C erhitzt und anschließend im UV-Licht bei 254 nm ausgewertet.
2. Die DC-Folie wird mit wässriger 0,5%iger Echtblausalz B-Lösung besprüht, durch intensives Fönen mit heißer Luft getrocknet und mit einer 10%igen Lösung von Kaliumhydroxid in Ethanol 96% nachbesprüht.

Auswertung

Alle Substanzen zeigen im UV-Licht bei 254 nm eine Fluoreszenzminderung. Diese ist bei Fenetyllin (3) und Amfetaminil (5) stark, bei Pemolin (4) noch deutlich und bei Metamfetamin (1) sowie Prolintan (2) schwach ausgebildet.

Durch Detektion mit Echtblausalz-B- und Kaliumhydroxid-Lösung färben sich die Flecke von Metamfetamin (1) und Fenetyllin (3) gelbbraun. Der Prolintan-Fleck (2) färbt sich violett, der Pemolin-Fleck (4) hellgelb und der Amfetaminil-Fleck (5) braun.

Dokumentation

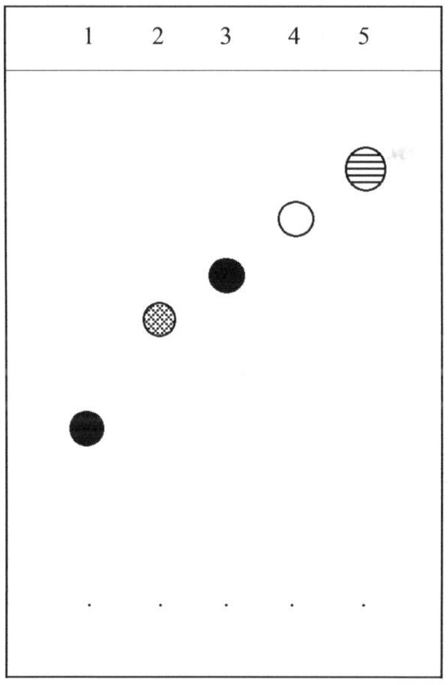

1: Metamfetamin
2: Prolintan
3: Fenetyllin
4: Pemolin
5: Amfetaminil

Wegwartenkraut

Schicht

DC-Alufolie Kieselgel 60 F_{254} Merck Artikel Nr. 1.05549

DC-Bedingungen

- Mikro-DC, Kammersättigung
- Laufstrecke 6 cm
- Laufzeit etwa 12 Minuten

Fließmittel

In ein trockenes Reagenzglas werden folgende Lösungsmittelmengen einpipettiert und sorgfältig gemischt:

- 7,8 ml Ethylacetat
- 0,6 ml Ameisensäure
- 0,6 ml Essigsäure 100%
- 1,0 ml Wasser

Untersuchungslösung

0,6 g gepulverte Droge (Sieb 500) werden mit 5 ml Methanol in einem Reagenzglas 5 Minuten lang unter ständigem Umrühren im Wasserbad erhitzt. Anschließend wird in ein Zentrifugenglas filtriert.

Vergleichslösungen

V_1: 1 mg Chlorogensäure und 1 mg Kaffeesäure werden zusammen in 10 ml Methanol gelöst.

V_2: Aus authentischem Wegwartenkraut (Cichorium intybus) hergestellte Vergleichslösung nach Vorschrift »Untersuchungslösung«.

Auftrageart und -menge

Auf die DC-Folie werden je 2mal 1 µl der Untersuchungslösung und der Vergleichslösungen punktförmig aufgetragen.

Nachweis

Die DC-Folie wird unter dem Abzug mit einem Heißluftfön getrocknet und die noch warme Folie mit einer 1%igen Lösung (m/V) von Diphenylboryloxyethylamin in Ethanol reichlich besprüht. Nach erneutem Trocknen wird mit einer 5%igen Lösung (V/V) von Macrogol 400 in Ethanol besprüht und die DC-Folie zur Farbintensivierung mit heißer Luft geföhnt. Die Auswertung erfolgt im UV-Licht bei 365 nm.

Auswertung

Das Chromatogramm der Vergleichslösung 1 zeigt im UV-Licht bei 365 nm mit steigenden Rf-Werten die hellblau fluoreszierenden Zonen von Chlorogensäure und Kaffeesäure.

Das Chromatogramm der Untersuchungslösung muss wie das Chromatogramm der Vergleichslösung 2 (Wegwartenkraut) folgende charakteristische Zonen zeigen: eine hellblau fluoreszierende Zone auf der Höhe des Chlorogensäure-Vergleichs, direkt darüber zwei orange fluoreszierende Zonen und etwas unterhalb des Kaffeesäure-Vergleichs zwei intensiv hellblau bis grünblau fluoreszierende Zonen. Oberhalb des Kaffeesäure-Vergleichs tritt eine rot fluoreszierende Chlorophyll-Zone auf.

Dokumentation

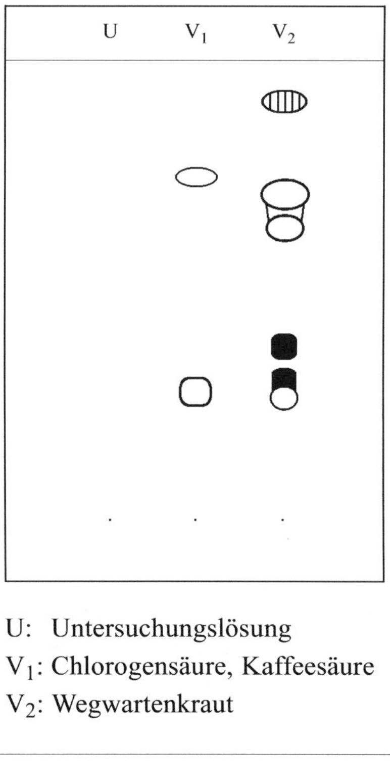

U: Untersuchungslösung
V_1: Chlorogensäure, Kaffeesäure
V_2: Wegwartenkraut

Wegwartenwurzel

Schicht

DC-Alufolie Kieselgel 60 F_{254} Merck Artikel Nr. 1.05549

DC-Bedingungen

- Mikro-DC, Kammersättigung
- Laufstrecke 6 cm
- Laufzeit etwa 12 Minuten

Fließmittel

In ein trockenes Reagenzglas werden folgende Lösungsmittelmengen einpipettiert und sorgfältig gemischt:

- 7,8 ml Ethylacetat
- 0,6 ml Ameisensäure
- 0,6 ml Essigsäure 100%
- 1,0 ml Wasser

Untersuchungslösung

1 g gepulverte Droge (Sieb 500) wird mit 5 ml Methanol in einem Reagenzglas 5 Minuten lang unter ständigem Umrühren im Wasserbad erhitzt. Anschließend wird in ein Zentrifugenglas filtriert.

Vergleichslösungen

V_1: 1 mg Chlorogensäure, und 1 mg Kaffeesäure werden zusammen in 10 ml Methanol gelöst.

V_2: Aus authentischer Wegwartenwurzel (Cichorium intybus) hergestellte Vergleichslösung nach Vorschrift »Untersuchungslösung«.

Auftrageart und -menge

Auf die DC-Folie werden je 2mal 1 µl der Untersuchungslösung und der Vergleichslösungen punktförmig aufgetragen.

Nachweis

Die DC-Folie wird unter dem Abzug mit einem Heißluftfön getrocknet und die noch warme Folie mit einer 1%igen Lösung (m/V) von Diphenylboryloxyethylamin in Ethanol reichlich besprüht. Nach erneutem Trocknen wird mit einer 5%igen Lösung (V/V) von Macrogol 400 in Ethanol besprüht und die DC-Folie zur Farbintensivierung mit heißer Luft gefönt. Die Auswertung erfolgt im UV-Licht bei 365 nm.

Auswertung

Das Chromatogramm der Vergleichslösung 1 zeigt im UV-Licht bei 365 nm im unteren Drittel die blau fluoreszierende Zone der Chlorogensäure und im oberen Drittel die ebenfalls blau fluoreszierende Zone der Kaffeesäure.

Das Chromatogramm der Vergleichslösung 2 (Wegwartenwurzel) zeigt folgende charakteristische Zonen: auf Höhe des Chlorogensäure-Vergleichs eine intensiv blau fluoreszierende Zone, unterhalb des Kaffeesäure-Vergleichs eine weitere intensiv blau fluoreszierende Zone, dazwischen eine schwach blau fluoreszierende Zone.

Das Chromatogramm der Untersuchungslösung muss dem Chromatogramm der Vergleichslösung 2 in seinen charakteristischen Zonen entsprechen.

Dokumentation

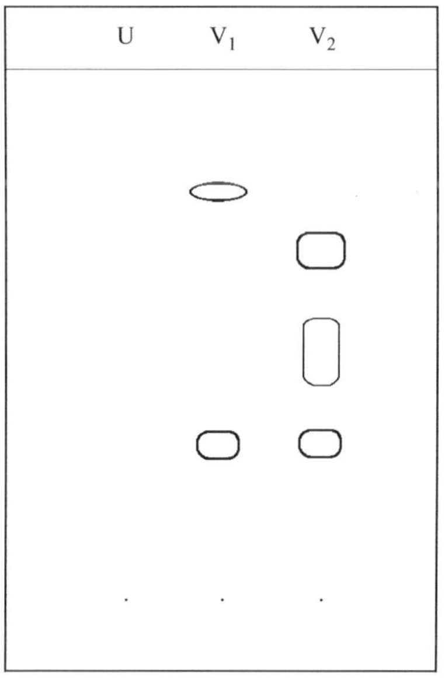

U: Untersuchungslösung

V_1: Chlorogensäure, Kaffeesäure

V_2: Wegwartenwurzel, Zichorienwurzel

Weidenrinde

Schicht

DC-Alufolie Kieselgel 60 F_{254} Merck Artikel Nr. 1.05549

DC-Bedingungen

- Mikro-DC, Kammersättigung
- Laufstrecke 6 cm
- Laufzeit etwa 12 Minuten

Fließmittel

In ein trockenes Reagenzglas werden folgende Lösungsmittelmengen einpipettiert und sorgfältig gemischt:

- 8,0 ml Ethylacetat
- 1,3 ml Ameisensäure
- 0,7 ml Wasser

Untersuchungslösung

1,0 g gepulverte Droge (Sieb 500) wird mit 10 ml Methanol in einem Reagenzglas 5 Minuten lang unter ständigem Umrühren im Wasserbad erhitzt. Anschließend wird in ein Reagenzglas filtriert. Nach Zusatz von 0,5 g Polyamidpulver wird 3 Minuten lang geschüttelt, in ein Zentrifugenglas filtriert, das Filtrat im Wasserbad unter dem Abzug bis fast zur Trockne eingeengt und der erkaltete Rückstand in 1,0 ml Methanol aufgenommen.

Vergleichslösungen

V_1: 5,0 mg Salicin, 5,0 mg Catechin (Cianidanol RN) und 5,0 mg Glucose werden zusammen in 5 ml Methanol gelöst.

V_2: Aus authentischer Weidenrinde (Salix-Arten) hergestellte Vergleichslösung nach Vorschrift »Untersuchungslösung«.

Auftrageart und -menge

Auf die DC-Folie werden je 2mal 1 µl der Untersuchungslösung und der Vergleichslösungen punktförmig aufgetragen.

Nachweis

Die DC-Folie wird unter dem Abzug mit einem Heißluftfön getrocknet und im UV-Licht bei 254 nm ausgewertet. Anschließend wird mit einer Mischung von 5 Volumteilen Schwefelsäure 96% und 95 Volumteilen einer frisch hergestellten 0,5%igen Lösung (m/V) von Thymol in Ethanol 96% besprüht. Dann wird auf einer Heizplatte bei etwa 120 °C unter Beobachtung erhitzt.

Auswertung

Das Chromatogramm der Vergleichslösung 1 zeigt im UV-Licht bei 254 nm zwei fluoreszenzmindernde Zonen, im mittleren Rf-Bereich die nur schwach sichtbare Zone des Salicins und im oberen Drittel die Zone des Catechins. Durch chemische Detektion färbt sich die Salicin-Zone rotbraun und die Catechin-Zone gelbbraun. Zusätzlich erscheint im unteren Drittel die rotbraune Zone der Glucose.

Im Chromatogramm der Vergleichslösung 2 (Weidenrinde) erscheinen im Bereich des Glucose-Vergleichs und im Bereich des Salicin-Vergleichs je nach Salix-Art mehrere rotbraune Zonen. Außerdem ist die gelbbraune Zone des Catechins vorhanden.

Das Chromatogramm der Untersuchungslösung muss dem Chromatogramm von V_2 entsprechen.

Dokumentation

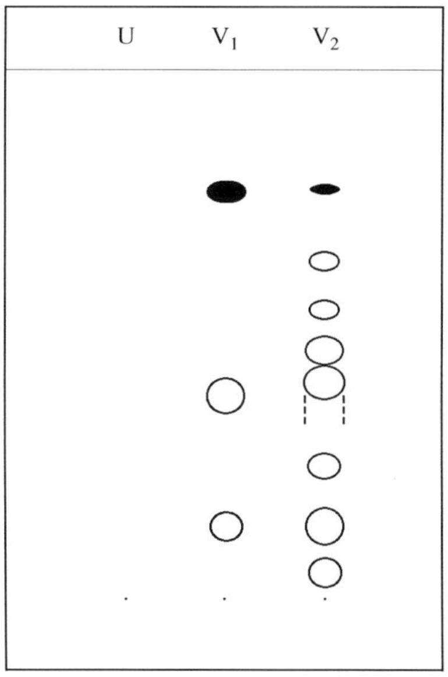

U: Untersuchungslösung
V_1: Glucose, Salicin, Catechin
V_2: Weidenrinde

Weidenröschenkraut, kleinblütige Arten

Schicht
DC-Alufolie Kieselgel 60 F_{254} Merck Artikel Nr. 1.05549

DC-Bedingungen
- Mikro-DC, Kammersättigung
- Laufstrecke 6 cm
- Laufzeit etwa 15 Minuten

Fließmittel
In ein trockenes Reagenzglas werden folgende Lösungsmittelmengen einpipettiert und sorgfältig gemischt:

- 7,2 ml Ethylacetat
- 0,7 ml Ameisensäure
- 0,7 ml Essigsäure
- 1,4 ml Wasser

Untersuchungslösung
0,5 g gepulverte Droge (Sieb 500) werden mit 5 ml Methanol in einem Reagenzglas 5 Minuten lang unter ständigem Umrühren im Wasserbad erhitzt. Anschließend wird in ein Zentrifugenglas filtriert.

Vergleichslösungen
V_1: 1 mg Chlorogensäure, 2 mg Hyperosid und 1 mg Kaffeesäure werden zusammen in 10 ml Methanol gelöst.

V_2: Aus authentischem Weidenröschenkraut (Epilobium-Arten) hergestellte Vergleichslösung nach Vorschrift »Untersuchungslösung«.

Auftrageart und -menge
Auf die DC-Folie werden je 2mal 1 µl der Untersuchungslösung und der Vergleichslösungen punktförmig aufgetragen.

Nachweis
Die DC-Folie wird unter dem Abzug mit einem Heißluftfön getrocknet und die noch warme Folie mit einer 1%igen Lösung (m/V) von Diphenylboryloxyethylamin in Ethanol reichlich besprüht. Nach erneutem Trocknen wird mit einer 5%igen Lösung (V/V) von Macrogol 400 in Ethanol besprüht und die DC-Folie zur Farbintensivierung mit heißer Luft geföhnt. Die Auswertung erfolgt im UV-Licht bei 365 nm.

Auswertung
Das Chromatogramm der Vergleichslösung 1 zeigt im UV-Licht bei 365 nm mit steigenden Rf-Werten die Zonen von Chlorogensäure, Hyperosid und Kaffeesäure. Hyperosid fluoresziert orange; Chlorogensäure und Kaffeesäure fluoreszieren hellblau.

Das Chromatogramm der Untersuchungslösung muss wie das Chromatogramm der Vergleichslösung 2 (Weidenröschenkraut) mit steigenden Rf-Werten folgende Zonen zeigen: eine orange fluoreszierende Zone auf Höhe des Chlorogensäure-Vergleichs, die eine blaue Zone überdeckt, eine schwach orange fluoreszierende Zone, eine intensiv orange fluoreszierende Zone oberhalb des Hyperosid-Vergleichs, eine schwach orange fluoreszierende Zone, eine blau und eine violett fluoreszierende Zone unterhalb des Kaffeesäure-Vergleichs sowie die zwei rot fluoreszierenden Chlorophyll-Zonen direkt unterhalb der Fließmittelfront.

Dokumentation

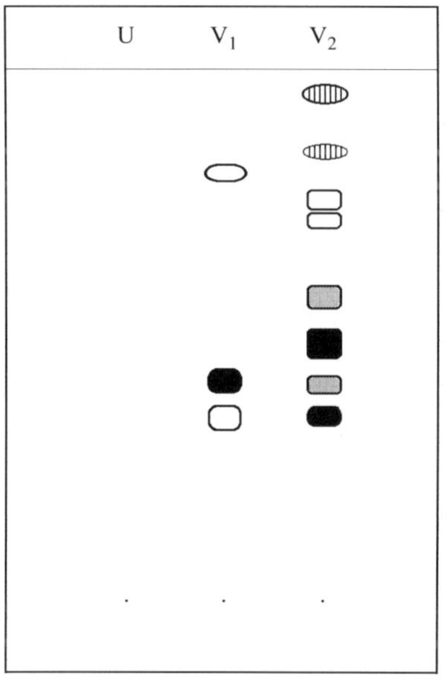

U: Untersuchungslösung

V_1: Chlorogensäure, Hyperosid, Kaffeesäure

V_2: Weidenröschenkraut, kleinblütige Arten

Weidenröschenkraut, schmalblättriges

Schicht

DC-Alufolie Kieselgel 60 F_{254} Merck Artikel Nr. 1.05549

DC-Bedingungen

- Mikro-DC, Kammersättigung
- Laufstrecke 6 cm
- Laufzeit etwa 15 Minuten

Fließmittel

In ein trockenes Reagenzglas werden folgende Lösungsmittelmengen einpipettiert und sorgfältig gemischt:

- 7,2 ml Ethylacetat
- 0,7 ml Ameisensäure
- 0,7 ml Essigsäure
- 1,4 ml Wasser

Untersuchungslösung

0,5 g gepulverte Droge (Sieb 500) werden mit 5 ml Methanol in einem Reagenzglas 5 Minuten lang unter ständigem Umrühren im Wasserbad erhitzt. Anschließend wird in ein Zentrifugenglas filtriert.

Vergleichslösungen

V_1: 1 mg Chlorogensäure, 2 mg Hyperosid und 1 mg Kaffeesäure werden zusammen in 10 ml Methanol gelöst.

V_2: Aus authentischem schmalblättrigem Weidenröschenkraut (Epilobium angustifolium) hergestellte Vergleichslösung nach Vorschrift »Untersuchungslösung«.

Auftrageart und -menge

Auf die DC-Folie werden je 2mal 1 µl der Untersuchungslösung und der Vergleichslösungen punktförmig aufgetragen.

Nachweis

Die DC-Folie wird unter dem Abzug mit einem Heißluftfön getrocknet und die noch warme Folie mit einer 1%igen Lösung (m/V) von Diphenylboryloxyethylamin in Ethanol reichlich besprüht. Nach erneutem Trocknen wird mit einer 5%igen Lösung (V/V) von Macrogol 400 in Ethanol besprüht und die DC-Folie zur Farbintensivierung mit heißer Luft geföhnt. Die Auswertung erfolgt im UV-Licht bei 365 nm.

Auswertung

Das Chromatogramm der Vergleichslösung 1 zeigt im UV-Licht bei 365 nm mit steigenden Rf-Werten die Zonen von Chlorogensäure, Hyperosid und Kaffeesäure. Hyperosid fluoresziert orange; Chlorogensäure und Kaffeesäure fluoreszieren hellblau.

Das Chromatogramm der Untersuchungslösung muss wie das Chromatogramm der Vergleichslösung 2 (schmalblättriges Weidenröschenkraut) im UV-Licht bei 365 nm folgende charakteristische Zonen zeigen: eine intensiv orange fluoreszierende Zone auf Höhe des Chlorogensäure-Vergleichs, direkt darüber eine blaue Zone und eine gelbgrüne Zone zwischen Hyperosid- und Kaffeesäure-Vergleich. Weitere schwächer orange, blau oder violett fluoreszierende Zonen sind vorhanden, ebenso die rot fluoreszierende Chlorophyll-Zone direkt unterhalb der Fließmittelfront.

Dokumentation

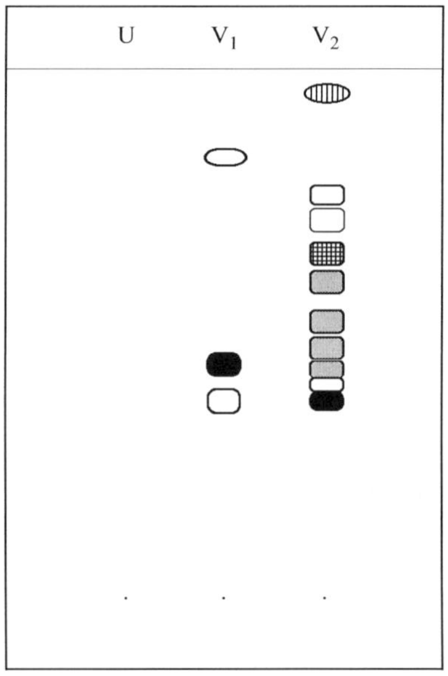

U: Untersuchungslösung
V_1: Chlorogensäure, Hyperosid, Kaffeesäure
V_2: Weidenröschenkraut, schmalblättriges

Indischer Weihrauch

Schicht

DC-Alufolie Kieselgel 60 F_{254} Merck Artikel Nr. 1.05549

DC-Bedingungen

- Mikro-DC, Kammersättigung
- Laufstrecke 6 cm
- Laufzeit etwa 6 Minuten

Fließmittel

In ein trockenes Reagenzglas werden folgende Lösungsmittelmengen einpipettiert und sorgfältig gemischt:

- 8,0 ml Toluol
- 2,0 ml Ethylacetat
- 1,0 ml n-Heptan
- 0,3 ml Ameisensäure

Untersuchungslösung

Von in einer rauhen Reibschale gepulverter Droge werden 0,2 g in einem Reagenzglas mit 10 ml Methanol versetzt. Nach 3 Minuten langem Schütteln wird in ein Zentrifugenglas filtriert.

Vergleichslösungen

V_1: 10 mg Hydrochinon werden in 5 ml Methanol gelöst.

V_2: Aus authentischem Indischem Weihrauch (Boswellia serrata) hergestellte Vergleichslösung nach Vorschrift »Untersuchungslösung«.

Auftrageart und -menge

Auf die DC-Folie werden je 1 µl der Untersuchungslösung und der Vergleichslösungen punktförmig aufgetragen.

Nachweis

Die DC-Folie wird unter dem Abzug durch Fönen mit heißer Luft solange getrocknet, bis der Fließmittelgeruch kaum noch wahrnehmbar ist. Anschließend wird im UV-Licht bei 254 nm ausgewertet.

Auswertung

Das Chromatogramm der Vergleichslösung 1 zeigt im UV-Licht bei 254 nm Wellenlänge im unteren Drittel die fluoreszenzmindernde Zone des Hydrochinons.

Im Chromatogramm der Vergleichslösung 2 (Indischer Weihrauch) ist auf Höhe des Hydrochinon-Vergleichs die fluoreszenzmindernde Zone der 11-Keto-β-boswelliasäure sichtbar. Etwas darüber befindet sich die fluoreszenzmindernde Zone der Acetyl-11-keto-β-boswelliasäure von annähernd gleicher Insensität. Ist diese Zone wesentlich intensiver, dann liegt eine Verwechslung mit Weihrauch afrikanisch-arabischen Ursprungs vor (Boswellia carteri oder Boswellia frereana).
Weitere schwache fluoreszenzmindernde Zonen sind in der oberen Hälfte vorhanden.

Das Chromatogramm der Untersuchungslösung muss dem Chromatogramm der Vergleichslösung 2 entsprechen.

Dokumentation

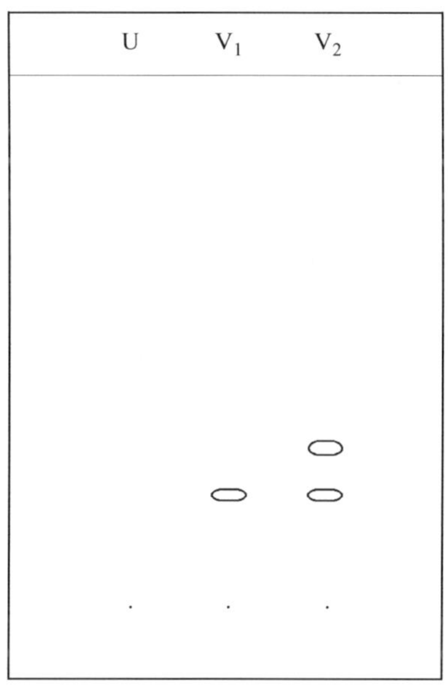

U: Untersuchungslösung
V_1: Hydrochinon
V_2: Indischer Weihrauch

Weißdornblätter mit Blüten, Weißdorntinktur

Schicht

DC-Alufolie Kieselgel 60 F_{254} Merck Artikel Nr. 1.05549

DC-Bedingungen

- Mikro-DC, Kammersättigung
- Laufstrecke 6 cm
- Laufzeit etwa 12 Minuten

Fließmittel

In ein trockenes Reagenzglas werden folgende Lösungsmittelmengen einpipettiert und sorgfältig gemischt:

- 7,8 ml Ethylacetat
- 0,6 ml Ameisensäure
- 0,6 ml Essigsäure 100%
- 1,0 ml Wasser

Untersuchungslösung

0,5 g gepulverte Droge (Sieb 500) werden mit 5 ml Methanol in einem Reagenzglas 5 Minuten lang unter ständigem Umrühren im Wasserbad erhitzt. Anschließend wird in ein Zentrifugenglas filtriert.

Weißdorntinktur wird direkt verwendet.

Vergleichslösungen

V_1: 2 mg Rutosid, 1 mg Chlorogensäure, 2 mg Hyperosid und 1 mg Kaffeesäure werden zusammen in 10 ml Methanol gelöst.

V_2: Aus authentischen Weißdornblättern mit Blüten (Crataegus-Arten) bzw. Weißdorntinktur hergestellte Vergleichslösung nach Vorschrift »Untersuchungslösung«.

Auftrageart und -menge

Auf die DC-Folie werden je 2mal 1 µl der Untersuchungslösung und der Vergleichslösungen punktförmig aufgetragen.

Nachweis

Die DC-Folie wird unter dem Abzug mit einem Heißluftfön getrocknet und die noch warme Folie mit einer 1%igen Lösung (m/V) von Diphenylboryloxyethylamin in Ethanol reichlich besprüht. Nach erneutem Trocknen wird mit einer 5%igen Lösung (V/V) von Macrogol 400 in Ethanol besprüht und die DC-Folie zur Farbintensivierung mit heißer Luft geföhnt. Die Auswertung erfolgt im UV-Licht bei 365 nm.

Auswertung

Das Chromatogramm der Vergleichslösung 1 zeigt im UV-Licht bei 365 nm mit steigenden Rf-Werten die Zonen von Rutosid, Chlorogensäure, Hyperosid und Kaffeesäure. Rutosid und Hyperosid fluoreszieren orange; Chlorogensäure und Kaffeesäure fluoreszieren hellblau.

Im Chromatogramm der Untersuchunslösung müssen wie im Chromatogramm der Vergleichslösung 2 (Weißdornblätter mit Blüten bzw. Weißdorntinktur) in der Regel die Zonen von Rutosid, Chlorogensäure und Hyperosid auftreten. Weitere gelbgrün, orange und blau fluoreszierende Zonen können vorhanden sein, sowie die zwei rot fluoreszierenden Chlorophyll-Zonen knapp unterhalb der Fließmittelfront. Je nach Crataegus-Art können die Chromatogramme stark variieren.

Dokumentation

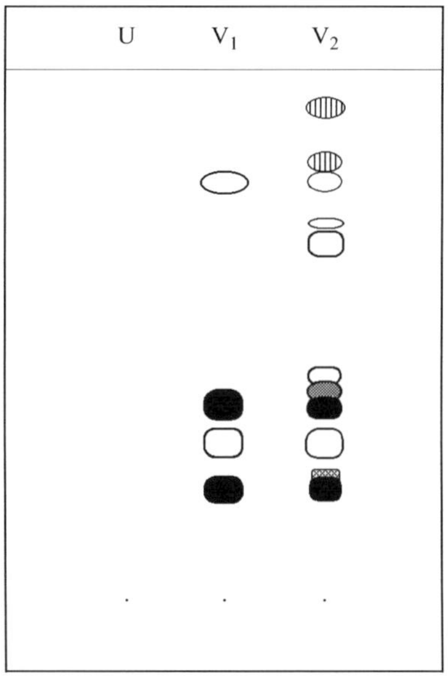

U: Untersuchungslösung

V_1: Rutosid, Chlorogens., Hyperosid, Kaffees.

V_2: Weißdornblätter mit Blüten bzw. -tinktur

Quant. Weißdornblätter-mit-Blüten-Fluidextrakt

Schicht

DC-Alufolie Kieselgel 60 F_{254} Merck Artikel Nr. 1.05549

DC-Bedingungen

- Mikro-DC, Kammersättigung
- Laufstrecke 6 cm
- Laufzeit etwa 12 Minuten

Fließmittel

In ein trockenes Reagenzglas werden folgende Lösungsmittelmengen einpipettiert und sorgfältig gemischt:

- 7,8 ml Ethylacetat
- 0,6 ml Ameisensäure
- 0,6 ml Essigsäure 100%
- 1,0 ml Wasser

Untersuchungslösung

1 ml Fluidextrakt wird mit 4 ml Methanol in einem Reagenzglas intensiv geschüttelt. Anschließend wird in ein Zentrifugenglas filtriert.

Vergleichslösungen

V_1: 2 mg Rutosid, 1 mg Chlorogensäure, 2 mg Hyperosid und 1 mg Kaffeesäure werden zusammen in 10 ml Methanol gelöst.

V_2: Aus authentischem Weißdornblätter-mit-Blüten-Fluidextrakt hergestellte Vergleichslösung nach Vorschrift »Untersuchungslösung«.

Auftrageart und -menge

Auf die DC-Folie werden je 2mal 1 µl der Untersuchungslösung und der Vergleichslösungen punktförmig aufgetragen.

Nachweis

Die DC-Folie wird unter dem Abzug mit einem Heißluftfön getrocknet und die noch warme Folie mit einer 1%igen Lösung (m/V) von Diphenylboryloxyethylamin in Ethanol reichlich besprüht. Nach erneutem Trocknen wird mit einer 5%igen Lösung (V/V) von Macrogol 400 in Ethanol besprüht und die DC-Folie zur Farbintensivierung mit heißer Luft geföhnt. Die Auswertung erfolgt im UV-Licht bei 365 nm.

Auswertung

Das Chromatogramm der Vergleichslösung 1 zeigt im UV-Licht bei 365 nm mit steigenden Rf-Werten die Zonen von Rutosid, Chlorogensäure, Hyperosid und Kaffeesäure. Rutosid und Hyperosid fluoreszieren orange; Chlorogensäure und Kaffeesäure fluoreszieren hellblau.

Im Chromatogramm der Untersuchunslösung müssen wie im Chromatogramm der Vergleichslösung 2 (Weißdornblätter-mit-Blüten-Fluidextrakt) in der Regel die Zonen von Rutosid, Chlorogensäure und Hyperosid auftreten. Weitere gelbgrün, orange und blau fluoreszierende Zonen können vorhanden sein, sowie die rot fluoreszierende Chlorophyll-Zone etwas unterhalb der Fließmittelfront. Je nach Crataegus-Art können die Chromatogramme stark variieren.

Dokumentation

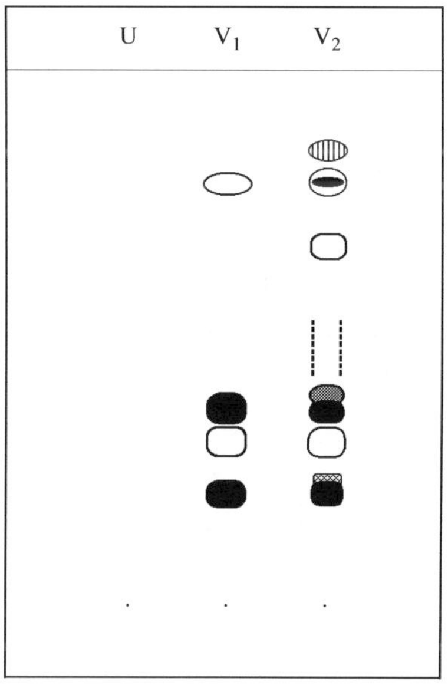

U: Untersuchungslösung

V_1: Rutosid, Chlorogens., Hyperosid, Kaffees.

V_2: Weißdornblätter-mit-Blüten-Fluidextrakt

Weißdornblüten

Schicht

DC-Alufolie Kieselgel 60 F_{254} Merck Artikel Nr. 1.05549

DC-Bedingungen

- Mikro-DC, Kammersättigung
- Laufstrecke 6 cm
- Laufzeit etwa 12 Minuten

Fließmittel

In ein trockenes Reagenzglas werden folgende Lösungsmittelmengen einpipettiert und sorgfältig gemischt:

- 7,8 ml Ethylacetat
- 0,6 ml Ameisensäure
- 0,6 ml Essigsäure 100%
- 1,0 ml Wasser

Untersuchungslösung

0,5 g gepulverte Droge (Sieb 500) werden mit 5 ml Methanol in einem Reagenzglas 5 Minuten lang unter ständigem Umrühren im Wasserbad erhitzt. Anschließend wird in ein Zentrifugenglas filtriert.

Vergleichslösungen

V_1: 2 mg Rutosid, 1 mg Chlorogensäure, 2 mg Hyperosid und 1 mg Kaffeesäure werden zusammen in 10 ml Methanol gelöst.

V_2: Aus authentischen Weißdornblüten (Crataegus-Arten) hergestellte Vergleichslösung nach Vorschrift »Untersuchungslösung«.

Auftrageart und -menge

Auf die DC-Folie werden je 2mal 1 µl der Untersuchungslösung und der Vergleichslösungen punktförmig aufgetragen.

Nachweis

Die DC-Folie wird unter dem Abzug mit einem Heißluftfön getrocknet und die noch warme Folie mit einer 1%igen Lösung (m/V) von Diphenylboryloxyethylamin in Ethanol reichlich besprüht. Nach erneutem Trocknen wird mit einer 5%igen Lösung (V/V) von Macrogol 400 in Ethanol besprüht und die DC-Folie zur Farbintensivierung mit heißer Luft geföhnt. Die Auswertung erfolgt im UV-Licht bei 365 nm.

Auswertung

Das Chromatogramm der Vergleichslösung 1 zeigt im UV-Licht bei 365 nm mit steigenden Rf-Werten die Zonen von Rutosid, Chlorogensäure, Hyperosid und Kaffeesäure. Rutosid und Hyperosid fluoreszieren orange; Chlorogensäure und Kaffeesäure fluoreszieren hellblau.

Im Chromatogramm der Untersuchunslösung müssen wie im Chromatogramm der Vergleichslösung 2 (Weißdornblüten) in der Regel folgende Zonen auftreten: eine Rutosid-Zone, die Zonen von Chlorogensäure und Hyperosid, direkt darüber eine weitere orange fluoreszierende Zone, die von der Hyperosid-Zone nur unvollständig getrennt ist; darüber befinden sich bis zur Front weitere, vor allem blau oder rot fluoreszierende Zonen.

Dokumentation

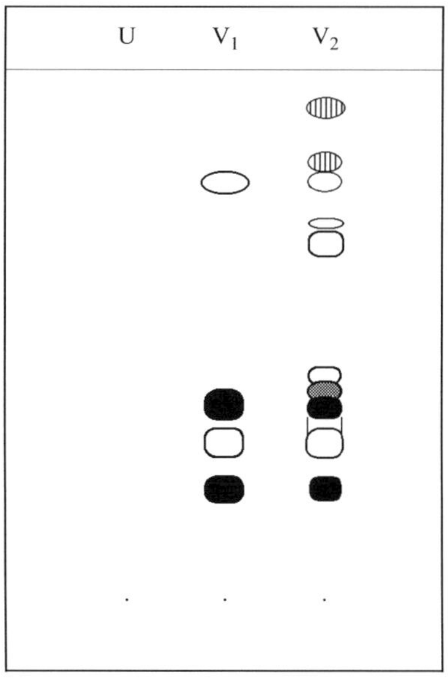

U: Untersuchungslösung

V_1: Rutosid, Chlorogens., Hyperosid, Kaffees.

V_2: Weißdornblüten

Weißdornfrüchte

Schicht

DC-Alufolie Kieselgel 60 F_{254} Merck Artikel Nr. 1.05549

DC-Bedingungen

- Mikro-DC, Kammersättigung
- Laufstrecke 2mal 6 cm, Zwischentrocknung durch Fönen
- Laufzeit 2mal etwa 10 Minuten

Fließmittel

In ein trockenes Reagenzglas werden folgende Lösungsmittelmengen einpipettiert und sorgfältig gemischt:

- 8,8 ml Ethylacetat
- 0,6 ml Ameisensäure
- 0,6 ml Wasser

Untersuchungslösung

1,0 g gepulverte Droge (Sieb 500) wird mit 4 ml Methanol in einem Reagenzglas 5 Minuten lang unter ständigem Umrühren im Wasserbad erhitzt. Anschließend wird in ein Zentrifugenglas filtriert.

Vergleichslösungen

V_1: 2 mg Chlorogensäure, 2 mg Hyperosid und 1 mg Kaffeesäure werden zusammen in 10 ml Methanol gelöst.

V_2: Aus authentischen Weißdornfrüchten (Crataegus monogyna oder Crataegus laevigata) hergestellte Vergleichslösung nach Vorschrift »Untersuchungslösung«.

Auftrageart und -menge

Auf die DC-Folie werden je 2mal 1 µl der Untersuchungslösung und der Vergleichslösungen punktförmig aufgetragen.

Nachweis

Die DC-Folie wird unter dem Abzug mit einem Heißluftfön getrocknet und die noch warme Folie mit einer 1%igen Lösung (m/V) von Diphenylboryloxyethylamin in Ethanol reichlich besprüht. Nach erneutem Trocknen wird mit einer 5%igen Lösung (V/V) von Macrogol 400 in Ethanol besprüht und die DC-Folie zur Farbintensivierung mit heißer Luft geföhnt. Die Auswertung erfolgt im UV-Licht bei 365 nm.

Auswertung

Das Chromatogramm der Vergleichslösung 1 zeigt im UV-Licht bei 365 nm mit steigenden Rf-Werten die hellblau fluoreszierende Zone der Chlorogensäure, die orangegelb fluoreszierenden Zone des Hyperosids sowie die hellblau fluoreszierende Zone der Kaffeesäure.

Das Chromatogramm der Untersuchungslösung muss wie das Chromatogramm der Vergleichslösung 2 (Weißdornfrüchte) folgende charakteristische Zonen zeigen: die Zonen von Chlorogensäure und Hyperosid, oberhalb des Hyperosids eine schwach orange fluoreszierende Zone und mehrere schwach blau oder violett fluoreszierende Zonen im Rf-Bereich des Kaffeesäure-Vergleichs.

Dokumentation

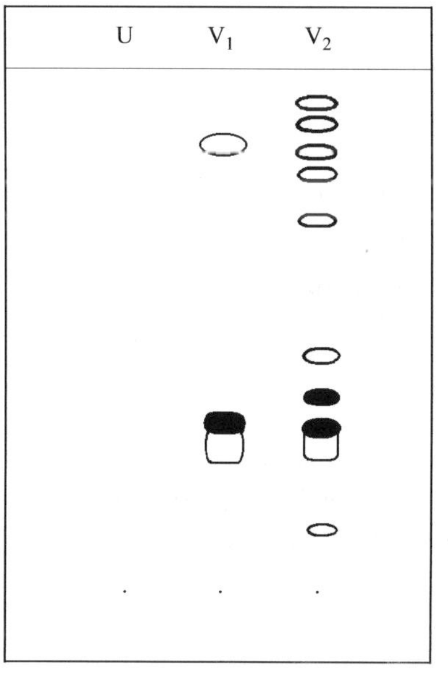

U: Untersuchungslösung

V_1: Chlorogensäure, Hyperosid, Kaffeesäure

V_2: Weißdornfrüchte

Wermutkraut, Wermuttinktur

Schicht

DC-Alufolie Kieselgel 60 F_{254} Merck Artikel Nr. 1.05549

DC-Bedingungen

- Mikro-DC, Kammersättigung
- Laufstrecke 6 cm
- Laufzeit etwa 7 Minuten

Fließmittel

In ein trockenes Reagenzglas werden folgende Lösungsmittelmengen einpipettiert und sorgfältig gemischt:

- 7,5 ml Toluol
- 1,0 ml Aceton
- 1,0 ml Ethylacetat
- 0,5 ml Methanol

Untersuchungslösung

0,8 g gepulverte Droge (Sieb 500) werden in einem Reagenzglas mit 5 ml Methanol versetzt. Dann wird im Wasserbad zum Sieden erhitzt und in ein Zentrifugenglas filtriert.

Wermuttinktur wird direkt zur Chromatographie verwendet.

Vergleichslösungen

V_1: 2 mg Resorcin werden in 5 ml Methanol gelöst.

V_2: Aus authentischem Wermutkraut (Artemisia absinthium) bzw. authentischer Wermuttinktur hergestellte Vergleichslösung nach Vorschrift »Untersuchungslösung«.

Auftrageart und -menge

Auf die DC-Folie werden 1 µl der Vergleichslösung 1 und je 4mal 1 µl der Untersuchungslösung und der Vergleichslösung 2 punktförmig unter Zwischenfönen aufgetragen.

Nachweis

Die DC-Folie wird unter dem Abzug durch Fönen getrocknet. Anschließend wird mit Schwefelsäure 10% in Ethanol 96% reichlich besprüht und nach erneutem Trocknen auf einer Heizplatte bei etwa 100 °C solange erhitzt, bis sich die Zone des Resorcin-Vergleichs rötlich färbt. Die Auswertung erfolgt im Tageslicht und im UV-Licht bei 365 nm.

Auswertung

Das Chromatogramm der Vergleichslösung 1 zeigt in der unteren Hälfte die rötliche Zone des Resorcins, die im UV-Licht bei 365 nm türkis fluoresziert.

Im Chromatogramm der Vergleichslösung 2 (Wermutkraut bzw. -tinktur) ist etwas unterhalb des Resorcin-Vergleichs die braune Zone des Absinthins sichtbar, die im UV-Licht bei 365 nm ockergelb fluoresziert. Zahlreiche weitere Zonen sind vorhanden, die gelbgrün, rot, blau und violett fluoreszieren.

Das Chromatogramm der Untersuchungslösung muss dem Chromatogramm der Vergleichslösung 2 entsprechen.

Dokumentation

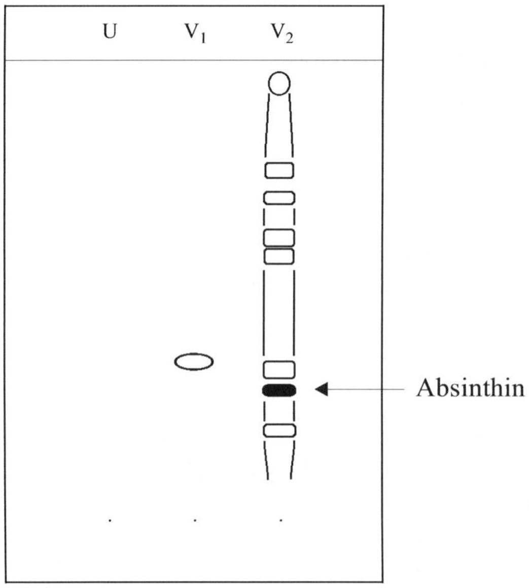

U: Untersuchungslösung
V_1: Resorcin
V_2: Wermutkraut bzw. Wermuttinktur

Wermutöl

Schicht

DC-Alufolie Kieselgel 60 F_{254} Merck Artikel Nr. 1.05549

DC-Bedingungen

- Mikro-DC, Kammersättigung
- Laufstrecke 2mal 6 cm, Zwischentrocknung durch Fönen
- Laufzeit 2mal etwa 8 Minuten

Fließmittel

In ein trockenes Reagenzglas werden folgende Lösungsmittelmengen einpipettiert und sorgfältig gemischt:

- 9,5 ml Toluol
- 0,5 ml Ethylacetat

Untersuchungslösung

0,05 ml (3 Tropfen) des zu untersuchenden Öls werden in 3 ml Toluol gelöst.

Vergleichslösungen

V_1: 10 µl Bornylacetat werden in 5 ml Toluol gelöst.

V_2: Aus authentischem Wermutöl (gewonnen von Artemisia absinthium) hergestellte Vergleichslösung nach Vorschrift »Untersuchungslösung«.

Auftrageart und -menge

Auf die DC-Folie werden je 1 µl der Untersuchungslösung und der Vergleichslösungen punktförmig aufgetragen.

Nachweis

Die DC-Folie wird unter dem Abzug durch Fönen mit heißer Luft getrocknet, bis der Geruch des Toluols verschwunden ist. Anschließend wird die noch warme Schicht mit einer 10%igen Lösung (m/V) von Molybdatophosphorsäure in Ethanol 96 % (V/V) reichlich besprüht und nach erneutem Trocknen auf einer Heizplatte bei etwa 100 °C unter Beobachtung solange vorsichtig erhitzt, bis sich die Thujon-Zone rotviolett gefärbt hat.

Auswertung

Das Chromatogramm der Vergleichslösung 1 zeigt nach dem Besprühen mit Molybdatophosphorsäure-Lösung und Erhitzen in der oberen Hälfte die dunkelblau gefärbte Zone des Bornylacetats.

Im Chromatogramm der Vergleichslösung 2 (Wermutöl) ist etwa auf der Höhe des Bornylacetat-Vergleichs die intensive rotviolette Thujon-Zone sichtbar. Darüber und darunter sind zahlreiche dunkelblau gefärbte Zonen vorhanden.

Das Chromatogramm der Untersuchungslösung muss dem Chromatogramm der Vergleichslösung 2 in seinen charakteristischen Zonen entsprechen.

Dokumentation

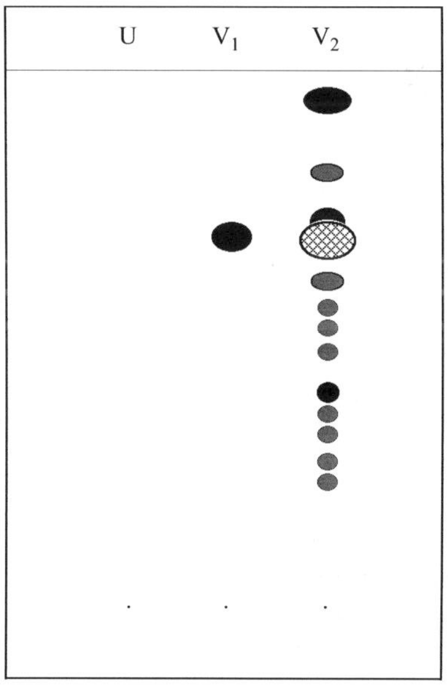

U: Untersuchungslösung
V_1: Bornylacetat
V_2: Wermutöl

Großer-Wiesenknopf-Wurzel

Schicht

DC-Alufolie Kieselgel 60 F_{254} Merck Artikel Nr. 1.05549

DC-Bedingungen

- Mikro-DC, Kammersättigung
- Laufstrecke 6 cm
- Laufzeit etwa 7 Minuten

Fließmittel

In ein trockenes Reagenzglas werden folgende Lösungsmittelmengen einpipettiert und sorgfältig gemischt:

- 6,0 ml Toluol
- 3,0 ml Ethylacetat
- 1,0 ml Ameisensäure

Untersuchungslösung

1,0 g gepulverte Droge (Sieb 500) wird mit 5 ml Methanol in einem Reagenzglas 5 Minuten lang unter ständigem Umrühren im Wasserbad erhitzt. Anschließend wird in ein Zentrifugenglas filtriert.

Vergleichslösungen

V_1: 5 mg Gallussäure werden in 5 ml Methanol gelöst.

V_2: Aus authentischer Großer-Wiesenknopf-Wurzel (Di yu, Sanguisorba officinalis) hergestellte Vergleichslösung nach Vorschrift »Untersuchungslösung«.

Auftrageart und -menge

Auf die DC-Folie werden je 2mal 1 µl der Untersuchungslösung und der Vergleichslösungen punktförmig aufgetragen.

Nachweis

1. Die DC-Folie wird unter dem Abzug durch Fönen getrocknet und im UV-Licht bei 254 nm ausgewertet.
2. Die DC-Folie wird mit einer 5%igen Eisen(III)-chlorid-Lösung (m/V) in Methanol 50% besprüht.

Auswertung

Das Chromatogramm der Vergleichslösung 1 zeigt im UV-Licht bei 254 nm in der unteren Hälfte die fluoreszenzmindernde Zone der Gallussäure, die nach chemischer Detektion graublau gefärbt ist.

Im Chromatogramm der Vergleichslösung 2 (Großer-Wiesenknopf-Wurzel) muss wie im Chromatogramm der Untersuchungslösung die Zone der Gallussäure ebenfalls vorhanden sein. Zahlreiche weitere fluoreszenzmindernde Zonen sind im UV-Licht bei 254 nm sichtbar.
Nach chemischer Detektion ist etwas oberhalb der Gallussäure eine weitere intensiv graublau gefärbte Zone vorhanden.

Dokumentation

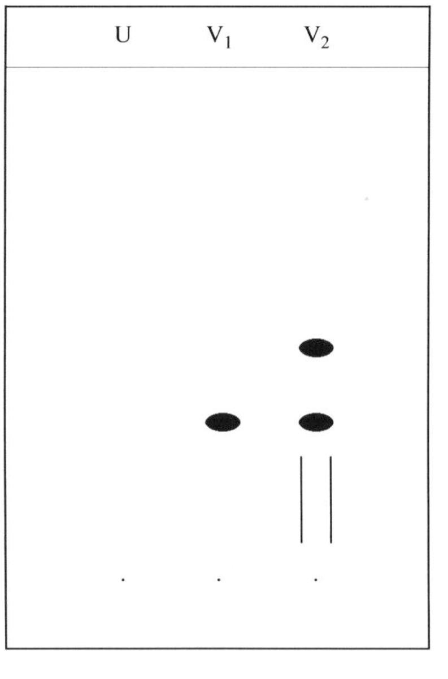

U: Untersuchungslösung
V_1: Gallussäure
V_2: Großer-Wiesenknopf-Wurzel

Wintergrünöl

Schicht

DC-Alufolie Kieselgel 60 F_{254} Merck Artikel Nr. 1.05549

DC-Bedingungen

- Mikro-DC, Kammersättigung
- Laufstrecke 6 cm
- Laufzeit etwa 6 Minuten

Fließmittel

In ein trockenes Reagenzglas werden folgende Lösungsmittelmengen einpipettiert und sorgfältig gemischt:

- 9,5 ml Dichlormethan
- 0,5 ml Methanol

Untersuchungslösung

20 mg Untersuchungssubstanz werden in 5 ml Methanol gelöst.

Vergleichslösungen

V_1: 20 mg Methylsalicylat werden in 5 ml Methanol gelöst.

V_2: Aus authentischem Wintergrünöl (gewonnen aus Gaultheria procumbens) hergestellte Vergleichslösung nach Vorschrift »Untersuchungslösung«.

Auftrageart und -menge

Auf die DC-Folie werden je 1 µl der Untersuchungslösung und der Vergleichslösungen punktförmig aufgetragen.

Nachweis

1. Die DC-Folie wird unter dem Abzug durch Fönen getrocknet und anschließend im UV-Licht bei 254 nm ausgewertet.
2. Die DC-Folie wird mit einer 5%igen Eisen(III)-chlorid-Lösung (m/V) in Methanol 50% besprüht.

Auswertung

Im Chromatogramm der Vergleichslösung 1 ist im UV-Licht bei 254 nm im oberen Drittel die fluoreszenzmindernde Zone des Methylsalicylats sichtbar. Durch Besprühen mit Eisen(III)-chlorid-Lösung färbt sich die Methylsalicylat-Zone violett.

Im Chromatogramm der Vergleichslösung 2 (Wintergrünöl) ist Methylsalicylat als einzige Zone ebenfalls vorhanden.

Das Chromatogramm der Untersuchungslösung muss dem Chromatogramm der Vergleichslösung 2 entsprechen.

Dokumentation

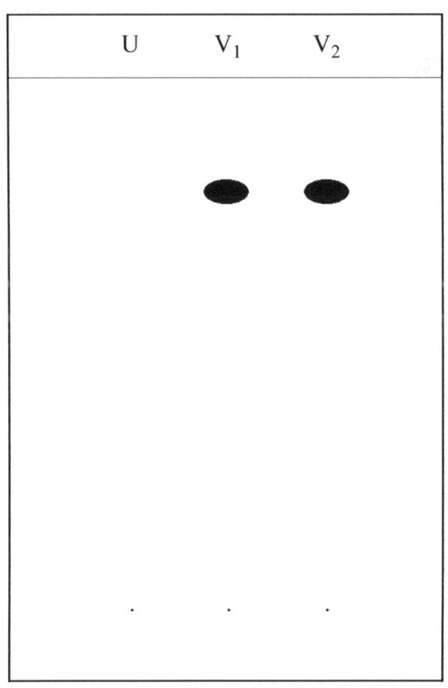

U: Untersuchungslösung

V_1: Methylsalicylat

V_2: Wintergrünöl

Wundkleeblüten

Schicht

DC-Alufolie Kieselgel 60 F_{254} Merck Artikel Nr. 1.05549

DC-Bedingungen

- Mikro-DC, Kammersättigung
- Laufstrecke 6 cm
- Laufzeit etwa 15 Minuten

Fließmittel

In ein trockenes Reagenzglas werden folgende Lösungsmittelmengen einpipettiert und sorgfältig gemischt:

- 7,2 ml Ethylacetat
- 0,7 ml Ameisensäure
- 0,7 ml Essigsäure
- 1,4 ml Wasser

Untersuchungslösung

0,5 g gepulverte Droge (Sieb 500) werden mit 5 ml Methanol in einem Reagenzglas 5 Minuten lang unter ständigem Umrühren im Wasserbad erhitzt. Anschließend wird in ein Zentrifugenglas filtriert.

Vergleichslösungen

V_1: 2 mg Rutosid, 2 mg Hyperosid und 1 mg Kaffeesäure werden zusammen in 10 ml Methanol gelöst.

V_2: Aus authentischen Wundkleeblüten (Anthyllis vulneraria) hergestellte Vergleichslösung nach Vorschrift »Untersuchungslösung«.

Auftrageart und -menge

Auf die DC-Folie werden je 2mal 1 µl der Untersuchungslösung und der Vergleichslösungen punktförmig aufgetragen.

Nachweis

Die DC-Folie wird unter dem Abzug mit einem Heißluftfön getrocknet und die noch warme Folie mit einer 1%igen Lösung (m/V) von Diphenylboryloxyethylamin in Ethanol reichlich besprüht. Nach erneutem Trocknen wird mit einer 5%igen Lösung (V/V) von Macrogol 400 in Ethanol besprüht und die DC-Folie zur Farbintensivierung mit heißer Luft geföhnt. Die Auswertung erfolgt im UV-Licht bei 365 nm.

Auswertung

Das Chromatogramm der Vergleichslösung 1 zeigt im UV-Licht bei 365 nm mit steigenden Rf-Werten die Zonen von Rutosid, Hyperosid und Kaffeesäure. Rutosid und Hyperosid fluoreszieren orange; Kaffeesäure fluoresziert hellblau.

Das Chromatogramm der Vergleichslösung 2 (Wundkleeblüten) zeigt als charakteristische Merkmale zahlreiche orangefarbene Zonen mit jeweils darüberliegender gelbgrüner Zone: auf Höhe des Rutosids, knapp oberhalb des Hyperosids und knapp oberhalb der Kaffeesäure. Weitere schwächere Nebenzonen sind vorhanden. Knapp unterhalb der Front befindet sich eine rot fluoreszierende Chlorophyll-Zone.

Das Chromatogramm der Untersuchungslösung muss dem Chromatogramm der Vergleichslösung 2 in seinen charakteristischen Zonen entsprechen.

Dokumentation

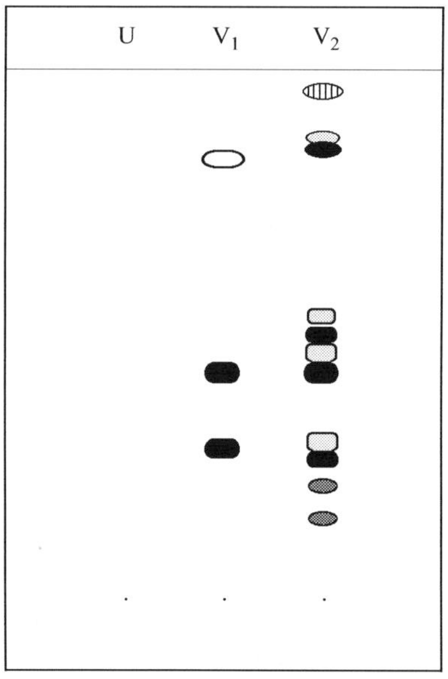

U: Untersuchungslösung

V_1: Rutosid, Hyperosid, Kaffeesäure

V_2: Wundkleeblüten

Wurmfarnwurzelstock

Schicht

DC-Alufolie Kieselgel 60 F_{254} Merck Artikel Nr. 1.05549

DC-Bedingungen

- Mikro-DC, Kammersättigung
- Laufstrecke 2mal 6 cm, Zwischentrocknung durch Fönen
- Laufzeit 2mal etwa 6 Minuten

Fließmittel

In ein trockenes Reagenzglas werden folgende Lösungsmittelmengen einpipettiert und sorgfältig gemischt:

- 8,0 ml Toluol
- 2,0 ml Aceton

Untersuchungslösung

0,8 g gepulverte Droge (Sieb 500) werden mit 5 ml Methanol in einem Reagenzglas 5 Minuten lang unter ständigem Umrühren im Wasserbad erhitzt. Anschließend wird in ein Zentrifugenglas filtriert.

Vergleichslösungen

V_1: 2 mg Phloroglucin und 25 µl Eugenol werden zusammen in 5 ml Methanol gelöst.

V_2: Aus authentischem Wurmfarnwurzelstock (Dryopteris filix-mas) hergestellte Vergleichslösung nach Vorschrift »Untersuchungslösung«.

Auftrageart und -menge

Auf die DC-Folie werden je 2mal 1 µl der Untersuchungslösung und der Vergleichslösungen punktförmig aufgetragen.

Nachweis

Die DC-Folie wird unter dem Abzug durch Fönen getrocknet, dann mit reichlich Anisaldehyd-Reagenz R besprüht und nach erneutem Trocknen auf einer Heizplatte bei etwa 100 °C vorsichtig erhitzt, bis sich alle Zonen farblich gut entwickelt haben.

Auswertung

Das Chromatogramm der Vergleichslösung 1 zeigt nach chemischer Detektion im unteren Drittel die gelborangefarbene Zone des Phloroglucins und im oberen Drittel die violette Zone des Eugenols.

Das Chromatogramm der Vergleichslösung 2 (Wurmfarnwurzelstock) zeigt auf der Höhe des Phloroglucin-Vergleichs und darunter mehrere gelborangefarbene Zonen. Etwa in der Mitte zwischen Phloroglucin- und Eugenol-Vergleich befindet sich eine langgestreckte violette Hauptzone, direkt darüber eine gelborangefarbene Zone, darüber bis zur Front fünf bis sechs violette Zonen.

Das Chromatogramm der Untersuchungslösung muss dem Chromatogramm der Vergleichslösung 2 in seinen charakteristischen Zonen entsprechen.

Dokumentation

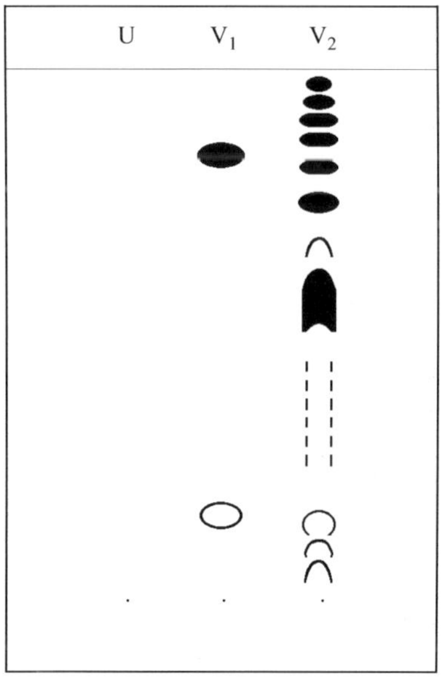

U: Untersuchungslösung
V_1: Phloroglucin, Eugenol
V_2: Wurmfarnwurzelstock

Xanthin-Derivate

Untersuchungssubstanzen

Coffein, Etofyllin, Proxyphyllin, Theobromin, Theophyllin

Schicht

DC-Alufolie Kieselgel 60 F_{254} Merck Artikel Nr. 1.05549

DC-Bedingungen

- Mikro-DC, Kammersättigung
- Laufstrecke 6 cm
- Laufzeit etwa 17 Minuten

Fließmittel

In ein trockenes Reagenzglas werden folgende Lösungsmittelmengen einpipettiert und sorgfältig gemischt:

- 3,0 ml Toluol
- 6,0 ml 2-Propanol
- 1,0 ml Ammoniak-Lösung 25% (m/m)

Untersuchungslösungen

Bis auf Theobromin werden 5 mg Untersuchungssubstanz in 5 ml Methanol gelöst.

5 mg Theobromin werden in 5 ml Methanol 70% unter Erwärmen gelöst.

Auftrageart und -menge

Auf die DC-Folie werden je 1 µl der Untersuchungslösungen punktförmig aufgetragen.

Nachweis

Die DC-Folie wird unter dem Abzug durch Fönen getrocknet und anschließend im UV-Licht bei 254 nm ausgewertet.

Auswertung

Alle Xanthin-Derivate zeigen im UV-Licht bei 254 nm Wellenlänge eine deutliche Fluoreszenzminderung.

Dokumentation

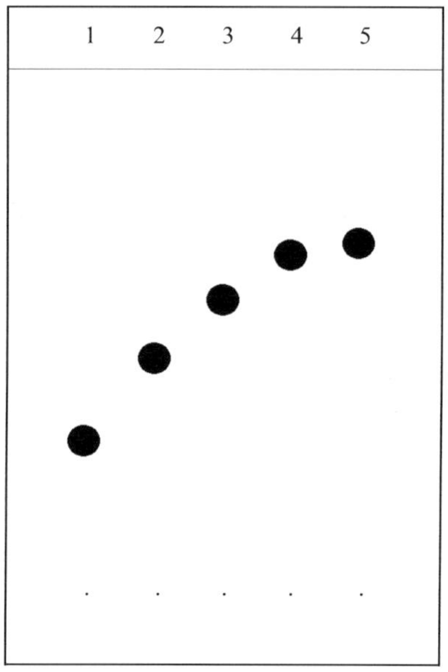

1: Theophyllin
2: Theobromin
3: Etofyllin
4: Proxyphyllin
5: Coffein

Xanthindrogen

Untersuchungssubstanzen

Kaffeesamen, Teeblätter, Kakaosamen, Kolasamen, Mateblätter

Schicht

DC-Alufolie Kieselgel 60 F_{254} Merck Artikel Nr. 1.05549

DC-Bedingungen

- Mikro-DC, Kammersättigung
- Laufstrecke 6 cm
- Laufzeit etwa 17 Minuten

Fließmittel

In ein trockenes Reagenzglas werden folgende Lösungsmittelmengen einpipettiert und sorgfältig gemischt:

- 3,0 ml Toluol
- 6,0 ml 2-Propanol
- 1,0 ml Ammoniak-Lösung 25% (m/m)

Untersuchungslösungen

1,0 g gepulverte Droge wird mit 5,0 ml Methanol und 2 Tropfen Ammoniak-Lösung 25% (m/m) versetzt und unter ständigem Umrühren 5 Minuten lang im Wasserbad erhitzt. Anschließend wird in ein Zentrifugenglas filtriert.

Vergleichslösung

5 mg Coffein und 2,5 mg Theobromin werden zusammen in 5 ml Methanol unter Erwärmen gelöst.

Auftrageart und -menge

Auf die DC-Folie werden je 3mal 1 µl der Untersuchungslösungen und der Vergleichslösung punktförmig aufgetragen.

Nachweis

Die DC-Folie wird unter dem Abzug durch Fönen getrocknet und anschließend im UV-Licht bei 254 nm ausgewertet.

Auswertung

Das Chromatogramm der Vergleichslösung zeigt im UV-Licht bei 254 nm mit steigenden Rf-Werten die fluoreszenzmindernden Zonen von Theobromin und Coffein.

In den Chromatogrammen aller Xanthindrogen ist die Coffein-Zone sichtbar; im Kakao ist die Coffein-Konzentration allerdings sehr gering. Theobromin ist im Kakao das Hauptxanthin, während es im schwarzen Tee, in Mateblättern und in Kolasamen nur in geringen Mengen vorhanden ist. In Kaffesamen ist Theobromin nicht nachweisbar.

Dokumentation

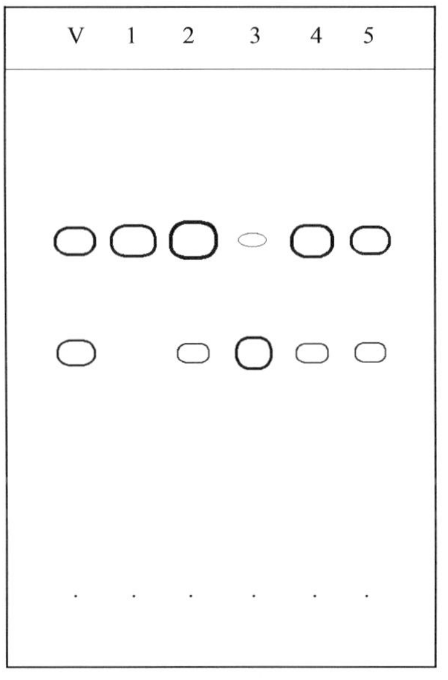

V: Theobromin, Coffein
1: Kaffeesamen (Coffea-Arten)
2: Teeblätter (Camellia sinensis)
3: Kakaosamen (Theobroma cacao)
4: Kolasamen (Cola-Arten)
5: Mateblätter (Ilex-paraguariensis)

Yamswurzelknollen

Schicht

DC-Alufolie Kieselgel 60 F_{254} Merck Artikel Nr. 1.05549

DC-Bedingungen

- Mikro-DC, Kammersättigung
- Laufstrecke 6 cm
- Laufzeit etwa 9 Minuten

Fließmittel

In ein trockenes Reagenzglas werden folgende Lösungsmittelmengen einpipettiert und sorgfältig gemischt:

- 4,5 ml Ethylacetat
- 2,5 ml Methanol
- 1,9 ml Dichlormethan
- 1,1 ml Wasser

Untersuchungslösung

1,0 g gepulverte Droge (Sieb 500) wird in einem Reagenzglas 5 Minuten lang mit 5 ml Methanol im Wasserbad unter ständigem Rühren erhitzt. Nach dem Abkühlen wird in ein Zentrifugenglas filtriert.

Vergleichslösungen

V_1: 5 mg Aescin werden in 5 ml Methanol gelöst.

V_2: Aus authentischen Yamswurzelknollen (Shan yao, Dioscorea oppositifolia) hergestellte Vergleichslösung nach Vorschrift »Untersuchungslösung«.

Auftrageart und -menge

Auf die DC-Folie werden je 2mal 1 µl der Untersuchungslösung und der Vergleichslösungen punktförmig aufgetragen.

Nachweis

Die DC-Folie wird unter dem Abzug durch Fönen mit heißer Luft getrocknet, mit Anisaldehyd-Reagenz R besprüht und nach erneutem Trocknen auf einer Heizplatte bei etwa 100 °C bis zum Erscheinen farbiger Flecke erhitzt.

Auswertung

Das Chromatogramm der Vergleichslösung 1 zeigt nach dem Ansprühen mit Anisaldehyd-Reagenz und Erhitzen den blauvioletten Fleck des Aescins.

Das Chromatogramm der Untersuchungslösung muss wie das Chromatogramm der Vergleichslösung 2 (Yamswurzelknollen) folgende charakteristische Zonen zeigen: unterhalb des Aescin-Vergleichs ein bis zwei grüne Zonen, darüber zahlreiche violett gefärbte Zonen.

Dokumentation

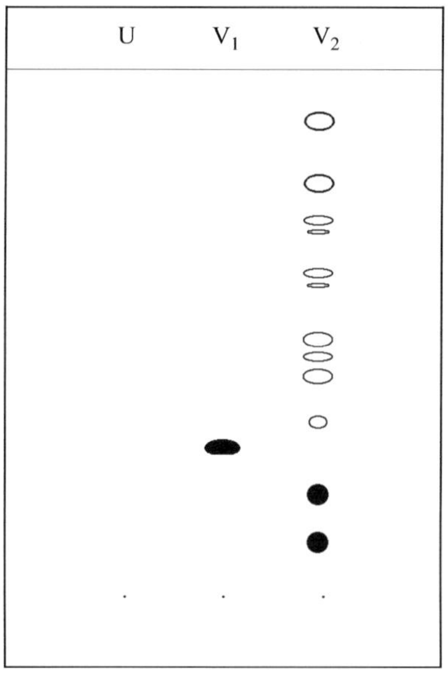

U: Untersuchungslösung

V_1: Aescin

V_2: Primelwurzel

Yanhusuo-Lerchenspornwurzelstock

Schicht

DC-Alufolie Kieselgel 60 F_{254} Merck Artikel Nr. 1.05549

DC-Bedingungen

- Mikro-DC, Kammersättigung
- Laufstrecke 6 cm
- Laufzeit etwa 10 Minuten

Fließmittel

In ein trockenes Reagenzglas werden folgende Lösungsmittelmengen einpipettiert und sorgfältig gemischt:

- 5,0 ml Ethylacetat
- 3,0 ml Ethylmethylketon
- 1,0 ml Ameisensäure
- 1,0 ml Wasser

Untersuchungslösung

2,0 g gepulverte Droge (Sieb 500) werden in einem Reagenzglas mit 4 ml Methanol und 4 Tropfen Ammoniak-Lösung 25% versetzt und anschließend 5 Minuten lang im Wasserbad unter ständigem Rühren erhitzt. Nach dem Abkühlen wird in ein Zentrifugenglas filtriert.

Vergleichslösungen

V_1: 2 mg Papaverinhydrochlorid werden in 4 ml Methanol gelöst.

V_2: Aus authentischem Yanhusuo-Lerchenspornwurzelstock (Yan hu suo, Corydalis yanhusuo) hergestellte Vergleichslösung nach Vorschrift »Untersuchungslösung«.

Auftrageart und -menge

Auf die DC-Folie werden je 2mal 1 µl der Untersuchungslösung und der Vergleichslösungen punktförmig aufgetragen.

Nachweis

1. Die DC-Folie wird unter dem Abzug durch Fönen getrocknet und im UV-Licht bei 254 nm und 365 nm ausgewertet.
2. Anschließend wird die DC-Folie mit Iodplatin-Reagenz R besprüht.
   Alternativ kann auch mit Dragendorffs Reagenz R2 besprüht werden.

Auswertung

Das Chromatogramm der Vergleichslösung 1 zeigt im UV-Licht bei 254 nm die fluoreszenzmindernde Zone des Papaverins, die nach dem Ansprühen mit Iodplatin-Reagenz R violett gefärbt ist.

Das Chromatogramm der Untersuchungslösung muss wie das Chromatogramm der Vergleichslösung 2 (Yanhuso-Lerchenspornwurzelstock) im Tageslicht einen zitronengelben Fleck (Palmatin) zeigen, der im UV-Licht bei 254 nm gelbbraun und bei 365 nm intensiv gelb fluoresziert. Er liegt etwas oberhalb des Papaverin-Vergleichs. Weitere fluoreszenzmindernde und fluoreszierende Zonen sind vorhanden.
Nach chemischer Detektion ist die Palmatin-Zone braunviolett gefärbt. Weitere blau oder violett gefärbte Zonen sind vorhanden. Wird alternativ mit Dragendorffs Reagenz R2 besprüht, färben sich alle Alkaloid-Zonen orange.

Dokumentation

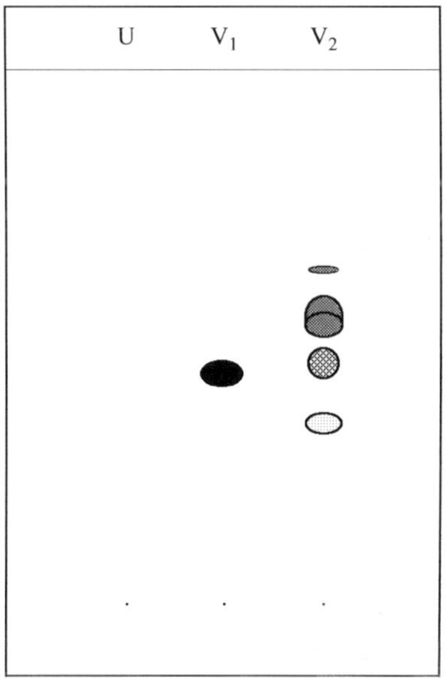

U: Untersuchungslösung
V_1: Papaverin
V_2: Yanhusuo-Lerchenspornwurzelstock

Ylang-Ylangöl (Canangaöl)

Schicht

DC-Alufolie Kieselgel 60 F_{254} Merck Artikel Nr. 1.05549

DC-Bedingungen

- Mikro-DC, Kammersättigung
- Laufstrecke 6 cm
- Laufzeit etwa 8 Minuten

Fließmittel

In ein trockenes Reagenzglas werden folgende Lösungsmittelmengen einpipettiert und sorgfältig gemischt:

- 9,3 ml Toluol
- 0,7 ml Ethylacetat

Untersuchungslösung

0,05 ml (3 Tropfen) des zu untersuchenden Öls werden in 3 ml Toluol gelöst.

Vergleichslösungen

V_1: 10 µl Geraniol, 10 µl Linalylacetat und 5 mg Guajazulen werden zusammen in 5 ml Toluol gelöst.

V_2: Aus authentischem Ylang-Ylangöl (gewonnen von Cananga odorata) hergestellte Vergleichslösung nach Vorschrift »Untersuchungslösung«.

Auftrageart und -menge

Auf die DC-Folie werden je 1 µl der Untersuchungslösung und der Vergleichslösungen punktförmig aufgetragen.

Nachweis

Die DC-Folie wird unter dem Abzug durch Fönen getrocknet und mit reichlich Anisaldehyd-Reagenz R besprüht. Anschließend wird nach erneutem Trocknen solange auf einer Heizplatte bei etwa 100 °C vorsichtig erhitzt, bis sich alle Flecke farblich gut entwickelt haben.

Auswertung

Das Chromatogramm der Vergleichslösung 1 zeigt nach Besprühen mit Anisaldehyd-Reagenz und Erhitzen mit steigenden Rf-Werten die violetten Zonen von Geraniol und Cineol sowie die orangefarbene Zone des Guajazulens.

Im Chromatogramm der Vergleichslösung 2 (Ylang-Ylangöl) ist die Geraniol-Zone ebenfalls vorhanden. Im Bereich des Linalylacetat-Vergleichs treten mehrere kleine violette Zonen auf, und knapp oberhalb des Guajazulen-Vergleichs ist eine große rotviolette Zone sichtbar.

Das Chromatogramm der Untersuchungslösung muss dem Chromatogramm der Vergleichslösung 2 entsprechen.

Dokumentation

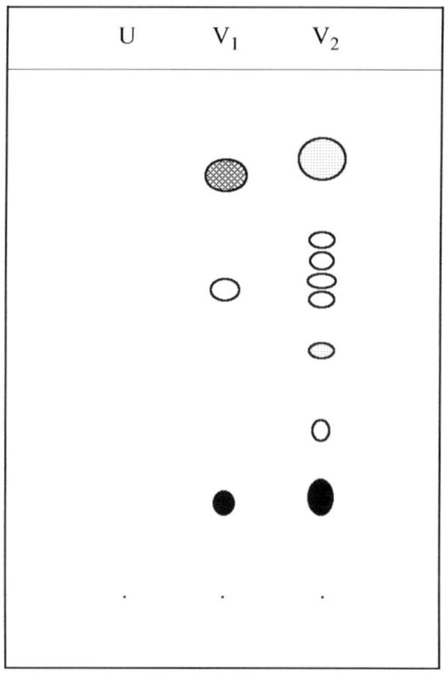

U: Untersuchungslösung
V_1: Geraniol, Linalylacetat, Guajazulen
V_2: Ylang-Ylangöl

Ysopkraut

Schicht

DC-Alufolie Kieselgel 60 F_{254} Merck Artikel Nr. 1.05549

DC-Bedingungen

- Mikro-DC, Kammersättigung
- Laufstrecke 6 cm
- Laufzeit etwa 12 Minuten

Fließmittel

In ein trockenes Reagenzglas werden folgende Lösungsmittelmengen einpipettiert und sorgfältig gemischt:

- 7,8 ml Ethylacetat
- 0,6 ml Ameisensäure
- 0,6 ml Essigsäure 100%
- 1,0 ml Wasser

Untersuchungslösung

0,8 g gepulverte Droge (Sieb 500) werden mit 5 ml Methanol in einem Reagenzglas 5 Minuten lang unter ständigem Umrühren im Wasserbad erhitzt. Anschließend wird in ein Zentrifugenglas filtriert.

Vergleichslösungen

V_1: 2 mg Rutosid, 1 mg Chlorogensäure, 2 mg Hyperosid und 1 mg Kaffeesäure werden zusammen in 10 ml Methanol gelöst.

V_2: Aus authentischem Ysopkraut (Hyssopus officinalis) hergestellte Vergleichslösung nach Vorschrift »Untersuchungslösung«.

Auftrageart und -menge

Auf die DC-Folie werden je 2mal 1 µl der Untersuchungslösung und der Vergleichslösungen punktförmig aufgetragen.

Nachweis

Die DC-Folie wird unter dem Abzug mit einem Heißluftfön getrocknet und die noch warme Folie mit einer 1%igen Lösung (m/V) von Diphenylboryloxyethylamin in Ethanol reichlich besprüht. Nach erneutem Trocknen wird mit einer 5%igen Lösung (V/V) von Macrogol 400 in Ethanol besprüht und die DC-Folie zur Farbintensivierung mit heißer Luft gefönt. Die Auswertung erfolgt im UV-Licht bei 365 nm.

Auswertung

Das Chromatogramm der Vergleichslösung 1 zeigt im UV-Licht bei 365 nm mit steigenden Rf-Werten die Zonen von Rutosid, Chlorogensäure, Hyperosid und Kaffeesäure. Rutosid und Hyperosid fluoreszieren orange; Chlorogensäure und Kaffeesäure fluoreszieren hellblau.

Das Chromatogramm der Untersuchungslösung muss wie das Chromatogramm der V_2 (Ysopkraut) mit steigenden Rf-Werten folgende fluoreszierende Zonen zeigen: eine schwach orangefarbene Zone auf Höhe des Rutosid-Vergleichs und direkt darüber eine blaue Zone, eine große blaue Zone auf Höhe des Chlorogensäure-Vergleichs, oberhalb des Hyperosid-Vergleichs eine schwach orangefarbene Zone gefolgt von einer blauen Zone, knapp unterhalb des Kaffeesäure-Vergleichs eine große blaue Zone gefolgt von einer schmalen blauen Zone auf Höhe des Kaffeesäure-Vergleichs; darüber befinden sich zwei rote Chlorophyll-Zonen.

Dokumentation

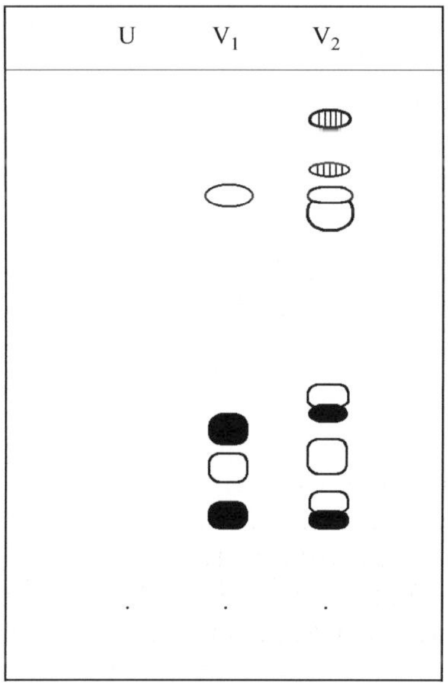

U: Untersuchungslösung

V_1: Rutosid, Chlorogens., Hyperosid, Kaffees.

V_2: Ysopkraut

Zedernblätteröl

Schicht

DC-Alufolie Kieselgel 60 F_{254} Merck Artikel Nr. 1.05549

DC-Bedingungen

- Mikro-DC, Kammersättigung
- Laufstrecke 2mal 6 cm, Zwischentrocknung durch Fönen
- Laufzeit 2mal etwa 8 Minuten

Fließmittel

In ein trockenes Reagenzglas werden folgende Lösungsmittelmengen einpipettiert und sorgfältig gemischt:

- 9,5 ml Toluol
- 0,5 ml Ethylacetat

Untersuchungslösung

0,05 ml (3 Tropfen) des zu untersuchenden Öls werden in 3 ml Toluol gelöst.

Vergleichslösungen

V_1: 5 mg Borneol und je 10 µl Cineol und Bornylacetat werden zusammen in 5 ml Toluol gelöst.

V_2: Aus authentischem Zedernblätteröl (Thuja occidentalis) hergestellte Vergleichslösung nach Vorschrift »Untersuchungslösung«.

Auftrageart und -menge

Auf die DC-Folie werden je 1 µl der Untersuchungslösung und der Vergleichslösungen punktförmig aufgetragen.

Nachweis

Die DC-Folie wird unter dem Abzug durch Fönen mit heißer Luft getrocknet, bis der Geruch des Toluols verschwunden ist. Anschließend wird die noch warme Schicht mit einer 10%igen Lösung (m/V) von Molybdatophosphorsäure in Ethanol 96 % (V/V) reichlich besprüht und nach erneutem Trocknen auf einer Heizplatte bei etwa 100 °C unter Beobachtung solange vorsichtig erhitzt, bis sich die Doppelzone des Thujons rotviolett gefärbt hat.

Auswertung

Das Chromatogramm der Vergleichslösung 1 zeigt nach dem Ansprühen mit Molybdatophosphorsäure-Lösung und Erhitzen mit steigenden Rf-Werten die dunkelblau gefärbten Zonen von Borneol, Cineol und Bornylacetat.

Im Chromatogramm der Untersuchungslösung sind wie im Chromatogramm der Vergleichslösung 2 (Zedernblätteröl) diese Zonen ebenfalls vorhanden. Die Zone des Bornylacetats wird überdeckt von der großen rotvioletten Doppelzone des Thujons. Sie ist die Hauptzone im Chromatogramm des Zedernblätteröls. Weitere dunkelblau gefärbte Zonen sind vorhanden.

Alternativ ist auch eine Detektion durch Besprühen mit Anisaldehyd-Reagenz und anschließendes Erhitzen möglich. Dann überdeckt die braune Bornylacetat-Zone zum Teil die rotviolette Thujon-Zone.
Hinweis: Das Chromatogramm von Zedernblätteröl entspricht dem Chromatogramm von Dalmatinischem Salbeiöl.

Dokumentation

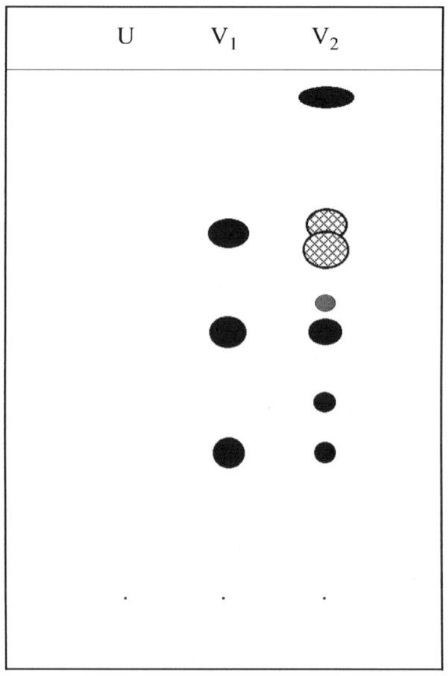

U: Untersuchungslösung
V_1: Borneol, Cineol, Bornylacetat
V_2: Zedernblätteröl

Zedernholzöl

Schicht

DC-Alufolie Kieselgel 60 F_{254} Merck Artikel Nr. 1.05549

DC-Bedingungen

- Mikro-DC, Kammersättigung
- Laufstrecke 2mal 6 cm, Zwischentrocknung durch Fönen
- Laufzeit 2mal etwa 8 Minuten

Fließmittel

In ein trockenes Reagenzglas werden folgende Lösungsmittelmengen einpipettiert und sorgfältig gemischt:

- 9,5 ml Toluol
- 0,5 ml Ethylacetat

Untersuchungslösung

0,05 ml (3 Tropfen) des zu untersuchenden Öls werden in 3 ml Toluol gelöst.

Vergleichslösungen

V_1: 5 mg Borneol und 10 µl Cineol und werden zusammen in 5 ml Toluol gelöst.

V_2: Aus authentischem Zedernholzöl (Juniperus virginiana) hergestellte Vergleichslösung nach Vorschrift »Untersuchungslösung«.

Auftrageart und -menge

Auf die DC-Folie werden je 1 µl der Untersuchungslösung und der Vergleichslösungen punktförmig aufgetragen.

Nachweis

Die DC-Folie wird unter dem Abzug durch Fönen getrocknet, dann mit reichlich Anisaldehyd-Reagenz R besprüht und nach erneutem Trocknen auf einer Heizplatte bei etwa 100 °C vorsichtig erhitzt, bis sich alle Zonen farblich gut entwickelt haben.

Auswertung

Das Chromatogramm der Vergleichslösung 1 zeigt mit steigenden Rf-Werten die Zonen von Borneol (gelbbraun) und Cineol (violett).

Im Chromatogramm der Vergleichslösung 2 (Zedernholzöl) tritt im Rf-Bereich zwischen Borneol- und Cineol-Vergleich die intensive rotviolett gefärbte Zone des Cedrols auf. Diese Zone fluoresziert im UV-Licht bei 365 nm gelborange. Oberhalb und unterhalb der Cedrol-Zone sind im Tageslicht zahlreiche violette Zonen sichtbar. Eine intensiv rotviolette Zone befindet sich in der Nähe der Front.

Das Chromatogramm der Untersuchungslösung muss dem Chromatogramm der Vergleichslösung 2 in seinen charakteristischen Zonen entsprechen.

Dokumentation

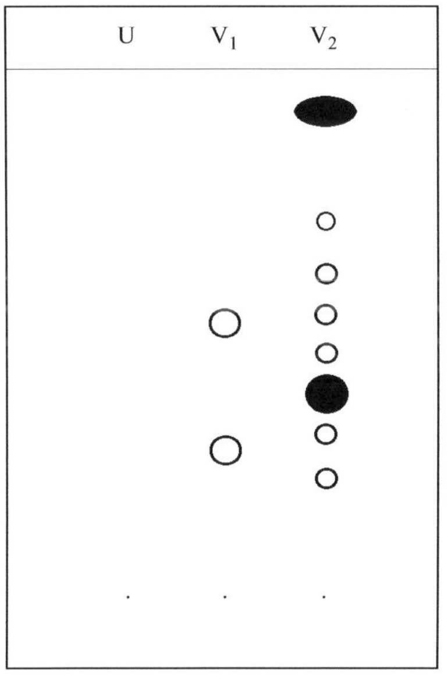

U: Untersuchungslösung

V_1: Borneol, Cineol

V_2: Zedernholzöl

Chinesischer Zimt

Schicht

DC-Alufolie Kieselgel 60 F_{254} Merck Artikel Nr. 1.05549

DC-Bedingungen

- Mikro-DC, Kammersättigung
- Laufstrecke 3mal 6 cm, Zwischentrocknung durch Fönen
- Laufzeit 3mal etwa 6 Minuten

Fließmittel

- 10 ml Dichlormethan

Untersuchungslösung

0,5 g frisch gepulverte Droge (Sieb 500) werden 2 bis 3 Minuten lang in einem trockenen Reagenzglas mit 5 ml Dichlormethan geschüttelt. Anschließend wird in ein Zentrifugenglas filtriert, das Lösungsmittel auf dem Wasserbad unter dem Abzug abgedampft (Siedestein!) und der Rückstand in 0,5 ml Toluol gelöst.

Vergleichslösungen

V_1: 1 mg Cumarin und 25 µl Zimtaldehyd werden zusammen in 5 ml Toluol gelöst.

V_2: Aus authentischem Chinesischem Zimt (Cinnamomum aromaticum) hergestellte Vergleichslösung nach Vorschrift »Untersuchungslösung«.

Auftrageart und -menge

Auf die DC-Folie werden je 1 µl der Untersuchungslösung und der Vergleichslösungen punktförmig aufgetragen.

Nachweis

1. Die DC-Folie wird unter dem Abzug durch Fönen getrocknet und anschließend im UV-Licht bei 254 nm ausgewertet.
2. Die DC-Folie wird mit Kaliumhydroxid-Lösung 10% (m/V) in Ethanol 96% reichlich besprüht, durch Fönen getrocknet und im UV-Licht bei 365 nm ausgewertet.
3. Die DC-Folie wird anschließend mit Phloroglucin-Reagenz besprüht.

Auswertung

Das Chromatogramm der Vergleichslösung 1 zeigt im UV-Licht bei 254 nm im mittleren Rf-Bereich mit steigenden Rf-Werten die fluoreszenzmindernden Zonen von Cumarin und Zimtaldehyd. Nach Besprühen mit ethanolischer Kaliumhydroxid-Lösung fluoresziert die Cumarin-Zone im UV-Licht bei 365 nm intensiv blaugrün. Durch Besprühen mit Phloroglucin-Reagenz färbt sich die Zimtaldehyd-Zone braun.

Im Chromatogramm der Untersuchungslösung muss wie im Chromatogramm der Vergleichslösung 2 (Chinesischer Zimt) Zimtaldehyd die Hauptzone bilden. Nach Besprühen mit methanolischer Kaliumhydroxid-Lösung muss im UVLicht bei 365 nm eine intensiv gelbgrün fluoreszierende Cumarin-Zone sichtbar sein.

Dokumentation

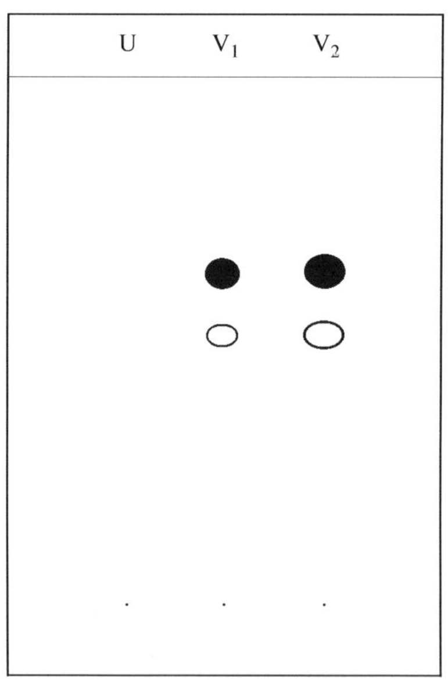

U: Untersuchungslösung
V_1: Cumarin, Zimtaldehyd
V_2: Chinesischer Zimt

Zimtblüten

Schicht

DC-Alufolie Kieselgel 60 F_{254} Merck Artikel Nr. 1.05549

DC-Bedingungen

- Mikro-DC, Kammersättigung
- Laufstrecke 3mal 6 cm, Zwischentrocknung durch Fönen
- Laufzeit 3mal etwa 6 Minuten

Fließmittel

- 10 ml Dichlormethan

Untersuchungslösung

0,5 g frisch gepulverte Droge (Sieb 500) werden 2 bis 3 Minuten lang in einem trockenen Reagenzglas mit 5 ml Dichlormethan geschüttelt. Anschließend wird in ein Zentrifugenglas filtriert, das Lösungsmittel auf dem Wasserbad unter dem Abzug abgedampft (Siedestein!) und der Rückstand in 0,5 ml Toluol gelöst.

Vergleichslösungen

V_1: 1 mg Cumarin und 25 µl Zimtaldehyd werden zusammen in 5 ml Toluol gelöst.

V_2: Aus authentischen Zimtblüten (Cinnamomum aromaticum) hergestellte Vergleichslösung nach Vorschrift »Untersuchungslösung«.

Auftrageart und -menge

Auf die DC-Folie werden je 1 µl der Untersuchungslösung und der Vergleichslösungen punktförmig aufgetragen.

Nachweis

1. Die DC-Folie wird unter dem Abzug durch Fönen getrocknet und anschließend im UV-Licht bei 254 nm und 365 nm ausgewertet.
2. Die DC-Folie wird mit Kaliumhydroxid-Lösung 10% (m/V) in Ethanol 96% reichlich besprüht, durch Fönen getrocknet und im UV-Licht bei 365 nm ausgewertet.
3. Die DC-Folie wird anschließend mit Phloroglucin-Reagenz besprüht.

Auswertung

Das Chromatogramm der Vergleichslösung 1 zeigt im UV-Licht bei 254 nm im mittleren Rf-Bereich mit steigenden Rf-Werten die fluoreszenzmindernden Zonen von Cumarin und Zimtaldehyd. Nach Besprühen mit ethanolischer Kaliumhydroxid-Lösung fluoresziert die Cumarin-Zone im UV-Licht bei 365 nm intensiv blaugrün.

Im Chromatogramm der Untersuchungslösung muss wie im Chromatogramm der Vergleichslösung 2 (Zimtblüten) Zimtaldehyd die Hauptzone bilden. Direkt darunter ist vor Besprühen mit ethanolischer Kaliumhydroxid-Lösung im UV-Licht bei 365 nm die blau fluoreszierende Zone des o-Methoxyzimtaldehyds sichtbar. Darunter tritt nach Besprühen die deutlich gelbgrün fluoreszierende Cumarin-Zone auf. Durch Besprühen mit Phloroglucin-Reagenz färbt sich die Zimtaldehyd-Zone braun und die Zone des o-Methoxyzimtaldehyds rotviolett.

Dokumentation

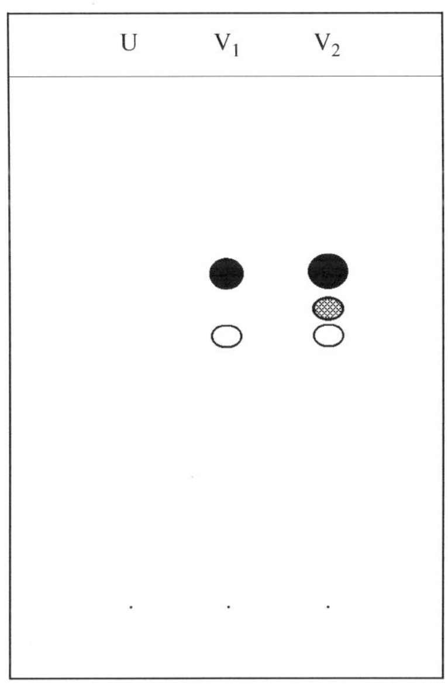

U: Untersuchungslösung

V_1: Cumarin, Zimtaldehyd

V_2: Zimtblüten

Zitwerwurzelstock

Schicht

DC-Alufolie Kieselgel 60 F_{254} Merck Artikel Nr. 1.05549

DC-Bedingungen

- Mikro-DC, Kammersättigung
- Laufstrecke 2mal 6 cm, Zwischentrocknung durch Fönen
- Laufzeit 2mal etwa 7 Minuten

Fließmittel

In ein trockenes Reagenzglas werden folgende Lösungsmittelmengen einpipettiert und sorgfältig gemischt:

- 9,3 ml n-Hexan
- 0,7 ml Ethylacetat

Untersuchungslösung

2,0 g gepulverte Droge (Sieb 500) werden 2 bis 3 Minuten lang in einem Reagenzglas mit 5 ml n-Hexan geschüttelt. Anschließend wird in ein Zentrifugenglas filtriert.

Vergleichslösungen

V_1: 10 µl Cineol und 5 mg Guajazulen werden zusammen in 5 ml Methanol gelöst.

V: Aus authentischem Zitwerwurzelstock (Curcuma zedoaria) hergestellte Vergleichslösung nach Vorschrift »Untersuchungslösung«.

Auftrageart und -menge

Auf die DC-Folie werden je 2mal 1 µl der Untersuchungslösung sowie der Vergleichslösungen punktförmig aufgetragen.

Nachweis

Die DC-Folie wird unter dem Abzug durch Fönen getrocknet und im UV-Licht bei 254 nm ausgewertet. Anschließend wird die DC-Folie reichlich mit Anisaldehyd-Reagenz R besprüht und nach erneutem Trocknen auf einer Heizplatte bei etwa 100 °C vorsichtig erhitzt, bis sich alle Zonen farblich gut entwickelt haben.

Auswertung

Das Chromatogramm der Vergleichslösung 1 zeigt nach chemischer Detektion etwa in der Mitte die violette Zone des Cineols und im oberen Drittel die orangefarbene Zone des Guajazulens.

Das Chromatogramm der Vergleichslösung 2 (Zitwerwurzelstock) zeigt vor dem Besprühen im UV-Licht bei 254 nm mehrere fluoreszenzmindernde Zonen, wobei die stärkste etwas unterhalb der Mitte auftritt. Nach Besprühen mit Anisaldehyd-Reagenz färbt sich schon beim Fönen mit heißer Luft die fluoreszenzmindernde Zone hellblau. Direkt darunter erscheint eine rote Zone. Eine weitere charakteristische Zone ist orange gefärbt und tritt auf Höhe des Guajazulen-Vergleichs auf. Durch Erhitzen auf der Heizplatte erscheinen zahlreiche weitere, unterschiedlich gefärbte Zonen, u. a. eine violette Zone auf Höhe des Cineol-Vergleichs.

Das Chromatogramm der Untersuchungslösung muss in seinen charakteristischen Zonen dem Chromatogramm der Vergleichslösung 2 entsprechen.

Dokumentation

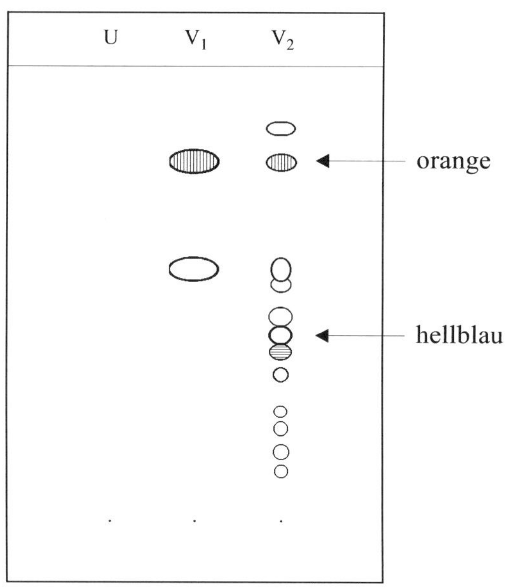

U: Untersuchungslösung

V_1: Cineol, Guajazulen

V_2: Zitwerwurzelstock

Zucker und Ascorbinsäure

Untersuchungssubstanzen

Fructose, Galactose, Wasserfreie Glucose, Glukose-Monohydrat, Lactose-Monohydrat, Saccharose, Ascorbinsäure

Schicht

DC-Alufolie Kieselgel 60 F_{254} Merck Artikel Nr. 1.05549

DC-Bedingungen

- Mikro-DC, Kammersättigung
- Laufstrecke 2mal 6 cm, Zwischentrocknung durch Fönen
- Laufzeit insgesamt etwa 50 Minuten

Fließmittel

In ein trockenes Reagenzglas werden folgende Lösungsmittelmengen einpipettiert und sorgfältig gemischt:

- 1,0 ml Wasser
- 1,5 ml Methanol
- 2,5 ml Essigsäure 100%
- 5,0 ml Dichlormethan

Untersuchungslösungen

2 mg Untersuchungssubstanz werden in 1 ml Wasser gelöst und die Lösung mit 3 ml Methanol verdünnt.

Auftrageart und -menge

Auf die DC-Folie werden je 1 µl der Untersuchungslösungen punktförmig aufgetragen.

Nachweis

1. Die DC-Folie wird unter dem Abzug durch Fönen getrocknet und anschließend im UV-Licht bei 254 nm ausgewertet.
2. Die DC-Folie wird in Anilin-Diphenylamin-Phosphorsäure-Reagenz getaucht, durch Fönen getrocknet und anschließend auf einer Heizplatte unter dem Abzug bei etwa 100 °C bis zum Erscheinen farbiger Flecke erhitzt.

Auswertung

Im UV-Licht bei 254 nm Wellenlänge zeigt nur Ascorbinsäure eine Fluoreszenzminderung.

Das Anilin-Diphenylamin-Phosphorsäure-Reagenz färbt die Flecke von Glucose (4), Galactose (3) und Lactose (1) blau. Der Saccharose-Fleck (2) ist grau, und der Fructose-Fleck (5) ist braun gefärbt. Der Ascorbinsäure-Fleck färbt sich nicht.

Dokumentation

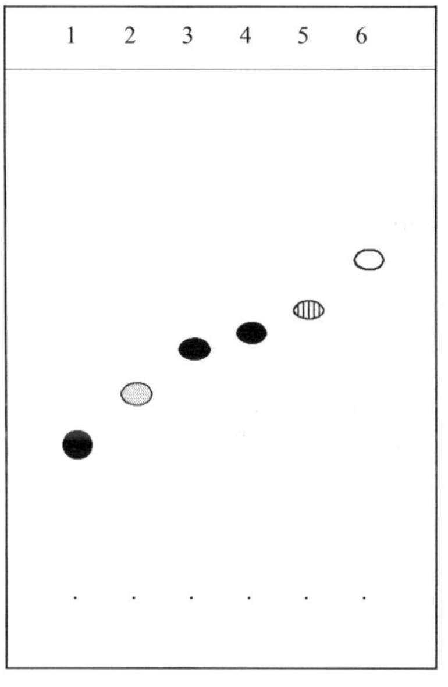

1: Lactose
2: Saccharose
3: Galactose
4: Glucose
5: Fructose
6: Ascorbinsäure

Zuckeralkohole

Untersuchungssubstanzen
Mannitol, Sorbitol, Xylitol

Schicht
DC-Alufolie Kieselgel 60 F_{254} Merck Artikel Nr. 1.05549

DC-Bedingungen
- Mikro-DC, Kammersättigung
- Laufstrecke 6 cm
- Laufzeit etwa 26 Minuten

Fließmittel
In ein trockenes Reagenzglas werden folgende Lösungsmittelmengen einpipettiert und sorgfältig gemischt:

- 7,0 ml 1-Propanol
- 2,0 ml Ethylacetat
- 1,0 ml Wasser

Untersuchungslösungen
2 mg Untersuchungssubstanz werden in 1 ml Wasser gelöst und mit 4 ml Methanol verdünnt.

Auftrageart und -menge
Auf die DC-Folie werden je 1 µl der Untersuchungslösungen punktförmig aufgetragen.

Nachweis
Methode I:
Die DC-Folie wird unter dem Abzug durch Fönen getrocknet, mit 1%iger schwefelsaurer Kaliumpermanganat-Lösung reichlich besprüht und anschließend mit einem Heißluftfön erhitzt.

Methode II:
Die DC-Folie wird unter dem Abzug durch Fönen getrocknet und mit einer 0,2%igen Lösung (m/V) von Natriumperiodat besprüht. Nach erneutem Trocknen wird die DC-Folie in Anilin-Diphenylamin-Phosphorsäure-Reagenz getaucht, sofort durch Fönen getrocknet und anschließend auf einer Heizplatte unter dem Abzug bei etwa 100 °C erhitzt.

Auswertung
Nach dem Besprühen mit Kaliumpermanganat-Lösung erscheinen beim intensiven Fönen mit heißer Luft helle Flecke. Wird anschließend das Besprühen und Erhitzen wiederholt, verbessert sich der Farbkontrast.

Wird alternativ nach Methode II detektiert, dann erscheinen nach Besprühen mit Natriumperiodat-Lösung und Eintauchen in Anilin-Diphenylamin-Phosphorsäure-Reagenz helle Flecke, die sich beim Erhitzen langsam graublau färben. Die Fleckgröße ist etwas kleiner als bei Methode I, was die Trennung verbessert. Aus Umweltschutzgesichtspunkten ist Methode I jedoch vorzuziehen.

Dokumentation

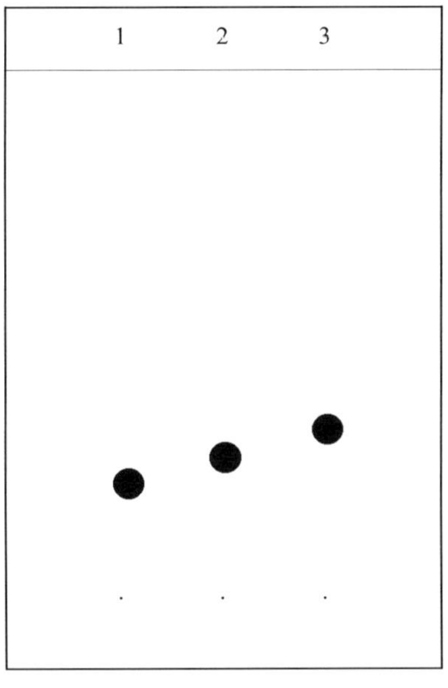

1: Sorbitol
2: Mannitol
3: Xylitol

Zypressenöl

Schicht

DC-Alufolie Kieselgel 60 F_{254} Merck Artikel Nr. 1.05549

DC-Bedingungen

- Mikro-DC, Kammersättigung
- Laufstrecke 2mal 6 cm, Zwischentrocknung durch Fönen
- Laufzeit 2mal etwa 7 Minuten

Fließmittel

In ein trockenes Reagenzglas werden folgende Lösungsmittelmengen einpipettiert und sorgfältig gemischt:

- 9,3 ml n-Hexan
- 0,7 ml Ethylacetat

Untersuchungslösung

0,1 ml (5 Tropfen) des zu untersuchenden Öls wird in 1 ml Toluol gelöst.

Vergleichslösungen

V_1: 10 µl α-Terpineol und 10 µl Bornylacetat werden zusammen in 5 ml Toluol gelöst.

V_2: Aus authentischem Zypressenöl (gewonnen von Cupressus sempervirens) hergestellte Vergleichslösung nach Vorschrift »Untersuchungslösung«.

Auftrageart und -menge

Auf die DC-Folie werden je 1 µl der Untersuchungslösung und der Vergleichslösungen punktförmig aufgetragen.

Nachweis

Die DC-Folie wird unter dem Abzug durch Fönen getrocknet und mit reichlich Anisaldehyd-Reagenz R besprüht. Anschließend wird nach erneutem Trocknen solange auf einer Heizplatte bei etwa 100 °C vorsichtig erhitzt, bis sich alle Zonen farblich gut entwickelt haben.

Auswertung

Das Chromatogramm der Vergleichslösung 1 zeigt mit steigenden Rf-Werten die blauviolette Zone des α-Terpineols und die grüne bis braune Zone des Bornylacetats.

Im Chromatogramm der Vergleichslösung 2 (Zypressenöl) sind die Zonen von α-Terpineol und Bornylacetat ebenfalls vorhanden, wobei Bornylacetat die Hauptzone ist. Im Rf-Bereich zwischen den beiden Vergleichssubstanzen sind kleine violett und rotviolett gefärbte Zonen sichtbar. Im oberen Rf-Bereich ist mit größtem Rf-Wert eine große violette Zone der Kohlenwasserstoffe sichtbar.

Das Chromatogramm der Untersuchungslösung muss dem Chromatogramm der Vergleichslösung 2 in seinen charakteristischen Zonen entsprechen.

Dokumentation

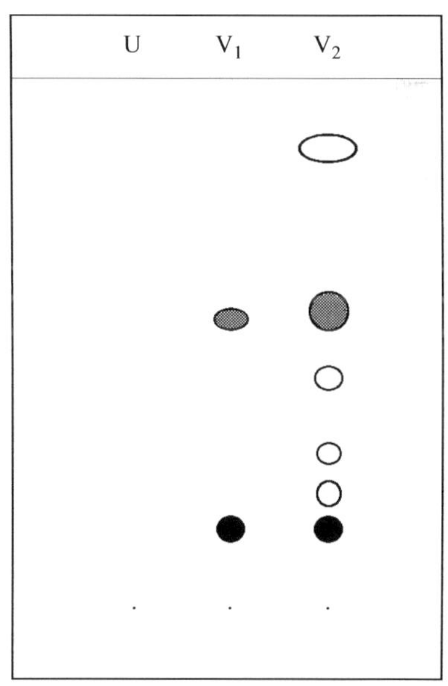

U: Untersuchungslösung

V_1: α-Terpineol, Bornylacetat

V_2: Zypressenöl

Nachweis-Reagenzien

Aluminiumchlorid-Reagenz

2,0 g Aluminiumchlorid-Hexahydrat werden in einem Gemisch aus 95 ml Ethanol 96% (V/V) und 5 ml Essigsäure 100% gelöst.

Nachweisreagenz für Drynariawurzelstock.

Aminohippursäure-Reagenz R

3 g Phthalsäure und 0,3 g Aminohippursäure werden in Ethanol 96% (V/V) zu 100 ml gelöst.

Nachweisreagenz für Zucker.

Ammonium-ANS-Reagenz

0,1 g Ammonium-8-anilinonaphthalin-1-sulfonat (8-Anilinonaphthalin-1-sulfonsäure, Ammoniumsalz) werden in 100 ml Wasser gelöst.

Nachweisreagenz für Lipide, Chloramphenicol und Makrolid-Antibiotika.

Anilin-Diphenylamin-Phosphorsäure-Reagenz

1 g Diphenylamin wird mit 50 ml Aceton, 1 ml Anilin und 5 ml Phosphorsäure 85% in der angegebenen Reihenfolge versetzt. Anschließend wird solange gerührt, bis eine klare Lösung entstanden ist.

Nachweisreagenz für Zucker.

Bei Bedarf frisch herzustellen.

Anisaldehyd-Reagenz R

0,5 ml Anisaldehyd werden mit 10 ml Essigsäure 100%, 85 ml Methanol und 5 ml Schwefelsäure 96% in der angegebenen Reihenfolge gemischt.

Nachweisreagenz für Gallensäuren, Makrolid-Antibiotika, Terpene und Phenylpropane (ätherische Öle und ihre Drogen) und Saponin-Drogen.

Antimon(III)-chlorid-Lösung R

3 g Antimon(III)-chlorid werden in einem trockenen Reagenzglas mit 1,5 ml Dichlormethan abgespült und dekantiert. Die Kristalle werden anschließend in 10 ml Dichlormethan gelöst und die Lösung über geglühtem Natriumsulfat dicht verschlossen aufbewahrt.

Nachweisreagenz für die Vitamine A und D.

Dichlorchinonchlorimid-Lösung RN

40 mg Dichlorchinonchlorimid werden in Isopropylalkohol zu 100 ml gelöst.

Nachweisreagenz für Verbindungen mit phenolischen OH-Gruppen.

Bei Bedarf frisch herzustellen.

Dinitrophenylhydrazin-Reagenz R

0,2 g Dinitrophenylhydrazin werden in einer Mischung aus 20 ml Methanol, 40 ml Salzsäure 25% R und 40 ml Essigsäure 30% R gelöst.

Nachweisreagenz für freie Aldehydgruppen, z. B. Cuminaldehyd in Kreuzkümmel, Vanillin in Vanille.

Bei Bedarf frisch herzustellen.

Diphenylboryloxyethylamin-Lösung 1% (m/V) in Ethanol 96%

1 g Diphenylboryloxyethylamin wird in Ethanol 96 % (V/V) zu 100 ml gelöst.

Nachweisreagenz für Flavonoide und Anthraglykoside.

α,α-Dipyridyl-Lösung 1% (m/V) in Ethanol 96%

1 g α,α-Dipyridyl wird in Ethanol 96% (V/V) zu 100 ml gelöst.

In Kombination mit Kaliumhexacyanoferrat(II)-Lösung 1% (m/V) Nachweisreagenz für Halogenide.

Dragendorffs Reagenz R2

Stammlösung: 1,7 g basisches Bismutnitrat und 20 g Weinsäure werden in 40 ml Wasser suspendiert. Die Suspension wird mit 40 ml einer 40%igen Lösung (m/V) von Kaliumiodid versetzt, während einer Stunde mehrmals geschüttelt und anschließend filtriert.

Sprühlösung: Vor Gebrauch werden 5 ml Stammlösung mit 15 ml Wasser gemischt.

Nachweisreagenz für Alkaloide und Macrogole.

Echtblausalz B-Lösung 0,5% (m/V)

500 mg Echtblausalz B werden in 100 ml Wasser gelöst.

Nachweisreagenz für Appetitzügler, Weckamine, Oxicame, Farnwurzel, Haschisch, Ratanhiawurzel und Tormentillwurzelstock.

Bei Bedarf frisch herzustellen.

Echtrotsalz B-Lösung 0,2% (m/V)

200 mg Echtrotsalz B werden in 100 ml Wasser gelöst.

Nachweisreagenz für Bitterstoffdrogen, z. B. Enzianwurzel.

Bei Bedarf frisch herzustellen.

Ehrlichs Reagenz

Eine Lösung aus 1 g 4-Dimethylaminobenzaldehyd in 75 ml Ethanol 96 % (V/V) wird mit 25 ml Salzsäure 36% versetzt.

Nachweisreagenz für primäre aromatische Amine, z. B. Sulfonamide, Pyrazolidinderivate und einige Lokalanästhetika sowie Iridoid-Drogen (Herzgespannkraut, Spitzwegerichkraut), Allantoin in Beinwellwurzel und Melatonin.

Eisen(III)-chlorid-Lösung 5% (m/V) in Methanol 50%

5 g Eisen(III)-chlorid werden in Methanol 50% zu 100 ml gelöst.

Nachweisreagenz für phenolische OH-Gruppen, z. B. in aromatischen Säuren, einigen Analgetika und Antiphlogistika.

Fluorescein-Lösung 0,1% (m/V) in Ethanol 50%

0,1 g Fluorescein-Natrium werden in 50 ml Wasser gelöst und mit Ethanol 96% (V/V) zu 100 ml verdünnt.

In Kombination mit »Wasserstoffperoxid-Lösung 30%/Essigsäure 100%« Nachweisreagenz für Bromureide.

Iod-Dichlormethan-Lösung 0,5% (m/V)

0,5 g Iod werden in Dichlormethan zu 100 ml gelöst.

Nachweisreagenz für Penicilline, Cephalosporine, Campher, Clotrimazol und Ipecacuanhaalkaloide.

Iodplatin-Reagenz R

3 ml einer 10%igen Lösung (m/V) von Hexachloroplatin(IV)-wasserstoffsäure werden mit 97 ml Wasser und 100 ml einer 6%igen Lösung (m/V) von Kaliumiodid versetzt.

Nachweisreagenz für Alkaloide, stark wirksame Analgetika, Lokalanästhetika und viele andere organische Verbindungen.

Kaliumhexacyanoferrat(II)-Lösung 1% (m/V)

1 g Kaliumhexacyanoferrat(II) wird in Wasser zu 100 ml gelöst.

In Kombination mit α,α-Dipyridyl-Lösung 1% (m/V) Nachweisreagenz für Halogenide.

Bei Bedarf frisch herzustellen.

Kaliumhydroxid-Lösung 10% (m/V) in Ethanol 96%

10 g Kaliumhydroxid werden in Ethanol 96% (V/V) zu 100 ml gelöst.

Nachweisreagenz für Barbiturate, Anthraglykoside und Cumarin-Drogen.

Schwefelsaure Kaliumpermanganat-Lösung 1%

1 g Kaliumpermanganat wird in einer Mischung aus 90 ml Wasser und 10 ml Schwefelsäure 10% R (9,8% m/V) gelöst.

Nachweisreagenz für aliphatische Säuren, Fumarsäureester, Lincosamid-Antibiotika, Metronidazol, Minoxidil, Nystatin und Zuckeralkohole.

Macrogol 400-Lösung 5% (V/V) in Ethanol 96%

5 ml Macrogol 400 werden in Ethanol 96 % (V/V) zu 100 ml gelöst.

Fluoreszenzverstärker für Flavonoide.

Molybdatophosphorsäure-Lösung 10% (m/V) in Ethanol 96%

10 g Molybdatophosphorsäure werden in Ethanol 96% (V/V) zu 100 ml gelöst.

Nachweisreagenz für fette Öle, einige ätherische Öle und Hopfenbitterstoffe.

Ninhydrin-Reagenz

0,3 g Ninhydrin werden in einer Mischung aus 100 ml n-Butanol und 3 ml Essigsäure 100% gelöst.

Nachweisreagenz für Aminosäuren, Aminoglykosid-Antibiotika, Bacitracin, Dexpanthenol, Ephedrakraut, einige Penicilline/Cephalosporine, Oxedrintartrat und Trometamol.

p-Phenylendiamin-Lösung 0,1% in Ethanol 96%

0,1 g p-Phenylendiamin werden in Ethanol 96% (V/V) zu 100 ml gelöst.

Nachweisreagenz für Isländisches Moos.

Pinakryptolgelb-Reagenz

0,1 g Pinakryptolgelb werden unter Erwärmen in 100 ml Ethanol 96% (V/V) gelöst.

Nachweisreagenz für Süßstoffe.

Phloroglucin-Reagenz

1 g Phloroglucin wird in 10 ml Ethanol 96 % (V/V) gelöst und mit 90 ml Salzsäure 25 % versetzt.

Nachweisreagenz für Cassiaöl, Chinesischer Zimt, Zimtöl und Zimtrinde.

Quecksilber(II)-Diphenylcarbazon-Lösung

Lösung I: 0,1 g Diphenylcarbazon wird in Ethanol 96% (V/V) zu 50 ml gelöst.

Lösung II: 1 g Quecksilber(II)-chlorid wird in Ethanol 96% (V/V) zu 50 ml gelöst.

Bei Bedarf werden gleiche Volumteile beider Lösungen gemischt.

Nachweisreagenz für Barbiturate.

Rhodamin B-Lösung 0,25% (m/V) in Ethanol 96%

0,25 g Rhodamin B werden in Ethanol 96% (V/V) zu 100 ml gelöst.

Nachweisreagenz für Alkohole, die zu Dinitrobenzoesäureestern derivatisiert wurden.

Salpetersäure 12,5% R

14,3 ml Salpetersäure 65% (m/m) werden mit Wasser zu 100 ml verdünnt.

Nachweisreagenz für Vitamin E-Derivate.

Schwefelsäure 96% (m/m)

Nachweisreagenz für Anis, Anisöl, Cubeben, Fenchel und Fenchelöl.

Schwefelsäure 10% in Ethanol 96%

90 ml Ethanol 96% (V/V) werden vorsichtig mit 10 ml Schwefelsäure 96% versetzt.

Nachweisreagenz für Absinthin, Cnicin, Glucocorticoide, Phenothiazine und Sexualhormone.

Silbernitrat-Lösung 1% (m/V)

1 g Silbernitrat wird in Wasser zu 100 ml gelöst.

Nachweisreagenz für Halogenide.

Vanillin-Phosphorsäure-Reagenz

1 g Vanillin wird in 10 ml Ethanol 96% (V/V) gelöst und mit 45 ml Phosphorsäure 85% und 45 ml Wasser gemischt.

Nachweisreagenz für Sterine, z. B. in Brennnesselwurzel und Kürbissamen.

Vanillin-Schwefelsäure-Reagenz

95 ml Ethanol 96% werden vorsichtig mit 5 ml Schwefelsäure 96% gemischt. In dieser Mischung wird 1 g Vanillin gelöst.

Nachweisreagenz für Terpene und Phenylpropane (Ätherische Öle und ihre Drogen).

Bei Bedarf frisch herzustellen.

Wasserstoffperoxid-Lösung 30%/ Essigsäure 100% (1 + 1)

10 ml Wasserstoffperoxid-Lösung 30% werden mit 10 ml Essigsäure 100% versetzt.

In Kombination mit Fluorescein-Lösung 0,1% (m/V) Nachweisreagenz für Bromureide.

Bei Bedarf frisch herzustellen.

- 9,7 ml Aceton
- 0,3 ml Ammoniak-Lösung 25% (m/m)

für Alkaloide.

- 5,0 ml Aceton
- 4,0 ml Essigsäure 100%
- 2,0 ml Dichlormethan

für Hiobstränensamen.

- 9,0 ml Aceton
- 0,7 ml Wasser
- 0,3 ml Ammoniak-Lösung 25% (m/m)

für Solanaceen-Drogen, Belladonnawurzel.

- 6,5 ml Aceton
- 2,0 ml 1-Butanol
- 1,0 ml Ammoniak-Lösung 25% (m/m)
- 0,5 ml Wasser

für Halogenide.

- 8,5 ml Acetonitril
- 1,5 ml Wasser

für Schleimstoffe.

- 7,5 ml Acetonitril
- 2,0 ml Wasser
- 0,5 ml Ameisensäure

für Färberwaidwurzel.

- 10,0 ml 1-Butanol
- 1,0 ml Essigsäure 100%
- 1,0 ml Wasser

für konjugierte Gallensäuren.

- 6,5 ml 1-Butanol
- 1,6 ml Ameisensäure
- 1,9 ml Wasser

für Getrocknete Heidelbeeren, Klatschmohnblüten.

- 6,6 ml 1-Butanol
- 1,7 ml Essigsäure 100%
- 1,7 ml Wasser

für Efeublätter.

- 6,0 ml 1-Butanol
- 1,5 ml Essigsäure 100%
- 2,5 ml Waser

für Nystatin.

- 5,5 ml 1-Butanol
- 1,5 ml Essigsäure 100%
- 3,0 ml Wasser

für Anthocyanfarbstoffe.

- 5,5 ml 1-Butanol
- 2,5 ml Methanol
- 2,0 ml Ammoniak-Lösung 25% (m/m)

für Dexpanthenol.

- 5,2 ml 1-Butanol
- 1,6 ml 1-Propanol
- 1,6 ml Essigsäure 100%
- 1,6 ml Wasser

für Schwarze Senfsamen, Weiße Senfsamen.

- 3,5 ml 1-Butanol
- 3,5 ml Aceton
- 1,0 ml Essigsäure 100%
- 2,0 ml Wasser

für Aminosäuren, Bärlauchkraut, Hirtentäschelkraut.

- 9,0 ml Cyclohexan
- 1,0 ml Diethylether

für Löwenzahn.

- 8,0 ml Cyclohexan
- 1,0 ml Diethylether

für fettlösliche Vitamine.

- 4,0 ml Cyclohexan
- 5,0 ml Aceton
- 1,0 ml Essigsäure 100%

für Sulfonamide.

- 5,4 ml Cyclohexan
- 4,0 ml Diethylether
- 0,4 ml Aceton
- 0,2 ml Essigsäure 100%

für Tretinoin.

- 5,0 ml Cyclohexan
- 3,0 ml Ethylacetat

für Langer Pfeffer.

- 7,0 ml Cyclohexan
- 3,0 ml Ethylacetat
- 0,2 ml Essigsäure 100%

für Braunellenähren.

- 6,0 ml Cyclohexan
- 3,8 ml Ethylacetat
- 0,2 ml Essigsäure 100%

für Hopfenzapfen.

- 4,5 ml Cyclohexan
- 4,5 ml Ethylacetat
- 1,0 ml Methanol
- 0,1 ml Essigsäure 100%

für Chloramphenicol-Derivate.

- 8,0 ml Cyclohexan
- 1,0 ml 2-Propanol
- 1,0 ml Essigsäure 100%

für Poria-cocos-Fruchtkörper.

- 8,0 ml Cyclohexan
- 1,0 ml Toluol
- 1,0 ml Ethylacetat

für Alkohole.

- 7,5 ml Cyclohexan
- 1,5 ml Toluol
- 1,0 ml Diethylamin

für Kokablätter.

- 10 ml Dichlormethan

für Alantwurzelstock, Aromatische Tinktur, Bohnenkraut, Cassiaöl, Dostenkraut, Ingweröl, Kamillenblüten, Kamillenöl, Kolophonium, Mastix, Myrrhe, Myrrhentinktur, Nadelbaumöle, Patchouliöl, Quendelkraut, Quendelöl, Ratanhiatinktur, Ratanhiawurzel, Rosmarinöl, Spanischhopfenöl, Thymian, Thymianfluidextrakt, Thymiankrauttinktur, Thymianöl, Wacholderbeeren, Wacholderöl, Chinesischer Zimt, Zimtblüten, Zimtöl, Zimtrinde.

- 9,5 ml Dichlormethan
- 0,5 ml Aceton

für Vanillin.

- 9,0 ml Dichlormethan
- 1,0 ml Aceton

für Barbiturate, Bromureide, Sexualhormone.

- 7,5 ml Dichlormethan
- 2,5 ml Aceton

für Glucocorticoide, Glucocorticoidderivate.

- 9,0 ml Dichlormethan
- 1,0 ml Aceton
- 0,2 ml Ameisensäure

für Antiphlogistika III.

- 7,5 ml Dichlormethan
- 1,7 ml Aceton
- 0,8 ml Ameisensäure

für Mariendistelfrüchte, Amerikanische Schneeballbaumrinde.

- 7,0 ml Dichlormethan
- 3,0 ml Aceton
- 0,1 ml Ammoniak-Lösung 25% (m/m)

für Benzodiazepine.

- 5,0 ml Dichlormethan
- 5,0 ml Aceton
- 0,1 ml Ammoniak-Lösung 25% (m/m)

für Phenothiazine.

- 5,0 ml Dichlormethan
- 4,0 ml Aceton
- 1,0 ml Diethylamin

für Herbstzeitlosensamen.

- 4,5 ml Dichlormethan
- 4,5 ml Aceton
- 1,0 ml Essigsäure 100%

für Melissenblätter.

- 3,0 ml Dichlormethan
- 7,0 ml Aceton
- 0,2 ml Wasser

für Enzianwurzel.

- 9,0 ml Dichlormethan
- 1,0 ml Diethylamin

für Chinaalkaloidsalze, Chinarinde.

- 9,0 ml Dichlormethan
- 1,0 ml Diethylether

für Hartfett.

- 7,0 ml Dichlormethan
- 2,0 ml Cyclohexan
- 1,0 ml Diethylamin

für Erdrauchkraut.

- 9,8 ml Dichlormethan
- 0,2 ml Ethanol 96% (V/V)

für Klettenwurzel.

- 9,5 ml Dichlormethan
- 0,5 ml Ethanol 96% (V/V)

für Kürbissamen.

- 9,4 ml Dichlormethan
- 0,5 ml Ethanol 96% (V/V)
- 0,1 ml Essigsäure 100%

für Curcumawurzelstock, Javanische Gelbwurz.

- 8,0 ml Dichlormethan
- 1,0 ml Ethanol 96% (V/V)
- 1,0 ml Diethylamin

für Metronidazol.

- 9,5 ml Dichlormethan
- 0,5 ml Ethylacetat

für Carnaubawachs.

- 6,0 ml Dichlormethan
- 4,0 ml Ethylacetat

für Orthosiphonblätter.

- 7,0 ml Dichlormethan
- 2,0 ml Ethylacetat
- 1,0 ml Diethylamin

für Ipecacuanhawurzel.

- 4,0 ml Dichlormethan
- 4,0 ml Ethylacetat
- 2,0 ml Essigsäure 100%

für Tormentillwurzelstock.

- 5,0 ml Dichlormethan
- 5,0 ml n-Hexan

für Dithranol und Dantron.

- 9,5 ml Dichlormethan
- 0,5 ml Methanol

für Aromatische Ester, Wintergrünöl.

- 8,0 ml Dichlormethan
- 2,0 ml Methanol

für Rauwolfiawurzel.

- 8,0 ml Dichlormethan
- 1,0 ml Methanol

für Lokalanästhetika.

- 6,0 ml Dichlormethan
- 4,0 ml Methanol

für Allopurinol.

- 9,0 ml Dichlormethan
- 1,0 ml Methanol
- 0,1 ml Ammoniak-Lösung 25% (m/m)

für stark wirksame Analgetika.

- 8,5 ml Dichlormethan
- 1,4 ml Methanol
- 0,1 ml Ammoniak-Lösung 25% (m/m)

für schwach wirksame Analgetika, Antiphlogistika I.

- 20,0 ml Dichlormethan
- 20,0 ml Methanol
- 20,0 ml Ammoniak-Lösung 25% (m/m)

Verwendung der Unterphase für Gentamicinsulfat.

- 2,0 ml Dichlormethan
- 6,0 ml Methanol
- 4,0 ml Ammoniak-Lösung 25% (m/m)

für Aminoglykosid-Antibiotika.

- 8,5 ml Dichlormethan
- 1,4 ml Methanol
- 0,1 ml Essigsäure 100%

für Farnwurzel.

- 8,0 ml Dichlormethan
- 1,0 ml Methanol
- 1,0 ml Essigsäure 100%

für Isländisches Moos.

- 5,0 ml Dichlormethan
- 1,5 ml Methanol
- 2,5 ml Essigsäure
- 1,0 ml Wasser

für Zucker.

- 8,5 ml Dichlormethan
- 1,5 ml Methanol
- 0,15 ml Wasser

für Ölbaumblätter

- 7,0 ml Dichlormethan
- 3,0 ml Methanol
- 0,4 ml Wasser

für Eleutherococcuswurzel.

- 6,0 ml Dichlormethan
- 3,0 ml Methanol
- 0,6 ml Wasser

für Sinomenium-acutum-Spross.

- 4,5 ml Dichlormethan
- 4,5 ml Methanol
- 1,0 ml Ammoniumchlorid-Lösung 10% (m/V)

für Methacholiniumchlorid.

- 4,5 ml Dichlormethan
- 4,5 ml 2-Propanol
- 1,0 ml Ammoniak-Lösung 25% (m/m)

für Barbiturate.

- 10 ml Diethylether

für Cayennepfeffer.

- 9,2 ml Diethylether
- 0,8 ml Methanol

für Brennnesselblätter, Brennnesselwurzel.

- 9,0 ml Diethylether
- 1,0 ml n-Hexan

für Bibergeil.

- 6,0 ml Diethylether
- 4,0 ml Heptan

für Ingwer.

- 5,1 ml Dioxan
- 4,1 ml Nitromethan
- 0,5 ml Wasser
- 0,3 ml Ammoniak-Lösung 10% (m/V)

für Sulfonamide, Co-trimoxazol.

- 5,0 ml Ethanol 96% (V/V)
- 3,0 ml Wasser
- 1,0 ml Ethylacetat
- 1,0 ml Ammoniak-Lösung 25% (m/m)

für Aliphatische Säuren II und ihre Salze.

- 10 ml Ethylacetat

für Ammi-visnaga-Früchte, Hydrochlorothiazid.

- 5,0 ml Ethylacetat
- 5,0 ml Acetonitril

für fette Öle.

- 8,8 ml Ethylacetat
- 0,6 ml Ameisensäure
- 0,6 ml Wasser

für Bärentraubenblätter, Bitterorangenschale, Frauenmantelkraut, Heidelbeerblätter, Mandarinenschale, Preiselbeerblätter, Schlehdornblüten, Vogelknöterichkraut, Walnussblätter, Weißdornbeeren.

- 8,0 ml Ethylacetat
- 1,3 ml Ameisensäure
- 0,7 ml Wasser

für Weidenrinde.

- 8,0 ml Ethylacetat
- 1,0 ml Ameisensäure
- 1,0 ml Wasser

für Berberitzenfrüchte, Berberitzenwurzelrinde, Chinesische-Esche-Rinde, Eschenblätter, Kanadische Gelbwurz, Goldfadenwurzelstock, Kolombowurzel, Löwenzahnfluidextrakt, Löwenzahnkraut mit Wurzel, Löwenzahnwurzel, Echtes Labkraut.

- 6,5 ml Ethylacetat
- 1,5 ml Ameisensäure
- 2,0 ml Wasser

für Bruchkraut, Zusammengesetzte Chinatinktur, Schlüsselblumenblüten.

- 8,0 ml Ethylacetat
- 1,0 ml Ameisensäure
- 1,0 ml Essigsäure 100%
- 2,0 ml Wasser

für Solanaceen-Drogen.

- 7,8 ml Ethylacetat
- 0,6 ml Ameisensäure
- 0,6 ml Essigsäure 100%
- 1,0 ml Wasser

für Alpensilbermantelkraut, Arnikablüten, Artischockenblätter, Artischockenkraut, Augentrostkraut, Bärentraubenblätter, Baikal-Helmkraut-Wurzel, Beifußkraut, Besenginsterkraut, Birkenblätter, Blutweiderichkraut, Breitwegerichkraut, Brennnesselsamen, Brombeerblätter, Buccoblätter, Ehrenpreiskraut, Erikablüten, Erikakraut, Färberginsterkraut, Gänseblümchen, Goldrutenkraut, Himbeerblätter, Hohlzahnkraut, Holunderblüten, Hopfenzapfen, Huflattichblätter, Huflattichblüten, Schwarze Johannisbeerblätter, Johanniskraut, Römische Kamille, Kerbelkraut, Königskerzenblüten, Lindenblüten, Lungenkraut, Mädesüßblüten, Mädesüßkraut, Mariendistelkraut, Mistelkraut, Petersilienkraut, Poleiminzkraut, Preiselbeerblätter, Rainfarnkraut, Rautenkraut, Riesengoldrutenkraut, Rosenblütenblätter, Rosenblütenknospen, Rosskastanienrinde, Ruhrkrautblüten, Schachtelhalmkraut, Schafgarbenblüten, Schafgarbenkraut, Schlangenwiesenknöterichwurzelstock, Schwarznesselkraut, Sonnenblumenblüten, Stachelpanaxwurzelrinde, Stechpalmenblätter, Taubnesselblüten, Taubnesselkraut, Wegwartenkraut, Weißdornblätter mit Blüten, Weißdornblätter-mit-Blüten-Fluidextrakt, Ysopkraut, Graubehaartes Zistrosenkraut.

- 7,2 ml Ethylacetat
- 0,7 ml Ameisensäure
- 0,7 ml Essigsäure 100%
- 1,4 ml Wasser

für Belladonnatinktur, Betonienkraut, Bittere Tinktur, Bitterorangenblüten, Brennesselblätter, Brunnenkressekraut, Buchweizenkraut, Chinesisches Mutterkraut, Drynariawurzelstock, Edelkastanienblätter, Eibischblätter, Erdbeerblätter, Färberdistelblüten, Forsythiafrüchte, Gänsefingerkraut, Geißrautenkraut, Gottesgnadenkraut, Japanischer-Pagodenbaum-Blütenknospen, Jasminblüten, Malvenblätter, Odermennigkraut, Pomeranzenblätter, Ringelblumenblüten, Ringelblumentinktur, Rosskastanienblätter, Sonnenhutwurzel, Stiefmütterchenkraut, Vogelmierenkraut, Weidenröschenkraut, Wundkleeblüten.

- 7,4 ml Ethylacetat
- 2,2 ml Cyclohexan
- 0,4 ml Ameisensäure

für Rotwurzsalbeiwurzelstock mit Wurzeln.

- 8,0 ml Ethylacetat
- 2,0 ml Cyclohexan
- 1,0 ml Essigsäure 100%

für Leopardenblumenwurzelstock.

- 6,9 ml Ethylacetat
- 1,6 ml Essigsäure
- 1,6 ml Wasser

für Tausendgüldenkraut.

- 6,0 ml Ethylacetat
- 2,0 ml Essigsäure 100%
- 2,0 ml Wasser

für Braunwurz, Herzgespannkraut, Penicilline.

- 5,6 ml Ethylacetat
- 2,0 ml Ethanol 96% (V/V)
- 0,4 ml Ameisensäure
- 2,0 ml Wasser

für Cephalosporine.

- 5,0 ml Ethylacetat
- 3,0 ml Ethylmethylketon
- 1,0 ml Ameisensäure
- 1,0 ml Wasser

für Yanhusuo-Lerchenspornwurzelstock.

- 5,0 ml Ethylacetat
- 2,0 ml Ethylmethylketon
- 0,8 ml Ameisensäure
- 1,0 ml Wasser

für Ginkgoblätter.

- 5,0 ml Ethylacetat
- 1,5 ml Ethylmethylketon
- 1,5 ml Ameisensäure
- 2,0 ml Wasser

für Passionsblumenkraut.

- 8,5 ml Ethylacetat
- 1,0 ml Methanol
- 0,5 ml Ammoniak-Lösung 25% (m/m)

für Opiumalkaloide.

- 8,0 ml Ethylacetat
- 2,0 ml Methanol
- 0,5 ml Ammoniak-Lösung 25% (m/m)

für Hennablätter, Metoclopramidhydrochlorid.

- 8,0 ml Ethylacetat
- 1,9 ml Methanol
- 0,1 ml Ammoniak-Lösung 25% (m/m)

für Aromatische Säuren und ihre Salze.

- 4,5 ml Ethylacetat
- 2,5 ml Methanol
- 1,9 ml Dichlormethan
- 1,1 ml Wasser

für Birkenrinde, Bittersüßstengel, Chinesischer-Tragant-Wurzel, Cimicifugawurzelstock, Ginsengwurzel, Kopoubohnenwurzel, Mäusedornwurzelstock, Notoginsengwurzel, Primelwurzel, Primelwurzelfluidextrakt, Rosskastaniensamen, Sarsaparillwurzel, Seifenrinde, Senegawurzel, Steviablätter, Süßholzwurzel, Ulmenrinde, Asiatisches Wassernabelkraut, Yamswurzelknollen.

- 4,0 ml Ethylacetat
- 4,0 ml Methanol
- 2,0 ml Ammoniak-Lösung 25% (m/m)
- 2,0 ml Wasser

für Coffein-Derivate, Aliphatische Säuren I und ihre Salze.

- 10,0 ml Ethylacetat
- 1,7 ml Methanol
- 1,3 ml Wasser

für Aloe, Cascararinde, Faulbaumrinde, Kreuzdornbeeren.

- 8,0 ml Ethylacetat
- 1,5 ml Methanol
- 0,5 ml Wasser

für Condurangorinde, Condurangowein.

- 7,7 ml Ethylacetat
- 1,5 ml Methanol
- 0,8 ml Wasser

für Bitterkleeblätter, Braunwurz, Mönchspfefferfrüchte, Spitzwegerichblätter.

- 7,7 ml Ethylacetat
- 1,3 ml Methanol
- 1,0 ml Wasser

für Pelargoniumwurzel, Teufelskrallenwurzel.

- 7,0 ml Ethylacetat
- 2,0 ml Methanol
- 1,0 ml Wasser

für Eisenkraut, Losartan-Kalium, Zitronenverbenenblätter.

- 7,0 ml Ethylacetat
- 1,0 ml Methanol
- 1,0 ml Wasser
- 0,8 ml Essigsäure 100%

für Süßstoffe.

- 6,5 ml Ethylacetat
- 2,5 ml 2-Propanol
- 1,0 ml Wasser

für Safran.

- 6,0 ml Ethylacetat
- 2,0 ml Toluol
- 1,5 ml Ameisensäure
- 0,5 ml Wasser

für Beinwellkrauttinktur, Hamamelisblätter, Hamamelisblätterfluidextrakt, Hamamelisrinde, Hamamelisrindenfluidextrakt.

- 8,0 ml Ethylmethylketon
- 1,0 ml Aceton
- 1,5 ml Wasser

für Lauromacrogol 400.

- 7,0 ml Ethylmethylketon
- 2,0 ml Aceton
- 1,0 ml Wasser

für Lincosamid-Antibiotika.

- 9,5 ml n-Heptan
- 0,5 ml Ethylacetat

für Atractylodes-lancea-Wurzelstock, Atractylodes-macrocephala-Wurzelstock.

- 7,5 ml n-Hexan
- 3,0 ml Dioxan

für Phenytoin.

- 9,3 ml n-Hexan
- 0,7 ml Ethylacetat

für Bergamottöl, Cajeputöl, Campher, Citronellöl, Citronenöl, Diptamwurzel, Eucalyptusblätter, Grapefruitöl, Krauseminzblätter, Krauseminzöl, Lemongras, Lorbeerblätter, Lorbeerfrüchte, Lorbeeröl, Melissenblätter, Minzöl, Myrtenöl, Niaouliöl, Orangenschalenöl, Pfefferminzöl, Teebaumöl, Gereinigtes Terpentinöl, Wacholderholzöl, Zitwerwurzel, Zypressenöl.

- 8,0 ml n-Hexan
- 4,0 ml Ethylacetat

für Kavakavawurzelstock.

- 7,0 ml n-Hexan
- 3,0 ml Ethylacetat

für Baldrianwurzel.

- 5,0 ml n-Hexan
- 5,0 ml Ethylacetat

für Hagebuttenschalen.

- 9,0 ml n-Hexan
- 1,0 ml Ethylacetat
- 0,1 ml Essigsäure 100%

für Perubalsam.

- 10,0 ml Methanol

für Beinwellwurzel.

- 4,0 ml Methanol
- 4,0 ml Aceton
- 1,5 ml Wasser

für Alkylsulfate, Hydrophile Salbe, Wasserhaltige hydrophile Salbe.

- 10,0 ml Methanol
- 0,2 ml Ammoniak-Lösung 25% (m/m)

für Appetitzügler, Ephedrakraut, Minoxidil, Salbutamolsulfat, Weckamine.

- 4,0 ml Methanol
- 2,0 ml Dichlormethan
- 2,0 ml Wasser
- 2,0 ml 1-Butanol

für Rote Seifenwurzel, Weiße Seifenwurzel.

- 3,5 ml Methanol
- 3,0 ml Dichlormethan
- 2,5 ml Ammoniak-Lösung 25% (m/m)
- 1,0 ml 1-Butanol

für Bacitracin.

- 4,0 ml Methanol
- 4,0 ml Dioxan
- 2,0 ml Ammoniumacetat-Lsg. 15% (m/V)

für Azol-Antimykotika.

- 9,0 ml Methanol
- 1,0 ml Ethylacetat

für Makrolid-Antibiotika.

- 8,0 ml Methanol
- 2,0 ml Wasser

für Cayennepfeffer und -zubereitungen.

- 7,0 ml Methanol
- 3,0 ml Wasser

für Bockshornsamen.

- 6,2 ml Methanol
- 3,0 ml Wasser
- 0,8 ml Dichlormethan

für Macrogole.

- 8,0 ml Natriumcitrat-Lösung 2,5% (m/V)
- 2,0 ml Ammoniak-Lösung 25% (m/m)
- 1,2 ml Methanol

für Farbstoffe in Lebensmitteln und Arzneimitteln.

- 8,0 ml n-Pentan
- 2,0 ml Essigsäure 100%

für Konservierungsmittel.

- 6,0 ml Petroleumbenzin (40–80 °C)
- 4,0 ml Dichlormethan

für Konservierungsmittel.

- 9,5 ml Petroleumbenzin (40–80 °C)
- 0,5 ml Diethylether

für Gebleichtes Wachs und Gelbes Wachs.

- 8,0 ml Petroleumbenzin (40–80 °C)
- 2,0 ml Diethylether

für Haschisch.

- 8,0 ml Petroleumbenzin (40–80 °C)
- 2,0 ml Diethylether
- 0,1 ml Essigsäure 100%

für Salbengrundlagen.

- 8,0 ml Petroleumbenzin (40–80 °C)
- 1,5 ml Essigsäure 100%
- 0,5 ml Butylacetat

für Antiphlogistika II.

- 7,0 ml 1-Propanol
- 2,0 ml Ethylacetat
- 1,0 ml Wasser

für Manna, Vogelbeeren, Zuckeralkohole.

- 4,0 ml 1-Propanol
- 4,0 ml Ethylacetat
- 3,0 ml Wasser
- 0,1 ml Essigsäure 100%

für Sennesblätter, Sennesblättertrockenextrakt, Sennesfrüchte.

- 9,0 ml 2-Propanol
- 1,0 ml Ammoniak-Lösung 10% (m/V)

für Trometamol.

- 8,0 ml 2-Propanol
- 1,5 ml Ammoniak-Lösung 25% (m/m)
- 0,5 ml Dichlormethan

für Oxedrintartrat.

- 8,0 ml 2-Propanol
- 1,5 ml Wasser
- 0,5 ml Ameisensäure

für Kletterndes Labkraut.

- 7,0 ml 2-Propanol
- 3,0 ml Ammoniak-Lösung 25% (m/m)

für Aminosäuren.

- 10 ml Toluol

für lipophile Farbstoffe, Gewürznelken, Nelkenöl.

- 8,5 ml Toluol
- 1,5 ml Aceton

für Mutterkraut.

- 8,0 ml Toluol
- 2,0 ml Aceton

für Triclosan, Wurmfarnwurzelstock.

- 7,0 ml Toluol
- 2,8 ml Aceton
- 0,2 ml Ameisensäure

für Bufexamac.

- 6,0 ml Toluol
- 3,5 ml Aceton
- 0,5 ml Ameisensäure

für Ecliptakraut.

- 6,0 ml Toluol
- 3,9 ml Aceton
- 0,1 ml Ameisensäure

für Stiefmütterchenkraut.

- 7,5 ml Toluol
- 1,0 ml Aceton
- 1,0 ml Ethylacetat
- 0,5 ml Methanol

für Benediktenkraut, Wermutkraut.

- 4,5 ml Toluol
- 4,5 ml Dichlormethan
- 1,0 ml Ethanol 96% (V/V)

für Hauhechelwurzel.

- 8,0 ml Toluol
- 2,0 ml Essigsäure 100%

für freie Gallensäuren.

- 8,0 ml Toluol
- 2,0 ml Ethanol 96% (V/V)

für Estriol.

- 9,7 ml Toluol
- 0,3 ml Ethylacetat

für Dillöl, Dillsamen, Kreuzkümmel, Kümmel, Kümmelöl, Muskatblüte, Muskatnüsse, ätherisches Muskatnussöl, Petersiliensamen, Petersiliensamenöl, Petersilienwurzel, Sassafrasholz, Selleriefrüchte, Veilchenwurzel.

- 9,5 ml Toluol
- 0,5 ml Ethylacetat

für Anis, Anisöl, Eberwurz, Bitterer Fenchel, Fenchelöl, Jojobawachs, Kalmusöl, Kalmuswurzelstock, Octyldodecanol, Rosmarinblätter, Dreilappiger Salbei, Salbeiblätter, Salbeiblätterfluidextrakt, Salbeiöl, Spanisches Salbeiöl, Sternanis, Wermutöl, Zedernblätteröl, Zedernholzöl.

- 9,3 ml Toluol
- 0,7 ml Ethylacetat

für Amomum-Früchte, Geraniumöl, Kardamomen, Kardamomenöl, Koriander, Korianderöl, Lavendelblüten, Lavendelöl, Majoranöl, Mandarinenschalenöl, Muskatellersalbeiöl, Nelkenwurz, Petitgrainöl, Pfefferminzblätter, Poleiminzkraut, Pomeranzenblütenöl, Pomeranzenschalenöl, Rosenholzöl, Echtes Rosenöl, Schwarzkümmel, Schwarzkümmelöl, Spiköl, Ylang-Ylangöl.

- 9,0 ml Toluol
- 1,0 ml Ethylacetat

für Basilikumöl, Eucalyptusöl, Kajeputöl, Piment.

- 8,0 ml Toluol
- 2,0 ml Ethylacetat

für Angelikawurzel, Angelica-dahurica-Wurzel, Angelica-pubescens-Wurzel, Angelica-sinensis-Wurzel, Bibernellwurzel, Eberrautenkraut, Liebstöckelwurzel, Meisterwurz, Steinklee, Theriak, Tonkabohnen, Waldmeisterkraut.

- 7,0 ml Toluol
- 3,0 ml Ethylacetat

für Cubeben, Pfeffer.

- 6,5 ml Toluol
- 3,5 ml Ethylacetat
- 0,1 ml Ameisensäure

für Eucommiarinde.

- 6,0 ml Toluol
- 3,0 ml Ethylacetat
- 1,0 ml Ameisensäure

für Großer-Wiesenknopf-Wurzel.

- 5,0 ml Toluol
- 4,0 ml Ethylacetat
- 1,0 ml Ameisensäure

für Walnussschalen.

- 7,0 ml Toluol
- 2,0 ml Ethylacetat
- 1,0 ml Diethylamin

für Quebrachorinde, Stephania-tetrandra-Wurzel, Tabakblätter.

- 7,0 ml Toluol
- 3,0 ml Ethylacetat
- 0,1 ml Ameisensäure

für Lapachorinde.

- 7,0 ml Toluol
- 3,0 ml Ethylacetat
- 0,1 ml Essigsäure 100%

für Sägepalmenfrüchte.

- 6,6 ml Toluol
- 3,1 ml Ethylacetat
- 0,3 ml Essigsäure 100%

für Schisandrafrüchte.

- 5,5 ml Toluol
- 4,0 ml Ethylacetat
- 0,5 ml Essigsäure 100%

für Fumarsäureester.

- 8,0 ml Toluol
- 2,0 ml Ethylacetat
- 1,0 ml n-Heptan
- 0,3 ml Ameisensäure

für Weihrauch

- 9,0 ml Toluol
- 1,5 ml Ethylacetat
- 0,3 ml Methanol

für Magnolienblüten, Magnolienrinde.

- 8,0 ml Toluol
- 1,5 ml Ethylacetat
- 0,5 ml Methanol

für Gundelrebenkraut.

- 5,0 ml Toluol
- 1,5 ml Ethylacetat
- 3,5 ml Methanol

für Rhabarberwurzel, Vielblütiger-Knöterich-Wurzel.

- 5,0 ml Toluol
- 4,0 ml Ethylformiat
- 1,0 ml Ameisensäure

für Propolis-Trockenextrakt.

- 9,5 ml Toluol
- 0,5 ml Methanol

für Andornkraut, Galgant.

- 9,0 ml Toluol
- 1,0 ml Methanol

für Quassiaholz, Schöllkraut.

- 8,0 ml Toluol
- 2,0 ml Methanol

für Melatonin.

- 8,0 ml Toluol
- 1,0 ml Methanol
- 1,0 ml Diethylamin

für Boldoblätter.

- 9,0 ml Toluol
- 1,0 ml Methanol
- 0,1 ml Essigsäure 100%

für Benzoe.

- 7,0 ml Toluol
- 2,0 ml Methanol
- 1,0 ml Essigsäure 100%

für Phenole.

- 4,0 ml Toluol
- 4,0 ml Methanol
- 1,0 ml Pyridin
- 1,0 ml Essigsäure 100%

für wasserlösliche Vitamine.

- 3,0 ml Toluol
- 6,0 ml 2-Propanol
- 1,0 ml Ammoniak-Lösung 25% (m/m)

für Dimenhydrinat, Diphenhydramin, Naphazolinhydrochlorid, Xanthin-Derivate, Xanthin-Drogen.

- 0,5 g Magnesiumchlorid-Hexahydrat
- 0,03 g Natriumedetat-Dihydrat
- 9,8 ml Wasser
- 0,2 ml Essigsäure 100%

für Tetracycline.

Stichwortverzeichnis

A

B

C

D

E

F

I

J

K

L

M

N

O

P

Q

R

S

T

U

V

W

X

Y

Z